U0197408

现代诊断病理学手册

（第2版）

主　编　廖松林
副主编　杨邵敏

北京大学医学出版社

XIANDAI ZHENDUAN BINGLIXUE SHOUCE

图书在版编目（CIP）数据

现代诊断病理学手册 / 廖松林主编. —2 版 .—北京：北京大学医学出版社，2015.1

ISBN 978-7-5659-0878-1

Ⅰ . ①现… Ⅱ . ①廖… Ⅲ . ①诊断学－病理学－手册 Ⅳ . ① R365-62

中国版本图书馆 CIP 数据核字（2014）第 134668 号

现代诊断病理学手册（第 2 版）

主　　编：廖松林
出版发行：北京大学医学出版社
地　　址：（100191）北京市海淀区学院路 38 号　北京大学医学部院内
电　　话：发行部 010-82802230；图书邮购 010-82802495
网　　址：http://www.pumpress.com.cn
E-mail：booksale@bjmu.edu.cn
印　　刷：北京佳信达欣艺术印刷有限公司
经　　销：新华书店
责任编辑：药　蓉　张立峰　　责任校对：金彤文　　责任印制：张京生
开　　本：880mm×1230mm　1/32　　印张：31.5　　字数：900 千字
版　　次：2015 年 1 月第 2 版　2015 年 1 月第 1 次印刷
书　　号：ISBN 978-7-5659-0878-1
定　　价：125.00 元

编 者 名 单

（以姓名汉语拼音为序）

戴　林（北京大学人民医院病理科）

高子芬（北京大学医学部病理学系 / 北京大学第三医院病理科）

宫恩聪（北京大学医学部病理学系 / 北京大学第三医院病理科）

韩　巽（北京积水潭医院病理科）

阚　秀（北京大学人民医院病理科）

李　挺（北京大学第一医院病理科）

廖松林（北京大学医学部病理学系 / 北京大学第三医院病理科）

刘从容（北京大学医学部病理学系 / 北京大学第三医院病理科）

刘翠苓（北京大学医学部病理学系 / 北京大学第三医院病理科）

柳剑英（北京大学医学部病理学系 / 北京大学第三医院病理科）

农　琳（北京大学第一医院病理科）

钱利华（北京大学人民医院病理科）

沈丹华（北京大学人民医院病理科）

石雪迎（北京大学医学部病理学系 / 北京大学第三医院病理科）

熊　焰（北京大学第一医院病理科）

杨邵敏（北京大学医学部病理学系 / 北京大学第三医院病理科）

张　波（北京大学医学部病理学系 / 北京大学第三医院病理科）

郑　杰（北京大学医学部病理学系 / 北京大学第三医院病理科）

钟延丰（北京大学医学部病理学系 / 北京大学第三医院病理科）

朱　翔（北京大学医学部病理学系 / 北京大学第三医院病理科）

邹万忠（北京大学医学部病理学系 / 北京大学第三医院病理科）

再 版 前 言

　　《现代诊断病理学手册》于 1995 年出版第 1 版，1997 年重印过一次，但此书多年前均已售罄。许多同道，特别是年轻同道，尤其是我系的病理进修医生和参加培训班的年轻同道多次要求我们再版此书。为满足他们购书的心愿，我们从 2008 年开始做再版此书的筹备工作。近十几年来，世界卫生组织有关人体肿瘤的分类及遗传学、普通外科病理学、各器官组织的专科病理学，以及有关病理学诊断的新观点和新方法等，都有很大进展和新的经验积累，因此我们要求再版的编写工作一定要注意补充和增加新知识、新经验和与诊断病理学相关的新方法。因年龄和其他原因，我们补充和更换了部分编委，要求编委们特别注意肿瘤的分类、疾病概念、病理诊断要点、病理诊断的新方法，特别是免疫组化、分子生物学及基因检测等在病理诊断上的应用，以及在病理诊断和临床的联系方面做必要的补充和更新，并注意新增简练的条文和章节。比如为了实用性更强一些，增加了"肉芽肿"一章，在神经内分泌及淋巴组织肿瘤等有关章节作了更多的更新和补充，希望此再版手册在病理学诊断上有更广泛、更实用的意义。但我们的经验及水平有限，不一定能满足读者们的要求，希望读者们多提宝贵意见。

　　此手册在再版过程中有多次修改和审核，来自北京大学医学部病理学系及各附属医院的编委们做了大量工作，北京大学医学出版社的编辑们也给予了支持和帮助，在此一并致谢。

廖松林

2014 年春

目　　录

第三十五章　肌肉疾病 …… 945

第一章　绪　论

第一节　诊断病理工作的意义

虽然随着医学科学的发展，对疾病的诊断手段日益增多，但是迄今为止，即使世界上科学技术最发达的国家，其疾病的确诊主要还是通过病理诊断。我国各种疾病发病情况及死亡回顾统计中都将病理诊断作为第一诊断。因此，病理诊断是医院医疗诊断服务工作的中心环节，其水平直接关系着医院的诊治水平。一个医院的病理诊断水平是体现该医院诊治水平的主要指标之一。病理诊断为临床医生诊断疾病、制订治疗方案、评估疾病预后和总结诊治疾病经验提供重要的基础资料。病理科是医疗质量保证的最基本科室之一。

病理科工作几乎面向临床所有科室，故要求病理科医生具有较广泛的临床、医学基础及病理知识，这样才能与临床各科积极配合做好诊断工作。

诊断病理工作中应注意以下几个问题：

1．病理学科是日新月异、发展较快的学科之一。因此，病理工作者要注意通过各种途径不断增添及更新自己的知识，经常阅读专业杂志和专科书籍。在医院内，对一些疾病的进一步认识，或对新疾病的认识要起带头作用。使病理科真正成为医院内重要的基础科室。

2．大医院的病理科要重视开展尸检工作，利用尸检材料主动配合临床开展临床病理讨论会（CPC）。因为尸检工作在提高临床工作质量、加强临床与病理联系以及培养病理及临床医生上有极为重要的作用。尸检工作也是培训病理医生的极好途径。

3．要重视大体标本的检查，这是诊断疾病过程中的主要一环。病理医师必须亲自参与大体标本的取材与检查。

4．积极配合临床工作，加强与临床医师的联系。当病理诊断与临床不一致时要主动检查自己技术上及诊断上有无差错或疏忽，注意多做工作，如重新取材、连续切片、利用特殊染色或免疫组化等新技术以及重新仔细阅片，并注意查找技术上的差错等，必要时找更有经验的专家会诊，不要轻易否定临床意见。要注意充分利用临床资料或与临床大夫共同讨论诊断方式的应用。

5．要注意发扬学术民主风气。科内各医师之间诊断有分歧时要形成互相交流讨论的习惯。注意听取同道意见。特别是比自己年资低的同道的意见。诊断有分歧时可将不同的意见告知临床，建议进一步随访观察病人，或再取材，并要利用已有病理材料进一步做工作。

6．要注意新技术以及各种病理诊断技术的综合应用，只有利用各种检测结果综合分析才能得到更确切的诊断。

7．要做好病理资料管理工作，逐步应用计算机进行病理资料管理，提高病理诊断水平，更好地为临床服务。

第二节　疑难病例的处理原则

1．利用现有资料进一步做工作，如连续切片、再取材、重视肉眼标本的检查以及必要的特殊技术检查。避免在资料不足的状况下，单凭一张常规石蜡切片做出病理诊断。

2．在冰冻切片中遇到疑难病例，良、恶性难以确认时，可先按良性处理。告知临床大夫等待石蜡切片及免疫组化后再确定诊断。但是要尽快通知石蜡切片的结果，以便临床上及时进一步处理病人。

3．对疑难病例诊断意见不一致时，不要急于下结论，最好请专家会诊，专家会诊意见也不一致时，建议临床随防观察病人或进一步再取材活检，临床大夫还可以进一步做一些其他必要的检查。

4．积极开展临床病理会诊讨论，共同讨论诊断，或与临床大夫共同商定处理意见。

5．要经常总结一些病例的临床病理特点，查阅文献资料，借助他人经验。如遇前人未曾报道描述的新病例，或虽有报道，但自己的病例具有新的特点者，应进一步总结资料，撰写个案或综合性报道文章，但都必须先仔细查阅文献，以便在前人基础上总结提高。通过疑难病例的总结分析逐步积累经验。

第三节　常见病理误诊原因及其避免的基本原则

1. 临床资料不足，或临床资料不确切　如骨肿瘤无充分的影像学资料就难以确诊；又如脂肪组织的肿瘤，如临床不能提供准确的肿瘤部位，有时良、恶性都难以确定。因此，要积极与临床配合，请临床医生提供准确、充分的诊断资料，必要时要主动询问或查阅临床病历，或者进行临床多科大夫与病理医生联合会诊讨论以确诊。也可直接约见病人，亲自查看病变，询问病史（如一些皮肤病），才能避免不必要的误诊。

2. 临床上取材不足或取材不准　如脑神经组织肿瘤或肺肿瘤，如取一块边缘反应区的病变做活检，常易误诊为炎症；又如甲状腺病变的冰冻切片，取材时如不注意检查较硬结节，则有可能导致一些早期硬化性乳头状癌的漏诊。有些肿瘤各区域分化不一，对于一个恶性肿瘤，如果单取较分化部分则可能误诊为良性肿瘤，而分化低的横纹肌肉瘤，取材不足时常易误诊为其他肿瘤。故较大肿瘤要多点取材。临床大夫应注意避免取边缘反应性病变，要取中心部位实质性病变，还要尽量避免取坏死出血组织。

3. 受临床误导　病理科大夫要重视临床资料，尊重临床诊断，但病理会诊不能受临床诊断的影响和诱导。应根据临床提供的确切资料，结合肉眼及组织学变化或特殊检查独立地做出诊断。如硬化性甲状腺炎，有时甲状腺外也可有增生的硬结节，临床上常诊断为癌，此时如过分尊重临床诊断就有可能导致误诊。

4. 避免一时的偏见　有时听一个专题报告、看一篇新近文献或集中思考某一个疾病或肿瘤时，看什么都似乎是这种疾病或肿瘤。要防止思维上的一时偏见。

5. 观察切片粗糙、不全面　有些病理切片上组织较大、同时有几块组织或有几张切片，有时观察不全、遗漏切片或组织易造成漏诊或误诊。故必须仔细全面地观察切片，不要遗漏任何一张切片或一块组织，甚至一个视野，要遵循先低倍镜扫全貌，然后高倍镜观察的原则。

6. 特殊技术或新技术应用不足或不当　有些病例必须进一步做特殊染色、免疫组化、电镜或其他特殊检查才能确诊，但限于条件或其他原因未能作进一步检查而误诊。如胃肠道分化型黏膜相关淋巴组织淋巴瘤，有时不做免疫组化很难与良性淋巴组织增生相鉴别。有时新技术应用不当，或未能全面理解某一新技术的应用价值也可导致误诊，如在电镜下未能检见黑色素小体就否定黑色素瘤的诊断是不确切的，因为电镜取材有很大的局限性。即使电镜下未找到黑色素小体，但免疫组化显示肿瘤细胞 HMB45 阳性，也应诊断为黑色素瘤。

7. 切片质量较差，影响诊断　做好一张常规的 HE 切片或冰冻切片是保证诊断的关键。切片质量不好，细胞结构不清或一些人工假象均可造成误诊。提高切片质量是保证和提高诊断质量的关键。

8. 技术差错，制片污染　有时制片技术人员因工作粗心或其他原因造成错号或倒片、污染、组织丢失，而阅片时又核实不细而造成误诊。因此，病理大夫阅片时，特别是诊断与临床不符时，要仔细检查核对有无因技术差错而造成误诊、错诊及漏诊的可能。

9. 不虚心听取科室内同事的不同意见，固执己见　任何人的知识及经验都是有限的。在诊断工作中，特别是当良、恶性诊断上有不同意见时，要虚心听取别人的意见，即使是低年资同道的意见也是如此。遇有不同意见时就要再做工作，请更有经验的专家会诊，也可以建议请院外专家会诊，以及建议临床随访或再取材。

10. 知识及经验不足　这是在所难免的，但作为病理大夫，特别是年资较低经验不足的病理大夫，要注意不断提高自己的知识水平，总结经验及更新自己的知识，虚心请教，尽量避免误诊。当诊断依据不充分时，不要急于做出诊断。要注意"三勤、三不"，减少因知识经验不足而导致的误诊。要勤于请教临床大夫并与他们讨论或会诊，勤于查书并请教同道，勤于进一步做工作；没有足够的根据时不做诊断，诊断与临床不符合时暂不发肯定报告；科内有不同意见时暂不发肯定报告。

第四节 外科病理诊断报告的基本格式

外科病理诊断报告有如下几种格式：

1．根据临床资料、肉眼及病理组织学所见，做出确切的疾病诊断。如送检标本为乳腺肿瘤，报告为乳腺纤维腺瘤。

2．根据临床资料及病理所见确切诊断有困难，常发确定病变性质的报告。如送检组织为穿刺肝组织，可见肉芽肿结构，但又不是典型结核结节，则报告为：肝肉芽肿性炎，可能为结核，建议临床结合其他检查进一步诊断。

3．描述式报告。有时根据送检材料难以确定疾病类型及病变性质，特别是会诊切片，仅有一张切片，无法了解临床情况及做工作，此时可将所见病变确切描述出来，作为报告。另外，一般病理大夫对皮肤疾病不熟悉，难以做确切诊断时，也可采取描述式报告。

4．描述加评述或结论。近年在国内外，尤其是国外较多采用这种形式，有利于临床了解病理特点。根据描述可做确切的诊断时，结论就是明确的；当难以明确时，可以根据病变做推论式报告，供临床进一步确诊参考。推论式结论可以是一个，也可以是两个或以上。如根据病变描述是非干酪样坏死性肉芽肿，结论可能是结核、结节病或其他肉芽肿，临床再根据其他检查进一步确诊，有时临床根据推论或结论需要重新取材才能进一步确诊。

当难以确定病变性质或疾病诊断，或对诊断的疾病有保留看法时，可在诊断病变或疾病前冠以考虑为、提示为、比较符合、不能排除或除外、可能为、疑为，以及倾向于等词语，并提出进一步工作的建议。

无论何种报告形式，下面几点值得注意：

1．首先要报告疾病或病变的确切部位。如不能单纯报告胃管状腺癌，必须标明部位，如胃体小弯侧管状腺癌，更不能连器官部位都不报告，单纯报告疾病或病变。有些肿瘤还要报告肉眼类型。

2．要附上特殊检查的结果。如特殊染色、免疫组化及电镜检查结果等应一并报告。

3．报告大夫一定要在病理报告单上签名。由几位大夫共同发的报告，或报告经上级大夫会诊过，均要共同署名。病理报告是具有法律效应的材料，应共同署名以示责任。

第五节　诊断病理的资料管理

诊断病理学的各种资料，包括临床送检单、切片、蜡块、各种特殊检查结果、病理讨论及临床病理讨论会记录、典型及稀有病例的照片及幻灯片以及会诊结果等，都是很宝贵的资料，要归档妥为保存。这些资料对临床及病理都是很有用的。而且一定要有严格的管理制度，如切片借阅制度等。

为了有利于总结经验，对一些病例，特别是肿瘤病例，应尽可能建立随访制度。在病理送检单上及时记上病人的随访地址或电话。

计算机在病理资料管理上的应用，在国内已逐步开展起来，要创造条件使其进一步拓展，可以购买相关软件。

（廖松林）

第二章　外科肉眼标本检查及取材

外科肉眼标本的检查及取材是外科病理诊断工作的重要环节之一，病理医生一定要参与此工作，不要成为单纯的看片医生，否则易因标本肉眼检查或取材不当而发生漏诊及误诊。

第一节　病理标本检查室的基本要求及必备设备

1. 要有一间朝阳的、有通风设备的、独立的取材室，为了防止污染及保护工作人员健康，取材室不能与其他工作室合用。

2. 室内要有上、下水道，室的中央或邻窗处设置带有水池的取材台。

3. 标本储存柜或箱。

4. 记录台或桌。

5. 固定液（如甲醛溶液）容器或缸。

6. 洗手池。

7. 光线充足的灯及消毒用紫外线灯。

8. 通风或换气设备。

9. 污物桶或箱。

10. 取材器械。

11. 隔离衣或工作服及手套。

第二节　外科病理标本来源

外科病理常接受如下标本：

1. 各种小手术取材的小标本。

2. 手术室切除的全部或部分器官或大块组织切除标本。

3. 各种纤维内镜取材的小标本。

4．各种穿刺取材的小标本。

5．各种细胞学标本。

6．一些特殊检查的体液或血液标本，如做血液或体液 PCR 检查的标本。

第三节　病理标本接收及处理原则

1．要做到四对一查　病理科在接收标本时首先要做到四对一查，"四对"是送检单与标本瓶或缸上标的姓名、年龄和性别；病历号；取材部位和送检内容；送检组织块数等。"一查"是仔细查看标本有无。发现瓶内无标本时要及时与临床或病人或家属联系（病人直接送检者）。

2．及时登记编号　病理科编号有两种方式：一种是按年编号，这种编号的优点是，一看片号就知是哪一年送检的；另一种是顺序编号，这种编号的优点是容易知道本科室活检的总例数。采用何种编号方式可根据各医院习惯。

3．大小标本要分别取材　大标本按编号顺序准备，核对后取材。很小标本可直接送制片室，不用取材（如胃镜取材标本）。制片室技术员要对小标本进行核对，要核对有无组织（是否全为黏液或血块）及送检标本数，对有问题的要及时与临床医生联系。

第四节　病理标本的固定

临床送检标本大多数是固定后送来的。有些病理检查需要新鲜未固定标本，如肌肉活检或其他需要做酶组织化学、免疫荧光，以及一些特殊标记的免疫组织化学检查等。对临床送来的未固定标本要及时处理，以免变性腐败而影响检查。一般要将组织尽快放在低温或超低温条件下保存。对于因做特殊检查而无需固定的标本要与临床商议好，做好送标本的各环节工作，以便及时尽快送到。

标本固定在于防止组织腐败自溶，以便病理检查各后续过程处理。

常用的固定液有如下几种：

1．甲醛溶液（福尔马林） 通常用4%（市售含40%甲醛的水溶液作为纯福尔马林）溶液。这是较常用的普通固定液。最好用缓冲液处理，使之成为中性福尔马林，否则易产生福尔马林色素沉淀。

2．乙醇（酒精） 纯乙醇固定有利于保存细胞内糖原，但容易使组织收缩、固定不透、细胞质收缩以及胞核变形等。有时在特定条件下无其他固定液时，可用80%或75%乙醇固定小标本或组织涂片。

3．丙酮 用于需作某些酶组织化学染色的标本，特别是需做磷酸酶及脂酶等染色时。这种固定也容易使胞质收缩及胞核变形。

4．戊二醛 这种固定适于做电镜检查或酶组织化学。此固定液穿透缓慢，故组织不宜过厚，不能厚于2mm。

5．醋酸 醋酸的通透性好、不易导致细胞核变形。很少单独使用，常加到一些易使胞核变形的固定液中，有缓解核变形的作用。在一些胸腔积液或腹水标本中先加入少量冰醋酸（0.1%），可以很快固定胞核，并溶解红细胞；然后再加少量福尔马林液（大约0.2%），可以起固定细胞作用，当胸腔积液、腹水不能及时作涂片时，可用此法固定，可减小胞核及细胞的变形。

第五节 病理标本肉眼检查及取材的基本要求

尽管病理标本肉眼检查步骤及描述的繁简因人而异，但如下几点基本要素是必须要求的。

1．大标本检查及描述应根据从表往里、从前往后、从大往小、从上往下，以及逐个解剖部位检查描述的步骤进行检查描述。如送检标本为子宫及附件，就要按上述步骤先检查表面、肌层、宫腔、宫颈管、宫颈外口，然后将输卵管及卵巢等逐一检查描述。

2．对于一般非肿瘤标本的肉眼检查，以下几个要素必须有所检查描述，不能遗漏：大小、色泽、形状、质地、结构，以及标本数目等。一例患者有多个标本且体积都较大时（每个最大直径＞0.5cm者）必须分别描述。当标本较大时，对于表面有无渗出物、分泌物，以及表面是否被有皮肤或其他组织的状况也要有所记录。

3．对于肿瘤标本必须检查描述以下基本要素：确切部位、大小、形状、包膜状况、与周围关系、色泽、质地以及结构等（后三项表面及切面情况分别描述）。较大肿瘤是囊性、实性，还是囊实性，肿瘤有无出血、坏死及出血、坏死程度和分布状况，肉眼类型，淋巴结状况（至少分两组分别描述检查及取材，包括肿瘤周围及周围以远淋巴结；临床分部位时，取材者依临床分组检查）以及断端状况等都是必须检查的。

4．对于囊性结构的肿瘤，以下基本特点必须检查描述：囊的大小，多房还是单房，形状，囊壁厚度，囊内壁状况，以及囊内内容物的量和性质等。

取材要求：

1．较小单一标本取一块即可，较大标本应根据不同病变结构分别取材，有些标本较大但结构较单一者也可只取一块。

2．肠管切除或有断端的标本，断端必须取材。

3．肿瘤标本取材必须满足下列基本要求：生长浸润状况，不同结构状况、浸润深度状况、肿瘤周围状况（交界处及较远瘤周——肉眼正常 1 ~ 2cm 以远处），淋巴结转移及断端状况等。断端取材一般沿断端平行切缘取材，与切缘垂直取材时必须以涂墨等方式加以标注。

4．如肿瘤是囊性病变，不同囊壁及囊壁不同区域要分别取材。

5．取材大小根据各单位切片机规格而定，一般大小为 (1.5 ~ 2) cm×1cm×0.3cm。根据特殊需要及切片规格可取得稍大一些。

第六节　小标本的检查取材

一、一般要点

检查标本和取材前首先要核对标本与送检单是否相符；检查及取材完再一次核对送检单编号、标签号以及取材块数是否相符。

首先要检查标本是否为单纯黏液、凝血块以及坏死组织等，如无明显可做切片的组织必须记录说明，并通知临床。

标本要全部倒出，要注意瓶壁及瓶盖上是否有残留标本。然后根据前述要点进行检查取材。标本较小而大小不好测量时可以实物作类比进行描述，如米粒大、黄豆大等。

标本即使很小，也最好不要全部取材送做切片，尽量保留一部分以备万一出现技术性误差时可以查用。

标本太小易丢失者可用硫酸纸包处理，并可点滴伊红或其他染料于小标本上以便辨认。

二、常见小标本检查取材举例

（一）子宫内膜

除前述基本检查要点外，要注意有无膜状结构、绒毛、葡萄状水泡以及蜕膜等。尽量去除黏液及凝血块。若组织块较多，可存留部分。送检为子宫内膜及宫颈内膜者要分别以小号注明。

（二）皮肤

临床皮肤取材有两种方法：环钻活检及外科梭形切除。无论何种取材方式病变均在中心部位。要注意检查皮肤表面有无特殊病变，按表面、上皮（表皮）、真皮以及皮下等步骤进行检查并记录。要注意肉眼所见与临床提示或标志是否相符。如临床上诊断为溃疡性病变，而肉眼上未见明显溃疡时要注明；临床诊断为脂膜炎，但送检标本未见皮下组织时要注明。

不管临床取材方式如何，均要从标本中心与最长径平行一分为二切开，切开时皮下组织朝上，即从表皮相对面下刀，标本一分为二，一半送作切片，一半存留。切皮肤刀必须锋利，以免钝刀挤压破坏病变。

（三）胃及支气管黏膜等

这类标本要核对送检标本编号、各小号内块数，分编小号并全部送做切片。

（四）管状组织

这类组织有血管、输精管和输卵管等。测量送检标本长度、横径及管壁厚度。注意管腔是否完整、有无狭窄及闭塞或扩张。若有扩张，应注意有无内容物及其性状。此类组织除检查表面有无渗出等外，应逐一横断切开检查，以 0.3～0.5cm 为一段，检查各段有无特殊病变。以特殊记号标明此类标本要立埋，横切片。

（五）皮下或肌肉内小囊肿

此时一定要注意临床是否疑为猪囊尾蚴病。如囊肿为黄豆大，内为清亮浆液，即要疑为猪囊尾蚴病，要注意查找头钩。头钩肉眼上显示为囊内壁米粒大结节。若疑为头钩时要做压片。压片制作方法是剪开小囊，铺于载玻片上，囊内壁向上，显露头钩结节，滴 1滴伊红染液于头钩上，盖上盖玻片后即可在显微镜下观察是否为头钩，如是，即可诊断为猪囊虫，再取囊壁及头钩做切片。

（六）小息肉状组织

这类标本常为鼻腔、咽喉、宫颈以及胃肠道部位的息肉。按如下顺序检查：观察是否为息肉、大小、色泽、表面有无渗出、光滑还是粗糙、有无糜烂或溃疡、是广基还是细蒂，以及切面质地及结构等。一般沿中心部位与最大径平行一分为二切开。一半送做切片，另一半保留。

（七）淋巴结

除前述基本要点外，特别要注意包膜完整与否，表面是否光滑，相互间有无粘连、融合等。切开取材有两种方法：按与最大径平行或垂直方向一分为二切开；较大者可平行做多个切面检查结构及取材；小于 1.5cm 者，可一半送作切片，另一半留下。

第七节　大标本的检查及取材

器官及较大组织标本的检查与取材根据前述一般肉眼及肿瘤标本的基本要求进行。下面分别介绍一些常见大标本的检查与取材要点。

一、乳腺

（一）活检及局部肿物切除标本

1. 检查　除前述基本要点外，要注意标本质地、有无明显囊腔形成。如有则要检查囊的大小、数目及内容，有无钙化。如果是肿物单纯切除，则按前述肿瘤检查要点进行检查。

2．取材　如标本较小，可切取一半送做切片。若标本较大，则至少要将 2/3 标本取材送做切片。注意取 X 线片上或穿刺疑有恶性处以及钙化处。

（二）乳腺单纯切除或根治标本

1．检查步序　先判明是单纯切除还是根治标本，然后按下列步骤进行检查：

（1）测量标本大小，检查是否附有皮肤及乳头，皮肤大小以及肿物大小等。

（2）皮肤表面有无隆起结节、溃疡以及橘皮样改变等。乳头有无内陷，乳晕处有无渗出及糜烂。

（3）从体侧面垂直于皮肤分段切开，检查有无肿块和乳腺组织，注意按前述基本要求进行检查。

（4）乳腺根治切除标本，要仔细寻找淋巴结并注意分组（临床标注）检查及取材。淋巴结一般分为腋窝、锁骨上或下、胸骨旁以及乳腺周等。

2．取材　如无明显肿块则根据不同结构取材。若无肿瘤，结构又较一致则取 1～2 块即可。如为肿块，则肿物及交界处必须取材。按下列部位分别取材：

（1）乳腺实质或肿块以及肿物与正常交界处。

（2）肿物表面皮肤，特别是肿物距皮肤较近者。

（3）乳晕及大导管。

（4）淋巴结分组取材。

（5）基底部切缘。

3．检查与取材需要注意几点

（1）如乳腺有肿块，则要判明其确切部位，应参考临床检查结果。一般按内上、内下、外上及外下象限，或标明距乳头多远来定位描述，并注意观察记录肿物大小。

（2）要注意检查乳腺肿瘤浸润深度，特别是乳腺癌根治标本，要注意脂肪组织、肌肉以及筋膜有无浸润，有怀疑时要分别取材。

（3）切面检查时要注意有无坏死，是否为干酪性坏死以及有无脓肿。

（4）表面有溃疡时要注意溃疡的深度、周边状况及大小等。一般可将其分为癌瘤性、一般炎症性及结核性三类溃疡，注意判断溃疡类型。

（5）各组淋巴结要分别测量大小，描述切面结构并要分别（分组）全部取材。根治标本淋巴结总数至少要 15 枚以上方可合格（手术不精细者除外）。

二、胃

送检胃标本常为大部切除或全部切除之胃。常见病变为胃或十二指肠溃疡及肿瘤等。

（一）检查步骤

1. 测量及剪开　说明标本系大部切除还是全部切除胃，是否附大网膜、十二指肠及食管等，测量标本大小，然后沿大弯侧剪开胃。附有大网膜一侧为大弯。分别测量大弯及小弯长度（即大小弯两断端距离）。

2. 按下列步骤逐步检查描述记录　浆膜面状况、胃壁、胃黏膜、胃腔、断端，以及周围关系或附送组织，如大网膜、肠系膜及肠管等。发现阳性病变要描述病变大小、确切部位、数量、形状，以及与胃壁的关系等。溃疡病变要注意标明深度及周围黏膜状况。溃疡深度分别以 UL Ⅰ、UL Ⅱ、UL Ⅲ 及 UL Ⅳ 表示。Ⅰ度表示局限于黏膜层、Ⅱ度到黏膜下及浅肌层，Ⅲ度到深肌层，Ⅳ度到浆膜层。如溃疡或其他病变引起的穿孔，则要检查穿孔确切部位、大小、数量，以及相应的浆膜状况。如是肿瘤则按前述肿瘤基本要点检查。

（二）取材

有如下基本要求：

1. 要有助于了解病变的全貌，特别是深度。当肿瘤性病变合并有溃疡时，要从肿瘤中心垂直于浆膜面切开，分成数块，做上相应记号，送作切片。

2．有助于了解溃疡或肿瘤与周围黏膜关系，即病变与周围交界处一定要取材，要取 1～4 块。

3．病变周围状况　在病变周围肉眼正常的 1.5～2cm 范围内黏膜取一块，并带上病变部，以利于观察病变有无移行。

4．断端　两断端要分别取材，最好沿断端切缘取材。即使肉眼上未查见肿瘤，两断端也要取材。

5．病灶取材　沿病灶中心切面取材，多个病灶要分别取材。应从最大面取材，以利于在组织学上检明肿瘤浸润深度。

6．淋巴结分组取材　至少分胃周及胃周以外两组淋巴结，分别计数，不分大小并全部取材。仔细一些应按如下分组：①贲门周；②幽门周；③大弯侧；④小弯侧；⑤其他，如脾门及大网膜等。如临床已分组，按其分组检查取材。

7．因十二指肠溃疡行胃次全切除的标本，要注意查明幽门环，环外是否附有十二指肠及溃疡。未查见十二指肠及溃疡者要注明。对于此种胃标本，胃小弯侧、胃窦及胃体部各取一块送做切片即可。

（三）几点注意事项

1．不管什么病变，最好在小弯侧取一条全长胃壁组织分别做切片，这样有利于观察发现胃体及胃窦部早期癌及癌前病变。

2．胃癌肉眼检查时，要判明肉眼类型，可按下列类型分类：①平坦浸润型（肉眼观相似于早期胃癌，但组织学上相似于中晚期或进展期，即癌已侵及肌层）；②结节型（包括蕈伞型），再分为结节浸润型及非浸润型；③溃疡型，再分为浸润型及非浸润型；④弥漫浸润型，再分为局限型（浸润范围不超过胃 1/3 区）及弥漫浸润型。

三、阑尾

（一）检查步骤

1．测量阑尾长度。

2．表面状况　注意检查有无渗出物，与周围有无粘连，有无穿孔及色泽（有无坏疽）。

3．按0.3～0.5cm间隔切开，检查阑尾壁结构，测量横径及管腔。注意管壁清楚否，有无坏疽及穿孔或其他病变。

4．注意管腔有无扩张、腔内容物性质、管腔有无狭窄或闭塞。

（二）取材

常规取两块。从盲端中心部平行于长径一分为二切开，按1～1.5cm长取一块，这是纵切面；再从适当部位横断面取一块。有穿孔及特殊病变再加取材。即阑尾常规取两块：一块为纵切面、一块为横切面取材。如带有大网膜，要检查大网膜与阑尾是否有粘连包裹，大网膜有无粘连及表面有无渗出。常规取一块，有特殊病变再加取材。

四、子宫及附件

（一）检查步骤

1．描述子宫切除方式（阴道上端全切还是宫颈上切，或部分切除）。

2．测量　分三个径测量子宫大小。以"Y"或"T"字形打开宫腔，测量宫壁厚度及内膜厚度。

3．按下列步骤检查各处所见　浆膜、宫壁（宫壁厚薄不一时要分别测量厚度、检查结构状况）、宫腔及内膜状况，宫颈（颈管及阴道部）以及附件（输卵管及卵巢）。

4．如宫壁有平滑肌瘤，除按肿瘤基本要求检查外，还特别要注意肿瘤数量、形状、编织结构清楚否，以及有无特殊变性等，特别注意有无黏液样结构；若有宫壁增厚时要检查是均匀增厚、还是结节状增厚，以及增厚部有无腺腔结构等。

5．内膜　除测量厚度外，要注意厚度是否均匀，有无息肉，表面有无渗出物及溃疡或结节状增生性病变。若有增生性病变则要注意检查其与肌层的关系。

6．宫颈　从前面纵行切开，观察黏膜皱襞是否规则，有无溃疡、增厚或结节，以及囊肿等。宫颈阴道部是光滑还是粗糙，有无糜烂及溃疡，特别要注意阴道部与颈管交界处。

7．输卵管　按管腔器官常规要求进行检查。首先测量长度及管径和腔径。伞端有无粘连，外口是否有粘连闭塞。输卵管表面有无结节及渗出。按 0.3 ～ 0.5cm 一段切开，逐段检查管壁结构及管腔状况。如果有肿瘤按肿瘤基本要求检查及取材，如有出血或临床疑为宫外孕标本要仔细观察出血处黏膜结构，有无蜕膜、绒毛、粗糙，以及胚胎组织等。

8．卵巢　测量三个径以示大小。检查表面及切开状况。有肿瘤时按肿瘤要求检查。

（二）取材

基本原则是各部位分别取材。应注意以下几点：

1．子宫肌瘤多发时要分别取材，特别要注意取小者及质地较软细腻或纤维编织不清楚又非出血、坏死部分。按常规，交界处必须取材。一般无特殊结构肌瘤从交界处取一块即可。

2．宫颈取材必须包括颈管以及颈管与阴道部交界处。

3．卵巢囊性肿物取材必须包括全部囊壁，囊内壁有乳头增生或较粗糙处必须取材；囊肿与卵巢交界处必须取材。囊实性肿瘤要多部位取材。

4．双侧附件送检标本必须用小号标明左右，一般先辨认出子宫的前后即可分出左右。子宫表面浆膜反折较浅者为前面，深者为后面。

除上述值得注意必须取材处外，还要根据不同病变特点分别取材。

五、肠管

（一）检查步骤

先判明送检标本是大肠还是小肠。主要根据有无结肠带及袋来区分，如有则为大肠。按下列步骤检查：

1．测量肠管长度及管径和腔径。有狭窄及扩张处要分别测量。

2．浆膜状况　肠管之间以及肠管与其他器官有无粘连，有无穿孔（穿孔大小、多少、形状、穿孔处有无渗出物和坏死，以及穿孔处周围肠壁及黏膜有无特殊病变等）。

3．管壁状况　管壁结构清楚否，有无特殊病变。检查管壁常规纵形切开肠管，沿系膜对侧或系膜根部约 0.5cm 纵行切开。也可逐段横行切开，每段 1 ~ 2cm。

4．黏膜及管腔状况　黏膜皱襞是否清楚、厚薄是否均匀、是否有增厚、表面有无结节或息肉，有无溃疡（注意溃疡数目、形状、分布、深度以及表面有无出血、渗出等）。

5．断端状况　断端有无出血坏死及肿瘤等。

6．肠系膜状况　系膜表面有无渗出、有无增厚及结节，如果有结节要查明是否为淋巴结。要特别注意检查系膜血管。查明有无血栓、血管粗细、硬度以及管壁与管腔状况等。

（二）取材

1．是肿瘤切除标本按肿瘤取材要求取材，并注意取断端及淋巴结。淋巴结要分组取材，至少分肠周或系膜根部、大网膜淋巴结两组，各组淋巴结都要全部取材。肿瘤标本取材必须从中心部最大直径处取一块，以便于检查肿瘤的浸润深度。

2．溃疡性病变，溃疡部及溃疡旁都必须取材。

3．肠坏死或梗阻标本要在病变与正常交界处取材。

4．肠系膜血管要常规取材，动、静脉均横断取材。对不明原因的溃疡、慢性肥厚性炎症、穿孔及肠出血坏死病例，特别是可疑动脉或静脉循环障碍性肠病，尤其要注意系膜血管检查，要分成多段检查血管，多处横断血管检查取材，要注意取血管壁增厚或管腔有狭窄处，疑有血栓处及闭塞性病变处要取材。

六、甲状腺

（一）检查步骤

先查明是大部还是部分切除甲状腺，或是肿物摘除标本。如是肿物切除，注意其周围是否附有甲状腺或甲状腺外组织。

1．测量标本大小　如果是肿瘤，要注意包膜是否完整、是否附有甲状腺或其他组织。

2．切面结构　有无明显滤泡或类胶质、纤维或瘢痕样组织，以及出血、坏死或囊性变。

3．切面如有结节，要注意结节大小、数目、形状，以及结节包膜是否清楚。

（二）取材

1．非结节性及非肿瘤性病变，病变比较一致取一块即可。

2．肿瘤性病变一定要取包膜处，包膜处厚薄不一时要分别取材，包膜处要尽量多取材，肿瘤附有甲状腺或其他组织处一定要取材。

3．结节性病变　多结节时要分别取材，而且都要取交界处。特别是滤泡结构不清楚处一定要取材。

4．不管是何种病变，在较致密区、滤泡结构不清楚处一定要取材。

5．不管是何种病变，凡有瘢痕形成处一定要取材，而且要从瘢痕中心处最大径取材，多取几块为好，以免遗漏瘢痕癌或隐匿癌。

6．有乳头结构或切面有砂粒感处一定要取材。

七、脾

（一）检查步骤

1．测量大小、三个径并称重量，注意是否带有血管。

2．检查表面有无渗出物，被膜是否增厚，有无皱缩及变形、边缘锐还是钝，以及有无破裂。

3．切面：有无梗死，如有要描述（色泽、形状、数目、质地及结构等），有无出血及外翻，脾小结结构是否清楚，有无纤维化及钙化结节。

4．外伤性脾破裂标本要注意检查破裂口长度、深度及形状，伤口是否附有凝血块或其他物质。

5．慢性脾淤血脾切除标本，要注意检查脾静脉有无扩张及血栓形成等病变。

6．有梗死，要注意检查脾动脉有无血栓栓塞。

（二）取材

1．脾较均一病变，取带被膜一块即可。

2．有各种结构病变不一时，按不同病变处取材。

3．外伤性脾破裂要注意取破口，最好与破口垂直切取，以多取几块为宜。非破裂处脾组织一定要至少取一块。

八、肾

（一）检查步骤

1．测量大小（三个径），沿最大径于肾盂对侧切开。注明是部分切除或全切肾。如附有输尿管要测量长度及横径和管径。

2．注意肾外形有无异常、被膜状况。切面注意检查皮、髓质状况。

3．肾盂及肾盏状况　有无扩张、结石及黏膜表面状况（光滑还是粗糙，有无糜烂或溃疡、出血以及增生性病变）。

4．如有肿瘤，按肿瘤检查基本要求进行检查。

5．如有输尿管，除测量长度外，要注意输尿管有无增粗、管壁结构以及管腔状况。

（二）取材

1．肿瘤性病变，按肿瘤基本要求取材，特别注意交界处一定要取材。

2．炎症性病变，分别于近被膜处（包括皮、髓质）以及肾盂取材（至少两块）。

3．不管何种病变，只要附输尿管，一定逐段检查，并至少取两块，断端一块，中部一块。

九、膀胱

（一）检查步骤

1．测量大小，"Y"或"T"形剪开。注明是全切还是部分切除标本。从外往里检查。

2．表面有无特殊病变，切开后测量壁厚，如有输尿管测其长度及横径，还要注明送检输尿管是一侧还是双侧。

3．检查各层结构及腔内容。如有结石判明结石形状、大小、数目及类型。黏膜面有无出血、糜烂、溃疡、粗糙以及息肉等病变。如有息肉状病变注意其大小，蒂是否明显，是否侵及深部组织，如有浸润要查明浸润深度。

4．黏膜有其他肿瘤，除按肿瘤的一般要求外，要注意浸润深度。深度分如下几级：未见明显浸润，侵及黏膜层、黏膜下、浅肌层、深肌层以及周围组织。另外要注意肉眼分型，可按如下类型描述：乳头状、结节状、平坦型及浸润型等。黏膜肿瘤标本要注意检查肿瘤周围黏膜状况。

5．尿道口状况：有无肿胀、出血、狭窄、闭塞以及周围增生性病变等。

6．输尿管状况：管壁结构及管腔状况。

7．肿瘤标本所附淋巴结，按临床分组或分为膀胱周及盆腔两组。

（二）取材

1．非肿瘤性病变取一块，包括膀胱壁全层即可。

2．肿瘤性病变按肿瘤要求检查取材，要注意切面有利于显示肿瘤浸润深度、交界处，以及肿瘤周围黏膜状况。

3．尿道口一定要取材，输尿管及断端一定要取材。

4．如肿瘤附有淋巴结，分组全部取材。

十、肺

（一）检查步骤

1．检查是全肺、肺叶还是肺段切除标本，测量大小。

2．检查肺表面状况　有无渗出物、肺膜增厚及出血等。

3．按与支气管平行并垂直肺膜切开肺标本，可分层切开或一剖为二。

4．注意检查叶间膜有无肥厚及黏连。观察肺结构，记述病变。逐一剪开支气管，检查其管壁、黏膜及腔内容等。

5．灶性病变　要注意检查大小、形状、数目、分布、结构以及与周围关系等。

6．空洞或空洞性病变　要注意查明确切部位，与支气管关系、腔壁厚度、腔内壁状况以及内容和其周围病变等。

7．肿瘤性病变按肿瘤基本要求检查，并要查明肉眼类型，分为中心结节型、周边结节型及弥漫型。周边或中心结节又可分为浸润型及非浸润型。

8.支气管扩张病变，要注意查明扩张类型和内容物性质，扩张支气管数目、扩张程度以及周围肺组织病变状况。扩张类型分为囊状、串珠状、柱状及混合型。

（二）取材

1.从病变中心切开、病灶与正常肺交界处要取材。

2.各处病变结构不一要分别取材。

3.肿瘤病变取材时，除肿瘤中心及交界处取材外，常规癌周肺组织、特别是疑有病变的支气管要有记录并取材。

4.淋巴结分组全部取材。至少分为肺门及支气管旁两组。

十一、骨组织

（一）检查步骤

骨组织标本可能是小块骨、骨肿瘤切除以及管状骨或其他大肿瘤切除标本，可按如下步骤检查：

1.查明标本类型并测量大小。

2.临床诊断或疑为骨软骨瘤的标本，要注意查明切除骨肿瘤表面有无软骨帽，并有阳性或阴性记录。

3.长管状骨的肿瘤标本要检查肿瘤确切部位，它与髓腔和皮质的关系，骨质有无增厚，肿瘤是否侵及软组织及关节软骨或关节腔。

4.要用骨锯或大切刀与骨的长径平行，从中心切开。

5.是肿瘤标本按肿瘤的基本要求检查。

（二）取材

1.小块骨全部送切片或一分为二，一半送做切片，另一半存留。

2.中等大小标本从中央一分为二切开，切到宜做切片大小。

3.较大骨组织的肿瘤标本，按前述方法切开后，近髓腔、近软组织骨膜处以及两端与正常组织交界处分别取材。

取材的骨组织要先放入脱钙液脱钙，然后再按常规脱水包埋制片。

4．骨与软骨组织病变可分别取材，但要注明软骨组织病变与骨的关系。

第八节　肉眼标本检查及取材应注意的问题

（一）肉眼检查及取材工作一般由两人互相配合完成。一人检查取材，另一人记录。前者负责检查并口述，由记录人记于送检单上。记录人首先要报告标本号、临床诊断、标本取材部位及类型、块数以及临床特殊标记等，检查者要核对。记录者负责书写标签。

（二）记录一般采用文字，如用线条图记录更简明时，则可用线条图记录。

（三）检查及取材是病理诊断工作中非常重要的一环，必须由病理医生进行。大标本肉眼检查完毕，可写出初步肉眼诊断。

（四）不同部位、不同组织的取材一定要用小号标明，不能凭记忆或形状来区分。如左和右侧输卵管一定要用小号分别标明，如该号为94359，则94359①代表左侧，94359②代表右侧。要在送检单上注明送检块数及小号块数，以及各小号所代表组织。

（五）检查取材时注意力一定要集中，切忌精力分散、边聊天边检查等，以免错号或自伤。取完材后检查者要再一次核对标签号、确定取材块数是否有误。

（六）如检查发现标本有误，应及时与临床联系。取材部位或送检组织或块数不符时，也要及时与临床联系，并将联系情况记录在案，不能等制片出来后再联系。

（七）每例取材完毕，必须将台面冲洗干净后再检查第二例，以免交叉污染，尤其在取小标本时。

（八）使用器械要适当，如该用平镊子不能用有钩镊子，不能用钝刀挤压组织，要用锋利刀拖切，而且不能用力过大等，以免挤压组织，影响组织学观察。

（九）记录者字迹一定要清楚，肉眼检查记录是重要病理档案材料。字迹不清，后人难以辨认。

（十）病理医生要注意不断总结自己的肉眼检查及取材经验，

增强自己解剖学及辨认疾病的肉眼形态特点的知识，提高标本肉眼检查及取材技能。肉眼检查及取材技能较好的标志是上级医生或有经验专家凭肉眼描述及取材阅读切片时，不需要询问肉眼标本上的问题或重看肉眼标本等，也不需要重取或补取；而技术室也不认为取材过多。

（廖松林）

第三章　特殊染色技术在病理诊断中的应用

第一节　特殊染色在病理诊断中的位置

现代病理诊断学中免疫组化、电子显微镜以及其他细胞及分子生物学技术应用日益广泛，但简便的特殊染色在病理诊断中仍然有重要应用价值。细胞中出现的色素是否是黑色素或含铁血黄素，组织中均一化物质是否为类淀粉物质等，用特殊染色区别起来很简便。故特殊染色，特别在基层医院病理科仍是一个很有实用价值的技术。

第二节　几种常用特殊染色在病理诊断中的应用

这里只介绍每一种染色的方法名称、阳性结果及应用，具体技术请参看有关技术书籍。

一、网织纤维染色

（一）染色方法

网织纤维染色方法及结果见表3-1。

表 3-1　网织纤维染色方法及结果

名称	结果呈色
Foot 法	黑色
Wilder 法	黑色
Mamuel 法	黑色
Snook 法	灰到黑色

（二）应用

1．癌与肉瘤的鉴别　在网织纤维染色下可很清楚显示出肉瘤每一个细胞周围有网织纤维围绕，或似为团或巢状，但团巢内仍有破碎网织纤维。癌显示为明显巢或索状，巢内无网织纤维。但肉瘤分化很差时可呈假巢样，癌细胞单个在原有组织细胞中或间质内浸润时也可呈单个细胞结构，分化较低的癌也可呈肉瘤样结构。故要多观察一些视野，并结合常规染色形态综合分析。

2．骨基质与浓缩的分泌物、血浆或水肿液的鉴别　骨基质内有网织纤维，而后者无。

3．炎症细胞与癌细胞的鉴别　在支气管活检中有时挤压较重，一些深染的细胞挤压成一团，难以判断是受挤压的小细胞癌细胞还是受挤压的炎症细胞。此种病例染网织纤维有利于鉴别，炎症细胞不成巢，小细胞癌可有巢状或索状结构。

4．是生前坏死、还是死后自溶的鉴别　胰腺是生前坏死、还是死后自溶有时很难鉴别，如染网织纤维，则显示前者网织纤维支架破坏较严重、结构塌陷，而后者虽然死后自溶严重，但网状支架结构常保存。

5．血管性肿瘤的鉴别　有的病例是内皮细胞瘤、还是血管周细胞（或称外皮细胞）瘤常规染色较难鉴别，用网织纤维染色可显示清楚血管结构，看清肿瘤细胞与血管壁的关系，有利于鉴别。内皮细胞瘤的肿瘤细胞位于血管壁网状支架内，而外周细胞肿瘤则围绕血管壁或与血管壁呈放射状排列。是血管周细胞瘤还是假血管周肿瘤，染网织纤维显示出血管壁结构和每一个肿瘤细胞周是否有网织纤维，以及肿瘤细胞与血管壁的关系等，有利于血管周细胞瘤与其他肿瘤的鉴别。

6．肝硬化以及慢性肝炎肝细胞碎片状坏死或纤维化的诊断

（1）慢性肝炎的小灶状或碎片状坏死有时较难辨认，染网织纤维可以显示局部有网状支架的破坏与崩解，结合 HE 切片较易判断小灶状坏死。

（2）慢性肝炎轻度纤维化，或初期膜样间隔形成，在网织纤维染色下较易判断。

（3）慢性淤血性肝硬化有时较难判断，网织纤维染色较易观察中央静脉及小叶下静脉通道上的网状纤维增生。如增生较明显，有反包围现象（包围汇管区），形成假小叶结构，就可诊断淤血性肝硬化。

7．萎缩性胃炎的诊断　在 HE 染色下胃黏膜有无萎缩有时较难判断，网织纤维染色可较清楚显示胃黏膜正常结构破坏，间质纤维增生，有助于胃黏膜萎缩的诊断。

8．有助于癌浸润的诊断　有些上皮性肿瘤是否有早期突破基底膜浸润，HE 切片难以确诊，而网织纤维染色可较清楚显示基底膜，较易确定基底膜有无早期浸润破坏现象。

9．脑内原发瘤与转移瘤的鉴别　脑内绝大多数原发肿瘤网织纤维很少，只有血管周有少量网织纤维，而转移性癌及肉瘤都有较明显网织纤维，故网织纤维染色有利于鉴别。

10．非干酪性结核与结节病的鉴别　后者结节内及结节周较早出现较明显的网状纤维，有助于两者的鉴别。

11．淋巴结病变的判断

（1）良性滤泡性反应性增生与滤泡性淋巴瘤鉴别：染网织纤维显示，后者滤泡间网织纤维减少且有受挤压现象，前者网织纤维增多且较紊乱。

（2）判断淋巴结的正常结构：有时 HE 切片上较难判断正常结构是否完整，网织纤维染色显示皮、髓质及窦的结构较清楚，若为炎症或肿瘤性破坏则较易辨认。

二、黏液染色

黏液从组织来源上可分为上皮细胞分泌性及结缔组织黏液两类。从分子结构上也可为两类：一类为黏多糖，另一类为黏蛋白。黏多糖多为酸性黏多糖，附于蛋白质，常见于结缔组织黏液。而黏蛋白是黏液糖蛋白。从性质上可分为酸性及中性黏液，前者可分为唾液酸黏液及硫酸黏液。

（一）染色方法

黏液染色方法及结果见表 3-2。

表 3-2　黏液染色方法及结果

方法	结果呈色
PAS[①]	黏液及糖原和含糖原的物质呈现红到紫红色
Mayer 黏液卡红法	暗玫瑰色
阿尔辛蓝（Alcian blue）	蓝或浅蓝色
pH2.5	酸性黏液及透明质酸为深蓝色
pH1.0	酸性黏液深蓝色
pH0.4	酸性黏液蓝色
AB[②]/PAS	
pH2 ~ 2.5	透明质酸及唾液酸黏液呈蓝色
pH1.0	硫酸软骨素呈蓝色，多糖及中性黏液呈暗紫红及紫红或红色
Mowry 染色	酸性黏多糖　蓝色
胶体铁 -PAS	酸性黏液深蓝色，中性黏液红至紫红色

注：① PAS= 过碘酸雪夫反应

　　② AB= 阿尔辛蓝

（二）应用

1．黏液细胞癌的诊断及鉴别　胃活检时有时黄瘤细胞与印戒样癌细胞、印戒样癌细胞与其他细胞的鉴别时染 AB/PAS，有助于诊断及鉴别诊断。如细胞内有 AB/PAS 阳性物质，说明肿瘤细胞内有中性或酸性黏液，是癌细胞而不是黄瘤细胞。

2．水肿与黏液变性　皮肤真皮水肿与黏液变性有时较难从组织学上区别，染黏液有助于鉴别。

3．硬皮病与硬肿病的鉴别　后者胶原纤维增生，纤维之间黏液阳性物质增多，有助于这两者之间的鉴别。

4．胃癌分型　根据分泌黏液性质及其他条件，有人将胃癌分为胃型及肠型。这种分型与流行病、年龄及预后有一定关系。利用 AB/PAS 染色胃癌细胞，分泌中性黏液者为胃型，分泌酸性黏液者为肠型。

三、胶原纤维

凡是间叶组织细胞都可产生网织纤维，也产生胶原纤维。纤维母细胞是产生胶原纤维的主要细胞。

（一）染色方法

胶原纤维染色方法及结果见表3-3。

表3-3　胶原纤维染色方法及结果

方法	结果呈色
V. G.	红色
Mallory 三色染色	深蓝色
Gomori 三色染色	绿色
Masson 三色染色	蓝色或绿色
Russell-Movat 改良三色法	黄色

较简便较快出结果的方法是 V.G.（即苦味酸复红染色方法），胶原纤维呈红色，其他纤维为黄色。

（二）应用

1．一些器官硬化性疾病的观察　如肝硬化、心肌瘢痕的观察，染胶原纤维更易观察诊断。

2．瘢痕与淀粉样物质的鉴别　前者胶原纤维染色阳性，后者为阴性。

3．骨纤维异常增殖症与骨化性纤维瘤　利用胶原纤维染色可较易观察到前者胶原结构紊乱，纵横交错；后者较规则。

四、弹力纤维

弹力纤维是结缔组织中纤维母细胞分泌生成的，它是结缔组织增生修复中出现较晚的一种纤维，在创伤修复中一般4～5周才有较明显弹力纤维形成。

（一）染色方法

弹力纤维染色方法及结果见表3-4。

表 3-4　弹力纤维染色方法及结果

方法	结果呈色
Gomori 醛品红法	深紫色
Verhoeff 染色	黑色
Russell-Movat 改良三色法	黑色
Weigert 间苯二酚晶红法	深蓝黑色
Hart 修正 Weigert 法	棕红色

（二）应用

弹力纤维染色主要用于观察弹力纤维有无增生、肿胀、断裂、破碎，吞噬细胞内有无吞噬，以及萎缩或缺如等病变。具体应用如下：

1. 真皮嗜碱性变（或称日光性弹力纤维组织增生性疾病）的诊断　在 HE 下真皮胶原纤维结构不清，嗜碱性增强。弹力纤维染色阳性，显示为具有弹力纤维染色特点。但此种病变现在已经证明不是增生的弹力纤维，而是纤维母细胞受损伤分泌的物质，不能很好形成网织及胶原纤维，在电镜下它是无定形的非弹力纤维组织，但弹力纤维染色阳性。

2. 弹性假黄瘤的诊断　弹性假黄瘤是一种先天性遗传性疾病，弹力纤维染色可见病灶内有弹力纤维增生肿胀、聚集及钙化等。弹力纤维之间可见黏液样物质，胶原纤维减少，网织纤维增多，弹力纤维的破坏常引起多核巨细胞反应，故此瘤内可见多核巨细胞，也可钙化。这不是真性肿瘤而是先天性多发性弹力纤维增生变性疾病。

3. 弹力纤维瘤的诊断　此瘤常见于老年女性肩背区，不是真性肿瘤，弹力纤维染色可见瘤样病变内有大量弹力纤维增生及无定形的粉染蛋白质性物质和少量胶原纤维。

4. 弹力纤维痣的诊断　肉眼上为先天性或从小即有的小斑块或结节状增生。弹力纤维染色显示病灶内主要为增生的弹力纤维及胶原纤维。

5. 心血管先天性弹力组织增生　这组疾病有先天性心内膜弹力组织增生及冠状动脉内膜弹力组织增生等。弹力纤维染色有助于此类疾病的诊断。

6．弹力组织损伤变性疾病　这组疾病有肺气肿、支气管扩张、黄韧带受损、动脉粥样硬化，血管内膜 - 内弹力板中膜受损，以及大动脉中层炎症和变性疾病等。弹力纤维染色有助于这些疾病的观察与诊断。

7．动、静脉的辨认　在血管病变是动脉、还是静脉，以及是否为血管较难辨认时，弹力纤维染色有助于辨认。有弹力板者为动脉，有弹力纤维构成血管轮廓者为血管。弹力纤维抗损伤能力较强，故弹力组织构成的血管轮廓较不易被破坏。

8．皮肤特殊 T 细胞淋巴瘤的诊断　一型皮肤特殊类型 T 细胞淋巴瘤，称为肉芽肿性皮肤松弛症，有明显弹力纤维破坏及吞噬破碎弹力纤维的巨细胞反应。弹力纤维染色有助于此型淋巴瘤的诊断。

9．一些与弹力纤维变化有关的较特殊的皮肤疾病的诊断与鉴别诊断　这些疾病有硬皮病、匐行性穿透性弹力纤维病、穿透性钙化性弹力纤维病、萎缩性硬化性苔藓、环状弹力纤维溶解性肉芽肿和皮肤松弛症等。这些疾病的诊断与鉴别诊断都要做弹力纤维染色，观察弹力纤维变化。

五、平滑肌

（一）染色方法

平滑肌染色方法及结果见表 3-5。

表 3-5　平滑肌染色方法及结果

方法	结果呈色
Masson 三色染色	红色
Weigert 弹力纤维染色	黄色
Gomori 三色染色	红色
Russell-Movat 改良五色染色	红色

（二）应用

1．一些平滑肌细胞增生性疾病的观察　慢性胃肠炎黏膜肌层及固有层平滑肌增生、缺氧时肺肌性动脉内膜及中层平滑肌增生，以及慢性子宫内膜炎时内膜平滑肌增生等，作平滑肌染色可有助于观察平滑肌的增生。

2．残存血管的辨认　染色平滑肌呈现血管结构特点，有助于血管的辨认。

3．平滑肌肉瘤与纤维肉瘤或神经纤维肉瘤的鉴别　前者大多数肿瘤细胞平滑肌染色阳性，但分化较低的平滑肌肉瘤平滑肌染色可阴性。

六、横纹肌

（一）染色方法

横纹肌包括心肌及骨骼肌。横纹肌染色方法及结果见表3-6。

表 3-6　横纹肌染色方法及结果

方法	结果呈色
Mallory 磷钨酸 - 苏木素染色	横纹及纵纹，蓝色或蓝紫色
Russell-Movat 改良五色法	红色
Masson 三色染色法	红色

（二）应用

1．横纹肌损伤或各种肌病及肌炎的观察或诊断　在特殊染色下横纹及纵纹或肌浆的结构观察更清晰，有利于肌损伤状况的观察。如缺氧心肌的损伤等。

2．横纹肌肿瘤的诊断及鉴别诊断　肌性染色阳性，以此鉴别横纹肌性及非肌性肿瘤，有时在 HE 切片难以确定是否有横纹分化，Mallory 染色可较清晰显示横纹及纵纹结构。

3．残存横纹肌与变性肿胀胶原的区别　在一些肿瘤边缘，需要判断是否侵及横纹肌，但 HE 下显示为红染的小片块物是否为残存横纹肌难以确定，横纹肌染色有助于判断。

七、神经胶质纤维

（一）染色方法

神经胶质纤维染色方法及结果见表 3-7。

表 3-7　神经胶质纤维染色方法及结果

方法	结果呈色
Bielschowsky 染色	黑色或褐色
Bodian 神经染色	黑色
Holzer 胶质纤维染色	深蓝色
Mallory 磷钨酸 - 苏木素染色	蓝色

（二）应用

1．神经损伤的观察　此染色有利于观察各种神经变性疾病或外伤时神经纤维损伤状况。

2．神经系统肿瘤的诊断与鉴别诊断　在颅内胶质瘤与转移瘤、嗅神经母细胞瘤与未分化癌的鉴别，以及视网膜母细胞瘤与视网膜黑色素瘤的鉴别诊断中，这些染色有利于神经分化的判断。

八、神经髓鞘

末梢神经以及中枢的部分有鞘神经外周绕以髓鞘结构或鞘板。髓鞘主要成分是脂质，主要为鞘磷脂及脑苷脂。

（一）染色方法

神经髓鞘染色方法及结果见表 3-8。

表 3-8　髓鞘染色方法及结果

方法	结果呈色
坚牢蓝染色法	蓝 - 绿色
Woelche 髓鞘染色	黑色
Loyez 染色法	蓝褐色
Weigert 染色法	蓝黑色

（二）应用

各种脱髓鞘性损伤的观察。引起脱髓鞘变化的原因很多，在 HE 下轻度脱髓鞘变化不易观察，此染色有利于观察髓鞘脱失状况。

九、纤维蛋白（或称纤维素）

（一）染色方法

纤维素染色方法及结果见表 3-9。

表 3-9　纤维素染色方法及结果

方法	结果呈色
Gram-Weigert 法	蓝黑色
Mallory 磷钨酸 - 苏木素染色法	蓝色
Russell-Movat 改良五色染色法	深红色

（二）应用

1．炎性渗出物定性。

2．变性、坏死定性　如疑为风湿结节、结节病以及血管壁的坏死是否为纤维素样坏死，此染色有利于确诊。

3．弥散性血管内凝血（DIC）的诊断　微血管内均一的红染物质是血栓还是浓缩的血浆，如此染色为阳性，则定为血栓，因而有利于 DIC 的诊断。

十、糖原

糖原易溶于水，故在常规 HE 切片中常溶解消失。如要做糖原染色，最好用无水乙醇或 10% 福尔马林液加多量（饱和）葡萄糖溶液固定，或乙醇加饱和葡萄糖液固定也可。

（一）染色方法

糖原染色方法及结果见表 3-10。

表 3-10　糖原染色方法及结果

方法	结果呈色
Best 胭脂红染色	红色
PAS 染色	紫红色

（二）应用

组织或细胞内除糖原外还有一大类与糖原有关的物质，称为糖类物质。它们用 PAS 糖原染色大都呈现阳性。这类物质有：中性黏多糖、酸性黏多糖、糖蛋白以及糖脂等。

1．肝、心肌糖原沉着症的诊断　用 PAS 或 Best 染色，如果固定适当，见到肝或心肌细胞有大量糖原存在即可确诊。

2．心肌缺氧的初期变化　用对照组对比观察较易见到缺氧初期心肌内糖原明显减少。

3．糖尿病性肾小球硬化或糖尿病性血管病的诊断。

4．高雪病与尼曼 - 匹克病的鉴别　前者是 β- 糖脑苷脂沉着，后者是神经鞘磷脂沉着，虽然二者都表现为大量噬脂性组织细胞增生，但前者 PAS 染色阳性，而后者为阴性，做此染色较易鉴别。

5．骨内、骨外尤文肉瘤的诊断　此瘤分化较低，为小圆细胞性肉瘤，80% 病例细胞内有较多量的糖原，PAS 阳性，故 PAS 染色若大多数细胞呈阳性有助诊断。

6．腺泡状软组织肉瘤与化感瘤　前者棒状小体 PAS 染色阳性。

另外，内胚窦瘤及腹膜后黄色肉芽肿的红染蛋白性小体、虫卵的壳蛋白，以及真菌因含有糖蛋白，PAS 均阳性。

十一、真菌

真菌（霉菌）引起的病变虽然多种多样，但都不是特异性病变，故真菌性炎症主要依靠查到真菌才能诊断。

（一）染色方法

真菌染色方法及结果见表 3-11。

表 3-11　真菌染色方法及结果

方法	结果
PAS 染色	孢子及菌丝均呈红色或紫红
Gocott 六胺银染色	真菌黑色，菌丝体灰红色
Gridley 染色	孢子玫瑰红，菌丝体深蓝色，酵母孢囊深紫色

（二）应用

在化脓性炎、坏死性化脓性炎、肉芽肿性化脓性炎或化脓性炎伴有巨细胞反应疑为真菌感染时，找到真菌的菌丝、孢子及菌体等即可诊断为真菌性炎。

十二、细菌

（一）染色方法

细菌染色方法及结果见表 3-12。

表 3-12　细菌染色方法及结果

方法	结果呈色
革兰染色	革兰阳性菌蓝色，革兰阴性菌红色
革兰 -Weigert 染色	革兰阳性菌蓝黑色，革兰阴性菌红色
改良 Twort 法	革兰阳性菌蓝黑色，革兰阴性菌粉红色

（二）应用

一些疑为细菌感染性炎症，可染细菌进一步确定病原学诊断，如伤寒肉芽肿或葡萄球菌感染性化脓性炎症等，特别是在一些化脓性炎及疑为败血性丘疹性皮损的诊断中细菌染色很有诊断意义。

十三、抗酸杆菌

这是一类杆菌，菌体表面有一层较厚的蜡膜，此蜡膜具有抗酸性，故需经强酸处理后细菌才能着色。

（一）染色方法

抗酸染色方法及结果见表 3-13。

表 3-13 抗酸染色方法及结果

方法	结果呈色
Ziehl-Neelsen 法	红色
Lack[①]法	孔雀绿
Wade-Fite[②]法	蓝色

①此法主要染活菌为绿色，如死菌则红色。
②此法染麻风分枝杆菌较好。

（二）应用

用于各种抗酸杆菌感染的诊断及鉴别诊断。如结核病及麻风的诊断中，找到抗酸染色阳性的杆菌就能准确无误地诊断。这种方法常在结节病与结核、干酪性肺炎与其他肺炎、坏死性淋巴结炎与结核、肺结核与 Wegener 肉芽肿、梅毒与结核、血管炎性与肉芽肿性脂膜炎与结核，以及慢性缺血性肠病与肠结核等的鉴别诊断中应用，以及麻风和其他抗酸杆菌疾病的诊断中应用。

十四、含铁血黄素

此色素是血管外红细胞经吞噬细胞吞噬后经生物氧化形成的。

（一）染色方法

常用普鲁士蓝反应法。含铁血黄素为蓝色。

（二）应用

主要用于含铁血黄素与其他色素的鉴别，如与黑色素及脂褐素的鉴别。普鲁士蓝阳性反应者为含铁血黄素。含铁血黄素是出血的结果，提示有陈旧性出血。

十五、黑色素

（一）染色方法

黑色素染色方法及结果见表 3-14。

表 3-14   黑色素染色方法及结果

方法	染色结果
Fontana 染色法	黑色
Tarfhin-Starry 黑色素染色法	黑色

（二）应用

主要应用在色素有关疾病及肿瘤的诊断及鉴别诊断中。

1. 黑色素瘤的诊断及鉴别诊断   肿瘤细胞内的色素是否为黑色素，染黑色素有助于确定色素的性质及肿瘤的定性诊断。

2. 血色病与黑变病   真皮内都有色素沉着，黑色素染色阴性而含铁血黄素阳性者可能为前者。

十六、淀粉样物质

这是一类特殊蛋白质，主要包括免疫球蛋白、纤维蛋白及补体蛋白等。也有人认为是一种糖蛋白，可能是以球蛋白为主的混合性蛋白质。

（一）染色方法

淀粉样物质染色方法及结果见表 3-15。

表 3-15   淀粉样物质染色方法及结果

方法	染色结果
Bennhold 刚果红法	粉红色到红色，偏振光显微镜下显苹果绿色并有双折光性
Lieb 结晶紫法[①]	黑色或紫红色
Sirius 红染色法	粉红到红色

[①]此染色切片可长期保存

（二）应用

1. 系统性或局限性淀粉样物质沉着症的诊断。

2. 肿瘤样或大团块样淀粉样物质沉着症的诊断。

3．淀粉样物质沉着性肾小球萎缩硬化与糖原病性肾小球硬化的鉴别。

4．皮肤胶样粟粒疹与淀粉样物质沉着的鉴别，前者淀粉样物质染色阴性。

5．皮肤或胃肠道的淀粉样物质沉着与硬皮病均一化的玻璃样物质的鉴别，前者淀粉样物质染色阳性。

6．甲状腺髓样癌的诊断　甲状腺髓样癌细胞几乎100%分泌淀粉样物质，这些物质常在肿瘤的间质内，也可见于肿瘤细胞内。淀粉染色阳性非常有助于此癌的诊断及鉴别诊断。

少数胰岛细胞瘤、神经内分泌肿瘤也可分泌此类物质。

（廖松林）

第四章　现代病理学技术在诊断病理学中的应用

第一节　免疫组织化学技术

一、原理

免疫组织化学是利用抗原 - 抗体结合反应的原理，以针对某种抗原的抗体进行结合反应，然后以适当的方式显示结合信号，在组织或细胞原位上证明其存在的技术。

二、基本物质

（一）抗体

主要有两大类，即多克隆抗体和单克隆抗体。多克隆抗体针对多个抗原决定簇，为产生抗体的动物血清（如兔、马等）或免疫球蛋白（Ig）或某一 Ig 的组分（IgA1、IgM、IgG）。单克隆抗体为一个 B 淋巴细胞克隆分化增殖产生的抗体，识别特定的单一抗原决定簇，特异性强，组成均匀。有鼠源性和兔源性单克隆抗体。

（二）显色反应

抗体上标记的显示物用于显示抗原 - 抗体的结合反应，显示物主要有：

1．酶标反应　主要有碱性磷酸酶（alkaline phosphotase，AP）和辣根过氧化酶（horseradise peroxidase，HRP）。

2．免疫荧光　通过荧光素标记抗体，借助荧光显微镜观察荧光。常用的荧光素有以下几种：

（1）异硫氰酸荧光素（fluoreseienisothioyarale，FITC）：发射光谱为 520 ～ 530nm，呈现明亮的黄绿色荧光。

（2）四甲基异硫氰酸罗丹明（tetramethyle rhodamine isothiecyanata，TRITC）：发射光谱为 620nm，呈橙红色荧光。

（3）四乙基罗丹明（tetracethyle rhodamine B200，RB200）：发射光谱为 590 ~ 600nm，呈橙红色荧光。

3．胶体金　胶体金是指金的水溶胶，以微小粒子分散在水溶液中，粒子大小不同呈现的颜色亦不同，一般应用于免疫组织化学的胶体金颗粒为 5 ~ 60nm 范围，呈现红色。

4．量子点（quantum dot）　量子点是一种纳米晶体材料，由少量原子构成，可标记特定蛋白。有较高光化学稳定性，染色后保存时间长，现可取代传统染色法。在同一激光激发下，大小不同的纳米颗粒可以发出不同颜色的光。所以，用不同颗粒大小的量子点标记不同抗体，可同时检测多种蛋白质。

三、主要技术方法及要点

免疫组织化学的基本方法是将特异抗体与切片反应，然后根据标记物的要求以适当方法显示（如酶反应显色、荧光激发、胶体金）。由于实际适用的需要，有多种改进方法以增进特异性和敏感性。

（一）直接法

将带有显色物的抗体直接与抗原反应，然后检出。

（二）间接法

首先以针对抗原的第一抗体反应，之后以其抗抗体（第二抗体）结合，第二抗体上带有显色物，再检出。特点是经过了第二抗体放大效应。

（三）ABC 法

生物素（biotin）和卵白素（avidin）为具有高度亲合性的物质，一个卵白素分子可结合 4 个生物素。当生物素标记特定物质后仍能与卵白素结合，因此将抗体结合上生物素，然后与卵白素和带有特殊标记物（HRP、AP、荧光素等）的结合物反应，再以适当方法显示。

（四）PAP 法

即以过氧化物酶和抗过氧化物抗体形成的复合物（PAP）通过第二抗体的桥接与第一抗体结合，然后以酶底物反应检出。这可大大提高检测的敏感性。

（五）二步法

将二抗和酶（HRP）通过一个多聚葡聚糖骨架联接成一个多聚体（即 EnVision 显色系统），所以第二抗体上标记有多个 HRP 分子（HRP 链），直接放大信号 40 ~ 50 倍，把传统的二抗、三抗分别孵育合为一次孵育。特点：敏感、省时、方便、背景低（避免了内源性生物素干扰）。这是目前最常用的免疫组化方法。

四、抗原修复

甲醛溶液（福尔马林）固定时，组织中的氨基酸残基形成醛基，蛋白质多肽链在醛基的作用下发生交联，抗原决定簇可能被封闭，因此需要进行抗原修复。根据检测抗原的不同，可采用不同的修复方法：

（一）热修复

微波处理或用压力锅产生的热与压力的联合作用。抗原修复液通常为枸橼酸抗原修复液，在高温条件下将抗原决定簇暴露。

（二）蛋白酶消化修复

胰蛋白酶或胃蛋白酶消化，通过酶解法暴露抗原。

五、染色结果的判断

（一）有无着色。

（二）着色的细胞类型。

（三）着色的亚细胞定位：胞膜、胞膜 / 胞质、胞质、胞核、胞核 / 胞质、核仁、高尔基体、核周。

六、常用抗体及应用

免疫组织化学技术在诊断病理方面有着广泛的用途。

（一）病毒感染性疾病

人乳头瘤病毒（HPV）、单纯疱疹病毒（HSV）、Epstein-Barr（EB）病毒、巨细胞病毒、艾滋病病毒（HIV）、乙型肝炎病毒（HBV、HBsAg、HBcAg、HBeAg）、丙型肝炎病毒（HCV）、丁型肝炎病毒（HDV）。

（二）肿瘤的鉴别诊断

1．上皮组织标记

（1）广谱上皮标志物：角蛋白（keratin，CK）、上皮膜抗原（EMA）、桥粒蛋白、癌胚抗原（CEA）、组织多肽抗原（TPA）。

（2）角蛋白：至少有20种明确的CK亚型，某种CK亚型可以提供癌原发部位的重要信息。① CK7+/CK20-：标记肺、乳腺、子宫内膜、卵巢、甲状腺、涎腺肿瘤及间皮瘤；② CK7-/CK20+：标记大肠、Merkel细胞及部分胃腺癌；③ CK7-/CK20-：见于肾上腺皮质、肝、肾和肾上腺肿瘤；④ CK5/6：鳞状上皮、间皮瘤、乳腺肌上皮；⑤ 34βE12：标记前列腺基底细胞。

（3）某些上皮组织特异性标记：① TTF1：标记肺及甲状腺上皮；②甲状腺球蛋白（Tg）；③前列腺特异性抗原（PSA）；④甲胎蛋白（AFP）：标记肝癌及卵黄囊瘤。

（4）肌上皮标记：p63、S-100、SMA、GFAP。

2．间叶组织标记

（1）广谱间叶组织标记：波形蛋白（vimentin）

（2）神经源性肿瘤标记：胶质纤维酸性蛋白（GFAP）、S-100蛋白、神经丝蛋白（NF）、神经元特异性烯化酶（NSE）、髓鞘碱性蛋白（MBP）、突触囊泡蛋白（Syn）和嗜铬颗粒蛋白（CgA）。

（3）内分泌细胞标记：①脑垂体：生长激素、催乳素等；②胰岛细胞瘤：胰高血糖素、胰岛素、胃泌素、生长抑素（inhibin）等；③甲状腺和甲状旁腺肿瘤：降钙素、5-HT、T_3、T_4等。

（4）淋巴造血细胞标记：白细胞抗原（LCA、CD45）、B细胞标记（CD19、CD 20、CD 21、CD 22、CD 26）、T细胞标记（CD2、CD5、CD3、CD7）、T细胞亚群标记（CD4、CD8、CD56、穿孔素、TIA1）、髓细胞/单核细胞标记（CD34、CD33、MAC387、CD15、

CD35、溶菌酶），淋巴母细胞标记（末端脱氧核苷酸转移酶 TdT），等。

（5）肌源性标志物：结蛋白（desmin）、肌红蛋白（myoglobin）、肌动蛋白（actin、HHF35）、肌球蛋白（myosin）、肌动蛋白结合蛋白（calponin）、横纹肌特异性转录因子（MyoD1、myogenin）。

（6）血管标志物：CD31、CD34、Ⅷ因子相关抗原、Fli-1 等。

3．特殊类型标志物

①黑色素细胞标志物：HMB45、Melan-A；②ALK：大细胞间变性淋巴瘤、炎症性肌纤维母细胞肿瘤；③PLAP：生殖细胞肿瘤；④间皮标志物：HBME-1、钙视网膜蛋白（calretinin）；⑤CD10：子宫内膜间质肿瘤、肾细胞癌、胰腺肿瘤；⑥CD99：Ewing/PNET、孤立性纤维性肿瘤、淋巴母细胞性淋巴瘤、滑膜肉瘤等；⑦CD117：胃肠道间质瘤、黑色素瘤、肥大细胞和生殖细胞；⑧WT1：Wilms 瘤、间皮瘤和卵巢浆液性癌等。

（三）肿瘤分级、治疗及预后的判断

1．细胞增殖标记　PCNA、Ki-67、磷酸化的组蛋白（pHH3）。

2．激素受体　雌激素受体（ER）、孕激素受体（PR）、雄激素受体（AR）。

3．肿瘤相关基因蛋白　p21^{ras}、HER-2、P53、Rb。

4．细胞因子　α- 干扰素，IL-2、IL-5。

5．生长因子及受体　EGF、EGFR、FGF、FGFR。

6．细胞外基质　胶原蛋白（Ⅰ、Ⅱ、Ⅳ等）、层粘连蛋白（LN）等。

7．细胞凋亡基因　BCL2、BCL6、BCL10、Bax。

8．细胞应激基因　多药耐药基因（MDR）、热休克蛋白（Hsp）。

9．DNA 损伤修复基因　MLH1、MSH2、MSH6。

七、组织芯片技术

组织芯片技术（tissue microarray）将成百甚至上千块组织放在一个蜡块上，可以在一张玻片上对不同组织样本进行评估，是一种高通量免疫组化染色方法。

第二节　电子显微镜技术

电子显微镜有数种类型，如透射电镜、扫描电镜、超高压电镜、分析电镜和隧道扫描电镜。一般诊断病理常用透射电镜。

一、特点

（一）分辨率高

分辨率即分辨相邻两点最小间距的能力，分辨率高为电镜最主要的特点。其最大分辨本领可达 0.2nm，为光学显微镜（0.2μm）的 1000 倍和人眼睛（0.1mm）的 50 万倍，因此，能在放大物体的同时，观察到其微细结构。

（二）观察面积局限

由于电镜具有分辨能力大、放大倍数高的特点，所以观察面积较局限，无法观察组织结构等大范围细胞的排列和相互关系。最好同时配合使用光学显微镜观察。

二、电镜样本的处理及制作

（一）取材

组织从活体取下后应尽快投入固定液。组织体积应小，避免挤压，用锋利刀剪取材。

（二）固定

固定液为 3% 戊二醛（glutaraldehyde）。组织固定后于包埋前 1 日取出经生理盐水冲洗后于生理盐水中过夜，次日用 1% 锇酸固定 1 ～ 2 小时。

（三）脱水

经生理盐水冲洗后以乙醇或丙酮脱水。

（四）浸泡及包埋

常用包埋剂为环氧树脂。

（五）修整、光学定位、切片

脱去胶囊，在有组织一端削成小锥形（约 1 mm）。然后切成 1μm 的薄切片，经亚甲蓝或 HE 染色后观察定位。用超薄切片机切片于钢网上。

（六）染色

染色剂为重金属盐（枸橼酸铅、醋酸铀等）。

三、观察内容

（一）细胞核

核膜、染色质、核仁大小及病原体等（如病毒核酸或颗粒）。

（二）细胞器

粗面内质网、滑面内质网、线粒体形态及数量、微丝、微管、溶酶体，核蛋白体大小、数目等。

（三）细胞内颗粒

黏液颗粒、酶原颗粒、神经内分泌颗粒、糖原颗粒、脂质小体、黑色素小体、血管内皮细胞的 Weibelpalade 小体、朗汉细胞（Langhans cells）的棒状小体等。

（四）细胞表面

微绒毛、纤毛等。

（五）细胞间连接

基板、桥粒、紧密连接，镶嵌连接。

四、应用

（一）肿瘤诊断及鉴别诊断

1. 分化程度。

2. 癌与肉瘤的区别　依据分泌颗粒、细胞间连接等。

3. 低分化鳞癌和低分化腺癌的区别。

4. 神经内分泌肿瘤的诊断和分类　根据神经内分泌颗粒的形态。

5. 黑色素瘤的诊断及鉴别　黑色素小体，尤其是Ⅰ～Ⅱ期小体的存在。

6. 间皮瘤的鉴别诊断　细胞表面的微绒毛为其特点。

7．软组织肉瘤的诊断及鉴别诊断 如脂肪肉瘤的脂滴，横纹肌肉瘤的原始肌节，平滑肌肉瘤的致密斑肌丝，血管肉瘤的Weibelpalade小体，腺泡状软组织肉瘤的细胞内晶体。

（二）肾小球疾病的诊断及分类

由于肾小球在光镜下难以区分各类细胞及结构，因此，电子显微镜对肾小球疾病的诊断及分型有很大帮助，能够确定血管内皮细胞、系膜细胞的增生，以及基底膜的增生、免疫复合物的沉积、小球脏层细胞足突的改变。

1．增殖性肾小球肾炎 上皮细胞足突消失，与基底膜之间有大块的丘状沉积物。

2．膜性肾病 上皮细胞与基底膜之间有均匀状沉积物，有指状结构。

3．肾小球硬化和肾小球梗死

（1）糖尿病：血管系膜间质极度增生，基底膜极度增厚，内皮细胞下有刺状沉积物。

（2）肝病 上皮细胞下和血管系膜间有三种沉淀物，5～10nm的嗜锇性细颗粒或无定形、或圆形及不规则形致密颗粒。

（3）高血压：毛细血管内皮细胞下和血管系膜细胞中沉淀物，为纤维蛋白。

4．进行性遗传性肾炎 基底膜分裂成层，其间有云雾样物质和黑线夹杂，或其基底膜结节状增厚，有胶原沉淀。

5．红斑狼疮性肾炎 肾小球沉淀物位于上皮下和内皮下基底膜、血管系膜间质等，毛细血管内皮有管状病毒样包涵体。

（三）皮肤活检组织

1．银屑病（牛皮癣） 角化不全，角化层细胞仍有较多细胞器和张力原纤维。

2．扁平苔癣。

3．疱疹 细胞桥粒减少。

4．天疱疮 棘层细胞间大量间隙，桥粒和张力原纤维消失。

5．红斑狼疮 基底细胞胞浆空泡化。

6．白斑病 色素细胞减少，朗汉细胞增多。

（四）神经肌肉活检组织

神经性肌肉疾病、进行性肌营养不良等。

第三节　基因诊断及分子病理学技术

一、分子杂交

基因是生物体遗传信息的担当者。由核酸组成，其中脱氧核糖核酸（DNA）为绝大多数生物的遗传信息储存者，而核糖核酸（RNA）为少数低等生物的基因或参与遗传信息的表达（如 tRNA、mRNA、rRNA）。

分子杂交：将一段核酸片段带上特殊标记物后，在一定的温度、离子强度、pH 条件下，与相同或相似的核酸分子以碱基互补原则形成新的双链核酸分子的过程，以检测特定核酸片段的存在，类似免疫组化的抗原 - 抗体结合反应。根据反应的性质，可以是 RNA-RNA、RNA-DNA 或 DNA-DNA 的杂交。

（一）杂交反应的类型

1．固相法　即将核酸分子固定于支持体上，通常吸附于支持膜（尼龙膜或醋酸纤维素膜），然后进行杂交。优点是可以分析核酸的结构变化和定量分析。主要有：

（1）Southern 印迹杂交：将 DNA 经适当限制性内切酶降解后，通过电泳将核酸根据分子大小分离，转膜杂交。为分析 DNA 的主要方法。

（2）Northern 印迹杂交：将 RNA 经变性后作变性凝胶电泳后转膜杂交。为分析 RNA 的主要方法。

（3）斑点杂交：为 Southern 和 Northern 印迹杂交的简化法。直接将 DNA 或 RNA 点样于膜上杂交，无需电泳。

2．液相法　即杂交反应在液相进行，然后以适当方法检出杂交分子的存在，无需电泳、转膜，较为简便。但不能作基因结构和突变分析。如 cot、HPA（hybridization protection assay）等方法。

3．原位杂交　即在保持细胞或组织及染色体等结构条件下，进行杂交。具有直观性、定位性。主要分为普通型原位杂交和荧光原位杂交（Fluorescence in situ hybridization，FISH）。

（二）基因探针及标记

1．基因探针　用于核酸分子杂交的一段与待测基因相同或相似的核酸片段。类型有：

（1）按化学性质分：DNA 或 RNA 探针。

（2）按序列特点分：基因组探针、cDNA 探针。

（3）按来源分：人工合成寡核苷酸片段或通过对细胞 DNA 或 RNA 操作而来。

2．标记物　为了检测杂交分子的存在，探针必须带有能够通过一定方式检测的标记物，主要有两大类：

（1）放射性核素：一般为 ^{32}P、^{35}S、^{3}H，少用 ^{125}I。原位杂交一般选用散射少、定位性好的 ^{35}S 或 ^{3}H，用放射自显影方法检出。

（2）非放射性核素：常用生物素、地高辛、化学发光物质、胶体金、荧光等，以亲和物质通过酶联（过氧化酶、碱性磷酸酶）、照射等方法显示。

（3）标记方法：通过酶促反应或化学修饰方法将标记物结合上核酸探针。

①酶促反应：主要有核酸合成，即在核酸多聚酶的作用下，以微量核酸探针为模板进行试管内合成，此时带有标记物的核苷酸掺入新合成的核酸分子中。另一类为酶促转基因和用磷酸激酶将 ^{32}P 转上核酸分子末端或末端转核苷酸片段等。

②化学修饰：主要为非放射性核素标记法和以光促、紫外照射等将生物素、地高辛与核酸结合。

（三）分子杂交主要应用

病毒分型（HPV）；

淋巴瘤、软组织肿瘤、乳腺癌、肺癌、胶质瘤的染色体畸变、基因断裂 / 重排、基因扩增、基因缺失、染色体单体 / 三体等分析。

二、多聚酶链式反应（PCR）

（一）普通 PCR

基本原理是在试管内将待测核酸片段经过反复的酶促合成使之达到能以常规方法检出其存在。PCR 具有以下特点：

1．特异性强　以待测基因相应的寡核苷酸链即人工合成的 DNA 引物作为合成的起始和终止。

2．敏感性强　反应的合成是通过反复复制的方式进行，产物的增加以指数级进行，经过 30 ~ 40 循环，可将待测核酸扩增数百万倍。

3．操作简便，程序少，便于普及应用。

4．用途广泛，可检测特定核酸分子的存在或其 PCR 产物经适当方法（如内切酶、凝胶电泳、杂交或测序）可分析基因结构的改变等。

主要应用：病毒分型（HPV 高危型、低危型及通用型）、结核分枝杆菌检测。

（二）实时荧光定量 PCR（Real-time PCR）

在 PCR 反应体系中加入荧光基团，利用荧光信号积累实时监测整个 PCR 进程，最后通过标准曲线对未知模板进行定量分析的方法。主要用途为对病毒和基因表达进行定量分析。

三、DNA 序列分析

DNA 序列代表着特定的遗传信息，规定着蛋白质的结构，因此，大多数疾病都会引起 DNA 序列的改变（如缺失、插入、重复、碱基置换等）。DNA 序列分析是必不可少的技术，其方法主要有：

（一）双脱氧末端终止法

即在 DNA 合成时加入双脱氧核苷酸，使合成随机终止，以得到不同长短的 DNA 片段，经过变性凝胶电泳，不同长短的片段处于不同的位置，也就代表了不同碱基的位置。此法用途最广，改良法也较多。

（二）化学裂解法

即以特定化学反应裂解不同相邻碱基的磷酸二酯键，得到不同长度的 DNA 片段，经电泳后，从不同位置推定碱基序列。

（三）DNA 荧光自动测序

其原理基本同双脱氧末端终止法，不同之处是荧光标准和仪器自动测定，适用于大规模测序。

四、基因诊断的检测材料及处理

基因诊断的材料来源广泛，如外科切除标本、活检穿刺组织、脱落细胞、胸腔积液、腹水、分泌物、排泄物、血液、血清、毛发等。基本的处理依据各类组织而定，关键是防止细胞内核酸的破坏，如 DNA、RNA 的机械性、化学性或内源性酶的降解等。一般的新鲜组织或其他类型标本可立即进行核酸提取，如不能立刻分析，宜将标本冻存，可液氮（–140℃）或超低温（–70℃）或普通（–20℃）冻存。如果为组织标本，可用 OCT 包埋后冻存，可良好保存组织、细胞的形态结构，长期的甲醛溶液（福尔马林）固定应避光。

五、基因诊断的应用范围

（一）感染因子的检测

1．细菌　葡萄球菌、军团菌、结核分枝杆菌、淋病奈瑟菌。

2．病毒　轮状病毒、风疹病毒、肠病毒、柯萨奇病毒、乙型肝炎病毒（HBV）、丙型肝炎病毒（HCV）、EB 病毒、HPV 及其分型、HTLV-1、HIV。

（二）肿瘤性疾病

1．癌基因　如 ras、myc、HER-2、BCL2 等。

2．抑癌基因　P53、RB、P16、ABC、WT1 等。

3．生长因子及受体　EGP 或 EGFR、FGF 或 PDGF 等。

4．与肿瘤相关的某些染色体位点的改变。

（三）遗传性疾病

1．单基因遗传性疾病　血友病、地中海贫血、血红蛋白病、肌萎缩营养不良、丙酮酸尿症等。

2．多基因遗传性（或遗传倾向性）疾病　高血压、糖尿病、动脉粥样硬化等。

（四）个体基因型分析

1．性染色体检查。

2．DNA 指纹。

3．基因型分析。

第四节　细胞光度测定与定量分析技术

一、类型及原理

（一）显微分光光度计

利用分光光度的原理，以特定波长的单色光在显微放大情况下，对样品微细结构中的化学物质进行超微量（< 10^{-15}g）分析的仪器，基本上由显微镜（光学或荧光）加上分光光度计所组成，在此基础上，引入计算机技术，则出现了微观图像分析仪，进行显示定量分析，其优点是可在显微镜下或电视荧光屏上任意选择检测。

（二）流式细胞计（flowcytometry，FCM）

特点是在测量液体样品（如细胞悬液等），并且能根据不同的检测强度将被测样品中的细胞进行分类。因此，其构造较细胞分光光度计复杂。主要有测量部分：包括标本室将细胞悬液以高速经喷嘴小孔逐个射出，射入光照区（光源），在适当的激光作用下，被特殊染色的细胞发射出一定量的荧光脉冲讯号，经探测器收集讯号后，转换成数字讯号，进入计算机分析或储存。荧光活化细胞分选系统（flurescenic activated cell sorter，FACS），当细胞逐个喷射出来后，根据实验者的需求，对所选定的荧光强度或光散射范围内的细胞通过电子控制指定，施加电荷而被分离出来，以供进一步作培养或其他分析。其特点是速度快，最多可同时测定 6 ~ 8 个参数。

二、细胞光度计的应用范围

（一）细胞生物学

细胞增殖周期分析，DNA 倍体测定，染色体核型分析，肿瘤相关基因产物定量。

（二）细胞学

细胞大小、细胞核 / 质比例，形态学，细胞化学定量（DNA、RNA、蛋白质、线粒体）。

（三）血液学

血细胞分类，自身抗体测定，酶定量，造血细胞分化、发育。

（四）免疫学

细胞表面分化抗原，受体、白血病分型，组织配型，免疫性疾病诊断（包括 AIDS、GVHD 反应等）。

（五）肿瘤学

白血病，淋巴瘤及其他肿瘤诊断、分型、化疗药物选择，疗效监测，残存肿瘤细胞探测，复发的诊断。

三、标本处理及常用染色方法

（一）DNA 染色

用于 DNA 含量检测，可分析倍体、细胞周期和细胞的成熟度等。

1. 抗生素类染色 光辉霉素（Mithramycin，M1）、色霉素（Chromomycin，A_{31}CH）、橄榄霉素（Otivomycin，Ol）。均为 DNA 螺旋高度特异性染料，不与 RNA 结合，选用 488nm 激发光。

2. 菲啶类（Phenanthridihium）染色 溴化乙啶（Ethidin Bromide，EB）、碘化丙啶（Propidiumlodiete，PI）。DNA、RNA 均着色，选用 488nm 激发光。

3. 双间二氮茚类（Hoechstclye）染色 Hoechst33258 及 33342，均为特异性 DNA 染料，需用紫外光（340 ～ 364nm）为激发光。

（二）蛋白质染色

标记细胞特异蛋白、抗原、酶等。

1. 荧光素（FITC）。

2. 直接免疫荧光。

3. 间接免疫荧光。

4. 免疫荧光与 DNA 双标记：DNA 用 PI 或 Hoechst33342。

（三）酶染色

用于血液、骨髓及白细胞的分析。

1．过氧化酶：用二氢氯化联苯胺染液。

2．非特异性酯酶。

3．碱性磷酸酶加四氮唑蓝（NBT）染色。

（杨邵敏　张　波）

第五章　尸体解剖检查

尸体解剖是病理科室的常规工作，通过尸体的病理解剖，可以全面系统地观察和分析死者各器官的病理变化，做出最后的正确的病理诊断，从而帮助临床总结经验并提高医疗水平；培训医学生和医务人员，积累教学和研究资料，深入对疾病的认识，并可发现传染病和新的疾病。此外，尚可对一些死因不明或对患者死亡有争议的病例进行司法鉴定。因此，大力开展尸体病理解剖是促进医学发展的必要途径。

第一节　进行尸体解剖的条件

（一）根据我国卫生和计划生育委员会（原卫生部）1979 年颁布的《尸体解剖规则》和中华人民共和国国务院 2002 年 4 月 4 日第 351 号令颁布的《医疗事故处理条例》，进行尸体解剖应由按照国家有关规定取得相应资格的机构和病理解剖专业技术人员执行。有医疗纠纷的尸体解剖，应在患者死亡后 48 小时内进行解剖，具有尸体冷冻条件的，可延长至 7 日。

（二）死者的尸体解剖，必须事先取得家属或所在单位的同意，对因确有法律问题、防疫问题或科研需要的尸体，也应经组织程序获得批准后，方可进行解剖。

（三）死者的尸体解剖一般由临床医生委托，委托者应向病理医师提供详细的临床资料及要解决的问题，以便术者作出正确诊断。

（四）尸体解剖室应具备必要的解剖器械和消毒设备，应有解剖台及充足的给水和下水设备，并应对污水及污物有必要的消毒处理措施。

在进行解剖前，术者应仔细全面地分析研究由临床医生填写的病历，以便确定解剖和观察的重点。

第二节　尸体解剖的方法

尸体解剖应在保持尸体完好的原则下，最大限度地将各部器官和病变显现出来。

一、尸体的体表及一般状态检查

包括测量身高、体重；观察发育生长及营养状况；尸体有无异味；全身皮肤的色泽，有无皮疹、瘀点、瘀斑及出血点；有无水肿、黄疸及色素沉着；有无破溃及外伤等。要注意尸体的死后现象，包括尸冷、尸僵、尸斑、角膜混浊及尸体腐败现象。应检查并记录体表各部位状态：头皮及头发状况；两侧瞳孔是否等大等圆，并记录直径，结膜是否充血、出血、巩膜有无黄染，眼睑有无水肿，鼻腔及外耳道有无溢出物，并注意其性状；口腔有无异常液体流出，牙齿有无脱落，口唇黏膜苍白或青紫；腮腺、甲状腺及颈部淋巴结是否肿大，气管位置有否偏移，颈静脉有无怒张充盈；胸廓平坦或隆起，两侧是否对称，腋窝淋巴结有无肿大；腹部是否膨隆，有无皮下静脉怒张充盈；背部及骶部有无压疮；外生殖器是否正常，有无瘢痕及分泌物，腹股沟淋巴结是否肿大；肛门有无异常物流出；四肢有无损伤及瘢痕；体表有无畸形。

二、颈部器官及体腔检查

胸、腹腔的切开方法常用"T"形或直线切开法。"T"形切开法因不破坏颈部皮肤，所以便于尸体的化妆、保持尸容完整，横切线自左（右）肩峰起，沿锁骨、胸骨柄达于右（左）肩峰。之后自胸骨柄起，沿正中线，绕脐凹，止于耻骨联合处。直切线切到腹部时，应注意勿伤及腹内脏器，可用非执刀的手指伸入腹腔作引导。剥离胸部皮肤、皮下组织及胸壁肌肉，使胸骨及肋骨完全暴露出来。但不可刺破胸壁。

（一）腹腔

注意网膜及腹腔各器官的位置是否正常。肝是否大，若大，应以超出胸骨下端及锁骨中线肋缘的厘米数作为说明。胃肠有无胀气，颜色是否正常。腹膜有无光泽。各器官间有无粘连。有无腹水，注意液量及性状。有无出血，并检查血液来源。有无腹膜炎，内脏有无穿孔。检查横膈高度，一般以锁骨中线为标准，正常时，右侧位于第四肋，左侧位于第五肋。

（二）胸腔

首先检查有无气胸，可将胸部皮肤提起作成袋状，注入足够的水，在水面下自肋间刺破胸壁，若有张力性气胸，则有气泡冒出。然后切开胸廓，先用肋骨刀自肋软骨外缘切断，自胸骨下缘将梯形的胸骨和肋软骨掀起，观察胸腔有无胸腔积液及出血，并注意液量及性状。之后，将两侧胸锁关节离断，再用肋骨钳剪断第一肋骨，便可将胸骨及肋软骨摘除而暴露胸腔。注意胸膜有无光泽，肺膜与胸壁有无粘连。剪开心包，注意浆膜的状态，有无心包积液。

（三）颈部器官的取出及检查

将木枕置于尸体背部，使颈部垫高。向上将颈前半部皮肤及皮下组织剥离，再用非持刀手将皮瓣提高，刀口朝下（可避免切破皮肤），将颈部器官和肌肉完全分离，分离时，应尽量使颌下腺及颈部淋巴结与颈部器官连结在一起，然后沿下颌骨内侧，从正中分别向左右将口腔底部肌肉与下颌骨分离，再将刀从舌体上方将软腭切断，在尽量高的位置切断两侧颈部大血管。之后，便可将舌、舌周、咽部、气管及食管等拉出。注意舌体性状，有无舌苔，舌体有无齿痕，有无出血、糜烂及溃疡；有无甲状舌骨瘘管；甲状腺状态；有无肿大淋巴结；气管及食管周围的状态。

直线切开法即自颏部至耻骨联合处作直线切口，颈部器官及胸、腹腔检查同"T"字形切口。直线切开法适用于家属不再领尸的婴幼儿及成人死者。

三、各内脏的取出方法

将各内脏取出于体外是进一步详细检查的先决条件。主要有下述几种：

（一）全身解剖

1. 全部一次性取出　分离出颈部器官后，将横膈全部离断，并将脊柱两侧的胸膜纵行切开，再沿离断的横膈后方将后腹膜掀开、离断；再将腹股沟部深层的大血管及神经切断。自下向上用力挤压股静脉，观察有无血液自腹股沟的大血管断端涌出，以判断有无下肢静脉阻塞。然后将直肠（及子宫、阴道）和后尿道周围软组织离断。最后自内沿耻骨联合的下方切断。然后自舌至直肠末端，全部拽出于尸体外。该法称绍尔解剖法，优点是医生在详细检查各器官时，技术员便可进行开颅及整理尸体。

2．各器官分别取出并检查　按系统分别将各器官逐个取出并检查，各器官取出并检查完毕，则尸体解剖即告完成。该法称唯尔啸（Virchow）解剖法，优点是可提高解剖速度。

（二）局部解剖

根据家属或临床医生的要求，有时可作个别器官或一组器官的检查，这时，病理医生应根据具体情况，制订解剖方案。

四、各器官的肉眼检查

（一）循环系统

将髂动脉、腹主动脉、胸主动脉、颈动脉沿正中线打开，注意管径，有无局部膨出形成的动脉瘤；注意内膜，是否光滑，有无斑块，有无破溃，有无血栓，各小动脉（如冠状动脉、肾动脉、肠系膜动脉、肋间动脉等）开口处有无狭窄。下腔静脉及上腔静脉内膜是否光滑、有无血栓。内脏的体积、重量（见表5-1）、形状（心尖钝圆或尖锐，心腔有无膨出，左心与右心的比例有无失常），心外膜是否光滑，冠状动脉平直或屈曲。然后按血流方向将心脏剪开，先从下腔静脉将右心房剪开，再沿右心室右缘剪至心尖，再从心尖部与肺动脉瓣间剪开右心室及肺动脉主干。左心，从左右肺静脉口间剪开左心房，再沿左心室左缘剪至心尖部，再自心尖部与主动脉瓣间剪开左心室。观察左右心室壁的厚度（右心室 0.25cm，左心室 1.2cm 为正常范围），观察心肌纹理与颜色，必要时，可沿大面切开左室壁和室间隔。观察心腔是否扩张、淤血，肺动脉内有无栓子，心内膜是否光滑，各瓣膜有无增厚或赘生物，有无缺损、粘连、缩短等，腱索有无变粗、挛缩，测量各瓣口周长（正常成人三尖瓣口周长 12cm，二尖瓣口 10.4cm，肺动脉瓣口 8.5cm，主动脉瓣口 7.7cm）。注意有无先天畸形（卵圆孔、动脉导管是否开放，房间隔、室间隔有无缺损）。冠状动脉检查：在主动脉起始部的主动脉瓣后方可见冠状动脉开口，将左冠状动脉前降支、回旋支及右冠状动脉依次剪开，注意观察内膜有无粥样硬化斑块及血栓。

表 5-1 各年龄组重要器官的平均重量（g）

年龄		心	肺		脾	肝	肾		脑
			左	右			左	右	
1 岁		44	57	64	26	288	35	36	925
2 岁		56	76	86	33	394	46	47	1064
3 岁		59	77	89	37	418	47	48	1141
4 岁		73	85	90	39	516	56	58	1191
5 岁		85	104	107	47	596	64	65	1237
6 岁		94	112	121	58	642	67	68	1243
7 岁		100	123	130	66	680	70	69	1253
8 岁		110	140	150	69	736	75	74	1273
9 岁		115	152	174	73	756	83	82	1275
10 岁		116	166	177	85	852	95	92	1290
11 岁		122	190	201	87	909	95	94	1320
12 岁		124	200	210	93	939	96	95	1351
成人	男	270	325 ~ 450	375 ~ 550	150	1300	双 247 ~ 298		1400
	女	240			130	1200	双 247 ~ 275		1275

（二）呼吸系统

沿气管软骨环的开口处，纵行将气管剪开，直至三级支气管。注意咽部及气管黏膜有无充血、出血及糜烂、溃疡等，有无异常内容物和分泌物。同时注意与支气管并行的肺动脉主支，有无血栓及栓子。

观察双侧肺脏层胸膜是否光滑，有无增厚，有无渗出物。抚摸各肺叶有无实变病灶和肿块。分别测量其大小及重量（见表5-1）。然后用截断刀沿长轴自双肺凸缘向肺门部作水平切面。观察切面颜色，有无病灶，以刀轻刮之，有无含气泡的血水或污秽物流出。肺门淋巴结是否肿大。

（三）消化系统

1. 食管的检查　自口咽部沿食管后壁纵行剪开，观察黏膜下有无静脉曲张，黏膜有无出血、糜烂、溃疡及肿物。

2. 胃肠的检查　首先将大网膜与横结肠的连结处横行剪开，便可暴露小网膜腔，暴露胃幽门及十二指肠。自贲门开口处，沿胃大弯将胃及十二指肠剪开，注意胃内容的性状，有无异味，黏膜有无充血、出血、糜烂、溃疡、穿孔及肿物。十二指肠有无变形，并暴露十二指肠乳头，挤压胆囊，观察有无胆汁自十二指肠乳头流出，必要时，可自乳头开口处剪开总胆管，注意有无结石、蛔虫等异物。

肠管的检查有两种方法：①用肠剪自十二指肠的肠系膜对侧依次将空肠、回肠及大肠纵行剪开。②将十二指肠和空肠交界处离断，左手提起空肠断端，右手持长刀截断刀沿肠系膜附着处将空肠及回肠分离下来，再将回盲部及大肠与腹膜后其他软组织分离。最后，用肠剪将肠壁自回肠起始端至大肠末端剪开。对肠管要注意观察肠内有无寄生虫，小肠黏膜有无充血、出血，集合淋巴结有无肿大，有无出血糜烂及溃疡。大肠肠壁是否增厚，肠腔有无狭窄，肠黏膜有无炎性渗出物、溃疡或息肉。必要时，可用流水洗去肠内容以便观察。

3. 肝及胆道的检查　总胆管可自起始部或末端打开，胆囊自颈部或顶部剪开。注意腔内有无结石、寄生虫等。肝自肝门处离断，称重并测量体积（见表5-1），观察表面是否光滑，之后用截断刀作多个横切面，每片约厚1.5cm，注意切面色泽、小叶结构纹理、汇管区结缔组织是否增生，有无肿块及囊肿等。

4. 门静脉及肠系膜血管的检查　从背面将胰腺纵行切开至1/3的厚度，可以暴露出胰腺导管的主枝及门静脉的分枝，可以此为起点，探查脾静脉及门静脉的分支，注意有无扩张，有无血栓。

肠系膜的动脉和静脉均可在肠系膜的两层浆膜间发现，注意有无扩张。

5．胰腺的检查 依上述暴露胰管后，分别向胰尾和胰头延伸，可至十二指肠乳头处，观察胰管与总胆管汇合处的情况，注意有无扩张及结石。之后，将胰腺自一端依次作横切面，每片约厚1cm，注意小叶的结构是否清楚，有无出血、坏死及肿物等。

（四）脾

检查其大小及重量（见表5-1）。包膜是否光滑，有无增厚，然后自一端依次切成薄片状，每片厚约1.5cm，注意脾髓能否用刀刮下，切面是否看到脾小结，有无结缔组织增生，有无梗死灶等。

（五）肾上腺

在检查肝、肾之前，应首先将肾上腺摘下来，从背面剥离左肾上极的脂肪组织，即可发现左肾上腺，右肾上腺位于右肾上极与肝之间的脂肪组织中，内侧与下腔静脉相邻，故摘取右肾上腺时，便可检查下腔静脉。首先将肾上腺分别称重（见表5-1），再自一侧横行切成数片，每片厚约1cm，注意皮、髓质结构是否清楚，有无出血及肿物等。

（六）泌尿系统的检查

从背面剥离脂肪组织，便可暴露双侧肾，沿外缘向肾门纵行切开，并剪开肾盂及输尿管，测量肾的大小、重量（见表5-1），肾的纤维膜是否容易剥离，观察肾表面色泽（正常应为红褐色），有无撕裂、瘢痕及颗粒。切面观察，注意肾皮质有无增宽或变窄（正常约为0.6cm），皮、髓质分界是否清晰，皮质及肾柱有无外翻或隆起，皮、髓质纹理是否清楚，肾盂有无扩张，变形及结石等异物，黏膜是否光滑，有无出血。输尿管有无扩张，黏膜有无出血。膀胱，自后尿道，从前方自下向上作"Y"形切口，观察黏膜是否光滑，有无出血、肿物、糜烂及溃疡等，肉柱是否肥大及隆起。

（七）生殖系统的检查

1．女性 将子宫与膀胱和直肠分离，自子宫颈口向上将宫壁剪开，呈"Y"字形切口，暴露子宫腔，注意子宫内膜的厚度，有无出血、坏死等病变，子宫壁有无肿瘤。双侧输卵管有无扩张，伞端是否游离，有无粘连。自卵巢突出面向卵巢门纵行切开双侧卵巢，有无囊肿、出血及肿瘤。

2．男性　先行扩大腹股沟管内口，然后挤压阴囊，便可将睾丸和附睾自阴囊挤出。观察附睾有无淤滞扩张。切开睾丸，用镊子夹扯曲精细管，判断曲精细管有无萎缩。前列腺的检查应在检查膀胱切开后尿道时进行，注意有无肥大及结节。

（八）脑及脊髓的检查

将尸体枕部置于木枕上，自耳后乳突部切一小口，用解剖刀（刀刃向外）经头顶向对侧乳突部将头皮切开（可避免断掉太多头发）并向下扒开，暴露颅骨。将两侧颞肌切断，然后将颅骨横向锯开，锯线在额部平行于眶上缘 1～2cm，向两侧延伸，经颞肌断口处，会合于枕骨粗隆处。成年人，可将颅盖与硬脑膜分开，并将硬脑膜横行剪开。婴幼儿应先将硬脑膜沿锯线剪开。然后将颅盖移去，之后，先将嗅神经、视神经、颈内动脉、脑垂体蒂剪断，凭重力，大脑便可从前颅窝内坠下，然后再依次剪断两侧的Ⅲ～Ⅷ对脑神经，再向两侧剪开小脑幕，并剪断剩余脑神经，最后将枕骨大孔处脊髓切断，将脑取出。其次，用刀尖将脑垂体自蝶鞍取出。将尸体置于俯卧位，沿脊柱正中线切开背部皮肤，扒开，以双刃锯自脊柱环突处自上而下锯开，再切断脊神经，便可将脊髓取出。

首先将脑称重（见表5-1），再观察软脑膜血管有无充血，蛛网膜下隙有无出血及渗出物，双侧大脑半球是否对称，脑回有无扁平或变窄，脑沟有无变浅或变宽，脑底动脉有无硬化。

脑的切开一般在固定 5～7 天后进行。为使脑组织固定良好。并保持原状，应有足够的淹没全脑的固定液，并用细绳自脑底动脉下方穿过向两边牵拉，使脑悬吊于固定液中，以防变形。固定好的脑，先切断大脑脚，将小脑及脑干取下，然后将大脑按额状切面切成多片，每片厚约 1cm。小脑经蚓突部作水平切面。中脑及脑桥和延髓则水平切为厚约 0.5cm 的多数薄片。脊髓应水平切为多个 0.5cm 的薄片。注意观察每个断面有无出血、软化及肿瘤等。并注意脑室的情况。

有时需要在解剖时，立即将脑切开检查，一种方法是以脑刀经脑岛作一最大的水平切面，可知脑实质及脑室情况；另一种方法是先将胼胝体切开暴露双侧侧脑室，再沿第三脑室切开，打开导水管后，最后纵行将第四脑室划开，这样既可了解各脑室状态，又可观察脑实质的状况。

五、各器官的显微镜检查及取材

尸体解剖的显微镜检查是最终做出正确病理诊断的重要步骤。显微镜检查的正确与否，在很大程度上取决于取材的正确与否。基本原则是取材要全面，又要有重点。所谓全面，即对各脏器进行全面检查。所谓重点，即在肉眼观察的基础上，对病变部位应适当地多取材。常规取材部位及检查重点如下：

（一）循环系统

心房、房室交界处（包括心内膜、二尖瓣、心肌、冠状动脉横断面及心外膜）、室壁、室间隔、主动脉、胸主动脉及腹主动脉各一块。

（二）呼吸系统

双扁桃体各一块，主气管一块。左右各肺叶各一块（共五块），以左方右三角形状及上小下大为标记，每块应包括肺膜。

（三）甲状腺

左右各一块。

（四）消化系统

颌下腺各一块；食管、胃体、胃窦、十二指肠、空肠、回盲部及大肠各一块；肝左右各一块，应带被膜；胰腺头、体、尾各一块。

（五）脾一块，应带被膜。

（六）双肾上腺各一块，以横切面为佳。

（七）泌尿系统

双肾皮质及髓质各一块，以左方右三角形状标记；输尿管及膀胱各一块。

（八）生殖系统

女性卵巢、输卵管、子宫壁（应包括子宫内膜）及子宫颈各一块。男性睾丸、副睾及输精管各一块；前列腺左右各一块，以横切面为佳。

（九）脑及脊髓

左右两大脑半球之额叶、顶叶、颞叶、枕叶及海马回各一块；包括内囊及尾状核、豆状核、壳核、苍白球在内的各一大块，再分为若干小块（以切口作标记）；中脑、脑桥、延髓、颈脊髓各一块；双侧小脑皮质及齿状核各一块。若取脊髓，则颈、胸及腰各膨大段各取一块。

若需作电子显微镜检查者，应在固定以前，取小块组织（不超过直径 2mm 的小块），置于 3% 戊二醛中固定。

若需显示特殊物质者（如糖原），应选用特殊固定液（如无水乙醇等）。

第三节　尸体解剖病历的记录及整理

尸体解剖病历是珍贵的病理档案资料，应精心记录和整理，妥善保存。

完整的尸体解剖病历应包括尸体解剖申请书、死者一般情况（姓名、性别、年龄、籍贯、现住址、委托医院、临床诊断等）、一般体表检查所见、各系统各内脏肉眼所见、显微镜检查、特殊病理检查（免疫病理学、超微病理学、分子病理学检查等）、病理诊断、临床病理讨论记录等。

各系统器官的肉眼检查及显微镜检查的记录，应如实描述，尽量不用疾病诊断名词，如子宫的肉眼检查中，在宫底有一球形平滑肌瘤，应描述为：子宫底部的肌层内，可见一灰白致密的球形肿物，直径为 3.2cm，质硬韧，切面灰白而有编织样结构，与周围组织分界清楚，而不应以"平滑肌瘤"一词概括。又如肺内点片状出血，应描述为：两肺切面可见弥漫散在的点片状红褐色实变区，直径 0.5～2cm 不等，而不应用"点片状出血"一词概括。这样可保证病理记录的客观性和科学性，避免主观臆断。

第四节　尸体解剖的病理诊断报告

尸体解剖的病理诊断书应包括如下三个基本内容：
（1）病理诊断：主要疾病、继发疾病及伴发疾病；
（2）死亡原因结论；
（3）讨论。

尸检诊断是最后的病理结论，是临床和病理的共同的文件，具有法律效力，要注意文字精练和规整。

一、主要疾病

与死亡有直接关系的疾病或与死亡病因发病有关的某种疾病称为主要疾病。如病人由于心肌梗死死亡，引起心肌梗死的病变是冠状动脉粥样硬化，冠状动脉粥样硬化是动脉粥样硬化症的一部分，故该例尸检的主要疾病就是动脉粥样硬化症、心肌梗死。

二、继发疾病

与主要疾病有密切内在联系的疾病称继发性疾病。没有主要疾病，继发疾病就不会发生，继发疾病可以构成主要致死原因。如动脉粥样硬化症、心肌梗死，继发化脓性小叶性肺炎，在治疗过程中，心脏病变虽趋于稳定，但最后死于逐渐加重的肺部感染所致的小叶性肺炎。

三、伴发疾病

与主要疾病伴同的另一疾病。两者在病因、发病机制中无密切联系。如动脉粥样硬化症、心肌梗死患者，继发化脓性小叶性肺炎，同时伴同存在前列腺肥大症。

尸体解剖的病理诊断报告与病历记录正相反，应尽量简练，只写疾病名称，仅列出诊断依据，而避免过多的描述，必要描述可加注于括号内。如左心肥厚（左心室壁厚 1.6cm，正常相同性别及年龄组为 1.2cm）。

四、举例

【例一】死者男，45 岁，有十余年乙型肝炎病史，近 1 月来，出现黄疸，腹部膨隆，尿少，全身水肿，腹壁皮下静脉及食管静脉曲张，突因呕血死亡。

病理诊断：

（主要疾病）

慢性活动性乙型病毒性肝炎

（继发疾病）

肝硬化（肝重 900g）

食管静脉曲张、破裂（胃内积血约 1000ml）

黄疸

腹水（约 2500ml）、胸腔积液（双侧各约 700ml）。

胆汁性肾病

（伴发疾病）

左肺尖陈旧性灶状肺结核病、伴有钙化。

尸检结论：慢性活动性乙型病毒性肝炎患者，继发肝硬化、门静脉淤血、食管静脉曲张，终因食管静脉破裂大出血死亡。

【例二】死者男，52 岁，三年前发现食管癌。未进行彻底治疗。消耗衰竭死亡。

病理诊断：

（主要疾病）

食管中段溃疡型中分化鳞状细胞癌

（继发疾病）

纵隔、左锁骨上淋巴结转移

食管气管瘘

化脓性小叶性肺炎

压疮

恶液质：全身皮肤呈褐色、极度消瘦（体重 40kg，身长 1.75m）

（伴发疾病）

动脉粥样硬化症：主动脉及冠状动脉内膜粥样斑块

结论：食管鳞状细胞癌患者，死于慢性消耗衰竭；化脓性小叶肺炎为死亡的促进因素。

（邹万忠）

第六章　诊断细胞学

第一节　细胞学诊断的基本原理

癌症的形成经过一系列过程，通常将其分成以下几个阶段（图6-1）。

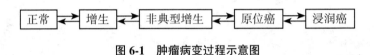

正常 ⇄ 增生 ⇄ 非典型增生 ⇄ 原位癌 ⇄ 浸润癌

图 6-1　肿瘤病变过程示意图

（一）由正常细胞发展到癌细胞的5个阶段，各阶段细胞均有相应的特征。当出现形态学的异型性时，即开始向恶性过渡。细胞学诊断的重要依据为细胞的异型性或非典型性。与组织学的区别在于不可见结构的异型性。

（二）恶性肿瘤细胞的另一特点是细胞之间黏着力降低，恶性度越高，细胞间黏着力越差。因此恶性肿瘤细胞易于脱落而被采集，是细胞学检查的基本条件。

第二节　细胞学检查应用范围

诊断细胞学研究范围非常广泛，可分为两大部分，即脱落细胞学和人工刮或刷取以及针吸细胞学。

1. 脱落细胞检查其标本来源于与外界相通的脏器，如胃肠道、呼吸道、泌尿生殖道等，也可取自与外界不通的腔洞性脏器，如胸腔积液、腹水、脑脊液、关节液等。

2. 针吸细胞检查则通过细针吸取的方法，抽取实性肿瘤的细胞，如乳腺、甲状腺、淋巴结、肝、肾、胰腺；人工刮或刷片如宫颈及支气管刮或刷取细胞等。

细胞学检查可用于下列目的：

1．诊断癌瘤。

2．认识癌前病变。

3．癌症治疗后随访观察。

4．诊断某些良性病变（如病毒性疾病）。

5．针吸细胞可做细胞培养、做药物敏感试验等。

6．病原学检测，如检测宫颈或阴道细胞 HPV。

第三节 细胞学涂片制作方法

一、涂片

将不同采集方法收集到的标本，均匀地涂于载玻片上，不可过厚。细胞量过多时可像血涂片一样用玻片推平。

二、固定

1．湿固定 涂片不待干燥，即刻放入固定液，用于巴氏及 HE 染色。

2．干固定 待涂片稍干后再放入固定液，用于瑞氏或 Giemsa 染色。

固定液选用等量 95% 乙醇和乙醚混合液最好，或单独使用 95% 乙醇亦可。

三、染色

细胞学涂片标准染色法为巴氏染色法（此不详述）。病理工作者习惯用苏木素伊红（HE）染色法，也收到良好效果。一些实验室（特别是欧洲一些国家）也用 Giemsa 染色法，或瑞氏染色法，简便快速，应用习惯者也可用。各种不同染色均需脱水或干燥透明封片，然后在显微镜下进行观察。

第四节　涂片中常见的良性细胞

一、正常组织细胞

任何部位取材都不可避免地出现该处组织的正常细胞。

（一）上皮组织分类

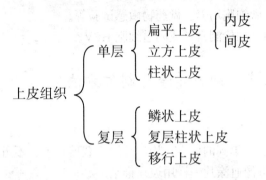

（二）几种主要上皮细胞形态

1. 鳞状上皮细胞　分布于人体表面的表皮。内脏黏膜见于口腔、咽，食管、肛门、阴道、宫颈、尿道开口、阴茎等。

脱落的鳞状上皮分成三种：

（1）表层细胞：扁平、多边形或大方块状，胞质宽淡染，核小圆形，完全角化时则核消失。

（2）中层细胞：相当于组织学棘细胞层，细胞多样，细胞圆形或菱形或舟状，胞质较多，核较小，圆形或卵圆形，位于中央。

（3）基底层细胞：细胞体积较小，圆形，细胞核相对较大，染色较强。又可分成内底层和外底层。

2. 柱状上皮细胞　分布于胃肠黏膜、腺体、输卵管、子宫、小支气管等。以胃肠道上皮最为典型。小支气管和输卵管为纤毛柱状上皮。

（1）黏液柱状上皮：胞质内可见空泡，核呈圆形或卵圆形，核常偏向一侧，染色较淡。

（2）纤毛柱状上皮：柱状、锥形或卵圆形，核呈圆形或卵圆形，位于基底部，染色质细，常有核仁，有时可见多核。

二、脱落细胞涂片非上皮细胞及其他成分

脱落细胞涂片中总不可避免地带有炎症细胞成分，多少不等。

1．组织细胞　即单核细胞或吞噬细胞。此细胞在涂片中经常出现，又易于与上皮细胞混合。因其变异较大，有时与癌细胞鉴别困难。此细胞核圆形，较大，核膜清晰，染色质细，淡染，常见核仁。胞质宽，粉红色，或呈泡沫状，或含各种吞噬物质如炭末或含铁血黄素等。

2．多核巨细胞　体积巨大，多核，有时达数十个，注意与恶性细胞区别。

3．白细胞　各种类型白细胞都能出现，几乎每种涂片都见到多少不等的中性分叶核白细胞及淋巴细胞。

4．红细胞　如脱落细胞涂片中见有多数红细胞，说明有出血。如为针吸细胞涂片则无意义。

5．其他物质　如纤维素、黏液、细菌、滴虫等。

三、变性细胞及坏死细胞

细胞脱落、离体时间过长，可产生一系列变性现象。经常见者为核溶现象，核变大，淡染，核结构模糊，或核内出现空泡。亦可见核浓缩及核碎现象。有时胞质消失呈裸核。应当注意，变性严重的细胞涂片不能进行诊断。因为大核及裸核易误诊为恶性细胞。

四、增生细胞

包括再生细胞、化生细胞，及各种原因刺激引起的细胞增生。"增生"为病理组织学概念，在细胞涂片则表现为细胞核增大，染色质增多，染色较深，有时核膜也增厚，可出现双核或多核。所有这些增生现象都不应有明显的恶性特征。

该类良性增生的细胞，包括范围广，原因复杂，细胞学应用名称较混乱，如称细胞增生、细胞间变、核异质、异型性等。

第五节　恶性细胞形态特点

一、细胞核改变

为基本的形态诊断指标，重要者如下列六大特征：

1. 核大　明显增大，可大至 4～5 倍，核直径通常大于 20μm。

2. 核大小不一　大小不一致，大者呈瘤巨细胞，小者似正常，未分化癌细胞更小，通常核大小相差在 2 倍以上。

3. 核异型　表现为细胞核形不规则或呈多形性，甚或出现怪形核，如分叶状、折叠扭曲出芽、巨核等。

4. 核浓染　染色质聚集呈块、粗颗粒状，染色质增多，染色加深。

5. 核质比例失常　核 / 质比例增大。

6. 核仁变大，数目增多　每个核具有 5 个以上核仁或其大小在 5μm 以上时，有明显诊断意义。

除以上六大特征外，细胞核的其他改变还有：

1. 核膜增厚、厚薄不均　电镜证实为染色质集中于核膜下的结果。

2. 裸核　为分化差的表现，胞质极少。

3. 核分裂象　涂片中发现核分裂象有意义，如发现异常核分裂象则有诊断意义。

二、细胞改变

1. 细胞多形性，形状不规则。

2. 细胞体积大小不一，相差甚明显。

3. 细胞质改变，量减少，染色偏于嗜碱，胞质内涵物对诊断有一定帮助，如黑色素、黏液空泡等。

三、细胞之间关系的改变

细胞排列不整齐，癌细胞团中细胞互相重叠、推挤、分布紊乱无序。细胞大小比例不一、大小不均。

四、涂片背景

1．涂片中出现成片的大量红细胞　特别值得注意，特别是在食管、痰及胸腔积液、腹水中。

2．涂片中出现多数坏死细胞　变性细胞核或核碎现象有辅助诊断意义。

注意：确诊癌细胞是多方面综合性考虑的结果，不能以一个细胞或某一个细胞特征做决断，有时甚至需要结合临床才能做出结论。

五、常见癌细胞种类及其鉴别

三种常见癌细胞的鉴别要点见表6-1。

表 6-1　鳞癌细胞、腺癌细胞和未分化癌细胞的鉴别

	鳞癌细胞	腺癌细胞	未分化癌细胞
细胞分布	常散在	成群、成团、多3～5成团	成堆、成群、细胞边界不清
细胞排列	单个出现、成层或球状	作梅花状、腺腔样特殊排列	典型成葡萄状排列
细胞形态	多奇形怪状或圆形	多圆形或卵圆形	畸形或圆形
细胞质	厚实、具角化倾向（红色、橘黄色）	薄，常呈淡蓝色，有时囊状空泡	很少或看不见
细胞核	核畸形常呈煤块状	核膜增厚而不均匀，粗颗粒并分布不均匀	核小，粗颗粒状，分布不均
核仁	一般难以见到，低分化鳞癌也可见到明显核仁	核仁明显，核仁增大，多核仁或出现红核仁	常常见到核仁，小细胞型未分化癌核仁不明显

第六节　细胞学诊断常遇到的问题

一、假阳性

即在非癌症病人涂片，报告癌细胞而误诊。该种情况较少，但影响大，后果严重，应尽力防止。假阳性报告通常不超过1%。

假阳性常见原因如下：

1. 炎症性病变　上皮细胞和组织细胞增生可非常显著，有时可见核分裂象。

2. 其他反应性增生　特别在胸腔积液、腹水间皮细胞反应性增生时，良、恶性鉴别困难，除异型外，有时出现印戒样细胞。

3. 再生及化生　均属增生过程，异型性明显时，易误诊。如子宫颈涂片及痰涂片时可见。

4. 变性细胞　细胞核变大、变形或裸核而误诊。

5. 技术原因　细胞诊断医生经验较不足，误将炎症性、修复性或反应性增生细胞判为癌细胞。

二、假阴性

即癌症病人涂片，找不到癌细胞而漏诊。此情况在细胞学诊断中常见，占10%左右。因此当临床认为是癌而细胞学阴性时，不应凭此否定癌的诊断。

假阴性常见原因如下：

1. 分化癌及原位癌，癌细胞不典型。

2. 标本采集方法不当，或涂片选材不当，涂片中未收集到癌细胞。

3. 标本不新鲜，细胞变性自溶，不能诊断。

4. 经验不足或观察不仔细，漏掉癌细胞。

三、细胞学诊断中应注意的问题

1. 认真仔细，注意每一环节，包括标本采集、涂片、染色及观察。各种操作稍不注意都可能造成漏诊。

2．掌握细胞学诊断标准　细胞诊断为术前诊断，准确性80% ~ 90%。但由于其具有一定病理诊断性质，临床医生常依此做为诊断依据。

注意：细胞学诊断不能代替病理组织学诊断。

3．诊断恶性细胞时必须非常慎重，如不能肯定诊断时，可报告可疑或高度可疑癌细胞，对临床也是有帮助的。但报告可疑者不能太多，否则细胞学诊断将无意义。通常细胞学诊断可疑的报告应控制在 5% 左右。

4．加强临床联系，密切结合病史，否则易发生错误。

第七节　细胞学报告方式及诊断分级

细胞学检查报告单上应描述所见细胞学形态及背景成分，并做出诊断结论。

为统计方便，标准统一，统计时常用分级方法：

一、三级分类法

阴性：良性涂片，未见癌细胞。

可疑：可疑癌细胞，似癌细胞但不能肯定。

阳性：恶性涂片，找到肯定癌细胞。

二、五级分类法

Ⅰ级：涂片内无异型或不正常的细胞。

Ⅱ级：细胞呈增生性变化或称核异质（有人又分为轻度及重度核异质）。

Ⅲ级：可疑恶性细胞。

Ⅳ级：高度可疑恶性细胞。

Ⅴ级：肯定恶性细胞。

第八节 细胞学诊断的准确性及优缺点

一、准确性

通常以阳性率来表示（诊断率、符合率、准确率等概念较模糊）。目前已制定出国际统一标准，即用敏感性及特异性来表示。前者显示除去假阴性后的阳性率，后者显示除去假阳性后的诊断特异准确性。

细胞学诊断以子宫颈癌检查效果最佳，敏感性90%以上。杨大望报告5625例宫颈癌，阳性准确率93.5%。食管癌达91.9%。取材方法最简便的痰及尿脱落细胞阳性率较低，仅50%～60%。细胞学诊断的特异性较高，一般为98%～99%。换言之假阳性很低，只占1%～2%，可疑细胞5%左右。

二、优点

1．细胞检查方法简便、快速、节省。

2．阳性率较高（80%～90%），特异性高。

3．可以早期发现肿瘤，做到早期诊断。

4．可用于防癌普查，宫颈癌、食管癌已取得良好效果。

三、缺点

1．存在一定假阴性，尚不如病理组织学准确，不能与病理诊断等同对待。

2．不能观察组织结构，诊断组织类型困难。

第九节 几种常用的脱落细胞学检查比较

几种常用的脱落细胞学检查比较见表6-2。

表 6-2 几种常用的脱落细胞学检查比较

	子宫颈	食管	支气管（肺）	泌尿	鼻咽	胸腔积液、腹水	乳头溢液
送检标本	涂片	涂片	痰	尿	涂片	渗出物	涂片
采集方法	刮片	拉网	涂片		刮片	穿刺	挤压
癌 鳞状细胞癌	+++	+++	+++	+	++	+	-
类 腺癌	+	+	+	±	±	+	+
型 未分化癌	+	+	++	±	++	+	±
移行细胞癌	-	-	-	++	-	±	-
炎症细胞	+++	-	++	-	+	±	+
其他成分	病毒，滴虫	-	石棉，霉菌	结晶		异型间皮细胞	泡沫细胞
阳性率	>90%	>90%	50%~60%	50%~60%	80%±	70%~90%	10%
送检频度	最常用	常用	常用	常用	较常用	常用	较常用

第十节　宫颈细胞学检查

细胞学检查最早创始于宫颈细胞学检查。20 世纪初，Papanicolaou 开创了今日的临床细胞学，至今宫颈细胞学检查对于肿瘤检查，仍然是细胞学中最常用、最简单、最有效的检查方法。现在已广泛应用于无症状人群的宫颈癌普查以及术后随访。

大规模的细胞学普查发现了多数早期宫颈癌和癌前病变（CIN），使宫颈癌的死亡率下降了 80% 以上，使大量癌前患者得到了预防。由于各种原因，宫颈细胞学检查也存在一定假阴性率，尽管很低，工作中应当特别注意，防止漏诊。

检查技术：

1．巴氏涂片（Pap Smear）　宫颈细胞学检查通常采用常规巴氏涂片检查（也简称 CP），即标本直接涂片，巴氏染色。

2．液基细胞学涂片技术（Liquid-based preparation，LBP）即将采集的细胞标本放入准备好的液体中，应用制片机制片。此技术涂片细胞均匀，片薄，易于观察，故又称薄片制片技术（Thin-Prep Cytology Test）即常称之为"TCT"，也有称 TP。

3．计算机辅助筛查（Auto Pap，CCT）　为计算机自动化读片系统，对巴氏涂片及液基制片均可使用。2003 年已经美国 FDA 论证。

第十一节　宫颈细胞学诊断报告

（The Bethesda System，2001，TBS 系统）

一、TBS 诊断标准及处理意见

NILM（Negative for Intraepithelial Lesion or Malignancy）
（未见上皮内病变及恶性病变）

• 未见异常上皮细胞

意义：相当于过去的"在正常范围之内"或"良性细胞病变"的诊断。

ASC-US（Atypical Squamous Cells of Undermined Significance）
（非典型鳞状细胞病变——未明确意义）

• 鳞状分化，核增大达 2.5 ~ 3 倍
• 核质比轻度增加
• 核轻度深染，染色质分布均匀

意义：内容为角化不良细胞，不典型化生细胞，不典型修复细胞，不典型 HPV 感染，少数不典型表层细胞（包括可能的反应性改变及可能的 LSIL）。

处理意见：

（1）3 ~ 6 个月后复查：阳性者阴道镜检，细胞 + 阴道镜均阴性转回常规筛查。

（2）ASCUS+HPV：检测 HPV DNA，阳性阴道镜检，阴性 6 个月复查。

（3）ASC-H：ASC 形态但细胞体积小，不除外 HSIL。ASC-H 较 ASC-US 包含的 CIN Ⅱ、CIN Ⅲ 比例高，可达 30% ~ 40%。建议阴道镜及活检。

LSIL（Low-grade Squamous Intraepithelial Lesion）
（低级别鳞状上皮内病变）

• 胞质"成熟"或表皮型胞质
• 核增大达至少 3 倍
• 核大小形状中度不一致
• 核深染，但染色质分布均匀
• 有双核和多核细胞，无核仁或不明显

意义：对应 CIN Ⅰ、HPV。轻度不典型增生基底细胞和储备细胞，表层细胞中的大核细胞。

处理意见：3 ~ 6 个月后复查。阳性者阴道镜检或活检，阴性 6 个月复查。

HSIL（High-grade Squamous Intraepithelial Lesion）
（高级别鳞状上皮内病变）

• 大多具"不成熟"胞质，核增大达 3 倍以上
• 核质比明显增大，失常，因为整个细胞体积常较小

· 核深染，染色质颗粒状或成块，但分布尚均匀

意义：对应中、重度不典型增生和原位癌（75% 为 CIN Ⅱ、Ⅲ级，25% 为原位癌和浸润癌）。

处理意见：区分重度不典型增生与原位癌很困难，应建议做阴道镜活检确证。阴性 3 ~ 6 个月复查，阳性宫颈切除。孕妇 3 ~ 6 个月复查或做阴道镜活检确诊。不建议重复细胞学检查。

SCC（Squamous Cell Carcinoma）

（鳞状细胞癌）

· 具有 HSIL 的形态特点

· 具有恶性细胞的共同特点

· 背景：坏死，炎症，出血，蛋白质沉淀物等

处理意见：活检证实，按病理诊断分别处理。

AGC（Atypical Gland Cell）

（非典型腺上皮细胞）

· 核大达 3 ~ 5 倍

· 核轻度大小不一，可见核仁

· 核轻度深染

备注：

宫内膜细胞核轻度增大，深染，可见小核仁，细胞边界不太清楚。成片块，团块状，核重叠如羽毛状。40 岁以上伴有阴道出血的妇女，需做阴道镜检和诊断性刮宫。

意义：AGC 包括宫颈管和宫腔内膜腺细胞，超过良性反应而不足以诊断腺癌。

处理意见：阴道镜检 + 活检，大于 35 岁伴有阴道出血者应同时做诊刮。

EC（Endocervical Carcinoma）

（宫颈内膜癌）

· 大量成片或散在的典型癌细胞和涂片背景。

处理意见：活检证实为鳞癌或腺癌，行宫颈或子宫切除术。

二、宫颈细胞学诊断报告举例

宫颈 / 阴道细胞病理学诊断回报单
中国医学科学院肿瘤医院

姓名＿＿＿＿＿年龄＿＿＿＿ 病案号＿＿＿＿＿＿＿＿

末次月经＿＿＿年＿月＿日 标本部位＿＿＿＿＿＿

送检医师＿＿＿＿＿＿＿ 送检日期＿年＿月＿日

1. 在正常范围
   鳞状上皮细胞
   腺上皮细胞
2. 感染（形态提示）
   滴虫
   阿米巴
   阴道变异菌群（线索细胞）
   放线菌
   假丝酵母菌（念珠菌）
   巨细胞病毒
   HPV
   衣原体
   其他
3. 反应性细胞改变
   炎症性
   反射治疗
   损伤性（活检，锥切，激光，冷冻）
   IUD 细胞
   萎缩性
   激素治疗
   叶酸缺乏性
   其他

4. 鳞状上皮异常
　　未明确诊断意义的不典型鳞状上皮细胞（ASCUS）
　　• 可能反应性改变
　　• 可能 LSIL
　　低度鳞状上皮内病变（LSIL）
　　• 或轻度不典型增生
　　• 或宫颈上皮内瘤变Ⅰ（CINI）
　　高度鳞状上皮内病变（HSIL）
　　• 或中度不典型增生 /
　　• 或重度不典型增生 / 原位癌
　　• 或宫颈上皮内瘤变Ⅱ or Ⅲ（CINⅡ，CINⅢ）
　　可疑鳞癌
　　鳞癌
5. 腺上皮异常
　　宫内膜基质或上皮细胞，基质球
　　未明确诊断意义的不典型腺上皮细胞（AGUS）
　　• 或 AGUS
　　• 或低度腺上皮内病变（LAIL）（轻度腺上皮不典型增生）
　　• 或高度腺上皮内病变（HAIL）（重度腺上皮不典型增生）
　　可疑腺癌
　　腺癌（宫颈、子宫内膜、宫外）
6. 癌
7. 其他恶性肿瘤
8. 激素水平（阴道涂片）
诊断依据（简述细胞改变的主要形态特征）：＿＿＿＿＿＿＿

＿＿＿＿＿＿＿＿＿＿＿＿＿＿＿＿＿＿＿＿＿＿＿＿＿
　　细胞学诊断：＿＿＿＿＿＿＿＿＿＿＿＿＿＿＿＿＿＿
　　细胞学建议：＿＿＿＿＿＿＿＿＿＿＿＿＿＿＿＿＿＿
　　送检标本评估：满意＿＿＿＿，基本满意＿＿＿＿，请重复涂片
＿＿＿＿＿＿

第十二节　针吸细胞学检查

针吸细胞学又称细针吸取细胞学（fine-needle aspiration，简称FNA），有时称针吸活体细胞学，国内亦称穿刺细胞学。本检查的关键在于细针，与一般穿刺不同。自 20 世纪 80 年代才开始广泛应用。

一、针吸技术

（一）针吸器具

选用肌肉注射用针头 6 ～ 8 号。所谓细针即外径不能超过0.9mm。国外用 20 ～ 22G 号针头。注射器以 10ml 者为宜。最好用一次性注射器，以保证针栓紧密及消毒安全。

（二）针吸操作

皮肤消毒，操作者手指消毒。左手固定肿物，右手持针，刺入肿物，拉回针栓吸取细胞，在保持负压的情况下换取方向 1 ～ 3次，以取得不同部位的细胞。吸取完毕出针之前一定使注射器从针头上拔开，完全放掉负压，吸气可再接上，然后出针。吸出物量甚微，只应在针头内，将吸出物推出、涂片、固定、染色。

（三）影像引导经皮内脏针吸

内脏肿物针吸除需针头较长（细针不能粗）外，一定在影像引导下定位完成，如肝及其他腹腔肿物针吸通常用 B 超引导，也可以 CT 引导。肺及纵隔肿物通常需 X 线引导。内脏针吸，影像学引导，其针吸成功率相当高，因而内脏针吸阳性率相当满意。

二、应用范围及适应证

实性脏器肿物直径大于 2cm 者均可针吸。

常用于下列脏器：

1. 体表肿物　包括乳腺、甲状腺、唾液腺、淋巴结、前列腺、皮下软组织和骨关节肿物。

2. 腹腔肿物　包括肝、胰腺、肾、肾上腺、腹膜后肿物、腹腔内及盆腔内肿物。

3．胸腔肿物　包括肺、胸膜及纵隔肿物。

4．颅内肿物　通过脑脊液或脑穿刺检查。

针吸细胞学检查最适用下列情况：

1．恶性肿瘤患者，失去手术机会，在行放疗和化疗前行针吸确定病变性质，作为治疗的诊断依据。

2．属于开胸、开腹的禁忌证或患者拒绝外科手术者。

3．外科手术具有危险性的患者，需术前证实其恶性。

4．疑为良性肿物，针吸确定其性质，患者无大痛苦。

5．某些特殊的肉芽肿性炎症，或不吸收的肺炎。

实际上，在多数医院其适应证非常广泛，凡怀疑恶性肿物均可进行针吸检查。有时需开胸、开腹探查的肿瘤患者，通过针吸细胞学检查即可得到明确诊断。某些部位的细胞学诊断，已成为手术的诊断依据。术中不用再做冰冻切片而直接施行根治术。

此种检查由于其损伤轻微，因此禁忌证很少。有作者指出，下列情况不宜针吸：如出血素质、包囊虫病等；有难以控制的咳嗽、严重的肺动脉高压症和进行性肺气肿者严禁施行胸腔针吸检查。

三、针吸良、恶性细胞鉴别

人体不同部位、不同类型的肿瘤具有各种各样的形态。但在通常情况下，恶性细胞总是呈现某种特有的基本形态。单个恶性细胞特点如本章第五节"恶性细胞形态特点"所述。针吸细胞涂片还需注意以下各点：

1．涂片细胞量　越恶性的细胞越容易吸出，涂片中细胞量多，良性者少。

2．细胞排列　癌细胞呈团，肉瘤细胞分散，排列紊乱，疏密不均，互相重叠。

3．红细胞背景无意义。

4．注意常可查到核分裂象，对诊断有很大帮助。

现以最常见的乳腺针吸细胞为例，比较良、恶性细胞特点，详见表6-3。

表 6-3　三种常见乳腺细胞形态特点比较

细胞特点	乳腺增生症	纤维腺瘤	乳腺癌
涂片细胞量	- ~ ++	+ ~ +++	++ ~ ++++
细胞排列	散在或小团	呈团,排列均匀	散在成团、排列紊乱有重叠现象
细胞异型性	- ~ +	+ ~ ++	+++ ~ ++++
细胞体积	一般	稍大	大或特大（20μm 以上）
细胞大小差别	不明显	较明显	明显,2 倍以上
核仁大小	小	小	大（5μm 以上）
核仁数目	0 ~ 2	5 以下	可 5 以上
核染色质	细而匀	较细	粗大,网状或块状
核分裂象	-	-	+
其他特点	涂片背景常有红细胞及含蛋白质液体	细胞团中常有双极裸核细胞	具有其他癌细胞特点

四、针吸细胞学诊断与活体病理组织学检查优缺点比较

见表 6-4。

表 6-4　针吸细胞学检查与活体组织检查优缺点比较

对比项目	针吸	活检
方法简便	器械简单（普通注射器）,操作容易,门诊可施行	需手术室设备,需具病理科
迅速	20 ~ 30 分钟出结果	3 ~ 4 天
患者负担	成本低,可不麻醉,痛苦小,患者易于接受	成本高,需手术设备。患者精神负担大
应用范围	可应用于普查	门诊及住院患者
准确性	80% ~ 90%	95% ~ 100%
可重复性	可重复进行	一次性

五、细胞学材料切片

近来有些单位开展细胞学材料切片方法，此法是利用胸腔积液、腹水或痰加生理盐水等离心沉淀物再加 95% 乙醇再离心沉淀，利用沉淀物经硫酸纸包好脱水包埋切片（注意沉淀物底朝向包埋，以保证能观察更多细胞），常规染色切片观察，此法优点是细胞量较大，有时可见小块组织结构，最大优点是可利用此细胞学材料做特殊染色及免疫组化检查。

六、小结

1. 针吸细胞检查对于实质脏器肿瘤检查是一种简便易行、快速有效的诊断方法。

2. 20 世纪 80 年代才普遍开展应用，正在发展阶段，必将会更加普及。

3. 特别适用于需要放疗、化疗，而又不能手术活检的患者，作为诊断的依据。

4. 影像学的发展，为大量内脏肿瘤病例创造了针吸细胞检查的机会，使此检查成为可能，减少了开胸、开腹的手术麻烦。

5. 为细胞培养做各药敏试验等，提供了可靠的标本。

6. 国内外大量总结材料证实，细针细胞学检查不会促进肿瘤转移。细针穿刺组织损伤轻微。大量事实证明，该项检查不会影响患者的生存率及生存期。

（阚　秀）

第七章　口腔、颌骨及咽

第一节　组织胚胎学复习提要

（一）口腔舌黏膜、颊黏膜、牙龈、腭黏膜以及咽壁等均被覆鳞状上皮，表面常有胞质较宽的角化不全层，无明显角质层。

（二）咽壁上部黏膜上皮与鼻腔后部黏膜上皮有交错现象。口腔及咽部黏膜都有少数浆液或黏液腺体。

（三）牙的发生与口咽上皮密切相关。在胚胎牙发生初期由口咽上皮向下增生形成胚芽，然后这些牙源性上皮脱离表面上皮，形成牙釉上皮巢，进而诱发间叶组织增生形成牙本质和牙骨质，这些上皮发育为被覆牙表面的牙釉质。故牙源性肿瘤常为间叶及上皮两种成分。

（四）咽部及口腔一些浆液性腺体可以发生嗜酸性化生。口腔小型腺为小涎腺。

第二节　先天性疾病

一、囊肿

口腔及颌部囊肿分类见表 7-1。

表 7-1　口腔及颌部囊肿分类

牙源性囊肿	腮裂囊肿
根尖周（根尖）囊肿	鼻腭囊肿
残件（残余）囊肿	腭正中囊肿
牙旁囊肿	鼻唇囊肿（鼻牙槽囊肿）

牙源性囊肿	腮裂囊肿
龈囊肿	球状上颌囊肿
根侧囊肿	其他囊肿
含牙囊肿	皮样囊肿
萌出囊肿	上皮样囊肿
牙源性角化囊肿	潴留性囊肿
痣样基底细胞癌综合征	黏液囊肿
牙源性钙化囊肿	胃型或肠型异源性上皮
牙源性腺囊肿	

（一）牙源性囊肿

这类囊肿来源于牙源性上皮或牙胚或未萌牙周围退行性上皮、上皮残余或牙板残余。

1．根尖或根尖周囊肿　这是最常见的牙源性囊肿。是由于牙髓感染或牙髓坏死引起。囊肿周围骨组织常有坏死骨髓炎，囊肿衬覆鳞状上皮，可有角化，也可见杯状细胞及囊内有角质小体（Rushton小体）。囊内及囊壁均有炎症，炎症重者可破坏上皮。

2．残余囊肿　拔牙之后在根尖周发生的囊肿。

3．牙旁囊肿　是指与牙冠相关的炎症性牙源性囊肿。形态与根尖囊肿相似。

4．龈囊肿　这是见于婴儿或新生儿的先天性牙源性囊肿。偶尔也可见于成人。肉眼上在牙龈处形成白色结节，组织学上是鳞状上皮衬覆囊肿，无明显炎症。

5．根侧囊肿　是牙源性发育囊肿，常沿牙根分布，这是一种牙周囊肿，囊肿衬覆鳞状上皮，上皮常有变性。

6．含牙囊肿　是包绕未萌出恒牙牙冠的牙源性囊肿，此囊肿对周围牙及颌骨有一定破坏性。衬覆复层鳞状上皮，囊内有残余成釉上皮，可继发感染，如无感染和炎症，此囊肿可发生继发病变，可发生鳞癌及牙釉细胞瘤。

7．萌出囊肿　这是含乳牙的含牙囊肿。见于儿童。

8．牙源性角化囊肿　这是具有破坏潜能的囊肿。单房性或多房，内衬鳞状上皮，角化，可有子囊。具有复发及破坏性生长的特点。复发率约35%。囊壁有慢性炎症及纤维化。

9．基底细胞癌综合征　可伴发牙源性角质囊肿。

10．牙源性钙化囊肿　这是一种特殊的牙源性病变。性质介于囊肿与肿瘤之间。组织学似皮肤钙化上皮瘤。囊肿内衬牙釉器上皮，并伴胞质宽、嗜酸变上皮细胞及影细胞。影细胞发生角化及钙化。此瘤可以伴发牙源性肿瘤。

11．牙源性腺囊肿　囊肿衬覆鳞状上皮，并有立方及纤毛上皮衬覆及腺腔形成。此囊肿可复发。

（二）腮裂囊肿

这是见于头颈部发育结构的联合处，发育障碍、上皮内陷形成的囊肿。囊肿内衬鳞状上皮、柱状上皮、假复层纤毛柱状上皮等。这些上皮单一或混合内衬，部位不同衬覆上皮不同，有不同命名。如位于正中，则分为鼻腭囊肿、腭正中囊肿、下颌正中囊肿；位于侧位有鼻唇囊肿、球上颌囊肿等。

二、白色海绵痣

可能是一种常染色体显性遗传性疾病。主要病理变化为口腔、舌、腭及口底黏膜斑状病变，组织学上显示为黏膜被覆鳞状上皮细胞间，特别是棘细胞间明显水肿。

第三节　炎症性疾病

炎症性疾病分类如下：

1．感染性炎　急性疱疹性牙龈口炎（坏死性溃疡性牙龈口炎）、柯萨奇病毒及单纯疱疹病毒性口炎、结核、梅毒、假丝酵母菌（念珠菌）病，以及其他细菌或真菌感染性炎症等。

2．口腔黏膜皮肤病　扁平苔藓、天疱疮、良性黏膜类天疱疮、多形性红斑、大疱性表皮松解症，以及红斑狼疮等皮肤病，都可在口腔单独发生或伴随皮肤损害发生（此类疾病的诊断及鉴别诊断参阅第二十二章）。

3. 其他炎症性疾病　牙周炎、化脓性肉芽肿、复发性口腔溃疡、传染性单核细胞增多症、腭炎、Wegener 肉芽肿、白塞综合征、克罗恩病伴有嗜酸性浸润性口腔溃疡、结节病、软斑病、坏疽性口腔炎（走马疳）、淋病性口腔炎、咽部尖锐湿疣及局灶性慢性牙龈炎、Melkersson-Rosenthal（迈 - 罗）综合征以及坏死性涎腺化生症等。

一、急性疱疹性牙龈口炎

【临床要点】

口腔黏膜呈急性炎症性病变，多灶性红斑、水疱、坏死、结痂、伪膜及溃疡形成，疼痛明显，有人称为溃疡性口腔炎。

【病理诊断要点】

1. 临床上有急性疼痛性坏死性溃疡性病变。

2. 组织学无肿瘤性病变。

3. 病变主要侵犯牙龈乳头区，有明显坏死及溃疡性病变以及急性化脓性炎，炎症局限于表浅层。

二、局灶性牙龈炎

这是原因不甚清楚的局灶性慢性牙龈炎，可能与慢性损伤有关。病变可侵犯颌骨骨膜，骨表面有糜烂样损伤。常形成局灶性小结节样肿瘤样病变，根据组织学变化可分为如下类型：

（一）纤维性牙龈瘤

主要特点为：①轻重不同的慢性炎症性病变；②间质成纤维细胞或肌成纤维细胞增生；③可呈结节状或息肉状突起；④有的病例表面上皮也可增生，形成纤维息肉样结构；⑤病变周围可伴骨化，也可有钙化。这种病变也可能是化脓性肉芽肿的结果。

（二）肉芽组织型或化脓性肉芽肿型

主要特点是：①表面常有溃疡；②溃疡底或黏膜层表皮下炎性肉芽组织形成，可伴有肉芽肿性血管瘤样血管结节状增生；③呈结节或息肉状；④病变深层可有纤维化。此型病变为炎性肉芽组织，或肉芽组织伴有轻度血管瘤样血管增生。

（三）周围性巨细胞肉芽肿

也称巨细胞性牙龈瘤（giant cell epulis），主要特点是：①女性与青年多见，儿童及老年人也可见；②常在牙龈边缘形成似化脓性肉芽肿样粉红色或浅红色结节，无包膜；③组织学上主要为慢性炎性肉芽组织及较多量破骨细胞样多核巨细胞浸润，巨细胞分布不均。有时有骨化，可有出血及含铁血黄素形成。病变与颌骨内中心性巨细胞性肉芽肿相似，但后者病变在颌骨内，还要注意与软组织恶性巨细胞瘤鉴别，后者生长较快，瘤块较大，间质细胞生长较活跃，异型性明显。

三、化脓性肉芽肿（肉芽肿性血管瘤）

发生在口唇、舌面、颊、腭以及牙龈等处黏膜红色小结节状隆起性病变。

【病理诊断要点】

1. 常有局部溃疡或创伤史。病变主要位于黏膜表面水平以上。

2. 病变表面常有溃疡，溃疡周围上皮常有环状唇样增生。

3. 病变主要为分叶状成熟的毛细血管组成，似毛细血管瘤。

4. 病变近表面血管较幼稚，似肉芽组织，较深层及底部纤维化较明显，血管也较成熟，形成从表到里分层性结构。

5. 增生活跃期，较易见分裂象。

【鉴别诊断】

要与血管性真性良性及恶性肿瘤鉴别，鉴别要点见表 7-2。

表 7-2　口腔化脓性肉芽肿与真性血管瘤的鉴别

鉴别要点	化脓性肉芽肿	毛细血管瘤	血管肉瘤
向表面生长	+	–/+	–
溃疡	+/–	+/–	+/–
大小	较小（常＜1.5cm）	不定	不定

续表

鉴别要点	化脓性肉芽肿	毛细血管瘤	血管肉瘤
生长速度	自限	缓慢	较快
分层结构	+	–	–
厚壁血管	+	+	–
内皮细胞异型性	–	–	+
分裂象	少见，有时较多	很少	较易找
较大不规则无平滑肌分化血管	–	–	+
肿瘤性毛细血管	–	+/–	+
肉瘤样间质	–	–	+

四、复发性口腔溃疡

【病理诊断要点】

1. 原因不清反复发作性口腔黏膜溃疡，可单发或多发。溃疡边缘及溃疡底无明显增生性病变。

2. 病理组织学上显示为非特异性慢性炎，上皮可有轻度不规则增生。

【鉴别诊断】

1. 白塞综合征　此综合征除口腔溃疡外，常有眼及外生殖器损害，并可有其他血管炎的表现，组织学上除慢性炎症外还有淋巴细胞性小血管炎，无明显坏死性血管炎。

2. Wegener 肉芽肿　此肉芽肿如下几点可与单纯性复发性口腔溃疡鉴别：

（1）常伴有鼻腔、呼吸道甚至肾等其他器官或组织损伤；

（2）病变难以自愈；

（3）病变范围较大较深；

（4）病理组织学上除慢性炎外，有坏死性血管炎并常有肉芽肿形成；

（5）90%以上的患者有中性粒细胞及单核组织细胞的自身抗体（ANCA）。

五、炎症性乳头状增生

【病理诊断要点】

1．原因不清楚的慢性炎症，常在腭部，单发或多发成为腭的乳头状瘤病。

2．表面可有或无溃疡，呈小结节状隆起。

3．病理组织上主要为慢性炎症。上皮呈疣状或小乳头状增生，同时也向下呈假上皮瘤样增生，间质纤维组织增生，形成纤维上皮瘤样结构，纤维及上皮均无异型性。受累局部小涎腺可有萎缩或增生或化生。

【鉴别诊断】

1．良性上皮乳头状瘤 此瘤虽然也可以有慢性炎症，但主要是上皮呈分支状乳头状增生，间质无明显纤维组织增生。

2．纤维上皮型基底细胞癌 此癌在口腔很少见，为单发，也无乳头状增生，增生细胞为基底细胞型细胞，肿瘤较大，多巢状结构，易于鉴别。

3．炎症性假上皮瘤样增生 此病变为慢性炎症及上皮假上皮瘤样增生，上皮无乳头状增生，间质纤维化也不明显。

六、坏死性涎腺化生症

【病理诊断要点】

1．主要侵犯腭部小涎腺的疾病，但口腔许多部位均可发病，也可累及鼻咽部及大涎腺。

2．主要病变为小涎腺的慢性炎症伴小导管上皮坏死及鳞状上皮化生，化生为有轻度异型性的鳞状上皮岛常埋在炎症性纤维组织中，很似鳞癌。

3．仔细观察或连续切片常可见血管血栓形成或栓塞或增生闭塞性病变。导管坏死可能与血管病变有关。

4．间质纤维化常较明显，炎症可延及周围，形成似恶性浸润性病变。

【鉴别诊断】

1．鳞癌 本病如下两点可与鳞癌鉴别：①埋在纤维组织中鳞状上皮巢保持原有腺体小叶状或导管的轮廓结构；②鳞状上皮异型性不明显。

2．Wegener 肉芽肿 本病呈慢性炎症，似浸润破坏性病变，似 Wegener 肉芽肿，但如下几点可与 Wegener 肉芽肿鉴别：①无坏死性血管炎；②无下呼吸道及肾等损害；③有小叶结构的导管鳞状上皮化生较明显。

3．恶性淋巴瘤 本病无肿瘤性淋巴组织增生浸润，较易鉴别。

七、伴嗜酸性粒细胞浸润的黏膜溃疡

【病理诊断要点】

1．原因不清的自限性疾病。

2．常在腭部形成溃疡性病变，病变可侵及深部软组织。

3．病理组织学上为慢性非特异性炎，伴有较多量嗜酸性粒细胞浸润，故也可称为口腔非特异性嗜酸性肉芽肿。

【鉴别诊断】

1．朗格汉斯组织细胞增生性嗜酸性肉芽肿 属于组织细胞增生症 -X 的嗜酸性肉芽肿，有明显 S-100 及 CD1a 阳性的组织细胞增生，而本病无明显 S-100 及 CD1a 阳性的组织细胞增生。

2．嗜酸性肉芽肿病 为伴有多量嗜酸性粒细胞浸润的结节性多动脉炎，常伴有哮喘史。而本病无明显动脉炎，易与之鉴别。

3．寄生虫性疾病 常有多少不等的中性粒细胞及组织细胞，病变内能找见寄生虫体或虫卵。

八、克罗恩病

基本特点相似于肠道的克罗恩病。在口腔病变根据分布可分为三型：颊黏膜型、牙龈型及口唇型。后一型最常见，也有人称为肉芽肿性唇炎。可伴有或无肠道损害。主要特点是：

（1）淋巴管扩张；

（2）慢性炎症及炎症性淋巴组织增生；

（3）伴有多核巨细胞浸润及少数肉芽肿形成；

（4）有或无表面溃疡。

九、迈 - 罗（Melkersson-Rosenthal）综合征

此综合征有如下特点：

1．口腔颊部、舌及口唇等面部肿胀，周围面神经麻痹以及沟纹舌等所谓三联征。

2．口腔病变常显示为肉芽肿性唇炎，故肉芽肿性唇炎可能是此综合征的一种变化或为独立疾病。有人认为可能是迈 - 罗综合征亚型或是口腔克罗恩病。

3．组织学主要显示为慢性炎症，较明显水肿及淋巴淤滞性病变和肉芽肿形成。

4．鉴别诊断中主要除外结节病，后者主要病变为肉芽肿，无明显水肿及淋巴管淤滞现象。另外要与克罗恩病鉴别，后者病变常较局限，无面神经麻痹及沟纹舌病变。单纯表现为肉芽肿性唇炎时究竟是迈 - 罗综合征的亚型还是克罗恩病很难鉴别，此时只能根据形态特点结合全面检查及疾病发展状况综合分析做诊断，即诊断为肉芽肿性唇炎或随访患者，结合疾病发展状况进一步诊断。

第四节 其他非肿瘤性疾病

一、色素痣

色素痣可以发生于口唇及口腔黏膜，诊断要点见皮肤。（请参考第二十二章"皮肤"）。

二、淀粉样物质沉着症

可以为系统性，也可是局部性；可以是原发性，也可以继发于局部炎症性疾病。当病变较局限、形成较大瘤块样淀粉样物质沉着时，就称为瘤样淀粉样变性。口腔舌的变化可以为系统性淀粉样物

质沉着的首发表现。舌逐渐变大变硬，称为巨舌症。组织学上舌的黏膜层、肌肉层及血管壁可见明显淀粉样物沉着。

三、软斑病

较少见，病变与膀胱等病变相似。（请参阅第二十七章"泌尿系统疾病"）。

四、黏液囊肿

根据组织学特点可以分两型：

（一）黏液囊肿

这是由于各种外伤引起小涎腺黏液外溢形成的，一般囊肿较小，组织学上有一个或一个以上的黏液腔隙或池，腔壁为间质，无上皮被覆。囊腔周有慢性炎症、肉芽组织以及吞噬黏液的组织细胞反应。有的黏液囊肿可发生于舌下或更深部位，可能是外溢黏液下流的结果。

（二）潴留性黏液囊肿

大多见于老年人，口腔底部及颊部多见。组织学上显示黏液囊腔有柱状或立方形上皮被覆，有的上皮变扁萎缩。囊腔周围无明显炎症。

高分化黏液腺癌也可形成黏液囊肿，但囊肿内有漂浮的异型黏液上皮，囊肿周有增生纤维，以及可找见黏液癌病变等。

第五节　肿瘤、肿瘤样以及肿瘤相关疾病

一、口腔黏膜白斑

这是一种临床名称。临床显示为斑片状白色病变。组织学上显示为口腔黏膜单纯及非典型性增生，根据病理组织学特点可以分为以下类型：

（一）口腔黏膜单纯性白斑

黏膜上皮角化亢进，表皮增生。上皮无非典型性。可有轻重不

同的慢性炎。

（二）口腔黏膜非典型性增生型白斑

口腔黏膜鳞状上皮呈轻重不同的非典型性增生。根据非典型性程度可分为轻、中及重度非典型增生性白斑。非典型性组织学指标见表 7-3。

表 7-3 口腔鳞状上皮非典型性增生组织学特点

基底细胞极向消失

基底细胞层次增多（大于 1 层），核 / 质比例增加

上皮脚钝圆增宽

上皮层次不规则即厚薄不均

分裂象增加，可见异常分裂象

在棘细胞层或表层可见分裂象

细胞多形性

核有多形性且核增大

细胞黏着力降低

在棘细胞层出现单个或小巢状角化不良细胞

近来有人根据宫颈的 CIN 分类，也建议将口腔非典型性增生及原位癌分为 OIN（oral intraepithelial neaplasia）三级，即 OIN Ⅰ级：轻度非典型增生，Ⅱ级为中度，Ⅲ级为重度及原位癌。

非典型性口腔黏膜白斑，随访 10 ～ 15 年有 1% ～ 6% 的癌变率，个别报告癌变率较高。

（三）苔藓样非典型白斑

非典型白斑伴有苔藓样浸润即表皮下带状慢性炎症细胞浸润，这型病变可称为苔藓样角化病。要注意与口腔扁平苔藓鉴别，后者上皮无非典型性，基底细胞有空泡变性及液化，表皮层个别上皮细胞有良性角化不良。

还要指出的是：

（1）口腔黏膜非典型增生，肉眼上可以不是白色而是红色，故白斑不代表全部非典型增生。

（2）口腔鳞癌不一定都有癌前白斑性病变。

（3）部分黏膜肥厚角化亢进或角化不全的病变中可检见白假丝酵母菌（白色念珠菌）。

因此白斑病变，特别是单纯白斑可能与白假丝酵母菌感染有关，口腔其他许多皮肤黏膜病肉眼上均可呈白色，故病理上应根据组织学所见、临床特点以及病原学检查等做具体疾病诊断。

二、牙龈瘤样纤维组织增生

牙龈瘤样纤维组织增生常见于青少年，常与遗传有关。病变主要特点为界限不清非炎症性成熟的纤维组织增生。

三、口腔鳞状上皮乳头状瘤

【病理诊断要点】

1. 单发，偶尔可见多发的乳头状增生性病变，常见于口底、颊部及舌表面等，也可见于唇部。

2. 病理上为真性乳头状增生，上皮分化很好，表层常有角化亢进。

3. 常无假上皮瘤样增生，可有轻重不一的慢性炎症反应。

【鉴别诊断】

1. 尖锐湿疣　本病如下特点可与乳头状瘤鉴别：①常为多发，有乳头状瘤病；②棘层及基底层增生；③有角化不全，特别是核有异型性角化不全；④有典型挖空细胞；⑤病原学检查，大部分病例可检测到人乳头瘤病毒（HPV）。

2. 炎症性乳头状增生　本瘤乳头增生不明显，主要为假上皮瘤样增生，慢性炎症较明显。

3. 疣状鳞癌及乳头状癌　鳞状上皮层次上和细胞学上有不同程度异型性，有浸润性。

四、疣状黄瘤

老年人多见，常见于牙龈部的疣状结节状病变，易误诊为乳头状瘤。病理上表皮可有轻度增生，真皮层大量黄瘤细胞浸润。

五、先天性颗粒细胞龈瘤

这是发生在新生儿的少见的良性肿瘤，也称为新生儿先天性牙龈瘤。肉眼上呈结节状或息肉状纤维性病变。组织学上肿瘤细胞为宽的颗粒状胞质及嗜酸性细胞，细胞较丰富，细胞及核均无明显异型性。免疫组织化学上 CK、S-100、PGP 9.5、desmin 等均为阴性，vimentin 及 NSE 常阳性。覆盖上皮无假上皮瘤样增生，与舌的成人型颗粒细胞瘤不同，后者常有较明显假上皮瘤样增生，S-100 阳性。

有时可见炎症性平滑肌瘤性牙龈瘤。

六、舌部外胚层间叶性软骨黏液样肿瘤

这是常见于舌前部、背侧的少见良性肿瘤，无年龄特点，为缓慢生长的孤立性结节状病变。肉眼上呈胶样，也可出血，肿瘤无明显浸润，界限清楚，偶尔肌纤维及神经纤维可埋在其中。肿瘤细胞大小较一致，呈圆形或多角形，核较小、位于细胞中心，胞质较宽、呈弱嗜碱性。有时细胞有轻度异型性，可见多核细胞。细胞内外可见黏液，PAS 染色阳性。组织学上除外软骨及其他黏液性肿瘤而诊断。CK 阳性，GFAP、S-100、SMA、CD57 不同程度阳性。常规及免疫组化特点提示它可能来源于神经中胚层干细胞。要注意与脊索瘤及软骨瘤鉴别。

七、淋巴管瘤

可发生于口腔及咽的任何部位，是具有淋巴管分化的良性肿瘤，可成海绵状及囊状。

八、鳞状细胞癌

口腔鳞状上皮细胞癌是口腔最常见的恶性肿瘤。口腔鳞癌包括发生于口唇、口腔及咽部黏膜以及舌的鳞癌。

（一）口腔、咽部及口唇鳞状细胞癌的 TNM 分期

详见表 7-4。该表内各符号意义介绍如下：

T 表示原发癌状况，分为如下几类：

Tis：原位癌

T1：最大径≤2cm

T2：2cm＜最大径≤4cm

T3：最大径＞4cm

T4：肿瘤侵及邻近组织

N 表示局部淋巴结转移状况

Nx：局部淋巴结无可评估材料

N0：无转移

N1：有转移，单侧性，单个淋巴结直径≤3cm

N2：有转移，单侧性，单个淋巴结，3cm＜直径≤6cm

　　N2A：单侧，单个淋巴结，3cm＜直径≤6cm

　　N2B：单侧，多个，且直径≤6cm

　　N2C：双侧性，直径≤6cm

N3：转移淋巴结直径＞6cm

M 表示远方转移状况

Mx：远方有无转移，无可评估材料

M0：无远方转移

M1：远方有转移

表 7-4　口腔鳞状上皮细胞癌的 TNM 分期

分期	肿瘤及转移状况
Ⅰ	T1，N0M0
Ⅱ	T2，N0M0
Ⅲ	T3，N0M0；T1 或 T2，N1M0
Ⅳ	T4，N0 或 N1，M0；T1～4，N2 或 N3，M0
	T1～4，N0～3，M1

（二）鳞状细胞癌的组织学分级

根据分化可分为如下四级：

Ⅰ级：明显角化，分化很好。

Ⅱ级：角化易检见，棘细胞分化以及鳞状上皮极向等还较易观察。

Ⅲ级：角化较难检见，分化较差，部分尚可见细胞间桥分化及个别细胞角化。

Ⅳ级：无明显鳞状细胞分化，根据部位及有复层化结构诊断。

也可以分为角化性及非角化性鳞状细胞癌，后者可分为分化型及未分化型。

（三）鳞状细胞癌几种亚型

1. 原位癌　癌局限于表皮内，无真皮浸润。

2. 乳头状鳞状细胞癌　癌有明显乳头状增生，根据异型性及浸润与乳头状瘤鉴别。乳头状瘤无明显异型性及浸润。

3. 疣状癌　明显疣状突起，分化较好，但有明显浸润，呈推进式浸润。这型癌要与角化棘皮瘤鉴别，后者有特殊火盆样外观，唇样边缘，无深部浸润，以及可见巨细胞和肉芽肿样间质反应等可资鉴别。

4. 尖锐湿疣伴发癌　常为疣状癌，并可见挖空细胞形成。

5. 硬化性鳞癌　伴有明显间质胶原纤维增生硬化，癌细胞呈单个或索条状埋于硬化性间质中。

6. 梭形细胞鳞癌　癌细胞大部分为梭形细胞，组织学上似肉瘤，故称为假肉瘤样低分化鳞癌。如下特点可与真性肉瘤区别：①肿瘤与表面上皮密切相关，可见表浅部或部分区域有鳞癌的分化特点；②发生部位；③有巢状结构；④免疫组化有上皮性抗原表达；⑤电镜下有鳞状细胞分化特点。

7. 腺鳞癌　癌有明显腺腔结构及鳞状细胞分化。这型癌与腺样鳞癌不同，后者只有腺样腔隙，腔内无分泌物，腔衬覆细胞是基底细胞样细胞或棘细胞，不是真正分泌性上皮，而此型癌的腺腔为真正有分泌物的腺腔。

8. 基底细胞样鳞癌　口腔此种癌主要发生于舌根部及咽部和扁桃体等区。比普通型鳞癌预后差。组织学的主要特点是癌呈分叶状、巢状或筛状，主要由基底细胞样细胞组成，并常有腺样囊性癌分化，在表面可见典型鳞癌分化。

9. 腺样鳞癌　癌分化较低，大部分细胞呈基底细胞样细胞，并有腺腔形成，但腔内无分泌物，腺腔表面也无真性分泌上皮，而是衬覆基底细胞样矮立方细胞。

九、淋巴上皮癌

此型可见发生在口腔、咽部、扁桃体等，诊断标准、生物学行为及与 EBV 关系与鼻咽部相同癌相似。

十、神经内分泌癌

以前诊断为小细胞性未分化癌，现在免疫组化已证明是属于神经内分泌癌。神经内分泌系统的各类型癌在口腔均可发生。（神经内分泌癌的类型、诊断及鉴别诊断问题请参阅第十一章"支气管、肺及胸膜"及第三十六章"弥漫性神经内分泌或旁分泌系统"）。

十一、牙源性肿瘤

牙源性肿瘤从发生上主要分为三类：上皮性、间叶性以及上皮与间叶混合性。较详细分类见表 7-5。

（一）成釉细胞瘤

【病理诊断要点】

1. 是颌骨内最常见具有低度恶性潜能的浸润性生长的肿瘤。

2. 常见于下颌骨后部（80% 左右），平均发病年龄约 40 岁。

3. 它是由生牙上皮以及它诱导的生牙间叶组织发生的纤维上皮性肿瘤。

4. 在组织学上可分为若干亚型，如滤泡型、基底细胞型、棘细胞型、

表 7-5   牙源性肿瘤分类

上皮性
成釉细胞瘤
滤泡型
丛状型
囊性
棘上皮性
硬化性
颗粒细胞性
基底细胞样
钙化性牙源性上皮瘤
牙源性腺瘤样瘤
间叶组织性
牙源性黏液瘤
牙源性纤维瘤
外周性
中心性
牙尖部牙本质发育异常
囊性化牙骨质纤维瘤
良性牙骨质母细胞瘤
巨大型牙骨质瘤
牙瘤
混合性
复合性
混合性（间叶及上皮混合性）
成釉细胞性纤维瘤
成釉细胞性纤维牙瘤

多囊及单囊型，以及颗粒细胞型等。

5．主要组织学特点是巢状、索状或岛状上皮在增生的纤维间质内，这些上皮巢似牙上皮，似基底细胞样结构，上皮巢内可有腺样或滤泡样分化，也可有鳞化或角化，或呈多角形，细胞间有黏液而网化。

6．有局部浸润能力。可再发，很少转移。

7．根据部位分为中心型及周围型，前者位于颌骨内，后者位于颌骨周软组织内。后者浸润能力低，故再发率较低。

【鉴别诊断】

1．转移癌 间质无明显增生，是癌性瘢痕性间质，以及肿瘤细胞分化较差等，可与此瘤鉴别。

2．基底细胞癌 周围型成釉细胞瘤可发生于颊及牙龈的黏膜，要与发生于口腔的基底细胞癌鉴别。后者间质无肿瘤性增生，无牙源性上皮的网化等。

（二）钙化性牙源性上皮瘤

此瘤的基本生物学特点相似于牙釉质母细胞瘤。组织学特点是肿瘤由具有多角形浅染或嗜酸胞质的上皮性细胞组成。细胞有单核、双核或多核，异型性较明显。在上皮性细胞团内有淀粉样或钙化小体形成。这种钙化小体相似于甲状腺或脑膜瘤内钙化小体。

如果虽然有钙化，但肿瘤细胞有明显腺样结构者，则称为牙源性腺瘤样瘤。

（三）鳞状上皮性牙源瘤

肿瘤细胞有明显鳞状上皮分化，甚至相似正常的鳞状上皮，有明显角化，也可有钙化。牙源性间质成分不同程度增生，此点为与一般鳞状上皮瘤不同。此瘤有局部浸润及再发。

（四）牙源性纤维瘤

这是较少见一型牙源性肿瘤。分为中心型及周围型，后者在颌骨外。主要组织学特点是富于细胞的纤维性肿瘤，纤维组织中少量牙源性上皮巢。偶也可有钙化。

（五）成釉细胞性纤维瘤

这型肿瘤主要特点相似于牙源性纤维瘤，但瘤内有明显牙本质及牙釉质成分。

（六）牙骨质瘤（cementoma）

根据部位也可分中心型及外周型，前者位于颌骨内，后者位于颌骨外，前一型属于颌骨内纤维骨性病变的一组疾病内。所谓牙骨质瘤是在纤维性基质中有明显化牙型骨质形成，也可称化牙骨质纤维瘤。这与一般骨化性纤维瘤及纤维结构不良不同。有分叶状圆形小体样牙骨质或牙本质结构。

颌骨除上述一些牙源性肿瘤之外，尚可见：黏液瘤、骨纤维异常增殖症、骨化性纤维瘤、中心性巨细胞肉芽肿、巨颌骨症、婴儿性色素性神经外胚叶瘤、恶性纤维组织细胞瘤、平滑肌肉瘤等。另外，颌骨内还可发生恶性牙源性肿瘤，如成釉细胞癌和成釉细胞纤维肉瘤。颌骨内也可发生单发性神经内分泌肿瘤及各种转移癌等。

（廖松林）

第八章　大涎腺

第一节　组织胚胎学复习提要

（一）所有涎腺都由口腔上皮的胚芽发生演变而来。它的发生相似于皮肤的汗腺及皮脂腺。

（二）涎腺分为大涎腺及小涎腺。前者称为腮腺，后者是位于口唇、颊、舌及颌等口腔黏膜的较小涎腺。

（三）涎腺均为分支管状腺，根据分泌特点可分为浆液、黏液及混合性腺。黏液分泌物主要含唾液酸黏液，浆液中含有较多量淀粉酶。

（四）所有涎腺均可分为腺泡和导管两部分。腺泡及导管均为两层细胞，内层为腺上皮，外层为肌上皮。在胚胎时期腺泡及导管周围富于细胞，肌上皮细胞也较丰富，以后随着腺体成熟间质细胞及肌上皮均逐渐减少。

（五）肌上皮具有双重表达，即上皮和肌性表达。免疫组化 Keratin、Actin 及 S-100 均阳性，有的 Vimentin 也阳性。

（六）腮腺及颌下腺有较完整包膜，小涎腺无完整包膜。腮腺内有淋巴结。

（七）导管上皮为立方形或柱状，并有刷状缘。导管上皮有时可有复层，特别是末端部分。腮腺导管有时可见皮脂腺分化。

（八）年龄大者腮腺导管上皮常有嗜酸性变。胞质红染细颗粒状。这可能是线粒体肿胀变性。

（九）涎腺的发生相似于汗腺，故皮肤一些部位可见异位涎腺，并可发生由异位涎腺发生的有关肿瘤。常见异位部位是：中耳、乳突区、颈部淋巴结及颌骨内、甲状舌骨道、腹部皮肤、甲状腺被膜及副甲状腺等。腮腺内也可见皮脂腺及汗腺的化生或异位或相应肿瘤。

第二节　涎腺囊肿

从发生上可分为：①炎症性；②分泌物溢出性；③潴留性；
④先天性；⑤肿瘤性。肿瘤性良性及恶性均可呈囊肿结构。故涎腺
囊肿多种多样，囊肿是临床诊断名称。病理医生应根据病理所见进
行确切诊断。

一、黏液囊肿

此型囊肿一般较小，常见于口唇等处，是由各种外伤引起的涎
腺黏液溢出所致。黏液溢出于间质中，潴留形成小型囊肿。囊壁无
上皮，可见慢性炎症，炎症细胞中吞噬黏液的巨噬细胞较多，偶见
巨细胞反应及肉芽肿形成。

二、潴留性囊肿

大小涎腺均可发生，囊内容为黏液及浆液，囊内容可见钙化小
体或结晶样物。囊被覆导管上皮，上皮常有萎缩，但也可见呈立方
形上皮或鳞状上皮化生。

三、良性淋巴上皮囊肿

单发或双侧多囊性病变。囊上皮被覆纤毛柱状上皮或假复层纤
毛柱状上皮，也可有复层鳞化。囊壁上皮有较明显淋巴组织。

这相似于颈侧部腮源性囊肿，故可能是一种先天性发育畸形或
胚胎残件囊肿。它应与腮腺淋巴细胞乳头状囊性腺瘤或称 Warthin
瘤鉴别，前者如下特点可与之鉴别：①常为单房性囊腔，上皮无乳
头生长；②被覆上皮为纤毛假复层柱状上皮，细胞无明显嗜酸性，
并常有复层化或鳞化；③囊肿一般较小，可为双侧或多囊性。

第三节 炎症性疾病

一、急性腮腺炎

由各种化脓菌或真菌感染引起的急性化脓性炎，很少做病理检查。

二、慢性非特异性腮腺炎

大小涎腺均可发生，常见于大涎腺。轻重不同的慢性炎症，可有涎腺萎缩、间质纤维化或脂肪化。

三、肉芽肿性炎

许多肉芽肿性炎均可发生于腮腺。结节病、结核、真菌、Wegenar 肉芽肿，以及一些不明原因性肉芽肿等。参阅其他部位肉芽肿性疾病进行诊断及鉴别诊断。肉芽肿也可由于导管结石引起涎液外溢诱发。

第四节 非肿瘤性其他良性疾病

一、坏死性涎腺化生症

此疾病可发生于大及小涎腺。诊断要点是：
（1）涎腺非特异性慢性炎。
（2）涎腺，特别是涎腺导管有不同程度炎症性破坏。
（3）导管上皮坏死，可引起肉芽肿样反应。
（4）导管上皮增生及鳞状上皮化生。
（5）有时可见较明显淋巴炎细胞浸润。
（6）仔细寻查常可见血管血栓形成或栓塞，以及血管炎等闭塞性或阻塞性血管病变。血管病变可能是原发病变。

二、涎腺结石病

结石可发生于颌下腺、舌下腺及腮腺的大导管，可双侧或多发。结石可以引起导管阻塞，从而引起远侧部扩张以及继发感染，腺组织受到破坏，导管上皮鳞状化生等。导管阻塞可引起涎液外溢，引起小型黏液囊肿以及异物性反应及肉芽肿形成。

三、Sjögren 综合征

也称干燥综合征，此综合征经典包括：①结膜或角膜炎；②眼及口干燥症，也可无口干燥症；③结缔组织病，常见有类风湿关节炎。病理上主要是泪腺、大及小涎腺（包括唇腺）、汗腺，以及其他一些黏液腺的淋巴细胞增生浸润，病变常呈进行性。

【病理诊断要点】

1．临床上有眼干或口干症状，有泪腺或涎腺肿大，可有类风湿及血管炎等血管结缔组织病。

2．涎腺弥漫性肿大，质地变硬，病变呈进行性。

3．涎腺内弥漫性淋巴细胞增生浸润，主要是成熟的 B 淋巴细胞，有明显淋巴滤泡形成，有少量其他炎症细胞。

4．涎腺有不同程度破坏，萎缩，间质增生，在浸润淋巴细胞中常可见残存的上皮岛，这些上皮岛以前称为肌上皮岛，现在已证明可以是肌上皮，也可以是一般实性上皮巢，甚至可为鳞状上皮。

5．此综合征腮腺的病变，当淋巴组织增生较明显，肌上皮岛也易找时，也称为涎腺良性淋巴上皮病变。如单侧发生，又无干燥症状及血管结缔组织病，可称为涎腺或腮腺良性淋巴上皮病变或Mikulicz 病。

6．较晚期病变，涎腺间质有纤维化及脂肪化。病人可伴有原发性胆汁性肝硬化、淋巴细胞性间质性肺炎、胰腺炎、间质性肾炎及血管炎等。

【鉴别诊断】

1．慢性腮腺炎　慢性腮腺炎临床上常无明显干燥症状，涎腺淋巴细胞浸润较少，常无明显的淋巴滤泡形成，以及慢性炎症细胞较多样等可与此症鉴别。当双侧慢性腮腺炎病变较重时也可引起继发性口干症。

2．涎腺黏膜相关淋巴组织淋巴瘤（MALToma）　此型淋巴瘤可由于此综合征或良性淋巴上皮病恶变而来。临床上也可先有较明显口干的先驱症状，组织学上涎腺部分仍可见良性淋巴上皮病变，部分显示为淋巴瘤。涎腺 MALToma 分化较好时可有淋巴滤泡形成，也有淋巴上皮病变形成，但大部分增生淋巴细胞不形成滤泡，淋巴细胞大部分为不成熟的肿瘤性淋巴细胞等特点，可与此综合征鉴别。MALToma 有时也可以引起继发性眼干（侵犯泪腺）或口干（侵犯大涎腺）症状。

少数良性淋巴上皮病变可以恶变为淋巴瘤或癌。良性淋巴上皮病变或腮腺良性淋巴组织增生少见，要注意除外淋巴瘤。

四、放射性涎腺损伤

一些口腔肿瘤放疗后可引起大及小涎腺的放射性损伤。也可有口干症状，组织学上显示为涎腺腺泡上皮变性坏死，导管上皮鳞状上皮化生，间质纤维化以及慢性炎等。

五、腮腺内淋巴结反应性增生

腮腺内局限性淋巴结良性反应性淋巴组织增生。病变局限，有淋巴结被膜及基本结构，增生淋巴细胞分化良好。

六、腮腺内结节性筋膜炎

腮腺内结节性筋膜炎很少见，它的病理特点相似于一般软组织内病变，（参阅第二十三章"软组织"）。

第五节　良性上皮肿瘤

一、混合瘤 / 多形性腺瘤

【病理诊断要点】

1. 结节状或分叶状或多结节融合状，呈圆形或椭圆形，常有包膜，但常有部分包膜不全。

2. 肿瘤组织学较多样，基本上是两种成分：上皮及间质。常有结节状或分叶状结构。

3．上皮成分可呈巢索状、梁状、腺管状以及囊状，上皮为立方及柱状，偶见鳞状上皮等。

4．上皮成分也可形成腺管状结构，并可见典型的双层结构，腺腔内可有分泌物。

5．间质成分显示为圆形、椭圆形、梭形细胞、黏液样组织及黏液样玻璃样软骨和骨组织。

6．有的病例以上皮成分为主，有的以间质为主，两种成分，特别是圆形、椭圆形及梭形间质成分常可见与上皮密切相关，有过渡现象。

7．有的病例间质肌上皮胞质或细胞外有均匀一致的透明小体形成。肌上皮细胞典型者为梭形似平滑肌样细胞，或胞质透明的透明型肌上皮细胞。肌上皮在免疫组化上 Actin、CD10、Desmin、GFAP、Calponin、Vimentin、P63、Keratin 以及 S-100 等可不同程度阳性。

8．少数结节状或包膜不清的混合瘤可复发，少数病例可恶变。细胞异型性明显，分裂象增多（＞5/10HPF），有病理性分裂象，肿瘤浸润血管、淋巴管或神经周等是恶性标志。

有文献报告，所谓转移性良性混合瘤，即此混合瘤发生了远方转移，但组织学上无明显恶性指标，可称为转移性混合瘤。

【鉴别诊断】

1．单形性腺瘤　如下特点可与混合瘤鉴别：

（1）单形性腺瘤根据形态与特点可称为涎腺腺瘤，肿瘤组织学上无明显肌上皮性梭形细胞、黏液及软骨等混合瘤样间质性结构。

（2）上皮成分可呈腺样、小囊状或多囊性网状以及实性巢索状等，间质可有玻璃样变，但绝无黏液样或软骨样间质。

有人称此型肿瘤为腺瘤样混合瘤。有人报告在单型性腺瘤中见灶状皮脂腺及嗜酸性化生。

2．恶性混合瘤　恶性混合瘤有如下三型：

（1）良性混合瘤恶变：临床上有较长良性经过，近期进展较快或发生转移，组织学上有良性及恶性形态混合，也可以单一恶性形态。

（2）原发性恶性混合瘤：有相似于混合瘤的两种成分，但组织学上显示有恶性特征，并常有转移。

（3）有混合瘤基本结构，但有黏液表皮样癌及腺样囊性癌等恶性成分，即可诊断为恶性混合瘤。

3．基底细胞腺瘤　这可以是单形性腺瘤的一个亚型。70%左右发生于腮腺。肿瘤细胞呈实性梁状或管状结构，细胞大小较一致，有明显基底膜及外周栅栏状结构，似基底细胞肿瘤，上皮性肿瘤细胞呈巢索或腺管样，间质内无黏液性间质，有时可有较多的血管。此瘤也称为梁状腺瘤、管状腺瘤、基底细胞瘤以及管状实性腺瘤等，此型瘤偶见皮肤附属器分化，相似于皮肤的皮脂腺瘤或汗腺瘤的分化。

如果细胞有一定异型性，有明显浸润周围组织、血管、淋巴管以及神经等，就称为基底细胞癌。同时基底细胞巢中心有网化似牙釉质上皮分化但无纤维性间质，故可与牙釉质细胞瘤鉴别。

【预后及相关因素】

混合瘤是良性肿瘤，但有复发及恶变潜能，复发率各家报告不一，相差很大（1% ~ 50%），一般为3% ~ 5%，复发与包膜完整与否、手术时是否切净、多灶分布以及间质黏液分化有关，恶变概率很小。

二、淋巴细胞性乳头状囊腺瘤

又称囊性腺淋巴瘤或 Warthin 瘤或腺淋巴瘤，此瘤有如下特点：

1．主要发生于腮腺，是腮腺第二位常见肿瘤，女性稍多见。少数可见双侧性或多灶性病变。

2．绝大多数界限清楚，常为囊实性或囊性或裂隙状，囊内常含有黏液样物质、清亮或褐色液体。

3．囊状腺腔被覆柱状嗜酸性上皮，上皮常有乳头样增生。

4．囊内为黏液、脱屑上皮、炎症细胞以及结晶或无定形物质。

5．囊壁或乳头间质内有大量成熟淋巴细胞增生。常有淋巴滤泡形成。淋巴细胞常为 B 及 T 混合表现，相似正常淋巴组织或淋巴结。

6．少数可伴发涎腺其他良性肿瘤，如混合瘤，此病患者特别是吸烟者多伴发涎腺外肿瘤，如肺、肾、乳腺及胆囊癌或淋巴瘤。

7．上皮偶见大汗腺化生或鳞状上皮化生。有文献报告，此瘤内可发生转移性恶黑或其他癌，也可伴发原发性腺癌或鳞癌等。

【预后及相关因素】

是良性肿瘤。复发率有 2% ~ 5%，特别是多灶性者若不切净易复发。约有 1% 的恶变率，上皮及淋巴间质均可恶变。

三、肌上皮瘤

此瘤可列为混合瘤的一个亚型，当一般组织学特点符合混合瘤，但明确的上皮成分不超过 5%，主要含肌上皮成分时，则可诊断为肌上皮瘤。它有如下特点：

1．一般临床及大体特征相似于混合瘤。

2．组织学上肌上皮瘤可分为四型：①梭形细胞型；②玻璃样或浆细胞样细胞型；③透明细胞型；④上皮样细胞型。实际上此四型细胞经常混合存在，只是以某一型细胞为主。如肿瘤多数为腺样结构，大小及结构较均匀，有上皮及肌上皮两种成分，又无混合瘤间质时，则称为上皮 - 肌上皮瘤，与单纯肌上皮瘤有别。

3．不管哪一型均可见少数腺腔样结构，也可成巢状、索状。

4．以透明细胞为主时，有人称为透明细胞腺瘤或称富于糖原腺瘤。

5．玻璃样变细胞型是良性的，梭形细胞及透明细胞型有一定恶性潜能。如果有明显浸润、细胞又有较明显异型性，甚至有转移，则称为恶性肌上皮瘤。

涎腺具有肌上皮（常规及免疫组化）分化特点的肿瘤可作如下分类：

良性：混合瘤、肌上皮瘤及腺肌上皮瘤。

恶性：恶性混合瘤、恶性肌上皮瘤及上皮 - 肌上皮癌或腺肌上皮癌。

良性及恶性混合瘤和腺肌上皮瘤都是双相分化的（腺上皮和肌上皮），不同的是前者具有混合瘤特点分化即肌上皮有间叶性化生，后者是单纯性双相分化。

四、皮脂腺瘤

这是腮腺很少见一型肿瘤，主要发生在腮腺间质内，常有较明显分化很好的淋巴细胞增生浸润，故又称腮腺淋巴细胞性皮脂腺瘤或称皮脂腺性腺淋巴瘤。肿瘤境界清楚，无局部浸润，呈实性，也可有腺腔及囊腔结构。组织学上肿瘤为巢状或索状或腺囊性，均为分化很好的皮脂腺细胞。上皮细胞偶有嗜酸性化生，也可有鳞状上皮化生。间质为多少不等纤维性间质，也可见明显分化好的淋巴细胞增生浸润，并有淋巴滤泡形成，也可见多核巨细胞及上皮样细胞，甚至形成肉芽肿结构。

如皮脂腺分化较差，有较明显异型性，则诊断为皮脂腺癌。皮脂腺癌则间质无明显淋巴细胞浸润。

五、嗜酸细胞腺瘤

主要发生在大涎腺，界限清楚的较少的良性肿瘤。肉眼上境界清楚、褐色，较特殊"分叶状"，大小常为 3 ～ 4cm。组织学上肿瘤呈实性或腺样结构，细胞较大，明显嗜酸颗粒胞质，这些胞质中的颗粒已证明为增生、肿胀或透明变的线粒体，故又称为线粒体瘤。部分细胞可透明，称为透明细胞亚型，但此亚型仍具有明显嗜酸性细胞。个别例子可见砂粒体，如有浸润，并有一定异型性，则为嗜酸细胞癌。

六、小管或导管腺瘤

小管腺瘤（canalicular adenoma）又称为基底细胞腺瘤、小管型单型性腺瘤、小管型小涎腺腺瘤。常见于小涎腺，主要在上唇（80%）。肿瘤较小，常为 0.5 ～ 2.0cm，界清。组织学上主要特点为立方形及柱状上皮排列成腺样管状或相互吻合的网状，无明显异型性，分裂象极罕见，间质为疏松水肿样，有明显扩张血管。免疫组化：CK（+）、Vimentin（+）、S-100（+）、GFAP 局灶性（+）。此瘤良性，极少有复发。此瘤与腺样囊性癌鉴别是后者分叶状或结节状、筛状，有浸润性病变。

七、淋巴细胞腺瘤

淋巴细胞腺瘤（Lymphadenoma）是涎腺少见的一种良性特殊类型的上皮性肿瘤，分为皮脂腺性及非皮脂腺性。目前为止仅有少数报导，几乎所有病例均为男性，绝大多数在腮腺。肿瘤界清或有包膜，实性或囊实性。组织学绝大多数为皮脂腺性淋巴腺瘤（sebaceous lymphadenoma），背景为增生的淋巴细胞，可有淋巴滤泡形成，其中有明显皮脂腺及导管分化，可为实性腺，也可有囊性扩张，偶见坏死，也偶可见黏液分化，要注意与黏液表皮样癌鉴别，后者无皮脂腺分化。

非皮脂腺型，称为淋巴腺瘤，为立方形及柱状细胞构成腺或小囊状或乳头状，有明显淋巴间质。

本瘤预后良好，极少再发。

八、导管乳头状瘤

这是涎腺一组良性、构成乳头为特点的导管上皮性肿瘤，可分为如下几型：

（一）内翻性导管乳头状瘤

这是起源于涎腺导管或口腔黏膜表面内生性乳头性结节状肿物，位于表面者也称为表面乳头状瘤。肿瘤较小，常为0.5～1.5cm，肿瘤常无明显包膜。上皮为柱状，偶有黏液分泌，无异型性，预后良好，无再发报道。

（二）导管内乳头状瘤

肿瘤或导管排成囊样结构，有明显乳头状增生的良性肿瘤。常见于大涎腺。此型肿瘤很少见，常为界清单房性结节，0.5～2.0cm，腔内有蛋白性或黏液性分泌物。囊内表面为立方或柱状上皮，呈多级乳头状结构，肿瘤细胞无异型性。肿瘤预后良好，无复发。

（三）乳头状涎腺瘤

这是涎腺导管发生的良性、表面外生性或内生性乳头状腺瘤，肿瘤常位于腭部、颊部，也可见于口腔其他部位或唇黏膜。肿瘤为疣状或乳头状，较小，常为 0.5 ~ 1.5cm。成腺样及囊状，构成导管腺分化，上皮主要为鳞状上皮，也有立方、柱状、黏液及嗜酸性细胞化生，此瘤与黏液表皮样癌的不同是：有明显乳头、黏液上皮分化极少等。此瘤良性，预后良好，常无明显包膜，故有10% ~ 15% 病例可复发。

九、囊腺瘤

是涎腺少见的良性上皮性肿瘤，肿瘤常为单房或多房性，内衬立方、柱状上皮，也可有黏液柱状上皮，成乳头腺样分化，衬覆上皮可多样分化，预后良好，极少数因手术切除不净可复发，黏液柱状上皮型者可恶变。

第六节 恶性上皮肿瘤

一、皮脂腺癌

涎腺与皮脂腺分化相关的恶性肿瘤有两型：皮脂腺癌及皮脂腺性淋巴细胞腺癌。

（一）皮脂腺癌

组织学特点相似于皮肤或眼睑的皮脂腺或睑板腺癌，90% 位于大涎腺，大小为 0.5 ~ 9cm，常有压迫面神经的症状（> 20% 病例）。少数肿瘤细胞有嗜酸性变及异物巨细胞反应，但无明显淋巴巨细胞反应。

（二）皮脂腺性淋巴细胞腺癌

此癌常源于涎腺皮脂腺性淋巴细胞腺瘤，这是非常少见的肿瘤，患者均为老年人。肿瘤位于腮腺或其淋巴结。组织学有良性淋巴细胞性皮脂腺瘤结构，并可见分化较好皮脂腺癌以及分化中等的腺管状及实性低分化的皮脂腺或腺癌分化，也可见灶状腺样囊性癌分化、灶状上皮 - 肌上皮癌等各种分化；间质除淋巴细胞外也可见组织细胞及异物巨细胞反应。

这是低度恶性肿瘤，预后与皮肤皮脂腺癌相似。

二、肌上皮癌

是涎腺良性肌上皮瘤的恶性型，浸润性生长，细胞有较明显异型性，肿瘤细胞是各种较为单一分化的肌上皮细胞，可发生转移，绝大多数发生在腮腺（75%以上）。又称为恶性肌上皮瘤。

【病理诊断要点】

1. 腮腺内浸润性生长的肿瘤，无明显包膜，成分叶状结构。

2. 肿瘤细胞为单一或混合分化肌上皮细胞，可有黏液或软骨样化生。

3. 细胞有中等以上异型性，分裂象较多见（>2~3个/10HPF），可见坏死。

4. 肿瘤细胞无明显腺泡及导管上皮分化（<5%）。肿瘤细胞成梭形、星状、上皮样、浆细胞样、囊泡状、透明、印戒细胞样等。有时以透明细胞或梭形细胞为主。

5. 肿瘤细胞之间常有黏液性基质，可成裂隙、假囊状。

6. 主要与恶性混合瘤鉴别，后者有明显腺样或实性上皮性分化（>5%）；有混合瘤样间质病变，并根据常规及免疫组化除外其他肉瘤。

7. CK、SMA、S-100、P63、GFAP、CD10、calponin等肌上皮标记有2种以上阳性。

三、上皮 - 肌上皮癌

由导管上皮及肌上皮双向分化细胞组成的恶性肿瘤，而肌上皮癌或恶性肌上皮瘤是单一肌上皮分化的恶性肿瘤。

【病理诊断要点】

1. 此癌又称为恶性腺肌上皮瘤、恶性透明细胞腺瘤、富于糖原腺癌。

2. 是涎腺少见肿瘤，在恶性肿瘤中约占1%，大多在大涎腺。

3. 常为多结节或分叶状团块，有边界，但常无完整真包膜，可见坏死及囊性变。

4. 肿瘤呈分叶状、实性，少数可见乳头状及囊状结构（约

20%）。可见分泌浆液或黏液腺体。

5．组织学上最重要指标是有双层结构的导管或腺样结构，内层为单层立方状，有细颗粒状胞质；外层为各种类型单层或复层肌上皮，也可成巢状、大团块状。是两型上皮混合分化。

6．肿瘤结节中心可见坏死或囊性变，内层细胞可见嗜酸性变或鳞状化生。

7．肿瘤除浸润性生长显示恶性外，还可见分裂象（通常为1～2个/10HPF）。

8．肿瘤细胞肌上皮及上皮标记阳性。

9．肿瘤为低度～中度恶性，复发率为40%，转移率为14%，但5年及10年存活率分别为80%及72%，生长快的肿瘤和浸润明显者预后差。

四、腺泡细胞癌

【病理诊断要点】

1．肿瘤主要发生于腮腺（约80%），女性较常见。除大小涎腺外，个别病例可发生于异位涎腺。

2．绝大多数为单侧性，少数为双侧性。临床及大体检查上相似于多形性腺瘤。为孤立性固定或非固定性无痛性团块；少数为多结节，可有疼痛或面神经麻痹。

3．是发生于腺泡细胞及小导管上皮的恶性肿瘤。细胞主要有三型：

（1）相似于浆液性分化细胞，胞质宽浅染、透明，有大量嗜酸性分化颗粒，这些颗粒含有大量淀粉酶。

（2）相似于嗜碱性腺泡细胞。

（3）相似于小导管矮立方或矮柱状上皮的细胞，少数腺或导管上皮也可复层。

4．组织学上根据细胞排列及结构可分为如下若干亚型：①实体型；②微囊型；③腺泡型；④乳头状囊状型。大多数为大小较一致的实性透明颗粒细胞构成，组织学分型与预后无明显关系，各型常混合存在，故诊断工作中不一定要分亚型报告。

5．腺泡细胞癌属低度恶性肿瘤，它的预后与包膜完整否及有无血管浸润等有关，在组织学上乳头囊状型预后较差。

6．免疫组化上无特殊标记抗体，CK 及淀粉酶、AAT 及 ACT 阳性，少数 ER、PR、PSA、S-100 也可阳性。

【鉴别诊断】

1．良性或恶性混合瘤　腺泡细胞癌有如下特点：①肿瘤主要由宽胞质且透明、或颗粒状大小较一致、大片排列的涎腺腺泡型细胞构成；②无明显肌上皮分化；③无黏液或软骨样间质。

2．转移性透明细胞癌　腺泡细胞癌有如下特点：①有嗜碱性颗粒状细胞；②无明显纤维或纤维肌性间质；③可见小囊或腺腔样结构，这些小囊被覆分化较好立方形小导管上皮；④免疫组化上除 CK 阳性外，Vimentin 阴性，而肾癌阳性。

3．透明肌上皮瘤或癌　腺泡细胞癌有如下特点：①有浸润性生长；②无明显梭形肌上皮分化；③部分细胞内有嗜碱性分泌颗粒；④免疫组化上无肌上皮表达特点。

4．黏液表皮样癌　腺泡细胞癌有如下特点：①无明显鳞状上皮分化；②无明显黏液柱状上皮分化；③有明显大小较一致相似于腺泡上皮细胞。

5．低分化腺癌　腺泡细胞癌有如下特点：①实性结构区细胞大小较一致，分化比较好；②大小较一致，细胞质透明或有嗜碱性分泌颗粒似涎腺腺泡细胞；③细胞核大小一致，较小，核仁不清楚。

五、黏液表皮样癌

这是涎腺中较少见的一型鳞状上皮及分泌黏液柱状上皮混合分化癌。主要发生于腮腺，少数可起源于混合瘤或腺样囊性癌或良性淋巴上皮病变内，还有少数病例源于大涎腺内或周围淋巴结内。

【病理诊断要点】

1．涎腺内低度恶性肿瘤，界限较清楚，少数恶性度较高，可有较明显浸润，生长较缓慢。常见于中年人。

2．分化较差或恶性较高者常侵犯神经、引起疼痛症状；有淋巴结转移者常伴有神经侵犯。

3．肉眼上呈囊实性，囊内含有黏液或出血。

4．肿瘤细胞主要有三型：①鳞状细胞；②产生黏液的黏液柱状上皮细胞；③界于二者之间的基底细胞样中间型细胞。这三型细胞混杂排列，有时黏液柱状上皮可呈实性或腺样或囊性，在这些黏液上皮掺杂不同量的鳞状细胞及基底细胞样细胞。有时一个腺腔内有三型细胞并存。鳞状上皮有时只显示为复层上皮，有时为典型角化型鳞状上皮。组织学上分化较好的鳞状上皮巢内有明显黏液分泌是诊断此型肿瘤的主要指标之一。

5．组织学结构与预后有关，故可根据组织学特点分为如下几型：

（1）低度恶性：腺体及小囊结构清楚，被覆单层黏液柱状上皮，较大囊腔可有乳头样结构，腺腔或乳头被覆柱状上皮及鳞状上皮分化均较好。有明显角化，似正常角化型鳞状上皮。

（2）中度恶性：实性结构较多，基底细胞样细胞较多，分化较好鳞状上皮较少，也可见少数分化好的角化型上皮。

（3）高度恶性：分化好的角化型鳞状上皮几乎不能检见，实性组织巢内全为基底细胞样细胞或梭形细胞，肿瘤呈实性或巢索状结构。呈腺样或囊状结构者较少。细胞异型性较明显，有的肿瘤细胞核仁较明显，分裂象也较多。

组织分级与恶性程度关系见表 8-1。

表 8-1　黏液表皮样癌组织学评分与分级

组织学特点	评分
囊性成分＜ 20%	2
神经受侵	2
坏死	3
分裂象≥ 4 个 /10HPF	3
间变或不成熟分化	4

肿瘤级别	分级
低度恶性	0 ～ 4
中度恶性	5 ～ 6
高度恶性	≥ 7

有的高度恶性病例组织学显示腺样结构为主要特点，只有少数鳞状上皮及基底细胞分化。

低度恶性者 5 年存活率在 90% 以上；而高度恶性者只有 40% ~ 50%。此癌绝大多数为低及中度恶性，高度恶性者仅有少数。

【鉴别诊断】

1．鳞状细胞癌　鳞癌无明显黏液柱状上皮分化。

2．腺泡细胞癌　此癌偶有小灶状鳞状上皮分化，但如下特点可与黏液表皮样癌鉴别：

（1）大多数肿瘤为分化较好、大小较一致腺泡细胞型细胞。

（2）在一些小囊状结构被覆上皮偶有鳞状化生，而腺腔被覆立方形非黏液柱状上皮。

3．腺鳞癌　黏液表皮样癌腺腔结构被覆上皮为分化较好的黏液柱状上皮，实性区黏液及鳞状上皮均分化较好；腺鳞癌腺上皮及鳞状上皮均分化较差，异型性较明显，有一般腺癌结构特点。

4．坏死性涎腺化生症　此症有明显慢性炎，主要显示为大导管上皮坏死及鳞状化生，无明显黏液柱状上皮增生。

六、腺样囊性癌

此瘤大涎腺较少见，是主要发生在小涎腺的低度恶性肿瘤。

【病理诊断要点】

1．虽然分化比较好，但浸润能力较强，常较早期侵犯神经，疼痛或面神经麻痹常为首发症状。

2．可以局部再发，淋巴结转移较少。可通过血行转移，较常见转移到肺。但转移后不少病人还能较长期存活。

3．约 50% 以上病例有神经周侵犯，注意肿瘤周围组织有无神经受侵是诊断的主要指征。

4．肿瘤细胞大小较一致，呈大小不等巢状，巢周常见较厚的基底膜结构。肿瘤细胞巢内有腺样或筛状结构。腺内常有多少不等的黏液样或粉染分泌物。

5．腺管状、筛状或腺样囊性结构是较典型的结构。

此瘤组织学可概括为三句话：大小较一致细胞团或索结构；团索周围常有较厚的基底膜；团索内有腺样、筛状或腺囊性结构。

6. 少数腺管状或囊状结构可被覆复层立方样上皮，部分细胞短梭形似肌上皮分化。

7. 间质有多少不等的血管结缔组织，也可见黏液性间质。有的病例间质也可呈现较多量梭形细胞增生。

七、腺癌

这是腮腺较少见的恶性肿瘤。组织学上呈现为腺腔分化又难以归入上述各型上皮恶性肿瘤者归入此类，包括 WHO 分类的非特异性腺癌及涎腺导管癌。组织学可为不同分化程度及不同类型的腺癌，有的病例乳头结构较明显，称为乳头状腺癌；少数低分化者可呈癌肉瘤或有肉瘤样分化。诊断腺癌要注意除外转移性或邻近器官癌侵及涎腺。

八、嗜酸细胞癌

主要发生在大涎腺的少见类型，形态上相似于嗜酸细胞腺瘤，但组织学及细胞上有一定异型性，呈浸润性生长（也可浸润神经），甚至发生转移。少数例子曾有良性嗜酸细胞腺瘤。此类肿瘤即使组织学上无明显异型性，有局部再发、明显浸润性生长及转移者也可称为癌。

九、多形性低度恶性腺癌

1. 这是涎腺一种特殊类型的低度恶性肿瘤，常见于小涎腺，如腭部及口腔黏膜等。

2. 呈浸润性生长，也有侵神经表现，常侵及软组织、骨等。

3. 细胞为分化较好、大小较一致的腺上皮细胞，偶有灶状钙化、嗜酸性化生及黏液上皮分化，组织结构多样。

4. 此癌最大特点：细胞较一致、分化较好，但结构多样，至少有如下结构：①分叶状；②乳头状或乳头 - 囊状（常为高柱状）；③筛状，局灶性腺样囊性癌结构；④单层矮立方或柱状衬覆的导管腺或梭状或小梁状；⑤围绕血管或神经成环状或靶心状。这些多种结构常混合存在，显示结构上多形性，但无明显混合瘤间质与混合瘤不同；与腺样囊性癌结构仅有局部类似，故不同于腺样囊性癌；局部再发率为 9% ~ 17%，转移率仅有 9%。

十、神经内分泌癌

腮腺可以发生各种神经内分泌癌，如小细胞癌及大细胞性神经内分泌癌等。

神经内分泌癌的分类请参阅第十一章"支气管、肺及胸膜"。

十一、非特殊透明细胞癌

这是发生于涎腺、在光镜下是典型透明细胞分化的上皮性恶性肿瘤，特殊染色及免疫组化除外了肌上皮癌、转移性透明细胞癌等，如肌上皮标记阳性可诊断为恶性肌上皮瘤或肌上皮癌。

十二、基底细胞腺癌

【病理诊断要点】

1. 涎腺基底细胞样上皮性肿瘤，相似于基底细胞腺瘤，但有浸润性生长及转移表现者。

2. 也称为涎腺基底细胞癌、恶性基底细胞肿瘤。

3. 多见于老年人，90% 在大涎腺。

4. 肿瘤由大小较一致的基底细胞样细胞组成，成团状、巢状；细胞巢内或巢周有粉染均一的基底膜样物质，巢或团状有栅栏状排列的基底细胞样细胞，巢内可有少数腺样分化或导管样分化，也可有鳞状上皮化生。

5. 如无浸润性生长，无坏死，无核分裂象，无转移，则称为基底细胞样腺瘤，这不同于腺样囊性癌，无明显筛状结构。

6. 此癌为低度恶性，极少转移，常有局部破坏。

十三、源于多形性腺瘤的癌

这是与多形性腺瘤相关的或起源于多形性腺瘤（混合瘤）的恶性上皮性肿瘤，同义语有：起源于良性混合瘤的癌或称恶性混合瘤。常见于大涎腺，也可见于小涎腺及鼻咽部。

【病理诊断要点】

1．肿瘤较大，常大于良性 2 倍，大小为 1.5 ～ 25cm，常无包膜，浸润性生长。

2．组织学有双向（上皮及肌上皮）分化及混合瘤间质特点；组织结构及细胞上有明显恶性指标，如结构上及细胞学上明显异型性、坏死、核分裂象较多（＞ 3 个 /HPF），浸润性生长等。

3．可见良性混合瘤成分或局部先发生过良性混合瘤，在此情况下，可归为如下几种类型：

（1）良性混合瘤恶变，也可称为恶性混合瘤。

（2）先有较长良性历史，再恶变；或切除后复发恶变，恶变为恶性混合瘤或其他类型癌。

（3）良性混合瘤中有各种类型癌，如高、中、低分化腺癌、或其他腺癌、筛状腺癌、腺样囊性癌、黏液表皮样癌等。

4．可根据浸润状况将恶性混合瘤作如下分类：

（1）无浸润性。

（2）微小浸润性（恶性穿透包膜外组织 ≤ 1.5cm）。

（3）浸润性，肿瘤浸润包膜外组织 ＞ 1.5mm。

这种分类与预后相关，第一组似原位癌，预后很好，第三组预后较差。

5．预后与肿瘤大小、异型性、以及临床分级密切相关。

十四、其他癌

除上述上皮性恶性肿瘤外，涎腺还可发生黏液腺癌、鳞状细胞癌、淋巴上皮癌、大细胞癌、小细胞癌，以及多形性细胞未分化癌、癌肉瘤和恶性黑色素瘤等。

第七节　其他肿瘤

涎腺可发生血管性、平滑肌性、纤维性、横纹肌性以及淋巴造血组织肿瘤，这些肿瘤诊断标准参阅软组织及淋巴造血组织相关章节，但涎腺黏膜相关淋巴组织淋巴瘤有其特点，作以下简单介绍。

一、涎腺结外边缘区 B 细胞淋巴瘤或称黏膜相关淋巴组织淋巴瘤

【病理诊断要点】

1．此类淋巴瘤少见，可起源于涎腺良性上皮病变或干燥综合征，高发年龄为 55 ～ 65 岁，女性较多，病变累及双侧者可继发干燥综合征。

2．常见于大涎腺，常为单侧，也可双侧，局部淋巴结也可累及。

3．组织学上相似于胃肠道黏膜相关淋巴瘤，肿瘤细胞为弥漫性或结节状单核 B 细胞或边缘区 B 细胞或生发中心样 B 细胞增生，可有少数浆细胞和淋巴滤泡形成。

4．增生淋巴细胞常在腺泡内及导管周围浸润，也可浸润破坏腺泡及导管上皮，可见淋巴上皮病变。

5．有时可见生发中心母细胞、免疫母细胞，甚至发生大细胞转化。大细胞转化程度与预后相关。

6．肿瘤细胞免疫表型：CD20、CD79α Bcl-2 阳性，CD5、CD10、CD23、CyclinD1 阴性。

【鉴别诊断】

主要与良性淋巴上皮病变鉴别，有时很困难，在淋巴瘤中也可见良性淋巴上皮病变。淋巴瘤的特点是：

（1）细胞有一致性，较一致大片或结节状单核样 B 细胞或生发中心样 B 细胞增生。

（2）典型生发中心仅有少数或仅在病变周边部。

（3）Bcl-2 生发中心常为阳性。

（4）浆细胞核内可见 Dutcher 小体。

（5）Lammda 及 Kappa 是单克隆性表现。

（6）免疫球蛋白基因重排常为阳性。

如病变中良性淋巴上皮病变及淋巴瘤病变都存在，病史又较长者可以为良性淋巴病变恶变。

二、转移性肿瘤

涎腺转移性肿瘤少见，仅占所有恶性肿瘤的大约 5%。老年多见，70% 以上见于男性。腮腺多见，最常见为鳞状细胞癌、肺小细胞癌、肾细胞癌及恶性黑色素瘤等。涎腺转移癌实际上一部分是其周围淋巴结转移癌侵及涎腺。

（廖松林）

第九章　耳、鼻及喉

第一节　组织学复习提要

（一）鼻腔是上呼吸道主要组成部分，它的前部开口于外，移行于皮肤，后部移行于喉部；两侧及顶部有鼻窦相通联。

（二）鼻的前部称为前庭，是鳞状上皮被覆的黏膜组织，有鼻毛。基本与皮肤结构相似，并与皮肤相移行。

（三）两侧及顶部通连的鼻窦腔与鼻腔中部被覆的鼻黏膜都为纤毛假复层柱状上皮。黏膜表皮下有黏液腺及浆液腺，开口于表面，表皮内有少数杯状黏液细胞。

（四）鼻腔及鼻窦黏膜上皮常见灶状鳞状上皮化生，特别是空气污染较重地区居民鳞状上皮化生更常见，而且可有异型增生。

（五）鼻中隔上 1/3，上鼻甲以及筛板等被覆嗅黏膜，是特殊的呼吸上皮，其中有特殊化学感受嗅刺激的细胞，这些细胞具有神经内分泌细胞的特点。

（六）鼻窦是由鼻腔上皮衍生来的，它位于相应骨内。窦黏膜与鼻腔黏膜相连，均为鼻黏膜型上皮，即被覆纤毛柱状上皮，有杯状细胞以及黏液和浆液腺体。鼻黏膜血管较丰富。纤毛柱状上皮易发生复层柱状上皮化生或鳞状化生。

（七）鼻腔后部与喉及咽相连。喉部黏膜近鼻部为纤毛柱状上皮，其余大部为鳞状上皮。在纤毛柱状上皮处也经常有鳞状上皮岛，还经常有灶状复层移行上皮，故移行上皮也是呼吸道型上皮。喉或咽部纤毛柱状上皮也会发生嗜酸性变，特别是腺体或腺导管上皮更易发生。

（八）在鼻、喉及咽部黏膜浆液腺、黏液腺可呈结节状增生，也可见嗜酸性化生。结节状增生可出现临床症状而活检。无经验者易误诊为腺瘤或腺癌。特别是伴有较明显炎症时，增生腺体结构有些紊乱，有一定异型性更易误诊。此种结节状增生腺体分化较好，腺体大小较一致，有时可见腺体之间有正常小导管结构，无浸润较深部及骨组织病变。

第二节 鼻咽部炎症性疾病

从病因上可分为感染性和非感染性，从病理上可分为非特异性及特殊性肉芽肿性。

一、霉菌感染性鼻炎及鼻窦炎

霉菌性炎症病变可分为化脓性、化脓性肉芽肿性、化脓性坏死性或化脓性坏死性肉芽肿性炎。有的病例可见霉菌性坏死性血管炎。炎症中常有明显组织细胞浸润。霉菌性炎症的诊断要依靠病原的检查，常规 HE 较难查见霉菌，常用 PAS 或银染色法染霉菌。

常见霉菌病有：曲菌病、鼻孢子菌病、隐球菌病、放线菌病、波伊德假霉菌样真菌以及假丝酵母菌（念珠菌）病等。霉菌性炎症较为确切的病原学诊断要结合病原菌的培养鉴定等。一般组织病理学上诊断为霉菌性炎即可。

二、结核

鼻、鼻窦及喉等均可发生结核性炎症。诊断主要有两条：慢性非特异性炎及结核肉芽肿。鼻及喉部结核很少见干酪性坏死，主要表现为轻度或无干酪性坏死肉芽肿性炎。鼻及喉部除了结核外还有几种其他肉芽肿性炎，它们的鉴别诊断见表 9-1。

表 9-1　鼻及喉肉芽肿性炎的病理诊断要点

疾病	肉芽肿	干酪性坏死	坏死性血管炎	特异性病原	纤维化	特异性免疫反应
结核	+	+/-	-	结核分枝杆菌	+/-	+
结节病	+	-①	-	-	+	+
Wegener 肉芽肿	+②	-	+	-	-/+	+③
霉菌病	+	+④	+⑤	霉菌	-/+	-/+
梅毒	+/-	+/-	-	螺旋体	+/-	+
麻风	+/-⑥	+/-⑦	+/-	麻风分枝杆菌	-/+	+
类固醇注射后	+⑧	-	-	-	-/+	-
胆固醇性	+/-⑨	-	-	-	-/+	-
黏液囊肿	+⑩	-	-	-	-/+	-

注：①结节病无干酪样坏死，但结节中可见干性或纤维素样坏死。

②Wegener 肉芽肿中较少见典型肉芽肿，常为孤立多核巨细胞及不典型肉芽肿形式。它的诊断最主要是坏死性血管炎。

③Wegener 肉芽肿患者 60% ~ 80% 以上病例有抗中性粒细胞或单核组织细胞的自身抗体。

④霉菌性炎可见大片凝固性或液化性坏死，坏死周围以中性粒细胞反应为主，也可有组织细胞及少量上皮样细胞，常有多核巨细胞。

⑤霉菌性坏死性血管炎显示为化脓性坏死性血管炎，并可检到霉菌，一般坏死性血管炎为纤维素样坏死性或中性粒浸润无化脓的血管炎。

⑥⑦结核型麻风可有干酪样坏死及肉芽肿形成。

⑧肉芽肿中有无定型类固醇物质，并有局部注射史。

⑨胆固醇常由于各种原因引起出血及坏死或表皮样囊肿的角化物质分解析出，故要注意原发疾病。

⑩主要病变为间质中黏液溢出淤积并有非特异性炎症反应。

三、麻风

麻风患者中95%有鼻黏膜侵犯，且有时为此病的首发表现。下鼻甲和鼻中隔是常受累部位。大部分为瘤型及界限型麻风，结核型少见。较早期炎症细胞常以淋巴、浆细胞为主，少量组织细胞。因此，鼻黏膜慢性炎症中出现一定组织细胞或泡沫细胞时要考虑为麻风可能。根据染麻风分枝杆菌及其他临床资料确诊。

四、梅毒

一期梅毒难见于鼻黏膜，但二期及三期梅毒均可累及鼻腔。呈以浆细胞为主的慢性炎，且有梅毒性闭塞性小血管炎时要考虑为梅毒的可能，要作梅毒螺旋体染色并结合临床资料诊断。

五、鼻硬结病

鼻硬结病是由革兰阴性鼻硬结杆菌（Klebsiella rhinoscleromatis）引起的慢性炎症性疾病。病变可累及鼻周组织及淋巴结。

病理诊断要点是：（1）慢性炎症病变；（2）病变中有较明显浆细胞及泡沫细胞，这两点是基本诊断点，如有条件可做革兰染色，染出阴性鼻硬结杆菌可进一步确诊。

此病不同于麻风的鉴别点是：（1）有较明显浆细胞及泡沫细胞；（2）抗酸杆菌阴性，而革兰染色有阴性杆菌。

此病不同于梅毒的鉴别点是：（1）有大量泡沫细胞；（2）无增生闭塞性小血管炎；（3）梅毒螺旋体染色阴性。鼻硬结病与Wegener肉芽肿不同的是泡沫细胞、浆细胞突出，且无血管炎。

六、黏液囊肿病

鼻腔及鼻窦旁黏液囊肿（Mucocele）常为潴留性的，囊肿壁可见压扁或萎缩性上皮，也可以间质内黏液聚集形成囊肿，导管常有炎症反应（见吞噬黏液的细胞具有诊断意义），若囊肿壁完全为纤维组织，又无明显黏液可称为单纯性囊肿。

七、坏死性涎腺化生症

病变与涎腺所述相似，参照涎腺相似疾病。

八、结节病

为非干酪性肉芽肿性炎，常侵犯多器官，但也可孤立侵犯鼻及喉部。在病理诊断上除与表9-1内疾病鉴别外，最难的是与结核鉴别，详细鉴别要点见表9-2。二者在难以鉴别时可诊断为肉芽肿性炎，根据临床全面检查结合病变特点进一步诊断。无足够临床资料时可建议临床做相关检查进一步诊断。

表9-2　结节病与结核的鉴别要点

鉴别要点	结核	结节病
干酪性坏死	+	–
非特异性慢性炎	+	–/+
纤维素性坏死	–	+/–
较早纤维化	–	+
孤立巨细胞	较少	较易见
绍曼小体	较少	较常见
星状包涵体	较少	较常见
结核菌素试验	阳性	阴性
血管紧张性转换酶测定	无变化	常有升高
血清钙测定	无变化	常有升高
肺门淋巴结肿大	少见	多见
结核菌染色	+/–	–

九、Wegener 肉芽肿

又称为中线致死性肉芽肿。临床表现为鼻、咽喉、口腔、肺及肾等，特别是鼻咽部进行性坏死性浸润性病变的一种综合征，病理上有非特异性炎、坏死、溃疡及肉芽肿形成等。曾称为中线或中面部坏死性肉芽肿或特发性中线破坏性疾病，也有称恶性肉芽肿者，这些用语都是不确切的诊断用语。故建议病理上废弃鼻咽部坏死性肉芽肿或恶性肉芽肿的诊断用语，根据临床特点及组织所见以及其他病理检查做确切的疾病诊断或描述诊断。临床表现为溃疡性破坏性病变的一组病变中，以 Wegener 肉芽肿和恶性淋巴瘤最常见。

【病理诊断要点】

1．鼻腔、喉以及咽部等进行性溃疡性破坏性病变。常侵及鼻周围、眼、气管、肺、肾以及其他器官。也可局限于鼻咽部，甚至个别病例局限于鼻腔。因此，从病变分布上将其分为两型：系统性和局限性，后者预后较好。

2．病理组织学上有以下几类变化：①非特异性慢性炎；②轻重不一坏死性血管炎；③表皮及间质坏死，常有溃疡形成；④巨细胞出现及肉芽肿形成；⑤溃疡形成及间质肉芽组织形成及纤维化；⑥间质结缔组织纤维素样坏死；⑦炎性息肉形成。这七类病变中每一病例很少有俱全者。主要诊断指标是慢性炎症及坏死性或中性粒细胞浸润破坏性血管炎。

3．坏死性血管炎是 Wegener 肉芽肿最具有诊断意义的病变。此型血管炎主要损害小动脉及小静脉。最典型病变是坏死性或中性粒细胞破碎性血管炎，即血管壁纤维素样坏死，伴有中性粒细胞浸润及核碎裂或核尘形成，常有血栓形成。因血管炎轻重不同，病变时相不同，形态多样。急性期为坏死性血管炎，较晚期表现为血管闭塞，血栓形成及血栓机化、血管壁及血管周围组织纤维化等。

4．多核巨细胞常散在，与肉芽肿无密切关系。典型肉芽肿很少见。肉芽肿的形成及巨细胞反应可能与较大血管壁弹力组织坏死及团块状间质胶原弹力组织坏死有关。

5．间质结缔组织纤维样坏死常见，且有提示意义。如临床为进行性浸润破坏性病变，病理上为慢性炎及间质纤维素样坏死提示可能为 Wegener 肉芽肿，要做连续切片或建议临床再取材。

6．炎症细胞常是混合性，有中性粒细胞、淋巴细胞、组织细胞、浆细胞及嗜酸细胞等，少数病例嗜酸细胞较多。

7．归纳起来具有诊断意义的病变是：慢性炎症及血管炎。提示意义病变是：血栓形成、间质纤维素样坏死或广泛凝固性坏死，混合性炎症细胞浸润以及小灶状坏死伴有多核巨细胞或肉芽肿反应。临床较典型加提示性病变两条以上并除外了肿瘤性病变即可诊断。在活检取材中 Wegener 肉芽肿的三种典型病变（肉芽肿、大片坏死、血管炎）均具有而确切诊断者只有 20% ~ 40%。

8．活动期病变中利用免疫荧光可检测到血管壁免疫复合物，如阳性，有利于诊断。血清中，中性粒细胞胞质抗体（ANCA）活动期 90% 以上患者阳性。当仅有提示性病变时可以检测 ANCA，如阳性则支持诊断。由于活检取材 70% 左右病例病变不够典型而引起诊断困难，因此在 Wegener 肉芽肿的病理诊断中，要强调多做连续切片、多次取材及尽可能利用免疫学检测资料等综合分析，可解决一些疑难病例的诊断。

【鉴别诊断】

1．恶性淋巴瘤　Wegener 肉芽肿有的病例间质中淋巴细胞较多，有少数轻度异型的淋巴细胞。另外，鼻咽淋巴瘤，特别是外周 T 细胞淋巴瘤常伴有坏死性血管炎，故易与 Wegener 肉芽肿混淆。

Wegener 肉芽肿有如下特点：①淋巴细胞异型性不明显；②有巨核细胞及肉芽肿反应；③间质或坏死病变周围血管壁无肿瘤性非典型性淋巴细胞增生浸润，而以中性粒细胞为主，且常有核尘形成。

2．结核　Wegener 肉芽肿无干酪性坏死形成，抗酸染色阴性及结核菌素试验无强阳性反应等特点可与结核鉴别。

3．其他恶性肿瘤　如低分化癌也可引起进行性破坏性病变。但 Wegener 肉芽肿病灶内无明显肿瘤细胞浸润，较易鉴别。

泛发性或系统性 Wegener 肉芽肿可伴有肝及肾等多器官损害。少数 Wegener 肉芽肿伴有其他类型血管炎，如结节性多动脉炎及皮肤血管炎等，此种例子可称为血管炎综合征。

十、鼻息肉

【病理诊断要点】

1．鼻腔及鼻窦均可发生，且常为双侧性，30 岁后中青年多见。

2．息肉常为多发性，广蒂，切除后易复发，息肉切面呈透明或湿润水肿样。

3．表面被覆纤毛柱状上皮，但常有复层化或鳞化，根据组织形态及病因可分为如下几型：

（1）水肿型：间质除有少量炎症细胞外，有显著水肿。

（2）腺瘤样型：间质腺体明显增生，可见部分腺体开口于表面，腺体结构及细胞形态无明显异型性，此特点以区别于高分化腺癌。有时除腺体增生外，间质还有水肿及少量黏液聚积，故要与息肉样混合瘤鉴别，但前者无明显混合瘤的间质，腺体也较规则。

（3）过敏型：间质内炎症细胞中除淋巴细胞、浆细胞及中性粒细胞外，有较多嗜酸性粒细胞，表皮下基底膜常有明显增厚。

（4）黏液型：间质黏液水肿样结构，可见星状及椭圆形或短梭形黏液间质细胞，其间充以大量黏液及水肿样物质，炎症细胞较少，此型易复发。

（5）幼年性鼻息肉：鼻息肉患者中有5%～10%伴有胰腺囊性纤维化症，或称黏液阻塞症，患者大多为儿童。组织学息肉腺体间质增生，腺体扩张黏液潴留，而炎症细胞较少，也无明显嗜酸细胞及基底膜增厚等病变。

（6）纤维型或腺纤维型：间质除炎症病变外，纤维间质增生并有少量腺体增生。

（7）间质非典型性增生型：在增生纤维间质中除黏液样水肿外，一些纤维母细胞或间质细胞核大深染，具有单个细胞非典型性，易误诊为恶性，也称为假肉瘤样。但此种细胞核深染结构不清，可为单核及多核，单个存在，分裂象少，其他细胞不显恶性等，不具有局灶侵袭性特点，可除外恶性。

除第5型可能与先天性异常有关外，息肉大多与慢性感染或感染过敏有关。因此，上述各型病变常混合存在。故在诊断工作中除注意较为特殊的前四型外一般可简单诊断为鼻息肉，可不分亚型。

第三节 鼻咽部肿瘤

鼻咽部肿瘤的组织学分型建议参阅 WHO 有关此部位肿瘤分型的书籍。

一、乳头状瘤

此种瘤可发生于鼻、鼻窦、咽及喉等部位。由于发生部位不同，乳头状增生的被覆上皮类型亦不同。可为假复层纤毛柱状上皮、移行上皮及鳞状上皮。常见上皮内含有产生黏液的细胞，也可见上皮嗜酸性变，形成嗜酸细胞性乳头状瘤。绝大多数为单发，个别病例多发，形成乳头状瘤病，在小儿多见，称为幼年型乳头状瘤病，多在咽喉部。鼻腔乳头状瘤绝大多数与乳头状瘤病毒感染无关。

鼻咽及喉部乳头状瘤按生长方式可分为三型：①外生型；②内生型或内翻型；③混合型。后两型可见泌尿道布纳尔（Brenner）细胞巢样结构形成。此三型与预后有关。第一型复发率低，恶变率很少。后两型，特别是内翻型复发率及恶变率均高，有恶性潜能，细胞也有一定异型性。鼻腔乳头状瘤复发率较高，平均约50%。当细胞异型性较明显，分裂象较多（大于5/HPF），细胞层次多（大于30层），内翻细胞团形状不规则或有较深部浸润时则应诊断为恶性。

鼻前庭部有毛被覆黏膜常发生鳞状上皮乳头状瘤，在鼻腔及鼻窦部黏膜可发生被覆鳞状上皮、复层上皮（相似于移行上皮）及柱状上皮混合型乳头状瘤。可单发或多发，称为 Schneiderian 型乳头状瘤，此型肿瘤易复发。

二、混合瘤或称多形性腺瘤

其形成及生物学行为均相似于涎腺的混合瘤（请参阅第六章"诊断细胞学"）。

三、垂体腺瘤

约10%的垂体腺瘤发生在颅内蝶鞍以外，形成所谓异位垂体腺瘤。发生在鼻腔者常在鼻腔顶部。形态及生物学行为相似于原位垂体腺瘤。

四、胶质瘤

形态及生物学行为相似于颅内相同肿瘤，有些可能不是真正肿瘤，而是异位神经胶质。

五、血管纤维瘤

青少年常见，发病高峰年龄为 15 岁，男性多见。常有鼻阻塞或鼻衄症状。此瘤有激素受体，雌激素可缩小肿瘤，减少术中出血。虽然它界限不清，显示有浸润，但预后很好。肿瘤主要由纤维组织及血管组成。

六、其他良性肿瘤

鼻腔、咽及喉部尚可见颅咽管瘤、涎腺型其他良性肿瘤、脑膜瘤、副节瘤、骨瘤、平滑肌瘤、血管瘤、脊索瘤等。还可见其他间叶组织和牙源性良性肿瘤。

七、鼻咽癌

【病理诊断要点】

1. 我国广东等南方地区多见。常见临床症状为鼻阻、分泌物增多以及鼻衄等，但不少病例局部无明显症状，局部淋巴结转移为首发症状。80% ~ 95% 以上病例与 EBV 有关。

2. 局部淋巴结转移，典型部位是下颌角及乳突附近淋巴结，常为单侧性，约 25% 是双侧性，也有个别病例下颈部淋巴结先肿大，然后下颌角处淋巴结肿大。

3. 癌常见部位是鼻咽交界处或后鼻孔周，主要在鼻咽上顶部，其次为咽侧壁及咽隐窝，另外常见部位为鼻窦，鼻腔较少见。

4. 发现淋巴结肿大鼻咽部首次活检阳性率只有 70% 左右，余30% 病例要再次活检，甚至 3 ~ 5 次活检才检到原发癌，可疑病变处多处活检可提高活检阳性率。

5．肉眼上可分为结节型、菜花型、黏膜下型、浸润型、溃疡型及难以分类型。

6．组织学上鼻咽癌绝大多数为鳞状细胞癌。鼻咽癌可分为如下几种组织学类型。

（1）鳞状细胞癌：可分为角化型及非角化型，也可根据一般鳞状细胞癌组织学分级，分为四级。非角化型可以分为中分化型、低分化型及泡状核细胞癌，但近来 WHO 主张仅分为角化型及非角化型即可，不必细分。

（2）低分化癌：可分为小圆细胞型和梭形细胞型。

（3）泡状核细胞癌：亦称大圆型细胞癌或淋巴上皮癌。细胞呈巢状，巢的界限不清，细胞较大，胞质丰富，互相界限不清，核呈空泡状，核仁清楚，癌细胞间有多量淋巴细胞。

（4）腺癌：高分化者很少见，常为低分化腺癌。组织学上可分为浆液性、黏液性或相似于唾液腺的腺癌。

【鉴别诊断】

1．恶性淋巴瘤　通过以下几点可与鼻咽癌鉴别：

（1）不形成明显巢状结构。

（2）核染色质较细，无明显核仁。

（3）免疫组化染色 LCA 阳性，而 Keratin 或 EMA 阴性。

2．肉芽肿性炎或炎症性上皮细胞增生　梭形细胞未分化癌有时很像炎症增生上皮样细胞或肉芽肿性上皮样细胞。梭形细胞癌如下几点可与炎性上皮样细胞鉴别：

（1）明显巢状，巢内无网织纤维。

（2）染色质较粗、粗细不均，核仁清楚。

（3）细胞异型性较明显。

（4）免疫组化 Vimentin 阴性，CD68 及溶菌酶等组织细胞表达阴性；而上皮表达如 Keratin 及 EMA 等阳性。

八、恶性淋巴瘤

鼻咽部可发生各型淋巴瘤，霍奇金淋巴瘤很少见，主要为非霍奇金淋巴瘤，其中以 NK/T 细胞淋巴瘤及弥漫性大 B 细胞淋巴瘤多见。前者免疫表型以 CD3 及 CD56 阳性为特点，后者以 CD20 阳性为特点。NK/T 细胞淋巴瘤曾称为中线恶性肉芽肿、中线恶性网织细胞或组织细胞增生症，以及多形性组织细胞增生症等。有人称为血管中心性免疫细胞增生性病变。鼻咽部恶性淋巴瘤可以发生浸润坏死性病变，不能诊断为坏死性肉芽肿或恶性肉芽肿而应根据细胞形态结合免疫表型特点做具体分型诊断。

【NK/T 细胞淋巴瘤的特点】

1．中老年男性多见，常呈进行性浸润破坏性病变，早期常不形成明显肿块。

2．常见症状为鼻阻、分泌物增多、坏死、溃疡以及出血等。

3．部分病例有局部淋巴结肿大，少部分病例有肺等其他淋巴结或器官侵犯，局限于中面部的外周 T 细胞淋巴瘤预后较好。

4．组织学显示弥漫或散在或灶状非典型性淋巴细胞增生浸润，这些淋巴细胞以多形 T、透明 T 及小 T 细胞等为主，常混杂多量组织细胞、浆细胞、B 淋巴细胞、中性粒细胞以及嗜酸性细胞浸润。

5．免疫表型　CD3、CD45RO、CD56 阳性。

6．NK/T 细胞淋巴瘤常与 EBV 有关，免疫组化及原位杂交 EBV 阳性有利于诊断。

【鉴别诊断】

1．Wegener 肉芽肿：此肉芽肿与鼻咽部或中线 T 淋巴瘤临床表现非常相似，而后者也有炎症性病变及坏死性血管炎，故二者很易混淆，常难以鉴别。T 细胞淋巴瘤的如下特点可与 Wegener 肉芽肿鉴别：

（1）常无坏死性血管炎，若有坏死性血管炎样病变则血管壁及血管周常有较明显非典型性 T 淋巴细胞浸润。

（2）虽然也有各种慢性炎细胞浸润似非特异性慢性炎，但总能检到大片状或灶状非典型性 T 细胞增生浸润。

（3）增生淋巴细胞中有较明显嗜酸性细胞浸润。

（4）常无肉芽肿形成。

（5）免疫组化染色显示病灶中有多量 T 细胞浸润。

2．小细胞癌　T 细胞淋巴瘤有如下特点：

（1）无明显上皮性肿瘤细胞巢形成，特别是网织纤维染色更清楚。

（2）肿瘤细胞免疫组化显示 LCA 阳性，EMA 及 CK 一般阴性，神经内分泌标记如 CgA 及 Syn 阴性，而 T 细胞标记阳性。

九、嗅神经母细胞瘤

【病理诊断要点】

1. 中青年多见，主要症状是鼻阻及鼻衄。

2. 肿物可呈结节状及息肉状。该肿瘤可分为如下三个临床期：①固定于鼻腔；②鼻腔及鼻窦均受累；③除鼻腔及鼻窦外远处有转移。有资料显示，这三期的 5 年存活率分别为 75%、68% 和 41%。

3. 嗅神经母细胞瘤根据形态特点（主要是上皮及神经分化程度）可以分为若干亚型，但这种分型是否有预后价值意见不一，倾向性意见认为，坏死有无及坏死程度与预后有关，坏死愈明显者预后愈差。

4. 肿瘤细胞呈现弥漫性或巢状增生，间质常不明显，只有毛细血管及少量纤维作为间质。肿瘤细胞呈圆形，椭圆形或稍不规则，核染色质较细，结构不清，较深染，核有轻度到中度异型性。

5. 具有特征意义的病变是细胞有细微突起，细胞之间有神经纤维基质分化及菊形团形成。这些特殊结构及特殊部位就是诊断的主要根据。这种菊形团常是假菊形团。偶见节细胞分化。

电镜下有神经内分泌颗粒，细胞有神经性突起或神经小管是较为特征性变化。免疫组化上 NSE 及突触素阳性有一定意义，S-100、NF（神经原纤维蛋白）70% 以上病例阳性。个别病例可有 HMB45 及 Keratin 少数阳性细胞，但 EMA 阴性。

【鉴别诊断】

1. 小细胞未分化癌　此癌在鼻腔、鼻窦较少见，鼻窦比鼻腔常见。基本形态、细胞表型以及生物学行为等都相似于肺小细胞癌。它的如下特点可与嗅神经母细胞瘤鉴别：①细胞较小较分散，结缔组织性间质较多；②细胞无明显突起，细胞之间无神经基质样分化；③可有真花环或菊形团；④免疫组化上 NF 阴性，而嗜铬素阳性，CK 灶状阳性。

2. 淋巴瘤　①淋巴瘤无明显巢；②无菊形团；③细胞之间无

神经基质分化；④免疫组化 LCA 或 CD3 或 CD20 等淋巴细胞表达阳性，电镜检查显示为淋巴细胞等。

十、神经内分泌癌

鼻咽部有时可见各型神经内分泌癌，如类癌、非典型性类癌、大细胞性神经内分泌癌及小细胞癌等，（请参阅第十一章"支气管、肺及胸膜"）。

十一、腺癌

鼻咽部腺癌占该部恶性肿瘤的 10% ~ 20%。腺癌除分化程度不同外，组织学上可见如下类型：高分化管状或乳头状管状低度恶性腺癌、腺泡细胞癌、黏液表皮样癌、恶性混合瘤、其他黏液型腺癌、肠型腺癌等。

十二、其他恶性肿瘤

鼻咽部尚可见恶性黑色素瘤、未分化大细胞癌（可能来源于神经内分泌）、孤立性浆细胞瘤、恶性纤维组织细胞瘤、横纹肌肉瘤、血管肉瘤、恶性血管周细胞瘤、纤维肉瘤、恶性畸胎瘤、恶性混合瘤、恶性肌上皮瘤、骨及软骨肉瘤、间叶性软骨肉瘤以及平滑肌肉瘤等。

第四节　喉部非肿瘤性疾病

喉部一般疾病已在讨论鼻咽部疾病时一并介绍，下面介绍喉部较为特殊的炎症。

一、喉肉芽肿性炎

常见肉芽肿性炎有结核、结节病、组织胞浆菌病、类风湿、多发性软骨炎、喉部软骨炎、异物肉芽肿以及痛风等。除以上一些肉芽肿性炎外，还有人报告一种所谓非特异性肉芽肿性炎，病变显示非特异性炎并有肉芽肿形成，表面可有溃疡，临床以声音嘶哑为主要症状。局部及全身都无特殊原因可查，可能与局部创伤有关。

二、声带息肉

有人称为喉结节或歌唱家结节及教师结节等。它主要与声带运动过度刺激损伤有关。病理上分为四型：

（一）出血水肿型

息肉被覆鳞状上皮，间质可见明显血管扩张、淤血、出血、水肿，以及纤维素渗出和血栓形成等病变。可见轻度慢性炎。

（二）淀粉样变型

息肉间质及血管壁可见纤维素样物或淀粉样物质沉着。出血及水肿不明显。淀粉样物刚果红染色可阳性或阴性。这型可能是上型发展的结果。

（三）慢性炎症型

息肉间质慢性炎症较明显，可有肉芽肿形成或纤维组织增生，无明显充血淤血、水肿及出血，也无淀粉样变。

（四）胶样型

息肉间质血管明显扩张，间质为疏松黏液水肿样，无明显出血及淀粉样物质或纤维素沉着及慢性炎，这可能是血管纤维瘤的一个亚型，故也可称为纤维血管型。

三、尖锐湿疣

喉部尖锐湿疣常呈多发性乳头状瘤病变。故临床诊断为喉部乳头状瘤的标本要仔细检查除外尖锐湿疣。尖锐湿疣的诊断及鉴别诊断与外阴部尖锐湿疣相同，（请参阅第二十九章"女性生殖系统"）。

第五节　喉部肿瘤及肿瘤样病变

一、鳞状上皮单纯增生

常见于慢性喉炎的喉黏膜或真假声带黏膜上皮。鳞状上皮化生或增生增厚，可有角化亢进，基底层的层次增加但细胞无非典型性。

二、非典型性增生

喉部鳞状上皮非典型性增生诊断标准同口腔及外阴或宫颈鳞状上皮，也可分为轻、中、重三级。

三、良性乳头状瘤

【病理诊断要点】

1．结节状菜花状肿物，可单发或多发。

2．鳞状上皮乳头状增生，分化良好。

3．要注意除外喉部尖锐湿疣，后者常为多发，可见挖空细胞，HPV 阳性。

4．要注意除外高分化鳞状细胞癌，后者呈浸润性生长，可见有一定异型性区域。异型性明显时即使无浸润也应该诊断为原位乳头状鳞状细胞癌。

四、原位鳞状细胞癌

喉部非浸润性原位鳞状细胞癌肉眼上可分为两型：乳头状或扁平型。前者可以是乳头状瘤及尖锐湿疣恶变而来。组织学上显示非典型增生细胞达到全层，即表层或角质层也显现为异型性增生，有异常角化不全。原位癌也可累及喉部腺体，并不显示为浸润性癌。有时基底层增生细胞有明显异型性，个别细胞较大，染色质粗细不均，核膜厚以及核仁清楚等明显为癌细胞，此时非典型细胞虽然未达全层也应诊断为原位癌，即所谓基底层或灶状原位癌。如果有浸润，即可诊断为分化型浸润性鳞状细胞癌。

五、鳞状细胞癌

鳞状细胞癌是喉部恶性肿瘤中最常见者。它的诊断及鉴别诊断同皮肤、外阴及宫颈等处的鳞状细胞癌，但在诊断中有如下几点需注意：

1．喉鳞状细胞癌虽然根据其分化也可分为三级，但大多数鳞癌分化较好，有些病例显示为基底细胞或表皮内底层小灶状癌变。

故喉鳞状细胞癌的诊断标准一般比皮肤鳞癌的标准要放宽松些对待，临床显示喉黏膜有增厚粗糙疑为癌者应仔细观察，注意有无癌的特点以免漏诊。

2．喉部黏膜活检标本常较小，故临床疑为癌而切片未检见癌者要做连续切片，或建议临床再取材送检，最好建议临床多点取材。

3．不要轻易诊断假上皮瘤样增生。临床上表现为难以治愈慢性炎，并有溃疡形成，黏膜粗糙肥厚，组织学上显示假上皮瘤样增生者，可能为高分化鳞状细胞癌。此时要注意连续切片，注意观察有无血管或神经以及深部组织浸润或有个别巢异型性较明显或小索状或小团状浸润者则可诊断为鳞状细胞癌。

4．虽然喉癌通常为分化较好的鳞癌，诊断标准宽一些，但在具体诊断时又要谨慎严格，宁愿多取一次材，较为确切时再诊断，因为如将良性误为恶性，将给患者带来严重伤残性影响。

喉部鳞状细胞癌可分为如下亚型：

（1）乳头状鳞状细胞癌。

（2）疣状癌。

（3）尖锐湿疣恶变。

（4）梭形细胞鳞癌：此型有人称为癌肉瘤及肉瘤样癌。它除梭形细胞外常有鳞癌分化，免疫组化染色梭形细胞 Vimentin 可阳性，但有明显 Keratin 阳性细胞。光镜下也可见有鳞状细胞分化。

（5）基底细胞样鳞状细胞癌：此型癌诊断要点：①表皮有典型鳞状细胞癌；②癌有基底细胞癌样分化；③部分呈腺样囊性癌样分化。此型癌预后较一般鳞癌差。

鳞状细胞癌按解剖部位可分为：声门癌、声门上癌、跨声门癌（包括梨形窝癌）。喉癌取材时结合临床资料可作此分型。

喉部除鳞状细胞癌外，尚可以发生各种腺癌，特别是涎腺型的各种良性及恶性上皮性肿瘤，也可发生各型神经内分泌癌。

第六节　耳部非肿瘤性疾病

耳部许多疾病在鼻咽及咽部疾病介绍已述及，外耳许多疾病也已在皮肤病章内介绍，这里只介绍几种常见耳部疾病。

一、外耳前窦道

这是先天畸形。在外耳前部，形成较深窦道，窦壁被覆纤毛柱状或鳞状或二者混合上皮，窦道常有慢性炎，并可有软骨形成。

二、炎症性疾病

（一）恶性外耳炎

常见于老年人，特别是糖尿病患者伴发的严重感染性疾患。为化脓性或坏死性化脓性炎，病变常波及耳软骨、神经及骨等。严重者侵及颅神经并沿神经波及到脑膜。病理上为坏死性化脓性炎，波及骨和软骨者有相应的炎症。

（二）异物性肉芽肿性炎

常由于外耳皮肤附件囊肿破裂引起，少数见于慢性中耳炎胆脂瘤的继发反应。

（三）复发性耳软骨炎

这是复发性多软骨炎的一种表现。此病除多发性软骨炎外常有心及耳受累。外耳软骨炎是最常见病变之一。局部形成红肿或结节。病理上显示软骨变性、坏死及增生病变并有软骨及周围急或慢性炎。耳软骨周围表皮及真皮均有炎症。要注意与耳廓皮肤结节性耳软骨皮炎区别，后者表现皮肤溃疡，真皮慢性炎，耳软骨周围炎，软骨无明显病变。

（四）外耳痛风

病变同皮肤痛风（请参阅第二十二章"皮肤"）。

（五）软斑病

这是耳部少见疾病，可发生于外耳及中耳。诊断及鉴别诊断同膀胱等处软斑病（请参阅第二十七章"泌尿系统疾病"）。

（六）特发性囊性耳软骨软化

这是发生在中青年耳软骨囊性软化病。局部肿胀，耳软骨内有囊腔形成，囊内充以黄色水性液体，组织学上为软骨的单纯性囊肿。

（七）化脓性中耳炎

这是耳科常见的一种炎症。常为通过咽鼓管感染引起的，为浆液性、浆液化脓性或化脓性炎，炎症可波及中耳周围，如乳突等。可为急性及慢性炎。慢性炎症常继发中耳及外耳胆脂瘤形成，中耳胆脂瘤除炎症外，也可为先天性的，此瘤为角化物质聚集形成团块，可继发肉芽肿及异物巨细胞反应。波及骨组织可引起乳突部邻近骨的骨髓炎。

第七节　耳部肿瘤性疾病

耳肿瘤的组织学分类请参阅 WHO 相关书籍。

一、耵聍腺肿瘤

耵聍腺是外耳皮肤大汗腺的变异腺，它发生的肿瘤分类见表9-3。

表 9-3　外耳耵聍腺肿瘤分类

良性：耵聍腺瘤，乳头状汗腺囊腺瘤，圆柱瘤，混合瘤
恶性：黏液表皮样癌，腺癌及腺样囊性癌

（一）耵聍腺瘤

常见外耳侧部，为白色结节状，患者常有听力减弱症状。组织学显示肿瘤无明显包膜，分叶状，排列为分化良好的大汗腺式的腺体增生，腺上皮明显双层结构，外层为肌上皮，有的腺体肌上皮不明显。

（二）耵聍腺癌

黏液表皮样癌及腺样囊性癌同涎腺相同肿瘤。一般耵聍腺癌分化较好，相似于腺瘤，但组织结构及细胞学上有一定异型性，失去双层结构及断头式分泌现象，并有浸润性生长。

二、内耳起源于内淋巴囊的低度恶性腺癌

这是内淋巴系统非常少见的上皮性肿瘤。肿瘤生长很缓慢。肿瘤呈囊腺性乳头状结构，上皮为单层矮立方形，分化较好。似脉络丛乳头状瘤，但有浸润性生长。

三、耳部其他肿瘤

（一）良性肿瘤

各种皮肤及附属器良性肿瘤（如汗腺混合瘤），外生性骨瘤，软骨瘤，神经纤维瘤或神经鞘瘤，神经胶质增生或胶质瘤，中耳腺瘤以及骨的嗜酸性肉芽肿或朗格汉斯细胞增生症、组织细胞样血管瘤等。

（二）恶性肿瘤

皮肤及附件的恶性肿瘤（如恶性黑色素瘤），中耳鳞癌，副节瘤，神经纤维肉瘤，血管肉瘤，纤维肉瘤，恶性淋巴瘤及横纹肌肉瘤等。

（三）转移癌

外耳、中耳、内耳可发生转移癌。

（廖松林）

第十章　眼及附件

第一节　解剖组织学复习提要

眼及附件包括如下几个组成部分：

（一）眼睑

外面为皮肤组织，内侧面为睑结膜。睑内有脸板腺，为变异的皮脂腺。睑缘腺是大汗腺的变型腺，故可发生大汗腺的肿瘤和肿瘤样病变。

（二）结膜

分为睑结膜和球结膜，两者均为鳞状上皮被覆的黏膜，鳞状上皮表面有相似于肠杯状细胞的黏液细胞。结膜内可见少量管状腺。

（三）角膜

组织学上可分为六层：从外往内分别为：表皮（为非角化鳞状上皮）、上皮基底膜、Bowman 层、间质层（无血管及淋巴管）、Descemet 层及内皮层。

（四）巩膜

主要由致密的胶原纤维及少量纤维母细胞组成。其中有少数黑色素细胞与内层脉络膜移行。

（五）虹膜

位于角膜后，两者之间形成前房。中心部位环形开口形成瞳孔。从前向后可分为如下几层：上皮层，上皮内有明显色素；间质层，为稀疏结缔组织，其中有主要的括约肌及少数色素细胞；内层为内上皮层。

（六）睫状体

位于虹膜根部，虹膜与脉络膜交界处。表面有乳头状突起，表面被覆两层上皮，外为色素上皮，内为非色素上皮。间质有结缔组织、平滑肌、血管、神经及色素细胞。在睫状体及虹膜根部和前房角底部有许多小管或网状结构，这些管状结构是前房液回流的主要通道。

（七）脉络膜

位于巩膜内及视网膜外，即位于巩膜与视网膜之间。前起睫状体后至视神经。该膜有极丰富的血管及色素细胞，还有少量平滑肌及神经。

（八）视网膜

从外往里可分为若干层，由视网膜色素上皮、神经细胞及神经纤维组成。最外层为色素上皮层，其内有感光神经细胞，内为神经层。

（九）视神经

这是视神经纤维最后集中形成的神经干，相似于一般外周神经结构。

（十）晶状体

位于虹膜后的扁圆形透明小体，外侧与睫状体相依连，它们之间有些微细纤维相连。最外层为晶状体膜，为单层上皮，上皮表面为均质性无定性的蛋白质膜。前面膜的细胞层明显，后膜细胞层不明显。晶状体膜内为透明均质性蛋白质性物质。

（十一）眼眶

眼球外组织，包括眼肌、脂肪结缔组织、平滑肌、血管及组成眼眶的骨组织。

第二节　眼睑疾病

眼睑外表面为皮肤组织，故几乎所有皮肤疾病眼眶均可发生。

一、囊肿

（一）表皮样囊肿或皮脂腺囊肿

这些囊肿一般较小，诊断标准同皮肤相同疾病。它们可以继发感染，也可破裂，内容物溢出可引起异物性肉芽肿或化脓性肉芽肿性炎，病变很似霉菌性肉芽肿，但前者病变较局限，有囊肿上皮或角化物残余及霉菌染色阴性等可资鉴别。有的病例囊肿上皮可完全消失，根据病变较小局限及霉菌染色阴性也可诊断。因此，眼睑小的结节状化脓性肉芽肿性或异物肉芽肿性炎首先考虑为表皮样或皮脂腺囊肿破裂所致。

（二）睑板腺囊肿或称霰粒肿

这是眼睑常见疾病，可能由于腺体通道阻塞引起腺或导管扩张，分泌物潴留并溢出，组织学主要变化为脂性肉芽肿及非特异性炎。

二、肿瘤及肿瘤样病变

（一）黄斑瘤或黄色瘤

眼睑皮肤常见多发性小结节或斑，可伴有或无高脂血症。组织学上显示眼睑表皮下方多数吞噬脂肪的黄瘤细胞浸润，少数纤维母细胞增生。个别病例可继发渐进性胶原纤维坏死及肉芽肿形成，坏死灶内可有胆固醇结晶。这种肉芽肿称为渐进性坏死性黄色肉芽肿。

（二）局限性淀粉样变性

常在睑结膜，继发于眼睑结膜慢性炎。严重者可形成结节状病变，显示为睑结膜慢性炎，间质及血管壁均匀一致的淀粉样物质沉着，刚果红染色阳性。

（三）眼睑 Paget 病

与乳腺外 Paget 病相似（参阅第二十四章"乳腺"）。

（四）黏液性汗腺腺癌

汗腺发生的黏液腺癌，60% 以上发生于眼睑。境界较清，分化较好，间质内有大量黏液，形成大小不等的黏液池，黏液中漂浮一些分化较好的腺上皮。此瘤预后较好，主要为局部复发，很少转移。

（五）睑板腺癌

睑板腺是皮脂腺型腺体，故它发生的癌与眼睑皮肤皮脂腺发生的皮脂腺癌在形态上及生物学行为上是相似的。是眼睑常见恶性肿瘤之一。

【病理诊断要点】

1. 上睑多见，上、下睑均可发生，约 10% 的病例肿瘤可多中心发生。

2．肿瘤生长较缓慢，形成结节状，可破坏表面形成皮肤或睑结膜的溃疡。

3．组织学上显示肿瘤呈结节状或分叶状，肿瘤细胞形成大小不等巢状，可侵及表皮。肿瘤细胞巢或团是皮脂腺生发细胞或基底细胞样细胞或鳞状细胞分化，巢中心大多可见不同程度皮脂腺分化。少数癌巢几乎全部为基底细胞癌或鳞状细胞癌分化。

4．癌细胞巢之间有多少不等的癌性纤维性间质及炎症反应。少数病例间质淋巴细胞、浆细胞及组织细胞反应较明显，而且可有肉芽肿形成，甚至形成结节病样病变。具有肉芽肿反应者预后较好。

【鉴别诊断】

1．鳞状细胞癌　皮脂腺癌内可见典型的鳞状细胞癌分化，但后者无皮脂腺分化。在眼睑处，癌内虽然有典型的鳞状细胞癌分化，但癌大部分有皮脂腺分化者，则诊断为皮脂腺或睑板腺癌。

2．基底细胞癌　基底细胞癌较表浅，常有溃疡形成。癌全部为典型基底细胞，无皮脂腺分化。如癌内有较明显基底细胞分化，又有皮脂腺分化，则应诊断为皮肤的皮脂腺性基底细胞癌。

3．透明细胞型鳞癌　此癌很少见于眼睑，它的如下特点可与睑板腺癌鉴别：①癌巢中除了鳞状细胞癌分化外，大部分为胞质透明的棘细胞样细胞；②透明细胞胞质均匀透明，不形成细颗粒或泡沫样皮脂腺细胞；③ PAS 染色阳性，但脂肪染色阴性。

第三节　结膜疾病

一、先天性疾病

（一）球结膜皮肤化

这是一种先天性疾病，有时皮肤化病变可以从球结膜扩展到角膜。常为局限性病变。病变部结膜表面成为皮肤型结构，可有毛发、毛囊、皮脂腺及汗腺等，表皮也为角化上皮。真皮层为致密结缔组织，甚至有脂肪组织。

（二）结膜错构瘤

常见成分为脂肪结缔组织形成结节状，其中可见平滑肌、血管、软骨、泪腺甚至神经等组织。这种错构瘤与畸胎瘤不同，前者无明显三胚层分化组织。

二、炎症性疾病

（一）慢性非特异性结膜炎

各种原因引起的慢性结膜炎。结膜上皮为小乳头状增生或萎缩，常见杯状黏液细胞增生，上皮也可内陷形成潴留性囊肿；上皮也可角化，间质多少不等慢性炎症细胞浸润及纤维化，也可继发轻度淋巴组织增生、淀粉样变及钙化。

（二）木质性结膜炎

所谓木质性结膜炎是结膜慢性炎症常伴有伪膜形成。伪膜内含纤维素样物质及球蛋白。

（三）沙眼或衣原体性结膜炎

炎症病变主要见于睑结膜，慢性炎症有较明显的淋巴组织增生，可有滤泡形成。

（四）结膜肉芽肿性炎

多种原因可引起结膜肉芽肿性炎。如结核、结节病、猫抓热、土拉菌病、异物、梅毒以及霉菌感染等，根据病变特点及病原学检查进行鉴别诊断。

（五）结膜包涵囊肿

结膜囊性肿物，较小，被覆为结膜上皮，内为黏液等分泌物，常是慢性炎症结果。

三、肿瘤及肿瘤样病变

（一）翼状胬肉

常见于中老年人。病变可以扩展到角膜，可影响视力。组织学上显示表皮轻度萎缩或增生，可有轻度非典型性；真皮层弹力组织增生或嗜碱性变性及轻度炎症。

（二）结膜黄斑

这是结膜间质变性疾病，表皮可肥厚或萎缩，表皮下间质带状日光性弹力纤维增生。胶原纤维可以玻璃样变或钙化。

（三）乳头状瘤

根据病因发病及形态可以分为两型：

1. 儿童型　常为双侧多发，切除后易复发。可能与人乳头瘤病毒感染有关。

2. 成人型　常为单发。与人乳头瘤病毒感染无明显关系，与鼻腔乳头状瘤相似，也可分为外生型及内翻型，后者有浸润，易再发，也可恶变。

乳头表面被覆含有杯状细胞的复层鳞状上皮，也可有角化。

（四）结膜色素性鳞状细胞癌

结膜色素性鳞状细胞癌很少见，基本形态是鳞状细胞癌，但癌细胞内有明显黑色素，它的生物学行为相似于结膜外非角化型鳞状细胞癌。

（五）黑色素细胞肿瘤及肿瘤样病变

结膜可见黑色素细胞增生形成各种痣性病变及原位和浸润性恶性黑色素瘤，诊断标准同皮肤章节。

（六）结膜其他肿瘤

结膜还可见鳞癌、黏液表皮癌、腺样囊性癌、淋巴瘤、横纹肌肉瘤、平滑肌肉瘤及血管肉瘤。

第四节　角膜疾病

一、常见角膜非特异性病变

表皮角化、增生肥厚、表皮内及表皮下水疱形成，间质慢性炎、血管增生、纤维化、瘢痕形成及内层内皮消失等。这些病变常为感染性炎症或外伤后炎症引起，也可为角膜移植失败后的病变。

二、带状钙化性角膜病

许多原因可引起角膜间质钙化，有些原因不清，称为原发性，带状钙化性角膜病，钙主要沉着在近表皮。

三、角膜移植失败后的变化

角膜移植成功不会取活检。移植失败后的角膜可见如下一些变化：

（1）表皮不规则增生或角化。

（2）间质血管增生。

（3）内层内皮层消失，并有角膜后层纤维化。

（4）少数间质有少数炎症细胞浸润。

（5）角膜间质其他变性等。

四、角膜葡萄肿

角膜间质非炎症性损伤变薄，致使角膜圆锥形隆起膨出，称为角膜葡萄肿。可为先天性或后天性疾病，后者常是外伤的结果。

五、大疱性角膜病

疱可位于表皮内及表皮下。一些炎症或眼球内病变，引起角膜内皮层损伤，角膜水肿，导致疱痕形成。

六、角膜炎

常由于细菌、霉菌以及病毒感染等引起急性或慢性炎症。有时表皮可以损伤形成溃疡。当炎症损伤较重时，炎症治愈后引起修复性瘢痕形成，导致视力障碍，需要角膜移植。单纯疱疹病毒是病毒性角膜炎中较常见者，少数有阿米巴引起的阿米巴性角膜炎。

七、角膜肿瘤

角膜肿瘤很少见。易见角膜角化棘皮瘤、鳞状细胞癌及恶性黑色素瘤。前两种肿瘤易混淆，它们之间的鉴别诊断要点，（参阅第二十二章"皮肤")。

第五节　眼内疾病

一、白内障

这是晶状体的一种年龄性或病理性变性疾病。在晶状体核区、皮质层或被膜下可发生各种变性变化。由于这些变化使晶状体透明性障碍从而影响视力。由于这些变化晶状体可呈黄色、白色或褐色不透明。组织学可有如下变化：

(1) 嗜酸性间质纤维，主要在核心区。

(2) 皮质层血管增生。

(3) 晶状体纤维之间大小不等的裂隙或嗜酸性大小不等小球状物形成。

二、炎症性疾病

(一) 感染化脓性眼内炎

化脓菌或真菌感染引起。造成感染的原因很多，可以由于外伤、血源或一些机会性致病菌在特殊条件下发病。轻度者易治愈，严重者常引起眼内结构破坏而失明。脓液或炎症渗出物机化，引起视网膜粘连、脱落；虹膜粘连等导致继发性青光眼或视力障碍。病理可见到急性或慢性化脓性炎的各种病变。

(二) 眼的巨细胞性包涵体病

可以发生于婴儿或成人，前者可以是先天性巨细胞性包涵体病毒感染，后者常由于获得性免疫缺陷引起，如艾滋病患者继发的巨细胞性包涵体病毒感染性眼炎。主要病变是视网膜出血、坏死，坏死周的视网膜内可见核内病毒包涵体，典型者为鸟眼样，其周围有清楚晕。

(三) 单纯疱疹病毒引起的眼内炎

视网膜可见坏死及淋巴细胞浸润为主的炎症，并有疱疹病毒样的核内包涵体形成。可合并脑炎。

（四）寄生虫性眼内炎

眼内寄生虫性犬弓蛔虫性眼炎有过报道，炎症病灶内可见虫体及炎症反应。

（五）交感性眼炎

【病理诊断要点】

1．有眼外伤史，眼炎可发生于患侧眼或对侧未受伤眼，也可双眼发病。

2．这是一种外伤后诱发的自身免疫性疾病，眼外伤后此病的发生率最高可达50%。

3．组织学上显示为弥漫性炎症，尤以视网膜及色素膜明显。炎症细胞以淋巴细胞、浆细胞、组织细胞为主，可见少量嗜酸性细胞。可见上皮样组织细胞聚集成非干酪性坏死肉芽肿，肉芽肿中也可见多核巨细胞。肉芽肿病变常在色素膜多见。

4．外伤眼发病，除肉芽肿性炎还可见与外伤有关或继发感染性炎症。

【鉴别诊断】

主要应与其他眼内肉芽肿性炎鉴别，见表10-1。

1．眼内结核　本病有如下几点可与结核鉴别：①有明显外伤历史；②肉芽肿病变较少，而且无干酪性坏死；③结核分枝杆菌染色阴性。

2．异物性肉芽肿　交感性眼炎肉芽肿与异物无关，肉芽肿及巨细胞内无异物。

（六）晶状体过敏性眼炎

常见于眼内穿透性外伤或其他原因引起的晶状体破裂（表10-1），内容物溢出。晶状体破裂时有较明显急性炎症反应，临床相似于感染性眼内炎。组织学上显示晶状体破裂处有明显急性炎症反应。逐渐出现上皮样细胞及多核巨细胞，形成肉芽肿结构：炎症反应围绕晶状体在外周较明显，慢性期有吸收性肉芽组织形成。这种反应无系统表现，可能与抗晶状体抗体形成及自身免疫反应有关。

表 10-1　常见眼内肉芽肿性炎和原因

细菌	结核分枝杆菌
霉菌	曲霉菌，芽生菌病，假丝酵母菌（念珠菌），球孢子菌病，组织胞浆菌病，孢子丝菌病
螺旋体	梅毒
特发性	结节病，Vogt-Koyanagi-Harada 综合征
免疫性疾病	幼年性类风湿关节炎
创伤后	晶状体过敏性肉芽肿性炎，交感性眼炎
寄生虫性	猪带绦虫（猪囊虫），犬弓蛔虫

三、青光眼

这是以眼内压升高为主要特点的疾病。由于眼内压升高引起视网膜及视神经等眼内组织的继发性损伤为此病的主要危害。

根据临床及病理特点可以分为两型：

1. 原发性青光眼　无原发疾病或病变。主要由于前房角远侧阻塞，称为原发性开角性青光眼；或由于前房角狭窄，称为原发性窄角性青光眼。

2. 继发性青光眼　常由于眼内出血或炎症渗出物吸收机化引起前房角黏连狭窄或前房液回流管道系统破坏或狭窄而导致眼内压升高所致。

不管是原发性或继发性青光眼，较晚期视网膜及视神经，特别是视乳头萎缩。检查青光眼标本时注意前房角、Schlemm 管及虹膜睫状体根部网状结构、视网膜、视神经以及视乳头等有无变化。视乳头及视神经常有萎缩变性，可发生黏液变性。

四、视网膜血管病

视网膜血管各种疾病或病变可引起视网膜继发性损伤。常有如下几类血管疾病：

（一）糖尿病性视网膜血管病

糖尿病患者疾病发作 15 年后可发生视网膜血管病，主要组织学变化是血管壁，特别是小动脉及毛细血管发生糖尿病性血管硬化，这些血管变化可发生在视网膜或眼内其他部位如虹膜及视神经，引起微小梗死、出血、缺血缺氧性变性、视网膜脱落、出血机化粘连，以及继发性青光眼等。

（二）动脉硬化性视网膜病

高血压或动脉粥样硬化引起细动脉或眼内小动脉硬化导致眼内各种缺血缺氧性病变或出血。

（三）视网膜血管炎

眼内坏死性血管炎可以是全身血管炎的表现，如 Wegener 肉芽肿可以累及眼内，也可以是局限性或孤立性眼内血管炎。可引起眼内严重静脉淤血（静脉炎）或缺血缺氧性变化（动脉炎），或急性出血失明，或其他炎症病变。

（四）视网膜中央动脉或静脉闭塞

这种变化常是视网膜其他血管病的继发变化，如糖尿病性血管病（血管壁糖原沉着或继发动脉硬化）、高血压、动脉粥样硬化，以及血管炎等继发视网膜中央动脉或静脉突然阻塞。临床上表现为突然无痛性视力丧失。如果动脉阻塞大都为栓塞，可发生视网膜梗死或急性缺血缺氧性变化。静脉可因血栓形成而阻塞，可发生严重淤血、水肿及出血或出血坏死。

五、肿瘤或肿瘤样病变

（一）视网膜血管瘤

这可能是错构性或真性血管增生性肿瘤。也可能发生先天性视网膜血管增生或称血管痣（也叫 Von Hippel 瘤），可以是单侧或双侧多灶性发生，严重影响视力。真性局灶性良性血管瘤较少见。眼内血管瘤常见于脉络膜。

（二）虹膜色素痣

这是很少见的疾病。大多为青少年，从小即有，逐渐长大。组织学显示为虹膜色素细胞良性增生，色素细胞无异型性，有自限性。

（三）脉络膜色素痣

组织学上相似于皮肤蓝痣。病变较小，细胞无异型性，有自限性。临床易误诊为恶性黑色素瘤。痣细胞为分枝状梭形有多量黑色素的痣细胞。要与恶性黑色素瘤鉴别，后者年龄较大，进行性浸润性生长，细胞有一定异型性等与色素痣较易鉴别。

（四）恶性黑色素瘤

【病理诊断要点】

1．恶性黑色素瘤是眼内最常见的恶性肿瘤，常见于老年人，但青少年也可发生。可以起源于眼内痣恶变。

2．恶性黑色素瘤可以发生于眼内许多部位，脉络膜、睫状体及虹膜等是常见部位。发生于脉络膜的肿瘤常使视网膜隆起、分离等而失明。肿瘤出血及坏死常继发眼内炎症及继发性青光眼。

3．组织学上黑色素瘤瘤细胞可以分为如下三型：

（1）梭形细胞A型：细胞梭形，分化较好，较细长，大小较一致；核较小，大小较一致，梭形，无明显核仁。

（2）梭形细胞B型：细胞较大，比上型有较明显的多形性，异型性界于上型和下型之间，核呈椭圆或圆形，有较明显核仁，分裂象较多。

（3）上皮样细胞型：细胞较大，外形不规则，有较丰富胞质，呈明显上皮样，胞质红染或深浅不均，核也较大，染色质较粗，核仁明显，分裂象较多，可见巨核或多核细胞。

4．梭形细胞排列较紧密，上皮样细胞较松散。梭形细胞有时形成较特殊围绕血管呈乳头状或栅栏或大的菊形团状结构。三型细胞可混合存在或以某型为主。

5．眼内恶性黑色素瘤的预后与下列因素有关：

（1）细胞类型：这是影响预后的主要因素。梭形细胞A、B及上皮样细胞型三者术后5年存活率分别为＞95%、70%、30%。甚至有认为纯粹梭形细胞A型不是真性恶性黑色素瘤而是痣，它的术后5年生存率几乎是100%。

（2）肿瘤大小：愈大预后愈差。

（3）部位：位于虹膜者预后较好，位于虹膜的梭形细胞A型可能为痣。

（4）是否侵及神经，侵及者预后较差。

(5) 是否侵及巩膜，特别是侵及巩膜外者预后很差，5 年生存率只有 10% ~ 20%。

(6) 有无坏死：有坏死者预后差。

(7) 核的密度：核较多，密度大者预后较差。

【鉴别诊断】

临床上常将许多非恶性黑色素瘤的病变误诊为恶性黑色素瘤。如出血，特别是脉络膜出血，视网膜其他肿瘤等。但病理上不难鉴别。

1. 色素痣　如下特点可与之鉴别：①从小即有；②生长缓慢且有自限性；③肿瘤较小无坏死；④细胞分化较好，无明显异型性，核仁不清，分裂象少或无；⑤无浸润性生长等。

2. 转移癌　无色素性上皮细胞型恶性黑色素瘤要与转移癌鉴别。如下几点可与转移癌鉴别：①无原发瘤；②核仁清楚，排列松散；③无腺体或其他分化，如分泌黏液分化等。鉴别非常困难时可做免疫组化或电镜检查，黑色素瘤 S-100 及 HMB45 阳性，转移癌阴性，特别是 HMB45 有特异性。眼内黑色素瘤很少无色素者。

3. 梭形细胞其他瘤　如神经鞘瘤及平滑肌瘤等。梭形细胞型恶性黑色素瘤有时有特异性似乳头状排列，梭形细胞 B 型核仁清楚。实在困难时做免疫组化或电镜检查，恶性黑色素瘤 HMB45 阳性，电镜下有不同成熟程度的黑色素小体。

（五）视网膜母细胞瘤

【病理诊断要点】

1. 视网膜母细胞瘤是儿童眼内最常见的恶性肿瘤，它是由神经外胚层组织发生，并具有视网膜分化特点的恶性肿瘤。约 40% 或更多病例有家族性，与遗传有关。

2. 大约 30% 病例是双侧性，其中 90% 是家族性的。

3. 在眼内扁平斑块或结节状弥漫性增生，可多灶性发生、少数可侵及眼外。肿瘤常见坏死，并可发生钙化。

4. 肿瘤由较小的圆形或椭圆形胞质较少的大小较一致细胞构成，细胞核染色质较细、染色较深，无明显核仁，细胞很似肺的小细胞癌。

5．细胞常呈大团块状，团块中心常有血管，团块之间有多少不等的间质，细胞团内常有大小不等坏死及菊形团形成。血管壁常有嗜苏木素物质沉着，这一特点也相似于肺的小细胞癌。

6．少数病例肿瘤细胞分化很好，分裂象也很少，无明显坏死，无明显浸润，有人称此类肿瘤为视网膜细胞瘤。

7．电镜下可见肿瘤细胞有感光视神经分化。免疫组化染色NSE、突触素、S-100以及GFAP均可以阳性。另外标记视网膜特殊分化的抗体，如视网膜结合蛋白（retinal binding protein，RBP）、retinal S-antigen及rhodopsin可阳性。

【鉴别诊断】

1．恶性黑色素瘤　恶性黑色素瘤如下特点可与视网膜母细胞瘤鉴别：①肿瘤内常有明显色素；②细胞较松散；③肿瘤细胞大多可归入眼内黑色素瘤的三型细胞；④无菊形团结构；⑤免疫组化HMB45阳性，电镜下肿瘤细胞内可见不同发育阶段的黑色素小体；

2．团块状视网膜胶质增生　此种病变常继发于出血或炎症后，形成结节状视网膜胶质增生。病变无明显坏死，无明显视网膜分化的肿瘤细胞增生。

3．髓上皮瘤　此肿瘤上皮成分呈明显原始视神经管或髓上皮分化，间质呈肉瘤性间质，如纤维肉瘤及软骨肉瘤等。较易与视网膜母细胞瘤鉴别。

（六）白血病浸润

约50%白血病患者尸检可见眼内有白血病浸润，也可发生中性粒细胞肉瘤。

（七）恶性淋巴瘤

眼内淋巴瘤可伴有眼外淋巴瘤，也可眼内孤立发生，特别是视神经有时出现较早浸润而引起视神经病。眼内淋巴瘤的诊断及鉴别诊断同淋巴结内淋巴瘤，（请参阅第三十二章"淋巴结"）。

眼内淋巴瘤要与反应性淋巴组织增生或称假性或良性淋巴瘤鉴别。眼内真正假性淋巴瘤很少，所谓假性淋巴瘤可能是分化较好、有少数滤泡形成的低度恶性B细胞淋巴瘤。少数所谓假性淋巴瘤有如下特点：

（1）肿瘤较小，不侵及眼外。

（2）增生淋巴组织多数有滤泡形成。

（3）有多量多种炎症细胞。

（4）免疫组化染色 Lambda 及 Kappa 均阳性，呈球蛋白多克隆表达。

（八）眼内其他肿瘤

眼内还可见的良性肿瘤有：血管瘤、淋巴管瘤、睫状体良性上皮瘤、平滑肌瘤、脑膜瘤、血管母细胞瘤、星形细胞瘤、幼年性黄色肉芽肿、纤维组织细胞瘤以及神经纤维瘤，恶性肿瘤还有：髓上皮瘤、横纹肌肉瘤以及血管肉瘤等。

（九）眼内转移瘤

眼内转移瘤较常见，乳腺癌、恶性黑色素瘤、肺癌、肝癌以及胃癌等都可发生眼内转移。

第六节　泪腺及泪道疾病

一、炎症性疾病

泪腺及泪道都可发生多种非特异性炎及特异性肉芽肿性炎，如结核及结节病等。非特异性炎可以是急性及慢性，慢性较常见。泪腺很多疾病相似于涎腺或汗腺，如涎腺各种炎症泪腺均可发生。

二、肿瘤性疾病

泪腺及泪管常见肿瘤分类见表 10-2。

表 10-2　泪腺及泪管肿瘤分类

良性	炎性假瘤，乳头状瘤（鳞状上皮及移行上皮及二型上皮混合），混合瘤，腺瘤，嗜酸性腺瘤，纤维组织细胞瘤，神经鞘瘤，平滑肌瘤。
恶性	泪腺及泪道腺癌，鳞状细胞癌，移行细胞癌，泪囊癌（移行或鳞癌），黏液表皮样癌，恶性混合瘤，恶性肌上皮瘤，血管肉瘤，淋巴瘤，恶性黑色素瘤，腺样囊性癌

泪腺肿瘤及肿瘤样病变基本与涎腺相似。（请参阅第八章"大涎腺"）。

第七节　眼眶疾病

眼眶是由眼眶周骨组织、动眼肌群、少量平滑肌以及眼球周脂肪及结缔组织构成。故软组织和骨组织的各种疾病在眼眶均可发生。下面介绍几种较为特殊眼眶疾病的病理诊断及鉴别诊断要点。

一、原发性甲状腺功能亢进症伴发的病变

严重病例眼眶或球后软组织有如下变化，这些变化见于尸检或少数疑为肿瘤性病变的外检取材：

1. 广泛水肿。
2. 眼眶周软组织都有轻重不等的慢性炎。
3. 眼周肌组织肥大，肌纤维变性，如玻璃样变等。
4. 眼眶结缔组织特别是肌肉结缔组织增生。

二、炎症性疾病

（一）非特异性炎

常继发于周围器官或组织的炎症扩散而来，如眼、鼻腔、眶骨以及颅内等，少数也可血行感染。单侧性慢性炎症临床上常易误诊为肿瘤而取材送检。

（二）肉芽肿性炎

可发生各种肉芽肿性炎，如结核、结节病、深部霉菌病等。在结节病的诊断中要注意除外眼眶周的结节病样反应性病变。

（三）黏液囊肿

常为额窦或筛窦慢性炎症的结果，窦的一些黏液腺遭炎症性破坏，植入眼周少数黏液上皮分泌物潴留而致。形态诊断见口腔同类疾病。

（四）炎性假瘤

由于慢性炎症引起的炎症性增生性肿瘤样病变。

【病理诊断要点】

1．眼眶内有持续性肿瘤样肿块，常界限不清，有自限性。

2．组织学上显示为非特异性慢性炎、肉芽组织形成、纤维组织增生、血管增生、间质玻璃样变以及淋巴组织增生等。少数病例可见钙化或骨化。

3．临床上及病理上无特殊病因可查，如查出具体原因，则应作具体疾病诊断。如红斑狼疮、血管炎以及淋巴瘤等。

4．各例之间增生主要成分不同，有的以血管及肉芽组织为主，有的以淋巴细胞、浆细胞为主，根据不同组织学分为如下亚型：

(1) 非特异性慢性炎症型：显示为一般非特异慢性炎，间质增生，肉芽组织形成，炎症性纤维化以及间质不同程度的玻璃样变等，这是较常见一型。称为混合型或普通型。

(2) 浆细胞肉芽肿型：病变中浆细胞较多，特别是成熟的浆细胞较突出，要注意与真性孤立性浆细胞瘤鉴别，后者有不成熟浆细胞，细胞成分较单一，间质无明显炎症性增生等。

(3) 假性淋巴瘤型：此型淋巴组织增生较突出，有淋巴滤泡形成。有人称为反应性淋巴组织增生。此型必须与眼眶分化良好的黏膜相关淋巴组织淋巴瘤鉴别。它们之间的鉴别要点见表 10-3。

表 10-3　眼眶反应性淋巴组织增生与眼眶黏膜相关淋巴组织淋巴瘤鉴别要点

病变	反应性增生	淋巴瘤
淋巴细胞增生程度	中等	明显，几乎全为淋巴组织
细胞分化	很好	有一定异型性
滤泡形成	较多	少数
非特异性间质增生	较明显，常有玻璃样变	明显，特别是无明显血管增生及玻璃样变
其他炎症细胞	较多且较多样，常与淋巴细胞混杂	较少且常在肿瘤周围
成熟浆细胞	较多	较少
Russell 小体	常见	很少见
免疫组化	B 细胞球蛋白轻链，多克隆性	单克隆

(4) 非特异性嗜酸性肉芽肿型：非特异性慢性炎，有较多量嗜酸性细胞浸润，需除外寄生虫、血管炎以及朗格汉斯组织细胞增生性嗜酸性芽肿。

(5) 眼肌肥大型：除慢性炎症、水肿外，眼肌明显肿胀、变性及间质增生等。提示可能为甲状腺功能紊乱疾病伴发眼眶病变。

(6) 胆固醇性肉芽肿型：慢性炎症、胆固醇结晶物质沉着以及肉芽肿形成等。如有角化物质，提示可能表皮样囊肿破裂所致的继发性病变，否则也可能是陈旧性坏死、化脓或出血继发性病变。

(7) 脂肪坏死性肉芽肿型：有明显脂肪坏死、黄瘤细胞、多核巨细胞，上皮细胞性肉芽肿以及慢性炎等。炎症明显与脂肪坏死有关。提示可能为外伤性或血管源性脂肪坏死继发性病变。

(8) 静脉炎型：除一般慢性炎症外，有明显静脉炎，如血管炎明显，根据血管炎病变特点对血管炎进行分型诊断。如血栓性静脉炎或坏死性动脉炎等。

(9) 伴巨大淋巴结病性窦组织细胞增生症（SHML）型：这型患者有 SHML。炎症细胞中分化良好的组织细胞较突出，并有较多量淋巴细胞及浆细胞等。间质也有较明显的纤维化。

三、眼眶肿瘤

(一) 良性肿瘤

横纹肌瘤、平滑肌瘤、血管瘤、淋巴管瘤、脂肪瘤、纤维组织细胞瘤、骨瘤、软骨瘤、嗜酸性肉芽肿、神经鞘瘤、血管周细胞瘤以及视神经胶质瘤等。

(二) 恶性肿瘤

横纹肌肉瘤、恶性纤维组织细胞瘤、滑膜肉瘤、腺泡状软组织肉瘤、恶性外周神经鞘瘤以及血管肉瘤等。其中横纹肌肉瘤最常见。

(三) 转移瘤

眼眶也可见一些转移性肿瘤，肉瘤及癌均可。

（廖松林）

第十一章　支气管、肺及胸膜

第一节　组织胚胎学提要

（一）喉、气管、支气管及肺泡均来源于胚胎原肠管前部腹侧生肺胚芽，开始为单管，以后逐级分支发育而成气管、各级支气管和肺泡。肺间质及血管来源于中胚层。

（二）随着气道及肺的发育，生肺胚芽的原肠管上皮渐演变为气道各型上皮及腺体。故气道各型上皮及支气管腺体是同源的。

（三）气道上皮包括喉部鳞状上皮、气管及支气管纤毛柱状上皮、呼吸性细支气管非纤毛上皮及肺泡上皮。

（四）被覆气道上皮和腺体的细胞包括如下类型：基底细胞、Kulchitsky 细胞（神经内分泌细胞）、纤毛细胞、浆液细胞、Clara 细胞、杯状细胞、黏液细胞、中间细胞、肺泡 I 型及 II 型细胞。这些细胞都起源于气道多潜能干细胞。故支气管肺癌各型细胞分化可混合存在。

（五）胸膜分为脏层及壁层，均来源于间叶组织，表面被覆扁平的间皮，其下为连续的基底膜。电镜下间皮细胞顶部为紧密连接、含有桥粒和表面微绒毛，以及胞质内张力原纤维束。免疫组化示高、低分子量角蛋白均为阳性，其下为结缔组织。但在病理情况下可增生呈立方、柱状甚至复层。在反应性增生时，浆膜下多潜能细胞常共表达角蛋白和波形蛋白，并向表面间皮分化。

第二节　肺非肿瘤非炎症性疾病

一、支气管源性囊肿

可能是肺发育过程中从前肠起始的肺支气管肺芽残件形成的囊肿，也可能是一种化生囊肿。常位于前纵隔、肺内或胸壁，甚至脊椎管内，常为单房性，内含浆液和（或）黏液，少数含有脓性液体。要与胃或肠型囊肿区别，后者囊壁衬覆胃或肠型上皮。支气管源性囊肿衬覆支气管纤毛柱状上皮。在肺内时要与支气管扩张鉴别，后者与支气管相通，有明显慢性炎症。支气管囊肿在肺内，也可多发，则称为多发性肺囊肿。

二、先天性腺瘤样畸形

常发生于一叶肺，可以压迫外周肺引起新生儿呼吸窘迫甚至死亡，亦见于儿童和成人。少数为双侧性多灶性病变。肉眼上呈囊实性。组织学上呈大小不一相互交通的囊，衬以立方至假复层纤毛柱状上皮，呈腺瘤样，似不成熟支气管或细支气管，也可呈实性结构。治疗应采取肺叶切除。

三、先天性肺淋巴管扩张症

多见于新生儿或婴幼儿。在胸膜下及肺间质内有大量扩张的淋巴管，严重者导致气胸或肺功能不全死亡。需注意与肺气肿鉴别，前者无形成肺气肿的基础疾病，管内可见淋巴液，大多有明显内皮被覆。有时合并其他畸形，婴幼儿常合并肺透明膜病。

四、肺透明膜病

也称呼吸窘迫综合征。常分为两型：

（一）新生儿呼吸窘迫综合征

常为原发性，发病与肺泡Ⅱ型细胞发育不全有关。主要病理诊断指标为：

1. 临床上有明显呼吸窘迫症状，血氧分压低。

2．两肺明显水肿、淤血及出血，重量明显增加。

3．两肺有明显肺间质及肺泡水肿，肺间质及肺泡出血。

4．肺泡和呼吸性细支气管透明膜形成。

5．灶状肺不张。

6．可有或无炎症。

（二）成人呼吸窘迫综合征

病理变化及诊断指标相似于新生儿。但成人都有原发疾病。常见疾病有：创伤（严重创伤，特别是胸部创伤伴有创伤性休克者），全身或肺部感染（SARS 和高致病性禽流感）、恶性肿瘤晚期、败血症、胃内容物吸入等、氧中毒、胰腺炎、放射损伤、博来霉素中毒、麻醉，以及各种疾病引起的 DIC 综合征等。

若仅肺部病变符合诊断，但临床无缺氧或呼吸困难或窘迫症状不能诊断。即此综合征在成年人不能作为独立疾病诊断，必须注意寻找原发疾病。

呼吸窘迫综合征现在又称为弥漫性肺损伤，即它的基本病变是两肺弥漫性肺泡上皮及毛细血管损伤。病变可分为渗出期、增生期和纤维化期。

五、羊水吸入

是在产前或产程中胎儿过早呼吸所致，故是宫内或产程中缺氧的指征。诊断要点为：

1．两肺肺泡内、支气管内有羊水的各种成分吸入，如角化上皮、胎便以及黏液等。有的病例主要在产道中吸入黏液，故又称为黏液吸入综合征。

2．可有轻重不同的炎症，炎症可为化学性（羊水中胆汁刺激引起），也可为继发性感染所致。若有明显的炎症，应诊断为羊水吸入性肺炎。

六、新生儿肺大团块样出血

新生儿两肺或一侧肺大团块性弥漫性出血，原因不清，与宫内缺氧、无脑儿或维生素 K 缺乏有一定关系。常为致死性疾病，要与新生儿出血性肺炎鉴别，后者除出血外，肺泡内有中性粒细胞浸润。

七、肺气肿

【肺气肿的分类】

1．按肺气肿分布分为：（1）肺泡性；（2）间质性。

2．按气道功能状况分：（1）阻塞性；（2）非阻塞性。

3．按在小叶内病变分布：（1）小叶中心型；（2）全小叶型；（3）混合型。

4．按发病分为：（1）老年性；（2）代偿性；（3）器质性阻塞性或弹力组织破坏性。

【病理诊断要点】

1．末段气道及肺泡扩张，充气过度，常伴有气道破坏。

2．肺弹力组织破坏、减少。

3．伴有或不伴有气道阻塞性病变。

4．肺泡性肺气肿病变程度的判断：气肿面积未超过 25% 为轻度，25% ~ 50% 属中度，> 50% 属重度（根据肺最大额状断面观察）。

八、支气管扩张症

支气管壁及支持组织因炎症性破坏，而致管腔扩张的一种综合征。

【病理诊断要点】

1．病变常局限在一个大叶或段，很少广泛发生。左肺常多于右肺，下叶多见。

2．局部胸膜常有炎症及纤维性增厚，肺重量增加。

3．肉眼上可分为如下类型；（1）囊状；（2）圆柱状；（3）串珠状。

4．病变支气管扩张，壁增厚，周围肺组织常有炎症及纤维化。

5．支气管软骨常有变性、破坏、钙化及骨化。黏膜面常有溃疡，管腔存积黏液和脓性分泌物。支气管壁及周围肺组织常有慢性化脓性肺炎，炎症性淋巴组织增生及纤维化。常有多少不等神经内分泌细胞增生，有时增生较明显形成结节状，形成肺小瘤（tumorlet）。增生淋巴细胞可有滤泡形成，特别是较年轻者多见。

6. 管壁周支气管动脉及肺动脉常见管壁增厚，内膜增生。二型动脉吻合从而使肺动脉压升高。

【鉴别诊断】

肺支气管囊肿，见本章支气管囊肿。

九、成人肺出血

形成肺出血的常见疾病及原因见表 11-1。

表 11-1　肺出血原因及疾病

原因	疾病举例
出血性素质	白血病，癌症化疗，血小板减少性紫癜
静脉高压	二尖瓣狭窄，肺静脉闭塞性病变
感染及炎症	肺霉菌病，病毒，结核，支气管扩张
肿瘤	肺癌，血管性肿瘤
动脉瘤破裂	动脉硬化，血管炎，先天性畸形
胶原血管病	系统性红斑狼疮，类风湿，Wegener 肉芽肿
肺出血综合征	肺出血肾小球肾炎综合征，特发性肺含铁血黄素沉着，免疫复合物性肾小球肾炎

【病理诊断要点】

1. 肺大片出血，较陈旧性出血有明显含铁血黄素沉着。

2. 依出血原因及疾病不同，伴发病变也不同，应根据临床资料结合病理所见进行综合分析判断。

十、肺动脉高压症

是指原发性肺动脉高压，它是由于胸壁、肺实质肺动脉病变，以及肺血流量升高引起肺动脉高压。由于静脉压力增高，如二尖瓣狭窄或肺静脉闭塞引起的肺动脉压升高不属此类，即是继发性肺动脉高压症。由于原发性肺动脉高压引起以右心衰竭为主要特点的心脏病称为肺心病，即肺动脉高压性心脏病。

先天性心脏病引起的肺高流量所致的肺动脉高压，常随年龄增加肺血管病变加重，最后成为不可复性变化，严重影响心脏修复手术效果。根据肺动脉病变的程度，将肌型动脉病变分为六级。这种分级与肺高流量型先天性心脏病的修补术的预后密切相关。故应将高流量型先天性心脏病的心脏或大血管修补术时取肺活检列为常规，作为判断术后预后的重要参考指标，甚至应在术前取肺活检作为手术适应证的重要参考指标，因为Ⅵ级病变者术后预后很差，不宜手术。肺动脉病变的病理分级：

Ⅰ级：肺动脉部分肌型或无肌型动脉肌化，中层肥厚。

Ⅱ级：中层肥厚合并内膜增生肥厚。

Ⅲ级：内膜纤维化更严重，形成闭塞性变化。

Ⅳ级：肺小动脉丛状病变。

Ⅴ级：小动脉扩张并常有弯曲，形成静脉样动脉。

Ⅵ级：坏死性小动脉炎，或小动脉缺氧性纤维素样坏死，可伴有或无炎症。

各种原因引起的肺动脉高压均可有上述病变，这些病变又一步加重肺动脉压升高。已有资料证明，吸烟可引起肺肌型动脉出现相似于肺动脉高压的变化，从而促进肺动脉高压的发生。

肺动脉高压可以表现为丛状病变、血管瘤样病变、血栓栓塞性肺动脉高压和肺静脉阻塞性肺动脉高压。

十一、肺泡蛋白沉着症

【病理诊断要点】

1．临床表现多种多样，有的无症状，也可有严重的呼吸功能不全，这与病变程度有关。

2．肺泡有大量均匀或细颗粒状粉红染的蛋白质性物质沉着。

3．肺泡内蛋白质性物质 PAS 阳性，可能是一种糖蛋白，生化分析显示有脂质成分。PAS 及脂肪染色阳性是诊断的主要依据。

4．肺泡内和肺泡间有少量淋巴细胞及单核 - 巨噬细胞浸润。

5．Ⅱ型上皮有轻度增生，很少发生纤维化。

【鉴别诊断】

肺水肿：此症肺泡内物 PAS 及脂肪染色阳性，故不是单纯水肿。

十二、肺泡微石症

肺泡内均质性或同心圆样的钙化小体形成。轻度病变无明显症状，重者可有呼吸功能障碍。有的病例是继发性病变，微石较少，如二尖瓣狭窄、肺心病等均可继发本病。少数为原发病变，25%为儿童，且有家族史。

十三、肺淀粉样物质沉着症

与其他器官同类疾病病变相似。基于分布可分为 4 类：血管型（临床意义不大）；结节性支气管型；结节性肺实质型和弥漫性肺泡间隔型。X 线下结节性支气管型和结节性肺实质型可为孤立性或多发性，与结核或转移癌近似。弥漫性肺泡间隔型导致肺功能严重受损，X 线检查示肺弥漫性浸润，预后很差。淀粉样物主要由淀粉样轻链蛋白构成。

第三节　炎症性疾病

一、婴幼儿肺炎

这是婴幼儿尸检中最常见的疾病，按病因及病理特点分如下几类：

（一）先天性肺炎

一些感染因素通过胎盘扩散到胎儿或通过吸入污染的羊水而致。肺呈现为以中性粒细胞为主的支气管炎及支气管肺炎。通过吸入羊水感染者，伴有羊水吸入，细菌培养阳性。

（二）新生儿出血性肺炎

新生儿以出血为主的炎症，肺泡、支气管大量急性出血，少量中性粒细胞浸润。可能是先天性肺炎的一型。

（三）羊水吸入性肺炎

两肺弥漫性羊水吸入，并有多少不等以中性粒细胞为主的炎症细胞浸润。与羊水吸入感染性肺炎不同者后者细菌染色及分离培养阳性。

（四）病毒性肺炎

常为先天感染，病变与成人病毒性肺炎相似，可为间质性肺炎或增生坏死性肺炎，细支气管肺泡上皮增生，并有包涵体形成。常有核内包涵体。增生上皮可显示细胞增大，核大，深染，甚至有多核细胞形成，在这些增生的巨细胞中核内包涵体易找。

病毒性肺炎可为巨细胞病毒感染，这型病毒可引起先天性感染性肺炎，常伴有其他器官损害，如腮腺及肾等，及巨细胞包涵体形成。

二、病毒性肺炎

成人及婴幼儿均可发生，后者常见。

【病理诊断要点】

1．两肺弥漫性灶性肺炎，也可有局限性灶性肺炎。

2．病变各例轻重不一，病变类型不同，常表现为以下几种病变类型：

（1）间质性或间质脱屑性肺炎。

（2）增殖性肺炎或坏死增殖性肺炎（病程 2～3 天后增生病变较明显）。

（3）增殖性坏死性化脓性肺炎（有继发感染）。

3．除肺泡炎外常有支气管炎。肺泡渗出炎症细胞中常以单核细胞为主，并可伴有透明膜形成（特别是婴幼儿）。即病毒感染可引起肺透明膜病。

4．病毒性肺炎的最主要组织学诊断指标是细支气管及肺泡上皮增生，有巨细胞形成及核内或胞浆内包涵体以及单核细胞浸润为主的间质性肺炎。组织学上难以确定病毒类型。

三、细菌性肺炎

许多种细菌感染均可引起肺炎。病原学的诊断主要靠分泌物、支气管肺泡灌洗液以及肺组织的细菌培养分离以及组织切片上的细菌染色和血清学检查等综合分析诊断。组织学上可分为两型：大叶性肺炎及小叶性肺炎。两型肺炎的主要鉴别点见表 11-2。

表 11-2　大叶性肺炎及小叶性肺炎鉴别要点

鉴别要点	大叶性肺炎	小叶性肺炎
年龄	多为中青年	多为小儿及老年
病因	主要为肺炎链球菌	各种化脓菌、病毒及霉菌
症状	主要高热、咳嗽及胸痛	主要为咳嗽及轻重不同的呼吸困难
病变分布	局限于一侧肺的一个节段或一个大叶	双侧，小叶或小叶融合性
病变时相性	有	无
病变性质	纤维素性炎	多种类型渗出性炎或坏死渗出性炎
支气管病变	常无	常有
胸膜病变	几乎总有	不一定
结局	少数死于感染中毒性休克或其他合并症	可死于呼吸困难或感染中毒性休克，也可能是临终性肺炎

尚有以下一些特殊类型细菌感染性肺炎：

（一）军团菌肺炎

常见于中青年，临床上常有发热或明显的感染中毒及休克症状。

【病理诊断要点】

1．病变呈大叶或小叶融合性分布；常有弥漫性肺损伤，也可以弥漫性肺损伤为主要病变。

2．组织学上常为纤维素性化脓性肺炎，常有小脓肿形成。

3．支气管及胸膜常有病变。

4．血、分泌物、支气管肺灌洗液，以及肺组织细菌分离培养阳性，或血清特异性抗体阳性。

5．患者可因感染中毒性休克快速死亡。

【鉴别诊断】

肺炎链球菌性大叶性肺炎：军团菌肺炎在临床上及X线或肉眼检查均似大叶性肺炎，但如下特点可与一般肺炎链球菌引起的大叶性肺炎鉴别：

（1）病变常为小叶融合性，不单纯局限于一个大叶或节段。

（2）常有明显化脓性炎及小脓肿形成。

（3）常在急性期就有较明显脓毒败血症。

（4）肺常有弥漫性损伤性变化。

（5）常有化脓性支气管炎。

（6）病原学及血清检查有军团菌感染。

（7）军团菌感染，特别是亚急性或慢性者常合并Ⅲ型超敏反应性疾病，如皮肌炎及关节炎等。

（二）厌氧菌性肺炎

基本病变是小叶肺炎，病变可以局限，也可弥漫。常有四个病变类型：①脓肿；②坏死性肺炎（肺坏疽）；③小叶性肺炎；④脓肿。

（三）结核性肺炎或肺结核

肺结核可以表现在原发性或继发性。前者常为婴幼儿。除肺的原发灶外，有局部淋巴结结核，形成原发组合。肺结核有多种类型。但它的基本诊断要点是：

1．典型的结核结节：中央为干酪性坏死，坏死周为放射排列的上皮样细胞及郎罕多核巨细胞，外层为非特异性慢性炎、淋巴单核组织细胞浸润，或为纤维化。

2．结核菌染色或其他方法，如基因诊断方法等检见结核分枝杆菌。

3．血清或结核菌素皮试支持结核分枝杆菌感染。

少数结核病患者同时有肺外结核或伴发结核分枝杆菌引起的Ⅲ型超敏反应性疾病，如关节炎、皮肌炎、结节性红斑、硬结性红斑等。

四、肉芽肿性肺炎

多种原因引起的肺炎都可有肉芽肿形成，它们的主要特点及鉴别要点见表 11-3。

表 11-3　肺肉芽肿性炎的鉴别要点

疾病	病原	上皮样肉芽肿	干酪性坏死	其他坏死	血管炎	其他炎症或特异性病变
结核	结核分枝杆菌	+	+	-	-	非特异性慢性炎
结节病	不明	+	-	+	-	非特异性慢性炎纤维化，常有肺外病变
不典型分枝杆菌肺炎	不典型性分枝杆菌	+	+	-	-	支气管内肉芽肿常见，与结核鉴别要依靠病原学检查
Wegener肉芽肿	不明	+/-	-	+	+	非特异性慢性炎，中性粒细胞为主炎症细胞
支气管中心性肉芽肿	不明，可能为霉菌	+	-	-	-	肉芽肿主要在支气管及细支气管，结节状，无肺外病变
尘肺	二氧化硅或铍	+	-	-/+	-	非特异性炎及纤维化
霉菌病	不同类型霉菌	+/-	-	-/+	-/+	化脓性炎，可找见霉菌
外源性过敏性肉芽肿	药物或霉菌毒素等	+	-	-/+	-/+	非特异性炎，嗜酸细胞浸润
过敏性肉芽肿	不明	-/+	-	+	+	结节性动脉炎，有明显嗜酸细胞

五、肺血管炎

肺是血管较丰富的器官，血管炎性疾病常累及肺，血管炎疾病可表现为系统性病变累及肺，也可表现为肺孤立性局限性病变。肺血管炎病变多种多样。

【病理诊断要点】

1．两肺弥漫性或局限性炎症性病变。

2．病变为非特异性炎症，可有慢性化脓性炎、坏死或空洞形成及纤维化。

3．可有肉芽肿结构。

4．有典型纤维素性坏死性血管炎，时相不同表现各异。可表现为纤维素样坏死及中性粒细胞浸润，并有核尘，也可为血管增生闭塞性病变。

【鉴别诊断】

1．继发性血管坏死　肿瘤浸润血管可出现纤维素样坏死，但无明显的中性粒细胞浸润，并有肿瘤细胞。继发于缺氧者，常发生在瘢痕中或溃疡底或坏死灶附近，且无明显中性粒细胞浸润。

2．霉菌性坏死性血管炎　这种血管炎也有纤维素样坏死、血栓形成以及中性粒细胞浸润，但无核尘，易检见霉菌。

肺常见血管炎有：Wegner肉芽肿、结节性多动脉炎、类风湿血管炎、坏死性结节病样肉芽肿、过敏性肉芽肿病、白塞病以及其他类型血管炎。

六、嗜酸细胞性肺炎

有明显嗜酸细胞浸润的肺炎，可以是一个独立疾病，也可以是全身系统性嗜酸细胞浸润的一个表现，也可以是一种继发性变化。因此，肺变化表现为局灶性嗜酸细胞浸润性炎症病变，伴有或不伴有外周嗜酸细胞升高。为一大组疾病，常见疾病见表11-4。

表 11-4　肺嗜酸性细胞浸润综合征的分类

过敏性支气管肺曲霉菌病（可表现为支气管中心性肉芽肿）

慢性嗜酸性肺炎（局灶性或弥漫性）

外源性药物过敏性肺炎

全身系统性嗜酸细胞浸润症（原因不明性、可为嗜酸性胶原病以及嗜酸性白血病）

寄生虫性：热带性嗜酸细胞浸润症及其他

血管炎（过敏性肉芽肿病或其他血管炎）有时伴有嗜酸细胞浸润的疾病

细菌或霉菌感染

肿瘤：如朗格汉斯组织细胞增生性疾病，或某些类型的淋巴瘤

一些特殊类型的结节病

其他

　　在活检或尸检见到肺嗜酸细胞较明显时要根据表 11-4 所列疾病进行全面分析鉴别诊断，不要轻易下嗜酸性肺炎的诊断。少数嗜酸性肺炎的患者可发生猝死，原因不明。可能与感染引起的过敏性休克有关。

七、脂性肺炎

【病理诊断要点】

　　1．病变可以局限性或弥漫性，前者临床及肉眼上相似于肿瘤性病变。

　　2．脂性物质常为外源性吸入，少数为内源性的。

　　3．组织学上大量淋巴细胞及组织细胞为主的炎症细胞浸润，许多组织细胞内有大量脂性物质，形成泡沫样黄瘤细胞，也可有多核泡沫细泡，即杜顿巨细胞。较严重慢性病例可有纤维化。偶见胆固醇结晶。

【鉴别诊断】

　　其他类型肺炎伴有出血或坏死，在较陈旧性出血坏死周围或陈旧性化脓性病变周围有较大量吞噬脂性物质的组织细胞，这不能称为脂性肺炎。脂性肺炎主要病变为吞噬脂性物质的黄瘤细胞，而且细胞外也有明显脂性物质。

八、卡氏肺囊虫性肺炎

卡氏肺囊虫也称卡氏肺孢子菌，是一种具有囊样结构的真菌，用 PAS 及六胺银染色可较清晰地显示结构。

【病理诊断要点】

1．常发生于原发性或继发性免疫缺陷患者，如艾滋病。也发生于未成熟婴儿、极度衰弱老人或儿童或免疫抑制剂治疗患者。

2．X 线显示为两肺弥漫性间质性或肺泡炎病变，患者常有严重呼吸功能不全，并常有发热、咳嗽及胸痛症状。

3．两肺弥漫性或结节性灰白或褐色实变，并有颗粒状黏液样结构，结节之间常有海绵状肺组织。

4．轻度间质性肺炎，肺间质轻度增宽，有少量淋巴细胞、浆细胞及组织细胞浸润。肺泡上皮轻度增生，肺泡内有粉染或弱嗜碱性颗粒性蛋白物质"渗出"。这些细颗粒状蛋白性物质似纤维蛋白又不似纤维蛋白，似渗出的水肿液又不似水肿液，仔细观察细颗粒物质中有小囊状结构。PAS 或六胺银染色这些物质呈阳性，小囊中心有卡氏肺囊虫的胞核结构。

【鉴别诊断】

1．肺泡蛋白沉着症　此症蛋白物较均匀，似浓稠水肿液，无颗粒状，PAS 及银染色无小囊状原虫，无间质性炎症。

2．纤维素性肺炎　卡氏肺囊虫无明显中性粒细胞，肺泡内"纤维素样物"不鲜红、呈颗粒状、有小囊，纤维素染色阴性，有轻度间质性肺炎等特点，可与纤维素性肺炎鉴别。

九、闭塞性细支气管炎

这是一种多种原因或多种疾病伴发的疾病。如外源性过敏性肺泡炎、慢性嗜酸性肺炎，以及机化性细菌性肺炎、支原体肺炎、病毒性肺炎、某些毒物吸入以及一些胶原病等，均可伴发此类病变。因此，要全面观察综合分析，不要轻易下此诊断。病理组织学特点是终末支气管、呼吸性支气管及肺泡道等炎症渗出物机化，管壁慢性炎及纤维化呈闭塞性变化。病变以细支气管为中心小结节状分布是特点。

十、淋巴细胞性支气管炎及间质性肺炎

这是多种原因疾病，常见有结缔组织病、肺动脉高压症、免疫缺陷病以及一些感染性疾病等。可能是淋巴组织对各种病因的一种反应性增生。

【病理诊断要点】

1．支气管壁及肺泡壁有明显淋巴细胞浸润，淋巴细胞分化良好，常有淋巴滤泡形成。

2．有的病例以支气管炎为主，有的病例以间质性肺炎为主，有二者兼而有之。

3．除淋巴细胞外尚有少数浆细胞及单核组织细胞等炎症细胞。

4．慢性病例支气管壁或肺间质有纤维化，故又称为淋巴组织性纤维化性间质性肺炎，后者常是肺结缔组织病的一种变化。

【鉴别诊断】

1．弥漫性低度恶性 B 细胞淋巴瘤　这二者有时较难鉴别，它们的主要鉴别要点见表 11-5。

表 11-5　淋巴细胞性支气管炎（或间质性肺炎）与淋巴瘤的鉴别要点

鉴别要点	炎症	肿瘤
常规组织学		
较大团块状病变	常无	常有
其他部位淋巴瘤	无	可有
其他结缔组织病表现	可有	无
淋巴细胞分化	良好	有一定异型性
滤泡形成	较多	较少
其他炎症细胞	较明显	常无或少
纤维化	常有	常无
免疫组化		
B 细胞标记	常为阳性	阳性，以 B 细胞为主
T 细胞标记	明显阳性细胞	极少阳性细胞

淋巴细胞性支气管炎或间质性肺炎因为有较明显淋巴细胞增生，有时形成团块样病变，故又称为肺的良性淋巴组织增生。

2．淋巴瘤样肉芽肿　曾认为这是肺的一种特殊类型的血管炎，现在已公认它是淋巴结外的血管中心性或血管破坏性淋巴组织增生性疾病，由多形性的浸润细胞组成，其中包括异型的 EBV 感染的 B 细胞和大量混杂其中的反应性 T 细胞。淋巴瘤样肉芽肿在组织学分级和临床表现方面均呈一个谱系，取决于 EBV（+）的大 B 细胞的多寡。可演进为 EBV（+）的大 B 细胞淋巴瘤。呈血管中心性生长特点的 T 或 NK 细胞起源的肿瘤不应包括在淋巴瘤样肉芽肿内，而应诊为结外 NK/T 细胞淋巴瘤。但淋巴细胞性支气管炎或淋巴细胞性间质性肺炎细胞分化好，有滤泡形成，亦无明显血管破坏等现象，较易与淋巴瘤样肉芽肿鉴别。

十一、急性肺损伤和间质性肺炎

急性肺损伤是指有害因子对终末气道的急性（几天或数周）作用。可分为 3 种临床病理类型：弥漫肺泡损伤、急性间质性肺炎、阻塞细支气管炎 - 机化性肺炎。

（一）弥漫性肺泡损伤（DAD）

常为双侧弥漫性，可能由感染性因子，特别是病毒引起，亦可由吸入物（如氧）、药物（特别是化疗药和治疗顽固性心律失常的胺碘酮、摄入煤油和除草剂、休克、败血症、放射损伤和许多其他因素引起。

其病理变化是临床上称为成人呼吸窘迫综合征的改变。形态学改变是非特异性的。最早期改变有水肿、肺泡内出血和纤维素沉着。随后出现透明膜，于损伤后 3 ~ 7 天最明显。散布于间质的炎症浸润、纤维素血栓形成和肺泡上皮增生。增生的肺泡上皮主要为 Ⅱ 型肺泡上皮，可出现非典型性核分裂象、胞质内脂滴和细胞质内玻璃样 Mallory 小体、鳞状上皮化生和细胞明显的异型性、可酷似鳞状细胞癌。在后期的机化期，肺泡腔和间质内出现成纤维细胞增生，伴持续性肺泡上皮增生，附近的细支气管上皮细胞也出现核分裂象、再生和鳞状上皮化生，但不是突出的改变。

（二）急性间质性肺炎（AIP）

是一种快速进展性间质性肺炎，亦称 Hamman-Rich 综合征。顾名思义，其始动因素不清。典型患者表现为在流感样症状后出现呼吸困难，多为青年人，预后很差，多数患者起病 2 个月内死亡，镜下表现与 DAD 的机化期改变相同，最明显的病变是活跃的间质成纤维细胞增生。

（三）阻塞性细支气管炎 - 机化性肺炎（BOOP）

可由多种情况引起，包括感染、吸入（包括满仓肺）、药物和胶原血管病。起病急，特点是咳嗽、呼吸困难、发热和不适。预后较好。该病形态学的主要特点是气道内出现成纤维细胞栓（或称Masson 小体）。典型的成纤维细胞栓为长形或蜿行形，由浸在浅染的基质中的梭形或星形成纤维细胞构成。病变于低倍镜下呈斑片状分布是其特点，这是与普通间质性肺炎的重要鉴别点。

十二、慢性间质性肺炎

慢性间质性肺炎包括下列疾病：普通型间质性肺炎、脱屑性间质性肺炎、淋巴性间质性肺炎、巨细胞性间质性肺炎和非特异性间质性肺炎。

（一）普通型间质性肺炎（UIP）

起病隐匿，进展缓慢，多数患者起病后 4 ~ 5 年死于呼吸衰竭。某些病例有家族分布特征，提示了遗传易感性。可与神经纤维瘤病、肺静脉阻塞疾病、免疫性疾病相伴随。

显微镜下 UIP 主要表现为间质性炎症和间质性纤维化。炎症浸润的性质和程度在各部位差别较大，病变呈斑片状分布、伴结构破坏是 UIP 区别于其他间质性肺炎（包括非特异性间质性肺炎）的最重要特点。

在 UIP 晚期出现不均匀纤维化、平滑肌增生和微囊泡形成。蜂窝肺用于描述肺实质粗糙多孔性改变，可呈局灶性或弥漫性。

（二）脱屑性间质性肺炎（DIP）

特点是肺泡腔内充满大单核细胞，相对间质变化较轻。脱屑细胞是巨噬细胞、而不是Ⅱ型肺泡上皮。无坏死、透明膜和纤维素。X线检查在双侧肺底边缘区可见毛玻璃样的不透光区。多数患者为成年人。

弥漫性或隐源性纤维化性肺泡炎可分为附壁型和脱屑型，它们并不是两种独立的疾病，而是弥漫性纤维化性肺泡炎连续过程的两种极端表现，而DIP仅代表着纤维化性肺泡炎的细胞期。但将该病的这两种情况分开是值得的，因为它们的病程和治疗反应不同。

（三）呼吸性细支气管炎伴随的间质性肺病（RBILD）

RBILD偶然发现于重度吸烟者，但有时此病可出现明显症状。组织学表现为呼吸性细支气管内大量巨噬细胞聚集，并蔓延至周围肺泡。与DIP不同，巨噬细胞聚集不是弥漫性的，而呈腺泡中心性分布，而被称为特发性细支气管中心性间质性肺炎。

（四）淋巴细胞性间质性肺炎（LIP）

特点是在肺间质内淋巴细胞浸润，常常混有单核细胞和浆细胞，可有血清免疫球蛋白异常。现在部分病例被归入了逐渐扩大的IgG4疾病谱系中。1/3患者伴有Sjögren综合征。X线表现为实变和血管周围浸润阴影。对类固醇药物治疗反应较差。本病需与滤泡性支气管炎和细支气管炎，以及小细胞性恶性淋巴瘤相鉴别。

（五）巨细胞性间质性肺炎（GIP）

是最少见的一种间质性肺炎，顾名思义，有多核巨细胞与其他炎症细胞相混杂。近来的观点认为，GIP已不再是特发性间质性肺炎的一种类型，而是一种与硬金属接触有关的尘肺。

（六）非特异性间质性肺炎/纤维化

是指间质性肺炎中那些不能归于以上类型的病例，病因各不相同，预后相对较好。如同UIP/DIP一样，在这些特发性非特异性间质性肺炎中，预后意义主要由形态类型决定，细胞丰富的病变预后较好，而纤维化病变预后较差。

与弥漫性肺间质纤维化有关的疾病见表11-6。

表 11-6   弥漫性肺间质纤维化及有关疾病

疾病类型	举例
特发性肺间质纤维化	普通型（UIP）或称间质性纤维性肺炎
弥漫性肺泡损伤	放射性肺炎，化疗药物性肺炎，休克
血管胶原病	类风湿关节炎，红斑狼疮，硬皮病
尘肺	石棉肺，硅沉着病（矽肺），铍肺
肉芽肿性疾病	结节病，外源性过敏性肉芽肿性肺泡炎（或称农民肺）
组织细胞增生	嗜酸性肉芽肿
其他	淋巴细胞性间质性肺炎，神经纤维瘤病，药物性肺炎等

十三、肺的血管结缔组织病

许多血管结缔组织病常累及肺，也可以肺为首发的或孤立的损害，既可以有相对特异性表现，也可为肺及胸膜非特异性炎症性病变。常见累及肺的血管结缔组织病主要特点见表 11-7。

表 11-7   肺各型血管结缔组织病的病变要点

疾病类型	病变要点
风湿热	急性间质性肺炎，肺泡壁小血管纤维素样坏死。慢性病例可有间质纤维化
类风湿	非特异性胸膜炎及淋巴细胞性或纤维化性间质性肺炎，单发或多发性。相似于皮下的类风湿结节、闭塞性支气管及细支气管炎、坏死性或闭塞性血管炎
红斑狼疮	胸膜非特异性炎，偶可查到 L-E 细胞。淋巴细胞性或间质性纤维化性肺炎，血管炎，肺出血，弥漫性肺损伤（相似于成人肺透明膜病的变化），相似皮下风湿结节
血管炎	典型的各型血管炎及相关疾病，无其他特殊的结缔组织病变特点

疾病类型	病变要点
干燥综合征	支气管腺体淋巴细胞性炎，淋巴细胞性支气管及肺间质性炎。非特异性间质性肺炎，肺或支气管结节状良性淋巴组织增生
进行性系统性硬皮病	肺肌型动脉内膜纤维化并有黏液变性，间质性纤维化性肺炎，较早期显示肺下部及胸膜下较重，晚期弥漫性肺纤维化
多发性肌炎及皮肌炎	纤维性间质性肺炎

肺血管结缔组织病在肺的变化无明显特异性，各种结缔组织病之间也无明显特征性变化，故无论是开胸活检、穿刺活检、支气管活检，以及尸检诊断肺结缔组织病时都要结合临床资料综合分析诊断。

第四节 支气管及肺的良性肿瘤及肿瘤样病变

支气管及肺的良性肿瘤及肿瘤样病变较多，有些比较容易诊断。我们择其诊断较困难或少见者作重点介绍。支气管及肺的良性肿瘤分类见表 11-8：

表 11-8 支气管及肺良性肿瘤及肿瘤样病变分类

支气管上皮肿瘤	支气管黏膜息肉、鳞状上皮乳头状瘤、移行上皮乳头状瘤、鳞状上皮腺上皮乳头状瘤
支气管腺肿瘤	单形性腺瘤、多形性腺瘤（混合瘤）、嗜酸细胞腺瘤、肌上皮瘤、黏液腺腺瘤（囊腺瘤）
支气管及肺间质	错构瘤、副节瘤或化感瘤、软骨瘤、平滑肌瘤、淋巴管肌瘤病、血管瘤、孤立性纤维性肿瘤、脂肪瘤、纤维组织细胞瘤、硬化性血管瘤、炎症性肌纤维母细胞肿瘤、纤维性间皮瘤、神经纤维瘤、颗粒细胞瘤
其他	良性透明细胞瘤（糖瘤）、肺泡细胞腺瘤及非典型腺瘤

一、混合瘤

实际上是发生于支气管腺体的相似于涎腺的混合瘤，又称为多形性腺瘤，易误诊为癌。病理特点、诊断要点及肿瘤的生物学行为等完全同涎腺的混合瘤。关键是要有肺支气管混合瘤的概念，则不易漏诊或误诊。

二、嗜酸细胞腺瘤

肿瘤界限清楚，有包膜。肿瘤细胞呈实性团巢或腺体结构。细胞呈柱状、圆形或多角形。胞质宽而红染，细颗粒状。核较小，深染、位于细胞中央或稍偏心。电镜下显示胞质内大量线粒体，线粒体增生肿胀，要注意与嗜酸性类癌鉴别，它们的鉴别要点见表 11-9。

表 11-9　支气管嗜酸细胞腺瘤与嗜酸性类癌的鉴别要点

鉴别要点	嗜酸细胞腺瘤	类癌
包膜完整	+	−
浸润性生长	−	+
细胞异型性	无	有
血窦样血管间质	无	常见
免疫组化		
S-100	−	+
嗜铬素	−	+
EMA	+	±
电镜		
胞质大量线粒体	+++	+
神经内分泌颗粒	−	+

三、黏液腺瘤

这是起源于支气管黏液腺的腺瘤，可呈囊状，形成黏液性囊腺瘤结构。

四、硬化性血管瘤

硬化性血管瘤多数发生于成年女性，一般无症状，X线显示为小的孤立性结节。连续拍片病变稳定不变，至多是缓慢生长。肉眼观：境界清楚，但无包膜，实性，棕黄色，有时可见出血区，偶尔为囊性。

镜下观：肿瘤由密集排列的多角形细胞和排列成乳头状或腺样的柱状细胞构成，可见肿瘤细胞与明确的细支气管上皮移行。常见新鲜和陈旧性出血灶，可见黄瘤细胞聚集灶。个别情况下可见明显的肉芽肿反应。免疫组化表明肿瘤由两种完全不同的成分组成。

第一种表面细胞具有明显的上皮特征，对EMA、角蛋白、CD15、Ber-EP4、表面活性蛋白、TTF-1以及ERβ反应阳性。这些免疫组化反应中的某些反应与Ⅱ型肺泡上皮相一致，电镜下可见板层状包涵体也支持这一观点。

第二种细胞在数量上更占优势（呈圆形细胞或多角形），除了EMA、ERβ和TTF-1阳性外，上述很多上皮性标志物为阴性，提示其来源于终末小叶单位。有人提出该肿瘤为乳头状或硬化性肺泡细胞瘤。

本肿瘤通常为良性，局部切除可治愈，偶有肺门淋巴结转移的病例报告。

五、炎性假瘤

由慢性炎症引起的局限性结节状有界限而无包膜的一种混合性炎性增生性肿瘤样病变，常见于青少年，但中老年也可发生。本组肺病变或多或少呈有境界的结节，常出现大量炎症细胞。手术切除通常可治愈，但某些病例行为激进。不同肿瘤组织学表现有较大差别，甚至在同一肿瘤内也有较大差别。基本病变包括血管增生、纤维化、玻璃样变、黏液变、脂质聚集伴黄瘤细胞形成、含铁血黄素沉着、肺泡细胞增殖、出现炎症细胞，如淋巴细胞和浆细胞。

炎性假瘤包括浆细胞肉芽肿、纤维黄瘤和组织细胞瘤，某些玻璃样变肉芽肿的病变亦可能属于本类肿瘤。

（一）浆细胞性肉芽肿

可以单独诊断，也可统称炎性假瘤。慢性炎症性增生病变中，大量成熟性浆细胞浸润，常见 Russell 小体。它与真性浆细胞瘤（孤立性浆细胞瘤或浆细胞肉瘤）不同，后者不成熟的幼稚浆细胞较多，增生浆细胞更多，形成实性大片或团块，慢性炎症性混合性增生不明显，其他炎症细胞较少，免疫组化染色轻链球蛋白是单克隆的等这几点可与浆细胞肉芽肿鉴别。

（二）假性淋巴瘤

诊断假性淋巴瘤或淋巴细胞增生性炎性假瘤或良性淋巴组织增生要非常小心，因为支气管可发生分化良好，低度恶性支气管黏膜相关淋巴组织淋巴瘤（MALToma），相似于假性淋巴瘤，它们的鉴别要点见表 11-10。

表 11-10　肺良性淋巴组织增生与 MALToma 的鉴别要点

鉴别要点	良性增生	淋巴瘤
淋巴细胞性支气管炎或间质性肺炎	常见	无
淋巴滤泡	多	较少
其他炎症病变	较明显	常无或不明显
细胞异型性	不明显	较明显（主要为生发中心或生发中心母细胞）
轻链球蛋白	多克隆	单克隆

真性淋巴瘤也可有支气管及支气管周及肺泡间弥漫性增生浸润，但这些增生浸润细胞有一定异型性，而且免疫球蛋白表达也是单克隆的。

六、炎症性肌纤维母细胞肿瘤

过去曾被称为炎性假瘤。本病的主要成分为梭形细胞，免疫组化（SMA 阳性）和电镜特点与肌纤维母细胞一致，伴有多量混合性炎症细胞浸润，与梭形细胞紧密混合在一起，此表现与其他树突网状细胞肿瘤很相似。这类肿瘤恒定出现涉及 2P23 的染色体易位和表达 ALK。

七、良性透明细胞瘤（糖瘤）

此瘤细胞胞质宽、透明和含有丰富糖元而得名。该肿瘤属于血管周上皮样细胞肿瘤家族（亦称 Pecoma）。

【病理诊断要点】

1. 肺内局限性界限清或有包膜，良性生长肿瘤。

2. 肿瘤细胞成团、索状或腺样，瘤细胞团之间有薄的血管结缔组织间质，薄壁血管常呈窦样结构。

3. 细胞无明显异型性，胞质宽、透明，有的胞质呈空泡状，但核周常有浅红染的条索状胞质。胞质含有大量糖原，呈 PAS 染色阳性。核小、位于中心。电镜下有大量糖原颗粒，溶酶体内充满糖原。

4. 免疫组化呈弥漫性 MelanA、HMB-45、HMB-50 和组织蛋白酶 B 阳性，S-100 蛋白呈局灶阳性，有时呈 NSE 和 Syn 阳性。

【鉴别诊断】

1. 转移性肾癌 糖瘤如下几点可与转移性肾癌鉴别：

（1）单发，常有薄的包膜；

（2）细胞较大，核较小无异型；

（3）细胞较大，大多为透明或空泡状细胞，无肾癌颗粒细胞分化；

（4）糖原染色强阳性；

（5）免疫组化呈弥漫性 HMB-45 阳性。

2. 嗜酸细胞类癌 有的病例细胞质内有索状红染颗粒状物似嗜酸细胞类癌。但如下几点可与类癌鉴别：

（1）非浸润性生长；

（2）细胞较大，胞质内只有少量红颗粒（可能为吞噬糖原或肿胀的溶酶体）；

（3）免疫组化呈弥漫性 HMB-45 阳性，且 PAS 染色强阳性；

（4）电镜无神经内分泌标记。

第五节　支气管及肺恶性肿瘤

支气管及肺恶性肿瘤的分类见表 11-11。

表 11-11　支气管及肺的恶性肿瘤

上皮性

(1) 鳞癌（高、中及低分化）

　　　鳞癌亚型：透明细胞型、小细胞型、基底细胞样、乳头状型

(2) 腺癌：腺泡型腺癌、乳头状腺癌、细支气管肺泡细胞癌、实体性腺癌、
胚胎型腺癌、黏液癌、黏液囊腺癌、透明细胞腺癌、印戒细胞腺癌

(3) 大细胞癌：大细胞神经内分泌癌、基底细胞样癌、淋巴上皮样癌，透明
细胞癌、伴横纹肌样表型癌

(4) 小细胞癌，复合型小细胞癌

(5) 肉瘤样癌：多形性癌、梭形细胞癌、巨细胞癌、癌肉瘤、肺母细胞瘤

(6) 支气管腺型癌：腺样囊性癌、黏液表皮样癌、上皮肌上皮癌

(7) 腺鳞癌

(8) 类癌：典型类癌、不典型类癌

淋巴组织

(1) 黏膜相关组织淋巴瘤

(2) 弥漫性大 B 细胞淋巴瘤

(3) 淋巴瘤样肉芽肿

(4) 朗格汉斯组织细胞增生症

间叶组织肿瘤

(1) 上皮样血管内皮瘤 / 血管肉瘤

(2) 恶性血管周细胞瘤

(3) 平滑肌肉瘤、恶性纤维性组织细胞瘤、滑膜肉瘤

(4) 软骨肉瘤、间叶性软骨肉瘤

(5) 淋巴管肉瘤、Kaposi 肉瘤

(6) 恶性周围神经鞘膜瘤、恶性黑色素瘤

(7) 胸膜肺母细胞瘤

转移瘤

(1) 转移癌

(2) 转移性肉瘤

(3) 肺淋巴管癌症

肺癌经常是多种分化混合存在，分类诊断应列出肿瘤内的各种组织学类型。

一、鳞状细胞癌

【病理诊断要点】

1．是肺癌中常见的一型，占肺癌的 30% ～ 40%，尤其在吸烟诱发的中心性肺癌中更多见。

2．常突出于支气管表面生长，呈结节或菜花状，常阻塞支气管腔，引起肺不张。

3．诊断鳞癌的主要组织学指标有如下几点：①细胞之间有细胞间桥；②有角化；③电镜下细胞内有张力原纤维，细胞之间有丰富的桥粒。但①②两项是光镜下诊断鳞癌最重要的标志。

4．部分鳞癌伴有其他分化，如腺的分化，或神经内分泌或小细胞分化。

5．根据分化可分为：①高分化；②中分化；③低分化。

6．根据生长方式及发生过程分为如下类型：①原位癌；②早期浸润癌；③浸润癌。

组织学亚型与预后关系不大，但原位癌、早期浸润癌预后较好。

二、腺癌

【病理诊断要点】

1．外周型肺癌女性不吸烟者多见。

2．肿瘤细胞有明显腺腔形成，或虽然呈实性结构，但有腺腔形成倾向或有黏液分泌者即可诊断为肺的腺癌。

3．组织学上可分为如下几型：①原位腺癌（肿瘤最大径 ≤ 3cm）；②微浸润性腺癌（肿瘤最大径 ≤ 3cm，浸润灶 ≤ 0.5cm）；③浸润性腺癌（对于含有多种成分的癌，需要指出每种成分所占的比例），包括：贴壁生长性腺癌、乳头状腺癌、微乳头状腺癌、腺泡型腺癌、实性伴黏液分泌腺癌；④浸润性腺癌的变异型，包括胶样癌、黏液腺癌（多数为原来所谓的黏液性细支气管肺泡癌）、胚胎性腺癌、肠型腺癌（除了 CK7 和 TTF1 阳性外，至少应表达下列标志物之一：CK20、CDX2、MUC-5AC)。

4．腺癌大多伴有明显瘢痕样纤维间质反应，现在已经比较公认所谓的瘢痕癌不是瘢痕的基础上继发癌，而是癌继发了瘢痕性间质反应。

5．常在胸膜下，易较早浸润胸膜，临床及病理上均易误诊为间皮瘤。

6．细支气管肺泡癌现已不再主张作此诊断，原来的细支气管肺泡癌现已分别划归原位腺癌、微浸润性腺癌、黏液腺癌、或贴壁生长性腺癌。其细胞分化特点可为：Clara 细胞型、Ⅱ型肺泡上皮型、细支气管黏液柱状上皮。

三、大细胞癌

【病理诊断要点】

1．癌细胞较大，细胞界限清楚，核大，核仁清楚，而无鳞状细胞、腺细胞、小细胞以及其他神经内分泌分化特点的癌。

2．细胞较大，大小不规则，胞质深浅不一，核大，单核或多核，核染色质粗细不等，大多细胞核膜及核仁均较清楚。虽然光镜下无明显腺或鳞分化。电镜检查材料提示这类癌中 80% 为腺癌，10% 为鳞癌，10% 为其他恶性肿瘤，包括大细胞性神经内分泌癌、恶性黑色素瘤以及大细胞性淋巴瘤等，故诊断大细胞癌要注意除外这些特殊类型的大细胞肿瘤。

3．癌细胞免疫组化表达角蛋白。

4．此型癌根据组织学特点可分为如下几个亚型：大细胞神经内分泌癌、基底细胞样癌、淋巴上皮样癌、透明细胞癌、伴横纹肌样表型癌。

(1) 大细胞神经内分泌癌：肿瘤细胞呈器官样排列，排列成实性团巢或梁索。细胞核仁明显，分裂象多见，常有明显坏死。免疫组化呈：CgA (+)、Syn (+)、CD56 (+)、50% 的肿瘤 TTF-1 (+)。

(2) 基底细胞样癌：肿瘤细胞排列成实性团巢或梁索，细胞巢周围有呈栅状排列的基底细胞样细胞。肿瘤细胞相对体积小，肿瘤不表达 TTF-1。

（3）透明细胞癌：细胞大，呈大片状，大多胞质宽而透明。

（4）淋巴上皮样癌：肿瘤细胞呈合体性，细胞核呈空泡状，具有明显的嗜酸性核仁，肿瘤细胞之间有丰富的淋巴细胞。肿瘤细胞常常 EBER-1 原位杂交阳性。

（5）伴横纹肌样表型癌：至少 10% 的肿瘤细胞呈横纹肌样表型，具有嗜酸性胞质内小球状结构。嗜酸性胞质内小球状结构为聚集在一起的中间丝纤维，可呈角蛋白和波形蛋白阳性。可伴有腺癌或神经内分泌癌结构。

四、肉瘤样癌

肺也存在一组具有肉瘤样表现的癌，肉瘤样癌包括多形性癌、梭形细胞癌、巨细胞癌、癌肉瘤和肺母细胞瘤。

【病理诊断要点】

1．当含有大量瘤巨细胞时，被称为巨细胞癌，细胞大小差异很大，炎症细胞较多，大的瘤细胞内常有中性粒细胞形成细胞内小脓肿。

2．当主要由梭形细胞构成，但在形态学、电镜和免疫组化仍可鉴定上皮特点时，被称为梭形细胞癌。

3．当癌与肉瘤成分分开时使用癌肉瘤。

4．肉眼上这些肿瘤可呈实质内肿块或支气管内息肉状肿块。

5．镜下当出现可辨认的上皮成分，可呈鳞状上皮特点，也可有腺管结构。肉瘤样成分可为非特殊性的纤维肉瘤或恶性纤维性组织细胞瘤，或相似于软骨肉瘤、骨肉瘤、横纹肌肉瘤或血管肉瘤。

6．肺母细胞瘤是一种特殊类型的癌肉瘤，多见于成人，常位于肺之周边，单发，境界清楚，体积大。镜下特点为出现分化好的小管状腺体和细胞丰富的间质成分，典型者是由未分化的小卵圆或梭形细胞构成，腺体细胞常显示核下和核上胞质空泡。常见含有桑椹体。

【鉴别诊断】

1．恶性纤维组织细胞瘤　巨细胞癌的如下特点可与之鉴别：①可有癌的结构特点；②免疫组化及电镜表现是上皮的分化；③无典型的纤维细胞分化，也无编席样结构。

2．多形性肉瘤　无明显横纹肌及脂肪分化，有的区域可见癌的结构。

五、肺的神经内分泌肿瘤

这类肿瘤光镜下有一定特点，电镜及免疫组化上大多数肿瘤细胞有神经内分泌的特点；在生物行为上这类肿瘤表现很不一致，根据形态特点可分为如下类型：①燕麦细胞癌（经典的小细胞癌），②中等大小细胞的小细胞癌；③混合性小细胞癌（以小细胞癌为主伴有少数腺及鳞或其他类型癌分化）；④类癌（经典的成熟型）；⑤非典型性类癌，⑥嗜酸性细胞类癌；⑦伴黑色素分化类癌；⑧微小瘤，⑨大细胞性神经内分泌癌。

这九类可简单分为如下四型：①经典小细胞癌；②非典型性类癌，③类癌；④大细胞性神经内分泌癌。大细胞性神经内分泌癌不同于低分化腺及鳞癌中少数癌细胞有神经内分泌细胞特点的肿瘤，后者称为低分化腺或鳞癌伴有少数神经内分泌细胞分化。

（一）小细胞癌

【病理诊断要点】

1．呈未分化小细胞癌结构，间质多少不一，有时血管较多，有的血管壁有 DNA 沉积或间质有淀粉样物质沉着。

2．细胞质很少，核深染，染色质细，核不规则呈圆形或燕麦形。

3．免疫组化及电镜下肿瘤细胞内有神经内分泌表型及分泌颗粒。细胞稍大，核结构清楚，呈泡状者称为中间细胞型的小细胞癌。

【鉴别诊断】

淋巴瘤：小细胞癌细胞核不圆整，染色深、有癌结构（即成巢状）、有神经内分泌标志表达，以及有前述的特殊间质及血管变化等可与淋巴瘤鉴别。

（二）大细胞神经内分泌癌

细胞明显大于小细胞癌，肿瘤细胞呈器官样排列，排列成实性团巢或梁索。细胞核仁明显，分裂象多见，常有明显坏死，DNA 沉积于血管壁的现象不明显。与伴有神经内分泌分化特点而无神经内分泌形态学特点的肺癌不同。

（三）类癌

【病理诊断要点】

1．类癌占全部肺原发性肿瘤不足 5%。肺类癌分为中心型和周边型。

2．中心型类癌　最常见，常为支气管腔内生长缓慢的实性息肉状肿块。由于其部位和富含血管，咯血和远部支气管阻塞所引起的肺感染是常见症状。多数发生于成人，但亦可见于儿童。事实上类癌是儿童原发性肿瘤中最常见的一类。

肉眼观：中心型类癌主要在支气管内生长，但也可浸润支气管壁、周围肺组织，甚至侵及胸膜或心肌。

镜下观：肿瘤细胞均匀一致、为小细胞，核居中；极少或无分裂象，胞质中等量呈细颗粒状。呈实性巢状、缎带状和花边状，亦可呈弥漫性实性片块，少数情况呈假乳头状或真乳头状排列。少数情况下可见小腺管，似菊形团样结构。血管丰富，间质可明显玻璃样变，可呈灶状钙化或骨化。

3．周围型类癌　肿瘤发生于肺的周边。由于位置原因，肿瘤常无症状而被偶然发现。常为多发性。

肉眼观：无包膜，灰褐色，解剖上肿瘤与支气管无关。

镜下观：肿瘤细胞呈梭形，相似于平滑肌细胞，常被误诊为平滑肌瘤。

（四）非典型性类癌

【病理诊断要点】

1．核分级增高，较多核分裂（2 ~ 10/10HPF）。

2．保留神经内分泌结构，以及超微结构和免疫表型。

3．呈实性巢索状，巢或索周细胞常呈栅栏状。

4．细胞团之间有多少不一的间质，有时窦样血管较多。

5．肿瘤细胞常见真性或假菊形团。

6．瘤细胞呈圆形或椭圆形或短梭形，核染色质较细，均匀。

7．可有灶状坏死。

8．免疫组化及电镜所见相似于类癌。非典型类癌预后界于典型类癌与小细胞癌之间。

非典型性类癌淋巴结转移率几乎为70%，而典型的类癌仅为约5%。研究发现，非典型性类癌的5年和10年生存率分别是56%和35%。

【鉴别诊断】

1. 低分化鳞癌　非典型类癌如下特点不同于鳞癌：①无明显细胞间桥及角化；②核染色质较细，无明显核仁；③间质窦样血管较多；④有典型菊形团；⑤免疫组化及电镜所见有类癌的表现。

2. 低分化腺癌　非典型类癌如下特点不同于腺癌：①大多见菊形团，不是腺样分化；②核染色质较细，无核仁；③细胞质较少，无明显分泌现象；④免疫组化及电镜所见为类癌表现。

（五）微小瘤

【病理诊断要点】

1. 微小神经内分泌瘤，形态似类癌或非典型类癌。

2. 常在支气管扩张或其他慢性炎症病变中因神经内分泌细胞增生形成的小肿瘤。免疫组化及电镜下检查这些实性小团状细胞是神经内分泌细胞。

3. 少数情况下在间质性肺病可见弥漫性神经内分泌细胞增生。

4. 微小瘤的总体行为良性，虽然个别病例有转移性。

六、肺的淋巴瘤

肺可发生各种淋巴组织增生性病变，可为继发性，也可为原发性。分为6大类：普通型大细胞性淋巴瘤、小淋巴细胞增生、浆细胞瘤、霍奇金（Hodgkin）病、白血病和淋巴瘤样肉芽肿。

（一）普通型大细胞性淋巴瘤

呈大块状，常占据肺大叶的大部伴坏死灶。偶尔可在支气管内生长。镜下观：为单形性大淋巴细胞浸润，多数属于B细胞性淋巴瘤。亦可发生间变性大细胞淋巴瘤。

（二）小淋巴细胞增生性疾病

形成的肺结节常给诊断带来困难。多数患者为老年人，并无症状。X线胸片：病变可为孤立性或为浸润性病变。肉眼观：病变相对境界清楚，但无包膜，切面均匀灰色。某些病变在本质上属反应性，习惯上称为假淋巴瘤，现在最好不用"假淋巴瘤"这一名称。显微镜下表现支持良性诊断的依据是缺乏肺门淋巴结受累、存在多数生发中心和其他炎症细胞。某些反应性淋巴组织增生表现为巨大淋巴结增生症的组织象。而另一些病变呈特征性的结节状分布，称为结节状淋巴组织增生。另一些病变属肿瘤性，实际上为高分化的小淋巴细胞淋巴瘤，可伴有或不伴有浆细胞分化。支持恶性的证据是浸润细胞的单形性，出现浆样细胞而不是成熟性浆细胞，间质中出现淀粉样物质，出现支气管软骨的浸润，浸润大血管壁、脏层胸膜浸润和浸润病变沿淋巴管结构的特点。近年依据免疫组化重新分类肺高分化性淋巴细胞性病变，发现多数病变是单克隆性，因而是恶性的，这些病变起源于支气管相伴淋巴组织（BALT），因而这些病变属于黏膜相关淋巴组织（MALT）淋巴瘤。这些病变进展缓慢、结局很好。少部分病变转化为高度恶性淋巴瘤。

（三）淋巴瘤样肉芽肿病

属于淋巴增殖性疾病。常见于中年人，肉眼观：病变为双侧境界清楚的圆形肿块。X 线表现似转移癌。淋巴瘤样肉芽肿镜下特点为多形性细胞浸润，富含浆细胞、免疫母细胞、非典型性大淋巴细胞，有累及肺血管壁和集中在内皮下间隙的倾向。形态学和临床过程越来越明显地支持淋巴瘤样肉芽肿是恶性、而非反应性过程。50% ~ 70% 的病例与 EBV 相伴随。

七、血管内细支气管肺泡瘤

这是一种很少见的恶性肿瘤，本质为一种上皮样血管内皮瘤。

【病理诊断要点】

1．年轻女性多见，肺内多发性结节性病变。

2．肿瘤细胞呈大小不一的团状，团之间为薄的纤维间隔。

3．这些细胞似上皮样、组织细胞样、软骨样及蜕膜样。核较小位于中心部。

4．细胞之间有明显嗜酸性均一性蛋白质性物质或基质，有时可见钙化。

5．这些细胞团有时呈息肉样突起于肺泡或细支气管内，也可见于小动脉或静脉内，甚至在瘤块较远处静脉或动脉内有瘤栓形成。

6．免疫组化显示这些肿瘤细胞有内皮细胞特点，而无上皮标志表达，故这是一种肺内少见的血管内皮瘤。

7．肿瘤生长缓慢，很少转移至胸腔外，但可致肺功能不全，少数可发生肺外转移。

第六节　胸膜疾病

一、胸膜非特异性炎

【病理诊断要点】

1．可有多少不等的胸腔炎症性积液，也可有胸膜肥厚及粘连。

2．尸检或活检取材显示胸膜非特异性炎症细胞浸润，有的以中性粒细胞为主，有的以淋巴细胞、浆细胞为主，病程不同，病因不同，炎症细胞类型及多少不同。

3．急性期胸膜增厚不明显，慢性病例常有胸膜增厚及粘连，表面渗出物机化及肉芽形成。

4．病因诊断要结合其他检查确定。

5．胸膜炎可以原发于胸膜，也可以为肺胸膜炎，有的病例肺的炎症治愈，残留胸膜炎症。

二、结核性胸膜炎

【病理诊断要点】

1．结核性胸膜炎或称胸膜结核是胸膜炎中较常见疾病。形态学上可为非特异性或特异性胸膜炎，前者常不是结核分枝杆菌直接引起的，故胸膜积液及组织中很难查到结核分枝杆菌。

2．病变为非化脓性非特异性浆液性或浆液纤维素性，也可为出血性。

3．特异性病变为干酪性肉芽肿性，干酪性或出血性病变晚期可以形成胆固醇性胸膜炎病变。肉芽肿性者可见典型结核性肉芽肿形成。

【鉴别诊断】

1. 结缔组织病性胸膜炎　非特异性结核性胸膜炎单凭形态学很难与结缔组织病性胸膜炎鉴别，要结合临床其他检查鉴别诊断。如临床有红斑狼疮或类风湿的诊断依据，又无明显活动性结核性病变，则应诊断为结缔组织病性胸膜炎。

2. 其他肉芽肿性胸膜炎　结核性肉芽肿性胸膜炎肉芽肿中或病变中有干酪性坏死，可查找到结核分枝杆菌，临床上显示有活动性结核性病变。而结节病则结核菌素皮试为阴性。霉菌性肉芽肿常有较明显中性粒细胞浸润。

三、胸膜子宫内膜异位

右侧胸膜多见，常伴腹腔子宫内膜异位。

四、胸膜石棉沉着症

胸膜石棉沉着症常继发于石棉肺。胸膜非特异性炎，肉芽肿形成，常有明显纤维化或玻璃样变斑块形成，少数可继发胸膜间皮瘤，胸膜病变中可检见石棉纤维。纤维化明显常形成斑块状病变，炎症性病变常较轻。

五、胸膜斑块

在胸膜特别常在膈胸膜形成隆起性伴有玻璃样胶原纤维组成的斑块状病变，可有钙化，甚至骨化。可伴有石棉接触史，但病灶中不一定有石棉。

六、良性间皮瘤

胸腔很少见良性间皮瘤，局限性间皮瘤为良性。局限性上皮性乳头状、单层扁平或立方型分化很好间皮瘤可能为良性。

七、恶性间皮瘤

这是胸腔常见的原发肿瘤。

【病理诊断要点】

1．肿瘤可在胸膜呈结节或弥漫性增生，个别病例可累及双侧，常起于下部胸膜。早期常有胸痛及胸膜渗出症状。

2．一般无胸外转移，极少数可侵透胸膜，甚至穿透胸壁，也可发生颈部或腋窝淋巴结转移，甚至为首发症状。

3．组织学上主要特点是肿瘤有梭形细胞及上皮性双相分化。免疫组化也有上皮及间叶的双相表达，电镜下最主要特点是细胞表面有细长的微绒毛。组织学上可分为如下亚型：①上皮细胞为主型，②梭形细胞为主型，③硬化型。

【鉴别诊断】

1．慢性胸膜炎　硬化型间皮瘤胶原纤维增生，玻璃样变明显，有炎症细胞浸润，难与炎症性硬化性间皮增生鉴别。间皮瘤如下几点可作为鉴别参考：

（1）炎症治疗难以见效，而且病变进展较快。

（2）胸腔积液涂片中有大量散在及乳头状增生间皮细胞，炎症细胞较少。

（3）胸膜中有明显结节状或斑块病变。

（4）硬化性玻璃样变的间质中有散在或索状或单个具有明显异型性间质细胞增生。

如临床怀疑为间皮瘤，取小块组织为慢性炎症纤维化，应建议临床再取材，以免漏诊。

2．上皮为主型要与肺癌浸润或转移性腺癌鉴别，它们的鉴别要点见表 11-12。

表 11-12　间皮瘤与胸膜转移癌的鉴别要点

鉴别要点	间皮瘤	转移癌
肺内病灶	常无	常有
双相分化	常有	常无
拮抗透明质酸酶消化的黏液	-	+
侵及胸壁或肋骨等	少见	较常见
胸外血行或淋巴道转移	极少	常见

续表

鉴别要点	间皮瘤	转移癌
淋巴管瘤栓	极少	常见
免疫组化		
Vimentin	+/–	–/+
Keratin	+	+
CEA	–	+
Calretinin	+	–
电镜：细胞表面细长微绒毛	+	–

3．良性上皮性间皮瘤　良性上皮性间皮瘤极为少见。上皮性良、恶性间皮瘤的鉴别要点见表 11-13。

表 11-13　良性及恶性上皮性间皮瘤的鉴别要点

鉴别要点	良性	恶性
病变范围	常较局限	常较广泛
细胞分化	良好	有轻重不同的异型性
炎症反应	无或较轻	常有、且较明显
乳头状增生的细胞复层	常无	常有
细胞极向	规则	常有紊乱
核分裂象	无或少	较多
肺或胸膜下浸润	–	+

胸膜尚可见血管瘤、淋巴瘤、白血病浸润、脂肪瘤或脂肪肉瘤，以及间叶性软骨肉瘤等。

第七节　支气管及肺活检病理诊断中的几个问题

（一）国外开胸肺活检已广泛开展，国内开展不久。为了提高支气管及胸膜疾病的正确诊断率，应大力提倡开胸活检，以及在 B 超或 CT 引导下的穿刺活检。

（二）肺及支气管活检组织块均较小，为了提高病理诊断的正确率，减少不必要的技术性误诊，应提倡在做支气管及肺穿刺活检材料的病理切片时做修小蜡块的连续切片。

（三）当临床怀疑为肿瘤，而病理切片未见肿瘤时，应当做连续切片。连续切片也未见肿瘤时，要注意参考痰涂片以及支气管刷片结果。如所有均为阴性，要建议临床再取材，不能用一次活检结果就否定临床的诊断。因为活检的阳性率只有 85% 左右。

（四）如支气管或肺活检全部为坏死时，常见四种疾病：①肿瘤；②结核；③霉菌性炎；④血管或其他疾病。此时必须做连续切片，注意查找有无霉菌及肿瘤细胞．并结合临床综合分析诊断或建议再取材。

（五）不要坚持凭活检小块取材作癌的分类诊断，肺癌组织学多样，小块取材常不能代表该例主要的组织学特点。

（六）支气管活检显示为分化好的皮肤组织，影像学上又显示为良性肿瘤性病变时，可能为支气管或肺的畸胎瘤。显示为表面非肿瘤性增生上皮时，则可能为支气管壁的错构瘤及平滑肌瘤等良性肿瘤。

（七）临床疑为肺的纤维化，少量肺组织显示有纤维化、淋巴细胞性或非特异性慢性肺泡间质性炎，并有纤维化肺泡炎时即可诊断为纤维化性肺泡炎，注意有无肉芽肿及炎症细胞类型。活检显示为肺泡内有明显均一化蛋白性渗出时，要染 PAS，如阳性则可能为肺泡蛋白沉着症。

（八）支气管肺活检显示为非干酪性坏死的肉芽肿病变时，不要急于做结核诊断，最好做形态学诊断，或与临床讨论综合分析诊断。因为肺肉芽肿疾病较多。要仔细观察肉芽肿以外病变特点，可仔细描述报告供临床参考。

（廖松林　郑　杰）

第十二章 纵 隔

第一节 解剖学和疾病分布

纵隔是两侧纵隔胸膜间的脏器和结缔组织的总称，是一个特殊的解剖区域，其边界前为胸骨，后为脊柱胸段，两侧为纵隔胸膜，上至胸廓入口，下至横膈。纵隔位于身体的矢状位，但由于心脏位置而使其显著左移，且下部宽大。纵隔内的器官彼此借疏松结缔组织相连。

解剖学上通过胸骨角和第四胸椎体下缘的水平面将纵隔分为上下两部。上纵隔由胸腺、出入心脏的大血管、迷走神经、膈神经、气管、食管及胸导管等器官组成。下纵隔又以心包为界分为前、中、后三部。心包和胸骨之间为前纵隔，有少量的淋巴结和疏松结缔组织；相当于心包的位置为中纵隔，有心包、心脏及大血管；心包与脊柱之间为后纵隔，包括胸主动脉、奇静脉、迷走神经、胸交感干、支气管、食管、胸导管和淋巴结等。

发生在纵隔的疾病在解剖部位的分布上具有一定倾向（表 12-1）。

表 12-1 纵隔常见肿瘤及肿瘤样病变分类

上纵隔	胸腺瘤，胸腺囊肿，甲状腺异位及有关病变，甲状旁腺异位及有关病变，恶性淋巴瘤，淋巴管瘤
前纵隔	胸腺瘤，胸腺囊肿，生殖细胞源性肿瘤，甲状腺及甲状旁腺异位及有关病变，恶性淋巴瘤，副节瘤，淋巴管瘤，血管瘤（良性及恶性），脂肪瘤及其肉瘤
中纵隔	心包疾病，支气管源性囊肿，淋巴管瘤，恶性淋巴瘤
后纵隔	神经纤维瘤，神经鞘瘤，节神经瘤，神经母细胞瘤，节神经母细胞瘤，恶性外周神经鞘瘤，副节瘤（化感瘤），淋巴管瘤，胃或肠上皮囊肿，脑膜囊肿

纵隔的疾病主要有各种囊肿和肿瘤性病变,可来自各脏器的上皮细胞、淋巴组织、间叶组织、神经组织和生殖细胞。

纵隔的病变常在长到一定大小时才引起压迫性临床症状,包括胸痛、咳嗽和呼吸困难等。上腔静脉综合征常提示为恶性疾病,多为转移性肺癌和恶性淋巴瘤,但也可由纤维性纵隔炎引起。

第二节　纵隔炎

一、急性纵隔炎

创伤性食管穿孔和颈部感染经颈前筋膜下行可累及后纵隔区域,胸壁感染或心脏外科手术后也可引起急性纵隔炎,可形成脓肿。

二、慢性纵隔炎

1. 感染性　由真菌、结核分枝杆菌等引起,由气管源性感染扩散或原发感染所致。可表现为慢性非特异性炎及特异性肉芽肿性炎,也可呈慢性纤维化性炎。

2. 纤维化性　部分纤维化明显的慢性纵隔炎找不到特殊的病因,属于特发性纤维化病变,可伴有后腹膜纤维化等。应注意与伴有明显硬化的霍奇金淋巴瘤鉴别。

第三节　纵隔囊肿

纵隔囊肿是纵隔较常见疾病。常见囊肿及其主要鉴别点见表12-2。

表 12-2　纵隔囊肿的鉴别诊断要点

囊肿类型	典型部位	内容物	囊壁胆固醇性肉芽肿	上皮类型	单层/多层	囊壁平滑肌	囊壁有软骨
胸腺囊肿	前、上	浆液或混浊性	+	多种类型	+/+	–	–
囊性甲状腺肿	前、上	类脂质	–/+	甲状腺上皮	+/+	–	–

续表

囊肿 类型	典型 部位	内容物	囊壁胆固醇 性肉芽肿	上皮类型	单层 / 多层	囊壁平 滑肌	囊壁有 软骨
甲状旁 腺囊肿	前、上	浆液	-	矮立方	+/-	-	-
支气管 囊肿	中	浆液或 黏液	-	纤毛柱状	+/-	+	+
肠上皮 囊肿	后	黏液	-	柱状或杯 状细胞	+/-	+	+
胃上皮 囊肿	后	黏液	-	胃上皮	+/-	+	-
囊性淋 巴管瘤	前、上	浆液或 水性	-	扁平内皮	+/+	-/+	-
囊性畸 胎瘤[1]	前、上	混浊	+	多种	+/+	+/-	+/-
囊性胸 腺瘤[2]	前、上	浆液或 混浊	-	上皮各型 或纤维	+/+	-	-
脑膜囊 肿[3]	后	浆液	-	扁平或 纤维性	+/+	-/+	-/+
心包 囊肿	中	浆液	-	扁平或 间皮	+/-	+/-	+/-

[1]除囊肿外，根据囊壁肿瘤组织的分化状况进行良、恶性或分级诊断。

[2]除囊肿外，囊壁外有明显各型肿瘤性胸腺组织，根据浸润状况及主要细胞成分
进行胸腺瘤的分类及良或恶性诊断。囊性胸腺瘤与胸腺囊肿的区别在于后者囊
壁为分化很好的上皮，囊外为正常受挤压的胸腺组织。

[3]脑膜囊肿，大多发生于儿童，常合并有脊柱裂，囊被覆上皮为扁平或矮立方样
蛛网膜上皮，也可为纤维性囊壁，囊壁可有平滑肌及软骨等化生。

第四节　纵隔肿瘤

一、胸腺上皮性肿瘤

（一）胸腺瘤

是发生于胸腺上皮，伴有不等量的非肿瘤性淋巴细胞，良性或低至中度恶性的一组肿瘤。

依据肿瘤性上皮细胞的形态及淋巴细胞数量分为 A、B 两种类型：

1. A 型　肿瘤细胞呈梭形或卵圆形，淋巴细胞少或无明显淋巴细胞。网织纤维围绕单个肿瘤细胞分布。免疫组化特点：① 肿瘤细胞：CK（AE1）+，CK（AE3）-，CK20-，不同程度表达其他分子量 CK；CD20 局灶细胞 +，CD5-。②淋巴细胞（如果有少量存在）：CD3+、CD5+，CD1a 和 CD99 仅少数细胞 +，CD20-。较其他类型少见；发生于中老年人，约 1/4 伴有重症肌无力；预后好。

2. B 型　肿瘤细胞呈圆形或多角形。根据淋巴细胞浸润程度和肿瘤细胞的异型程度将 B 型进一步分型：

（1）B1 型：肿瘤细胞散在分布于丰富的淋巴细胞中，与正常胸腺形态相似，大部分区域类似正常胸腺的皮质区，大量淋巴细胞密集排列，肿瘤细胞散在分布其间；小部分区域类似正常胸腺的髓质区，淋巴细胞排列疏松，伴或不伴胸腺小体形成。免疫组化特点：① 肿瘤细胞：CK19 弥漫 +，CK7 局灶 +、CK14 局灶 +、CK18 局灶 +，CK20-；CD20-、CD5-、CD70-。②淋巴细胞：皮质样区 TdT+、CD1a+、CD99+、CD5+、CD4+、CD8+；髓样区 TdT-、CD1a-、CD99-、CD5+、CD3+。发病率似 A 型，发生人群相对年轻，更多伴有重症肌无力；较 A 及 AB 型更具侵袭性；绝大多数病例可经外科彻底切除，仅少数复发。

（2）B2 型：肿瘤细胞圆形或多角形，泡状核，核仁明显，呈疏松网状排列，淋巴细胞的数量一般多于肿瘤细胞，25% 病例中可见小的表皮样细胞灶，代表了流产型的胸腺小体，但典型的胸腺小体以及髓样岛罕见。免疫组化特点：① 肿瘤细胞：CK19+（100%）、

CK5/6+（90%）、CK7+（80%）、CK（AE1/AE3）+、Cam5.2+、CK20-、CD57+、CD20-、CD5-、CD70-。②肿瘤上皮内淋巴细胞：TdT+、CD1a+、CD99+、CD5+、CD4+、CD8+。是最常见类型；发生人群同 B1 型；与重症肌无力关系密切；较 B1 型恶性度高，常呈浸润性生长和局部复发，少数病例可转移。

（3）B3 型：肿瘤细胞圆形或多角型，轻度异型，呈片状和小叶状生长，仅与少量淋巴细胞混合。免疫组化特点：① 肿瘤细胞：CK19+、CK5/6+、CK7+、CK（AE1/AE3）+、CK10+、CK18+、CK20-；CD57+、CD20-、CD5-、CD70-。②肿瘤上皮内淋巴细胞：TdT+、CD1a+、CD99+、CD5+、CD4+、CD8+。发病率似其他型；人群同 B1 型；重症肌无力为最常见症状；中度恶性，常呈浸润性生长和局部复发，部分病例并可转移。

3．AB 型 由 A 型和 B 型样结构组成。A 型区组织形态与 A 型胸腺瘤完全一致。B 型区则与 B1、B2 和 B3 型胸腺瘤均不同，具有独特的形态特点，肿瘤细胞小多角形，核圆形、卵圆形或梭形，染色浅，核仁不明显，髓样分化罕见，没有胸腺小体。免疫组化特点：① 肿瘤细胞：A 型区 CK 系列标记的表达与 A 型胸腺瘤一致，B 型区 CK14+；A、B 型区均可见 CD20+ 细胞，CD57 弱表达，CD5-。②淋巴细胞：TdT+，CD1a+，CD99+，CD5+，CD3+。发病仅次于 B2 型；临床特征与 A 型相近；一般认为良性或低度恶性。

4．其他类型

（1）微结节性胸腺瘤：肿瘤细胞卵圆形或梭形，排列成境界清楚的结节状，上皮内仅见少许淋巴细胞，间质内大量淋巴细胞，并淋巴滤泡形成。

（2）化生性胸腺瘤：肿瘤边界清楚，上皮样细胞形成相互吻合的岛状结构，其间混合形态温和的梭形细胞束。

（3）显微镜下胸腺瘤：多灶上皮增生（直径＜1mm），没有形成肉眼可见的肿瘤，患者常出现重症肌无力的症状。

（4）硬化性胸腺瘤：肿瘤上皮细胞和相关淋巴细胞与传统胸腺瘤一致，其特点为富含胶原化间质。

（5）脂肪纤维腺瘤：形态与乳腺纤维腺瘤相似，间质纤维丰富，其间散在少量脂肪细胞，肿瘤细胞形成相互联接的细条索，缺乏淋巴细胞。

其他病理学特征：

肿瘤大体：多为有包膜或边界清的分叶状肿物，数厘米或＞10cm，可有囊性变和钙化、出血和坏死；B2 型，尤其是 B3 型可缺乏包膜，浸润周围脂肪和结构。

电镜观：上皮细胞有明显张力原纤维及桥粒，表面有长的突起以及基底膜样结构等。

（二）胸腺癌

原发于胸腺的恶性上皮性肿瘤，具有明显的细胞学异型性，但缺乏胸腺上皮特征，广义上也包括胸腺神经内分泌癌。命名根据其分化而定。

1．鳞状细胞癌　与其他部位鳞癌相同，可角化或不角化。免疫组化 CD5、CD70、CD117 阳性，可区别 B3 型胸腺瘤和其他部位（肺和食管）鳞癌。与胸腺瘤不同，上皮内缺乏不成熟 T 淋巴细胞的浸润（TdT+，CD1a+，CD99+）；预后较其他胸腺癌好。

2．基底细胞样癌　肿瘤细胞巢嗜碱性染色，周边细胞呈栅栏状排列。免疫组化角蛋白和 EMA 阳性，也表达 CD5；有人认为恶性程度相对不高，但可发生肝和肺转移。

3．黏液表皮样癌　少见，来源于多潜能内胚层上皮干细胞；与其他部位者一样，由鳞状细胞、黏液上皮和中间细胞组成。

4．淋巴上皮瘤样癌　与鼻咽未分化癌相同，合体性未分化癌细胞伴有淋巴细胞、浆细胞浸润，与 EBV 相关或不相关。免疫组化 AE1 强阳性，CD5 呈灶性阳性。淋巴细胞为成熟 T 细胞标记 CD3+，CD5+，TdT-；预后比一般未分化癌好。

5．肉瘤样癌　部分或所有肿瘤细胞形态学上似肉瘤（可为梭形细胞或横纹肌肉瘤、骨肉瘤等异源成分）；免疫组化表达 CK、EMA 等上皮标记，CD5 阴性，横纹肌样成分可有肌性标记。与肉瘤的鉴别依据上皮性分化的出现（形态学上、免疫学标记和超微结构）。高度恶性。

6．透明细胞癌　肿瘤主要由透明细胞组成，核异型小，与其高度恶性生物学行为呈反比。应除外 B3 型胸腺瘤、肾等转移性透明细胞癌、精原细胞瘤、甲状旁腺肿瘤、黑色素瘤等。胞质 PAS 阳性，CK 阳性，部分表达 EMA 和 CD5。

7．腺癌　包括乳头状腺癌和非乳头状腺癌。

（三）胸腺瘤的分期及分型

胸腺瘤的预后与分型、分期和手术切除情况密切相关。迄今为止，尚无美国肿瘤研究联合会（AJCC）和国际抗癌联盟（UICC）认可的针对胸腺瘤的 TNM 分期系统，临床上应用最广泛的是改良 Masaoko 分期系统，见表 12-3。结合 WHO 组织学分型和改良 Masaoko 分期的结果，对胸腺瘤恶性潜能进行综合评估，见表 12-4。

表 12-3　改良 Masaoko 分期系统

Ⅰ	肉眼和镜下均无包膜浸润
Ⅱa	镜下可见肿瘤浸透包膜
Ⅱb	肉眼可见肿瘤浸润周围脂肪组织，与纵隔胸膜或心包黏连，但未侵入纵隔胸膜和心包
Ⅲ	肉眼浸润邻近的器官，如心包、大血管、肺
Ⅳa	胸膜或心包播散
Ⅳb	淋巴道或血行转移

表 12-4　基于 WHO 组织学分型和改良 Masaoka 分期对胸腺瘤恶性潜能进行综合评估

组织学分类	分期	恶性潜能
A，AB，B1	Ⅰ和Ⅱ	无（非常低）
	Ⅲ	低
B2、B3	Ⅰ	低
	Ⅱ和Ⅲ	中
胸腺癌：低级别鳞状细胞癌、基底细胞样癌、黏液表皮样癌、类癌	Ⅰ和Ⅱ	中
	Ⅲ	高
其他组织学类型	任何分期	高

无论何种组织学类型，IV期均应视为高度恶性潜能，虽然有转移性的 A 型或 AB 型患者长期存活的报道。

（四）胸腺神经内分泌肿瘤

以神经内分泌细胞分化为主或完全由其组成的胸腺上皮肿瘤，应注意与包含有少数神经内分泌细胞的胸腺瘤或癌区别。另应除外肺等器官转移肿瘤。免疫组化表达嗜铬素、突触素、NSE 和 CD56，而 TTF-1 阴性。

1．分化好的神经内分泌癌

（1）类癌：无坏死，核分裂＜ 2 个 /10HPF，具有巢状、梁状、筛状、菊形团和腺样等神经内分泌的结构特征。

（2）不典型类癌：核分裂 2 ~ 10 个 /10HPF，或核分裂＜ 2 个 /10HPF，但有坏死。

2．分化差的神经内分泌癌

（1）大细胞神经内分泌癌：肿瘤细胞大，异型明显，常有坏死，核分裂＞ 10 个 /HPF。

（2）小细胞神经内分泌癌：肿瘤细胞小，胞质少，核分裂多较活跃，常见细胞凋亡。

二、纵隔生殖细胞肿瘤

纵隔是生殖腺外生殖细胞肿瘤最常发生的部位，而且与其生殖腺者一样可包含多种组织学类型，分类也相同，但纵隔生殖细胞肿瘤与造血组织恶性肿瘤的相关性为其所特有。

纵隔生殖细胞肿瘤可发生于所有年龄，但婴儿为高峰年龄，青春期前次之。成熟畸胎瘤和精原细胞瘤为常见，不同年龄组和不同性别其组织学类型的分布有所不同。

发生部位多临近胸腺，但可发生于后纵隔，有心包和心肌内的报道。

少数纵隔非精原细胞肿瘤患者可发生造血组织恶性肿瘤，包括急性白血病、骨髓异常增生综合征、骨髓增生性疾病、肥大细胞增生症等。

三、纵隔淋巴造血系肿瘤

纵隔淋巴瘤主要发生于纵隔淋巴结或胸腺。

胸腺淋巴瘤具有一定的特征，反映了胸腺作为 T 淋巴细胞发育和分化器官的功能。前 T 淋巴母细胞淋巴瘤 / 白血病最为常见，B 细胞淋巴瘤较少见，但有纵隔大 B 细胞淋巴瘤和黏膜相关淋巴瘤，还可发生结节硬化型霍奇金淋巴瘤。

纵隔淋巴结可发生各种淋巴瘤类型，但由于其不适于作为活检部位，因此较少作为淋巴瘤的原始诊断部位。

髓细胞肿瘤作为原发病变很少发生于纵隔。

组织细胞和朗格汉斯细胞肿瘤可偶见于纵隔淋巴结。

四、纵隔软组织肿瘤

纵隔可发生各种间叶和神经源性肿瘤，包括脂肪、血管淋巴管、平滑肌、横纹肌、滑膜、神经和各种少见软组织良、恶性肿瘤。

1. 胸腺脂肪瘤　发生于胸腺，含有成熟脂肪和岛状胸腺组织的包裹性良性肿瘤。

2. 孤立性纤维性肿瘤　是胸膜外孤立性纤维性肿瘤的主要发生部位之一。具有局部侵袭性。形态学上常较其胸膜者更加生长活跃（细胞异型、核分裂和坏死）。一般呈良性经过，也可呈恶性，诊断标准同软组织相同肿瘤。

3. 横纹肌肉瘤　更常发生在胸腺生殖细胞肿瘤内，或作为肉瘤样胸腺癌的成分，少数情况下也可独立发生。可发生胚胎型、多形性和腺泡状等类型。

4. 神经源性肿瘤　多发生在中、后纵隔；除外周神经肿瘤外，还可有副节瘤和发生于交感神经节的神经母细胞瘤、节神经母细胞瘤和节神经瘤等；脑膜瘤和室管膜瘤也可偶见于纵隔。

五、其他

1. Castleman 病　好发于纵隔，可累及纵隔淋巴结和胸腺。
2. 异位甲状腺肿瘤　与颈部甲状腺无连接，非常少见，发生类型同颈部甲状腺肿瘤。

3．异位甲状旁腺肿瘤　部分甲状旁腺肿瘤发生于前上纵隔或胸腺内，类型同原部位者。

4．髓外造血　可在脊柱旁形成巨大孤立性肿瘤，常有原发血液疾病，如遗传性红细胞疾病。

5．纵隔转移肿瘤　最常见的转移肿瘤有肺、甲状腺、乳腺和前列腺等原发肿瘤。

（李　挺　熊　焰　廖松林）

第十三章　甲状腺

第一节　组织胚胎学复习提要

（一）甲状腺起源于前肠，在胚胎第四周时由咽腹侧内胚层细胞增生形成分叶状中线结构，沿甲状舌管下降形成，其后甲状舌管闭锁退化，上端残留小凹称为舌盲孔。甲状腺 C 细胞，既往称为甲状腺滤泡旁细胞，推测其来源于神经嵴，经由后鳃体到达甲状腺。第五腮囊形成后鳃体，甲状腺内的实性细胞巢即为后鳃体残件。

（二）甲状腺主要功能单位是滤泡。滤泡大小不一，由单层滤泡上皮构成，滤泡内充以类胶质，其量和染色特点与滤泡功能有关。浅染稀薄者提示滤泡功能活跃，浓稠嗜酸性强则提示滤泡处于非活性状态。随着年龄增长，滤泡内出现草酸钙结晶。滤泡之间富于血管和神经。滤泡形成不明显的分叶结构。在甲状腺峡部可见甲状腺组织与横纹肌互相掺杂。甲状腺增生性病变也可掺杂于横纹肌内。

（三）滤泡上皮从扁平、立方到矮柱状，取决于其功能状态，功能越活跃者胞质越丰富。滤泡上皮呈弱嗜酸性，电镜下有丰富的粗面内质网和发达的高尔基体，腺腔缘有微绒毛。免疫组化染色显示滤泡上皮为 CK 和 TTF-1 弥漫强阳性，甲状腺球蛋白和 vimentin 阳性。甲状腺球蛋白和 TTF-1 相对特异，常用于转移性甲状腺癌的鉴定。有时滤泡上皮胞质呈强嗜酸性，有明显红颗粒，电镜下显示胞质内有大量线粒体，称之为许特莱（Hürthle）细胞或嗜酸性化生。

（四）甲状腺的另一种主要细胞为 C 细胞，位于滤泡壁内和滤泡之间，主要分布于甲状腺侧叶中上 1/3。C 细胞数目随年龄而变，多数成年人正常情况下每个低倍视野不超过 10 个，老年人可呈结节状增生。C 细胞属于神经内分泌细胞，在普通切片上不易辨认，免疫组化染色呈嗜铬素、突触素、降钙素和 CEA（多克隆）阳性，TG 阴性，电镜下细胞内有神经内分泌颗粒。

第二节 先天性异常

一、甲状舌管囊肿

为颈前部甲状腺始基胚胎迁移通道的持续性存在。多见于儿童和年轻人，无性别差异。75% 位于舌骨附近或以下的颈中线处。囊壁衬覆假复层纤毛柱状上皮或鳞状上皮，常伴慢性炎症和纤维化，囊壁内常见（约 60%）甲状腺组织。其中甲状腺上皮可以恶变，恶变率约为 1%，90% 为乳头状癌。

二、异位甲状腺组织

沿甲状舌管分布，绝大多数位于颈中线附近的 Wölfler 区，以舌底部最常见。正常甲状腺存在或缺如。异位甲状腺可以发生正常甲状腺的各种疾病，包括炎症、增生和肿瘤。组织学上可以形成被膜，也可以在软组织内似浸润性生长。颈侧部淋巴结内的甲状腺组织大多数为转移性乳头状癌，少数为异位甲状腺组织。后者的特点是不位于淋巴结边缘窦内，常在淋巴结实质内，没有甲状腺乳头状癌的细胞核特点，也不引起间质反应（甲状腺内无肿物，病史较长）。

三、鳃囊异常

鳃囊与甲状腺并无直接关系，但距离很近。甲状腺内的鳃囊异常相关性病变以后鳃体残件最为常见。后鳃体残件又称为实性细胞巢，见于 25% 的甲状腺切除标本内，多位于甲状腺侧叶后中和后侧部，为 0.1mm 以下的小簇状上皮细胞巢，实性或部分囊性，细胞小，核略为长形，可有核沟，似不成熟鳞化。免疫组化显示为 p63（+）、TTF-1（−）。需要与以下病变鉴别：

1. 甲状腺微小乳头状癌 实性细胞巢虽然有核沟，但是没有乳头状癌的其他细胞学特点，巢周也无间质反应。

2. 结节状 C 细胞增生 两者分布区域相似，CgA、p63 和降钙素免疫组化染色有助于鉴别。

其他腮囊异常相关性病变有甲状腺内胸腺组织、软骨、甲状旁腺以及伴或不伴淋巴组织成分的囊肿。这类囊肿常衬覆鳞状上皮，也可以为假复层纤毛柱状上皮，恶变罕见。颈侧部鳞状上皮癌性囊肿首先考虑为转移癌。位于甲状腺周围的异位性胸腺组织不少见，有时似淋巴结，注意勿将其中的胸腺小体误认为转移癌。

第三节 炎症性疾病

一、急性甲状腺炎

本病少见。一般为感染性，多与免疫抑制或局部创伤有关，可继发于上呼吸道或消化道感染、脓毒血症。多数为细菌或真菌所致，少数由结核分枝杆菌或病毒如风疹病毒、巨细胞病毒（CMV）等引起，卡氏肺囊虫可以导致艾滋病患者发生甲状腺炎。组织学显示，甲状腺实质内中性粒细胞浸润，常伴坏死、微脓肿和血管炎。特殊染色或细菌培养可以显示病原体。

【鉴别诊断】

有时需要与亚急性肉芽肿性甲状腺炎相鉴别。后者也可以有中性粒细胞浸润，但病变以滤泡为中心，同时还有大量组织细胞、淋巴细胞及吞噬类胶质的多核巨细胞，一般检测不到病原微生物。

二、亚急性肉芽肿性甲状腺炎

又名 DeQuervain 甲状腺炎。为病因不清的自愈性炎症，可能与病毒感染有关。女性多见。常有甲状腺区域疼痛或触痛。随病程进展，甲状腺功能从亢进到低下，最后大多能恢复正常。

【病理诊断要点】

1. 甲状腺常呈不规则性肿大，临床上易误诊为癌。

2. 组织学特点 初始病变以滤泡为中心，灶状滤泡破坏伴显著淋巴细胞和组织细胞反应，滤泡腔内中性粒细胞聚集；以后出现大量内含类胶质的多核巨细胞，滤泡广泛破坏，滤泡中心现象不明显，出现灶状纤维化。各期病变可以同时出现于同一甲状腺内。

【鉴别诊断】

多种疾病可以引起甲状腺肉芽肿性炎，如触诊性甲状腺炎、结节病、结核和真菌感染等，其鉴别要点见表 13-1。

表 13-1　甲状腺常见肉芽肿性炎的病理鉴别诊断要点

鉴别要点	肉芽肿性甲状腺炎	结核病	结节病	真菌感染	触诊性甲状腺炎
坏死特点	大量滤泡破坏	干酪样坏死	纤维素样坏死	一般凝固性坏死	单个或小簇状滤泡破坏
肉芽肿分布特点	以破坏滤泡为中心	以干酪样坏死为中心	间质内，肉芽肿较多	与坏死灶无明显关系	以单个或小簇状滤泡为中心
肉芽肿中心小脓肿	+	−	−	±	−
巨细胞内类胶质	+	−	−	−	+
巨细胞类型	异物型多见	朗汉型多见	朗汉及异物型	异物型多见	异物型多见
绍曼小体	−	±	±	−	−
纤维化	+	+	++	±	−
抗酸染色	−	+	−	−	−
真菌染色	−	−	−	+	−

三、自身免疫性甲状腺炎

为最常见的甲状腺炎症性疾病，包括既往所称的淋巴细胞性甲状腺炎和桥本甲状腺炎，目前认为两者为同一类疾病的不同时相或不同表现。好发于中年女性。临床上大多表现为甲状腺肿大，少数病例甲状腺萎缩，能检测到较高滴度的抗甲状腺自身抗体如抗甲状腺球蛋白、过氧化物酶或 TSH 受体抗体，大多数患者出现甲状腺功能低下，偶有甲状腺功能亢进。可以伴发其他器官自身免疫病。远期合并症有淋巴瘤（发病率约为正常人群的 80 倍）、乳头状癌。

【病理诊断要点】

1. 甲状腺肿大，大多为弥漫性病变，少数病例呈局限性。常呈分叶或结节状，灰红色，似淋巴组织。甲状腺被膜完整，病变不侵及甲状腺之外。

2. 间质弥漫显著淋巴细胞、浆细胞浸润，常伴生发中心形成。

3. 甲状腺滤泡萎缩破坏，类胶质减少，滤泡上皮嗜酸性变，形成嗜酸性细胞或称 Hürthle 细胞。嗜酸性细胞呈立方或柱状，胞质显著嗜酸性颗粒状，核大而不甚规则，深染或空泡状。

4. 常伴滤泡上皮鳞化，偶尔形成囊肿。

5. 小叶之间有多少不等的纤维组织增生。

【特殊亚型】

1. 幼年型　多见于儿童，自身抗体滴度较低，甲状腺功能常无明显变化。甲状腺肿大不明显，间质散在分布淋巴滤泡，甲状腺滤泡萎缩和上皮嗜酸性变不明显。

2. 纤维型　约占 10%，可能为病变的晚期表现。甲状腺较硬，但包膜仍完整。组织学显示甲状腺内广泛纤维组织增生，显著淋巴细胞、浆细胞浸润，滤泡明显萎缩。

3. 结节型　以结节状生长为特点，伴有显著结节状滤泡增生。有时增生的结节可以完全由嗜酸性细胞构成。

【鉴别诊断】

1. 甲状腺黏膜相关淋巴组织淋巴瘤

（1）临床上甲状腺肿大常较快、较明显；

（2）淋巴组织呈大片状增生，淋巴滤泡相对较少；

（3）有淋巴上皮病变；

（4）T 淋巴细胞数量相对较少（较单一，免疫组化显示有较单一片状 B 细胞增生）；

(5) 免疫组化或分子遗传学检测显示为单克隆性 B 细胞增生。

2. 纤维性桥本甲状腺炎　要与 Riedel 甲状腺炎相鉴别。后者又称侵袭性纤维性甲状腺炎，属于特发性炎症性纤维硬化性病变的一种表现，比较少见，组织学显示为弥漫性纤维化，病变累及全部或部分甲状腺，并侵及周围软组织，临床表现似癌。两者鉴别要点见表 13-2。

表 13-2　纤维性桥本甲状腺炎与 Riedel 甲状腺炎的鉴别要点

鉴别要点	纤维性桥本甲状腺炎	Riedel 甲状腺炎
甲状腺硬度	+	+++
浸润甲状腺周围组织	−	+
淋巴滤泡	+++	±
滤泡上皮嗜酸性变	+	−
闭塞性静脉炎	−	+
增生性纤维性间质	+	+++

第四节　甲状腺增生

甲状腺非炎症、非肿瘤性增生引起的甲状腺体积增大，均称为甲状腺肿（goiter）。根据是否伴有甲状腺功能亢进分为毒性和非毒性；根据甲状腺肿大是否伴有结节形成，分为弥漫性和结节性；从流行病学的角度分为地方性缺碘性和散发性。

一、结节性甲状腺肿

又称腺瘤样甲状腺肿，是最常见的甲状腺疾病。一般成人中检出率为 3% ~ 5%，尸检中检出率可高达 50%。在外检标本中它与腺瘤的检出率比为 5 ~ 20∶1。大多数患者甲状腺功能正常，常伴 TSH 的升高。病因不甚明了，可能与饮食、药物等造成的缺碘有关。临床表现为甲状腺弥漫肿大伴有不同程度的结节形成，可因突然出血或出血坏死导致甲状腺体积快速增大并常伴疼痛。

【病理诊断要点】

1．甲状腺呈弥漫或结节状肿大，常以一叶肿大为明显。常为多结节，常有多发性或单发性腺瘤样结节形成，少数呈单结节而似腺瘤。病变一般局限于甲状腺内，少数可突出甲状腺外甚至进入横纹肌间隙。

2．切面上，结节包膜可以不完整或完整，似腺瘤性真包膜。常伴出血、坏死、囊性变、硬化或钙化等继发改变。

3．组织学表现多种多样：有些结节主要由萎缩性扁平上皮衬覆的囊状滤泡构成，有些结节由扩张的大滤泡和增生性小滤泡混合组成，还有些结节主要由增生的小滤泡构成。有时滤泡上皮明显嗜酸性变，似嗜酸细胞腺瘤或癌。有时局灶乳头状增生，其中的乳头可以为假性或真性。

4．常伴新鲜及陈旧性出血、坏死、囊性变、纤维化（梁、索状或片状）、钙化及骨化。滤泡破裂后溢出的类胶质可以引起异物巨细胞或肉芽肿反应，可以导致局灶淋巴细胞、浆细胞浸润甚至淋巴滤泡形成。

5．少数病例合并微小乳头状癌，尤其是瘢痕灶内要仔细检查。同时注意不要将纤维性间质中的萎缩性腺体误认为癌。

【鉴别诊断】

1．结节性甲状腺肿无论在临床上还是病理上都容易与甲状腺滤泡性腺瘤相混淆。两者的鉴别要点见表 13-3。

表 13-3　结节性腺瘤样甲状腺肿与甲状腺滤泡性腺瘤的鉴别要点

鉴别要点	甲状腺滤泡性腺瘤	结节性甲状腺肿
结节的数量 *	单个	常为多个，也可单个
结节的包膜	完整	常不完整，也可完整
结节外甲状腺	正常或受压状	常有结甲病变，无受压现象
滤泡大小	较一致，常比正常组织小	不一致，常比正常组织大，常有小囊状扩张
乳头状增生	常无	常形成假乳头

鉴别要点	甲状腺滤泡性腺瘤	结节性甲状腺肿
结节内纤维组织增生	常无	常有
纤维间质内分化良好或退变小滤泡	常无	常有
病变超出正常甲状腺位置以外	无	可有

注 *：有人说腺瘤不过二，应当说腺瘤不过一。

　　要确立如下概念：结节性甲状腺肿是最常见的甲状腺病变，在一般的外检材料中其检出率绝对不应低于腺瘤。滤泡性腺瘤是有完整包膜的良性肿瘤，少见。但是现代分子生物学方法检测结果显示，腺瘤样甲状腺肿也可以是单克隆性增生。

　　2. 结节性甲状腺肿伴乳头状增生时需要与乳头状癌鉴别，鉴别要点见表 13-4。

表 13-4　结甲乳头状增生与乳头状癌的鉴别要点

鉴别要点	乳头状增生	乳头状癌
典型乳头状癌核	-	±
乳头被覆高柱状异型上皮	-	±
乳头分布	常在囊性病变表面	无规则
乳头间质致密纤维化 可玻璃样变间质	-	+
乳头间质水肿 残存滤泡	+	-
纤维间质内浸润性病变	-	±
免疫组化 CK19、HBME1、CD15	-	+

　　结节性甲状腺肿常伴有微小乳头状癌，特别见有砂粒体形成时一定要多取材仔细查找有无乳头状癌。另外乳头状癌常在瘢痕处或其内，故一定要在瘢痕处取材，特别是冰冻时取材，以免漏诊。

二、激素生成障碍性甲状腺肿

是一类比较少见的由于甲状腺激素合成酶缺陷导致的甲状腺过度增生性疾病，属常染色体隐性遗传病。平均诊断年龄为 16 岁。临床常表现为先天性永久性甲状腺功能低下，甲状腺显著肿大。

【病理诊断要点】

1．甲状腺弥漫肿大。

2．实性或微滤泡构成富细胞性结节，滤泡细胞核有显著的非典型性，类胶质稀少，结节周围显著纤维化。

【鉴别诊断】

主要与甲状腺滤泡癌及放射性改变相鉴别，病史和年龄以及特殊的组织学表现是其鉴别要点。

三、Grave's 病

是导致甲状腺功能亢进的最常见疾病。属于自身免疫性甲状腺疾病，患者体内存在甲状腺自身抗体，如 TSH 受体抗体等。临床表现为甲状腺弥漫肿大，常伴突眼征。现代医学很少用外科手段治疗此病，因此本病现今在外检标本不常见。典型病变组织学表现为甲状腺弥漫性增生，结节不明显，滤泡上皮呈柱状、高柱状或小乳头状增生，滤泡内类胶质丰富，边缘常有吸收空泡形成；间质内灶状淋巴细胞增生并有淋巴滤泡形成；少数病例可见滤泡上皮嗜酸性变，可有轻度纤维化。

需要注意以下几点：

1．术前用碘剂治疗者滤泡上皮呈复旧现象，病变常不典型。

2．既往行放射性碘治疗者病变常呈结节状，细胞核有非典型性，纤维化较明显。

3．少数病例乳头状结构较显著，但细胞核没有乳头状癌的特点，切勿以为癌。

第五节　甲状腺肿瘤

一、滤泡性腺瘤

呈甲状腺滤泡上皮分化的良性肿瘤，是甲状腺最常见的肿瘤。同时伴有甲状腺功能亢进症者称为毒性腺瘤。

【病理诊断要点】

1. 甲状腺内单发结节（腺瘤不过一），包膜完整。可以继发出血、坏死、囊性变和钙化等。

2. 组织学特点为滤泡或梁状结构形成的增生性结节，细胞核无重叠，无核沟，分裂象罕见，包膜完整。按滤泡形态及细胞特点分为若干组织学亚型，其中有些临床意义不大，如单纯型（相似于正常滤泡）、巨滤泡型，小滤泡型（胎儿型）、实性型（胚胎型）、印戒细胞样、黏液型、伴怪异核、伴透明变或脂肪化生性腺瘤等；有些则具有一定的临床意义，如：

（1）非典型性腺瘤：有结构或细胞学的非典型性，但是没有包膜或血管浸润等足以诊断癌的病变。此类病变需要多取材以便判断病变有无多样性，有无包膜或血管浸润，特别是局部的微小浸润。

（2）嗜酸性腺瘤：细胞质呈嗜酸性颗粒状，核仁较明显。对于这种腺瘤的预后和处理文献上有不同的意见，有人认为这型腺瘤即使组织学上恶性指征不明显也可以发生转移，需要积极应对。

（3）副节瘤样腺瘤/玻璃样变梁状肿瘤：WHO已经将其从腺瘤内分离出来而成为独立的一类。病变界清，包膜可有可无，肿瘤细胞形成梁状或腺泡状结构，细胞外有PAS阳性的基底膜样物质沉着。这种肿瘤的细胞学特点似乳头状癌，并且可以有砂粒体形成，遗传学特点也与乳头状癌相似，但临床上大多呈良性经过，一般按良性处理，但要密切随访。

（4）乳头状腺瘤：这个名称最好不用，因为很多乳头状腺瘤其实是结节性甲状腺肿伴有乳头状结构。

【鉴别诊断】

1. 滤泡癌　两者主要鉴别点是有无包膜或血管浸润。当滤泡性腺瘤包膜较厚、分裂象较多时一定要多取材（主要是包膜处），以确认有无浸润。当包膜或血管浸润既不能肯定，也不能完全否定时，可以考虑使用"恶性潜能未定的高分化肿瘤"这个名称。

2．滤泡型乳头状癌　这类乳头状癌一般砂粒体少见，其诊断主要依靠细胞核的特点。当滤泡性腺瘤呈现弥漫空泡状细胞核时，要仔细观察是否还有乳头状癌的其他细胞学特点，如核沟和核内假包涵体等，适当辅以免疫组化如 CK19、CD15 和 HBME-1 等。

3．甲状旁腺腺瘤／增生　有时异位于甲状腺内的甲状旁腺增生时，无论是肉眼还是镜下都与滤泡性腺瘤难以区分，需要作免疫组化如 TTF-1、甲状腺球蛋白、CgA 和 Syn 等辅助诊断。

4．腺瘤样甲状腺肿　参见表 13-3。

二、乳头状癌

是一种呈甲状腺滤泡上皮分化的恶性肿瘤，也是最常见的甲状腺恶性肿瘤，约占甲状腺恶性肿瘤的 80%。好发于中青年人，女性多见。桥本甲状腺炎患者乳头状癌的发生率较一般人群高。也常见于结节性甲状腺肿中。易发生颈部淋巴结转移，部分患者因颈部淋巴结转移性肿大而就诊。预后较好，尤其 45 岁以下者，20 年存活率大于 98%。

【病理诊断要点】

1．肉眼表现多样　病变为单灶或多灶性。大多呈实性、境界不清，常因明显纤维化而质地较硬，少数呈囊性并伴有乳头状结构、似有包膜。对于甲状腺良性病变内的瘢痕灶要加以关注并取材，因为其中可能有隐匿癌，很多是微小癌，特别是冰冻时瘢痕处一定要取材。

2．组织学上肿瘤细胞核体积较大，呈圆形或卵圆形，互相重叠，可见相当数量的空泡状核（核膜厚，空泡状，也称铁丝圈核）、核沟和核内假包涵体，这是甲状腺乳头状癌诊断的主要依据。但需要注意与核空泡状变区别，后者核膜不厚，无核沟及核内包涵体，系固定后的继发改变，仅见于石蜡切片。

3．肿瘤形成乳头状（中央有血管结缔组织轴）和滤泡样结构。部分病例伴有实性或梁状结构，这种结构比例较小时对预后影响不大，如果大部分为实性成分则归为低分化癌范畴。

4．有些肿瘤内形成砂粒体（微小层状钙化），砂粒体还可以单独出现于瘤体以外或淋巴结内。虽然砂粒体并非甲状腺乳头状癌的特征性病变，但是当组织学上见到甲状腺内有典型砂粒体时要仔细检查送检的甲状腺标本，同时提醒临床注意查找甲状腺癌。

5．肿瘤周边常有显著淋巴细胞反应，甚至呈淋巴细胞性甲状腺炎样外观。

6．乳头状癌的主要组织学亚型

（1）滤泡型：肿瘤大部或全部呈滤泡结构，但是细胞核有核沟或呈空泡状、间质反应常较明显、间质内常有异型滤泡浸润、可见砂粒体，以及转移方式和预后等都显示为乳头状癌的特点，预后同一般乳头状癌。由于这种亚型常有包膜，以中小滤泡为主，有时需要与腺瘤相鉴别，尤其是那些滤泡细胞核大而比较空亮的腺瘤，鉴别要点是细胞是否具有乳头状癌的其他特点，确实鉴别不开时可以采用 WHO 推荐的"高分化肿瘤具有恶性潜能"这个诊断名称。

（2）嗜酸细胞型：大多形成乳头状结构，细胞质呈显著嗜酸性颗粒状，细胞核的特点同一般乳头状癌，这是其诊断要点。

（3）透明细胞型：肿瘤细胞胞质透明，但细胞核仍然呈一般乳头状癌的特点。要注意与细胞显著透明变的腺瘤、髓样癌和转移性透明细胞癌相鉴别，免疫组化很有帮助。

（4）弥漫硬化型：常见于年轻患者，常有淋巴细胞浸润、明显纤维化及砂粒体形成，瘤栓易见，预后较差。

（5）高细胞型：本型罕见。患者年龄较大，70% 以上区域的肿瘤细胞高度至少是宽度的 3 倍，细胞常呈嗜酸性，坏死和分裂象相对易见。侵袭性较强。

（6）柱状细胞型：肿瘤性上皮呈假复层柱状排列，乳头状癌的核特点仅见于肿瘤局部，侵袭性较强。要与转移性腺癌鉴别，免疫组化很有帮助。

（7）微小乳头状癌：指直径 < 1cm 的乳头状癌，常为良性甲状腺病变手术时偶然发现，预后较好。直径 < 2mm 的甲状腺乳头

状癌几乎没有临床意义。由于甲状腺乳头状癌容易出现甲状腺内多灶性病变（目前有研究认为系甲状腺内转移所致），因此需要除外多灶性病变。微小癌也可以发生淋巴结转移。

7．免疫组化特点 甲状腺乳头状癌呈 CK、TTF-1 和甲状腺球蛋白，CK19、RET 和 HBME-1 阳性。TTF-1 和甲状腺球蛋白有助于转移性甲状腺乳头状癌的诊断。

8．分子遗传学特点 约 60% 有 BRAF 基因点突变，1/3 有 RET/PTC 基因重排。

【鉴别诊断】

1．甲状腺乳头状腺瘤样增生 结节性甲状腺肿有时可以因出血囊性变而形成一些所谓的假乳头状增生，有时也可以呈真性乳头状增生，但其乳头被覆上皮细胞核没有重叠，也不呈现弥漫显著的乳头状癌的核特点，没有较明显的间质反应和间质内浸润性病变。免疫组化 HBME-1、CK19 和 CD15 常为阴性，详细鉴别见表13-4。

2．Grave's 病 当滤泡上皮功能非常活跃时，可以出现显著乳头状增生和细胞核浅染，但其乳头常较短而无分支，滤泡腔内类胶质多且形成边缘吸收空泡，乳头被覆上皮细胞核没有重叠，没有显著核沟和核内假包涵体。免疫组化 HBME-1、CK19 和 CD15 常为阴性。

3．滤泡性腺瘤 见前。

4．髓样癌 髓样癌可以形成乳头状结构，但不具有乳头状癌的核特点，间质可有淀粉样物质沉着，虽然免疫组化 TTF-1 可以阳性，但 CgA、Syn 和降钙素阳性对其与乳头状癌的鉴别非常有用。

5．滤泡癌 参见甲状腺滤泡癌。

6．转移性乳头状癌 同样需要参考细胞核的特点和免疫组化染色（包括 TTF-1 和甲状腺球蛋白等）。

三、滤泡癌

是一种呈甲状腺滤泡上皮分化的恶性肿瘤，但缺乏乳头状癌的核特点，是甲状腺内第二常见的恶性肿瘤，占甲状腺恶性肿瘤的

10%～15%。女性多见，高峰发病年龄为 50～60 岁。血行转移比淋巴道转移常见。预后与肿瘤侵袭程度密切相关。微小侵袭性滤泡癌预后很好，而广泛侵袭性肿瘤病死率较高。

【病理诊断要点】

1．肉眼观，大部分滤泡癌表现为孤立性、有包膜的结节状肿物，少数在甲状腺内广泛浸润，后者预后较差。

2．肿瘤细胞形成大小不等的滤泡、梁状或实性巢状结构，窦样血管丰富。肿瘤侵犯包膜和（或）血管，有时浸润周围甲状腺组织。

3．组织学上按其侵袭程度分为微小侵袭性 [有限的包膜和（或）血管浸润] 和广泛侵袭性（广泛浸润周围甲状腺组织和血管），前者预后显著好于后者。

4．包膜浸润是指肿瘤细胞呈蘑菇状穿透包膜，也有观点认为，肿瘤细胞呈不规则或舌状侵入但不穿透包膜也算包膜浸润。血管浸润的标准是肿瘤细胞与血栓相连或被覆内皮，血管位于包膜上或包膜外。

5．组织学亚型

（1）嗜酸细胞型：75% 以上肿瘤细胞呈嗜酸性、颗粒状，常有显著核仁。电镜显示胞质内有大量线粒体。肉眼呈红棕色。淋巴结转移率高。

（2）透明细胞型。

6．免疫组化特点　CK、TTF-1 和甲状腺球蛋白阳性，CK19、CD15 和 HBME-1 阳性。

【鉴别诊断】

1．滤泡性腺瘤　见前。

2．滤泡型乳头状癌　两者都形成滤泡结构，常有包膜，都可以侵犯包膜和周围甲状腺组织，但滤泡癌细胞没有乳头状癌的核特点，且常见血管侵犯。如果实在鉴别不开，可以考虑诊断为"高分化癌类型未定"。

3．岛状癌 / 低分化癌　介于甲状腺分化型和未分化癌之间的一种滤泡细胞癌，以形成岛状、梁状和实性结构为特点，侵袭性强，预后差。免疫组化为 50% p53 阳性，Ki-67 指数较高

（10% ～ 30%），有助于其与滤泡癌的鉴别。当滤泡癌或乳头状癌中存在岛状癌成分时要在病理报告中注明。

4．髓样癌　髓样癌细胞核常常具有神经内分泌细胞的特点，浅染而核仁不明显，间质内可见淀粉样物质沉着，免疫组化染色肿瘤细胞为 CgA、Syn 和降钙素阳性，甲状腺球蛋白阴性。

5．甲状旁腺肿瘤　当甲状旁腺位于甲状腺内或者甲状旁腺肿瘤侵及甲状腺时，尤其当其形成滤泡样结构时，与甲状腺滤泡性病变很容易混淆，免疫组化（CgA、Syn、TTF-1 和甲状腺球蛋白）可资鉴别。

四、未分化癌

又称间变性癌或癌肉瘤，是由未分化细胞构成的高度恶性的甲状腺肿瘤，免疫组化和超微结构显示其呈上皮分化。占甲状腺恶性肿瘤 5% 以下。主要见于老年人，肿瘤生长迅速，半年内病死率超过 90%。

【病理诊断要点】

1．肿瘤常体积较大，浸润广泛。

2．组织学上肿瘤在甲状腺内广泛浸润，瘤细胞呈梭形、上皮样或多形性，形成大片或呈束状结构，分裂象多，可见坏死，可有鳞化，可有显著粒细胞浸润。

3．免疫组化特点　Vimentin(+),CK(+)（80% 病例）,TTF-1(−),甲状腺球蛋白（−），p53（+）。

【鉴别诊断】

甲状腺未分化癌需要与多种肿瘤鉴别，包括黑色素瘤、树突状细胞肿瘤、多种间叶性肉瘤、髓样癌、转移癌等，免疫组化帮助很大，具体指标参见相关肿瘤章节。

五、髓样癌

是甲状腺 C 细胞发生的恶性肿瘤，占甲状腺恶性肿瘤的 5% ～ 10%。20% 为家族性，与 RET 基因胚系突变有关，属于 MEN 综合征组分之一，其髓样癌的特点是多发性和双侧性。平均发病年龄 50 岁，家族性患者较年轻。50% 的患者就诊时已有淋巴结转移，总体 10 年存活率为 70% ~ 80%。

【病理诊断要点】

1. 肿瘤一般位于甲状腺中上部，常无明显包膜，形成浸润性结节，切面呈棕黄色或灰白色。

2. 肿瘤形成实性巢索状或梁状结构，也可呈腺样或乳头状，间质富于血管或有不同程度的硬化。瘤细胞呈圆形、椭圆形、多角形或梭形等，胞质透明、浅粉染或嗜酸性。细胞核为圆形或椭圆形，一般大小较一致，也可呈现一定的多形性，核染色质粗，核仁不明显，分裂象少见。

3. 肿瘤本身一般不形成滤泡结构，也无类胶质形成，但是周围甲状腺滤泡可以陷入肿瘤内，造成滤泡分化假象，真正的混合性髓样 - 滤泡癌非常少见。80% 的髓样癌间质内有淀粉样物质沉着，刚果红染色为阳性。淀粉样物质可以钙化而呈沙砾样，可以引起异物巨细胞反应。有时肿瘤细胞内淀粉样物质挤压核，形成浆细胞样外观。

4. 免疫组化特点　绝大多数甲状腺髓样癌为降钙素（+），嗜铬素（+），多数病例为 CEA（+）。部分病例为 TTF-1（+），但甲状腺球蛋白（-）。Ki-67 指数一般较低。

【鉴别诊断】

甲状腺髓样癌组织结构和细胞形态多样，因此需要与多种甲状腺原发性肿瘤和转移瘤相鉴别，特别是玻璃样变梁状肿瘤、滤泡癌、乳头状癌、岛状癌、副节瘤以及淋巴瘤等。当在甲状腺内遇到组织学形态不太符合典型乳头状癌或滤泡癌的肿瘤性病变时，一定要考虑到髓样癌的可能性，降钙素、嗜铬素和甲状腺球蛋白免疫组化染色对于鉴别诊断很有帮助，有时甚至是决定性的。

六、胸腺样肿瘤

（一）伴有胸腺样成分的梭形细胞肿瘤（SETTLE）

多见于年轻人，平均发病年龄 15 ~ 20 岁。预后尚可，但能发生晚期血行转移。位于甲状腺内或周围。组织学上肿瘤呈双向分化，一种为增生活跃的梭形细胞，另一种为分泌黏液的腺体成分，形成分叶状结构，细胞异型性中等，分裂象罕见。上皮样和梭形细胞均为 CK (+)，TTF-1 (-)，甲状腺球蛋白 (-)，p53 (-)，CD5 (-)。鉴别诊断包括未分化癌（年龄对于鉴别诊断很重要）、滑膜肉瘤（遗传学检查 SYT/SSX 基因融合很重要）、异位胸腺瘤（免疫组化 CD5 等有助于鉴别）等。

（二）伴有胸腺样成分的癌（CASTLE）

多见于中年人，呈局部侵袭性生长，可以发生早期淋巴结转移。组织学及免疫表型同胸腺癌，为 CD5 (+)。鉴别诊断包括未分化癌、转移性淋巴上皮癌、滤泡树突状细胞肉瘤等。

七、淋巴瘤

原发性甲状腺淋巴瘤约占甲状腺肿瘤的 5%，占结外淋巴瘤的 5%。常伴淋巴细胞性甲状腺炎或继发于淋巴细胞性甲状腺炎。多见于老年人，女性为多。总体 5 年存活率约 60%。

病变表现为单发或多发结节，切面均质、鱼肉样。组织学上许多病例都有淋巴细胞性甲状腺炎背景，肿瘤性淋巴细胞弥漫增生，可充斥于滤泡腔内，形成所谓"MALT 球"，这是其诊断要点。多数为黏膜相关淋巴组织淋巴瘤，少数为弥漫大 B 细胞淋巴瘤。要与小细胞性髓样癌、岛状癌、黑色素瘤和桥本病等鉴别。免疫组化对于甲状腺淋巴瘤与上皮性病变或黑色素瘤的鉴别非常有帮助。甲状腺淋巴瘤与桥本病的鉴别有时非常困难，因为两者都是以 B 细胞增生为主，都可有生发中心形成，都可以混有多量浆细胞，但淋巴瘤常常弥漫成片增生，细胞相对比较单一，有明显淋巴上皮病变（可以用 CK 染色清楚显示），有轻链限制性（κ 或 λ）。

八、转移瘤

甲状腺血运丰富，容易发生转移瘤，40% 为其首发症状。转移癌在有病变的甲状腺内更常见，如腺瘤样结节等。最常见的原发部位依次为肾、肺、乳腺、胃、皮肤（黑色素瘤）。当甲状腺内见到不甚典型的透明性细胞结节状腺瘤样病变时，要考虑到转移性肾透明细胞癌的可能性，免疫组化 TTF-1、甲状腺球蛋白、CD10 等有助于两者鉴别。甲状腺鳞状细胞癌首先要考虑转移癌的可能。

（廖松林　柳剑英）

第十四章　甲状旁腺

第一节　组织胚胎学复习提要

（一）甲状旁腺由第三和第四鳃囊上皮下降迁移演化而来，其迁移异常会造成甲状旁腺异位，可以异位于甲状腺内、胸腺、心包、食管和纵隔等处。异位性甲状旁腺也可以发生增生或肿瘤，有时术中查找困难，需要借助于影像学检查。

（二）多数人有 4 个甲状旁腺，左右各二，对称排列，少数人数目有变异（2 ~ 12 个）。甲状旁腺一般位于甲状腺两侧上下极部，多数位于甲状腺被膜外，少数位于被膜内，因此有时行甲状腺切除术时会连带切下个别甲状旁腺，这不一定引起功能障碍，但在病理报告中要注明，以提醒临床注意。

（三）每个甲状旁腺最大径一般 < 5mm，重量不超过 60mg，呈棕褐色、浅褐色或黄色，取决于其脂肪含量和功能状态。

（四）腺体有薄的包膜，并由薄的纤维血管间隔形成小叶。细胞形成索或巢状结构，其间为丰富的薄壁血管。青春期后间质内出现脂肪组织，并随年龄的增长而增多。

（五）甲状旁腺实质细胞形态随其功能状态的不同而发生变化，可以呈主细胞、嗜酸细胞和透明细胞。主细胞呈多角形，胞质弱嗜酸性或嗜双色性，核小而位于中央；透明细胞富含糖原；嗜酸细胞数量随年龄增长而增加，胞质红染、细颗粒状，核小而深染。甲状旁腺实质细胞内有脂滴，可以在冰冻切片上用油红 O 染色显示。

（六）免疫组化特点：甲状旁腺实质细胞为 CK (+)，CgA (+)，甲状旁腺激素（PTH）(+)，PTH 相关蛋白 (+)，Vimentin (−)。

（七）电镜下实质细胞内有神经内分泌颗粒。

第二节　甲状旁腺功能亢进症

由于甲状旁腺激素升高引起的一系列症状称为甲状旁腺功能亢进症。其症状包括高钙血症、低磷血症、血浆碱性磷酸酶升高、骨质疏松、病理性骨折、骨变形、骨棕色瘤（又称囊性纤维性骨炎）、肾结石、肾钙化、多尿、烦渴以及肾功能障碍等，当血钙水平极高时可出现急性胃肠道、心血管以及中枢神经系统症状。根据可能的发病机制，甲状旁腺功能亢进症分为原发性、继发性和三发性。原发性甲状旁腺功能亢进80%由甲状旁腺腺瘤所致，15%为主细胞增生所致，只有不到5%由甲状旁腺癌引起。继发性甲状旁腺功能亢进症一般由慢性肾病或肠道吸收障碍导致。三发性甲状旁腺功能亢进症是指在继发性甲状旁腺功能亢进的基础上，甲状旁腺腺体出现的自主性增生。继发性和三发性甲状旁腺功能亢进均表现为主细胞增生，在组织学上与原发性主细胞增生难以鉴别。

第三节　甲状旁腺腺瘤

是由主细胞或嗜酸细胞构成的良性肿瘤。多见于中老年人，女性多于男性。可以是功能性或非功能性，功能性腺瘤切除后即刻出现PTH水平下降。

【病理诊断要点】

1. 多见于下部腺，常为圆形或椭圆形棕褐色结节，有薄而完整的包膜。体积较大者可有出血、囊性变。一般重量小于1g。

2. 组织学上，肿瘤主要由主细胞构成，可以间有嗜酸细胞或过渡细胞，少数肿瘤主要由嗜酸细胞构成。细胞大小较一致，呈结节状、片状、梁状、腺泡状或乳头状生长，有纤细纤维间隔，薄壁血管较丰富，脂肪间质缺如。包膜外可见受压萎缩的甲状旁腺。

3. 肿瘤细胞浅染或透明，核圆形，深染，无明显核仁。可见灶状核大而异型的细胞，甚至多核巨细胞，这些都不是恶性指征。核分裂一般很少，< 1个/10HPF。

4. 当肿瘤较大时，可有出血和较明显的纤维间质反应，不要误认为癌。

5. 组织学亚型 嗜酸性腺瘤，水样透明细胞腺瘤，腺脂肪瘤。

6. 免疫组化特点 CK (+)，CgA (+)，PTH (+)，PTH 相关蛋白 (+)，TTF-1 (−)，甲状腺球蛋白 (−)。

【鉴别诊断】

1. 主细胞增生症 其组织学特点是：①无完整包膜；②增生细胞常为多种成分混合性增生；③增生细胞团之间有脂肪间质；④通常为多腺体受累。

因此，尽管在组织学上两者有一定的差异，但是没有绝对的组织学鉴别指标，如果只切除一个腺体，可能很难作出明确的判断，需要结合临床资料如有无基础疾病、术中甲状旁腺切除后 PTH 是否迅速下降等综合判断。

2. 甲状旁腺癌 见后。

3. 甲状腺滤泡性病变 由于甲状旁腺可以位于甲状腺包膜内，也可以形成腺样结构，腺腔内也可以有胶样物，因此有时与甲状腺腺瘤等滤泡增生性病变非常相似，免疫组化（TTF-1、甲状腺球蛋白、PTH、CgA）有助于两者的鉴别。

4. 髓样癌 甲状旁腺腺瘤偶尔也可以形成淀粉样物质，尤其当甲状旁腺位于甲状腺被膜内时，会与髓样癌混淆，免疫组化 PTH 和降钙素染色有助于鉴别。

5. 转移性肾癌 甲状旁腺腺瘤有时细胞显著透明，与肾癌非常相似，免疫组化（CD10、EMA、PTH 和 CgA）有助于两者鉴别。

第四节 甲状旁腺增生症

由于主要的增生细胞为主细胞样细胞，因此目前称之为主细胞增生症，是甲状旁腺实质细胞的非肿瘤性增生。一般累及个体的所有甲状旁腺，少数病例仅有单个腺体受累。病因未明，20% 有家族史，可以是 MEN 综合征的表现之一。根据近期的克隆性研究，有人认为本病属于肿瘤性增生的早期表现。

【病理诊断要点】

1. 病变无包膜，呈多灶性或结节状，其中可见脂肪。

2. 增生的细胞主要为主细胞，透明细胞增生罕见。

【鉴别诊断】

在诊断中主要需与甲状旁腺腺瘤相鉴别，鉴别要点见前述。

第五节　甲状旁腺癌

甲状旁腺癌非常少见，在高钙血症中只有 1% ~ 2% 为甲状旁腺癌。无性别差异。临床上常有多尿、骨痛、恶心、呕吐、便秘以及体重下降等症状，少数为无功能性。肿瘤常较大，颈部可触及团块，甚至有声带麻痹症状。10 年存活率约为 50%。

【病理诊断要点】

1. 肿瘤常与周围黏连，甚至侵及周围组织，灰白色，有坏死。

2. 组织学主要特点：

(1) 肿瘤细胞呈团索状排列，团索之间有厚的纤维性间隔。

(2) 有血管侵犯（位于包膜上或包膜外的血管）。

(3) 肿瘤穿透包膜并在周围组织内生长。

(4) 神经侵犯。

(5) 肿瘤内散在、灶状凝固性坏死。

(6) 核／质比增大，出现核仁，核分裂象较多（> 5 个 /10HPF）。

3. 肿瘤细胞常以主细胞为主，偶见嗜酸性细胞癌。

4. 免疫组化特点　Ki-67 阳性细胞数 > 5%，cyclin-D1（+），CK（+），CgA（+），PTH（+），PTH 相关蛋白（+），TTF-1（–），甲状腺球蛋白（–）。

【鉴别诊断】

最需要与甲状旁腺癌相鉴别的是甲状旁腺腺瘤，两者鉴别要点见表 14-1。在组织学上的主要区别点是前者有血管和包膜的浸润，但有时良性腺瘤出血、坏死后可以继发纤维化，会出现假浸润现象；另外当位于甲状腺包膜内的甲状旁腺发生腺瘤时，与周围甲状腺的界限不清，容易被误认为浸润，上述现象都是形态学诊断的陷阱。当一个甲状旁腺腺瘤样增生比较活跃，分裂象较多，核仁明显，核 / 质比较高，纤维包膜很厚，肿瘤内有粗的纤维条带，Ki-67 指数较高，但包膜和血管浸润不典型或不明确时，可以诊断为"非典型性腺瘤，建议随访"，因为迄今为止，诊断甲状旁腺癌的"金指标"仍然是转移。

表 14-1 甲状旁腺癌与腺瘤的鉴别要点

鉴别要点	腺瘤	腺癌
肿瘤大小	不一	较大
全身症状及局部症状	可有	常较明显
生长速度	缓慢	较快
包膜	完整	有浸润
与周围组织关系	界清	有浸润
血管浸润	无	有
核 / 质比	小	大
核仁	不明显	明显
分裂象	很少	较多（> 5 个 /10HPF）
转移	无	有

（廖松林　柳剑英）

第十五章　肾上腺及副节组织

第一节　组织胚胎学复习提要

（一）肾上腺来源于两个胚层：肾上腺皮质来源于中胚层的腹膜后间叶组织，在发生上与性腺间质同源。胚胎初始肾上腺与性腺相近，故肾上腺皮质在内分泌功能上与性腺有相似之处，肾上腺可分泌性激素，性腺也可以分泌肾上腺皮质激素。肾上腺髓质来源于神经外胚层，与脊柱旁的神经节同源。但近来有些观察提示，肾上腺皮质及髓质都来源于同一干细胞。

（二）肾上腺位于肾上极，有完整的被膜，周围有多量脂肪组织。成人两侧肾上腺各重约 5g。肾上腺可分成头、体及尾三部分。皮质呈灰黄色。

（三）组织学上肾上腺皮质分三带：球状带、束状带及网状带。球状带占皮质的 10% ～ 15%，由富于脂性较小细胞组成，主要合成盐皮质激素。束状带是由富于脂性柱状细胞组成。最内层是网状带，细胞较小，胞质嗜酸，脂滴较少，有脂褐素，主要合成糖皮质激素及性激素。

（四）肾上腺皮质激素以及性激素等的前体都是胆固醇类物质，从血液循环来的脂蛋白进入肾上腺皮质细胞，分解再合成有关肾上腺皮质分泌的激素，故肾上腺皮质细胞富于脂滴。

（五）成人肾上腺髓质占肾上腺总体积的 8% ～ 10%。重约 0.5g。髓质主要由嗜铬细胞组成，其中混有散在的皮质细胞和神经节细胞。嗜铬细胞成巢或索状，其间有丰富的毛细血管网。细胞呈圆形、多角形，胞质较宽，弱嗜碱性，胞质内有 PAS 阳性滴状物。髓质细胞含有嗜铬素。髓质细胞主要分泌去甲肾上腺素。电镜下髓质细胞内有神经内分泌颗粒。

（六）肾上腺外副节组织来源于神经节，广泛分布于身体各处，包括：颈动脉体、主动脉及肺动脉等的化学感受器、颈静脉球、迷走神经的神经节、喉、心底、支气管分叉处，以及存在于身体一些部位的较小的副节或化学感受器。

肾上腺外副节可归纳为两大组：与副交感神经系统相关和交感神经系统相关的副节组织。前者一般是非嗜铬性的，主要位于头颈部及纵隔，有化学感受功能；后者是嗜铬性的，主要位于沿着胸、腰部的主动脉旁，与肾上腺髓质同源。副节组织内细胞主要是主细胞、支持细胞、血管周细胞、内皮细胞和雪旺细胞等。主细胞胞质较宽，弱嗜碱或透明，形成器官样结构。

第二节   肾上腺皮质病变

一、异位

几乎均为单纯皮质异位，也有皮质及髓质结构均有的真正的肾上腺异位。常见异位部位为：后腹膜沿着泌尿生殖系统经过线路，以及脊柱旁、盆腔、咽喉部、卵巢、睾丸、精索和腹股沟部等。异位肾上腺可以受腺垂体分泌的 ACTH 的影响引起增生及肿瘤性病变。

二、肾上腺巨细胞症

肾上腺皮质内含多少不一的巨核大细胞，这些细胞核染色深、粗，核内有假包涵体。肾上腺增大，皮质增宽。常见于新生儿或胎儿尸检病例。

三、肾上腺皮质功能不全

分为原发性及继发性，前者是由肾上腺皮质疾病引起，如结核、梗死、自身免疫性淋巴细胞性肾上腺皮质炎、组织胞浆菌病以及霉菌感染等；后者是指继发于垂体功能不全等疾病所致。

四、先天性增生

这是先天性肾上腺激素合成酶缺乏疾病，通过常染色体隐性遗传。临床上表现为：男性化、高血压、电解质紊乱以及急性肾上腺功能衰竭等。病理改变为弥漫性皮质增生，尤其是网状带。

五、后天性皮质增生

肾上腺皮质增生可显示多种皮质功能亢进症状或综合征。常由于垂体肿瘤或其他原因引起的 ACTH 分泌过多引起，也可由垂体外异位分泌 ACTH 所致。有的增生无明显原因可为特发性。成人一侧肾上腺的重量超过 6g 则可认为是增生。增生总是双侧性，可为单结节状或多结节或弥漫性。有时结节状增生似皮质腺瘤。它与腺瘤不同的是：无明显包膜，常为多结节以及增生细胞常以网状带和束状带为主。

六、原发性色素性结节状肾上腺皮质增生

此增生为 Carney 综合征的表现之一，Carney 综合征包括多种表现：肾上腺皮质结节状增生、Cushing 病、斑点状皮肤色素沉着、皮肤及心脏黏液瘤、乳腺多发性黏液性纤维腺瘤、分泌生长激素的垂体腺瘤、有砂粒体形成的黑色素性神经鞘瘤以及睾丸大细胞钙化性支持细胞瘤等。肾上腺皮质多发色素性结节增生伴受累皮质萎缩，增生细胞主要是由嗜酸性、缺乏脂质的类似于网状带的细胞构成。

七、皮质结节

由正常肾上腺皮质组织组成的小结节，常位于皮质内或伸向邻近的脂肪组织中。常多发，无包膜，分为良好的，皮质结节状增生，大部分细胞胞质较宽透明。这些结节没有临床意义，应将其与真性皮质增生结节及皮质腺瘤鉴别。

八、肾上腺皮质腺瘤

临床上可以偶然发现或有激素功能失调相关的体征。腺瘤常是单发的圆形或椭圆形有明显包膜的肿瘤。很少超过 5cm 或重量＞50g。切面为均质性浅黄色，偶见坏死及出血或囊性变，有时切面

因含色素呈暗褐甚至黑色，这种色素可以是脂褐素或黑色素。肿瘤主要由束状带或球状带细胞组成，更常见的是二者兼有。偶见核大深染的非典型性细胞，分裂象很难找到。肿瘤细胞之间血窦样血管较丰富，个别病例间质纤维组织增生较明显。

肾上腺皮质腺瘤的形态学变异：包括含有灶状髓脂肪瘤的肾上腺皮质腺瘤，黑色腺瘤，皮质髓质混合性肿瘤，肾上腺皮质嗜酸细胞腺瘤，脂肪腺瘤，黏液性肾上腺皮质肿瘤。

【鉴别诊断】

1. 皮质腺瘤与皮质结节状增生以及皮质癌的鉴别要点　见表15-1。

表 15-1　肾上腺皮质腺瘤与结节状增生以及皮质癌的鉴别要点

鉴别要点	腺瘤	结节状增生	皮质癌
大小	< 5cm	< 5cm	> 5cm
重量	< 50g	< 50g	> 50g
包膜完整	+	−	+/−
多发结节	−	+/−	+/−
包膜受侵	−	−	+
血管瘤栓[①]	−	−	+
出血坏死	偶见，轻	−	常见，且明显
侵及周围组织	−	−	+
局部或远方转移	−	−	+
细胞形状	较规则，多角形或圆形	较规则，圆形或类圆形	多形性明显，出现梭形细胞
透明细胞	+	+++	+/−，或 > 25%
核异型性	不明显	不明显	明显
分裂象	< 1/10HPF	< 1/10HPF	> 1/10HPF
免疫组化	CK+，Vim−	CK+，Vim−	CK−/+，Vim+
原发性醛固酮增多症	70% 以上	20% 以上	少见

①动脉、静脉及血窦均可形成瘤栓。

皮质癌的恶性指标每个病例不一定都具备，故要根据表 15-1
列的诸因素综合分析鉴别诊断。如少数癌直径＜ 5cm 而无包膜受
侵，但根据其他指标，如有局部侵犯及转移而诊断。当鉴别诊断困
难时用肾上腺皮质肿瘤更合适，随后根据有价值的参数估计肿瘤复
发和转移的危险性。

2．皮质腺瘤与髓质嗜铬细胞瘤的鉴别　后者如下几点可与皮
质腺瘤鉴别：①位于髓质内，皮质受压萎缩；②细胞较大，胞质嗜
碱性较强，较少透明细胞；③临床上常有阵发性或持续性高血压，
而无皮质功能亢进症状；④ S-100 及嗜铬素阳性；⑤电镜下有神经
内分泌颗粒。

九、肾上腺皮质癌

肾上腺皮质癌也可以分为功能性及非功能性的两种。皮质癌较
少见。

【病理诊断要点】

1．肾上腺皮质的肿瘤，常为孤立结节。

2．包膜不明显或有包膜浸润或侵及周围组织或有转移。

3．直径常＞ 5cm，重量＞ 50g。

4．常有较明显出血坏死，特别肿瘤较大者，并常见血管瘤栓
形成。

5．肿瘤细胞呈腺管状、梁状、巢状结构，细胞团索状之间血
窦较丰富。

6．间质常有索状纤维组织，也可有钙化。有人认为出血坏死
大于两个高倍视野及间质有较宽的索状纤维组织是判断恶性的主要
指标。

7．肿瘤细胞异型性较明显，可见多角形、梭形或明显不规则
形，透明细胞很少，核分裂象易找（＞ 1 个 /10HPF）。

8．Ki-67 和 P53 表达比腺瘤更常见。

【鉴别诊断】

1．皮质腺瘤：有时鉴别较困难，鉴别要点见表 15-1。

2．嗜铬细胞瘤：皮质癌与嗜铬细胞瘤及转移癌的鉴别诊断有时很困难，需要借助于免疫组化。皮质癌与嗜铬细胞瘤及几种常见转移瘤的免疫组化标记见表 15-2。

表 15-2 肾上腺皮质癌免疫组化上的鉴别诊断

	CK	Vim	NF	S-100	EMA	CgA	Syn	AFP	CEA	CD10	inhibin
皮质癌	–/+	+	+/–	+/–	–	–	+/–	–	–	–	+
嗜铬细胞瘤	–	–	+	+	–	+	+	–	–	–	–
肾癌	+	+/–	–	–/+	+	–	–	–	–	+	–
肝细胞癌	+	+/–	–	–	–	–	–	+	–	–	–
转移性腺癌	+	+/–	–	+/–	+	–	–	–	+	–	–
脂肪肉瘤	–	+	–	+	–	–	–	–	–	–	–

第三节　肾上腺髓质病变

一、神经母细胞瘤

这是婴幼儿颅外最常见的实性肿瘤之一。此瘤 70% 发生在腹膜后，其中大多数病例累及肾上腺。

【病理诊断要点】

1．肾上腺髓质内实性浸润性肿瘤，肿瘤大小各例差异很大，从＜0.5cm 的微小肿瘤到充满腹腔的大肿瘤，常侵及周围组织或器官。

2．组织学上肿瘤由不成熟的具有神经分化的细胞组成，细胞成团或成索。细胞团索或小结节之间有薄的血管结缔组织间质。常见出血、坏死，有时会导致假血管样或腺泡状结构。钙化可以是突出的特征。

3．肿瘤细胞之间常有浅粉染的微细的纤维性或细颗粒状神经性基质。这是诊断的主要特点。

4．肿瘤细胞呈圆形、椭圆形及多角形，核染色质较细，有的核结构不清，也可有小核仁。肿瘤分化程度不同，细胞大小及核结构等各例及不同区域之间差别较大。分化较好者细胞较大，胞质较多、嗜酸性，核染色质较粗，有小核仁，似神经元分化；分化较差者呈淋巴细胞样细胞。

5．大约30%病例有中心为神经基质样的菊形团，少数肿瘤内可有节细胞分化。偶尔小叶结构突出，肿瘤细胞巢被S-100蛋白阳性的细胞包绕成"细胞球"结构。

6．婴儿年龄小于3个月，提示该病变为非肿瘤性，或者如果是肿瘤性的也可能自发地消失。诊断时2岁以下的儿童预后最好。少数典型的神经母细胞瘤，甚至伴有转移，可经过完全的成熟而自愈。

7．神经母细胞瘤分化范围广，其一端是神经母细胞瘤，另一端是神经节瘤，中间是神经节母细胞瘤。有人根据细胞分化将神经母细胞瘤分为如下几个亚型：

(1) 神经母细胞瘤：①未分化型；②低分化型；③分化型。

(2) 节神经母细胞瘤：①结节型，②混合型；③交界型。

(3) 节神经瘤。

此分类内所谓未分化肿瘤完全由不分化的圆形细胞组成；低分化：分化性细胞成分少于5%；而分化型者大于5%。分化性神经母细胞表现为细胞核增大，偏心性，染色质泡状结构，且核仁明显，细胞质较明显，嗜酸性或嗜双色性。

有神经细胞、神经基质分化以及假菊形团结构，并结合部位等是诊断的主要指标。

【鉴别诊断】

神经母细胞瘤，特别是肾上腺外神经母细胞瘤是属于诊断最困难的小细胞性肿瘤之一，它的主要鉴别要点见表15-3。

表 15-3　神经母细胞瘤的鉴别诊断

鉴别要点	神经母细胞瘤	淋巴瘤	尤文肉瘤	横纹肌肉瘤
常见部位	腹腔内，肾上腺	淋巴结	骨及软组织	肌肉及软组织
年龄	婴幼儿多见	青年	青少年	中青年
假菊形团	+	–	+	–
腺泡状结构	–	–	–	+/–
鲜红染胞质	–	–	–	+
神经基质分化	+	–	–	–
节细胞分化	+	–	–	–
坏死囊性变	较常见	少见	少见	少见
免疫组化：				
CgA	+/–	–	+/–	–
NSE	+	–	+	–/+
Syn	+	–	–/+	–
NF	+	–	–/+	–
GFAP	+/–	–	–	–
Vimentin	–	+	–/+	+
电镜：				
神经内分泌颗粒	+	–	–	–
微丝	+	–	+	+
肌分化	–	–	–	+
糖原沉着	+/–	+/–	+	+/–

　　神经母细胞瘤分化较低，诊断及鉴别诊断有困难时可以诊断为小圆形细胞性恶性肿瘤。神经母细胞瘤的分化分型与预后有关。未分化型 5 年存活率只有约 30%，高分化型有 70% 以上。

二、嗜铬细胞瘤

【病理诊断要点】

1. 常为有包膜的实性肿物，大小常为 3 ～ 5cm。约 10% 为双侧性。

2．血及尿儿茶酚胺及其代谢产物水平升高，因肿瘤细胞可分泌肾上腺素和去甲肾上腺素，患者常有阵发性高血压，有时是持续性的。大汗、心动过速和头疼三联征对嗜铬细胞瘤有诊断意义。

3．出血及囊性变较常见，切面常为灰粉色或黄白色。

4．肿瘤细胞特征性的排列成界限清楚的巢状结构，周围由纤细的纤维血管性间质围绕。肿瘤细胞可分为小、中及大细胞。细胞为圆形及多角形，胞质内含有细颗粒及弱嗜碱性，也可嗜酸性，胞质也可有空泡及 PAS 阳性包涵物。核为圆及椭圆，染色质较粗，有明显核仁。核内可见假包涵体。胞质内玻璃样小体常见。可见少数巨核细胞但不是恶性指标。大约 5% 病例可见多少不等梭形细胞。分裂象较少：< 1 个 /30HPF。

5．少数嗜铬细胞瘤有神经节细胞或神经母细胞分化，也可见雪旺细胞。间质可有淀粉样物质沉着。

6．嗜铬细胞瘤细胞除可以分泌儿茶酚胺及肾上腺素外，也可产生 ACTH 等异位激素。电镜下可见神经内分泌颗粒，免疫组化显示 S-100 及神经元特异性烯醇化酶、嗜铬素、突触素阳性。1/4 的肾上腺内嗜铬细胞瘤细胞角蛋白阳性。

7．嗜铬细胞瘤也可称为肾上腺髓质副节瘤，少数副节瘤伴有神经纤维瘤病、或其他部位副节瘤、或肾上腺皮质腺瘤或甲状腺髓样癌、或小脑血管母细胞瘤等。有家族史病例可伴有多发性内分泌肿瘤。

【鉴别诊断】

1．肾上腺髓质结节状增生　肾上腺髓质增生可呈结节状或弥漫性，这也是一种独立疾病。增生常为弥漫性，少数为有包膜的结节。常显示为髓质体积增大，甚至挤压皮质。临床表现可以类似于嗜铬细胞瘤。大多数髓质增生是多发性内分泌肿瘤 2b 型的一个组成部分。

2．良、恶性鉴别　单纯根据形态较难鉴别良性及恶性。主要根据有无周围组织浸润、血管瘤栓及转移。肿瘤细胞多形性、坏死、增生指数高，缺乏 S-100 蛋白阳性的细胞是预后不良的因素。

嗜铬细胞瘤明显易于转移到骨骼系统，尤其是肋骨和脊柱。有转移者大多在术后 1 年内死亡，只有包膜浸润者术后可长期存活。

第四节　其他肾上腺疾病

一、肾上腺囊肿

有症状的囊肿少见，但近来影像学发现无症状囊肿逐渐增多。肾上腺囊肿可以分为如下类型：①肿瘤性（原发及转移瘤均可见）；②寄生虫性：如棘球蚴虫病；③血管或淋巴管源性；④单纯性：可能是陈旧性出血结果。

有人将缺乏内皮及上皮被覆的肾上腺囊肿称为假囊肿。少数病例中可见被覆上皮的肾上腺囊肿，可能来源于间皮。这些肿瘤应与支气管源性囊肿相鉴别，后者有时也表现为肾上腺肿块。

二、肾上腺大块性出血

常见于 DIC 综合征、新生儿缺氧综合征、败血症以及血小板减少性紫癜等。可见于出生后最初几天的婴儿。单侧或双侧发生。表现为腹部或腹膜后包块，可引起急性肾上腺功能衰竭。

三、肾上腺炎症

常见炎症为结核，偶见软斑病以及其他原因引起的炎症。

四、髓脂肪瘤

肿瘤无明显包膜，在肾上腺内，也可在肾上腺外。由成熟脂肪组织及成熟的造血组织组成。髓脂肪瘤可与伴 Cushing 综合征的肾上腺皮质肿瘤、先天性肾上腺增生及肾上腺神经节瘤伴发。

五、恶性黑色素瘤

作为原发性肾上腺肿瘤的恶性黑色素瘤现在被认为是一种疾病，鉴别诊断包括常见的黑色素性嗜铬细胞瘤及转移性黑色素瘤。

六、转移性肿瘤

肾上腺转移性肿瘤在尸解中很常见。通常为双侧性，CT 检查是发现转移性肿瘤的常用方法。最常见的原发肿瘤部位在肺、乳腺、皮肤（黑色素瘤）及肾。

除上述肿瘤外，肾上腺尚可见腺瘤样瘤、恶性淋巴瘤、癌肉瘤、软组织的一些肿瘤等。

第五节　肾上腺外副节瘤

肾上腺外副节瘤常见于与副交感及交感神经有关的两大副节组织。具有明显的嗜铬性者大多起源于交感神经，主要分布在后腹膜沿着胸腰部的主动脉旁区。而非嗜铬性者多数起源于副交感神经，集中于头、颈和纵隔。化学感受器瘤这一名称只能应用于颈动脉体和主动脉体肿瘤。肾上腺外副节瘤结构与肾上腺髓质的嗜铬细胞瘤基本相似。在组织学上常有较丰富的血管结缔组织间隔，立方样细胞巢常较明显。

一、颈动脉体副神经节瘤

【病理诊断要点】

1. 位于颈动脉分叉处，并紧密的黏连其上而可能被误当作恶性指征。肿瘤生长缓慢。大约 5% 病例为双侧性，少数病例在头颈区多发。

2. 少数有功能性表现，除分泌儿茶酚胺外，也可有异位激素，如笔者首见一例分泌异位孕激素，而使妊娠反应呈阳性，临床上误认为是绒癌。

3. 肿瘤常呈结节或分叶状，有薄层包膜。

4. 肿瘤细胞主要为大的多角形细胞，胞质宽、粉染、半透明、透明或空泡状或弱嗜碱，多种多样。部分细胞呈圆形或椭圆形，细胞较小，胞质较少，少数也可呈梭形。即细胞形状、大小、胞质染色较多样，但主要为浅粉染或透明细胞。细胞呈巢状、结节状或小片状，也可呈腺泡状，细胞也可呈柱状构成真腺样结构。组织团之间为薄的血管结缔组织或窦样血管。

5．细胞可分为主要两型：①大型细胞，核仁较清楚；②小细胞，核结构不清。后者较小。可见个别非典型性大细胞，核深染，染色质粗，这不是恶性指标。

6．核分裂象多，有包膜或周围组织的浸润破坏、血管瘤栓以及转移等是恶性指标。大约 10% 为恶性。

7．免疫组化及电镜特点同嗜铬细胞瘤。

二、其他部位副节瘤

形态及功能均相似于颈动脉体瘤。常见有：耳鼓室颈静脉体瘤、侧颈迷走神经节的副节瘤、腹膜后副节瘤、喉部副节瘤、主动脉肺副节瘤、眼眶、心脏、胆囊、膀胱、子宫、鼻腔、咽部、面颊部、松果体、蝶鞍区、甲状腺以及肺内等。各部位的副节瘤一般为良性和潜在恶性，恶性诊断指标同颈动脉体瘤。

在软组织中的副节瘤要注意与腺泡状软组织肉瘤鉴别，鉴别要点见表 15-4。

表 15-4　副节瘤与腺泡状软组织肉瘤的鉴别要点

鉴别要点	副节瘤	腺泡状软组织肉瘤
部位	常见于副节部位	常与副节无关，主要在软组织中
包膜	常有	常无
生长速度	常较缓慢	较快
腺泡状结构	少数，或不明显	明显，主要为腺泡结构
大及小两类细胞	明显	常无
棒状小体	−	+
内分泌症状	+/−	−
免疫组化：		
S-100	+	−

续表

鉴别要点	副节瘤	腺泡状软组织肉瘤
Desmin	−	+/−
嗜铬素	+/−	−
Vimentin	−/+	+
NSE	+	−
CK	+/−	−
电镜：		
神经内分泌颗粒	+	−
肌性分化	−	+

（廖松林　戴　林）

第十六章 垂 体

第一节 组织胚胎学复习提要

（一）垂体是人体主要的内分泌腺体，位于颅底蝶鞍内。主要分为前叶（腺垂体）和后叶（神经垂体）两部分。重量为500～900mg，妊娠时可肥大达1000mg以上。垂体有完整被膜，被膜与脑膜相连。

（二）垂体的发生：前叶腺垂体来源于原始口腔的外胚层上皮，原始口凹根部的上顶部凹陷形成的小囊，称为Rathke小凹或小囊，进一步向上发育形成颅咽管，该管顶部或末端上皮发育形成腺垂体。垂体颅咽管瘤及Rathke囊肿发生的胚胎学基础可能就是颅咽管的残件。

神经垂体直接来源于原始神经管，发育完好后有蒂状结构与脑组织直接相连。

（三）腺垂体可以发生异位，如出现在蝶鞍上部颅脑内及鼻窦或鼻咽部。这些异位垂体也可以发生异位垂体肿瘤。

（四）腺垂体上皮细胞呈索状及团状结构，团索之间有丰富毛细血管或窦样血管。腺细胞也可排成滤泡或腺样，管腔中心可见胶质样分泌物。有垂体动静脉系统及门静脉系统双重血液循环。垂体可分泌多种与肾上腺、性腺、乳腺、甲状腺，以及身体生长发育等有关的激素。故垂体的疾病可影响全身的生长代谢以及一些器官的形态及功能变化。

（五）常规HE染色下腺垂体细胞可分为如下三类：嗜酸性，约10%；嗜碱性，约10%；嫌色性，约占50%。根据免疫组化特殊抗体标记及电镜观察可对垂体细胞进行更确切的功能分类。

（六）垂体常见疾病分类见表16-1。

表 16-1　垂体常见疾病分类

囊肿	Rathke 囊肿（颅咽管残件囊肿），表皮样囊肿，皮样囊肿，黏液囊肿
物理损伤	创伤，放射性损伤
血管疾病	垂体卒中，血栓形成及栓塞，梗死，动脉瘤
炎症	淋巴细胞性腺垂体炎，黄色瘤性垂体炎，细菌性脓肿，结节病，结核，霉菌性炎，寄生虫性炎
良性肿瘤	垂体腺瘤，颅咽管瘤，节细胞瘤或节细胞神经纤维瘤，神经纤维瘤或神经鞘瘤，脑膜瘤，副节瘤，血管瘤，血管母细胞瘤，黏液瘤
恶性肿瘤	垂体细胞瘤，垂体癌，血管肉瘤，血管周细胞瘤，放射后肉瘤，转移癌，淋巴瘤或白血病浸润

第二节　垂体常见肿瘤

一、垂体腺瘤

垂体腺瘤是颅内常见的肿瘤类型之一，占颅内肿瘤的 10% ~ 20%，仅低于胶质瘤和脑膜瘤，居颅内肿瘤的第三位。在尸检时垂体腺瘤的检出率可高达 25%。大约 3% 的垂体腺瘤伴有多发性内分泌瘤（MEN）。

【病理诊断要点】

1. 肿瘤位于颅骨蝶鞍内或向蝶鞍上区生长。界限清楚，肿瘤呈膨胀性生长，压迫正常垂体组织并常致蝶鞍垂体窝扩大。较软且富于血管。可有出血、坏死及囊性变。有时可以有浸润性生长，侵及硬脑膜、鞍底及周围组织。一般体积较小，常小于 1cm。

2. 在 HE 常规组织切片上组织结构多种多样：可实性弥漫性、梁状或索状（索之间有明显血窦）、乳头状（真性或假性乳头）、腺样或菊形团样等结构。腺瘤周围腺体受压，但无明显包膜。窦样血管较丰富是诊断垂体腺瘤的主要特点。

3．肿瘤细胞大小较一致，呈圆形或多角形。染色质较细，一般无明显核仁。胞质多少不一，胞质呈嗜碱性或嗜酸性或嗜双染色性及透明等。核分裂象很少。偶见非典型性胞质浓染的巨核或单核细胞，这种细胞染色质粗、核仁清楚，似恶性细胞，但这种个别畸形细胞在内分泌腺瘤中，如肾上腺、甲状腺及副甲状腺中是较为常见的，并不提示恶性。

垂体部位或异位部位的良性生长方式的内分泌腺瘤，细胞可归入嗜酸性、嗜碱性、双嗜性以及透明且大小一致的内分泌腺细胞，窦样血管较丰富是诊断垂体腺瘤的主要特点。

【垂体腺瘤分类】

1．经典的光镜组织学分类　早在 1892 年，Schonemann 就发现垂体腺细胞对酸碱度不同的染料有不同的亲和作用，根据染色结果可将垂体细胞分成嗜酸性细胞、嗜碱性细胞和嫌色性细胞。因此根据光镜下观察到的肿瘤细胞形态有如下分类，但这种分类不能确切反映垂体腺瘤的内分泌功能状况。

（1）嗜酸性细胞垂体腺瘤：单纯性嗜酸性细胞腺瘤较为少见，肿瘤细胞体积稍大，胞膜界限清楚，胞质丰富，内含嗜酸性颗粒，细胞核略偏位，可见双核细胞，核染色质分布均匀，有时可见细胞核有一定程度的异型性，但不作为肿瘤间变的指征。

（2）嗜碱性细胞垂体腺瘤：单纯性嗜碱性细胞腺瘤瘤体一般较小，但与其他类型的垂体腺瘤相比其肿瘤细胞体积最大，细胞质丰富，胞质内含粗大的嗜碱性颗粒，细胞多为灶状分布，也可呈窦隙状构造。

（3）嫌色性细胞垂体腺瘤：是最常见的垂体腺瘤，肿瘤由较为一致的圆形或多角形细胞组成，细胞核为圆形，染色质细颗粒状分布，胞质适中，淡染，肿瘤细胞质内无嗜色颗粒，少见核分裂，偶见散在的钙化。嫌色性垂体腺瘤的排列多为弥漫型。

（4）混合性细胞垂体腺瘤：肿瘤由上述一种以上的细胞类型组成。发生率仅次于嫌色性细胞垂体腺瘤，多为嫌色性细胞与嗜酸性细胞的混合，肿瘤排列多为窦隙型，亦可见弥漫型或乳头型。

2. 垂体腺瘤的功能分类　腺垂体是内分泌腺，其发生的腺瘤65%是有内分泌功能的，称之为功能性腺瘤。功能性腺瘤临床症状出现早，发现时肿瘤体积往往比较小。还有一部分垂体腺瘤没有内分泌功能，称为无功能腺瘤，这类肿瘤出现症状晚，发现时肿瘤体积往往比较大，可见肿瘤从鞍内向鞍上生长。目前主要根据特殊内分泌激素抗体标记，结合电镜形态进行功能性分类，这样可以为临床提供治疗及判断预后的信息。

(1) 促乳激素（PRL）细胞腺瘤：发生在育龄期女性的常为微小腺瘤，常引起女性不孕以及闭经。老年女性和男性发生的促乳激素瘤多是体积较大，临床上无内分泌改变的无功能腺瘤或男性女性化症状。HE染色光镜下多为嫌色细胞腺瘤，少数为嗜酸细胞腺瘤。有10～20%可见微小钙化，偶尔可遇到非常大的钙化形成所谓的垂体石。免疫组化：胞质内表达PRL，电镜下可见胞质内有多少不等的直径较大的分泌颗粒（400～1200nm）。临床上应用多巴胺兴奋剂溴隐亭治疗，可使PRL细胞萎缩，长期应用可使肿瘤纤维化。

(2) 产生生长激素的腺瘤：

①生长激素（GH）腺瘤：约占垂体腺瘤的25%，多为功能性腺瘤，表现为巨人症和肢端肥大症。HE染色光镜下多为嗜酸性细胞腺瘤和嗜酸-嫌色性混合细胞腺瘤，少数为嫌色性细胞腺瘤。肿瘤内常见细胞核异型，甚至可见多核细胞。免疫组化：胞质内表达GH。电镜下：可见两种细胞，一种细胞胞质内可见多量直径150～450nm的分泌颗粒，称为致密颗粒型；另一种细胞胞质内分泌颗粒稀疏，可见围绕细胞核分布的粗面内质网，称为稀疏颗粒型。

②多激素腺瘤：肿瘤不仅分泌GH，还分泌PRL和一种以上的糖蛋白激素，常见的是促甲状腺激素（TSH）。常伴有肢端肥大症，也可以表现为闭经-泌乳，但很少出现TSH的症状。这类肿瘤通常是大腺瘤，免疫组化和电镜改变均是分泌多种激素的各种细胞的组合。

③GH细胞-PRL细胞混合性腺瘤：约占垂体腺瘤的5%，腺瘤细胞既产生GH又分泌PRL，免疫组化和电镜显示GH和PRL两种内分泌细胞的特点。临床上有40%的肢端肥大症患者伴有

高促乳激素血症，这类肿瘤主要的临床特点是肢端肥大，很少有 PRL 的症状。

④嗜酸性干细胞腺瘤：这是一类很少见的肿瘤，约占产生 GH 肿瘤的 5%，肿瘤由未成熟的嗜酸性细胞或称嗜酸性干细胞组成，正常垂体组织中也可见少量这类细胞。HE 染色光镜下是嫌色性细胞腺瘤。免疫组化：多数细胞表达 PRL，部分细胞表达 GH。电镜下：肿瘤由单一分化差的细胞组成，这些细胞表现出介于 GH 和 PRL 之间的形态特点。临床上嗜酸性干细胞腺瘤要么是无功能性腺瘤，或者伴有高促乳激素血症，很少表现为肢端肥大，往往是有快速浸润生长倾向的大腺瘤。

(3) 促肾上腺皮质激素（ACTH）细胞腺瘤：腺瘤分泌 ACTH，临床表现为 Cushing 综合征。肿瘤体积较小，多位于蝶鞍内生长。HE 染色为嗜碱性细胞腺瘤，PAS 染色阳性。免疫组化：细胞内含有 ACTH，此外尚可见黑色素激素刺激素等激素的表达。电镜下：质膜下稀疏排列的分泌颗粒，直径 250 ~ 700nm（平均 300 ~ 350nm）。

(4) 产生糖蛋白激素的腺瘤：

①促性腺细胞腺瘤：分泌黄体生成素（LH）和卵泡刺激素（FSH）的垂体腺瘤，不同于正常的促性腺细胞，这些肿瘤细胞为多角型或梭形，并且常围绕血管形成血管周围假菊形团结构。肿瘤细胞嗜碱性，并且含有少量的 PAS 阳性颗粒。免疫组化：细胞表达 LH 和（或）FSH。电镜下：瘤细胞胞质内可见丰富的微管结构，并可见稀疏分布的、直径 100 ~ 200nm 带晕的分泌颗粒。

②促甲状腺细胞腺瘤：比较少见，临床多表现为甲状腺功能低下。HE 染色为嫌色性细胞腺瘤，PAS 染色呈弱阳性反应。免疫组化：胞质内含有 TSH。电镜表现较为特异，瘤细胞紧密排列，细胞核呈锯齿状，细胞器发育完好，分泌颗粒直径 100 ~ 200nm，且多在胞膜两侧似列队样排列。

(5) 嗜酸细胞瘤：是一种无标记性细胞腺瘤，HE 染色多为嗜酸性细胞。电镜特征是肿瘤细胞胞质内仅有线粒体，而无其他细胞器，可见少许直径 100 ~ 250nm 的分泌颗粒，肿瘤的临床病理特点还有待于进一步研究。

(6) 无功能性细胞腺瘤：临床发现此类垂体腺瘤细胞不表达任何激素，使用免疫组化和电镜技术均无法证实其细胞起源和细胞分化，因此，称之为无功能性细胞腺瘤。该肿瘤生长在蝶鞍或鞍上，生长缓慢，好发于老年人，随着肿瘤的长大，出现进行性视力丧失和垂体机能的丧失。

3. 浸润性垂体腺瘤　大约30%垂体腺瘤有局部硬脑膜的浸润，故单纯有局部硬脑膜侵犯不能诊断为恶性垂体腺瘤或垂体癌。

4. 垂体腺癌　垂体腺癌很少见，约占垂体腺瘤的1%，诊断标准是出现远处转移，无论是脑室、蛛网膜下隙以及神经系统以外部位的转移，均视为恶性标志。下列几点是垂体癌的诊断指标：

(1) 有明显蝶鞍颅骨的侵犯，侵及脑组织；

(2) 有脑脊髓的扩散；

(3) 有血管淋巴管扩散或转移；

(4) 核分裂象多；

(5) 细胞有较明显异型性，不是个别大细胞，而是大多数细胞都有异型性。

垂体癌也可分为有功能性与无功能性两大类。

二、垂体细胞瘤

垂体细胞瘤（pituicytoma）是神经垂体和垂体柄的一种罕见肿瘤，据推测起源于神经垂体（垂体后叶）的特殊胶质细胞——垂体细胞。可引起头痛、垂体功能低下或视野缺损。

【病理诊断要点】

由梭形细胞构成的实性肿瘤，核圆形或椭圆形，层状或互相交织排列，有丰富的毛细血管网。核分裂象少见。肿瘤细胞通常表达 S-100，EMA、Syn 弱阳性，缺乏 CgA 的表达。目前认为垂体细胞瘤是属于低级别胶质瘤的一种类型，但 GFAP 表达不一致，可以是弥漫的、局灶性的，或者不表达。超微结构特征：肿瘤细胞有大量的中间丝、线粒体和连接复合体，基底膜围绕肿瘤细胞和血管壁。肿瘤浸润相邻的组织十分罕见，全部切除后复发很罕见，从未有转移的报道。

【鉴别诊断】

（1）颗粒细胞瘤：肿瘤细胞胞质 PAS 染色阴性可与颗粒细胞瘤鉴别。

（2）毛细胞性星形细胞瘤：本瘤缺乏微囊变、毛细胞样的突起、纤维和颗粒状小体。

三、颅咽管瘤

此瘤可发生于垂体或蝶鞍区或颅咽管残件处，占颅内肿瘤的 1% ~ 2%。常见于儿童或老年，50% 的病人小于 20 岁。

【病理诊断要点】

①特殊部位；②组织学上相似于造釉细胞瘤。主要由纤维及上皮组成，可有钙化、坏死及囊腔形成，上皮为基底细胞样、柱状、鳞状及复层等。常有角化珠形成。上皮在增生的纤维间质中呈索状、团状、腺样及乳头样，也可有表皮样囊肿形成。

第三节　垂体增生

很少见，可伴有垂体功能亢进，但无明显肿瘤。增生可以是原发性或是继发性的，后者继发于一些神经内分泌肿瘤产生异位下丘脑激素。如肺的类癌产生异位下丘脑激素引起垂体增生，继发肢端肥大症。

第四节　淋巴细胞性垂体炎

这可能是一种自身免疫性疾病，少数病例与妊娠有关。组织学上显示垂体淋巴细胞、组织细胞、泡沫细胞、浆细胞及嗜酸细胞浸润。某些病例有星形细胞及小胶质细胞反应性增生。临床上常有垂体功能低下。

第五节　黄色瘤性垂体炎

　　黄色瘤性垂体炎（xanthoma hypophysitis）患者主要为女性，临床表现多样。为非特异性炎，表现为腺垂体（垂体前叶）有大量泡沫状组织细胞灶状浸润。免疫组化：CD68 阳性，S-100 和 CD1a 阴性。应该首先除外抗酸杆菌、螺旋体、其他细菌和真菌感染，以及个例报告的囊尾蚴病和棘球蚴囊肿之后，方可诊断黄色瘤性垂体炎。

第六节　Rathke 囊肿

　　Rathke 囊肿也可称为颅咽管残件囊肿，常位于垂体下部蝶鞍内，也可称为蝶鞍囊肿。囊肿较小，大多小于 1cm。囊内为清亮液体，囊肿衬覆柱状、扁平、立方、复层以及鳞状上皮等。囊肿常无症状，尸检时发现，较大时也可有周围组织局部压迫表现。

　　　　　　　　　　　　　　　　　　　　（廖松林　钟延丰）

第十七章　胃肠道

第一节　食管疾病

一、食管发育异常、囊肿、食管环和蹼、憩室和白斑

（一）食管发育异常

1. 食管闭锁　食管闭锁属于先天性食管发育异常，但并不多见。可以伴或不伴有气管食管瘘，其中最常见的类型是甲状软骨以下的食管上部闭锁形成盲端，食管下部的上端与气管分叉处形成瘘管。同时，气管软化、肠肌间神经异常，心血管异常可与食管闭锁合并发生。

2. 食管环和蹼　食管环和蹼是黏膜及黏膜下组织向食管内伸出环状或半环状的膜样结构，由鳞状上皮与纤维组织构成。

3. 组织异位

（1）异位胃黏膜：可以发生于食管任何部位，但是以甲状软骨后食管黏膜常见。

肉眼观：局部黏膜呈环状、平坦、橘红色，与胃黏膜相似，与鳞状上皮被覆区域不同。

镜下观：由胃窦腺与胃体腺混合构成，可以出现杯状细胞；炎症细胞反应明显。需要与腺癌相鉴别。

（2）异位胰腺组织：多发生在胃食管交界，可见外分泌腺体或胰岛细胞团。

（3）异位皮脂腺：可见于中段和下段食管。

（二）囊肿

1. 包涵囊肿　囊壁被覆鳞状上皮细胞。

2. 潴留囊肿　黏膜下腺体的分泌物潴留、扩张形成。

3. 发育性囊肿　囊壁被覆鳞状上皮、呼吸上皮或胃腺上皮细胞。

（三）憩室

无论是发生在咽喉的内压性憩室（pulsion diverticula）、发生在支气管分叉的牵拉性憩室（traction diverticula）、膈肌上方的膈上憩室（epiphrenic diverticula），还是弥漫性食管憩室病（diffuse esophageal diverticulosis），食管憩室都是局部黏膜、黏膜下层、黏膜肌层穿出肌层的小囊，可以合并感染、穿孔、出血和恶性变。

二、食管炎症性疾病

食管炎是食管较常见的疾病，可能由物理、化学、生物、过敏性或免疫性等多种因素引起，最常见的原因是胃食管反流，其次是微生物感染。非感染性大多与免疫反应或过敏、胃液反流消化、物理或化学作用以及血管胶原病有关。食管一般很少发生感染性疾病，只在全身播散性感染、免疫缺损、晚期肿瘤、慢性消耗性疾病等情况下才会发生。

（一）反流性食管炎

是因胃内容物反流的化学性刺激引起的。病变主要累及食管远段。

【病理诊断要点】

1．内镜下可见局部食管黏膜充血，严重者可有线状、圆形的糜烂或溃疡，表面附有炎性渗出物。

2．镜下，上皮增生（基底细胞层超过上皮厚度的20%）和固有层乳头增长（超过上皮厚度的2/3）是反流性食管炎的基本病变。

3．上皮内嗜酸性粒细胞、中性粒细胞和淋巴细胞浸润都是反流性食管炎的参考指标。

4．严重病例形成糜烂、溃疡，局部肉芽组织增生、大量炎细胞浸润。

5．当食管黏膜鳞状上皮转化为柱状腺上皮，则称为 Barrett 食管。约 10% 的反流性食管炎出现 Barrett 食管。

（二）食管感染性炎症

感染性食管炎大多是继发于全身免疫功能低下或全身状况较差时的机会性感染，少数是病原体直接感染或通过血源感染。感染性食管炎的诊断主要是依靠临床及组织学上对病原的检查。

1．念珠菌性食管炎　白假丝酵母菌（白色念珠菌）是感染性食管炎较常见的病因。

【病理诊断要点】

肉眼观：在食管中下段出现散在的或融合的白色斑块，周围黏膜红肿、质脆，甚至溃疡形成。

镜下观：白色斑块由纤维素、炎细胞、细胞碎片构成，其中可见白假丝酵母菌假菌丝和孢子。

2．单纯疱疹性食管炎

【病理诊断要点】

肉眼观：可见散在的小水疱，这些小水疱破裂后留下浅溃疡。严重病例，溃疡互相融合，形成黏膜大片缺损。

镜下观：溃疡底部由坏死碎片、肉芽组织、炎症细胞构成。鳞状上皮内多核巨细胞形成。最具诊断价值的是在上皮细胞内发现典型的单纯疱疹病毒包涵体，这些包涵体常位于上皮细胞的核内，呈圆形，嗜酸性，周围有空晕与细胞核膜相分离。

3．巨细胞病毒性食管炎　巨细胞病毒性食管炎以形成核内巨大而显眼的红染的包涵体、胞质嗜碱性、细胞体积大的巨细胞为特点。与单纯疱疹病毒包涵体不同，巨细胞病毒包涵体既可出现在上皮细胞内，也可出现在间质细胞，如血管内皮细胞、纤维母细胞内。

4．艾滋病相关慢性特发性食管溃疡　以出现较大的、伴有重度急性炎症的潜行性溃疡为特征。没有发现单纯疱疹、CMV、真菌或肿瘤的证据，溃疡是 HIV 直接造成的结果。

（三）其他食管炎

1．特发性嗜酸性食管炎　是病因不清的一种特殊类型的食管炎。

【病理诊断要点】

食管远、近端均可受累。受累部位食管上皮内和固有膜内出现多量的嗜酸性粒细胞，甚至形成嗜酸性微脓肿，可见嗜酸性粒细胞脱颗粒。基底细胞增生显著，上皮下固有层可发生纤维化。

【鉴别诊断】

反流性食管炎：本病临床上有烧心、反酸等胃食管反流症状，病变主要位于食管远端，上皮发生变性、增生及溃疡等，上皮内嗜酸细胞数量通常 < 15 个 /10HPF。

2. 放射性食管炎　肺部、纵隔、脊柱以及胸部等部位放射治疗时常伤及食管而继发放射性食管炎。炎症变化与放射剂量及照射时间等因素有关。

【病理诊断要点】

肉眼观：急性者发生在放疗后最初几周，表现为黏膜坏死和黏膜下水肿。慢性者发生于放疗后数周到数月。

镜下观：轻者少数上皮细胞变性、坏死及轻度炎症；重型者，上皮有明显变性、坏死，溃疡形成，炎细胞浸润，并以进行性的黏膜下纤维化、毛细血管扩张、小动脉壁玻璃样变性增厚和黏膜腺体萎缩为特征，导致持续性溃疡、食管狭窄或瘘管形成，间质常可见非典型性的纤维母细胞以及模糊的玻璃样变胶原。

3. 克罗恩病（Crohn 病）　Crohn 病也可累及食管，形成鹅口疮溃疡和非干酪性上皮样肉芽肿。单纯累及食管的 Crohn 病罕见，如胃肠道其他部位无病变，诊断宜谨慎。

4. 白塞综合征　白塞综合征可以累及食管形成糜烂、溃疡，局部混合性炎症细胞浸润和肉芽组织形成，可以伴周围血管炎，也可以无周围血管炎改变。

5. 腐蚀性食管炎　吞入腐蚀性物质可导致食管红肿、溃疡、出血，甚至食管狭窄。

三、食管其他非肿瘤性病变

（一）糖原性棘上皮增生症（glycogenic acanthosis）

原因不清，因内镜下或肉眼观察呈小的白色斑块，故曾称为食管白斑，包括一组不同的疾病或病变，如食管黏膜单纯性增生、炎症性上皮增生、上皮非典型性增生、原位癌及早期癌等均可表现为食管的白色斑块状病变，故食管白斑不宜作为病理诊断名词。

【病理诊断要点】

肉眼观：内镜下或肉眼观察呈直径 < 1cm 的白色斑块状病变。

镜下观：以棘上皮增生肥厚为主，胞质增宽、透明，充满糖原，PAS 染色阳性。核小无明显异型性，缺乏炎症和异型增生。

（二）系统性硬化症

又称硬皮病，常累及食管，可引起胃食管反流。镜下可见肌层萎缩和纤维化，以内环肌受累为主，并可见黏膜下层纤维化、非特异性炎细胞浸润及小动脉增生。

（三）Barrett 食管

Barrett 食管是指食管远段的鳞状上皮被腺上皮取代，是一种后天获得性的化生性改变。几乎所有的 Barrett 食管发生的溃疡都是由反流性食管炎引起。

【病理诊断要点】

1．肉眼观　食管下段粉白色黏膜被橘红色、绒状黏膜取代。橘红色、绒状黏膜可呈不规则的袖状、舌状，自贲门口向上蔓延。局部还可发生溃疡。

2．镜下观　被覆 Barrett 食管的腺体成分与胃肠黏膜相似。有三种类型：

（1）肠上皮型：由表面绒毛状的腺上皮细胞、杯状细胞、潘氏细胞和神经内分泌细胞取代鳞状上皮。

（2）胃窦型：由柱状黏液细胞取代鳞状上皮。

（3）胃体型：由胃壁细胞和主细胞取代鳞状上皮。

以上变化中，以杯状细胞的出现最具有病理诊断意义，因此，有人提出，"没有杯状细胞，就没有 Barrett 食管"的见解。

3．Barrett 食管相关异型增生　伴有腺上皮异型增生的 Barrett 食管发生癌变概率比正常人群高 30 ～ 40 倍，Barrett 食管合并的腺癌占食管癌的 5% ～ 10%。因此在检查 Barrett 食管时，特别需要注意异型增生的程度，一般将其分为低度和高度两类。

异型增生表现为：腺体生芽、分支、密集、不规则、表面或腺腔内乳头形成；腺体被覆上皮细胞层次增多，胞质嗜碱性，黏液分泌减少；细胞核增大、深染、大小和形态不一、核/质比例增大，核分裂增多。上述变化中，细胞核的变化最重要。

国际上比较公认的消化道各部位腺上皮异型增生的 Vienna 分类和临床处理原则见表 17-1。

表 17-1　胃肠道上皮性肿瘤的修订 Vienna 分类及临床处理原则（2002 年）

Vienna 分类	临床处理
1．无肿瘤	选择性随访
2．不确定肿瘤	随访
3．黏膜低级别瘤变 低级别腺瘤 / 异型增生	内镜切除或随访
4．黏膜高级别瘤变	内镜或外科手术局部切除
（1）高级别腺瘤 / 异型增生	
（2）非浸润性癌（原位癌）	
（3）可疑浸润癌	
（4）黏膜内癌	
5．黏膜下浸润癌	外科手术切除

确定黏膜内癌必须具有肿瘤局限于黏膜肌以上的组织证据，因此，活检组织病理检查诊断黏膜内癌具有局限性。

【鉴别诊断】

异位胃黏膜组织多发生于食管上段，主要根据病变的部位与 Barrett 食管相鉴别。

四、食管肿瘤和肿瘤样病变

（一）良性肿瘤及瘤样病变

发生在食管的良性肿瘤少见，多形成突入食管腔内的息肉状病变。

1．鳞状上皮乳头状瘤　多见于成年男性。部分病例与人乳头瘤病毒感染有关。

（1）肉眼观：肿瘤呈从数毫米到数厘米大小的绒毛状隆起。

（2）镜下观：乳头由成熟的鳞状上皮被覆、中间为纤维血管轴。

【鉴别诊断】

疣状癌：病变范围大，很少见到纤维血管轴心，上皮脚膨大、钝圆，"推进式"向周围浸润，细胞有轻~中度异型性，间质有明显的炎症反应。

2．良性纤维血管性息肉　又称为炎症性纤维性息肉。多见于成人，多位于食管上段。

（1）肉眼观：息肉多为单发，可以达到较大体积，常有蒂。

（2）镜下观：息肉由成熟的纤维组织、薄壁血管构成，常有间质水肿，偶见淋巴细胞浸润。良性纤维血管性息肉属于反应性病变，局部切除即可治愈。

3．颗粒细胞瘤

（1）肉眼观：多为单发结节，也可以多发。患者胃内也可以有相同病变。

（2）镜下观：肿瘤细胞体积大，胞质内可见粉染颗粒，PAS及 S-100 染色阳性。被覆上皮可呈假上皮瘤样增生。

4．平滑肌肿瘤和胃肠间质性肿瘤

（1）平滑肌瘤：是食管最常见的良性肿瘤。多发生于食管内肌层，形成 2 ～ 5cm 大小的息肉状隆起，由分化良好的平滑肌细胞构成。多发性内分泌肿瘤综合征 1（MEN-1）患者可发生食管下段的多发性平滑肌瘤，还可能合并肺内及子宫平滑肌瘤。

（2）平滑肌肉瘤：肉眼形态几乎与平滑肌瘤无法区分，主要依据镜下核分裂增多为诊断依据。

（3）胃肠道间质瘤：发生于食管的概率远比胃肠低。详见本章第二节"胃疾病"。

5．其他食管良性肿瘤　血管瘤、淋巴管瘤、血管球瘤、骨软骨瘤、神经纤维瘤和错构瘤（由纤维组织、肌肉组织、软骨、腺体混合组成）均可发生在食管。

（二）恶性肿瘤

1．鳞状细胞癌　鳞状细胞癌在食管恶性肿瘤中最多见（约占95%），多见于 50 岁以上患者，多发生于食管中下段。

【病理诊断要点】

（1）食管鳞状上皮异型性增生和原位癌：异型增生（即上皮内肿瘤）常发生于高危人群和癌旁黏膜。病变与子宫颈上皮内瘤变（CIN）相似，异型性增生细胞占据上皮下 1/3 为轻度、上皮下1/3 ～ 2/3 为中度、上皮下 2/3 以上为重度，占据全层为原位癌。

（2）早期食管癌与表浅癌：早期癌指肿瘤浸润深度不超过黏

262　现代诊断病理学手册

膜下层，不伴有淋巴结转移；表浅癌指肿瘤浸润深度不超过黏膜下层，伴或不伴淋巴结转移。

大体类型分为：表浅隆起型（0～Ⅰ型）、表浅平坦型 [包括轻微隆起型（0～Ⅱa 型）、平坦型（0～Ⅱb 型）和轻微凹陷型（0～Ⅱc 型）]

早期食管癌手术后 5 年存活率约 90%，10 年存活率约 60%。

（3）中晚期食管癌：绝大多数食管癌是中晚期癌，癌组织已侵及肌层、外膜。

大体类型分为：隆起型（1 型）、局限性溃疡型（2 型）、浸润性溃疡型（3 型）和弥漫浸润型（4 型）。

镜下观：鳞状细胞癌可根据角化和细胞间桥将其分为高分化、中分化、低分化三级。有大量角化珠形成为高分化鳞癌，无角化珠但可见细胞间桥为低分化鳞癌，介于二者之间为中分化鳞癌。

【鉴别诊断】

鳞状细胞癌的癌巢中央坏死，形成腺样结构，需与腺癌相鉴别。一些鳞状细胞癌分化很差，细胞呈梭形或多形性明显，鳞状上皮分化不明显。以上两种情况，均需多切片仔细寻找有无角化和细胞间桥，以确定鳞癌的诊断。

【免疫组织化学】

食管鳞状细胞癌表达广谱角蛋白（CK）、CK5/6、p63，少数表达波纹蛋白（Vimentin）和神经丝（NF）。

【扩散和预后】

食管鳞状细胞癌沿淋巴道扩散到引流淋巴结，进一步累及锁骨下淋巴结、肺门淋巴结、腹腔淋巴结，最后发生血行转移。

预后与肿瘤的侵袭深度、肿瘤分化、淋巴结转移、切缘有无肿瘤残存密切相关。特别是淋巴结转移在判断预后中具有重要意义，无淋巴结转移者 5 年存活率达 40%～50%，而有淋巴结转移则下降为 10% 以下。

2．腺癌　食管腺癌起源于 Barrett 食管、异位胃黏膜或食管腺，在食管癌中占第二位（约占 10%），多发生在食管下段。

【病理诊断要点】

（1）肉眼观：肿瘤可呈溃疡型、蕈伞型、弥漫浸润型。

（2）镜下观：乳头状腺癌、管状腺癌、印戒细胞癌常见。一些高分化腺癌需结合黏膜下浸润才能确定诊断的。

（3）腺癌周围有 Barrett 黏膜是经 Barrett 黏膜癌变的组织学依据。

（4）局限于黏膜内和黏膜下的腺癌可以治愈。

食管腺癌的肿瘤分期晚、肿瘤分化差、切缘有肿瘤残存是患者预后差的因素。

3．肉瘤样癌 又称为癌肉瘤、假肉瘤、梭形细胞癌、息肉样癌等。

【病理诊断要点】

（1）肉眼观：肿瘤常呈大的息肉样结节，突入腔内。

（2）镜下观：肿瘤内确有少部分区域呈现鳞状细胞癌或基底细胞癌的成分，表现为原位癌、浅层浸润癌。肿瘤的主体部分为多形性肉瘤样，表现为恶性纤维组织细胞瘤样（梭形细胞、瘤巨细胞），还可以有骨样或软骨样组织，甚至横纹肌的成分。肉瘤样成分具有高增生指数、高多倍体和 p53 高表达的特点。

（3）电镜下：肉瘤样细胞内可见桥粒和张力原纤维。

（4）免疫组织化学：肉瘤样细胞表达 CK 和 Vimentin、Desmin、actin。

以上事实显示肿瘤的组织来源可能是癌细胞的肉瘤样化生。

肉瘤样癌的 5 年生存率约 50%。

4．疣状癌 疣状癌是鳞状细胞癌的特殊类型，诊断标准与皮肤的疣状癌相似。食管疣状癌的肉眼和镜下特点与口腔疣状癌几乎相同，但是预后比口腔疣状癌差。由于肿瘤分化良好，容易和乳头状瘤相混淆，必须结合内镜和临床进行鉴别诊断。

5．基底样鳞状细胞癌 又称为基底样癌，是食管鳞状细胞癌的一种特殊类型，具有进展快、恶性度高、预后差（患者平均存活时间少于 9 个月）的特点，因此必须注意鉴别诊断。

（1）镜下观：由于组织学上局部或广泛表现为肿瘤细胞呈片状基底细胞样，并出现筛状结构，非常容易与腺样囊性癌相混淆。

肿瘤细胞团周边细胞呈栅栏样排列、腺腔呈圆形,大量基底膜样物质沉积是主要特点。

(2) 免疫组织化学:肿瘤细胞团周边细胞表达 CK14 和 CK19。肿瘤细胞表达 Bcl-2 和 c-myc。

6. 腺鳞癌　仅少数病例呈现腺癌和鳞癌两种分化,称为腺鳞癌。也可能是同时起源于鳞状上皮和腺上皮的碰撞瘤。肿瘤容易发生广泛转移和浸润破坏。需与起源于食管黏膜下腺体的黏液表皮样癌相鉴别。

7. 黏液表皮样癌　黏液表皮样癌可能起源于食管黏膜下腺体,其形态与涎腺的黏液表皮样癌相似。

8. 淋巴上皮瘤样癌　发生于食管的淋巴上皮瘤样癌少见,其形态特点与鼻咽部的淋巴上皮瘤样癌相同。肿瘤表达 EBV DNA。

9. 神经内分泌肿瘤　WHO 消化系统肿瘤分类 2010 年版统一了消化系统神经内分泌肿瘤的分类标准,依据肿瘤的核分裂象及 Ki67 指数高低分为 3 级(详见本章第二节"胃疾病")。神经内分泌肿瘤在食管少见,其中多数为神经内分泌癌(包括过去所称的小细胞癌、大细胞神经内分泌癌和分化差的神经内分泌癌)。

食管神经内分泌癌进展快速,恶性度高,多数患者 1 年内发生广泛转移。

(1) 肉眼观:通常形成突入食管腔内的蕈伞状肿块。偶尔呈多灶性分布。

(2) 镜下观:小细胞型与肺小细胞癌相似,肿瘤呈片状弥漫性浸润,肿瘤细胞体积小、核深染、胞质很少,可形成菊形团结构。大细胞型细胞中等或偏大,核/质比不高,核常空泡状,有明显核仁,胞质常呈嗜酸性。

(3) 免疫组化:神经内分泌标记突触素(Syn)、嗜铬素(CgA)、CD56 阳性。

10. 恶性黑色素瘤　少见,可发生于食管任何部位,但以下 1/3 多见。

(1) 肉眼观:肿瘤呈体积较大的息肉状,有色素沉着。

(2) 镜下观:组织学类型与皮肤恶性黑色素瘤相同。

周围鳞状上皮内的交界性病变和基底层的痣细胞增生均是排除转移性黑色素瘤的指标。

11．其他恶性肿瘤　如卡波西肉瘤、恶性淋巴瘤、浆细胞瘤、骨肉瘤、横纹肌肉瘤、滑膜肉瘤、Ewing 肉瘤 /PNET 及蝾螈瘤等均有报告。

12．转移瘤　肺、咽喉部、胃、甲状腺的恶性肿瘤均可以直接侵袭食管。少数肿瘤也可以经过血行转移到食管，如前列腺癌、子宫内膜癌、乳腺癌。

第二节　胃疾病

一、胃先天异常

（一）胃重复

罕见的发育异常。可以在胃内形成一个或多个囊性突起，多数与胃腔不相连；如与胃腔相连，其内可以有食物潴留，可以形成临床上可以触摸到的肿块。囊性突起表面被覆胃黏膜。

（二）异位组织

1．异位胰腺　胃壁内的胰腺异位并不少见。常无临床症状，偶尔会引起溃疡、出血。

（1）肉眼观：幽门前多见。多形成黏膜下肿块。

（2）镜下观：由胰腺腺体和导管构成，约 1/3 的病例有胰岛存在。可出现钙化和囊肿。

2．胰腺化生　胃黏膜内出现灶状胰腺腺体，这些腺体免疫组织化学检查显示，酯酶和胰蛋白酶原呈阳性。可能是胃黏膜原始细胞分化异常所致。

3．胃腺肌瘤（gastric adenomyoma）　胃腺肌瘤实际上是与胰腺异位密切相关的错构瘤，其内含有胰腺大导管、布氏腺、平滑肌三种成分。

（三）先天性肥大性幽门狭窄

先天性幽门狭窄是最常见的胃先天性异常。以男性婴儿多见，发病时间在 3 ~ 10 周之间。由于幽门括约肌高度肥大，使幽门管高度狭窄，阻塞了胃内容物的通道，病因不明。可能与节细胞功能异常、胃平滑肌结构紊乱、Cajal 细胞功能异常有关。

【病理诊断要点】

(1) 肉眼观：幽门肥大呈纺锤形，颜色苍白，表面光滑，硬如软骨。

(2) 镜下观：幽门平滑肌圈全层增厚，尤其以环形肌明显。增生的平滑肌向胃内延伸，但在十二指肠侧突然中断。可以伴不同程度的纤维化。

（四）憩室

憩室多发生于近贲门处，由于该处肌层薄弱。其他部位也可以发生，并常合并溃疡。

(1) 肉眼观：憩室呈袋状突起，壁柔软，有 3 ~ 4 cm 大小。

(2) 镜下观：憩室壁由黏膜层、肌层、浆膜层构成，可发生糜烂和溃疡。

（五）囊肿

囊肿可见于黏膜内或黏膜下。黏膜内囊肿最常见，可见于胃炎、化生、各种胃息肉，其病变意义与原发性疾病密切相关。黏膜下囊肿可以发生于异位胰腺，也可以发生于深在性囊性胃炎（gastitis cystica profunda）。

（六）胃石（bezoars）

胃石以植物结石多见，毛发结石少见。常发生于牙齿稀少、迷走神经切断和胃排空困难患者。

（七）动脉瘤

动脉瘤是少见的血管发育异常。常为小弯侧黏膜下的单发病变，有较大血管迂曲形成。

（八）胃窦血管扩张

又名西瓜胃。这是一种获得性病变，是否为一种疾病还在讨论中。

(1) 肉眼观：胃窦黏膜皱襞表面形成平行的红色条纹，如同西瓜样。

(2) 镜下观：黏膜血管数量增多，管腔增大，伴纤维组织和平滑肌增生。

（九）黄色瘤

黄色瘤是位于胃黏膜内由泡沫细胞聚集形成的小黄色斑点，其病理学意义还不完全清楚。重要的是需要与印戒细胞癌相区别，前者脂肪染色阳性，后者黏液染色阳性。

（十）其他罕见非肿瘤性疾病

包括由严重出血引起的弹性假黄色瘤（pseudoxanthoma elasticum）、弹力纤维瘤、黏膜钙化、黏膜下玻璃样变性、淀粉样变性、钡肉芽肿和孤立性朗格汉斯细胞组织细胞增生症。

二、胃炎症性疾病

胃炎主要指胃黏膜的炎症，可分为急性、慢性和特殊类型胃炎。

（一）急性胃炎

酗酒、水杨酸和其他抗炎药物、强酸、强碱、胆汁反流等均可引起急性胃炎。

（1）肉眼观：黏膜红肿，局灶性出血，糜烂。

（2）镜下观：黏膜充血，局灶性出血，表面上皮和小凹上皮的局部坏死、糜烂。多量中性粒细胞浸润。

急性胃炎可以分为如下几种：

1. 糜烂性胃炎　以胃黏膜多发黏膜糜烂为特点的急性胃炎。

2. 出血性胃炎　以多发较广泛胃黏膜出血为特点的急性胃炎，是在慢性胃炎基础上发生的一种急性致命性疾病，酗酒、抗炎药物、过度紧张常是诱发因素。

（1）肉眼观：以胃黏膜广泛的小灶状出血为特点。

（2）镜下观：在慢性萎缩性胃炎改变的基础上，可见广泛浅表糜烂，伴多量中性粒细胞渗出。黏膜小血管扩张，固有膜间质出血。

3. 急性非细菌性感染性胃炎　无细菌感染证据，多为 Norwork 病毒引起。炎症较轻。

（二）慢性胃炎

慢性胃炎分为慢性浅表性（非萎缩性）胃炎和慢性萎缩性胃炎

两类。固有膜内淋巴细胞、浆细胞为主的炎症细胞浸润是两种慢性胃炎的共同病理学特点，不伴腺体萎缩的称为慢性浅表性胃炎，伴腺体萎缩的则称为慢性萎缩性胃炎。

1. 慢性浅表性胃炎　又称慢性非萎缩性胃炎，根据淋巴细胞、浆细胞浸润的程度分为轻度、中度和重度。炎细胞浸润局限于固有膜浅 1/3 为轻度，局限于固有膜浅 1/3 ～ 2/3 为中度，累及全层的为重度。嗜酸性及中性粒细胞提示病变处于活动期，常强烈提示有幽门螺杆菌感染。

2. 慢性萎缩性胃炎　慢性萎缩性胃炎是指伴有胃黏膜腺体萎缩的慢性胃炎，而所谓的胃萎缩则意味着只有胃黏膜萎缩而没有明显的炎症细胞浸润。

【分型】

(1) A 型：即自身免疫性胃炎，西方较多见，主要累及胃体部，伴有抗壁细胞抗体，低胃酸，恶性贫血。

(2) B 型：即非自身免疫性胃炎，我国较多见，大多数与幽门螺杆菌感染有关，病变主要累及胃窦，可逐渐向胃体部扩展。

【病理诊断要点】

(1) 内镜下可见胃黏膜变薄、苍白。

(2) 镜下观：①腺体之间距离加大，腺体减少；②间质增生，网织纤维染色显示纤维增生，结构紊乱；③可见幽门腺化生或肠上皮化生，前者是指幽门腺体取代了胃体腺；后者是指肠上皮取代了胃腺上皮，即在胃黏膜出现了吸收细胞、杯状细胞和潘氏细胞。当以上三种细胞全部出现时，称完全性肠化生，而缺乏吸收细胞的化生为不完全性肠化生。出现化生是腺体萎缩的标志，但仅表面被覆上皮肠化生不能诊断萎缩。根据肠化生的严重程度，可以将肠化生分为轻度、中度、重度。轻度为肠上皮化生占全部腺体的 1/3，中度占 1/3 ～ 2/3，重度占 2/3 以上。

根据腺体萎缩的程度可将慢性萎缩性胃炎分为轻度、中度、重度。轻度是指萎缩腺体占全部腺体的 1/3，中度是指占 1/3 ～ 2/3，重度是指 2/3 以上的腺体甚至全部腺体已发生萎缩。

(3) 幽门螺杆菌感染：幽门螺杆菌感染在慢性胃炎和其他胃

疾病中的重要作用受到广泛重视。幽门螺杆菌为革兰阴性杆菌，呈弧形或 S 形，宽约 0.5μm，长约 2μm。常规 HE 染色可以观察到，但是特殊染色如 Giemsa、Warthin-Starry 或 Steiner 银染色可以清楚显示幽门螺杆菌。研究表明，约 90% 慢性胃炎、95% 十二指肠溃疡、70% 胃溃疡、50% 胃癌患者有幽门螺杆菌感染。另外，幽门螺杆菌感染还可以引起淋巴滤泡增生，与胃黏膜相关淋巴瘤密切相关。

（4）胃黏膜异型性增生：慢性萎缩性胃炎与胃癌关系密切，在胃癌标本中通常合并慢性萎缩性胃炎。普遍认为多数胃癌发生在肠上皮化生的基础上，经腺上皮异型性增生，逐渐演变为肠型胃癌。因此在胃活检组织中必须注意腺上皮的异型性增生。

异型增生表现为结构和细胞的异常。腺体增生、折叠，向外生芽、分枝，致使腺体密集。腺体被覆上皮细胞呈假复层排列，细胞核增大、深染、核 / 质比例增大，核分裂增多，黏液分泌减少。可分为轻度、中度、重度三级。轻度异型性增生细胞核仅占据上皮下 1/3，细胞异型性轻；中度异型性增生占据上皮下 1/3 ~ 2/3；重度异型增生细胞核占据上皮下 2/3 以上，甚至上皮全层，核异型性显著，核仁清楚，核分裂多见，可以与原位癌等同。但与黏膜内癌不同，后者癌组织已破坏基底膜，浸润固有层间质。异型增生的分级及相应的临床处理原则参见本章第一节"食管疾病"表 17-1。

需注意异型性增生与再生性增生的鉴别。再生性增生发生于胃炎和胃溃疡黏膜损伤处，增生的细胞胞质嗜碱性、核深染，呈单层或轻度假复层排列，细胞异型性不明显，背景病变常有明显的炎细胞浸润。偶尔，再生性增生也会出现一定程度异型性，需要综合临床、内镜表现准确判断。

（5）慢性胃炎胃黏膜活体组织检查报告：应包括如下内容：①慢性炎症的程度；②是否存在活动性炎症及程度；③有无腺体萎缩及其程度；④有无幽门螺杆菌感染及其程度；⑤有无肠上皮化生及其程度；⑥有无异型性增生及其程度；⑦其他异常所见，如糜烂、淋巴滤泡、小凹增生、幽门腺化生、内分泌细胞增生等。

（三）其他特殊类型胃炎

1．肉芽肿性胃炎　结核、结节病、克罗恩病、霉菌感染均可形成肉芽肿，需结合病原学检查、临床表现综合判断。经过全面检查后病因仍不清楚的肉芽肿性胃炎，可以诊断特发性肉芽肿性胃炎。

2．嗜酸性胃肠炎　嗜酸性胃肠炎是对食物中过敏原的一种局部免疫反应，常累及胃窦和十二指肠近段，导致幽门梗阻。胃黏膜水肿、胃壁各层大量嗜酸性粒细胞浸润是其病理组织学特点。还可以有坏死性血管炎。

应当注意的是，胃黏膜水肿、大量嗜酸性粒细胞浸润可以发生于多种疾病，如胶原血管疾病（硬皮病、多发性肌炎、多发性关节炎）、寄生虫感染、炎症性纤维样息肉、恶性淋巴瘤，甚至胃癌，需要认真鉴别。

3．胶原性胃炎（collagenous gastritis）　少见，以被覆上皮细胞下基底膜胶原增厚、黏膜内炎症细胞浸润为特点。儿童患者可合并贫血，成人患者常合并胶原性结肠炎。

4．淋巴细胞性胃炎　淋巴细胞性胃炎是指与乳糜泻和淋巴细胞性结肠炎类似的胃炎。病理组织学以胃表面上皮、小凹上皮内大量小而成熟的淋巴细胞浸润（上皮内淋巴细胞增多）为特点，患者常合并乳糜泻。

5．巨细胞病毒感染　骨髓移植接受者、免疫抑制患者的胃黏膜活检组织内可见巨细胞形成，核内可见巨大的病毒包涵体，经免疫组织化学检查和原位杂交证实，可以确定巨细胞病毒感染。胃巨细胞病毒感染是全身性感染的指标，并可以引起胃穿孔。

6．软斑症　与其他部位者一样，以组织细胞胞质内含有Michaelis-Gutmman 小体为主要诊断指标。

7．隐球菌感染　隐球菌感染可以发生于免疫功能低下的患者，累及胃、肠，引起顽固性腹泻，以确定的病原体为诊断依据。

8．杆菌性血管瘤病　杆菌性血管瘤病可以累及 HIV 感染者的胃，并引起严重出血。

9．移植物抗宿主反应　异体骨髓移植引起的移植物抗宿主反应常累及胃肠道，导致胃黏膜损伤。表现为黏膜上皮细胞凋亡和腺体破坏，但炎症细胞稀少。在扩张腺体内出现颗粒状嗜伊红碎片，虽然具有诊断意义，但是并不总能见到。

三、Menétrier's 病和 Zollinger-Ellison 综合征

（一）Menétrier's 病

1888 年，Menétrier 首先描述本病。又称为肥厚性胃病、巨大肥厚性胃炎、皱襞巨大肥厚。

本病的临床特点是慢性严重的低胃酸或胃酸缺乏，低蛋白血症。放射检查和内镜检查，胃大弯侧黏膜皱襞肥大呈脑回状。病变黏膜和正常黏膜分界清楚。

镜下观：黏膜小凹上皮增生，小凹延长扭曲，囊状扩张，直达腺体底部，甚至穿过黏膜肌。胃腺减少，间质水肿，慢性炎症细胞浸润。

胃癌也可以发生于 Menétrier's 病。

（二）Zollinger-Ellison 综合征

Zollinger-Ellison 综合征是指由于胰腺或胃、十二指肠等部位的神经内分泌肿瘤分泌过量胃泌素，而引起高胃泌素血症、胃酸分泌过多和消化道溃疡的临床综合征。

除消化性溃疡病变外，Zollinger-Ellison 综合征引起的胃病变肉眼上可以与 Menétrier's 病很相似。但组织学上两者增生的组织成分不同，Zollinger-Ellison 综合征主要累及胃体腺，引起泌酸细胞增生，同时可以伴肠嗜铬细胞增生，导致胃酸分泌增加。以上变化是胃泌素刺激的结果。另外，也可以发生胃体腺息肉和黏膜内囊肿。

四、消化性溃疡和其他良性溃疡

（一）急性胃溃疡

急性胃溃疡是尸体解剖时的常见发现，多为临终前病变。急性胃溃疡也可发生在消耗性疾病、败血症、创伤和手术（应激性溃疡）、中枢神经损伤和疾病（Cushing 溃疡）、类固醇激素治疗（类固醇性溃疡）、严重烧伤（Curling 溃疡）、放射治疗。

如损伤只累及黏膜层，应称之为急性糜烂，可以痊愈；如累及肌层，则由纤维组织修复。部分溃疡可引起急性穿孔和大出血，导

致严重后果。

（二）慢性消化性溃疡

消化性溃疡可以发生在任何有胃酸浸润的黏膜，包括胃、十二指肠、食管下段、胃空肠吻合口、Meckel 憩室，幽门螺杆菌感染和胃酸消化是溃疡形成的主要原因。十二指肠溃疡比胃溃疡多见。

【病理诊断要点】

1. 肉眼观　95% 的胃溃疡发生在胃窦小弯侧胃角附近，多为单发（95%），少数为多发（5%）。溃疡呈圆形或卵圆形，直径 1 ~ 2cm，边缘整齐，近贲门侧陡峭而幽门侧呈坡状，底部平坦，表面可见白苔。

2. 镜下观　溃疡底部由四层构成，最浅层为炎性渗出物，其下依次为坏死组织、肉芽组织和瘢痕组织。瘢痕组织中小动脉可见闭塞性动脉内膜炎。

3. 溃疡周围黏膜可见不同程度的炎症、肠上皮化生或幽门腺化生。

4. 肝动脉介入性化疗患者的溃疡周围黏膜会发生异型性增生，需要特别谨慎，不要误诊断为胃癌。

穿孔、出血、幽门狭窄是常见的合并症。仅极少数胃溃疡可发生癌，十二指肠溃疡从不癌变。

五、胃息肉

（一）增生性息肉

又称再生性息肉。是最常见的胃息肉（约 75%），常合并有萎缩性胃炎。虽然分子水平上在某些方面与腺瘤有共同点，但是普遍认为增生性息肉是非肿瘤性息肉。

（1）肉眼观：息肉体积小，一般直径在 1cm 左右，可广基，亦可有蒂。

（2）镜下观：息肉主要由增生的胃小凹上皮构成，腺体弯曲、扩张，表面常伴糜烂。少数病例中央可见幽门腺或胃体腺。

增生性息肉可以通过异型性增生进展为癌。增生性息肉内出现异型性增生，则应诊断为混合性息肉，或增生性和腺瘤性息肉。

（二）腺瘤

腺瘤是胃腺上皮发生的良性肿瘤。增生的腺体上皮细胞具有异型性（假复层、核大而深染、核分裂多见）是腺瘤的共同特点。腺瘤可发生癌变。

（1）肉眼观：多发生在胃窦部，通常单发。多数为隆起病变，少数平坦；可以有蒂，也可广基。

（2）镜下观：根据其细胞分化分为胃型和肠型两类。肠型腺瘤发生于肠上皮化生的基础上，根据结构可分为管状、绒毛状、管状绒毛状（混合性）腺瘤。

（三）混合性息肉

混合性息肉内部分呈增生性息肉结构，部分呈腺瘤结构。

（四）胃底腺息肉

又称胃底腺增生、错构瘤性囊肿性息肉，胃底腺囊肿性息肉。多为散发病例，与幽门螺杆菌感染无关，可见于长期使用质子泵抑制剂患者或家族性腺瘤性息肉病（FAP）患者。

（1）肉眼观：胃体部多发的小息肉，平均直径 2.3mm。

（2）镜下观：由增生及不同程度囊性扩张的腺体组成，腺体为胃体腺，由壁细胞和主细胞构成，表面胃小凹变短。散发息肉无恶变风险，少数 FAP 相关性病例可伴有异型增生甚至癌变。

（五）炎性纤维性息肉

又称为嗜酸细胞肉芽肿、炎性假瘤，为非肿瘤性病变。

（1）肉眼观：多发生在胃窦部，常呈广基，突入胃腔，表面可见糜烂。

（2）镜下观：息肉主要病变位于黏膜下，纤维母细胞呈同心圆状环绕小血管增生，其间有嗜酸性粒细胞、中性粒细胞、淋巴细胞和浆细胞浸润。

（六）息肉病的胃改变

约 50% 家族性大肠息肉病的患者有胃病变，形成腺瘤性息肉、增生性息肉、胃体腺息肉。约 20% 的 Peutz-Jeghers 综合征患者胃内发生错构瘤性息肉，息肉由胃黏膜腺体与平滑肌混合增生形成。幼年性息肉病、Cronkhite-Canada 综合征患者胃内出现潴留性息肉的发病率也相当高。甚至合并胃癌。Cowden 综合征（多发性错构瘤综合征）也可以引起胃增生性息肉。

六、胃癌

胃癌是我国消化道常见恶性肿瘤之一，在国内不少地区的恶性肿瘤死亡统计中，占首位或第二位。40 ~ 60 岁患者多见，但是青年和儿童患者也有报道，男性多见。常累及胃窦部小弯侧。

遗传因素、低胃酸、幽门螺杆菌感染、慢性萎缩性胃炎等与胃癌发生有关。

肠上皮化生、异型增生、腺瘤均为胃癌发生的基础。

（一）早期胃癌

局限于黏膜和黏膜下层的胃癌称为早期胃癌。应当指出：黏膜内癌与原位癌属于两个不同的范畴，前者浸润固有膜间质，可有局部引流淋巴结转移，而后者癌细胞未穿过基底膜，不会发生淋巴结转移。

1．肉眼观　早期胃癌分为隆起型（Ⅰ型）、表浅型（Ⅱ型）、凹陷型（Ⅲ型）。表浅型又分为表浅隆起型（Ⅱa型）、表浅平坦型（Ⅱb型）、表浅凹陷型（Ⅱc型）。以上肉眼分型与组织学分型无对应关系，但对内镜医生和肉眼标本检查取材均具有重要性。10%的早期胃癌为多中心发生，因此只有全面甚至将全部胃切片检查才能做出准确的病理诊断。

2．镜下观　多数早期胃癌为分化较好的乳头状腺癌和管状腺癌，少数为低分化腺癌和未分化癌。

（二）中晚期胃癌

即进展期胃癌，是指癌组织侵及肌层、浆膜层及胃周围组织。

1．肉眼观　可呈蕈伞型、溃疡型、弥漫浸润型。典型的弥漫浸润型胃癌，胃壁增厚变硬，胃腔缩小，状似皮革囊袋，有皮革胃之称。

2．镜下观　胃癌绝大多数为腺癌，可分为乳头状腺癌、管状腺癌、黏液腺癌、印戒细胞癌、低分化腺和未分化癌。偶尔腺鳞癌、鳞癌和癌肉瘤也可以见到。另外，肝样腺癌（部分腺癌呈肝细胞癌结构，与肝细胞癌相似，AFP 阳性，常可检见胆栓，电镜下也有肝细胞特征），壁细胞腺癌或嗜酸细胞性腺癌（癌细胞胞质呈颗粒状），淋巴上皮瘤样癌（与鼻咽部淋巴上皮瘤相似，常有 EB 病毒感染），伴有横纹肌样特点的腺癌，伴有破骨细胞样巨细胞的腺癌，均有发生。

3．Lauren 将胃癌分为肠型（53%）、弥漫型（33%），剩余的为混合型。肠型胃癌推测可能起源于肠上皮化生的腺体，特别是大肠型。大肠型化生在胃癌旁黏膜检出率高达 88.2%。肠型胃癌肉眼类型多为蕈伞型、局限溃疡型，组织学类型多为高分化、中分化腺癌、乳头状腺癌，细胞呈高柱状或立方形，核位于基底部，细胞内可见黏液。弥漫型则相反，肉眼类型以弥漫浸润型为主。镜下：以累及胃壁各层的肿瘤细胞弥漫浸润为特点，细胞较单一，呈条索状，间质纤维化和炎症细胞反应明显，细胞内黏液丰富的印戒细胞癌为其典型代表。

【鉴别诊断】

1．溃疡型胃癌与胃消化性溃疡在大体形态上有所不同，其鉴别要点见表 17-2。

表 17-2　溃疡型胃癌与胃消化性溃疡的肉眼形态鉴别

	溃疡型胃癌	胃消化性溃疡
外形	不整形，火山口状	圆形或椭圆形
大小	溃疡直径常 > 2cm	溃疡直径一般 < 2cm
深度	较浅	较深
边缘	不整齐，隆起	整齐，不隆起
底部	凹凸不平，有坏死，出血明显	较平坦
周围黏膜	黏膜皱襞中断呈结节状肥厚	黏膜皱襞向溃疡集中

2．胃黏膜活检中需要将重度异型增生与由于糜烂、溃疡、放射治疗和化学治疗等引起的反应性上皮非典型增生严格鉴别。必要的随访后重复活检有利于正确诊断的确立。

3．胃黄色瘤、聚乙烯吡咯烷酮沉积征和玻璃样细胞质的胃窦腺细胞需要与印戒细胞癌相鉴别。黏液染色和角蛋白（CK）、CD68 染色有帮助。

4．由于未分化癌引起显著纤维化和炎症反应，在胃壁内的浸润，以及网膜、淋巴结、卵巢转移时，容易误诊为炎症性病变，冰冻切片时尤其容易发生。认真观察和识别异型性明显的癌细胞呈条索排列、腺样排列，有助于正确诊断。

【组织化学、免疫组织化学、分子遗传学】

1．大多数胃腺癌分泌酸性黏液，特别是肠型胃癌。

2．免疫组织化学显示，胃癌表达角蛋白（低分子量）、上皮细胞膜抗原、癌胚抗原。肠型胃癌表达 MUC2，弥漫型胃癌表达 MUC5AC。

3．分子遗传学检查显示：肠型胃癌比胃型胃癌单倍体多见，遗传性弥漫型胃癌家族中常有 E-cadherin 的胚系突变，约 50% 的胃癌有 p53 突变，约 25% 的病例有 P16 失活。

【扩散和转移】

1．早期胃癌　手术切除后，黏膜内癌淋巴结转移的发生率仅有 5%。黏膜下癌淋巴结转移的发生率上升为 80%。局部复发率很低。肿瘤复发与肿瘤体积、淋巴管侵犯有关。

2．中晚期胃癌　在早期胃癌未能及时诊断，肿瘤可以不断向肌层、浆膜、网膜和临近器官（结肠、胰腺、脾、肝）直接蔓延。还可以沿淋巴道扩散到胃周围、胃上、主动脉旁、腹腔淋巴结。经血行转移到肝、肺、肾上腺和卵巢等。还可以发生腹腔种植转移。

【预后】

1．早期胃癌　预后较好，局灶侵及黏膜下层者术后 10 年生存率可达 90%。

2．中晚期胃癌　尽管采用各种治疗，中晚期胃癌的预后徘徊在 20% ~ 30% 之间。在诸多因素中，对预后影响最重要的是肿瘤的浸润深度和转移情况。其次为手术类型、淋巴结清除情况、治疗方式、患者免疫状态等。

七、胃神经内分泌肿瘤

WHO 消化系统肿瘤分类 2010 年版统一了消化系统神经内分泌肿瘤的分类标准，依据肿瘤的核分裂象及 Ki67 指数高低分为 3 级。其中 1、2 级称神经内分泌肿瘤（neuroendocrine tumor，NET），3 级称神经内分泌癌（NEC），具体分级标准参见表 17-3。当神经内分泌肿瘤与癌同时存在时，称混合性腺神经内分泌癌（mixed adenoneuroendocrine carcinoma，MANEC），其中任一成分应至少占 30%。

消化系统神经内分泌肿瘤新旧分类的比较见表 17-4。

表 17-3 WHO 消化系统神经内分泌肿瘤分级标准（2010 版）

	级别	核分裂 (/10HPF)	Ki67 指数
神经内分泌肿瘤（NET）	G1	< 2	≤ 2%
	G2	2 ~ 20	3% ~ 20%
神经内分泌癌（NEC）	G3	> 20	> 20%

注：核分裂至少计数 50 个 HPF（10HPF = 2mm²），Ki67 指数计数 500 ~ 2000 个细胞，核分裂数与 Ki67 指数分级不一致时以高者为准。

表 17-4 消化系统神经内分泌肿瘤新旧分类比较

WHO 1980 版	WHO 2000 版	WHO 2010 版
Ⅰ类癌	1. 高分化神经内分泌肿瘤	神经内分泌肿瘤 G1（类癌）
	2. 高分化神经内分泌癌	神经内分泌肿瘤 G2
	3. 低分化神经内分泌癌 / 小细胞癌	神经内分泌癌 G3（大细胞或小细胞型）
Ⅱ黏液类癌	4. 混合性外分泌 - 内分泌癌	混合性腺神经内分泌癌
Ⅲ混合性类癌 - 腺癌		
Ⅳ假瘤性病变	5. 肿瘤样病变	增生性及瘤前病变

胃神经内分泌肿瘤的分级遵循上述分级系统。

【病理诊断要点】

1. 肉眼观 胃 NET 通常体积较小，息肉状或结节状，边界清楚，表面被覆薄层黏膜，可多发。NEC 大体形态类似普通的胃癌，多形成大的蕈伞型肿块，浸润胃壁深层，常有淋巴结和肝转移。

2．镜下观　多数肿瘤细胞大小一致，边界清楚，核呈圆形或椭圆形，核分裂少见。肿瘤细胞可排列成腺样、缎带样结构，少数呈岛屿状结构。局灶合并腺样分化者可见黏液分泌，通常坏死少见。根据肿瘤细胞排列方式可分为如下几种形态类型：

A 型（岛状 / 巢状型）：肿瘤细胞排列成大小不等的实性团巢，实性团巢之间为血窦。

B 型（梁状 / 缎带型）：单层瘤细胞排列成迷路性缎带状，瘤细胞的长轴与缎带的长轴垂直，缎带之间为血窦。

C 型（腺管 / 腺泡型）：较少见，瘤细胞排列成微小腺管。

D 型（弥漫 / 低分化型）：肿瘤弥漫散在，偶见菊形团样结构，似肺小细胞癌或淋巴瘤。

其中 1、2 级肿瘤多为 A-C 型，神经内分泌癌 D 型多见。各种类型可混合存在。

3．胃神经内分泌肿瘤可有胃内分泌细胞的各种分泌功能，分泌组胺、5-HT、胃泌素、ACTH、肾上腺素、生长抑素、血管活性肠肽等，但如仅通过免疫组化检出有激素表达而无相应临床内分泌症状时，不能称为"×× 激素瘤"。

多数胃神经内分泌肿瘤为分泌组胺的肠嗜铬细胞样神经内分泌肿瘤（enterochromaffin-like cell NET），位于胃底、体部，可分为三个亚型：①Ⅰ型：伴有慢性萎缩性胃炎，慢性萎缩性胃炎多为 A 型；②Ⅱ型：伴有 1 型多发性内分泌肿瘤综合征（MEN1）和 Zollinger-Ellison 综合征；③Ⅲ型：为散发型。按照新的神经内分泌肿瘤分级标准，多数Ⅰ、Ⅱ型 ECL 细胞 NET 属 G1 级。

胃内的胃泌素瘤少见，与胰腺和十二指肠发生的胃泌素瘤一样，在胃窦部形成单发结节，肿瘤细胞分泌胃泌素，引起 Zollinger-Ellison 综合征。

【免疫组织化学和电镜】

胃神经内分泌肿瘤应至少表达一种通用型神经内分泌标记，包括 CgA、Syn、CD56 和 NSE，CK 在神经内分泌肿瘤中常呈核旁点状阳性表达。电镜下可见高密度的神经内分泌颗粒。

【前驱病变】

Ⅰ型和Ⅱ型 ECL 细胞 NET 发生在高胃泌素血症背景下，经过增生 - 异型增生阶段发展为肿瘤。根据 ECL 细胞增生的程度和形态可分为弥漫或单纯增生（ECL 细胞数量超过正常 2 倍）、线状增生（5 个以上 ECL 细胞连接成线，在胃腺内形成袖套状）、微结节状增生（5 个以上细胞形成小团，位于胃腺内或固有膜内，最大径不超过胃腺直径且≥ 1 团 /mm 黏膜）和腺瘤样增生（微结节"背靠背"聚集，位于固有膜深部，最大径不超过 150μm）。异型增生指黏膜深部具有中度以上异型性的细胞形成的微结节相互融合，融合灶直径 150 ~ 500μm，可有固有膜内的微小浸润和新间质形成。如病灶直径＞ 0.5cm 或浸润至黏膜下层则称为微小类癌（即 NET，G1）。

【扩散和预后】

多数胃 NET 生长缓慢，可转移到引流淋巴结、甚至肝，但患者仍可能长期存活。NEC 预后差，治疗通常需手术根治切除并联合化疗。

八、胃肠间质瘤

胃肠间质瘤（gastrointestinal stromal tumors，GISTs）占胃肠道非上皮性肿瘤中的绝大多数，可以累及胃肠道各部分，以及网膜、肠系膜、腹膜后等部位。本病多见于成人，少数发生于儿童和新生儿。肿瘤细胞表型类似胃肠道节律细胞—Cajal 细胞，既往诊断的多数胃肠道平滑肌肿瘤、胃肠自主神经瘤实际为 GIST。

【病理诊断要点】

1．胃肠间质瘤好发于胃和小肠，分别占全部 GIST 病例的 60% 和 30%。肿瘤可以单发或多发，发生在胃者约 40% 位于胃体，25% 位于胃窦，20% 位于幽门部。约 60% 肿瘤突入胃腔内，表面光滑，体积大的肿瘤可形成溃疡，引起出血；30% 肿瘤突出于浆膜下。

2．切面 肿瘤为实性，灰白，质韧。体积小的肿瘤，边界较清楚。体积大的，可以发生出血、坏死、囊性变。

3．组织学检查　胃肠间质瘤可以出现平滑肌、神经、上皮样等不同方向分化。

（1）绝大部分胃肠间质瘤显示平滑肌分化，特别是那些发生于浆膜下的单发或多发肿瘤结节。肿瘤细胞呈梭形，胞质嗜酸性，核两端有胞质内空泡，并有压核现象。免疫组化表达 SMA 和 desmin。超微结构可见胞饮空泡，质膜下致密斑、胞质微丝伴局灶性密斑。

（2）多数上皮样胃肠间质瘤（细胞核圆形或椭圆形，胞质宽而嗜酸或透明，细胞境界清楚）同样显示平滑肌分化。

（3）部分胃肠间质瘤呈现神经分化的特点。电镜下，肿瘤细胞胞质突起长，由原始连接相连；散在的神经微管结构，以及致密轴心的神经分泌颗粒。上述特点与自主肠肌神经丛的神经细胞相似，曾被称为胃肠自主神经肿瘤。但是免疫组织化学检查，NF、CgA、Syn 阴性，而 NSE 和 S-100 阳性，显示出鞘细胞和胶质细胞的特点。

4．胃肠间质瘤可以发生于神经纤维瘤病和 Carney 三联征（肺软骨瘤、肾上腺外副神经节瘤和胃肠间质瘤）患者，肿瘤常为多发，前者以神经分化多见，后者以上皮样分化多见。

5．胃肠间质瘤的预后与肿瘤的发生部位、大小及核分裂象有关（表 17-5）。

表 17-5　基于长期随访结果的 GIST 患者预后

肿瘤参数			随访期间疾病进展的患者比例（%）	
预后分组	肿瘤大小 （cm）	核分裂象 （/50HPF）	胃 GIST	小肠 GIST
1	≤ 2	≤ 5	0	0
2	> 2 ≤ 5	≤ 5	1.9	4.3
3a	> 5 ≤ 10	≤ 5	3.6	24
3b	> 10	≤ 5	12	52
4	≤ 2	> 5	0[a]	50[a]

续表

肿瘤参数			随访期间疾病进展的患者比例（%）	
预后分组	肿瘤大小 （cm）	核分裂象 （/50HPF）	胃 GIST	小肠 GIST
5	> 2 ≤ 5	> 5	16	73
6a	> 5 ≤ 10	> 5	55	85
6b	> 10	> 5	86	90

[a] 本组资料病例很少（参考文献 Arch Pathol Lab，2006，130：1466-1478）

2010 版 WHO 消化系统肿瘤分类将 1、2、3a 组胃 GIST 定义为良性；4 组胃 GIST 定义为恶性潜能未定；将 3b、5、6a、6b 组胃 GIST 和胃肠道其他部位 GIST 均定义为恶性。

【免疫组织化学】

绝大部分胃肠间质瘤表达 c-KIT（CD117），可呈胞质、胞膜或核旁点状阳性。CD117 阴性的 GIST 不足 5%，其中多数为 PDGFRA 突变病例。DOG1（标记一种钙依赖性氯离子通道蛋白）在 GIST 诊断中的敏感性和特异性与 CD117 相当，两者联合应用是目前诊断 GIST 最有效的抗体组合。另外，约 70% 的 GIST 病例表达 CD34，部分病例表达 SMA，S100 和 desmin。

【分子生物学】

分子遗传学研究表明，80% 的胃肠间质瘤有 c-KIT 突变，5% ~ 10% 有 PDGFRA 突变。上述突变激活酪氨酸激酶信号传导系统，促进细胞增生，抑制细胞凋亡。有 5% ~ 10% 的胃肠间质瘤不能检出 c-KIT 或 PDGFRA 突变，但未检出突变不能除外胃肠间质瘤。

【鉴别诊断】

1．累及胃肠道的纤维瘤病　纤维瘤病的细胞核 β-catenin 阳性，有助于与胃肠间质瘤相鉴别。

2．孤立性纤维性肿瘤　孤立性纤维性肿瘤虽然 CD34 呈阳性，但 CD117 阴性。

3．平滑肌瘤、平滑肌肉瘤、神经鞘瘤　形态学符合平滑肌瘤、平滑肌肉瘤、神经鞘瘤的组织学特点，CD117、DOG1 阴性，且肿瘤细胞弥漫表达 SMA 或 S100 可作出相应诊断。如 SMA、S100 等标记仅局灶弱阳性，诊断宜谨慎，最好进行 KIT 基因和 PDGFRA 基因突变检测进一步除外 CD117 阴性 GIST 的可能性。

【扩散和预后】

原发肿瘤手术需将肿瘤周围的正常组织切除，而不主张将肿瘤剔除。手术范围需要根据肿瘤的部位、大小、累及范围确定。胃肠间质瘤对酪氨酸激酶抑制剂治疗敏感，并与 c-KIT 基因突变类型有关。恶性胃肠间质瘤最常见的转移器官是肝、腹膜和肺。转移甚至可以发生在肿瘤切除后 30 年。

九、淋巴瘤

胃肠道是结外淋巴瘤最常见的原发部位，占结外淋巴瘤的25%～50%。除了少数几种"器官特异性"淋巴瘤外（如某些皮肤 T 细胞淋巴瘤、脾边缘区 B 细胞淋巴瘤等），WHO 淋巴瘤分类中列出的大多数淋巴瘤均可发生于胃肠道。发生在淋巴结的淋巴瘤类型与好发于胃肠道者有一定差别，而且某些特殊类型淋巴瘤仅见于胃肠道。(本章仅介绍胃肠道常见或特有的淋巴瘤类型，其他类型淋巴瘤请参见第三十二章"淋巴结"及其他"造血组织疾病"相关章节)。

胃的原发性恶性淋巴瘤几乎都是非霍奇金淋巴瘤，其中最常见的是黏膜相关淋巴组织淋巴瘤（MALT 淋巴瘤）和弥漫性大 B 细胞淋巴瘤，两者合计可占胃原发淋巴瘤的90%以上，偶可见胃腺癌和淋巴瘤同时发生的碰撞瘤。

胃的原发性恶性淋巴瘤部分与幽门螺杆菌（HP）感染有关，特别是 MALT 淋巴瘤。免疫抑制患者发生的侵袭性 B 细胞淋巴瘤多数与 EB 病毒感染有关。

（一）黏膜相关淋巴组织结外边缘区淋巴瘤 (extranodal marginal zone lymphoma of mucosa-associated lymphoid tissue, MALT lymphoma)

黏膜相关淋巴组织（MALT）是指保护胃肠道和其他黏膜游离面的淋巴组织，由淋巴小结和固有膜内的淋巴细胞、浆细胞以及上皮内淋巴细胞构成。由黏膜相关淋巴组织发生的淋巴瘤称为黏膜相关淋巴瘤（MALT 淋巴瘤），对应的正常细胞是边缘区 B 细胞。

【病因及流行病学】

MALT 淋巴瘤很少发生在原本有 MALT 的部位，常发生于因慢性炎症获得了 MALT 的部位。胃 MALT 的形成几乎均与 HP 感染有关。绝大多数病例发生于成年人，中位发病年龄为 61 岁，女性略多见。在 HP 相关性胃炎高发地区，胃 MALT 淋巴瘤的发生率较高。

【病理诊断要点】

1. 大体 可以形成单个明显的肿块，也可仅有黏膜轻度充血隆起，伴浅表糜烂。

2. 组织学 肿瘤细胞胞质淡染，核小或中等，核形略不规则，染色质分散，核仁不明显，类似单核细胞或生发中心的中心细胞（中心细胞样细胞），部分病例肿瘤细胞类似于小淋巴细胞，常可见散在的类似于中心母细胞或免疫母细胞的大细胞，但数量较少，而且并不形成融合的细胞簇或片块。约 1/3 的病例伴有明显的浆细胞分化。肿瘤细胞多由反应性滤泡的边缘带逐渐向滤泡间区延伸，常浸润腺上皮，形成淋巴上皮病变。淋巴上皮病变的定义是：在腺上皮内出现 3 个或 3 个以上的肿瘤性边缘区细胞聚集，并常伴有上皮破坏或坏死。需注意，淋巴上皮病变虽然是 MALT 淋巴瘤的特征性改变，但并非特异。肿瘤常与先前存在的慢性炎症性疾病混合存在，常伴有上皮细胞的嗜酸性变，大部分病例可检出 HP。

3. MALT 淋巴瘤可转化成弥漫性大 B 细胞淋巴瘤，转化病变不一定会完全取代原有的 MALT 淋巴瘤。应记录是否同时存在 MALT 淋巴瘤病变以及两种病变各自所占的比例。

4. 肿瘤播散至淋巴组织（如淋巴结）时，常特征性地侵犯边缘带，易造成良性或反应性病变的假象，免疫球蛋白轻链的免疫组化染色有助于区分两者。偶尔在受累淋巴结发生滤泡植入，可类似于滤泡性淋巴瘤。

【免疫组织化学及分子遗传学】

肿瘤细胞CD20、CD79a阳性，CD5、CD23和CD10阴性。CD43表达见于大约半数的病例。肿瘤细胞显示有免疫球蛋白轻链限制性。CD21和CD23染色能显示出扩大的滤泡树状突细胞网，相当于已被肿瘤细胞占据或发生特异性植入的滤泡。t（11；18）（q21；q21）易位病例通常有弱阳性的BCL10核表达。

MALT淋巴瘤中的B细胞存在免疫球蛋白重链和轻链基因重排，但仅有PCR技术检测出病变的单克隆性而无明确的组织学证据时，不应做出MALT淋巴瘤的诊断。

【扩散和预后】

MALT淋巴瘤是最常见的惰性淋巴瘤之一，无论临床分期如何，整体预后一般较好，5年生存率超过80%。发生弥漫性大B细胞淋巴瘤转化者5年生存率明显下降，约为50%。胃MALT淋巴瘤可播散至淋巴结和其他易发生MALT淋巴瘤的部位，包括小肠、涎腺和肺。

应用抗生素根除HP后胃MALT淋巴瘤可以消退，如果肿瘤浸润超过黏膜下层，则根除HP治疗的有效率较低，已发生了大B细胞淋巴瘤转化的病例一般对根除HP治疗无效。t(11；18)（q21；q21）易位和BCL10核表达与HP根除治疗无效和MALT淋巴瘤进展有关。

（二）胃其他类型淋巴瘤诊断标准

与其他部位淋巴组织肿瘤相似。

十、其他肿瘤

（一）血管球瘤

血管球瘤在文献中有不少报道。组织学检查，肿瘤由胞质透明的上皮样细胞构成，这些细胞围绕血管排列。

（二）脂肪瘤

常突入胃腔内形成息肉状隆起，镜下由分化成熟的脂肪组织构成。

（三）颗粒细胞瘤

发生于胃黏膜下，单发或多发，组织学改变与其他部位相同。

（四）周围神经肿瘤

胃内确有周围神经肿瘤（神经鞘瘤和神经纤维瘤），需与胃肠间质瘤相鉴别。

（五）其他间叶肿瘤

特别罕见。包括纤维瘤、黏液纤维瘤、恶性纤维组织细胞瘤、横纹肌肉瘤、滑膜肉瘤、腺泡软组织肉瘤、滤泡树突细胞肉瘤、透明细胞肉瘤和恶性横纹肌样肉瘤均有报道。

近年报道的丛状纤维黏液瘤（plexiform fibromyxoma）是一种极为罕见的间叶性肿瘤，主要发生在胃，个别病例发生在结肠。肿瘤位于胃壁肌层，呈丛状或多结节状，细胞梭形，位于黏液样基质中，无明显异型性，毛细血管丰富，核分裂象少见，多 < 5 个 / 50HPF，肿瘤细胞表达 SMA 和 CD10，CD117 和 DOG-1 阴性可与GIST 鉴别。

（六）生殖细胞肿瘤

内胚窦瘤、绒毛膜上皮癌均可发生在胃，是罕见的原发性恶性肿瘤。可以单独发生，也可以与腺癌并发。

第三节 小肠疾病

一、先天发育异常

小肠发育异常包括异位组织、肠重复、肠闭锁和狭窄、憩室、脐疝、肠道旋转失常和转位等。

（一）异位胰腺组织

异位胰腺组织最常见于十二指肠壁。胰腺组织可异位于肠壁各层，但一般以黏膜下层最为常见，呈小结节状。

镜下观：可见两种不同的构型，一种是由胰腺腺泡和导管组成，偶见胰岛组织；另一种是由胰腺导管和平滑肌组织混合构成。异位胰腺组织与正常胰腺一样可发生炎症、胰岛细胞瘤和腺癌等。

（二）异位胃黏膜

异位胃黏膜可呈结节状或息肉状，多发生在十二指肠，由胃体腺构成，可见壁细胞和主细胞。

（三）肠重复、闭锁和相关缺陷

1．肠重复　可发生于肠道的任何部位，以回肠末端最常见，重复的肠管呈囊状或管状，位于肠道的肠系膜侧，壁内含有发育完整的肠壁肌层，并有黏膜覆盖，与肠腔可以不通也可以相通。

2．肠闭锁　多由胚胎时期肠血管系统因肠套叠、扭转等缺血损伤所致，可发生于肠道的任何部位，闭锁肠管呈纤维条索状。多发性肠闭锁可引起短肠综合征。肠闭锁可以导致近段肠管扩张；严重的合并症是穿孔、胎粪性腹膜炎；还可以引起棕色肠综合征。

3．肠肌肉先天缺陷　可与肠闭锁同时发生，并引起肠穿孔，可能由胚胎时期肠缺血损伤引起。

（四）小肠憩室

小肠憩室有先天性和后天性两种。先天性憩室为真性憩室，位于肠壁的系膜缘对侧，憩室壁由肠壁四层组织构成，常单发，Meckel憩室即属于此型。后天性憩室属假性憩室，位于肠壁的系膜缘，憩室壁缺乏肌层，可单发或多发。

1．Meckel憩室和卵黄管发育异常　胎儿早期，卵黄囊与肠腔相通，第四周，开口逐渐闭塞形成卵黄管或脐肠管。在胎儿7mm大小时形成条索结构，随后逐渐被吸收。如果卵黄管未闭塞，可发生脐肠瘘。而近肠段持续存在，在末端回肠壁上残留袋状或指状突出物，则形成Meckel憩室。憩室大小不一，一般长3～5cm，宽1～2cm。组织学上，憩室壁的结构与正常肠壁相同，被覆黏膜多与回肠黏膜相同，但胃、十二指肠、大肠黏膜、异位胰腺组织也可见到。临床上，有25%～33%的病例可伴有炎症（憩室炎）、溃疡、出血、穿孔、粘连、套叠、扭转和肿瘤。常见的肿瘤有神经内分泌肿瘤、绒毛状腺瘤、腺癌、平滑肌瘤、胃肠间质瘤和黑色素瘤等。

2．其他憩室

（1）十二指肠憩室：十二指肠憩室多发生于第二部，常为单

发，可以引起十二指肠梗阻、瘘管、出血和穿孔，还可引起阻塞性
黄疸、胰腺炎。

（2）空肠憩室：多数空肠憩室累及空肠上段，多发，沿肠系
膜分布。憩室壁薄，平滑肌减少，可以引起出血、穿孔和脓肿，可
继发气囊肿、肠石。肠石还可以导致肠梗阻和代谢紊乱。

（五）其他先天异常

1. 先天性巨结肠（Hirschsprung disease） 主要累及结肠，严重
时也可以累及小肠，病死率高。（详见本章第五节"大肠疾病"）。

2. 埃 - 当综合征（Ehlers-Danlos syndrome） 埃 - 当综合征是
一种先天性全身胶原纤维合成缺陷性疾病，小肠同样受累，并可以
引起肠穿孔、肠出血等严重合并症。

二、吸收不良综合征

吸收不良综合征系指多种器质性和功能性异常引起的小肠对
各种营养成分吸收障碍、引起营养缺乏的临床综合征。患者多有腹
泻，粪便稀薄、油腻，故称为脂肪泻。吸收不良综合征可由乳糜
泻、热带性口炎性腹泻和 Whipple 病等疾病引起。纤维胃镜可以获
得 Treitz 韧带以远的空肠黏膜，对于吸收不良的病理评价起到了重
要作用。

（一）乳糜泻

乳糜泻又称非热带口炎性腹泻、麦胶敏感性肠病（gluten-
sensitive enteropathy），是西方人群吸收障碍最常见的病因，可见
于任何年龄人群，20 ～ 40 岁者多见，女性多于男性。临床表现为
长期腹泻、腹胀、体重减轻和乏力，多数患者摄入无谷蛋白饮食
后，症状和组织学改变可明显改善。本病的发生可能与遗传性酶缺
陷或免疫反应异常有关，血清学检查患者血液中存在抗肌内膜抗
体、抗组织转谷氨酶抗体以及抗麦胶蛋白抗体。肠黏膜萎缩，吸收
面积减少；同时，由于肠黏膜细胞的二糖酶、二肽酶、脂酶、磷酸
酶和脱氢酶，以及肠液、肠道激素分泌减少，导致糖、蛋白质、脂
肪、水和盐类的吸收功能减弱。

【病理诊断要点】

1．内镜下　十二指肠和小肠黏膜皱襞减少，甚至消失，黏膜受累程度以近段为著。这是诊断乳糜泻时内镜观察所能提供的重要线索。

2．镜下观　小肠黏膜绒毛萎缩或消失，隐窝延长，绒毛：隐窝比＜3：1。上皮细胞由柱状变为扁平，微绒毛模糊不清，杯状细胞减少，上皮内淋巴细胞（IELs）增多（＞25个淋巴细胞/100个上皮细胞）。固有层慢性炎细胞浸润，包括淋巴细胞、浆细胞及嗜酸性粒细胞。

3．免疫组织化学检查　IELs 的表型变化对诊断有一定帮助。正常小肠黏膜 IELs 多数为 $CD3^+CD8^+T$ 细胞，主要为 TCR-$\alpha\beta^+$ 淋巴细胞，而乳糜泻患者小肠黏膜 IELs 多数为 TCR-$\gamma\delta^+$ 的 $CD3^+CD8^-$ 细胞。

【合并症】

1．乳糜泻患者患癌症的危险性增加。淋巴组织异常增生和淋巴瘤是最常见的恶性并发症，多数为肠病相关 T 细胞淋巴瘤，肿瘤弥漫累及小肠，引起溃疡、狭窄、穿孔，进展快，预后差。继发口咽癌、小肠腺癌、食管癌、直肠癌和肝癌的危险也增加。

2．慢性非特异性溃疡性空肠回肠炎是本病少见而严重的合并症。表现为慢性多发性小肠溃疡。多数人认为本病为肠病相关 T 细胞淋巴瘤的早期，但也有无淋巴瘤证据的报道。溃疡呈横向排列，周围无纤维化，组织学无特异性。临床上表现为顽固性乳糜泻，伴有腹痛和发热。手术切除是最有效的治疗手段，部分患者激素治疗有效。

【鉴别诊断】

1．热带性口炎性腹泻的小肠病变与乳糜泻类似，但是以明显的热带地方性和对抗生素治疗反应敏感为特点。

2．胶原性口炎性腹泻以固有膜内玻璃样物质沉积为特点。

3．疱疹性皮炎、恶性营养不良患者的小肠病变也可以与乳糜泻类似，需要结合临床鉴别诊断。

（二）热带性口炎性腹泻

热带性口炎性腹泻与乳糜泻不同，具有明显的地域分布特点，多发生于热带，与肠毒性大肠埃希菌感染有关，而与麦胶蛋白无关。广谱抗生素治疗有效，可转为慢性。

【病理诊断要点】

1. 内镜下 十二指肠和小肠黏膜绒毛不规则、粗大、卷曲、变平。

2. 镜下 空肠黏膜的绒毛萎缩，黏膜表面平坦，隐窝增生，固有层和上皮内明显的单核细胞浸润。

（三）Whipple 病

1907 年由 Whipple 首先报道而得名，又称肠源性脂肪代谢障碍，是由 Tropheryma whippleli 菌感染引起的全身性系统性疾病。前驱阶段表现为游走性多关节痛和关节炎，稳定状态阶段表现为伴有恶臭的水样腹泻、脂肪泻、消瘦、衰弱、低热、皮肤色素沉积、心包炎、淋巴结肿大等。

【病理诊断要点】

1. 内镜下 受累黏膜水肿、粗糙颗粒状或黄白色斑块状。本病主要累及空肠和回肠，十二指肠通常不受累。

2. 镜下观 典型的病理变化是在肠黏膜固有层可见大量泡沫样巨噬细胞，巨噬细胞胞质内充满 PAS（+）的杆菌，大量的巨噬细胞导致绒毛粗钝变形。PAS（+）杆菌也可见于上皮细胞间、平滑肌、内皮细胞和成纤维细胞内。巨噬细胞间可见淋巴细胞、中性粒细胞和嗜酸性粒细胞，少数情况下可见坏死和纤维化。

3. 密集的、体积大的泡沫细胞团还见于消化道的其他部位、肠系膜和周围淋巴结、心、肝、脾、肾上腺、神经系统等全身器官。

4. 小肠活检是本病最有效的诊断方法，应用抗杆菌的抗体或 PCR 检查可以进一步证实诊断。

【鉴别诊断】

1. 需要与艾滋病患者合并鸟型胞内分枝杆菌（MAI）感染引起的肠病相区分，MAI 抗酸染色（+），PAS 染色弱（+）。

2. 另外，还有一些疾病可以引起营养吸收不良，小肠黏膜活检中需要进行鉴别诊断。

（1）无 β 脂蛋白血症（abetalipoproteinemia）：由于绒毛顶端

的上皮细胞不能合成 β 脂蛋白而出现胞质内空泡。

（2）血 γ 球蛋白缺乏性口炎（agamaglobulinemic sprue）的固有膜内缺乏浆细胞。

（3）肠淋巴管扩张症：由于蛋白质从扩张的淋巴管内进入固有膜间质内，进一步进入肠腔，导致蛋白质丢失性肠病。

（4）另外，淀粉样病、寄生虫感染（如贾第虫病、钩虫病、类圆线虫病、毛细线虫病）也可以引起营养吸收不良。

三、溃疡

（一）十二指肠消化性溃疡

十二指肠消化性溃疡仍然是很常见的疾病。其发生与幽门螺杆菌感染、胃酸消化、十二指肠胃化生有关。慢性溃疡累及部位多为十二指肠球部，以紧接幽门环的前壁或后壁最为多见，愈往下愈少见。溃疡一般较小而浅，直径多在 1cm 以内。组织学上与慢性胃溃疡相似。溃疡可以引起出血、穿孔和梗阻，一般不发生癌变。

（二）边缘性溃疡（marginal ulcer）

是指胃肠吻合口的消化性溃疡。虽然可以发生于吻合口，但是更多发生于吻合口远段的小肠黏膜。多见于十二指肠消化性溃疡没有进行胃切除的胃肠吻合术患者，少数发生于十二指肠消化性溃疡胃大部切除胃肠吻合术患者、胃溃疡和胃癌手术后。

（三）小肠溃疡

小肠溃疡的发生属于特发性，多数原因不明，与胃和十二指肠消化性溃疡无关。20 世纪 60 年代，该病的发生与服用肠溶氯化钾有关，现在已经废弃此药。

肉眼观：溃疡周围黏膜充血、水肿、出血。

镜下观：溃疡底部为炎性渗出物和肉芽组织。穿孔、梗阻和出血是常见的合并症。

四、血管疾病

动脉粥样硬化，其次如肠粘连、类风湿关节炎、闭塞性血栓性脉管炎、结节性动脉炎、巨细胞性动脉炎、口服避孕药、可卡因摄入、病毒和真菌感染可以引起肠系膜血管闭塞。

肠系膜血管闭塞可以引起小肠黏膜糜烂、溃疡、肠壁水肿、出血，甚至坏疽、穿孔，愈合后可以引起肠壁纤维化和肠腔狭窄。

五、克罗恩病

克罗恩病（Crohn's disease）又称局限性肠炎，是一种病因不明、侵犯全消化道的肉芽肿性炎症，同时，皮肤、骨、关节、骨骼肌、脾等部位均可受累。好发于青壮年，但是首次发病可以在任何年龄。临床上主要表现为腹泻、腹痛、部分性肠梗阻、腹部包块等症状。

【病理诊断要点】

1．尽管回肠末端最常受累，但也可累及胃肠道的其他部位。约 66% 局限于小肠，17% 局限于大肠，17% 同时累及大肠和小肠。

2．病变呈节段性或跳跃性分布，病变肠段与正常区域分界清楚。病变区域残存黏膜岛可形成假息肉样结构。

3．黏膜多发性溃疡形成，溃疡早期为鹅口疮样，随病变发展，可形成匐行性溃疡、裂隙状溃疡。溃疡间肠黏膜可呈息肉状增生，而呈鹅卵石样外观。晚期受累肠壁明显增厚，肠腔狭窄，呈水管样。可以引起肠系膜纤维化、肠系膜脂肪组织蔓延爬伸到肠壁浆膜面（蔓生脂肪）、肠系膜淋巴结肿大。

4．组织学上诊断克罗恩病有三个具有诊断意义的病理学改变：上皮样肉芽肿、裂隙溃疡、肠壁全层的炎症改变。

（1）约 60% 的病例有结节病样肉芽肿形成，肉芽肿由上皮样细胞和多核巨细胞及一些炎细胞构成，肉芽肿体积小，很少相互融合，中央无干酪样坏死，如干酪性坏死广泛则应诊断为结核。

（2）约 30% 的病例有裂隙溃疡形成，裂隙溃疡呈狭窄的缝隙状，可深入黏膜下、肌层，甚至周围脂肪组织内。

（3）部分克罗恩病既无肉芽肿形成，又不见裂隙溃疡，但可见肠壁全层慢性炎细胞浸润，淋巴集结形成。黏膜下层水肿，并伴淋巴管、小血管扩张。肠壁各层纤维组织增生。

5．克罗恩病患者发生肠癌的风险增高。

【鉴别诊断】

1. 结核病　虽然近年我国克罗恩病的发病率呈上升趋势，但结核病仍旧是肠道肉芽肿病变中最常见的，由于两者治疗方式不同，因此诊断时必须仔细除外结核病。当肉芽肿内出现干酪样坏死时，应当诊断结核病，必要时，抗酸染色、PCR 检测结核分枝杆菌 DNA 有助于确定诊断。

2. 少数病例需要与耶尔森菌病相鉴别。耶尔森菌病形成的肉芽肿内可见中性粒细胞和大量核碎片。

六、艾滋病相关炎症性疾病

HIV 感染可以引起小肠发生一系列艾滋病相关炎症性疾病，其中一类是肿瘤性疾病，如 Kaposi 肉瘤、恶性淋巴瘤、平滑肌瘤等；另外一类是感染性疾病，被临床医生一言以蔽之为艾滋病肠病（AIDS enteropathy），主要有如下几种：

（一）腹泻性细菌性肠炎

HIV 感染者，由于细菌感染（如大肠埃希菌）而引起的腹泻。

（二）巨细胞病毒性十二指肠炎

HIV 感染者可以引发巨细胞病毒性十二指肠炎，可见巨细胞病毒感染形成的巨细胞和胞质内或核内包涵体。可引起溃疡、出血。

（三）非典型性分枝杆菌病

HIV 感染者可以引发鸟型胞内分枝杆菌感染，在组织病理学上形成与 Whipple 病相类似的病变，在小肠的固有膜内和淋巴结内形成成团的 PAS 阳性的泡沫细胞，但是抗酸染色显示胞质内有大量分支杆菌。

（四）隐球菌病

HIV 感染者可以引发隐球菌感染，导致严重的腹泻。肠黏膜活检显示、在肠上皮的微绒毛表面可见 2 ~ 5μm 大小的孢囊。HE、Giemsa、PAS 染色均可以清楚显示。值得注意的是，需要将这些体积小的孢囊与黏液内的核碎片区分。

（五）小孢子虫病（microsporidiosis）

HIV 感染者可以引发小孢子虫感染，主要感染空肠和十二指肠远段，导致严重的腹泻。严重时，引起全身播散，累及肝、肾、脑和肌肉。由于小孢子虫是细胞内感染，体积微小，仅 1～2μm，肠黏膜活检组织的电镜检查是最可靠的诊断方法，Giemsa 染色也能检测到。粪便涂片改良三色染色可以查到鲜橘红色的包囊。

七、放射损伤

由于腹部肿瘤（子宫颈癌、淋巴瘤、神经母细胞瘤、肾母细胞瘤等）而接受放射治疗的患者可以导致小肠放射损伤。放射治疗剂量与发病的快慢、病变程度有密切关系。

【病理诊断要点】

1. 肉眼观　急性期患者肠黏膜红肿，可以发生糜烂和溃疡，伴水肿和纤维素性腹膜炎。慢性期小肠肠壁明显增厚、纤维化伴狭窄形成，病变肠管与正常肠管间界限不清。

2. 镜下观　急性期表现为黏膜水肿，上皮细胞变性、脱落，黏液缺失，可见奇异的核增大细胞但缺乏核分裂象，隐窝基底部凋亡细胞增多。慢性期绒毛变形，可见溃疡形成，黏膜下和浆膜结缔组织纤维化伴玻璃样变，可见毛细血管扩张、小血管玻璃样变和闭塞性血管炎，内皮下可见泡沫细胞聚集、钙化。

八、其他炎症性疾病

（一）十二指肠炎

十二指肠炎是消化不良患者的常见疾病。

1. 内镜下　黏膜水肿、充血，黏膜粗糙、结节状增生，绒毛变形、萎缩，糜烂。

2. 显微镜检查　轻度炎症，表现为黏膜水肿，黏膜内浆细胞数量增多，上皮内一定数量的中性粒细胞浸润；重度炎症，中性粒细胞明显增加。胃化生是十二指肠炎的另外一种常见病理变化，并常合并幽门螺杆菌感染。普遍认为幽门螺杆菌感染是十二指肠炎的主要病因。

（二）急性蜂窝织炎性空肠炎

急性蜂窝织炎性空肠炎是一种原因不明的疾病，常发生于55

岁以上患者，男女发病率均等，多见于北欧斯堪的纳维亚地区。

1．肉眼观　空肠或十二指肠受累，累及的肠段境界清楚，主要以黏膜炎症病变为主，肠壁水肿，肠腔扩张，浆膜可以出现脓苔。

2．镜下观　黏膜充血，中性粒细胞浸润；广泛的淋巴管炎，引流淋巴结炎。肠襻间可以有脓肿形成。

（三）溃疡性空肠炎

多数为顽固性乳糜泻的合并症，患者伴有腹痛和发热。多数病例为肠病相关 T 细胞淋巴瘤的早期，此时，肠黏膜增生的淋巴细胞为单克隆性。免疫组织化学检查，上皮内淋巴细胞的胞质内表达 CD2c，而不表达 CD3 和 CD8，常有 TCR-γ 基因重排。

（四）小肠结核

绝大多数继发于空洞性肺结核，少数因饮用未经很好消毒的含有结核分枝杆菌的牛奶而引起原发性肠结核。结核菌侵入肠道内主要累及肠壁淋巴组织，回盲部最为多见。

1．肉眼观　分为溃疡型和增生型两种：溃疡型较多见。典型的结核性溃疡呈环形带状，与肠的长轴垂直，边缘呈潜掘伏，底部附有干酪性坏死物，这是细菌沿肠壁环形淋巴管扩散的结果。应当指出，结核性环形溃疡与克罗恩病纵行的匍行性溃疡完全不同。增生型较少见，病变以受累肠壁高度增厚、肠腔狭窄为特点，黏膜可发生糜烂和息肉形成。

2．镜下观　典型的中央有明显干酪样坏死的结核结节为诊断依据。必要时进行抗酸染色及 PCR 检查进一步确诊。

（五）结节病

播散性结节病可以累及小肠，但是非常罕见，因此密切结合临床表现非常重要。一般情况下，肠壁内结节病样肉芽肿合并肠系膜淋巴结结节病样肉芽肿，首先考虑克罗恩病是合乎逻辑的。

（六）坏死性小肠结肠炎

是一种原因不明的肠急性坏死性炎症，因为常有广泛出血，因此又称为急性出血性肠炎。各年龄都可以患病，以 4～10 岁多见。

【病理诊断要点】

1．肉眼观　空肠及回肠最为多见，肠壁发生明显的出血及坏死，常呈节段性分布。病变肠壁增厚，质地较硬。黏膜肿胀，溃疡形成，广泛出血，皱襞顶端常被覆污绿色假膜。浆膜面被覆纤维素性渗出物。病变黏膜与正常黏膜分界清楚。

2．镜下观　有程度不同的肠黏膜坏死，伴中性粒细胞及单核细胞浸润，有时可见较多的嗜酸性粒细胞。

3．肠壁各层均可有程度不同的充血、水肿及出血、炎性细胞浸润。

4．血管壁呈纤维素样坏死，常有血栓形成。

5．肠平滑肌可发生坏死。

（七）新生儿坏死性小肠结肠炎

在早产儿中发病率约为 6%。病因与肠道缺血、缺氧，梭状芽胞杆菌、大肠埃希菌等病原菌感染肠壁导致肠坏死有关。多发生于出生后一周内，表现为腹胀、肠鸣音消失、少量血便。病变进展迅速，20% ~ 40% 的病例为致死性。坏死多累及回肠和升结肠。肠黏膜坏死、脱落，黏膜下小气囊腔形成，可以引起肠穿孔。小气囊腔的存在对放射诊断有帮助。

（八）嗜酸性胃肠炎

是一种病因不明的以胃肠道大量的嗜酸性粒细胞浸润为特点的临床综合征。虽然多数患者有过敏史，但大多数病例缺乏诱发疾病的特异性过敏原，部分患者伴有结缔组织病。患者常表现为恶心、呕吐、腹痛、腹泻、蛋白质丢失性肠病，甚至发生肠穿孔、肠梗阻等急腹症。

【病理诊断要点】

病变呈斑片状、多灶状分布，胃肠道各部位均可受累，但以胃和小肠为多见。受累肠管弥漫性水肿、增厚、僵硬，固有膜和上皮内嗜酸性粒细胞数目增多，通常可达 50 个 /HPF，但这并非特异性改变，因为其他疾病也可出现嗜酸性粒细胞增多。病变常侵犯黏膜下层、肌层，甚至浆膜和肠系膜淋巴结，并合并嗜酸性腹膜炎和腹水。部分病例出现坏死性肉芽肿和血管炎。由于病变呈斑片状分布，以及部分病例黏膜层不受累，所以单纯黏膜活检有时难以确立诊断。

【鉴别诊断】

部分病例合并寄生虫感染，部分病例属于胶原血管疾病，需要注意鉴别诊断。

（九）蓝氏贾第鞭毛虫病（giardiasis）

蓝氏贾第鞭毛虫（简称贾第虫）感染是全球性疾病，主要导致慢性腹泻和吸收不良。

【病理诊断要点】

贾第虫生活史包括滋养体和包囊两个阶段。滋养体并不侵犯小肠黏膜上皮细胞，因此，患者小肠黏膜完整，绒毛变钝，固有膜内淋巴组织增生。贾第虫的虫体位于腺腔内，呈泪滴状，4 ～ 10μm 大小，中央有纵行沟。两个核呈猫头鹰眼状。

（十）耶尔森菌病（yersinosis）

耶尔森菌属于革兰阴性菌，可以引起小肠结肠炎、急性阑尾炎和肠系膜淋巴结炎。

【病理诊断要点】

形成口疮样、条带状溃疡，溃疡底部淋巴组织增生。可以形成肉芽肿病变，大量中性粒细胞浸润是本病区别于其他肉芽肿的特点。

（十一）伪膜性肠炎

又称抗生素相关性肠炎，常由于长期使用广谱抗生素造成肠道菌群失调所致。肠道各段均可受累。可致水样腹泻、脱水和休克。

【病理诊断要点】

病变肠壁充血、水肿，常见出血、黏膜表面坏死和假膜形成，假膜脱落后，可形成表浅而不规则的溃疡。

镜下观：假膜由坏死的肠黏膜处呈喷射状的纤维素和炎细胞构成。黏膜腺体上皮细胞大部分坏死，腺腔扩张，腔内充满黏液和细胞碎片。

（十二）肠螺旋体病（intestinal spirochetosis）

肠螺旋体病在男同性恋人群中相对多见，尤其是 HIV 感染者。患者可无症状或仅有轻微腹泻。本病无肉眼或内镜下可见病变，因此初次诊断依赖组织学。

螺旋体在小肠上皮细胞的刷状缘增殖，形成蓝色边缘，上皮细胞及固有层均无明显变化。Giemsa 和 Steiner 染色可以清楚显示病原体。

九、肠套叠

肠套叠是指一段肠管套入另一段肠管内，常为近段肠管套入远段肠管，如远段肠管套入近段肠管则称为逆行性肠套叠。套叠的外部称为套鞘，进到里面的部分称为套入部。

多见于 5 岁以下儿童，约半数发生在 1 岁之内。可能与患儿腺病毒感染导致回盲部淋巴组织增生有关。年龄较大的儿童发生肠套叠可能与有蒂的肠腔内肿物（脂肪瘤、平滑肌瘤、胃肠间质瘤、炎症性息肉等）有关。

临床上，小儿肠套叠多呈急性经过，常出现阵发性腹痛、呕吐、果酱色黏液性血便和腹部包块四个主要症状。

根据发生部位可分为四型：回结型（85%）、小肠型（6% ~ 10%）、结肠型（2% ~ 5%）、回回结型（10% ~ 15%）。由于套入部受肠蠕动的推进，肠管及肠系膜不断进入套鞘内，一方面引起肠梗阻，另一方面肠系膜血管受压，导致套入部淤血、水肿、出血、坏死、穿孔。

十、棕色肠综合征

是一种原因不明的以肠壁浆膜面和肌层的棕色改变为特点的疾病。可能与维生素 E 缺乏有关，也有人提出可能与平滑肌细胞内线粒体异常有关。

组织学检查，肠壁平滑肌细胞内大量脂褐素沉积。

十一、淀粉样变性

作为全身淀粉样变性的一部分，小肠也可以受累。主要表现为小肠的血管壁和间质的淀粉样物质沉积。

十二、移植物抗宿主病

发生于骨髓移植患者的移植物抗宿主病主要累及皮肤、胃肠道和肝，表现为发热、皮疹、腹泻、黄疸和肝功能异常。

移植物抗宿主病的小肠病变多种多样，其中最具一致性的病变是单个上皮细胞的凋亡。

十三、微绒毛包涵体病

微绒毛包涵体病（microvillous inclusion disease）又称为家族性微绒毛萎缩（familial microvillous atrophy），是一种累及肠绒毛的疾病。多见于婴儿，引起顽固性继发性腹泻。

【病理诊断要点】

超微结构下，表现为微绒毛包涵体；免疫组织化学，CD10 小肠上皮细胞胞质呈阳性。

十四、肿瘤

（一）良性上皮性肿瘤

1. 十二指肠腺腺瘤　十二指肠腺腺瘤又称为布氏腺瘤或息肉状错构瘤，较少见。可能不是真性肿瘤，而是结节状增生病变。

【病理诊断要点】

肉眼观：多发生于十二指肠球部的后壁，少数可发生于幽门和胰尾。常单发，亦可多发，甚至弥漫发生。常呈息肉状，有蒂，大小不一，少数可呈巨大肿块。

组织学上，主要由分化成熟的十二指肠布氏腺体组成，有纤维结缔组织包膜。很少发生恶变。

2. 腺瘤　虽然组织学上与大肠腺瘤相似，可分为管状腺瘤、绒毛状腺瘤及混合性腺瘤，但是发病率很低。以十二指肠和空肠多见，特别是十二指肠壶腹部。家族性腺瘤性息肉病患者发生小肠腺瘤的概率高于正常人群，常为多发。

小肠腺瘤可恶变。体积越大恶变的概率越高，绒毛状腺瘤恶变的概率高于其他腺瘤。

3．错构瘤性息肉　通常见于 Peutz-Jeghers 综合征患者，因此又被称为 P-J 息肉。（详见本章第五节"大肠疾病"）。

（二）腺癌

小肠腺癌的发病率约为大肠癌的 1/50。多为老年患者，男女无差异。虽然小肠任何部位均可以发生，但是小肠上段、特别是十二指肠壶腹部更多见。小肠腺癌还可以发生于 Peutz-Jeghers 综合征、Crohn 病、十二指肠吻合口和小肠造口的部位。

【病理诊断要点】

小肠腺癌形态特点与结肠癌基本相似。肉眼观：可表现为息肉型、浸润溃疡型、缩窄型和弥漫型等类型。组织学上主要为高分化及中分化腺癌，低分化癌比例略高于结肠癌。

【扩散和转移】

多数小肠癌在确定诊断时已经扩散到肠壁深层，并已经转移到局部淋巴结。5 年生存率高于胃癌，但低于结肠癌。

（三）其他类型的癌

间变性癌或肉瘤样癌是由奇异的肿瘤细胞构成，并可见多核巨细胞，而不见腺体结构。此型肿瘤恶性度高，预后凶险。

腺鳞癌可见腺癌和鳞癌两种成分并存。

（四）神经内分泌肿瘤（NET）

小肠神经内分泌肿瘤的分级标准与消化系统通用的神经内分泌肿瘤分级标准相同（参见本章第二节"胃疾病"）。小肠神经内分泌肿瘤约占小肠肿瘤的 1/3，成人多见，儿童也有发病。

【病理诊断要点】

1．回肠多见，其次是空肠和十二指肠远端。

2．肉眼检查　肿瘤表面黏膜完整，常表现为向黏膜下、肌层浸润，肿瘤质硬，经甲醛溶液固定后呈淡黄色。

3．镜下观　NET 肿瘤细胞多大小一致，多角形或柱状，核呈圆形，胞质中有红染颗粒，嗜银染色阳性。形成实性细胞巢，细胞巢周围可见栅栏状排列。核分裂少见。NEC 小细胞型形态类似肺小细胞癌，大细胞型细胞体积较大，可见核仁，核分裂象易见。

G 细胞 NET 可分泌胃泌素，引起 Zollinger-Ellison 综合征。约

10% 的 Zollinger- Ellison 综合征患者是由十二指肠 NET 引起的。

D 细胞（分泌生长抑素）型 NET 还可以出现沙砾体，神经纤维瘤病的黑人患者多见。

4. 电镜下　可见高密度的、大小不等、形态不一的内分泌颗粒。

【免疫组织化学】

NSE、CgA、Syn 阳性。肿瘤分泌多肽激素：5-HT、P 物质、胃泌素、生长抑素、胰高血糖素、肠高血糖素、胰多肽、生长激素释放因子、蛙皮素等。小肠 NET 很少表达 YY 肽，而直肠 NET 总是阳性。小肠 NET 很少表达 S-100，而阑尾 NET 却呈阳性。

【分子生物学】

约半数以上的回肠 NET 为非整倍体，可能与预后有关。免疫组织化学检查 P53 阳性表达罕见，但转移灶内阳性表达率升高。

（五）类癌综合征

此综合征的特点是间歇性面部潮红、阵发性水样泻、哮喘、有心功能不全。多发生在类癌肝转移的病例，可能与肝未能灭活肿瘤细胞分泌的 5-HT 等生物活性肽有关，并在尿中可以检测到 5-HT 的代谢产物 5- 羟吲哚乙酸。

（六）节细胞性副神经节瘤

节细胞性副神经节瘤又称为非嗜铬性副神经节瘤、副神经节神经瘤，是一种来自胰腺腹侧原基的具有特征结构（神经内分泌细胞、神经节细胞和神经鞘细胞）的肿瘤。虽然个别病例有淋巴结转移，但是绝大多数病例呈良性经过。

【病理诊断要点】

几乎所有肿瘤都发生在十二指肠第二部，壶腹部尤其多见，少数发生在十二指肠远段部分和空肠、回肠。

1. 肉眼观　常为单发，多发性病变常发生于神经纤维瘤病患者。病变常为有蒂的小息肉，表面黏膜可以发生糜烂和溃疡。

2. 镜下观　特征性病变包括三种成分：①巢状的形态、大小一致的类癌样的神经内分泌细胞；②孤立散在的神经节细胞；③梭形的神经鞘细胞。

3．免疫组织化学　梭形的神经鞘细胞表达 S-100，神经内分泌细胞表达 NSE 和胰多肽。

（七）胃肠间质瘤和相关肿瘤

约 10% 小肠胃肠间质瘤发生在十二指肠，37% 发生在空肠，55% 发生在回肠。

【病理诊断要点】

1．小肠胃肠间质瘤的诊断原则与胃的相同。

2．小肠胃肠间质瘤需要注意的特点如下：

（1）在小肠中，恶性间质瘤的发病率高于胃。

（2）小肠胃肠间质瘤中，具有丝球状结构向神经分化的肿瘤常见于十二指肠和空肠。

（3）在小肠中，上皮样胃肠间质瘤发病率低于胃。

（4）神经纤维瘤病患者可以引起小肠多发性间质瘤。

（八）恶性淋巴瘤及相关异常

小肠恶性淋巴瘤是指小肠原发的、肿瘤主体位于小肠的结外淋巴瘤，可以播散至区域或远处淋巴结。小肠淋巴瘤总体并不多见，但由于小肠癌的发生率相对较低，因此小肠淋巴瘤占据了小肠恶性肿瘤的 30% ~ 50%。小肠淋巴瘤可以继发于艾滋病、免疫抑制治疗、器官移植、乳糜泻、克罗恩病等。病理学上除了各种常见的组织学类型外，也可以出现印戒细胞样，甚至黏液样亚型，前者需与转移性印戒细胞癌、后者需与肉瘤相鉴别。

在诊断小肠恶性淋巴瘤的时候，必须注意如下三方面问题：①肿瘤原发部位和系统累及状况；②肿瘤的细胞起源；③肿瘤前驱病变和肿瘤相关病变。

本节主要介绍肠道的特殊类型淋巴瘤，其他与发生于淋巴结的淋巴瘤形态类似的淋巴瘤类型，（请参见第三十二章"淋巴结"及其他"造血组织疾病"相关章节）。

1．肠病相关性 T 细胞淋巴瘤（enteropathy associated T-cell lymphoma，EATL）

又称 I 型肠病相关性 T 细胞淋巴瘤（I 型 EATL），常发生于长期乳糜泻和吸收不良综合征患者。本病少见，在西方乳糜泻高发国家发病率相对较高。本病预后非常差，偶有长期存活的报道。

【病理诊断要点】

（1）肉眼观：EATL 可累及任何一段小肠，偶尔累及胃肠道其他部分，但大部分病例发生于空肠。肿瘤通常表现为多发病灶，形成溃疡性结节、斑块、管腔缩窄，少数情况下形成大的肿块。肠系膜内常有肿瘤细胞浸润，肠系膜淋巴结也常受累。

（2）镜下观：肿瘤细胞形态多样，多数由多形性的大淋巴细胞组成，可有奇异核或多核细胞，有的由有明显中位核仁的免疫母细胞样细胞组成。淋巴上皮病变突出。需注意，本病常见广泛坏死，有时大量的炎症细胞甚至掩盖了肿瘤性 T 细胞。远离病变处的小肠黏膜可见绒毛萎缩、隐窝增生、固有膜浆细胞增多和上皮内淋巴细胞数目增加等乳糜泻改变。

【免疫组织化学】

肿瘤细胞表达 CD3、CD7，可表达 CD8，通常不表达 CD5、CD4、CD56。肿瘤周围正常黏膜内的上皮内淋巴细胞可有类似肿瘤的异常免疫表型。

2. 单形性 CD56$^+$ 肠 T 细胞淋巴瘤（monomorphic CD56$^+$ intestinal T-cell lymphoma）

又称 II 型肠病相关性 T 细胞淋巴瘤。尽管瘤旁黏膜可出现绒毛萎缩等肠病样改变，但上皮内淋巴细胞的表型与乳糜泻黏膜的上皮内淋巴细胞表型并不相同，分子遗传学也显示与乳糜泻无关联。本型可见于乳糜泻低发地区，预后与 I 型 EATL 相似。

【病理诊断要点】

（1）肉眼观：大体表现和发病部位与 I 型相近，但在小肠远段、回盲部和结肠相对多见。

（2）镜下观：形态单一的小圆细胞，核深染，胞质少。常见大量的肿瘤细胞浸润肠隐窝上皮，并在肌层蔓延。瘤旁肠黏膜绒毛萎缩，隐窝增生，伴显著的淋巴上皮病变。

【免疫组织化学及分子检测】

肿瘤细胞表达 CD56、CD3、CD8，不表达 CD4。瘤旁黏膜的上皮内淋巴细胞表型与肿瘤细胞相同。EB 病毒抗原及 EBER 原位杂交检测均阴性，可据此与鼻型 NK/T 细胞淋巴瘤累及小肠相鉴别。

3. 弥漫性大 B 细胞淋巴瘤 弥漫性大 B 细胞淋巴瘤（DLBCL）是小肠 B 细胞淋巴瘤最常见的组织学类型，占 40% ~ 60%。半数病例可找到残留的 MALT 淋巴瘤病灶，有些可见残留的滤泡性淋巴瘤病灶。

4. 肠黏膜相关淋巴组织淋巴瘤 大多数肠 MALT 淋巴瘤发生于小肠，大肠非常罕见。小肠 MALT 淋巴瘤大部分发生于老年人，任何一段肠管都可能受累，临床表现为肠梗阻，肠系膜淋巴结常受累，但就诊时即累及腹腔外部位如骨髓者罕见。

【病理诊断要点】

（1）肉眼观：大部分病例为单发性病灶，少数可表现为多发性息肉病。

（2）镜下观：肠 MALT 淋巴瘤的组织学特征与胃 MALT 淋巴瘤一样，可见明显反应性滤泡，围以肿瘤性边缘带细胞，并常伴有浆细胞分化。淋巴上皮病变不如胃 MALT 淋巴瘤显著。但注意不要过分强调淋巴上皮病变，特别是在末段回肠集合淋巴小结表面隆起的被覆上皮内正常情况下即可见到上皮内 B 细胞。

【预后】

与胃 MALT 淋巴瘤相比，发生于肠道者临床生物学行为较差，文献报道肠 MALT 淋巴瘤的 5 年生存率为 44% ~ 75%。组织学分级、临床分期和能否手术切除对预后均有影响。

5. 免疫增生性小肠疾病（immunoproliferative small-intestinal disease，IPSID） 为小肠 MALT 淋巴瘤的特殊类型，又称为地中海淋巴瘤或中东淋巴瘤，是结外边缘区 B 细胞淋巴瘤的一个特殊亚型。

（1）本病以非欧洲犹太人、中东阿拉伯人和南非黑人多见。

（2）病变中心部位为十二指肠远段和空肠上段，因此内镜取材可以满足诊断需要。

（3）肉眼观：受累肠黏膜皱襞增厚、小结节或肿瘤形成。

（4）镜下观：肠壁内严重淋巴细胞、浆细胞浸润，细胞成熟而异型性轻微。

肿瘤细胞胞质内、血清和尿内出现单克隆免疫球蛋白 α 重链。因此，又称为 α 重链病。病变早期通过抗生素治疗可完全缓解，但部分患者可转化为弥漫性大 B 细胞淋巴瘤，预后差。

【免疫组织化学】

肿瘤性边缘带细胞与其他部位的 MALT 淋巴瘤的免疫表型一致，表达 CD20，不表达 CD5、CD10。浆细胞通常不表达 CD20，而表达 CD138。浆细胞、边缘带细胞和转化的母细胞合成 α 重链，而轻链缺如。

6. 套细胞淋巴瘤　小肠很少发生套细胞淋巴瘤。肉眼可表现为息肉病，又称为淋巴瘤样息肉病。有时也可表现为较大的肿物，特别是回盲部。需注意，MALT 淋巴瘤、滤泡性淋巴瘤、小淋巴细胞性淋巴瘤（慢性淋巴细胞性白血病）均可表现为肠道的多发性淋巴瘤性息肉，而套细胞淋巴瘤并不一定都表现为肠息肉，鉴别诊断时均需考虑。镜下：弥漫性或结节性淋巴组织增生，有时结节非常明显，因而似滤泡性淋巴瘤，典型病变中常可见散在的单个上皮样组织细胞和小的硬化血管，瘤细胞为一致性的小到中等大的淋巴细胞，有不规则的核，类似于生发中心细胞。免疫表型与结内的套细胞淋巴瘤一样，Cyclin D1 阳性，且几乎 100% 均携带 t（11；14）（q13；q32）染色体易位。

7. 免疫缺陷相关性 B 淋巴细胞增生和淋巴瘤　胃肠道是免疫缺陷相关性淋巴组织增生性疾病和淋巴瘤常见的累及部位（表17-6）。

8. 局灶性淋巴组织增生　局灶性淋巴组织增生发生于末段回肠，多见于儿童和年轻人，又被称作滤泡性肠炎、回肠鹅卵石症、非硬化性回肠炎、淋巴性假息肉病和淋巴细胞性末段回肠炎。本病男性较为常见，可引起回盲部肠套叠，表现为阑尾炎样症状或伴有出血。镜下可见到集合淋巴小结显著增生、境界清楚的淋巴滤泡形成并伴有黏膜下水肿。淋巴组织没有结构异常或肌层的浸润，有明显的生发中心，血管丰富，细胞成分多样，免疫组织化学呈现多克隆细胞增生。部分病例形态有时与 MALT 淋巴瘤相似，但根据病变的多克隆本质可将其与 MALT 淋巴瘤区别开。临床上，患者常

表 17-6　免疫抑制相关性淋巴组织增生性病变和淋巴瘤

早期病变
　　反应性浆细胞增生
　　传染性单核细胞增生症样改变
多形性移植后淋巴组织增生性疾病
单形性移植后淋巴组织增生性疾病
　　B 细胞淋巴瘤
　　　　弥漫性大 B 细胞淋巴瘤
　　　　Burkitt 淋巴瘤
　　　　浆细胞肿瘤
　　T 细胞淋巴瘤
　　　　外周 T 细胞淋巴瘤，非特殊型
霍奇金淋巴瘤

有贾第虫感染。有些患者 IgA 和 IgM 缺失或降低，IgG 降低，容易发生感染和腹泻。儿童患者容易发生病毒感染。

（九）其他肿瘤及瘤样病变

1. 子宫内膜异位　小肠子宫内膜异位可形成肿块。组织学检查，肿块由子宫内膜腺体和间质构成，并有周期性出血。常有平滑肌增生。可以转化为内膜腺癌、Müllerian 腺癌和内膜间质肉瘤。

2. 子宫颈内膜异位　子宫颈内膜异位也可以发生在小肠，异位的腺上皮与子宫颈腺体相似，而与子宫内膜腺体不同。

3. 神经肌肉和血管错构瘤　神经肌肉和血管错构瘤又称为隔膜病（diaphram disease），是由黏膜下成熟血管、神经、平滑肌增生构成，可以引起肠梗阻。常由非甾体类抗炎药物引起。

4. 炎症性纤维性息肉　小肠炎症性纤维性息肉与胃内的组织形态相同，形成有蒂的息肉，可引起肠梗阻和肠套叠。属于良性病变，病因和发病机制不明。

5. 神经纤维瘤和节细胞神经瘤　神经纤维瘤和节细胞神经瘤可以发生于神经纤维瘤病和多发性内分泌肿瘤综合征患者。应当指出，神经纤维瘤病可以引起黏膜下和肌间神经丛增生，黏膜节细胞神经纤维瘤病、胃肠间质瘤、十二指肠产生生长抑素的内分泌肿瘤、节细胞性副神经节瘤和腺癌。

6．先天性纤维瘤病　先天性纤维瘤病可以形成孤立性肿块，引起肠梗阻。

7．脂肪瘤　小肠脂肪瘤多数（95%）为单发，少数（5%）多发。当脂肪组织浸润一段肠管时，称为脂肪瘤病。

8．脉管肿瘤和肿瘤样病变　血管瘤、淋巴管瘤、淋巴囊肿、血管球瘤、Kaposi 肉瘤、血管肉瘤都可以发生在小肠。另外，累及皮肤和黏膜的遗传性毛细血管扩张也可以累及小肠，引起肠道出血。

9．其他原发性恶性肿瘤　横纹肌肉瘤、脂肪肉瘤、纤维肉瘤、恶性外周神经鞘肿瘤、骨外骨肉瘤、恶性间叶瘤、原发性绒癌、Ewing/PNET 和恶性横纹肌样瘤都可以发生在小肠。

10．转移性肿瘤　黑色素瘤、肺癌、乳腺癌、卵巢癌和绒毛膜癌等恶性肿瘤广泛转移时，都可以累及小肠。

第四节　阑尾疾病

一、阑尾发育异常

阑尾发育异常有阑尾憩室、阑尾闭锁、阑尾缺如、阑尾异位、双盲肠、双阑尾等。

二、急性阑尾炎

急性阑尾炎是最常见的外科急腹症，由细菌感染引起。临床常有突发腹痛、右下腹压痛、腹肌紧张等症状，并伴有恶心、呕吐、发热、白细胞增高等。

【病理诊断要点】

1．急性单纯性阑尾炎　由于病变多只限于阑尾黏膜或黏膜下层，故又称为浅表性阑尾炎。

（1）肉眼观：阑尾轻度肿胀，浆膜充血。

（2）镜下观：可见黏膜上皮有一个或多个缺损，并有中性粒细胞浸润及纤维素渗出。

2．急性蜂窝织炎性阑尾炎（或称急性化脓性阑尾炎）。

（1）肉眼观：阑尾显著肿胀、变粗，浆膜高度充血，表面可覆以纤维素性脓性渗出物，腔内充满脓液。

（2）镜下观：阑尾壁各层充血、水肿，大量中性粒细胞浸润。浆膜面为渗出的纤维素和中性粒细胞组成的薄膜所覆盖。阑尾系膜也可见中性粒细胞漫润。

3．急性坏疽性阑尾炎　是一种重型阑尾炎。患者常伴阑尾穿孔和阑尾周围脓肿。

（1）肉眼观：阑尾呈暗红色或黑绿色。

（2）镜下观：阑尾各层均坏死。

三、慢性阑尾炎

多为急性阑尾炎转变而来，也可一开始即为慢性经过。

镜下观：主要病变为阑尾壁不同程度纤维化及慢性炎性细胞浸润。

四、阑尾其他炎症过程

（一）嗜酸性阑尾炎

以弥漫性，嗜酸性粒细胞浸润或肉芽肿形成为特点。

（二）幽门螺杆菌感染

在阑尾手术切除的标本中，约3%可以检查出幽门螺杆菌。

（三）耶尔森菌病

可以引起阑尾肉芽肿性炎，中心坏死伴中性粒细胞浸润。

（四）麻疹

麻疹前驱期可以伴发阑尾炎，引起阑尾淋巴组织增生，并有Warthin-Finkeldy巨细胞形成。

（五）巨细胞病毒感染

HIV感染者的巨细胞病毒感染可以累及阑尾。

（六）传染性单核细胞增生症

传染性单核细胞增生症患者引起阑尾黏膜增厚，淋巴组织增生，可见小淋巴细胞、免疫母细胞增生，有时可见R-S样细胞。

（七）结节病

结节病极少累及阑尾。

（八）克罗恩病

克罗恩病亦可累及阑尾。出现非干酪样上皮样肉芽肿。但是应当指出，单独累及阑尾的克罗恩病实际上是特发性肉芽肿性阑尾炎。但随访患者、检查其他部位是正确诊断的必要条件。

（九）溃疡性结肠炎

溃疡性结肠炎可以累及阑尾，多数与结肠病变相连续。

（十）急性坏死性动脉炎

可以发生于阑尾血管，多数局限于阑尾，少数可以是系统性疾病。

（十一）阑尾结核

病变同其他消化道结核。

（十二）阑尾放线菌病

（1）肉眼观：病灶中常可见到"硫酸颗粒"。

（2）镜下观：阑尾壁可有许多小脓肿形成，并有大量致密结缔组织增生，脓肿中央常可见到放射状菌落。

（十三）阑尾寄生虫病

阑尾血吸虫病在血吸虫病流行地区较常见，阑尾壁各层均可有血吸虫虫卵沉着。另外，蛔虫病、蛲虫病、阿米巴病、鞭虫病、隐球菌病都可以累及阑尾。

五、阑尾肿瘤

（一）阑尾神经内分泌肿瘤

阑尾神经内分泌肿瘤占阑尾肿瘤的50%以上，可发生于任何年龄，中青年多见，女性多于男性。多数肿瘤体积小，为阑尾切除术中偶然发现。

【病理诊断要点】

1. 肉眼观　常累及阑尾远端，呈小结节状，直径多＜2cm，呈灰黄色。病变位于黏膜下，可侵及肌层，甚至达浆膜层。

2. 镜下观　组织学分级标准与消化系统通用的神经内分泌肿

瘤分级标准相同（参见本章第二节"胃疾病"）。除常见类型外，阑尾可见 2 种特殊类型的神经内分泌肿瘤：

（1）管状类癌：癌细胞形成规则的小腺腔，腔内可有少量黏液，很少出现实性癌巢，易与腺癌混淆。肿瘤细胞异型性不明显，核分裂象少见。本型多见于年轻人，预后良好。

（2）杯状细胞类癌或称黏液型类癌。肿瘤由神经内分泌细胞、杯状细胞构成一致的小巢，有时可见潘氏细胞。常排列成微腺体，有时可伴有细胞外黏液。本型属于混合性腺神经内分泌癌范畴，侵袭性强，但预后好于普通腺癌。

3．组织化学和免疫组织化学　神经内分泌细胞表达 CgA 和 Syn，杯状细胞黏液卡红和 CEA 染色阳性。

4．分子生物学　约 25% 的杯状细胞类癌有 p53 突变，而 K-ras 在任何类型都没有突变。

【扩散和转移】

绝大多数阑尾神经内分泌肿瘤进展缓慢，罕见转移，转移常局限于系膜淋巴结。发生转移时，原发肿瘤体积一般 > 2cm，因此，多数专家同意，对于直径 < 1cm 的阑尾类癌，阑尾切除即可治愈。但是需要指出的是，对于杯状细胞类癌需要谨慎处理，因为其侵袭能力比上述经典型和管状型强，有 8% ~ 20% 的病例可转移。特别是出现印戒细胞和单个细胞间质浸润时，常形成管壁浸润，进一步扩散到盲肠，甚至形成卵巢 Krukenberg 瘤。

类癌综合征非常少见，常合并肝转移。

（二）阑尾黏液性肿瘤和肿瘤样病变

1．阑尾黏液囊肿　是指由阑尾阻塞引起的阑尾腔局限性囊性扩张。实际上，不管在胰腺、乳腺、还是阑尾，黏液囊肿都不是一个疾病名称，而是一种描述性词汇，因为黏液潴留的原因可以是潴留性病变、增生性疾病、甚至是恶性肿瘤。因此，在病理诊断时，尽量避免使用阑尾黏液囊肿这一名称。子宫内膜异位、肿瘤或其他原因可以引起阑尾腔阻塞，并导致黏液潴留。组织学特点，阑尾黏膜上皮细胞扁平、萎缩，缺乏非典型性。囊性纤维化的阑尾腺体内充满浓缩的黏液。

2. **低级别阑尾黏液性肿瘤**（low-grade appendiceal mucinous neoplasm，LAMN） 指发生于阑尾的低度恶性或恶性潜能未定的黏液性肿瘤，占阑尾黏液性囊性病变的绝大多数，通常生长缓慢，并可形成低级别腹膜假黏液瘤，而腹膜外或淋巴结转移少见。

【病理诊断要点】

（1）肉眼观：阑尾扩张，充满黏液，可导致变形和结构破坏。形成腹膜假黏液瘤时主要累及网膜，而腹腔脏器表面通常不受累。

（2）镜下观：扩张的阑尾壁内衬覆单层柱状黏液上皮细胞，形成乳头状、锯齿状或波浪状，形态似锯齿状腺瘤或绒毛状腺瘤，但缺乏腺瘤所具有的正常固有层间质。上皮分泌旺盛，核小而规则，细胞异型性不明显，分裂象罕见。肿瘤常累及阑尾全周，推挤状生长，导致原有淋巴组织萎缩，黏膜下层纤维化，但无结缔组织反应性增生。此类病变尽管上皮细胞无明显异型性，但仍有可能在腹膜播散，引起低级别腹膜假黏液瘤，因此应避免使用"囊腺瘤"一词，以免被误解为良性的腺瘤。

3. **黏液腺癌** 肉眼和镜下检查，与低级别阑尾黏液性肿瘤有相似之处，但肿瘤在阑尾壁内呈浸润性生长并伴有结缔组织反应，至少局灶细胞异型性明显，核分裂象易见，并可有印戒细胞。黏液腺癌也可发生腹膜播散形成高级别腹膜假黏液瘤，播散不仅局限于腹膜和网膜，且常侵入腹膜下方器官内，甚至可以播散至腹膜后形成"腹膜后假黏液瘤"，并可经淋巴道或血行转移。

4. **腹膜假黏液瘤** 腹膜假黏液瘤用于描述由于分泌黏液的肿瘤细胞在腹腔内生长，导致缓慢但持续性的黏液聚集，形成腹膜和网膜的胶样外观和胶样腹水。现有观点认为，多数腹膜假黏液瘤为阑尾来源，如果患者同时有阑尾和卵巢的黏液性肿瘤，一般认为原发灶为阑尾。腹膜假黏液瘤可以广泛累及腹壁、肠道、膀胱、脾、腹股沟和疝囊，形成有蒂的息肉样病变，可以导致感染、肠梗阻，甚至通过横膈进入胸腔，形成胸膜假黏液瘤。严重病例可以引起死亡。

镜下观：腹膜假黏液瘤可根据细胞的异型性分为低级别和高级别腹膜假黏液瘤，前者黏液池内细胞数量少甚至没有细胞，分化良好的柱状黏液细胞多呈索状或小岛状排列，核小而规则，看似良性或具轻微异型性；后者黏液池内细胞数量多，形成条索、岛状或筛状，并广泛浸润下方器官，至少局灶细胞异型性明显，可见印戒细胞，核分裂易见并可有病理性核分裂象。

通常低级别阑尾黏液性肿瘤引起的腹膜假黏液瘤也为低级别病变，而高级别黏液腺癌则引起高级别腹膜假黏液瘤，但并不一定完全对应。

（三）阑尾其他肿瘤及肿瘤样病变

腺瘤、腺癌、胃肠间质瘤、淋巴瘤、神经纤维瘤、Kaposi 肉瘤、颗粒细胞瘤等均可发生。

六、阑尾其他病变

胃黏膜异位、食管黏膜异位、子宫内膜异位、阑尾结石、阑尾套迭、阑尾扭转、阑尾残存内翻等病变都可以发生在阑尾。

第五节　大肠疾病

一、大肠发育异常

大肠发育异常有大肠重复、结肠闭锁、大肠异位组织（如胃黏膜异位）和先天性巨结肠等。

Hirschsprung 病

本病的发生是由于神经嵴细胞迁移失常或免疫介导的神经细胞坏死，导致大肠远段的结肠黏膜下神经丛及肌间丛神经节细胞缺如，该段大肠缺乏内在抑制神经支配而发生正常推进运动障碍，引起该段肠管收缩和痉挛，致使近段结肠内粪便和气体积累而显著扩张、肥厚。因此，又称先天性巨结肠。

Hirschsprung 病是一种常见的先天发育异常，约占新生儿的1/5000，约 10% 患者为唐氏综合征（Down 综合征），5% 患者有神经发育异常，有些患者有肠闭锁和肛门、直肠发育异常。男婴多见。出生后不久至数月内即出现便秘，严重患者腹部膨隆，粪便排泄困难，甚至发生肠梗阻、小肠结肠炎。

【病理诊断要点】

1. 结肠直肠远段肠管明显缩窄，称为狭窄段。狭窄段的黏膜下神经丛及肌间丛神经节细胞缺如是本病的特征性改变。

2. 狭窄段近端结肠的一部或全部显著扩张、肥厚，结肠袋消失，称为扩张段。扩张段肠管内积有大量气体、粪便，黏膜表面可有溃疡形成。

3. 根据狭窄段无神经节细胞肠管的范围和位置，分为如下 5 种亚型：

（1）经典性：无神经节细胞肠管累及结直肠远端及相当长一段临近扩张结肠。

（2）短段型：仅累及直肠和乙状结肠。

（3）超短型：累及肠段非常短，以致活检时容易漏诊。

（4）长段型：累及全结肠，甚至小肠。

（5）区域型：受累肠管两侧均有节细胞存在。

4. 活体检查　应在全麻下，对患儿肛门瓣以上 2 ~ 3cm 肠黏膜覆盖的一段全层肠壁进行活检取材，并对组织进行连续切片，认真观察，才能证实黏膜下和肌层神经节细胞缺如。

5. 免疫组织化学　乙酰胆碱酯酶染色显示患者肠壁固有层中神经纤维数目增多。

【预后】

Hirschsprung 病患者手术治疗多数预后良好，病死率为 5% ~ 10%。

二、大肠憩室病

大肠憩室病多见于 40 岁以上的成年人，为后天性。少数先天性患者合并 Marfan 综合征或 Ehlers-Danlos 综合征。本病以欧美多见，亚洲少见。

【病理诊断要点】

1. 部位　乙状结肠最常受累（99%），其次为降结肠（30%）、横结肠（4%）。全结肠受累占 16%。

2．憩室多位于结肠系膜侧和肠侧面，呈烧瓶状，其内为黏液和粪便。

3．先天性憩室壁由肠壁的四层组织构成，而后天性憩室壁则缺乏肌层。

4．憩室病常见的并发症为出血、穿孔和炎症。

三、结肠炎

炎症性肠病有时又称为特发性炎症性肠病，是指在正常肠道菌群情况下，肠黏膜免疫系统被异常激活而引起的肠道炎症性疾病，包括溃疡性结肠炎和克罗恩病。到目前为止，还不能完全确定溃疡性结肠炎和克罗恩病是两个独立疾病，还是一个疾病谱中的两部分。

（一）溃疡性结肠炎

溃疡性结肠炎是一种结肠的慢性溃疡性炎症。病因不明，疾病易感性具有遗传背景。本病可以发生于任何年龄，高峰年龄 20～30 岁和 70～80 岁。病程漫长，缓解和发作相间。急性期临床表现为腹痛、腹泻、脓血便、里急后重；患者常有营养不良和贫血。

【病理诊断要点】

1．直肠、乙状结肠最常受累，且为起始部位。多数病例局限于左半结肠，少数局限于直肠，严重病例可以累及全结肠。

2．早期，发生小而表浅的多发溃疡。严重者形成大而不规则溃疡，可深及黏膜下层。残存的肠黏膜充血、水肿而形成息肉状外观，称假息肉。坏死组织穿通黏膜下，形成黏膜桥。

3．病变的连续性是溃疡性结肠炎的重要特征。病变以直肠、乙状结肠为重，连续向结肠近段蔓延。

4．镜下，溃疡性结肠炎急性期的病理变化包括：

（1）黏膜充血水肿，重度慢性炎症细胞（大量淋巴细胞、浆细胞、组织细胞、中性粒细胞、嗜酸性粒细胞和少数肥大细胞）浸润。

（2）腺体排列紊乱，腺上皮细胞增生，细胞核增大，黏液分泌减少。

（3）腺腔内中性粒细胞聚集，形成隐窝脓肿。中性粒细胞浸润腺上皮细胞，导致腺体不完整、破坏。

(4) 小血管炎，血管壁可呈纤维素样坏死，并可有纤维素性血栓。

(5) 黏膜糜烂、溃疡形成，炎性渗出物及肉芽组织增生。

以上变化中任何一项都不是溃疡性结肠炎的特异性病变，但是上述改变的综合却是溃疡性结肠炎特异改变。

5. 缓解期，固有膜的炎症细胞消退，腺体黏液分泌正常，但仍有轻微组织学改变，包括：

(1) 腺体分支，排列紊乱。

(2) 固有膜腺体底部与黏膜肌之间间隙增大。

(3) 潘氏细胞出现在左半结肠腺体底部（潘氏细胞化生）。

(4) 神经内分泌细胞灶状增生。

(5) 固有膜内出现脂肪细胞岛。

【合并症】

1. 中毒性巨结肠　发生于严重病例，可引起肠穿孔。

2. 倒灌性回肠炎（backwash ileitis）　约 1/3 患者回肠末端 10cm 受累，表现为浅表炎症。

3. 肛管病变　10% 患者发生病变，包括肛裂、肛周脓肿、直肠阴道瘘等。

4. 肝病变　一些患者发生肝脂肪变性、脓肿、硬化、硬化性胆管炎等。

5. 其他合并症　包括关节炎、坏疽性脓皮病、Wegener 肉芽肿、葡萄膜炎等。

6. 肠狭窄　病程长者，达 10 年以上，可有大量纤维组织增生致使肠管狭窄。

7. 异型性增生和癌变　约 2% 患者可以发生癌变，患者多为青少年发病，全结肠受累，病程在 10 年以上，病程越长癌变率越高，35 年以上病程癌变率高达 45%。

肉眼检查：黏膜粗糙、增厚，呈绒毛状或结节状。癌变具有如下病理特点：多灶发生、低分化和黏液癌多见、通常经过异型增生而癌变。因此对于病程长的患者，严密随访，多处活体组织检查是必要的。

溃疡性结肠炎合并黏膜上皮异型性增生的组织学变化与大肠腺瘤相似，可以形成管状腺瘤或绒毛状腺瘤结构，可以分为低级别和高级别两类。低级别异型增生细胞核深染、核分裂增多，但是细胞核仅占据上皮高度的 2/3 以下。高级别异型增生核分裂明显增多，细胞核占据上皮高度的 2/3 以上。对于病史 10 年以上的患者，为确定有无异型性增生，结肠多处活检是必要的。

8．其他恶性肿瘤　微小类癌、非典型类癌和小细胞癌等神经内分泌肿瘤也可以发生于溃疡性结肠炎。

【鉴别诊断】

1．克罗恩病　节段性分布，形成非干酪性肉芽肿，淋巴组织增生明显，腺体分泌减少不明显是克罗恩病的特点。

2．未定类型结肠炎（indeterminate colitis）　当特异性感染被排除的慢性结肠炎患者的肠黏膜病理变化既不符合经典溃疡性结肠炎、又不符合经典克罗恩病，而是兼有上述两种疾病的某些特点时，被称为未定类型结肠炎。未定类型结肠炎约占炎症性肠病患者的 13%，这一事实说明炎症性肠病是一个疾病谱，包括溃疡性结肠炎、克罗恩病和未定类型结肠炎。长期随访发现，少数未定类型结肠炎患者发展为克罗恩病。经结肠直肠切除、回肠肛门吻合术治疗后，未定类型结肠炎患者肛门周围合并症多见。活检不能确定类型的炎症性肠病，绝大多数经过进一步临床观察和相关检查能够逐渐明确分型，因此应在报告黏膜活检标本时避免滥用该诊断。

（二）克罗恩病

虽然克罗恩病主要累及小肠，但是约 40% 的病例累及大肠。

【病理诊断要点】

1．大肠克罗恩病病理特点与小肠相似。

2．由于克罗恩病是一种局灶性病变，应注意克罗恩病患者的活检标本可表现为完全正常的黏膜、局灶性或弥漫性结肠炎或肉芽肿。如果肠黏膜活检中未见结节病样上皮样肉芽肿和裂隙溃疡，但多块活检组织均表现为局灶性炎症或出现溃疡、糜烂或隐窝破坏伴局灶隐窝脓肿形成而周围黏膜相对正常时，基本可以排除溃疡性结肠炎的可能性，并支持克罗恩病的诊断。

【合并症】

1．肛裂、肛瘘、肛门周围溃疡常见，甚至可以作为克罗恩病的首发病变。

2．约 4% 的患者可以发生中毒性巨结肠。

3．癌变率远低于溃疡性结肠炎。

（三）缺血性肠病和梗阻性结肠炎

1．缺血性肠炎　缺血性肠炎是由于结肠缺血而引起的继发性炎症性疾病。患者多为 50 岁以上，症状主要为突发性腹痛和便血。X 线检查表现为肠管积气和指压痕。常见的病因是动脉粥样硬化症，粥瘤直接阻塞血管或粥瘤破裂引起的栓塞；其次为胶原 - 血管疾病、Wegener 肉芽肿等引起的肠系膜血管病变。

【病理诊断要点】

（1）病变呈节段性，经典的受累部位是脾曲，因为该处血液供应少，对缺血反应敏感。其次是与脾曲相邻的横结肠和降结肠。

（2）受累肠管可以表现为一过性缺血改变：黏膜充血、出血，腺体退行性变（腺体黏液分泌减少、萎缩、坏死），糜烂，甚至溃疡形成。小血管内可有纤维素血栓形成，但炎细胞浸润不明显。

（3）缺血严重时，引起肠梗死，导致肠穿孔和腹膜炎。

（4）反复发作的病例可以引起肠狭窄。肠黏膜萎缩，肠壁纤维组织增生而变厚，含铁血黄素沉积。

2．梗阻性结肠炎　梗阻性结肠炎发生在距梗阻性病变（以结肠癌多见）2.5 ~ 35cm 的近端结肠，形成环形溃疡。缺血是本病发生的原因。溃疡累及黏膜肌层，由炎性渗出物和肉芽组织构成。

（四）其他类型结肠炎

1．非特异性杆菌性结肠炎　又称为急性自限性结肠炎或急性感染性结肠炎，是由于弯曲菌、沙门菌和志贺菌等引起的自限性腹泻，但部分病例病因不明。

【病理诊断要点】

（1）固有层充血、炎细胞浸润是共同的组织学特点。

（2）不同的病原体肠黏膜的病变不同：①沙门菌和志贺菌感染的组织学改变与溃疡性结肠炎相似。病原学检查和临床经过可以提供鉴别诊断依据。②大肠埃希菌感染引起急性出血性炎。

2．过敏性结肠炎和直肠炎　多见于儿童，常由食物引起，患者有对于鱼、虾、牛奶等食物过敏的病史，临床表现为腹痛、腹泻，甚至便血。黏膜活检的组织学特点是嗜酸性粒细胞浸润，并在淋巴小结附近聚集，或形成嗜酸性隐窝脓肿。

3．胶原性结肠炎　多见于慢性水样腹泻的中年女性患者。部分病例与乳糜泻有关，部分患者发病可能与非类固醇抗炎药物有关。

【病理诊断要点】

（1）内镜下黏膜无明显异常。

（2）显微镜下，具有诊断意义的特征性表现是上皮细胞下方有胶原灶状或弥漫沉积，其厚度超过 $10\mu m$，并围绕上皮下毛细血管和肌纤维母细胞，胶原带厚薄不一和基底部不规则的边缘有助于将其与正常的上皮下基底膜区分。Masson 三色染色有助于识别上皮下沉积的胶原。诊断胶原性结肠炎不仅需要见到增厚的胶原板，还应有特征性的结肠炎表现，包括上皮损伤和上皮内淋巴细胞增多。受损的上皮细胞变扁平，黏液缺失，空泡化，且排列不规则。局灶可见隐窝间表面上皮与基底膜小条状脱离，上皮下裂隙中充满中性粒细胞和嗜酸性粒细胞。上皮内淋巴细胞增多，但不如淋巴细胞性结肠炎显著。

4．淋巴细胞性结肠炎　淋巴细胞性结肠炎又称为显微镜下结肠炎。有些病理学家将胶原性结肠炎和淋巴细胞性结肠炎共同归类到水样腹泻结肠炎综合征。约 1/3 乳糜泻患者同时患有淋巴细胞性结肠炎，本病也与多种自身免疫性疾病以及某些药物的应用有关。

【病理诊断要点】

淋巴细胞性结肠炎最突出的特点是上皮内淋巴细胞（主要是 $CD8^+$ 的细胞毒性 T 细胞）数量增多，特别是在腔缘。诊断的标准是淋巴细胞数量至少应达到 15 个 /100 个上皮细胞。表面上皮损伤伴细胞丢失和上皮脱落，固有层淋巴细胞、嗜酸性粒细胞或中性粒细胞可增多，但不如胶原性结肠炎明显，且嗜酸细胞一般较少。缺乏上皮细胞下胶原灶状或弥漫沉积。

5．局灶性活动性结肠炎　结肠黏膜局灶性慢性炎症细胞浸润，伴有多量中性粒细胞浸润，被称为局灶性活动性结肠炎。这是一种描述性病变，而不是疾病诊断。有些病例，特别是儿童，这种病理变化可能是克罗恩病的前兆。

6. 伪膜性肠炎　伪膜性肠炎的绝大多数是由于梭状芽胞杆菌产生的毒素引起，并且与广谱抗生素（如林可霉素、氯林可霉素）的服用有关。患者在服用广谱抗生素过程中，发生腹胀、腹痛和腹泻。

【病理诊断要点】

(1) 肉眼观：肠黏膜可见散在的黄白色斑块，斑块脱落处可见出血，肠壁水肿、增厚。

(2) 镜下观：黏膜局灶坏死、糜烂，炎性渗出物（炎细胞、纤维素、黏液）从糜烂处呈喷射状散向黏膜表面。以上病变是伪膜性肠炎的显著特点。严重病例腺体上皮细胞发生坏死，仅见基底部细胞残留，腺腔内充满黏液和细胞碎片。

7. 新生儿坏死性小肠结肠炎，（请见本章第三节"小肠疾病"）。

8. 阿米巴性结肠炎　阿米巴病可以累及结肠的任何部分，但最常见的部位是盲肠和升结肠。

【病理诊断要点】

(1) 肉眼观：形成烧瓶状溃疡是阿米巴病的病理特点。溃疡大小不一，表面被覆坏死物质。溃疡可以在深部相互连通，溃疡间黏膜水肿。

(2) 镜下观：局部黏膜坏死，仅见少量炎症细胞渗出。在坏死组织周围、脉管内可见卵圆形、圆形的阿米巴滋养体，胞质嗜碱性，常有空泡变性，核小而圆。需要与巨噬细胞相鉴别。

9. 巨细胞病毒性肠炎　巨细胞病毒性肠炎主要发生于艾滋病以及免疫功能低下的患者。

【病理诊断要点】

(1) 肉眼观：回盲部最常受累，可以引起广泛溃疡，并引起大出血。

(2) 镜下观：黏膜慢性炎症细胞浸润。在腺上皮细胞、纤维母细胞、血管内皮细胞可见巨细胞形成，巨细胞核内可见巨大红染的病毒包涵体。

10．白塞病　即口、眼、外阴溃疡三联征，可以累及结肠任何部分，以回盲部多见。肠道出现大小、形态不同的溃疡。

镜下观：局部肠黏膜较多嗜酸性粒细胞浸润，纤维素渗出，肉芽组织增生。局部黏膜和黏膜下淋巴细胞性血管炎是本病的重要特点。

11．瘀斑性结肠炎　多见于新生儿。表现为直肠的瘀斑，局部可见炎症细胞浸润、出血。临床上可以引起便血。

12．盲肠炎　多见于白血病患者，表现为局限于盲肠的炎症，常由细菌或真菌感染引起。

13．白细胞减少性结肠炎　白细胞减少性结肠炎是白血病或恶性肿瘤患者接受化学治疗而发生的结肠炎症。严重病例可以发生肠穿孔。

四、其他非肿瘤性病变

（一）神经元贮积病

各类神经元贮积病都可以累及肠壁神经元。

（二）结肠黑变病

结肠黑变病是由于患者摄入蒽醌类缓泻药物而引起的结肠病变。由于缓泻药物的中间代谢产物呈棕褐色，并在黏膜固有层巨噬细胞胞质内存积，导致肠黏膜变为黑褐色，因而得名。

（三）子宫内膜异位症

子宫内膜异位症可以累及大肠，甚至可以引起肠梗阻，还可以引起子宫内膜癌。

（四）淀粉样变性

由于淀粉样变性常累及结肠，特别是直肠，活检可以作为诊断手段，但取材一定要达到黏膜下层。

（五）软斑病

多见于成人，可以合并于溃疡性结肠炎。

（六）钡肉芽肿

由于钡剂灌肠引起，肉芽肿内可见钡结晶。必要时借助偏光显微镜观察。

（七）放射改变

盆腔及腹部放射治疗可以引起结肠放射损伤。潜伏期长短不一。肠黏膜可以发生出血、糜烂、溃疡。

镜下观：腺上皮细胞增生，核增大、深染，具有一定异型性。

（八）孤立性盲肠溃疡

病因不明。溃疡部活检可见炎性渗出物和肉芽组织。

（九）肠气囊肿

婴儿肠气囊肿常合并于坏死性小肠结肠炎。成人肠气囊肿多原因不明或存在阻塞性肠疾病。

【病理诊断要点】

1．肉眼观：黏膜下气囊肿突入肠腔形成息肉状结节。

2．镜下观：在活检组织中，囊肿中央常为塌陷的空腔，周围为巨噬细胞和多核巨细胞。

（十）深在性囊性结肠炎

深在性囊性结肠炎是一种在结肠和直肠壁内形成黏液囊肿为特点的非肿瘤性病变。病变可以广泛，也可以局限。局限性深在性囊性结肠炎多发生于直肠距肛缘 2 ～ 12cm 处。

（1）肉眼观：可以表现为斑块、结节、息肉状。

（2）镜下观：黏膜下出现腺体、黏液湖，腺体可以出现异型性，需要谨慎地与黏液癌鉴别。

（十一）孤立性直肠溃疡

又称为孤立性直肠溃疡综合征，表现为距肛缘 4 ～ 18cm 处孤立性溃疡或息肉病变，临床上引起黏液便、血便和疼痛。

【病理诊断要点】

1．肉眼观：直肠前壁距肛缘 4 ～ 18cm 处可见孤立性溃疡或息肉病变。

2．镜下观：黏膜腺体增生，腺上皮具有一定异型性；固有膜内平滑肌和纤维组织增生。黏膜腺体还可以误位到黏膜下层，需要与黏液癌鉴别。

（十二）运动障碍性疾病

胃肠道运动障碍的临床和病理学变化复杂，可以因胃肠道神经、肌肉或节律细胞（Cajal 细胞）的异常导致（原发性），也可以是全身性疾病如硬皮病、糖尿病、药物损伤、病毒感染、循环障碍等累及胃肠道的结果。本病见于各年龄段，可累及胃肠道的各个部位。原发病变可以是先天性（如先天性巨结肠，见本节"一、大肠发育异常"）、家族性的，也可以是后天性、散发性的。临床可表现为吞咽困难、恶性、呕吐、胃轻瘫、假性肠梗阻、便秘或肠憩室病。虽然临床症状和大体表现可能很明显，但组织学改变往往不显著，或组织学变化的定量标准目前也不统一，因此诊断需结合临床各种检查，如胃肠动力功能检测结果后做出。病理组织学检查的作用主要是除外淀粉样变性、结缔组织病、循环障碍等疾病继发导致，或证实神经肌肉异常的存在，如平滑肌细胞变性、肥大或萎缩，神经纤维增生，神经元变性，Cajal 细胞数量减少或突起减少等。

五、大肠肿瘤

（一）大肠息肉

息肉是描述性名词，并不是病理诊断名称。凡突出于肠黏膜面，呈球形或卵圆形、有蒂或无蒂的肿块，均称为息肉。息肉的病理组织学分类如下：

1．腺瘤　腺瘤是大肠腺上皮发生的良性肿瘤，是大肠癌的癌前病变，多数大肠癌经腺瘤癌变而来。

【病理诊断要点】

（1）腺瘤约 40% 发生于右半结肠，40% 发生于左半结肠，20% 发生于直肠。

（2）腺瘤可单发，或多发；当数目多于 2 个，而少于 100 个，称为多发性腺瘤；当腺瘤数目多于 100 个的，称为腺瘤病，多见于家族性腺瘤性息肉病患者。

（3）腺瘤可表现为广基或有蒂的息肉，亦可呈平坦型位于黏膜内；体积可大至 2cm 以上，小者可微小（仅累及一个或数个腺体）。

（4）腺上皮的不典型增生是诊断腺瘤的主要组织学依据。表现为上皮呈假复层，核增大深染，核分裂增多，黏液分泌减少。根据异型增生的程度可分为轻、中、重三级。轻度异型增生细胞核占据上皮的下 1/3、中度异型增生细胞核占据上皮的下 1/3 ～ 2/3，重度异型增生细胞核占据上皮的下 2/3 以上。轻、中度异型增生为低级别，重度异型增生为高级别。

（5）腺瘤的组织学类型包括以腺管结构为主的管状腺瘤，以绒毛状结构为主的绒毛状腺瘤和两种混合存在的混合性腺瘤（其中任一成分至少应占 20% 以上）。

（6）腺瘤癌变与腺瘤的体积、不典型增生的程度及组织学类型有关。腺瘤的体积越大，癌变率越高，直径 > 2cm 的腺瘤，其癌变率高达 50%。腺瘤不典型增生的程度越重，癌变率越高。腺瘤绒毛成分越多，癌变率越高，绒毛状腺瘤癌变率高达 29% ～ 70%。

【分子生物学】

约 35% 的腺瘤呈单倍体，多数有 APC 基因异常，约 25% 的腺瘤有 K-ras 突变，少数腺瘤 p53 高表达。

2．锯齿状病变　指一组形态上均表现为具有锯齿状腺腔结构的病变，包括增生性息肉、无蒂锯齿状腺瘤 / 息肉，以及传统型锯齿状腺瘤。

（1）增生性息肉：又称化生性息肉，是一种不具有恶变倾向的增生性病变，是锯齿状病变中最多见的类型。

肉眼观：多为体积约 0.5cm 大小的半球状隆起。

镜下观：腺管增生延长，管腔扩张以近腔缘为著，使腺体外形呈口大底尖的"V"形。腺体被覆上皮杯状细胞减少，而胞质红染的吸收上皮增多。

纵切面：由于上皮细胞高低不一而使腺腔呈锯齿状。

横切面：腺腔似星芒状。细胞分化良好，无异型性，部分腺体增殖带上延，但保持明显的表面成熟趋势。

（2）无蒂锯齿状腺瘤 / 息肉（sessile serrated adenoma/polyp，SSA/P）：占锯齿状息肉的 15% ～ 25%，此类病变被认为是高度微卫星不稳定型，或者伴有 CpG 岛甲基化的微卫星稳定型散发性结肠癌的前驱病变。

肉眼观：病变多为广基无蒂的息肉样病变，体积通常大于增生性息肉。

镜下观：与增生性息肉形态类似，有锯齿状腺腔，细胞学无异型性并保持表面成熟趋势，但低倍镜下腺体外形明显不规则，腺体底部常扩大、扭曲，呈靴型或海锚型。如大部分腺体形态类似增生性息肉，但有 2 ～ 3 个连续的隐窝呈靴型或海锚型则应诊断无蒂锯齿状腺瘤 / 息肉。

无蒂锯齿状腺瘤 / 息肉在向癌演进的过程中可出现细胞的异型性，过去曾被称为"混合性增生 - 腺瘤性息肉。此时应诊断"无蒂锯齿状腺瘤 / 息肉伴细胞异型性"，因为此类病变中异型成分不同于普通的腺瘤，一般没有 APC 基因突变，其向癌演进的速度通常快于普通腺瘤。

（3）传统型锯齿状腺瘤：即过去的"锯齿状腺瘤"，为避免与无蒂锯齿状腺瘤 / 息肉混淆，在原名称前增加了"传统型"一词。本型少见，约占所有肠息肉的 1%。肿瘤具有复杂的绒毛状生长方式，锯齿状腺腔，被覆细胞高柱状，胞质嗜酸，细胞核呈铅笔杆状，拥挤复层排列，即具有细胞异型性。有研究认为此型腺瘤是低度微卫星不稳定型肠癌的前驱病变。

3．家族性腺瘤性息肉病　家族性腺瘤性息肉病为一种常染色体显性遗传病。位于 21 号染色体的 APC 基因突变是本病的发病基础。APC 基因突变者从青少年起大肠内即有大量腺瘤生长（＞ 100个），如不在 20 ～ 25 岁期间进行预防性结肠切除，大多数患者在40 岁左右发生大肠癌。同时患者十二指肠和胃也常发生腺瘤。如果实行结肠切除、回肠直肠吻合术治疗，需要对保留的小段直肠定期检查，防止癌变。

4．Gardner 综合征　家族性腺瘤性息肉病伴发头颅多发性骨瘤、皮肤多发性角质囊肿以及多发性软组织肿瘤时，称为 Gardner综合征。

5．Turcot 综合征　家族性腺瘤性息肉病伴发脑肿瘤（主要是胶质细胞瘤），称为 Turcot 综合征。

6．幼年性息肉和幼年性息肉病　幼年性息肉又称潴留性息肉。常见于 15 岁以下儿童，但 1/3 病例发生于成年人。炎症、发育异常、腺体阻塞等多种因素与幼年性息肉的发生有关。临床表现有黏液便、血便，息肉可发生蒂扭转导致息肉脱落随粪便排出。

【病理诊断要点】

（1）直肠和乙状结肠是常见的发病部位。息肉多为单发。当幼年性息肉超过 3 个时，需要结合家族史、全面检查消化道，除外家族性幼年性息肉病。

（2）肉眼观：息肉体积较大（常＞1cm），有蒂，表面常有充血、糜烂。切面往往可见囊腔形成。

（3）镜下观：息肉由丰富的固有膜间质和分支的腺体构成，常有潴留囊肿形成。腺上皮分化较成熟，含有大量杯状细胞。间质血管充血，大量炎细胞（淋巴细胞、浆细胞、组织细胞、中性和嗜酸性粒细胞）浸润，并有淋巴滤泡形成。息肉表面上皮可脱落，伴浅表溃疡及炎性渗出物附着。

（4）息肉内腺体可有灶状不典型增生，甚至可癌变，但是癌变率很低。

幼年性息肉病的息肉多于 3 个，累及消化道，有家族史是诊断的必要条件。SMAD4 和 BMPR1A 基因突变与本病发生有关。幼年性息肉病患者发生大肠腺瘤、腺癌的机会明显升高。

7. Cronkhite-Canada 综合征　是一种发生于老年患者的非遗传性疾病。临床上表现为严重腹泻，体重下降，舌乳头消失、脱发、指甲萎缩、手掌色素沉着等。

【病理诊断要点】

（1）肉眼观：大肠黏膜弥漫充血，糜烂，小息肉形成。

（2）镜下观：黏膜充血水肿，固有膜内大量炎症细胞（淋巴细胞、浆细胞、中性和嗜酸性粒细胞）浸润。息肉的病理变化与幼年性息肉相似，与幼年性息肉不同的是，息肉间平坦黏膜也表现为与息肉类似的形态改变。

【合并症】

患者常合并大肠腺瘤和大肠腺癌，需要认真检查确定。

8. P-J 息肉和 P-J 综合征　P-J 综合征的临床病理特征为大肠、小肠及胃等多发性错构瘤性息肉以及口颊、唇及指（趾）端皮肤黏膜色素斑，因此又称黑斑息肉综合征，是常染色体显性遗传性疾病，男女均可发病。LKB1 基因突变与本病发生有关。

【病理诊断要点】

（1）肉眼观：息肉可以发生于胃肠道的任何部位。常为多发。体积大小不一（数毫米到数厘米），小息肉多无蒂，大息肉有蒂或无蒂，表面呈分叶状。

（2）镜下观：息肉由呈树枝状的平滑肌束和与所在部位类型相同的腺体构成，即结肠 P-J 息肉腺体为结肠上皮细胞、小肠息肉 P-J 息肉腺体为小肠上皮细胞，胃 P-J 息肉腺体为胃上皮细胞，腺上皮细胞分化良好，缺乏异型性。可以经异型增生途径发生恶变。

【鉴别诊断】

腺体可以误位进入肠壁深肌层、并形成黏液湖，容易误诊为黏液腺癌。认真观察误位的腺上皮细胞无异型性，且腺体周围常可见固有膜间质或损伤出血后造成的含铁血黄素沉积，可以避免误诊。

【合并症】

P-J 息肉恶变为腺癌并不多见，只有典型的 P-J 息肉、腺瘤结构和腺癌共同存在于同一个息肉内时，才能做出上述诊断。

9．Cowden 综合征　又称为多发性错构瘤综合征，是一种常染色体显性遗传性疾病。本病的典型表现为面部外毛根鞘瘤、肢端角化病和口腔黏膜乳头状瘤。本病可以累及大肠，引起黏膜肌增生形成错构瘤，但是其组织结构与 P-J 息肉不同，间质内常见由黏膜肌层伸入的平滑肌，并伴有脂肪、神经节细胞和增生的淋巴组织。

10．炎性息肉　又称炎性假息肉。由炎症所致，息肉可单发或多发，体积大小不等。息肉由腺体和固有膜间质构成，可见多量炎细胞浸润和肉芽组织增生。

11．黏膜肥大性赘生物　黏膜肥大性赘生物是局部黏膜突起而形成的体积小、半球形、表面光滑的息肉。镜下黏膜平滑肌及腺体隆起呈半岛状突入肠腔，腺体形态和排列正常。

（二）大肠癌

大肠癌是我国常见的恶性肿瘤，近年来发病率逐渐升高。大肠癌常见于老年人，贫血、消瘦、黏液血便，大便次数增多，腹部包块及肠梗阻等是常见的临床症状。

大肠癌的发生与环境、饮食、遗传等多种因素有关。遗传因素起决定作用的有家族性腺瘤性息肉病、非息肉病性遗传性大肠癌。前者由于肿瘤抑制基因 APC 突变引起，后者是 DNA 错配修复基因突变引起。另外，大肠腺瘤是大肠癌常见的癌前病变。长期不愈的溃疡性结肠炎也可以通过异型性增生发生癌变。

【定义】 由于黏膜内没有或仅有极少量淋巴管，因此与胃癌不同，大肠黏膜内癌很少发生转移，为避免过度治疗，WHO 将大肠癌定义为上皮来源的恶性肿瘤，当只有穿透黏膜肌层达黏膜下层时才称之为癌。

【病理诊断要点】

1．直肠最多见（50%），其次为乙状结肠（20%）、盲肠及升结肠（16%），横结肠、降结肠亦可发生。

2．肉眼形态　分为四型：隆起型、溃疡型、浸润型、胶样型。

3．组织学类型　90% 以上的大肠癌为腺癌，大部分为非特殊类型腺癌，其他特殊类型包括黏液腺癌、锯齿状腺癌、印戒细胞癌、透明细胞癌、髓样癌、微乳头型癌、筛状粉刺样型癌、腺鳞癌、鳞状细胞癌、基底细胞样癌、梭形细胞癌等。肿瘤还可以显示向横纹肌样、滋养层细胞、神经内分泌分化的倾向。非特殊类型腺癌根据腺管形成的比例可以分为：高分化（腺管形成 > 95%）、中分化（腺管形成占 50% ~ 95%）和低分化（腺管形成 < 50%）。未分化癌为除外性诊断，当肿瘤无任何分化特征（腺、鳞、神经内分泌等）时称未分化癌。

【免疫组织化学】

肿瘤细胞主要表达 CK20、CDX2、MUC2；绝大多数表达 CEA，并有 CEA 血清水平升高；肿瘤还表达 CA19-9、CA125、CA-195。通常不表达 CK7 和胃型黏液标记 MUC5AC、MUC6。大肠癌表达 CK20，而不表达 CK7，这一特点在区分其他部位（如肺、卵巢、乳腺）的腺癌方面具有实际意义。

【分子生物学】

与大肠癌关系密切的基因有 APC、p53、K-ras、DCC、DNA

错配修复基因等。

【扩散和转移】

肿瘤最常转移到引流淋巴结和肝。因此认真检查切除标本的淋巴结非常重要，准确的分期至少需要检出 12 个以上区域淋巴结。

【肿瘤分期与预后】

病理要报告与预后相关的癌浸润及淋巴结转移状况。

（三）神经内分泌肿瘤

神经内分泌肿瘤可以发生于大肠的任何部位，但是直肠最常受累，多见于直肠前壁和侧壁，病理诊断同其他部位相似。

（四）恶性淋巴瘤和相关病变

1．恶性淋巴瘤　大肠恶性淋巴瘤可以累及大肠的任何部位，但发病率远低于胃和小肠，占胃肠道淋巴瘤的 10%，主要位于回盲部。部分病例与免疫功能低下和溃疡性结肠炎有关。最常见的类型为弥漫性大 B 细胞淋巴瘤，其次为 MALT 淋巴瘤、滤泡性淋巴瘤、套细胞淋巴瘤和 Burkitt 淋巴瘤。病变形态与胃肠道其他部位以及淋巴结发生的淋巴瘤类似。

2．淋巴性息肉　淋巴组织反应性增生可以累及直肠，因此又称为淋巴组织增生、假性淋巴瘤、直肠扁桃体。患者表现为便血、脱肛和肛门肿块。

【病理诊断要点】

（1）肉眼观：直肠内单发或多发性息肉，表面光滑，被覆完整的肠黏膜。

（2）镜下观：黏膜下淋巴组织增生，滤泡形成，有明显生发中心。增生的淋巴组织可以累及黏膜肌层和肌层。

（五）胃肠间质瘤和相关病变

1．胃肠间质瘤　大肠胃肠间质瘤的发病率低于小肠和胃。其诊断和预后判断标准与小肠相同。

2．平滑肌瘤和平滑肌肉瘤　应当指出，大肠平滑肌性肿瘤的发病率高于小肠。当大肠梭形细胞肿瘤 DOG-1 和 CD117 阴性，而 SMA 和 desmin 阳性，应诊断大肠平滑肌瘤。当细胞异型性明显，核分裂多见，应诊断平滑肌肉瘤。

3．神经鞘瘤　多见于老年人，与发生在胃者相似，常有明显的肿瘤周围淋巴细胞套，免疫组化 CD117、DOG-1 阴性，S-100 阳性。

（六）大肠其他肿瘤性病变

血管瘤、Kaposi 肉瘤、血管肉瘤、脂肪瘤、脂肪肉瘤、横纹肌样瘤、恶性巨细胞瘤、平滑肌瘤、血管平滑肌脂肪瘤、弥漫性节细胞神经瘤病、恶性纤维组织细胞瘤等，都可以发生于大肠。

另外肿瘤样病变，如血管扩张症、炎症性平滑肌腺性息肉（炎性肉芽组织、平滑肌、腺体增生，腺体扩张）、间质内出现奇异性反应性肌纤维母细胞的息肉、旺炽性血管增生等，都有报道。

第六节　肛管及肛门疾病

一、肛管胚胎缺陷

肛管及肛门发育异常包括有直肠肛门缺如、直肠肛门闭锁、肛门缺如、异位肛门、肛门闭锁、覆盖肛门、肛管隔膜等。

二、肛门及肛管炎症性疾病

（一）肛窦炎、乳头炎及肛周脓肿

肛窦为肛管腺的开口处，该部位容易发生损伤、感染，化脓菌沿肛管腺逆行，引起肛周脓肿。

（二）肛裂

是指肛管齿状线以下深及全层的黏膜裂隙，常发生在肛管后正中线和前正中线，实际上是一种慢性感染性溃疡。

（三）肛瘘

是指肛管或直肠腔与皮肤间相通的病理性管道。瘘管壁由炎性肉芽组织和纤维组织构成。

（四）腹股沟肉芽肿

是由于肉芽肿荚膜杆菌感染引起的慢性浅表性溃疡。溃疡可以波及肛门周围，肉眼检查，容易误认为鳞状细胞癌。但是活体组织检查，通过 Warthin-Starry 发现 Donovan 小体，可以做出正确诊断。

（五）性病淋巴肉芽肿

是由于沙眼衣原体感染而引起的性传播疾病。近年来发病率在不断上升。

【病理诊断要点】

1．直肠壁淋巴细胞、浆细胞和组织细胞浸润，并有淋巴滤泡形成。

2．可见非干酪样坏死的上皮样肉芽肿形成。

3．慢性患者可见神经瘤样增生和纤维化。

【鉴别诊断】

需要与直肠克罗恩病相鉴别，病原学检查可以提供帮助。

（六）HIV 感染者相关感染

CMV、HSV、HPV 感染常见于 HIV 感染者。

三、痔

痔是痔静脉丛曲张、血流停滞的结果，可分为内痔、外痔和混合痔三种。内痔位于齿状线以上，外痔位于齿状线以下，混合痔则是内、外痔的混合。

镜下观：病变由扩张充血的静脉构成，静脉内常有血栓形成。可见浆细胞、淋巴细胞和中性粒细胞浸润，表面可有溃疡形成。外痔表面被覆鳞状上皮，内痔覆以柱状上皮。慢性病例，由于血栓机化、纤维组织增生，而形成皮赘。

四、肛乳头肥大

肛乳头可以由于水肿、纤维组织增生而增大，脱出肛门。组织学检查，与皮肤的皮赘相似。

五、肛管及肛门肿瘤

（一）尖锐湿疣和人乳头瘤病毒感染相关病变

1．尖锐湿疣　尖锐湿疣是人乳头瘤病毒（HPV）感染引起的鳞状上皮增生性病变。由 HPV1、2、6、7、10、11、16 和 18 型感染所致。

【病理诊断要点】

（1）肉眼观：可以累及肛管及肛门周围皮肤，形成疣状或菜花状乳头状病变。

（2）镜下观：鳞状上皮乳头状增生、角化亢进、挖空细胞形成，真皮慢性炎细胞浸润。约20%的病例有非典型增生。

2. 其他与HPV感染有关的病变　异型性增生和原位癌、疣状癌、巨大尖锐湿疣可能与HPV感染有关。

（二）上皮内肿瘤和原位癌

肛门和肛周皮肤异型性增生和原位癌又被称为肛门上皮内肿瘤（anal intraepithelial neoplasia，AIN），而原位癌通常被称为Bowen病。可以形成扁平、乳头状病变，或者发生于痔、皮赘等切除的标本中。

（三）癌

近年来，肛门癌的发病率不断升高，约85%的肿瘤内都可以查出HPV DNA。临床上，常表现为出血、疼痛、肿块和瘙痒等。

【病理诊断要点】

1. 肿瘤可以向肛内生长，也可以发生于肛周皮肤。肿瘤可呈蕈伞状、溃疡状、息肉样或痔样，也可呈扁平肥厚状，或黏膜表面小溃疡形成。

2. 镜下观

（1）肛门癌大多数（80%）为鳞状细胞癌，但其名称一直比较混乱。一穴肛癌、移行细胞癌、角化性或非角化性鳞状细胞癌、基底细胞样癌都曾被用于该部位肿瘤，但很多肿瘤具有不止一种组织像，上述诊断的可重复性不高，与预后的关系也不明确。因此WHO推荐将这些肿瘤统称为鳞状细胞癌，并在备注中说明肿瘤包括的形态特点。

（2）腺癌：多数为直肠癌累及肛门，少数为肛管腺发生的腺癌。前者组织学上与大肠癌相同，后者为黏液分泌很少的小腺体构成。

（3）Paget病：可以形成糜烂、红斑、湿疹样病变，组织学检查，在上皮内可见大的Paget细胞浸润。Paget病可分为直肠型腺癌和大汗腺腺癌两种。前者除表皮浸润外，可见肠壁浸润，CK20

阳性，预后差。后者仅见上皮内病变，CK7 阳性，预后较好。

（4）疣状癌：是一种高度分化的鳞状细胞癌，主要呈外生性生长，基底部推挤式浸润生长的鳞状细胞癌，又称巨大尖锐湿疣，常与 HPV6、11 型感染有关，预后好于普通的鳞状细胞癌。

【扩散、转移和预后】

淋巴道转移可以通过直肠和腹股沟两条途径扩散。预后与肿瘤的分期、组织学类型有关。

（四）恶性黑色素瘤

直肠、肛管和肛门周围是恶性黑色素瘤发生的常见部位之一。常表现为黑褐色的结节、息肉、瘕块，引起糜烂、出血、疼痛、瘙痒等症状。组织学改变与皮肤恶性黑色素瘤相似。预后与肿瘤分期相关。

六、其他肿瘤和肿瘤样病变

良性淋巴组织增生、淋巴瘤、横纹肌肉瘤、大汗腺腺瘤、皮样囊肿、颗粒性肌母细胞瘤均较少见。

（石雪迎　宫恩聪　刘翠苓）

第十八章　胰腺及壶腹周围区

第一节　组织胚胎学复习提要

（一）胰腺是从原始消化道隆出胚芽发生发展而成的，起源于两个胚芽，比较小的腹侧胚芽起源于从前肠管发生出来的肝管；而比较大的背侧胚芽则起源于前肠管的另外单独一部。二者在消化管转位时融合。背侧胚芽形成胰头上部及胰腺的体部和尾部，腹侧胚芽则形成胰腺头的前、后部（包括钩突）。这一发生过程中的转位和融合是发生胰腺畸形及异位的胚胎学基础。

（二）胰腺导管和腺泡上皮及胰岛细胞都来源于原肠管上皮，只是分化方向不同。胆管及壶腹区上皮也均来源于原始消化管。

（三）胰腺由血管结缔组织间质分割为许多小叶，小叶内有许多腺泡。每一个腺泡均与小导管相连，小叶内导管与小叶间导管相连；小导管逐渐汇合为较大导管及大导管。导管衬覆矮立方及柱状上皮。腺泡细胞为柱状及多角形，细胞表面有微绒毛，胞质近腔面红染，内有许多酶原颗粒，近基底部胞质因富含粗面内质网而呈嗜碱性。核圆形，位于腺泡细胞基底，可有明显的居中核仁。与涎腺不同，胰腺的腺泡无肌上皮细胞围绕。

（四）在胰腺小叶内可见成团浅染的内分泌细胞岛，这些岛状结构称为胰岛。胰岛细胞分泌胰岛素及胰高血糖素等多种内分泌激素。免疫组化上可以标记出分泌各种激素的细胞。电镜下胰岛内各型细胞的内分泌颗粒多少及大小不一。

（五）胰腺内分泌细胞除集中于胰岛外，还可在小叶内或小导管上皮之间单个或2～3个成群的分散存在。胰岛细胞与腺泡细胞及导管上皮一样，都来源于原肠管的上皮干细胞，故外分泌及内分泌的肿瘤可混合存在。

第二节　先天性异常

一、先天性胰腺发育不全

胰腺短小或大部缺如等，可因此而有消化不良或糖尿病等表现。

二、环状胰腺

由于腹侧胚基未能恰当旋转引起，最常见于 Down 综合征。胰腺围绕十二指肠呈环状，可引起十二指肠梗阻。

三、胰腺异位

在非正常胰腺所在部位发现胰腺组织称为异位胰腺。一般无症状，形成大小不等结节；但也可以引起局部阻塞或溃疡等症状。常见于十二指肠、胃、壶腹区、空肠、Meckel 憩室、脐部以及纵隔等。常在胃及十二指肠的黏膜层、黏膜下或肌层发生。异位胰腺可分为三类：①相似于正常结构的全部胰腺组织：即有导管、外分泌腺泡及胰岛等；②单纯外分泌腺的腺泡组织；③单纯矮立方或柱状导管组织异位。异位组织局部常有炎症及间质纤维化，或纤维肌组织增生，形成较硬结节，很似肿瘤。特别是单纯导管异位时无经验的病理医师可误诊为高分化腺癌。胰腺导管异位也称布氏腺异位，与高分化腺癌的鉴别要点见表 18-1。

表 18-1　胰腺导管异位与高分化腺癌的鉴别要点

鉴别要点	胰腺导管异位	高分化腺癌
肿物大小	较小，一般 < 3cm	较大，常 > 3cm
腺体形状	较规则	常不规则
不完整腺体	常无 *	常有
细胞形状	矮立方或矮柱状	常为高柱状，明显黏液柱状上皮
细胞极向	规则	常有紊乱
核位置	底部，较整齐	大多在基底，但有上移，可不规则
细胞异型性	无	可有
间质黏液池	无	可有

* 异位胰腺有炎症时，因炎症破坏可见不完整腺体。

四、胰岛母细胞增生症

是指在没有胰岛细胞瘤的情况下，出现 β 细胞相关的高胰岛素性低血糖时的胰腺异常形态。常见于新生儿和婴儿，称为持续性新生儿高胰岛素性低血糖（PNHH），偶见于成人。胰腺形态表现为胰岛 β 细胞肥大、胰岛异常聚集或胰腺导管周围出现与其紧密相连的胰岛，即形成所谓"小管~胰岛"复合体。这种病变可以是局灶性的，也可以是弥漫性的。

第三节　炎症性疾病

一、急性胰腺炎

【病理诊断要点】

1. 急性胰腺炎绝大多数不是感染造成的，病因发病尚不十分清楚。

2. 病理上可分为两型

（1）急性水肿型（轻型）：表现为间质水肿，以中性粒细胞为主的炎症细胞浸润，可有小灶状坏死，血管病变不明显。

（2）急性出血坏死型（重型）：表现为胰腺出血坏死，间质水肿，脂肪坏死伴坏死脂肪皂化（钙化）形成灰白小结节。病变多呈灶状分布，可见血管内血栓和急性坏死性动脉硬化。与单纯循环障碍性出血坏死不同的是有多少不等的中性粒细胞浸润。

3. 部分患者可以发生猝死，猝死原因可能与休克有关。猝死者常为急性出血坏死型。

4. 少部分病例可以转化为慢性胰腺炎。

5. 少部分急性胰腺炎可以继发如下合并症：胰腺假性囊肿（坏死液化后）、脓肿、邻近胰腺较大血管血栓形成以及远方部位或皮下脂肪组织的胰溶性脂肪坏死等。

6. 急性出血坏死性胰腺炎可以是继发性疾病，如急性心肌梗死、药物中毒或过敏等，当有上述急性致死性疾患时，严格讲就不能将急性出血坏死性胰腺炎作为独立疾病，而应将这些疾病作为主要疾病，胰腺炎则是合并症。

二、慢性胰腺炎

慢性胰腺炎是指胰腺的慢性进行性疾病，导致胰腺功能持续损伤和不可逆的形态学改变。临床可出现糖尿病、脂肪泻以及影像学钙化表现。

【病理诊断要点】

1．慢性胰腺炎从病变分布上可以分为节段性、局灶性及弥漫性三种。前两型很易被临床误诊为肿瘤而做手术。

2．间质多少不等的慢性炎症细胞浸润，间质纤维化及脂肪化，外分泌腺明显萎缩，但有时胰岛反而有增生。病变可呈局灶性，即部分慢性炎症性纤维比较明显，但部分胰腺炎症不明显，结构较完好。导管壁可以纤维化增厚。当纤维化较明显时，可称为纤维化或硬化性胰腺炎。

3．病变远端小导管可以扩张，呈小囊状，导管上皮可有单纯或非典型性增生，增生上皮可呈复层、乳头状或筛状。导管上皮也可有鳞状上皮化生。

4．慢性炎症可继发钙化，阻塞导管或胆管引起黄疸很似癌。胰头部慢性纤维化性胰腺炎常与周围有黏连，也很似癌。有的病例钙化较明显，形成特殊类型的钙化性慢性胰腺炎。

5．遗传性慢性胰腺炎罕见，具有进展为胰腺癌的高危险性。为常染色体显性遗传。

【鉴别诊断】

慢性胰腺炎发展至后期常因纤维化等阻塞胆总管引起梗阻性黄疸症状，影像学也常表现为占位性病变，需要与胰腺癌鉴别。组织学上，与高分化腺癌有相似之处，诊断时特别是在冰冻切片诊断要注意鉴别。鉴别要点见表18-2。

表 18-2　慢性胰腺炎与胰腺导管腺癌的鉴别要点

鉴别要点	慢性胰腺炎	胰腺导管腺癌
临床信息		
年龄	多 < 40 岁	多 > 50 岁
饮酒史及急性胰腺炎发作史	多有	多无
病程	较长	短
大体检查		
肿块界限	欠清	相对清楚
导管内结石	多有	多无
合并假性囊肿	可有	多无
受累胆管	逐渐变窄	突然变窄
组织学检查		
小叶轮廓	保留	破坏
导管轮廓	圆整，无成角	不规则成角，不完整
管腔内容物	可见嗜酸性蛋白凝固栓子	可见坏死细胞碎片
小团或单个细胞浸润	无	可有
间质浸润或癌性间质反应	无	有
胰周组织浸润	无	可有血管、神经、胰周脂肪组织和（或）十二指肠壁浸润
细胞异型性	可有反应性非典型性	同一腺管内上皮细胞核相差 4 倍以上
	核圆，核膜光滑	核外形不规则，核仁大、明显
核分裂象	一般无	可见
病理性核分裂象	无	可见

三、自身免疫性胰腺炎

分两型，1型又称淋巴浆细胞性硬化性胰腺炎，属IgG4相关性硬化性疾病；2型又称特发性导管中心性胰腺炎。平均发病年龄60岁，男：女约为8：3。临床表现为慢性胰腺炎症状，常伴有γ-球蛋白血症、嗜酸细胞增多症、糖尿病、梗阻性黄疸。多数病人可检测到自身抗体，1型患者血清IgG4升高。影像学示胰头部肿物或胰腺弥漫增大（腊肠样改变）。

无酗酒等一般胰腺炎危险因素，可伴有其他免疫相关疾病，如干燥综合征、炎症性肠病等。

（1）肉眼观：以胰头为中心的局限或弥漫性肿胀，伴导管狭窄。

（2）镜下观：表现为以导管为中心的淋巴浆细胞浸润，1型可见大量IgG4（+）浆细胞；2型可见导管上皮内中性粒细胞浸润（粒细胞性上皮病变），IgG4（+）浆细胞数量较1型少。常有广泛纤维化和小静脉炎，可累及胆管和胆囊。一般无钙化、脂肪坏死和假性囊肿形成。

本病激素治疗反应良好。

第四节　肿瘤样病变及导管上皮化生

一、灶性纤维化

慢性胰腺炎可伴发局灶性纤维化，但有些局灶纤维化无明显原因，常见于中老年人，可伴发糖尿病。也可能是局灶性急性或慢性炎症的结果。

二、胰腺囊肿

胰腺囊肿可分为两型：

1. 假性囊肿或称单纯性囊肿　囊壁为纤维组织，无上皮衬覆。与胰腺炎及胰腺创伤有关，可能是陈旧性出血、坏死或脓肿吸收的结果。假性囊肿应充分取材，确认无上皮衬覆方可诊断。

2. 真性囊肿 潴留囊肿通常较小，囊壁被覆正常导管立方上皮，为小导管近端阻塞引起的远端囊性扩张，需注意仔细检查囊肿近端，以除外小型肿瘤（如微小腺瘤、神经内分泌肿瘤等）造成的导管阻塞。淋巴上皮囊肿与头颈部发生的鳃裂囊肿形态类似，衬覆复层鳞状上皮，上皮下大量淋巴细胞浸润，可有淋巴滤泡形成。肠源性囊肿为先天发育异常形成的囊肿，囊壁内衬胃型、肠型或纤毛柱状上皮，并有发育良好的双层肌壁。

三、导管上皮化生

胰腺导管上皮可发生鳞状上皮化生、移行上皮化生及幽门腺化生等改变，可见于老年性改变、慢性胰腺炎、糖尿病、导管阻塞，以及胰腺癌中，病理意义尚不明确。

第五节　胰腺肿瘤

胰腺肿瘤根据来源细胞不同，大致可以分为：

（1）外分泌部发生的导管上皮肿瘤、腺泡细胞肿瘤；

（2）内分泌部发生的神经内分泌肿瘤；

（3）混合分化或来源不明的肿瘤；

（4）少见的间叶性肿瘤。

其中以胰腺导管腺癌最为常见，占胰腺肿瘤的 85% 以上。

胰腺肿瘤详细分类请参阅有关专著或 WHO 相关分类材料。

一、胰腺导管腺癌

是胰腺最常见的恶性肿瘤，发病率有很明显的地域差别，非洲裔美国人发病率最高。男性发病率大约是女性的 1.5 倍，发病高峰年龄为 60 ～ 80 岁。本病起病隐匿，晚期临床症状可表现为背痛、体重下降、黄疸、瘙痒。70% 的患者可伴发糖尿病。少数表现为急性胰腺炎、游走性血栓性静脉炎、低血糖或高钙血症。血清学检查常有 CA19-9 和 CEA 水平升高。90% 的病例有 K-ras 基因突变，约 50% 的病例有 SMAD4 基因失活。胰腺导管腺癌总体预后较差。

【病理诊断要点】

1. 大体早期发现较难，手术时大多＞5cm，并侵及胰腺外，尸检上偶见较小者。约2/3位于头部，1/3位于体及尾部。约20%可以多发，肿瘤结节大多界限不清，切面灰白或灰黄色，常侵及十二指肠壁，肿瘤团块常压迫或阻塞胆道，胰腺导管常有扩张。由于肿瘤侵及十二指肠、胆管以及壶腹部等，临床上易误为壶腹癌、胆管癌或十二指肠癌。

2. 组织学上大多为中 - 高分化腺癌，形成杂乱、不规则的腺管结构，有明显的促结缔组织增生性癌性间质反应。细胞多呈单层，高柱状，富含黏液，异型性不明显。低分化腺癌细胞异型性大，腺管分化不明显，可有单个细胞浸润或实性细胞巢形成，黏液分泌明显减少。导管腺癌的分级参见表18-3。高分化腺癌需注意与慢性胰腺炎鉴别（参见表18-2）。

表 18-3 胰腺导管腺癌的组织学分级

肿瘤分级	腺管分化	黏液分泌	核分裂（/10HPF）	核形态特点
1级	良好	多	5	轻度多形，有极向
2级	中等，导管样或腺管样	不一致	6 ~ 10	中度多形性
3级	差，不规则、不完整	少	＞10	核增大，明显多形

3. 导管腺癌可含有少数内分泌细胞或伴有内分泌分化细胞，免疫组化上除上皮表达外，胰岛细胞或内分泌标记可阳性。当神经内分泌分化超过1/3以上者则称为混合性导管 - 神经内分泌癌。

【导管腺癌的少见亚型】

除经典型导管腺癌外，胰腺导管腺癌还有一些少见亚型，包括：

1. 腺鳞癌 占胰腺癌的1% ~ 4%，恶性程度高于单纯腺癌。诊断标准为鳞状分化成分应超过30%。

2. 胶样癌 占胰腺癌的1% ~ 3%，绝大多数与导管内乳头状肿瘤（IPMN）有关，预后好于普通腺癌。诊断标准为含瘤细胞的黏液池占肿瘤的 80% 以上。少数病例可继发腹膜假黏液瘤。

3．肝样癌　极为罕见，报道病例较少，预后尚不明确，现有的几例报道显示，预后好于普通腺癌。本型形态及免疫组化表达谱均与肝细胞肝癌类似，诊断时需除外肝癌转移至胰腺的可能。

4．髓样癌　肿瘤细胞分化差，呈合体细胞样，可见较多淋巴细胞浸润。部分患者有肿瘤家族史，部分见于 Lynch 综合征患者。尽管肿瘤细胞分化差，但本型预后好于普通导管腺癌。

5．印戒细胞癌　极为罕见，预后极差。诊断时需除外胃印戒细胞癌或乳腺小叶癌转移。

6．未分化癌　包括间变巨细胞癌、肉瘤样癌和癌肉瘤。肿瘤细胞异型性明显，黏附性差，E-Cadherin 表达缺失。预后极差。

7．未分化癌伴破骨细胞样巨细胞　肿瘤由单核多形性肿瘤细胞及散在其间的破骨细胞样多核巨细胞组成，多核巨细胞为反应性而非肿瘤性，表达 CD68。本型预后差。

二、胰腺导管上皮内肿瘤

胰腺导管上皮内肿瘤（pancreatic Intraepithelial Neoplasm, PanIN）是胰腺导管腺癌的癌前病变，肉眼不可见，仅于显微镜下可见上皮的异常形态。根据病变的程度可分为：

PanIN 1A：导管上皮平坦，细胞呈高柱状，核上方胞质内含丰富的黏液。细胞核小，圆形或卵圆形，位于基底部，并垂直于基底膜。

PanIN 1B：细胞形态同 PanIN 1A，但出现乳头状、微乳头状或近基底侧的假复层排列。

PanIN 2：上皮平坦或呈乳头状排列，无筛状结构和腺腔内坏死。核拥挤、假复层排列、一定程度的极向紊乱，核深染、核仁增大，少见核分裂，如有应位于近基底部且无病理核分裂。

PanIN 3：多为乳头或微乳头状，少数可为平坦病变，可见筛状结构、出芽和管腔内坏死。核极向消失，可见发育不良的杯状细胞，核外形不规则，核仁明显，偶见病理性核分裂象。需注意，

PanIN 3 级病变近旁通常存在浸润癌，应注意寻找。

三、胰腺浆液性肿瘤

（一）浆液性腺瘤或浆液性囊腺瘤

胰腺上皮发生的良性肿瘤，相对少见，占胰腺肿瘤的 1% ～ 2%。女性发病略高于男性，平均发病年龄 60 岁。在 VHL 综合征患者中发生率高达 90%。

【病理诊断要点】

1. 肉眼观　肿瘤多位于胰体尾部，界限清楚，直径 1 ～ 20cm，平均直径约 6cm。多数呈蜂窝状或海绵状（微囊型），可见中央放射状瘢痕，少数呈实性（实性型）或单个大囊（巨囊型）。囊腔内含清亮浆液，与胰腺导管不相通。

2. 镜下观　囊壁内衬单层立方状或扁平细胞，局灶可形成乳头状结构。瘤细胞富含糖原，胞质透明，偶可嗜酸或颗粒状，核无异型性，通常无核分裂象。肿瘤细胞 PAS 染色（+），淀粉酶消化后 PAS（D-PAS）染色阴性，奥新蓝染色（-）。少数病例合并神经内分泌肿瘤成分，称混合性浆液 - 神经内分泌肿瘤。鉴别诊断见表 18-4。

（二）浆液性囊腺癌

极为少见，多发生在胰尾部，大体及镜下表现均与浆液性囊腺瘤无法区分，只有出现远处转移时才可诊断为恶性。本病进展缓慢，即使是进展期肿瘤也可较长期生存。

四、胰腺黏液性囊性肿瘤

相对少见，约占胰腺囊性肿瘤的 8%。绝大多数发生于围绝经期女性患者，男女比例达 1∶20，发病高峰年龄为 40 ～ 50 岁，伴浸润癌者发病年龄高 5 ～ 10 岁。

【病理诊断要点】

1. 肉眼观　肿瘤多位于胰体尾部，呈球形，直径 2 ～ 35cm，平均 6 ～ 10cm，表面光滑，有厚薄不一的假包膜，切面呈单房或多房有厚的纤维分隔，内含浓稠黏液，与胰腺导管不相通。囊内壁光滑，伴重度异型性者可有明显的乳头状突起，伴浸润癌者可形成局灶增厚的附壁结节。

2. 镜下观　可见两种成分，即内衬的高柱状黏液上皮和特征性的"卵巢样"间质。上皮细胞 D-PAS 及奥新蓝染色（+），间质细胞呈梭形，密集排列，可有不同程度黄素化，免疫组化 PR、α-inhibin 阳性。"卵巢样"间质的存在是诊断黏液性囊性肿瘤的必备条件。根据内衬上皮的异型程度，可将肿瘤分为：

（1）黏液性囊性肿瘤伴轻度异型增生：衬覆上皮仅有轻微的结构和细胞异型性：细胞核轻度增大位于基底部，无核分裂象。

（2）黏液性囊性肿瘤伴中度异型增生：衬覆上皮有中度的结构和细胞异型性，出现乳头状突起，核排列稍拥挤呈假复层，偶见核分裂象。

（3）黏液性囊性肿瘤伴重度异型增生：衬覆上皮有明显的结构和细胞异型性，出现不规则分支出芽的乳头，核复层化，极向消失，核仁明显，核分裂象易见，并可见病理性核分裂。鉴别诊断见表 18-4。

约 1/3 的肿瘤伴有浸润癌，浸润癌常发生与囊壁的局部，因此充分取材有助于发现浸润癌成分。浸润癌形态多与普通的导管腺癌相似，少数可发生腺鳞癌、未分化癌和未分化癌伴破骨细胞样巨细胞。

【治疗及预后】

不伴浸润癌者手术切除即可治愈。伴浸润癌者预后与肿瘤分期有关，可切除肿瘤的患者 5 年生存率达 50%，肿瘤浸润至囊壁外胰腺组织者复发率高，预后欠佳。

五、胰腺导管内乳头状肿瘤

为胰腺大导管及其主要分支导管上皮发生的肿瘤，引起导管扩张形成肉眼可见的囊腔和肿块。好发于中老年人，男性多见。约占胰腺囊性肿瘤的 20%。CT 或超声示大导管内息肉样病变或囊性扩张。

（一）导管内乳头状黏液性肿瘤（intraductal papillary mucinous neoplasm，IPMN）

【病理诊断要点】

1．肉眼观　肿瘤大部分发生在胰头部大导管内，少数发生于分支导管内。肿物阻塞导致导管囊性扩张，即肿物的囊腔与胰腺大导管相通。肿物分泌大量黏液，内镜检查有时可见黏液从十二指肠乳头处排出。

2．镜下观　肿瘤细胞为柱状黏液上皮，可平坦或形成乳头状、绒毛状突起。肿瘤可沿大导管扩散至分支小导管内，似PanIN。根据肿瘤细胞的类型可分为四型：

（1）胃型：细胞类似胃小凹上皮或幽门腺，多伴轻 - 中度异型增生。

（2）肠型：细胞类似结肠绒毛状腺瘤，可见明显的杯状细胞，多伴中 - 重度异型增生。

（3）胆胰型：上皮立方形，类似胆管或胰腺导管上皮，黏液分泌较少，多伴重度异型增生。

（4）嗜酸细胞型：乳头分支复杂，纤维轴心纤细，上皮细胞立方或柱状，胞质嗜酸，核圆，多有单个大核仁。

根据乳头结构、内衬上皮的异型性和有无浸润分为 IPMN 伴轻度异型增生、IPMN 伴中度异型增生、IPMN 伴重度异型增生。

约 1/3 的 IPMN 伴浸润癌。癌变类型可以是胶样癌或类似普通型导管腺癌，前者为肠型 IPMN 伴发，后者伴发于各种类型 IPMN。胶样型预后明显好于普通型导管腺癌。鉴别诊断见表 18-4。

（二）导管内管状乳头状肿瘤

少见，仅占胰腺导管内肿瘤的 3%，发病年龄略低于 IPMN，常表现为扩张导管内的实性结节，没有明显的黏液分泌。肿瘤细胞立方或柱状，紧密排列，呈腺管样、腺泡样、筛状或实性结构，偶有乳头形成，多伴有重度异型性，核分裂象易见。约 40% 伴浸润癌。

六、腺泡细胞囊腺瘤

本病极少见，良性。肉眼界限清楚，呈单房或多房囊性，内含清亮液体。少数病例呈多灶性，弥漫累及整个胰腺。镜下囊壁衬覆分化良好的胰腺腺泡细胞，少部分病例可见与导管型上皮有移行。

七、腺泡细胞癌

占成人胰腺外分泌部肿瘤的 1% ~ 2%，中老年多见，也可见于儿童。可发生于胰腺各部位，胰头部略多见。大约 15% 的患者表现为高胰脂酶分泌综合征，包括皮下脂肪坏死、多发性关节痛和嗜酸性粒细胞增多。

【病理诊断要点】

1. 肉眼观　境界较清楚，棕黄色，质软，常有出血、坏死，也可继发囊性变。部分累及胆管者可在胆管腔内形成息肉样隆起结节。肉眼观呈明显囊性者称腺泡细胞囊腺癌。

2. 镜下观　肿瘤富于细胞，呈实性、腺泡样、管状、腺管样以及混合性结构。肿瘤细胞巢被纤维间隔分开，间质细胞少。肿瘤细胞似腺泡细胞，胞质少或中等量，因富含酶原颗粒而呈颗粒状，嗜双色至嗜酸性，核形态较一致，圆形或卵圆形，有明显的特征性单个中位大核仁。

混合有其他分化成分的肿瘤称混合性腺泡细胞癌，其他分化成分应占 30% 以上。根据混合分化的成分不同，分别称为混合性腺泡 - 神经内分泌癌、混合性腺泡 - 导管癌或混合性腺泡 - 神经内分泌 - 导管癌。

【预后】

腺泡细胞癌属高度侵袭性肿瘤，但预后好于相同分期的导管腺癌。

八、胰母细胞瘤

是一种少见的胰腺恶性肿瘤。婴幼儿多见，平均发病年龄 4 岁，偶有发生在成人的报道。约 1/4 的患者血清 AFP 水平升高。

【病理诊断要点】

1. 肉眼观　肿瘤通常较大，多为单发，境界较清楚，切面可见分叶状结构，质软，可有明显出血、坏死，少数病例呈囊性。

2．镜下观　肿瘤高度富于细胞，由纤维间质分隔呈岛状，所以低倍镜下常呈"地图样"外观。多数肿瘤细胞呈腺泡样分化，同时可见特征性鳞状细胞巢，可据此将本瘤与腺泡细胞癌和其他富于细胞的肿瘤区分开。此外，可见少量神经内分泌分化或导管分化成分。间质细胞丰富，偶可见肿瘤性软骨及骨等异源性分化成分。

【预后】

总体生存率接近50%，可切除病例5年生存率可达65%，不可切除者通常存活不超过5年。儿童病例预后好于成人。

九、实性假乳头状肿瘤（SPN）

来源不明的低度恶性上皮性肿瘤。曾被称为乳头状和实性上皮肿瘤、乳头状 - 囊性肿瘤、囊性 - 实性乳头状癌。年轻女性多见，男女发病比例约为 1∶9，平均发病年龄 28 岁。90% 以上具有 β-catenin 基因突变。

【病理诊断要点】

1．肉眼观　肿瘤体积通常较大，多有纤维性包膜，切面棕黄或暗红，质软易碎，常因出血、坏死继发囊腔形成，囊腔形状不规则，囊壁附破碎组织。

2．镜下观　肿瘤细胞丰富，排列成实性巢，间以玻璃样变或黏液变性的间质，间质内含薄壁血管。细胞间黏附性差，远离血管的巢中央细胞常解离脱落，残留细胞围绕纤维血管分隔形成特征性的"假乳头"样结构。瘤细胞巢间常见出血、泡沫细胞聚集及胆固醇结晶。瘤细胞呈多边形上皮样，胞质嗜酸或透明，核圆形或卵圆形，可见核沟。肿瘤侵犯周围胰腺组织、血管、神经均不能作为恶性程度增加的依据。鉴别诊断见表 18-4。

【免疫组化】

几乎所有肿瘤均表达 CD10、PR、β-catenin（核 / 质）、CD99（核旁点状）、claudin-5、claudin-7、Vimentin，上皮标记表达通常局灶且较弱。

【预后】

总体预后好，85% 以上的肿瘤完整切除可治愈。少数病例可局部复发或转移，但即使这些患者也有较长的无瘤生存期。个别致死病例多有未分化成分。

表 18-4　胰腺囊性肿物的鉴别诊断要点

肿瘤名称	性别倾向	好发部位	与导管相通	内容物	衬覆上皮	间质特点	性质
PC	男	胰外	否	坏死物	无	肉芽/结缔组织	非肿瘤性
IPMN	男	胰头	是	黏液	高柱状，黏液	纤维化间质	良～恶性
MCN	女	体尾	否	浓稠胶样	高柱状，黏液	"卵巢样"	良～恶性
SCN	女	体尾	否	稀薄透明	立方状，透明	纤细的纤维血管分隔	绝大多数为良性
SPN	女	全胰	否	坏死/出血	多边形，有核沟	玻璃样变、黏液变，泡沫细胞	低度恶性

PC：假性囊肿；IPMN：导管内乳头状黏液性肿瘤；MCN：黏液性囊性肿瘤；SCN：浆液性囊腺瘤；SPN：实性假乳头状肿瘤。

　　胰腺上皮性肿瘤大多数呈实性生长，少部分呈囊性生长，且大体生长方式与肿瘤类型关系密切。实际工作中，将大体类型、组织学特点等相结合有助于做出正确诊断。

十、神经内分泌肿瘤

　　这是一组具有神经内分泌细胞分化的肿瘤，传统上称为胰岛细胞瘤或癌，现在总称为胰腺神经内分泌肿瘤。来源于导管的原始多潜能干细胞，而不是胰岛本身。胰腺神经内分泌肿瘤较少见，占胰腺肿瘤的 1%～2%，发病高峰为 30～60 岁，平均年龄 50 岁，神经内分泌癌多见于老年男性。

　　肿瘤可发生在胰腺任何部位，胰头和胰尾略多见。多数肿瘤呈实性，少数可囊性变。切面色泽与肿瘤间质多少、血管多少、脂质多少以及有无出血及坏死有关。肿瘤细胞形态和分级与胃肠道其他部位发生的神经内分泌肿瘤相同（参见第十七章第二节"胃疾病"）。

直径＜0.5cm且无功能的肿瘤称微小腺瘤。

十一、胰腺其他肿瘤

除上述肿瘤外，胰腺尚可见恶性淋巴瘤、孤立性纤维瘤、淋巴管瘤、血管瘤、神经鞘瘤、脂肪肉瘤、平滑肌肉瘤、胃肠间质瘤等良、恶性肿瘤。胰腺也可发生转移癌，其中以转移性肾透明细胞癌、恶性黑色素瘤为多见。

第六节　壶腹区肿瘤及肿瘤样病变

一、腺瘤及其他癌前病变

小肠的腺瘤少见，但约有80%均发生在壶腹区附近。家族性腺瘤性息肉病患者发生壶腹部腺瘤的概率为50%～95%。病变可呈息肉状、斑块状或绒毛状，直径1～3cm。组织学上分为：

（一）肠型腺瘤

与发生在大肠者相似，细胞呈高柱状，近腔缘侧可见黏液，核卵圆或杆状，排列成复层，易见潘氏细胞。可根据结构分为管状、绒毛状或绒毛状管状，根据细胞和结构的异型程度分为轻-重度异型增生。

（二）胆胰型非浸润性乳头状肿瘤

肿瘤的乳头分支复杂，可形成上皮内腺腔或筛状结构，几乎所有肿瘤均至少在局部伴有重度异型增生，肿瘤细胞立方状，类似胆管或胰腺导管上皮，核圆，多排列成单层，不含潘氏细胞。

（三）平坦型上皮内肿瘤（异型增生）

病变平坦或有缺乏纤维血管轴心的微乳头状突起，细胞立方状至柱状，轻度复层化，核圆形或卵圆形，异型性明显，极向消失，核分裂象易见。病变附近常有浸润癌存在。

二、壶腹癌

壶腹癌是指 Vater 壶腹上皮发生的恶性肿瘤。十二指肠、总胆管下段以及胰头部癌经常累及壶腹部，但根据定义，只有肿瘤中心位于壶腹部、环绕壶腹部或完全取代壶腹部的肿瘤才能诊断为壶腹癌。壶腹癌少见，发生率低于胰腺癌和胆管癌，男性略多于女性，发病高峰年龄 60 ~ 80 岁。

【病理诊断要点】

肿瘤起始于壶腹部，常突入十二指肠腔，托起其黏膜，也可沿壶腹部呈环形生长，两种生长方式可混合存在。较大的肿瘤可累及多个结构，难以明确来源，同样，较大的胰头癌、胆管癌和十二指肠癌也可累及壶腹部，看似壶腹癌。

镜下观：肿瘤多数分化较好，形成腺管样结构，间质有明显的结缔组织增生反应。有的仍可见绒毛状或绒毛管状腺瘤结构残存，特别是在癌灶周边。根据细胞形态可分为肠型腺癌和胆胰型腺癌。前者形态类似结直肠癌，表达肠型标记 CK20、MUC2 和 CDX2；后者形态类似胰腺导管癌，表达胆胰型上皮标记 CK7 和 MUC1。少数肿瘤可有两型成分混合存在。其他少见组织学类型包括腺鳞癌、透明细胞癌、肝样腺癌、黏液腺癌、浸润性乳头状腺癌、印戒细胞癌、鳞癌、未分化癌和伴破骨细胞样巨细胞的未分化癌。

【鉴别诊断】

胆管癌、胰头癌、十二指肠癌累及壶腹时，需与壶腹癌鉴别，因为壶腹癌预后相对较好，并有独立的 TNM 分期标准。判断肿瘤来源壶腹部的主要依据是：(1) 肿瘤中心位于壶腹；(2) 肿瘤边缘残留有壶腹腺瘤或非浸润性乳头状肿瘤。如果癌主要从外部侵及壶腹部，而壶腹部表面黏膜尚完整，且细胞有无异型性，则不支持壶腹部原发。免疫组化对鉴别壶腹癌和胆胰管癌的作用有限。

三、壶腹部神经内分泌肿瘤

壶腹部神经内分泌肿瘤占十二指肠神经内分泌肿瘤的 20%，

平均发病年龄 54 岁，男女发病率相等，15% ~ 25% 与 1 型神经纤维瘤病有关，节细胞副节瘤约占 20% ~ 25%。神经内分泌癌多见老年男性。壶腹神经内分泌肿瘤的组织学分级标准与胃肠道其他部位相同（参见第十七章第二节"胃疾病"）。

四、壶腹部其他肿瘤及肿瘤样病变

壶腹部可发生炎症性纤维性息肉、腺肌瘤、平滑肌瘤及肉瘤、化感瘤、神经纤维瘤、胃肠间质瘤等。转移性肾癌和恶性黑色素瘤常形成息肉状，酷似原发瘤。

（石雪迎　廖松林）

第十九章　肝的疾病

第一节　肝活检和肝的基本病变

一、肝活检

肝活检包括肝穿刺、腹腔镜活检、手术活检、经血管活检等介入检查，会引起疼痛，偶尔也会引起合并症（0.01%），如出血、穿孔、肿瘤细胞种植等，肝活检的普通显微镜检查依然是最基本的诊断方法，结合组织化学、免疫组织化学、原位杂交等技术，可以作出正确的病理学诊断。但是，肝内病变的分布、活检组织的大小、组织的人工改变等因素也会影响病理学诊断的准确性。

二、肝的基本病变

（一）肝细胞病变

1. 肝细胞水样变性和气球样变　在中毒和病毒感染等情况下，细胞膜通透性改变，细胞内水分增多，细胞体积增大，胞质疏松，甚至膨大如球状。

2. 肝细胞脂肪变性　可见于缺氧、中毒（磷、四氯化碳、氯仿、毒素）、酗酒、糖尿病、恶性营养不良、妊娠中毒等。

（1）肉眼观：肝肿胀，边缘变钝，切面淡黄色而油腻。

（2）镜下观：表现为肝细胞脂肪含量增多，细胞内出现脂肪空泡。病变轻时，肝细胞胞质内出现多少不等的脂肪空泡，重时形成大的空泡而将核推到一边。

3. 毛玻璃样肝细胞　毛玻璃样肝细胞由于胞质淡染、颗粒状，呈毛玻璃样而得名。毛玻璃样细胞胞质部分与细胞膜分离，有空晕。

电镜下：毛玻璃样肝细胞的胞质内为肥大、扩张的内质网。主要见于慢性乙型肝炎，扩张内质网内为 HBsAg 形成的微丝结构。也可见于药物中毒、纤维蛋白原沉积症、Ⅳ型胶原沉积症、拉福拉肌阵挛性癫痫（Lafora disease）。特殊染色，如地衣红、Victoria 蓝、醛品红染色，免疫组织化学染色（HBsAg）有助于诊断和分类。

4．肝细胞磷脂沉积 细胞呈泡沫状增大。

电镜下：细胞的溶酶体增大，其内可见层状髓样（指纹样）小体。

5．Mallory 小体 Mallory 小体是指肝细胞胞质内出现嗜酸性、均匀一致、形状不规则、大小不等的小体，多位于核周，也称为酒精小体。为超磷酸化的角蛋白与泛肽、热休克蛋白、鞣蛋白结合聚集形成。角蛋白和泛肽的免疫组织化学染色有利于诊断。多见于酒精中毒。

6．肝细胞嗜酸性变和嗜酸性小体 在中毒和病毒感染时，肝细胞部分胞质水分脱失浓缩，嗜酸性染色增强，核浓缩而深染，称嗜酸性变。最后肝细胞核消失，只剩下均一深红色浓染的胞质，聚成圆形小体，即嗜酸性小体或称 councillman 小体。上述变化实际上是肝细胞凋亡的一系列变化，嗜酸性小体即凋亡小体。

7．肝细胞坏死 肝细胞坏死不但发生于病毒性肝炎，也可以发生在免疫性肝炎、药物副作用、中毒、缺氧等，当肝细胞弥漫性溶解坏死时，形态学检查多不能为病因提供证据。肝细胞坏死可表现如下：

（1）点状坏死：点状坏死是指单个肝细胞坏死，多为肝细胞凋亡。

（2）灶状坏死：常见于急性病毒性肝炎，也可见于菌血症、病毒血症和药物中毒。灶状坏死是指肝小叶内少数肝细胞坏死。坏死灶内少数肝细胞崩解消失，局部被淋巴细胞、组织细胞或中性粒细胞所取代。

（3）碎片状坏死：又称为界板炎。主要见于慢性肝炎。坏死灶从肝小叶界板处开始，向肝小叶内发展，致使界板破坏。局部伴有炎症细胞浸润，并包围残存肝细胞。

（4）带状坏死：带状坏死是指肝腺泡某一带的肝细胞融合性

坏死，多累及肝腺泡 3 带（小叶中央），也可以累及肝腺泡 1 带（小叶周边）和 2 带（小叶中间带）。

(5) 桥接坏死：肝细胞条带状坏死连接中央区与中央区、汇管区与中央区、汇管区与汇管区。可见于急性肝炎或慢性肝炎，坏死区网状支架塌陷，进而胶原沉积、纤维组织增生，并形成纤维性间隔，将增生的肝细胞分割为结节状，成为肝硬化的组织基础。

(6) 大片肝坏死：发生于急性肝坏死（暴发性肝炎）或严重中毒，肝结构弥漫性破坏，全小叶肝细胞广泛坏死，伴有出血，淋巴细胞、组织细胞浸润。

(7) 亚大片肝坏死：发生于亚急性重症型肝炎和严重肝损伤。以肝腺泡 3 带（小叶中央区）为中心形成累及小叶大部分的融合性坏死，肝小叶内还散在有增生的肝细胞团。病变常弥漫分布，累及整个肝。

8. 含铁血黄素沉积　含铁血黄素沉积是指肝组织内有可染性铁的色素沉着。光镜下：见到黄褐色颗粒，病变轻时累及枯否细胞，病变重时肝细胞和枯否细胞均受累。铁反应阳性是肝内铁增多的证据。正常肝细胞的少量铁以铁蛋白的形式存在，铁反应呈阴性。

含铁血黄素沉积的原因可以是体内红细胞破坏过多，如溶血性贫血、地中海贫血，或是多次输血或长期服用大量铁剂，引起肝内含铁血黄素沉着。然而特发性含铁血黄素沉着症（血色病）是一种铁储积的遗传性障碍性疾病，引起铁在肝、心脏及其他器官的铁沉积，并引起器官细胞损伤。

9. 肝细胞脂褐素沉积　脂褐素可见于老年人肝细胞内，伴随年龄增高而增多。药物也可诱发肝细胞过多脂褐素沉积。

10. 肝细胞增生　各种原因引起的急性和慢性肝炎时可见体积大、核深染的肝细胞、双核或多核的肝细胞，均为增生的肝细胞。实质多核巨细胞可能由多个肝细胞融合形成，也可能经过分裂形成，可出现在小叶内不同区带。

(二) 胆汁淤积

胆汁淤积是指胆汁分泌和流出障碍。肝内胆汁淤积是指引起淤胆的原发病变在肝内，肝外胆汁淤积常由肝外胆管疾病引起，既累及肝外胆管，也累及肝内胆管。

（三）胆管病变

胆管病变包括胆小管和小胆管胆色素淤滞；胆管上皮细胞坏死、脱落，常伴中性粒细胞浸润；胆管减少和胆管稀少（正常儿童和成人叶间胆管的数目与汇管区数目的比例在 0.9～1.8 之间，当此比例低于正常而高于 0.5 时称为胆管减少，当此比例低于 0.5 时称为胆管稀少）；小胆管反应性增生和小胆管周围纤维化等。

（四）纤维组织增生、纤维化和肝硬化

肝内纤维组织增生一般发生在肝细胞坏死（特别是桥接坏死、碎片状坏死、亚大片坏死）的基础上，可以诱发小叶中央纤维化、小叶内纤维化和汇管区内及其周围纤维化，进而形成纤维间隔。如汇管区与汇管区、汇管区与中央静脉、中央静脉与中央静脉之间的纤维间隔，最后破坏肝的正常结构，引起肝硬化。

（五）淀粉样变性

原发性淀粉样变性和继发性淀粉样变性均可累及肝。淀粉样物质沉积在肝动脉分支壁内及肝窦内，肝细胞可发生萎缩，肝板断裂。淀粉样物质呈较均质红染的团块状。刚果红阳性，呈苹果绿色，具有折光性。而轻链沉积病引起的淀粉样物质沉积，刚果红阴性，需要运用免疫组织化学染色显示 kappa 链和 lamda 链沉积，多数情况下，kappa 链阳性。

（六）肉芽肿病变

肝活检组织内出现肉芽肿病变并不少见。遗憾的是约 50% 经过多方检查依然不能确定病因。因此严格的病理学检查、完整的临床资料对确定肉芽肿病变的诊断非常重要。

引起肉芽肿性炎的各种传染病，如结核病、麻风病、梅毒、伤寒、血吸虫病、真菌病等均可以进行相关病原学检查后确诊。各种异物，如金、硅、钡等可以运用偏光显微镜确认。有些病例需要临床和病理结合进行诊断，如原发性胆汁性肝硬化出现叶间胆管旁肉芽肿伴淋巴细胞集结，结合抗线粒体抗体阳性，可以确诊。即使多方面努力，仍不能确诊的需要给临床一些必要的提示，肉芽肿内有多量嗜酸性粒细胞浸润，提示药物或寄生虫引起等。

第二节　肝发育异常畸形及异位

一、异位肝

异位肝很少见，可为小块肝组织异位于胆囊表面、腹腔其他部位，甚至胸腔内，与肝不相连。

二、副肝叶

副肝叶是由于肝本身叶数增多形成的。如胆囊前缘可见呈舌状下垂的副肝叶，长 2 ~ 5cm，甚至可长达盆腔，所谓 Riedel 肝叶。

三、肝转位

随腹腔脏器转位异常，肝可以误位于左侧季肋区。当胸、腹腔脏器全部转位时，称为全转位；只有腹腔脏器转位时，称为部分转位。

四、肝内异位组织

肾上腺、胰腺组织均可有肝内异位。在确定肝的肾上腺组织异位前，需首先除外肾上腺肿瘤和转移性肾癌的可能。

五、先天性囊肿

肝囊肿多为先天性，是胚胎发育中第一代胆管未消退、逐渐扩张形成，可与正常胆管连通，亦可不连通。囊肿可以单发，也可以多发。

（一）孤立性囊肿

孤立性囊肿不合并其他器官的囊肿，单房性（95%）比多房性（5%）多见。囊肿多不引起症状，位于肝被膜下，大小不等，液体通常清亮，偶尔可为血性、黏液性、脓性或含有胆汁。囊内壁光滑、平坦。被覆胆管上皮，可呈单层柱状或立方，甚至扁平状，并可见灶状鳞状上皮化生。上皮可脱落，仅余纤维性囊壁。

（二）多囊肝

多囊肝包括一组肝内胆管先天异常，这些先天异常都与胚胎胆管板改建异常有关。基本上可分为两大类：一类以肝外胆管闭锁为特点，早期发生，病情严重；另一类以肝内胆管不同程度的扩张和多少不等的纤维化为特点，即纤维性多囊性病（fibropolycystic disease）。绝大多数多囊肝与纤维性囊性病有关，但表型相差可以很大。

1．婴儿型纤维性囊性病（infantile-type polycystic disease）又称为常染色体隐性遗传性多囊肾（autosomal recessive polycystic kidney disease，ARPKD），是罕见疾病。75% 患儿出生后数天死亡，幸存患儿中的 50% ~ 80% 可生存到 15 岁。肾和肝可同时受累。与 ARPKD 发生相关的基因 PKHD1 定位在 6p21-23。

【病理诊断要点】

（1）肉眼观：肝内可见弥漫分布、大小一致的小囊肿，大体积囊肿少见。

（2）镜下观：汇管区增大，小胆管增生，并可见不成熟的胆管板结构（扩张的或不成熟、残留胚胎性胆管）。不成熟的胆管板结构表现为胆管板不完全性未改建，在横切面上，可以见到周围纤维血管组织呈曲线状挤压环形管腔而使得管腔变形或中断，甚至周围纤维血管组织突入腺腔内形成息肉状突起。

（3）双侧肾弥漫性、多发性小囊肿形成，小囊肿为肾集合管梭状扩张所致。

（4）存活时间长的患者，肾和肝间质内均显示上皮成分减少，纤维组织增生，可以引起门脉高压症。

2．成人型纤维性囊性病（adult-type fibrocystic disease）　又称为常染色体显性遗传性多囊肾（autosomal dominant polycystic kidney disease，ADPKD），为最常见的遗传性肾病，发病率为 1/200 ~ 1/1000。几乎所有患者肾和肝出现多发性囊肿，还可累及胰、脾和肺。发病年龄多在 50 岁以上，随年龄增高，其发病率逐渐上升。与男性患者相比，女性患者的囊肿相对更多、更大。

【病理诊断要点】

（1）肉眼观：整个肝受累，出现弥漫性、多发性、体积大小不等的囊肿。一叶受累罕见。囊内为无色的液体。囊肿可以破裂，继发感染。

（2）镜下观：囊肿表面被覆胆管上皮细胞，壁为纤维组织。囊肿可以纤维化、钙化。

（3）双肾弥漫性、多发性、体积大小不等的囊肿形成，囊肿可发生于肾单位到集合管的任何部位。

（4）可以合并发生 von Meyenburg 复合体（微小错构瘤）和先天性肝纤维化。

3．卡罗利病（Caroli's disease）　又称为先天性肝内胆管扩张，是指肝内大胆管先天性扩张。当仅有肝内胆管扩张时，称为卡罗利病；如合并先天性肝纤维化，则称为卡罗利综合征。

【病理诊断要点】

（1）肉眼观：肝内大胆管节段性受累，可以呈串珠状、囊状扩张。

（2）镜下观：可见扩张胆管，上皮细胞呈息肉状、桥状向腔内增生，显示胚胎胆管板发育异常。

卡罗利病容易发生胆管炎、肝内胆结石、胆管癌和淀粉样变。

4．先天性肝纤维化　先天性肝纤维化被认为是幼年性 ARPKD，常以儿童期门脉高压症为特点。

【病理诊断要点】

（1）肉眼观：肝肿大，变硬，切面可见细网状纤维条纹。

（2）镜下观：汇管区增宽，纤维增生，互相连接。可见胚胎性胆管板结构。汇管区静脉消失，小动脉增多。无炎症，无坏死，无实质细胞增生。

5．von Meyenburg 复合体　von Meyenburg 复合体又称为肝微小错构瘤，可发生于成人型纤维性囊性病、先天性肝纤维化、卡罗利病。

【病理诊断要点】

（1）肉眼观：为 1～2 mm 大小的结节。

（2）镜下观：结节由环绕数个小胆管的纤维组织构成。不引起临床症状，常为偶然发现。注意不要将其误诊为转移癌。

第三节　病毒性肝炎

病毒性肝炎是由嗜肝性病毒（即肝炎病毒）所致。而另外一些病毒，如巨细胞病毒、EB 病毒、单纯疱疹病毒、腺病毒等在引起全身感染的同时，也可以累及肝。病毒性肝炎在肝所患传染病中居首位。

一、肝炎病毒

肝炎病毒主要有甲、乙、丙、丁、戊五型，肝炎病毒类型经临床相关检查和病理相关免疫组化大多数可确定。

病毒性肝炎可表现为急性肝炎、慢性肝炎或暴发性肝炎。

病毒的类型、亚型、病毒载量，患者的健康状况、免疫状态、生活方式，特别是机体免疫反应、炎症介质、细胞因子及其受体等因素决定了疾病的临床病理类型、转归和预后。

二、病毒性肝炎的病理学类型

某些病理组织学改变可以提示某种病毒性肝炎的可能，如：

（1）甲型病毒性肝炎以小叶中央淤胆、肝细胞损伤和炎症反应轻为特点；

（2）乙型病毒性肝炎以小叶中央肝细胞损伤严重和淋巴细胞环绕、侵入肝细胞为特点；

（3）丙型病毒性肝炎以肝细胞损伤明显、淋巴细胞小叶内浸润、汇管区聚集，胆管损伤为特点；

（4）丁型病毒性肝炎常有合并 HBV 感染，病变常较严重。

由于各型病毒性肝炎、免疫性肝炎、药物性肝炎的基本病理变化非常相似，因此，单凭病理形态学检查对病毒性肝炎进行病原学分类是不可靠的。

虽然针对某种肝炎病毒的免疫组织化学检查可以进一步确定部分病毒性肝炎的病原学类型，各种病毒性肝炎的病原学诊断主要通过血清学、分子生物学检查确定。

各种病毒性肝炎的病理学检查主要用于评估肝损害程度、治疗效果和病情进展，临床病理类型如下：

（一）急性病毒性肝炎

根据肝细胞坏死程度，可以分为轻型、典型性、重度和暴发性。

1. 轻型病毒性肝炎

【病理诊断要点】

（1）轻度肝细胞损伤：肝细胞轻度水肿、气球样变，少数细胞凋亡。

（2）轻度炎症反应：汇管区及小叶内少数淋巴细胞、单核细胞浸润。

（3）无淤胆。

2. 典型病毒性肝炎

【病理诊断要点】

（1）特点是灶状肝细胞坏死。同时可见肝细胞呈弥漫性的水性肿胀、气球样变、凋亡。少部分病例（如丙型肝炎）可见肝细胞脂肪变性。可见巨大肝细胞（新生儿肝炎）、双核、多核肝细胞。病变累及全小叶。

（2）坏死灶内及其周围单核淋巴细胞浸润。

（3）枯否细胞增生：体积增大，吞噬细胞碎片，胞质内含有黄色蜡样物质。

（4）汇管区内淋巴细胞、巨噬细胞、中性粒细胞、嗜酸性粒细胞浸润，界板完整。无碎片坏死。小胆管反应轻微。

3. 急性重型病毒性肝炎 又称为暴发性肝炎或致死性肝炎，常是 HBV 和 HDV 合并感染或其他肝炎病毒的复合性感染所致。临床上病情急而严重，进展快，一周内发生肝功能衰竭、肝性脑病，预后差，只有 10% ～ 20% 的存活率。

【病理诊断要点】

（1）肝的正常结构弥漫性破坏，以累及全小叶肝细胞的大块状坏死为特点。

（2）肉眼观：肝体积缩小，表面皱缩，质地柔软，切面呈红色或黄色，正常结构消失，故有急性红色肝萎缩或急性黄色肝萎缩之称。

（3）镜下观：全小叶肝细胞广泛坏死，仅见散在细胞碎片、淋巴细胞、组织细胞，汇管区炎细胞浸润及小胆管增生。

4. **亚急性重症型肝炎** 可由急性重型病毒性肝炎转化而来，也可由急性感染直接发展来，或由慢性活动性肝炎恶化而来。

【病理诊断要点】

（1）以肝细胞呈亚大块坏死，残留肝细胞结节状再生为特点。

（2）肉眼观：肝体积缩小，表面皱缩，部分隆起较硬，病程稍久，可出现粗大结节。

（3）镜下观：以肝腺泡3带（小叶中央区）为中心形成累及大部分小叶的肝细胞融合性坏死，常伴有连接中央静脉与中央静脉、中央静脉与汇管区的桥接坏死。残留的肝细胞呈结节状增生。坏死区域网状支架塌陷，星状细胞增生，进而纤维组织增生。汇管区炎细胞弥漫浸润、小胆管增生。

（4）如果病程进展较缓慢，肝细胞再生、纤维组织增生可发展为大结节性肝硬化。

（二）慢性肝炎

多种原因导致的肝细胞坏死与炎症反应超过6个月以上，称为慢性肝炎。少部分HBV、HCV、HDV的单一或复合性感染可导致慢性肝炎，另外自身免疫性肝炎、药物诱发性肝炎、隐原性肝炎也可以导致慢性肝炎。

1. **慢性肝炎的基本病变** 慢性肝炎的基本病变包括肝细胞坏死、汇管区炎症、纤维化三部分。

（1）肝细胞变性、坏死：慢性肝炎的肝细胞变性和坏死与急性肝炎相同。

碎片状坏死是慢性肝炎较具有特异性的病变。坏死灶从肝小叶界板处开始，向肝小叶内发展，局部伴有炎症细胞浸润，并包围残存肝细胞。根据病变的严重程度分为轻度（部分汇管区仅有一个或几个坏死灶，无纤维组织增生）、中度（大部分汇管区受累，界板周径破坏接近一半，炎症坏死明显）和重度（汇管区几乎全部受累，界板周径破坏达一半以上，炎症坏死和纤维增生进入小叶深部）。

（2）炎症程度：慢性肝炎时汇管区可以出现不同程度的炎症细胞浸润，包括淋巴细胞、浆细胞、单核细胞和嗜酸性粒细胞等。其炎症反应常与碎片状坏死程度相匹配。

（3）纤维化：慢性肝炎时肝内纤维化与肝细胞的坏死、炎症程度密切相关。点状、灶状坏死不会引起纤维化。但是带状、桥接、碎片状坏死常会伴发纤维化的发生。首先坏死区网状支架塌陷，星状细胞增生，胶原沉积，纤维组织增生。导致肝的正常结构和功能的破坏，引起肝硬化。

2．慢性肝炎的分类　慢性肝炎的病理诊断需要回答两个主要问题：①是否为病毒性肝炎；②肝炎进展程度如何。虽然有多种发表的半定量分级方案，但是，结合肝细胞变性、坏死，炎症和纤维化程度，一般将慢性肝炎分为轻度、中度和重度三种类型。

（1）轻度慢性肝炎

【病理诊断要点】

①轻度碎片状坏死：部分汇管区仅有一个或几个坏死灶，无纤维组织增生。

②小叶内点、灶状坏死。

③小叶结构较完整保存。

④无纤维间隔。

（2）中度慢性肝炎

【病理诊断要点】

①中度碎片状坏死：大部分汇管区受累，界板周径破坏接近一半，炎症坏死明显。

②小叶带状坏死，少数桥接坏死，伴较重炎症反应。

③部分小叶结构破坏。

④有纤维间隔。

（3）重度慢性肝炎

【病理诊断要点】

①重度碎片状坏死：汇管区几乎全部受累，界板周径破坏达一半以上，炎症坏死和纤维增生进入小叶深部。

②桥接坏死累及多数小叶，炎症反应显著。

③大部分小叶结构紊乱。

④多数纤维间隔。

结合病原学分类，可以分为：

（1）慢性乙型肝炎：慢性乙型肝炎的某些阶段，由于病毒抗原载量大，肝细胞发生形态改变。显微镜下，可见毛玻璃样肝细胞和砂样细胞核。

毛玻璃样肝细胞的表现见本章第一节"肝活检和肝的基本病变"。

砂样细胞核表现为肝细胞核中央大部分呈淡染、嗜伊红、细颗粒状。这种变化是由于核内大量 HBcAg 聚集的结果。上述病变并不像毛玻璃样肝细胞那样容易观察，但是，免疫组织化学（HBcAg 抗体）对上述病变的发现有帮助。

对慢性乙型肝炎患者进行 HBsAg、HBcAg、HBeAg 免疫组织化学检查，由于病程不同阶段的病毒复制和载量不同，因而结果有差别。早期，由于病毒复制和免疫耐受，肝组织内炎症反应轻。免疫组织化学显示：HBcAg、HBeAg 阳性信号位于肝细胞细胞膜、胞质内、核内；HBsAg 阳性信号分布在肝细胞细胞膜上及散在的肝细胞胞质内，而使肝组织呈蜂窝状改变。在病毒清除为主的第二期，由于病毒复制低和机体对感染细胞的免疫清除，HBe Ab 的大量产生，血清中 HBV DNA 消失。肝组织内炎症反应重，肝细胞坏死明显。免疫组织化学显示：HBcAg 在肝细胞细胞膜、胞质内、核内表达；HBsAg 在肝细胞胞质内和肝细胞细胞膜上弱表达；HBeAg 在肝细胞胞质内、核内表达。在病毒整合的第三期，病毒整合到宿主基因组中，并持续复制。如果患者持续 HBcAg 阳性和 HBV 病毒血症，则发展为肝硬化的进程加快。如果患者 HBV 复制停止，患者成为 HBsAg 携带者，肝组织内出现毛玻璃样肝细胞，而 HBcAg 阴性，炎症轻微；当坏死性炎症加重，可能有其他病毒的附加感染。一些患者在 HBeAb 阳性阶段，显示有持续性的炎症和界板性肝炎，免疫组织化学显示：HBcAg 肝细胞胞质内阳性。病毒整合的第三期经过 20 ~ 30 年时间可以发展为肝硬化，开始为小结节，逐渐演化为大结节，部分发展为肝细胞癌。所谓健康 HBsAg 携带者即使不发生肝硬化，其肝细胞癌的发病率也高于非携带者。

　　(2)慢性乙型＋丁型肝炎：丁型肝炎病毒为缺陷性病毒，其传播和复制需要乙型肝炎病毒的辅助。与乙型肝炎病毒协同感染或重叠感染，可使病情加重、病程进展加快。HDV 在 HBV 低复制状态下，抑制 HBeAg 和 HBcAg。免疫组织化学显示 HDAg 位于肝细胞核，并使肝细胞核成为砂样。双重免疫标记显示，HDAg 表达多数情况下与 HBsAg、HBcAg 不一致，但是少数情况下也可以共同表达在同一位置。

　　(3)慢性丙型肝炎：慢性丙型肝炎起病隐匿，病毒持续感染时间长，约 30% 可转化为慢性，有些演化为肝硬化、甚至肝癌。少数患者携带病毒，而肝组织正常。

　　慢性丙型肝炎组织病理学的特点包括：轻度坏死性炎、嗜酸性小体形成、大泡性肝细胞脂肪变性、汇管区淋巴细胞聚集、小胆管病变（胆管上皮空泡变性、复层化，其间淋巴细胞浸润、胆管减少），少数病例肉芽肿形成。但是上述变化中任何一项都不是慢性丙型肝炎的特异性病变。

　　3. 慢性肝炎的分级

　　见表 19-1。

表 19-1　慢性肝炎的分级

分级	汇管区周围炎症（即界板炎）	肝细胞坏死和肝小叶炎症
0	无	无
1	轻微炎症，肝细胞界板无破坏	轻微炎症，无肝细胞坏死
2	轻度炎症，炎症累及部分汇管区，肝细胞界板局灶破坏（＜ 50%）	单个或局灶肝细胞坏死
3	中度炎症，炎症累及所有汇管区，肝细胞界板大部分破坏（＞ 50%）	多灶状肝细胞坏死
4	重度炎症，肝细胞界板几乎全部破坏	肝细胞桥接坏死

　　(三)新生儿肝炎

　　又称巨细胞肝炎，因为肝组织中多核巨肝细胞甚多，可有

8～40多个核。此外肝细胞水样变性、胆色素沉积也是常见的病理变化。随病程延长，巨细胞增多，淤胆加重，纤维组织增生。婴儿长大后常发生肝硬化。

第四节　其他病毒性疾病

一、巨细胞病毒性肝炎

新生儿、免疫功能低下患者可以发生巨细胞病毒性肝炎。巨细胞病毒性肝炎病理组织学特点是可以见到周围有空晕、体积大的核内巨细胞病毒包涵体，巨细胞病毒包涵体可以发生于肝内的各种细胞，包括肝细胞、胆管细胞、内皮细胞、纤维母细胞。一些没有包涵体但是胞质内可见嗜碱性颗粒的细胞，经过免疫组织化学检查可以显示巨细胞病毒抗原的存在。当病理组织学检查发现肝窦内中性粒细胞聚集或肝细胞附近微小脓肿出现时，应当注意寻找巨细胞病毒包涵体。免疫功能低下患者发生的巨细胞病毒性肝炎的病理变化与单核细胞增生症相似。

二、传染性单核细胞增生症

传染性单核细胞增生症由 EB 病毒引起，约90%患者肝受累，但临床表现轻微。病理变化为汇管区、肝窦内不典型淋巴细胞浸润，可见枯否细胞小灶状聚集、类上皮细胞肉芽肿和纤维素环状肉芽肿、肝细胞灶状坏死和凋亡。结合血清学和分子生物学指标，可以进一步确诊。

三、艾滋病

肝是 HIV 感染的靶器官，机会性感染、淋巴瘤、Kaposi 肉瘤都可以引起肝异常。肝活检对那些有肝功能异常的艾滋病患者来说是重要的诊断手段。部分活检组织需要进行细菌、病毒培养，部分送病理进行常规组织学、特殊染色、免疫组织化学、原位杂交等检查确定病原体和肿瘤病变性质。

（一）非特异性改变

艾滋病肝非特异性改变包括汇管区轻度淋巴细胞浸润、小叶内散在淋巴细胞和细胞凋亡、胆管反应、纤维化、大泡性脂肪变性、枯否细胞铁沉积、肝窦扩张和肝紫癜等。

（二）特异性感染

特异性感染包括乙型肝炎、丙型肝炎，进展快，容易发生肝硬化。巨细胞病毒性肝炎常见。机会性感染包括结核分枝杆菌、鸟型分枝杆菌、隐球菌、白假丝酵母菌（白色念珠菌）、组织胞浆菌、疟原虫、隐球菌、微孢子虫病、卡氏肺孢子虫感染等。

（三）肉芽肿

分枝杆菌、真菌感染，药物诱发的肉芽肿均可见到，少数肉芽肿原因不明。

（四）艾滋病胆管病

病变与硬化性胆管炎相似。

（五）非霍奇金淋巴瘤

非霍奇金淋巴瘤（特别是 Burkitt 和免疫母细胞型 B 细胞淋巴瘤）可以累及肝。

（六）Kaposi 肉瘤

可以累及肝，活检中可以见到。

第五节　肝细菌、霉菌及寄生虫感染

一、感染性肉芽肿及其他常见肉芽肿性病变

3% ~ 15% 肝活检组织中可发现肉芽肿病变，多种病因可以引起肝出现肉芽肿。约半数患者原因不明，需要病理医师向临床进行提示性分析。

1. 结核病依然是世界性常见疾病，在诊断时总是需要首先考虑。结核分枝杆菌的肝感染常是全身性粟粒性结核的一部分，在肝汇管区或小叶内形成典型的结核结节。亦可以形成孤立的结核病变，多见于儿童。

2．布鲁杆菌感染可在肝窦形成结构不典型的肉芽肿。

3．麻风病患者肝亦可形成麻风结节，多位于汇管区。

4．第三期梅毒常累及肝。树胶肿和纤维组织增生是其病理组织学特点。树胶肿由上皮样细胞、淋巴细胞、浆细胞及纤维母细胞构成，坏死部位可见血管轮廓。

5．结节病　结节病常累及肝，有肝病临床表现的结节病患者肝活检组织内肉芽肿病变的发现率为100%，多位于汇管区及其周围，常伴纤维化。

另外的肝病变包括淤胆（58%）、坏死性炎（41%）、血管病变（20%）、肝纤维化（21%）和肝硬化（6%）。少数病例发生门脉高压症。

6．纤维素环状肉芽肿　又称多纳圈肉芽肿。其显著特点是纤维素呈环状沉积，周围可见类上皮细胞、多核巨细胞、中性粒细胞。中央为脂肪空泡。需要连续切片确定纤维素呈环状沉积。纤维素环状肉芽肿最先发现于Q热患者，但随后发现这是一种非特异性的肝损伤表现，也可见于巨细胞病毒性肝炎、EB病毒感染、利什曼病、弓形体病、甲型肝炎、霍奇金淋巴瘤、巨细胞动脉炎、系统性红斑狼疮、别嘌呤过敏等疾病。

二、细菌感染和肝脓肿

肝的细菌感染由如下途径引起：

（1）败血性感染可由不同的细菌，特别是革兰阴性细菌败血症而引起，如急性细菌性心内膜炎、化脓性阑尾炎，可引起肝脓肿。

（2）胆道上行性感染，如胆石症伴化脓性胆囊炎、胆管炎时可上行蔓延而累及肝，引起化脓性胆管炎。

（3）临近器官感染直接蔓延而来。

（4）创伤引起的直接细菌感染。

肝的直接性细菌性感染可由多种细菌引起，大多数在肝内形成脓肿。

三、霉菌感染

多见于免疫抑制患者。组织胞浆菌病可见组织胞浆菌肉芽肿，银染色可显示病原体。白假丝酵母菌病（白色念珠菌病）常形成脓肿，可见孢子和假菌丝。曲霉菌和毛霉菌感染常引起出血性梗死，因为这两种霉菌具有血管侵袭性。曲霉菌菌丝分节并呈锐角分枝，而毛霉菌菌丝不分节并呈直角分枝。

四、阿米巴肝脓肿

是肠阿米巴的合并症，系阿米巴滋养体侵入小静脉而进入肝，常在右叶后上方形成肝脓肿，多为单发，这可能是由于盲肠和升结肠的血液主要注入肝右叶的结果。脓肿内充满褐色浓稠坏死物质及坏死组织，内壁参差不齐，状如棉絮。脓肿壁边缘可找到阿米巴滋养体，圆形，比巨噬细胞大，核小而圆，胞质内常含空泡或红细胞。

五、肝血吸虫病

寄生于门脉系统的成虫排出的虫卵，随静脉血进入肝可引起急性虫卵结节，中央可见成熟的虫卵，周围可见毛蚴头腺分泌的嗜酸性放射状毒性物质，可有较大量嗜酸性粒细胞浸润。经两周左右毛蚴死亡，组织细胞吸收坏死物质而转化为上皮样细胞，并可形成多核巨细胞，进而形成虫卵结节，结节中央可见一个或数个坏死的血吸虫卵。最后结节纤维化，即慢性虫卵结节。大量的虫卵沉积、广泛的慢性虫卵结节形成，弥漫的纤维组织增生，导致血吸虫性肝硬化。肉眼：肝缩小、变硬，纤维组织沿门静脉分支增生而呈树枝状分布，称干线性肝硬化（pipe stem cirrhosis）。

六、肝华支睾吸虫病（肝吸虫病）

多见于广东、香港、广西、海南、安徽及东北三省等地区，与吃生鱼、虾习惯有关。华支睾吸虫寄生于肝内胆管，可引起胆管上皮腺瘤性增生、胆管慢性炎。

七、肝包囊虫病

本病又称棘球蚴病或包虫病（hydatidosis），是由棘球绦虫的幼虫所致的疾病，有细粒棘球绦虫和泡状棘球绦虫两种，在我国细粒棘球绦虫多见。细粒棘球绦虫的成虫寄生在狗、狼等肉食动物的小肠内，体长 2 ~ 7mm，雌雄同体，其孕节及虫卵被终宿主食入，在胃内孵化、六钩蚴脱出，钻入肠壁血管，随血流进入肝，引起肝包虫病。包虫囊生长极缓慢，经 20 余年可达巨大体积。囊壁分两层，其内层为生发层，由单层或多层生发细胞构成，并可向内形成无数小突起，逐渐变成单层小囊泡——生发囊。生发囊脱落，变为子囊。包虫囊内可有数百个子囊；外层为红染平行排列的板层结构物。

八、肝黑热病

黑热病（leishmaniasis）是因被白蛉刺吸而感染利什曼原虫所引起的慢性传染病。利什曼原虫在单核巨噬细胞内寄生、繁殖。肝、脾肿大是常见的症状。肝表面光滑，边缘圆钝。肝枯否细胞内充满大量利什曼原虫。

九、疟疾

显著的特点是在枯否细胞和汇管区的巨噬细胞内可见多量细颗粒状、深棕色甚至黑色具有折光性的疟原虫色素，PAS 和铁染色阴性。另外，肝细胞灶状坏死、脂肪变性、汇管区炎细胞浸润也可以见到。

第六节　药物诱发的肝病

尽管能引起肝损伤的药物多达 500 ~ 1000 种，但是药物诱发的肝损伤常常被忽视，原因有：
(1) 药物诱发的肝病与其他肝病相似。
(2) 药物诱发的肝损伤并不发生于所有的用药者。

（3）患者（尤其是老年人）用药种类较多时，常难以确定究竟是何种药物引起了肝损伤。

（4）患者不同，同一种药物所引起的肝毒性反应不同。

（5）即使已经上市使用的药物对肝的毒性作用还需要相当一段时期才能确定。

（6）某种药物对肝的毒性作用可以被同时服用的另一种药物加强。

一、药物诱发的肝损伤的基本病变

药物诱发的肝损伤可以引起结构和功能异常，累及肝内各部分细胞和组织，引起的病变有：肝细胞脂肪变性、毛玻璃样肝细胞、肝细胞脂褐素、肝细胞坏死和凋亡、肝细胞和枯否细胞内磷脂沉积、胆汁淤积、枯否细胞增生、星状细胞增生、血管病变、肝细胞肿瘤、肝血管肿瘤等。

（一）毛玻璃样肝细胞

药物诱发的毛玻璃样肝细胞多集中于小叶中央部，由多种药物引起的滑面内质网肥大和相关酶的功能下降引起。这些药物（或毒物）有：苯巴比妥、利福平、二噁英、氰酰胺。

（二）肝细胞脂褐素沉积

药物诱发的肝细胞脂褐素沉积多累及小叶中央部肝细胞。常见于长期使用非那西汀、氨基比林、氯丙嗪、波希鼠李皮和抗癫痫药的患者。

（三）肝细胞脂肪变性

药物诱发肝细胞脂肪变性在药物反应中也较常见，分为小泡状和大泡状脂肪变性两种。大泡状脂肪变性常见于磷、四氯化碳、乙醛和甲氨蝶呤。小泡状脂肪变性常合并有严重肝损伤，常由乙醇、静脉使用四环素、胺碘酮、丙戊酸盐、乙酰水杨酸，以及一些抗病毒的核苷类药引起。显然与线粒体功能损害及脂肪的 β 氧化障碍有关。

（四）肝细胞磷脂沉积

己烯雌酚、马来酸哌克昔林（心舒宁）、胺碘酮等药物具有抑制磷脂酶 A1 的作用，可以诱发肝细胞和枯否细胞内磷脂沉积，使细胞呈泡沫状增大。电镜下，细胞的溶酶体增大，其内可见层状髓样（指纹样）小体。

（五）肝细胞死亡

药物诱发的肝细胞死亡可以通过代谢产物的直接作用或免疫介导的超敏反应引起，炎性介质、细胞因子及其受体加重了病理变化。肝细胞坏死和凋亡都可发生。坏死可呈凝固性和液化性，可以表现为灶状、区带状、桥接性、亚大片、大片坏死。多数药物（或毒物）诱发小叶中央肝细胞坏死，如氯仿、四氯化碳、醋氨酚（乙酰氨基酚）、毒蘑（条蕈）等。少数药物（或毒物）诱发小叶周边的肝细胞坏死，如黄磷、硫酸亚铁。上述药物（或毒物）大剂量可以引起致命性大片坏死。小剂量可以引起肝细胞凋亡。长时间可以引起肝硬化。药物诱发的急性和慢性肝炎内可见肝细胞增生，出现体积大、核深染，双核或多核肝细胞。

（六）胆汁淤积

天然或人工合成的雌激素、雄激素类固醇及同化类固醇药物具有抑制位于细胞膜上的转运多肽的作用，可导致胆汁分泌异常，诱发单纯性胆汁淤积，使胆汁淤积于肝细胞（小叶中央为主）和毛细胆管内，不伴有胆管、肝细胞损伤和炎症反应。药物诱发的胆管炎，导致胆管减少、淤胆，可持续数月甚至数年。常见的药物有氯丙嗪、氟哌啶醇、阿莫西林、氟氯西林、缓脉灵（ajmaline）、复方磺胺甲噁唑（SMZ+TMP）等。当药物诱发淤胆伴肝炎时，则称为药物诱发的胆汁淤积性肝炎。患者有轻度到中度黄疸，血清 ALT/AST 增高。组织学上，除胆汁淤积外，肝细胞损伤严重，嗜酸性粒细胞浸润，汇管区水肿，炎细胞浸润，小胆管增生。整体形态学改变与病毒性肝炎相似。抗惊厥药物、磺胺类、对氨基水杨酸和保泰松可以诱发胆汁淤积性肝炎。

（七）枯否细胞增生

多种外来物质，如硅、滑石粉、炭末、吡咯烷酮、淀粉代血浆、硅酮、二氧化钍等，都可以引起枯否细胞增生，并蓄积在枯否细胞内。有 60 余种药物，如磺胺类、甲基多巴、奎尼丁、保泰松、别嘌呤醇等，可以引起肉芽肿性肝炎。枯否细胞增生参与药物诱发的肉芽肿性肝炎。

（八）星状细胞增生

维生素 A 过多症和甲氨蝶呤治疗可诱发肝星状细胞增生，星状细胞胞质内可见脂性空泡，常伴发肝细胞周围和间隔纤维化。

（九）血管病变

药物诱发的血管病变可以累及肝内所有血管。避孕药可引起门静脉分支血栓形成和肝内静脉血栓形成（Budd-Chiari 综合征）。放射治疗、抗癫痫药物、骨髓移植可引起静脉阻塞性疾病，又称为中央静脉腔非血栓性狭窄，表现为中央静脉、叶下静脉壁纤维组织增生，甚至管腔狭窄。无机砷、二氧化钍、氯乙烯、维生素 A、硫唑嘌呤、甲氨蝶呤等药物可引起门静脉分支硬化，表现为门静脉分支壁增厚、纤维化，甚至闭塞。药物过敏性动脉炎可以累及肝动脉及其分支，血管壁纤维素样坏死，伴炎症细胞浸润，可导致多灶性出血、坏死、甚至肝破裂。口服避孕药可以诱发汇管区周围肝窦扩张，开始表现为汇管区周围肝窦扩张，长时间发展最终引起小叶中央肝窦扩张。促蛋白合成性类固醇、硫唑嘌呤等药物可以诱发肝紫癜。病变可以发生在肝小叶的任何区带，形成数毫米的小囊，囊壁可被覆或无内皮细胞。肝紫癜也可见于结核、晚期恶性肿瘤、肾移植患者。

二、药物诱发的复合型肝病

（一）药物诱发的急性肝炎

多种药物，如抗结核药物异烟肼、非类固醇抗炎药吲哚美辛、麻醉药氟烷等，在一些具有特异体质的患者中，通过超敏反应引起急性肝炎。药物诱发的急性肝炎在形态学上不能与急性病毒性肝炎相区分，可以出现不同程度的肝细胞损伤和炎症反应，出现不同程度的小叶内和汇管区病变，并常有多少不等嗜酸性粒细胞浸润。

（二）药物诱发的慢性肝炎

少数患者长期反复使用某些药物，如呋喃坦啶、苯妥英钠等，诱发的慢性肝炎。药物诱发的慢性肝炎与慢性病毒性肝炎在病理形态学上不能区分，用药史、缺乏肝炎病毒学标志，是诊断药物诱发的慢性肝炎的主要依据。

（三）药物诱发的肉芽肿性肝炎

磺胺类、奎尼丁、保泰松、磺酰尿素衍生物、别嘌呤醇等药物可以引起肉芽肿性肝炎。药物诱发的肉芽肿性肝炎表现为非干酪性肉芽肿性炎，可伴嗜酸性粒细胞浸润、胆汁淤积。上述形态学改变的轻度肝炎，结合用药史，诊断可以成立。

（四）药物诱发的脂肪性肝炎

除乙醇（酒精）可以引起脂肪性肝炎外，胺碘酮、环己哌啶马来酸脂或硝苯地平，也可以引起假性酒精性肝炎，表现为肝细胞坏死、脂肪变性、Mallory 小体形成。

全静脉营养性肝中毒可表现为脂肪性肝炎。以新生儿和儿童更多见。常见的病理变化是淤胆和大泡性肝细胞脂肪变性，汇管区纤维组织增生及小胆管增生，并有中性粒细胞浸润。严重者可导致肝硬化。成人病变一般没有儿童严重，淤胆、肝细胞脂肪变性、气球样变性均可发现．一旦停止治疗，肝即可恢复正常。

（五）药物诱发的肝细胞肿瘤

口服避孕药与局灶性结节状增生、肝细胞腺瘤有关。

第七节　脂肪肝和脂肪性肝炎

一、脂肪变性

肝脂肪变性，可轻重不一，重者称为脂肪肝，是指肝细胞胞质内出现三酰甘油（甘油三酯），是一种肝细胞常见的可逆性损伤。引起肝脂肪代谢紊乱的多种原因都会导致肝脂肪变性。轻微肝脂肪变性临床意义不清楚，有些可能是老年性改变；严重肝脂肪变性可见于原发性或继发性肝疾病。患者可有转氨酶、碱性磷酸酶、γ- 谷氨酰基转肽酶升高。

（1）肉眼观：脂肪肝体积增大，切面油腻，淡黄色。

（2）镜下观：表现为肝细胞胞质内出现大小不等的圆形空泡。

冰冻切片油红 O 或苏丹黑等脂溶性染料染色呈阳性，锇酸固定呈黑色。

根据分布将肝脂肪变性分为小叶中央、小叶周边、全小叶性；根据形态将其分为大泡性、小泡性和大小泡混合性。根据严重程度分为轻型（1/3 以下受累）、中型（1/3 ~ 2/3 受累）、重型（2/3 以上受累）。

（一）大泡性脂肪变性

大泡性脂肪变性常见，表现为肝细胞胞质出现大的脂肪空泡，将细胞核推向一侧。

病变集中于小叶中央的多见，常见于糖尿病、肥胖症、酒精性肝病患者。

病变集中于小叶周边的常见于恶病质、蛋白质与热量营养不良、艾滋病、磷中毒、类固醇治疗患者。

严重时，累及整个小叶。

（二）小泡性脂肪变性

小泡性脂肪变性在肝细胞内形成多数小体积的脂肪空泡。镜下检查有时困难，需要借助组织化学染色显示病变。弥漫性小泡性脂肪变常合并严重影响脂肪 β 氧化的疾病，如妊娠期急性脂肪肝、Reyes 综合征、重型丁型肝炎、多处大黄蜂蛰伤、药物中毒（抗癫痫药丙戊酸钠、静脉高剂量四环素、乙醇）、一些线粒体脂肪 β 氧化缺陷疾病和遗传性尿素循环疾病等。临床上常伴肝功能异常和昏迷，有时是致命性的。

（三）Reyes 综合征

儿童患者多见。以肝全小叶性小泡性脂肪变性和肝性脑病为特点的疾病，约 1/3 的病例是致命性的。患儿常存在遗传性线粒体脂肪 β 氧化缺陷，并与水杨酸的使用有关。临床表现为急性轻度病毒感染，在使用水杨酸药物后，出现呕吐、嗜睡、昏迷。肝全小叶性小泡性脂肪变性和汇管区周围肝细胞坏死。

（四）大小泡混合性脂肪变性

大小泡混合性脂肪变性对于酒精性脂肪性肝炎患者是预后较差的形态学指标。

（五）脂性肉芽肿

脂肪变性的肝细胞破裂，其内脂肪释放，引起巨噬细胞吞噬，巨细胞形成，伴淋巴细胞、嗜酸性粒细胞反应，形成肉芽肿，称为脂性肉芽肿。中央的脂肪球可以作为与其他肉芽肿鉴别的依据。酒精性脂肪肝中常见此种病变。

（六）局灶性脂肪变性

现代影像学技术可以显示肝内局灶性脂肪变性，多位于被膜下，病变可以多发或单发，多发时影像学上容易与转移癌相混淆。

（七）脂肪性肝炎、纤维化和肝硬化

脂肪变性可以作为单一因素，通过二次打击（第一次打击为脂肪变性，第二次打击为脂肪过氧化），引起坏死性炎症病变，进一步引起纤维组织增生，纤维间隔形成，导致肝硬化。

二、酒精性脂肪性肝炎

是指由于酗酒引起的肝炎。肝损伤程度与患者的遗传素质、酒精消耗的多少、酗酒的时间有关。严重者可导致肝功能衰竭。

【病理诊断要点】

1．酒精性脂肪性肝炎的基本病变包括

（1）肝细胞脂肪变性（大泡性多见，混合型预后不良）。

（2）肝细胞气球样变。

（3）Mallory 小体形成，多位于气球样变肝细胞内。

（4）肝细胞凋亡、坏死。

（5）嗜中性粒细胞为主的炎症细胞浸润。

（6）肝细胞周围纤维化出现于所有的酒精性脂肪性肝炎中，纤维组织环绕柱状的肝细胞团，被称为鸡笼样纤维化，为特征性病变。

（7）中央静脉周围纤维化。

（8）严重者中央静脉 - 中央静脉纤维间隔形成。

（9）以上病变弥漫分布，共同出现于同一患者，结合病史，具有诊断价值。

2．从单纯的脂肪变性到最终形成肝硬化（多为小结节型肝硬化），严重程度差别很大。

【鉴别诊断】

1．病毒性肝炎　病原学检查及病理改变与酒精性脂肪性肝炎有明显差别。

2．慢性胆汁淤积性疾病　以胆汁淤积引起的小胆管反应为特点，容易与酒精性脂肪性肝炎相鉴别。

3．非酒精性脂肪性肝炎　虽然非酒精性脂肪性肝炎的肝细胞病变较轻，进展较慢，但是单凭组织学改变很难对酒精性和非酒精性脂肪性肝炎进行鉴别，必须结合临床综合分析判断。

4．嗜酒患者的非酒精性肝病　当嗜酒患者同时患其他肝病（如慢性肝淤血、胆管炎、病毒性肝炎、药物中毒）时，常会加重肝损害、加快病程进展，需结合临床综合考虑诊断。

三、非酒精性脂肪性肝炎

空回肠短路手术、胃成形手术或其他减肥手段，全静脉高营养、胰岛素抵抗为特点的疾病、药物（马来酸哌克昔林、顺丁烯二酸盐、胺碘酮、雌激素和雌激素受体的配体）或化工中毒等可以引起非酒精性脂肪性肝炎，还有一些多因素疾病，如肥胖症、2型糖尿病、高三酰甘油（甘油三酯）血症、心血管代谢障碍疾病，也可以引起非酒精性脂肪性肝炎。当原因不明时，称为隐原性非酒精性脂肪性肝炎。

虽然非酒精性脂肪性肝炎肝细胞脂肪变性和核内糖原沉积明显，细胞坏死、炎症反应、纤维化、Mallory小体较少，但是其形态变化与酒精性脂肪性肝炎无本质区别。

第八节　肝硬化

肝硬化（cirrhosis）是各种慢性进行性肝病的终末改变，由于肝细胞坏死、结缔组织增生、肝细胞再生，正常肝小叶的结构破坏，由假小叶和增生的结缔组织取代了正常的肝结构，使肝变小变硬。由多种原因引起，可导致门静脉高压、肝脾肿大、腹水、消化道淤血、食管下段静脉曲张、肝功能不全。

假小叶是肝硬化的基本病变。假小叶指广泛增生的纤维组织将原有的小叶结构破坏，形成由纤维组织包绕的大小不等的肝细胞结节。假小叶内肝细胞排列紊乱；中央静脉可以缺如或偏位，也可以两个以上；还可以出现汇管区。假小叶内肝细胞可以变性、坏死、增生，甚至出现异型增生。

【分类】

肉眼检查，根据结节的大小，将肝硬化可分为：①小结节型；②大结节型；③大小结节混合型；④不完全间隔硬化。

1．小结节型肝硬化 又称门脉性肝硬化或雷奈克肝硬化。酒精中毒是最常见的病因，其他病因包括胆道阻塞、血色病、慢性肝静脉流出道阻塞（心源性硬化），以及婴幼儿先天代谢性疾病等。

早期肝的大体形状和外观变化不大，切面可见小而一致、但边界不甚清晰的结节，直径不超过3mm，结节间纤维间隔纤细，分布均匀。进展期肝体积缩小，变硬，表面密布无数小突起，切面纤维组织明显增多，甚至超过实质成分，严重区域纤维化的小结节可融合形成大而连续的纤维化区。

2．大结节型肝硬化 多由病毒性肝炎、自身免疫性肝炎和药物中毒引起。亚急性重型肝炎、慢性活动性肝炎反复发作均可引起大结节型肝硬化。

肝的外形尚可保持，表面呈结节状，结节体积较大，直径超过3mm，大者可超过5cm；病变早期纤维分隔可较细，进展期增生的纤维间隔增厚致密，在肝表面形成深沟和凹坑。最严重者又称坏死后性肝硬化，大的再生结节被粗大的纤维胶原带分隔，使整个肝的外观变形。

3．大小结节混合型肝硬化 肝表面结节状，结节大小不一，＞3mm的结节和＜3mm的结节数目相当。多见于原发性硬化性胆管炎、原发性胆汁性肝硬化。

4．不完全间隔硬化 是一种高度可复性的硬化类型，患者常伴有门脉高压，但肝功能正常。大体切面仅有非常纤细的不连续纤维分隔，镜下组织学改变包括结节模糊、纤维分隔细长并有中断，汇管区减少，引流静脉增多、肝窦扩张。炎症和坏死不明显。

需注意的是，任何原因引起的肝硬化可能存在从小结节进展融合为大结节的趋势，因此仅凭形态对肝硬化进行病因分类有很大局限性。

【病理诊断要点】

1．活检标本对肝硬化的诊断和分类一般没有困难；细针穿刺标本则受到标本大小的限制，虽然对小结节型肝硬化的诊断不会困难，而对大结节型肝硬化的诊断常会遇到困难，常需要进一步寻找其他证据。如细针穿刺标本中，薄层纤维组织呈圆形包绕在增生肝细胞结节边缘，不同区域内存在排列紊乱的网状纤维，汇管区域与中央静脉间隔紊乱；汇管区引流血管增多，汇管区小而结构不良，双层肝细胞索增加等，都对大结节型肝硬化提供支持。

2．肝硬化是一个长时间的动态发展过程，从初期硬化到完全型硬化并没有明确的界限，小结节可以演化为大结节。

3．慢性肝炎的纤维化分期见表 19-2。

表 19-2 慢性肝炎的纤维化分期

分期	纤维化程度
0	无
1	汇管区扩大，轻度纤维化
2	汇管区及其周围中度纤维化，无汇管区 - 汇管区桥接间隔形成
3	汇管区 - 汇管区桥接间隔形成，但无汇管区 - 中央静脉之间桥接纤维化
4	汇管区 - 汇管区之间、汇管区 - 中央静脉之间桥接纤维化，纤维间隔形成（肝硬化）

4．肝硬化诊断需要注意的事项

（1）有无肝硬化（纤维化）、肝硬化的类型和发展阶段。

（2）可能的病因：

①临床病史和实验室检查、免疫组织化学检查常可以为病毒性

肝炎提供病原学证据。

②胆汁性肝硬化形成花环样结节，结节周围水肿、胆盐沉积和胆管反应。

③慢性静脉流出阻塞引起的硬化常形成中央 - 中央纤维化间隔。

④心源性纤维化形成的结节多以相对正常的汇管区为中心。

⑤胆管缺失提示引起胆管减少的原发性胆汁性肝硬化和原发性硬化性胆管炎，或者儿童和青年发病的胆管减少综合征。

⑥胆管炎症反应提示活动性进行性胆管疾病。

⑦脂肪性肝炎在酒精性肝硬化中可以依然存在。

⑧隐原性硬化则是那些未能查出任何原因的肝硬化。

（3）肝病的活动性：肝细胞变性坏死和炎症反应。非活动性肝硬化指假小叶内和纤维间隔内无炎症细胞浸润，实质细胞与纤维间隔分界清楚。活动性肝硬化指肝细胞变性、坏死、炎症细胞在假小叶内和纤维间隔内弥漫性浸润。在假小叶内肝细胞大片凝固性坏死常是供血不足引起。

（4）肝细胞变性的类型及异型性增生的程度。

【鉴别诊断】

需要与结节状再生性增生、局灶结节状增生相鉴别。肝硬化为弥漫性病变，后者有纤维间隔，但呈局灶性分布。

【继发性胆汁性肝硬化】

继发性胆汁性肝硬化是指多种原因引起的胆汁淤积而导致的肝硬化。

1．肉眼观　肝体积常增大，质地变硬，表面呈细颗粒状，由于淤胆而呈深褐色。

2．镜下观　肝细胞胞质内胆色素沉积，并可出现羽毛状坏死、毛细胆管淤胆、胆栓和"胆汁湖"形成。汇管区小胆管增生，纤维组织增生，并伸入小叶内，相互连接形成膜性间隔，最后形成假小叶。

第九节　肝代谢性疾病

一、儿童性高胆红素血症

儿童性高胆红素血症包括 Gilbert 综合征和 Dubin-Johnson 综合征。

（一）Gilbert 综合征

Gilbert 综合征为家族性疾病，以血液内非结合性胆红素升高为特点。肝组织学检查，除肝细胞内可见少量胆色素沉着外，基本正常。

（二）Dubin-Johnson 综合征

Dubin-Johnson 综合征是由 MRP2 转运蛋白缺失引起。MRP2是胆小管多特异性有机阴离子转运蛋白，由于 MRP2 缺失导致血液中结合性胆红素升高。但是患者肝内无胆汁淤积。肝胆小管周围可见粗颗粒状、深棕色的色素。此色素在组织学和组织化学上与脂褐素相似，但是 PAS 阳性。电镜检查有助于鉴别诊断。

二、内质网沉积病

内质网沉积病是一组内质网分泌障碍导致的代谢异常性疾病，常表现为某种蛋白质的内质网储积和血浆内该蛋白质的缺失。最常见的是 α_1- 抗胰蛋白酶缺乏，其次是 α_1- 抗糜蛋白酶缺乏、纤维蛋白原沉积病和抗凝血酶Ⅲ缺乏。

（一）α_1- 抗胰蛋白酶缺乏

α_1- 抗胰蛋白酶是人体血浆和组织中含量最多、功能最重要的蛋白溶解酶的拮抗物，它抑制血清中 90% 的胰蛋白酶。

α_1- 抗胰蛋白酶缺乏是一种常染色体显性遗传病。正常人群蛋白酶抑制系统（Pi）的表型有 70 多种变异，其中 PiM 最常见，而先天性 α_1- 抗胰蛋白酶缺乏的主要异常表型基因是 Piz 和 Pis。由于单个氨基酸的置换（赖氨酸置换谷氨酸），导致 α_1- 抗胰蛋白酶不能由肝细胞释放入血，血中 α_1- 抗胰蛋白酶减少，对蛋白酶的抑制减弱，导致组织损伤，发生肝硬化和肺气肿。

【病理诊断要点】

1．最具诊断意义的是汇管区周围肝细胞内可见 1 ～ 10μm 的嗜伊红小球。抗淀粉酶消化的 PAS 染色，小球呈阳性反应。免疫组织化学染色抗 α_1- 抗胰蛋白酶染色该小体呈阳性，电镜检查小球位于内质网内。

2．肝细胞变性、巨细胞形成、胆汁淤积、叶间胆管减少、胆管炎均可发生。晚期出现汇管区纤维组织增生，甚至肝硬化。

3．11% 的新生儿有胆汁淤积，常在 6 个月时自行消退。

（二）α_1- 抗糜蛋白酶缺乏

α_1- 抗糜蛋白酶缺乏的病例也有报道。汇管区周围肝细胞内可见 α_1- 抗糜蛋白酶形成的嗜伊红小球。抗淀粉酶消化的 PAS 染色，小球呈阳性反应。

（三）抗凝血酶Ⅲ缺乏

汇管区周围肝细胞内也可见抗淀粉酶消化的 PAS 染色小体阳性。

（四）纤维蛋白原沉积病

汇管区周围肝细胞内也可见纤维蛋白原形成的嗜伊红小体。体积小的呈不规则性，体积大的呈球形。抗淀粉酶消化的 PAS 染色，小球呈弱阳性反应。磷钨酸苏木素染色阳性。免疫组织化学，抗纤维蛋白原染色呈阳性。

三、铁负荷过重

铁负荷过重可以引起组织内出现过量铁的存在，称为铁沉着症（siderosis），或含铁血黄素沉着症（hemosiderosis）。而血色病（hemochromatosis）特指遗传性血色素沉着症。

引起铁负荷过重的原因包括：遗传性血色素沉着症、输血、溶血性疾病、慢性贫血、新生儿铁超负荷、酒精性肝病、慢性肾衰竭、迟发性皮肤卟啉症等。在铁沉着症病理诊断的过程中，应首先考虑遗传性血色素沉着症。

铁沉着症可以通过 Perls 染色，含铁血黄素、以及与铁蛋白结合的高铁均呈普鲁士蓝色。由于铁蛋白弥散于细胞质内，因此结合于铁蛋白的高铁呈弥漫的蓝色，而含铁血黄素呈深染的颗粒状。

不同原因引起的铁沉着症在肝内的分布不同。遗传性血色素沉着症主要累及肝细胞。地中海贫血累及肝细胞和枯否细胞。外源性铁沉着症首先累及枯否细胞。肝炎和酒精性肝病引起的铁沉着症主要累及内皮细胞。肝细胞铁沉着症以汇管区周围最显著。

可以简单地将肝铁沉着症分为 4 级：1 级最轻，4 级最重，2 级和 3 级介于中间。

化学测定方法以每克干重肝组织内所含铁的量（μmol/g）除以患者的年龄所得的数值作为肝铁指数（Hepatic iron index，HII）。当 HII > 1.9 时，常提示患者为遗传性血色素沉着症。

另外，还有将组织学 HII 与肝细胞、间质、胆管细胞、血管、纤维组织等组织学评价结合在一起，产生对肝铁沉着症 0 ~ 60 的评分系统。

（一）遗传性血色素沉着症

是一种常染色体隐性遗传性疾病。由位于 6 号染色体的 HFE 基因突变引起。HFE 基因突变导致肠上皮细胞对铁吸收过多。纯合子患者的肝、心和胰腺等器官内铁沉着。近年来对于本病的基因诊断已经成为可能。

【病理诊断要点】

1. 早期，汇管区周围肝细胞内出现铁沉着。这是非常值得注意的变化。必须进行 HII 分析。早期诊断可以避免肝硬化发生。

2. 随着年龄增加，含铁血黄素沉着累及小叶中央肝细胞、枯否细胞和巨噬细胞。进一步汇管区纤维组织增生，小胆管增生，胆管上皮内含铁血黄素沉着。严重者，肝细胞嗜酸性变、液化、坏死，局部巨噬细胞浸润，形成铁色素坏死。

3. 最后，汇管区纤维组织增生，破坏肝小叶结构，形成小结节性肝硬化。

4. 15% 的患者并发肝癌。

（二）新生儿铁负荷过重

本病是新生儿罕见的致死性疾病，与遗传性血色素沉着症无关，病因不明。

特点是肝铁沉着，伴肝细胞坏死、巨细胞转化、纤维化和结节形成。

（三）其他原因引起的肝铁沉着症

肝铁沉着症在新生儿肝病理检查中常见。地中海贫血和其他慢性贫血可以引起肝铁沉着症，首先累及枯否细胞，并可以发展为纤维化和肝硬化。输血引起的丙型肝炎引起的肝铁沉着症，常合并汇管区和肝小叶内慢性炎症细胞浸润。摄入过多铁制剂常引起网状内皮细胞和肝细胞铁沉着。肝硬化也可以继发肝铁沉着症。

四、肝 - 豆状核变性

又名 Wilson 病。本病是铜代谢障碍性疾病，常染色体隐性遗传。患者出生即不能维持正常铜代谢，由于肝细胞溶酶体的铜排泄受损，食物中吸收的铜在肝内存积。由于肝具有存积高于正常50 多倍铜的潜能，所以患者在 6 岁前很少发生症状。到青春期前后，肝结合铜的能力已达极限，患者血中游离铜的浓度超出正常5 ~ 10 倍，使中枢神经和肾等器官受到损害，发生溶血、肝实质广泛坏死、大脑豆状核和壳核发生对称性坏死，患者出现僵直、震颤、下咽困难、面部呆板，眼角膜边缘由于铜沉积而呈褐色环，即Kayser-Fleischer 环。

肝 - 豆状核变性的肝变化为肝细胞的散在性或广泛性坏死，纤维组织增生，肝细胞结节状再生，最终演化为小结节性肝硬化。

五、肝糖原沉积症

是少见的遗传病，患者先天性缺乏糖原代谢过程中的某种酶，而使糖原存积，根据所缺的酶将本病分为 0 ~ XII 共 13 型。其中肝内发生糖原沉积的依次是 I 型（缺乏葡萄糖 -6- 磷酸酶）、III 型（缺乏淀粉 -1，6- 糖苷酶）和 VI 型（缺乏肝磷酸化酶）。

患者由于肝内有较多糖原沉积，肝肿大。

镜下观：肝细胞体积增大，胞质透明。PAS 染色胞质内充满糖原。

六、Gaucher 病

本病因缺乏葡萄糖苷酯酶而使葡萄糖苷酯沉积于单核巨噬细胞系统内，而形成特殊形态的 Gaucher 细胞，直径 20 ~ 100μm，胞质着色浅，高倍镜下可见胞质内隐约有葱皮状线纹。Gaucher 细胞位于肝细胞索的两侧。

七、Niemalul-Pick 病

本病是由于细胞内缺乏鞘磷脂酶以致神经鞘磷脂在细胞内沉积。本病比 Gaucher 病更少见。发病急，婴儿常在出生 1 ~ 2 个月即出现肝、脾肿大。肝内枯否细胞肿大增生，形成 Niemann-Pick 细胞，比 Gaucher 细胞略小，胞质泡沫状，PAS 阳性，脂肪染色阳性，不见胞质内条纹。

第十节　胆汁淤积和胆管疾病

一、胆汁淤积

胆汁淤积是指胆汁分泌和流出障碍，意味着胆汁分泌功能紊乱或胆汁外分泌道的阻塞。胆汁淤积与黄疸是两个相互联系又各不相同的概念，胆汁淤积的患者可以在相当长的一段时间内不表现为黄疸，肝内及肝外胆汁淤积的原因很多，要仔细检查，并结合临床全面检查确定。

（一）急性完全性胆汁淤积

【病理诊断要点】

1．以肝小叶内胆色素沉积为特点。

2．开始表现为小叶中央区的肝细胞内胆色素沉积、肝细胞间胆小管扩张和胆栓形成。

3．进而，由于胆酸的作用导致肝细胞坏死、凋亡，枯否细胞增生并吞噬胆栓，出现枯否细胞胆色素沉积。枯否细胞胆色素沉积的出现标志着急性完全性胆汁淤积已经发生了数天。

【鉴别诊断】

急性完全性胆汁淤积需与红细胞生成性原卟啉症的原卟啉在肝细胞、胆小管、枯否细胞的沉积相区分。后者呈深棕色或黑色，偏光显微镜检查呈红色或黄色双折光结晶。

（二）慢性完全性胆汁淤积

慢性完全性胆汁淤积常持续数周以上。

【病理诊断要点】

肝细胞内胆色素沉积、肝细胞间胆小管扩张和胆栓形成、枯否细胞胆色素沉积由小叶中央扩展到汇管区周围，并出现轻度炎症反应。

（三）慢性不完全性胆汁淤积

慢性不完全性肝内胆汁淤积多由肝内胆管阻塞性疾病引起，如原发性胆汁性硬化和原发性硬化性胆管炎。慢性不完全性肝外胆汁淤积多由肝外大胆管的不完全阻塞引起。

【病理诊断要点】

慢性不完全性胆汁淤积的诊断主要依据肝细胞胆盐淤滞、淤胆性肝细胞花环、肝细胞羽毛状变性、黄瘤样细胞和胆汁性梗死、小胆管反应。

1．肝细胞胆盐淤滞　胆盐淤滞是一种汇管区周围肝细胞病变，由于胆酸对细胞膜的损伤，致使肝细胞肿大、浅染、粗颗粒状。

2．淤胆性肝细胞菊形团　对各种原因引起的慢性淤胆具有诊断意义。数个肝细胞形成腺管样结构，腔内可见胆栓。免疫组织化学检查，这些肝细胞表达角蛋白7（正常肝细胞不表达），显示向胆管分化的倾向。还可以见到多核肝细胞。

3．肝细胞羽毛状变性　是慢性淤胆的后期病变，可以累及单个或数个肝细胞，表现为肝细胞肿胀，胞质疏松呈网状，伴胆色素沉积，核固缩。

4．黄瘤样细胞　是吞噬了脂质的组织细胞，可为单个或多个细胞聚集，其出现是长期淤胆的结果。

5．胆汁性梗死　胆汁性梗死发生于长期严重淤胆患者，多为大胆管阻塞引起。坏死的肝细胞位于汇管区周围,坏死区常填满胆汁,伴炎症反应和纤维增生。

6．小胆管反应

(1) 小胆管反应从汇管区周围开始,逐渐向中央静脉周围的肝实质发展,同时伴汇管区水肿和炎症细胞浸润。

(2) 肝外胆管阻塞性疾病引起的小胆管反应主要是胆管延长,而不是胆管分支生芽,形成边缘性胆管增生的形态。

(3) 其他原因引起的小胆管反应,由于炎症性细胞因子的参与,小胆管反应呈楔状从汇管区向小叶中央发展,使小叶汇管区的界面不规则,局部炎症反应、胆盐淤滞,称为胆汁性碎片状坏死。

(4) 小胆管反应常伴小胆管周围纤维化,最后导致汇管区与汇管区之间的纤维组织连接,形成胆汁性纤维化。

7．髓外造血也可以见到。

(四) 胆汁性纤维化和胆汁性肝硬化

胆汁性纤维化是一种可逆性病变,肝小叶和血管构架还保存。胆汁性肝硬化是一种终末期不可逆性病变,由于长期淤胆破坏,中央静脉与汇管区之间的纤维组织连接不断增加,肝细胞结节状再生,肝正常结构完全破坏。

根据病变的进展,慢性淤胆性疾病的分期如下:

1 期:局限于汇管区;

2 期:局限于汇管区周围;

3 期:纤维间隔形成;

4 期:出现肝硬化。

二、胆汁淤积性肝病

由于大多数胆汁淤积性肝病的发病原因及机制不完全清楚,因此基本上按照疾病累及胆管的解剖部位进行分类。

肝细胞性疾病或实质性疾病是一组由于肝实质细胞缺陷而引起胆汁淤积的疾病。这些疾病包括如下分型:

(一) 进行性家族性肝内胆汁淤积 1 型 (progressive familial intrahepatic cholestasis type 1, PFIC-1)

又称 Byler's 病。由 ATP8B1 基因突变引起的一种常染色体隐性遗传性疾病。ATP8B1 基因编码 P 型 ATP 酶，参与胆盐分泌和（或）肠 - 肝胆盐循环。

【病理诊断要点】

（1）婴儿和儿童发生严重的进行性胆色素淤积。

（2）慢性进行性肝小叶间纤维化。

（3）电镜检查：胆小管内可见粗颗粒状胆汁栓，称为 Byler's 胆汁。

（4）血清 γ- 谷氨酰基转肽酶水平正常。

（二）进行性家族性肝内胆汁淤积 2 型（progressive familial intrahepatic cholestasis type 2，PFIC-2）

由影响胆小管胆盐输出的胆盐输出泵基因突变引起的一种常染色体隐性遗传性疾病。

【病理诊断要点】

（1）进行性胆色素淤积的青年患者。

（2）与新生儿肝炎相似，表现为持续性肝细胞增生，并向巨细胞转化。

（3）肝内髓外造血。

（4）晚期，肝纤维化进展迅速。

（5）电镜检查：胆小管内胆栓呈微丝样结构，不见 Byler's 胆汁。

（6）血清 γ- 谷氨酰基转肽酶水平正常。

（三）进行性家族性肝内胆汁淤积 3 型（progressive familial intrahepatic cholestasis type 3，PFIC-3）

由影响胆小管磷脂输出泵的基因（MDR-3）突变引起的一种常染色体隐性遗传性疾病。

【病理诊断要点】

（1）进行性胆色素淤积的青年患者。

（2）汇管区炎症浸润、叶间胆管损伤和小胆管增生明显。

（3）血清 γ- 谷氨酰基转肽酶水平升高为显著特点。

（四）良性复发性肝内胆汁淤积（benign recurrent intrahepatic

cholestasis，BRIC）

　　与进行性家族性肝内胆汁淤积1型一样，也是由FIC-1基因突变引起，但是突变区段不同，因此临床病理表型不同。临床上可以见到进行性家族性肝内胆汁淤积1型和良性复发性肝内胆汁淤积重叠发生的病例。

　　【病理诊断要点】

　　（1）儿童和成人均可发病，以复发性胆色素淤积、不进展为肝纤维化为特征。

　　（2）发作时出现肝细胞内胆色素沉积、胆小管扩张、胆汁沉积和枯否细胞胆色素沉积。

　　（五）隐原性新生儿胆汁淤积（cryptogenic neonatal cholestasis）

　　本病是一类除外上述已知疾病、原因不明的新生儿胆汁淤积性疾病。

　　【病理诊断要点】

　　（1）新生儿肝内胆色素淤积。

　　（2）与新生儿肝炎相似，发生肝细胞向巨细胞转化。

　　（3）肝内髓外造血。

　　（4）小叶间肝纤维化。

　　（5）肝实质不同程度的铁质沉着。

　　（6）原因不明。

　　（六）高乳糖血症、遗传性果糖不耐受、高酪氨酸血症、α_1-抗胰蛋白酶缺乏症

　　这些疾病都可以引起不同程度的胆汁淤积。

　　（七）获得性胆汁淤积性疾病

　　病毒性肝炎、酒精性脂肪性肝炎、非酒精性脂肪性肝炎、药物诱发的肝炎、妊娠性肝胆汁淤积、手术后胆汁淤积、急性静脉性淤血等引起胆汁淤积均为获得性或继发性胆汁淤积性疾病。

三、胆管病变

（一）小胆管胆色素淤滞

　　某些疾病只引起胆小管和小胆管胆汁淤积，不伴小胆管反应，

如 Alagille's 综合征、原发性硬化性胆管炎、肝移植慢性排斥反应。然而，大多数疾病在引起胆汁淤积时常导致小胆管反应，小胆管上皮受损而瘫痪，或分泌富有碳酸盐液体的能力下降。小胆管胆色素淤滞伴胆管损伤可见于大块状肝细胞坏死、败血症、中毒性休克、肝外胆管闭锁、全静脉高营养、一些囊性纤维化等。

【病理诊断要点】

1. 表现为汇管区周围小胆管数量增多，扩张，内含浓聚胆汁。

2. 胆管上皮细胞坏死、脱落，伴中性粒细胞浸润是败血症的表现，需要及时与临床医生沟通，紧急处理。

3. 囊性纤维化患者小胆管内浓缩胆汁 PAS 染色阳性，对淀粉酶有抗性。

（二）胆管减少和胆管稀少

组织学检查时，一般 70% ~ 80% 叶间动脉都有叶间胆管伴行，单有叶间动脉而不见叶间胆管常标志着胆管丢失。运用胆管上皮细胞的标志物 CK7 进行免疫组织化学检查可以清楚显示胆管数目。

但是由于胆管减少和胆管稀少多发生在慢性不完全胆汁淤积性疾病，胆管破坏病灶分布不均匀、不同病程的病变不同，并不是所有的组织检查都能提供特异性诊断，如晚期病变作出特异性诊断就很困难。

成人胆管减少疾病是一类引起肝内不同口径的胆管炎症性进行性破坏的胆汁淤积性肝病，包括：原发性胆汁性肝硬化、原发性硬化性胆管炎、自身免疫性肝炎、伴肝内胆汁淤积的结节病、肝移植慢性排斥反应、移植物抗宿主反应，以及特发性成人胆管减少症等。

新生儿胆管减少疾病包括肝外胆管闭锁和叶间胆管稀少。

1. 叶间胆管稀少 叶间胆管稀少发生于小儿。根据临床表现将叶间胆管稀少分为综合征性叶间胆管稀少和非综合征性叶间胆管稀少。需要注意的是，成熟儿的叶间胆管数目与汇管区数目比例小于 0.9 可能是正常的，因为出生时的胆管发育不完全，需要出生后 4 周方能完成胆管发育。

（1）综合征性叶间胆管稀少或小动脉肝发育不良：又称为

Alagille's 综合征。

【病理诊断要点】

①叶间胆管数目与汇管区数目比例小于 0.5。

②合并面部、脊椎、心脏、眼和肾发育异常。

③胆管大量破坏多发生在出生 3 个月后。

（2）非综合征性叶间胆管稀少：非综合征性叶间胆管稀少是 3 个月以下婴儿高结合性胆色素血症的主要原因。

【病理诊断要点】

①单一肝病变，表现为叶间胆管数目与汇管区数目比例小于 0.5。

②可以合并 α_1- 抗胰蛋白酶缺乏、风疹、21- 三体、Tuner's 综合征、Byler's 病等。

（3）特发性成人胆管减少：可以是家族性，也可以是散发性。胆汁淤积伴胆管减少，当除外各种原因后方可诊断。

2．肝外胆管闭锁　肝外胆管闭锁并不意味着只累及肝外胆管，而是一种全部胆管受累的进行性坏死性炎症性疾病，因此，应当称为胆管闭锁。疾病开始于子宫内胎儿期或围产期。病因不明，很可能是一组由不同原因引起的相同表型的异源性疾病。

【病理诊断要点】

手术切除的肝外胆管可见非特异性炎症，上皮坏死、脱落、溃疡，纤维增生。

肝活检为诊断的基石。肝活检显示：

（1）出生 3～4 周，胆色素淤积，巨细胞形成，髓外造血。

（2）进一步，汇管区水肿，小胆管增生，其内可见浓缩胆汁，胆管上皮细胞的萎缩、空泡变性、核固缩，管腔不规则，炎症细胞浸润，这些变化是肝外胆管闭锁的可靠证据。

（3）晚期，胆管破坏、胆管稀少，肝内纤维组织增生，导致纤维化，最终发生肝硬化。

（4）约 1/4 病人可见胆管板畸形，指示疾病发生在胚胎时期影响了胆管板的发育。患儿临床症状早而严重。

【鉴别诊断】

（1）总胆管囊肿：肝内胆管上皮细胞的萎缩、空泡变性、核固缩，管腔不规则，炎症细胞浸润是肝外胆管闭锁的特征，可以与总胆管囊肿引起的肝内淤胆相区别。

（2）新生儿巨细胞肝炎：新生儿巨细胞肝炎小胆管反应轻微，小叶内纤维化比小叶周围纤维化严重。

四、原发性胆汁性肝硬化

原发性胆汁性肝硬化是一种自身免疫性疾病，以慢性非化脓性破坏性胆管炎为特点，常与其他自身免疫性疾病合并，主要影响中年妇女，约90%的患者有抗线粒体抗体存在。肝活检对本病的诊断和分期具有重要意义。

【病理诊断要点】

1．早期　主要侵犯40～80μm的较大的叶间胆管，呈灶状或节段性分布，呈现出淋巴细胞性或肉芽肿性胆管炎的特点。形态改变包括：

（1）胆管上皮细胞肿胀、嗜酸性变、复层化，伴有淋巴细胞、浆细胞浸润。

（2）胆管周围或胆管旁可见炎症细胞（淋巴细胞、浆细胞为主，伴有嗜酸性及中性粒细胞）聚集，有时淋巴集结或生发中心形成。

（3）有40%～70%的病例还有上皮样肉芽肿形成，上皮样肉芽肿具有病理诊断意义。

（4）由于病变的分布不均匀，因此肝活检组织并不能完全反映真实情况。

2．2年内　约80%病例疾病明显进展，造成汇管区纤维组织增加和小叶结构破坏。

（1）汇管区炎症浸润扩大，纤维组织增生，胆汁淤积。

（2）不同程度的淋巴细胞性界板炎或碎片状坏死，小叶内坏死性炎症，进而纤维间隔形成。

（3）进行性胆管减少，淋巴细胞集结的区域常是已消失的胆管的位置。

3．晚期病变　慢性胆汁淤积和肝炎性病变导致肝内纤维化，出现汇管区 - 汇管区、汇管区 - 中央区纤维间隔，形成胆汁性肝硬化。

【鉴别诊断】

1．早期病变需与慢性病毒性肝炎（特别是丙型肝炎）相鉴别。慢性病毒性肝炎时，胆管炎症多不明显。

2．药物诱发的胆管损伤　多累及小的胆管。

3．结节病　需要结合临床资料（抗线粒体抗体）进行鉴别。

4．自身免疫性肝炎　抗线粒体抗体阴性。

五、原发性硬化性胆管炎

原发性硬化性胆管炎是最常见的成人胆汁淤积性疾病。男性多见（约占 75%），平均年龄 40 岁。约 70% 病例合并炎症性肠病，也可单独发生。

【病理诊断要点】

原发性硬化性胆管炎病理变化特点是整个胆管系统（大小胆管均受累）发生进行性炎症性破坏，伴发胆管狭窄和囊状扩张。

胆管壁上皮坏死、溃疡形成，管壁淋巴细胞、浆细胞浸润，纤维组织增生。

汇管区胆管表现为多形性、纤维性胆管炎。汇管区胆管周围环层状纤维组织增生（洋葱皮样）是关键病变。胆管上皮萎缩、变性。逐渐胆管被纤维组织取代而消失，引起胆管减少。

晚期，引起界板炎和汇管区纤维化，进一步出现汇管区 - 汇管区、汇管区 - 中央区纤维间隔，形成肝硬化。

胰胆管逆行造影对本病诊断很重要，显示肝外胆管多处狭窄，并与节段性扩张相间。

【鉴别诊断】

1.慢性肝炎　无汇管区胆管周围环层状纤维组织增生。

2.原发性胆汁性肝硬化　汇管区淋巴细胞、浆细胞聚集，肉芽肿形成为特点。

六、特发性成人胆管减少

成人患者胆汁淤积、胆管减少，排除了各种可能的疾病，原因不明。

第十一节　肝血管疾病

一、Zahn 梗死

由于肝接受肝动脉和门静脉双重血供，因此肝对血流阻塞具有很强的耐受力。但是肝动脉分支的突然阻断，同时伴并行的门静脉受压，也可引起局部肝梗死。

Zahn 梗死并不是真正的梗死，是指门静脉分支的急性阻塞引起的局部肝组织呈红蓝色改变。组织学检查，肝组织并没有发生坏死，只有肝细胞萎缩和肝窦扩张。

二、肝门静脉硬化

门脉高压症是指门静脉压力超过正常值（6 ～ 10mmHg）。最常见原因是各种肝硬化，另外门静脉疾病、肝静脉排血受阻性疾病也可以引起门脉高压症。

肝门静脉硬化是指无肝硬化患者的门静脉及其分支内膜增厚，是一种罕见疾病。又称为非硬化性门脉纤维化、闭塞性门脉病、非硬化性门脉高压症、特发性门脉高压症。大多病因不明，少数与砷中毒、细胞毒药物、氯乙烯有关。

【病理诊断要点】

1．肝门静脉硬化、结节状增生、不完全间隔性纤维化三种病变，伴发门静脉高压，而肝功能无明显异常的患者，高度可疑患有肝门静脉硬化。

2．组织病理学改变变异较多，细针穿刺并不能总是可以确定诊断。

3．较为可靠的诊断依据是肝内结构异常血管的存在和门静脉分支的血栓形成和硬化。

4．大血管性门静脉病的门静脉分支内膜偏心性增厚、血管壁平滑肌增生。

5．小血管性门静脉病的门静脉分支小血管出现均匀性血栓性纤维化。由于血栓机化再通，可形成海绵状结构。汇管区及其周围可以发生纤维化。

6．晚期病例可以引起结节状增生。

7．罕见病例，门静脉高压而肝组织学正常、门静脉和脾静脉无异常，被称为真性特发性门静脉高压。

三、肝静脉血液流出道阻塞

肝静脉血液流出道阻塞原因不同、部位不同。

（一）Budd-Chiari 综合征

Budd-Chiari 综合征是指各种原因造成的肝血液流出道各部位阻塞而引起的临床病理综合征。有些学者将 Budd-Chiari 综合征狭义地指肝静脉主干及其分支和下腔静脉阻塞，通常由血栓形成和随后形成的纤维化引起。下腔静脉和肝静脉先天发育畸形是发病基础。由于肝内血液流出道阻塞，肝窦血液淤积，肝、脾肿大，门静脉压力增高、腹水形成，食管静脉曲张。同时患者还出现下腔静脉高压症，表现为下肢水肿，色素沉着。

组织学检查，急性期以小叶中央的静脉和肝窦扩张、淤血为特点。严重者肝细胞萎缩、消失，甚至出血。有时小叶静脉内可见血栓或机化血栓。慢性期，小叶中央纤维组织增生，纤维组织逐渐相互联结，最后发生肝硬化。

（二）静脉阻塞性疾病

静脉阻塞性疾病是指肝静脉系统的小分支（小叶中央和小叶下静脉）的纤维性阻塞。常与服用含吡咯里西啶类生物碱（pyrrolizidine alkaloid，PAs）的草药或植物有关。另外，骨髓移植、肾移植、肝移植、放射治疗、肿瘤化学治疗、砷中毒和海洛因成瘾者的肝也可以发生静脉阻塞性疾病。酒精性肝病、肝硬化也可以发生。

四、肝窦扩张

肝窦扩张可以发生在小叶中央、汇管区周围或区域不确定。小叶中央肝窦扩张多见，可由静脉排出阻塞、药物诱发病变、类风湿关节炎、恶性肿瘤或肉芽肿疾病引起。口服避孕药、先兆子痫、子痫可以诱发汇管区周围肝窦扩张。开始表现为汇管区周围肝窦扩张伴肝窦内纤维素样血栓，长期最终引起小叶中央肝窦扩张。区域不确定的肝窦扩张，伴汇管区胆管反应，常提示肝内占位病变的可能。

五、肝紫癜

肝紫癜是肝实质原发性出血，在肝实质内存在充满血液的小囊，囊壁衬覆肝细胞。病变可以发生在肝小叶的任何区带，形成数毫米的小囊。常伴有肝出血坏死、纤维化及含铁血黄素沉着。可见于结核、晚期恶性肿瘤、肾移植患者。也可由同化性类固醇、雄激素、硫唑嘌呤等药物诱发。

第十二节　妊娠期肝病

妊娠期肝病可以分为妊娠特有的肝疾病和妊娠期合并发生的其他肝疾病两大类。妊娠特有的肝疾病包括妊娠性急性脂肪肝、妊娠毒血症、溶血-肝酶升高-血小板数目降低综合征、妊娠肝内淤胆。妊娠期合并发生的其他肝疾病有病毒性肝炎、胆石症，以及妊娠前发生的其他肝病。

一、妊娠性急性脂肪肝

发生于妊娠后期的罕见的严重的妊娠合并症。既可以发生于初产妇，也可以发生于多产妇。由胎儿肝脂肪酸转运和线粒体氧化紊乱引起。

【病理诊断要点】

（1）肉眼观：肝体积变小，呈黄色。

（2）镜下观：全小叶性小泡性脂肪变性，必要时可用冰冻切片进行脂肪染色确认。

肝内淤胆、肝细胞坏死、肝窦内纤维素样血栓均可以发生。终止妊娠、支持治疗可以挽救患者。

二、妊娠毒血症

妊娠毒血症可以引起肝病变，临床上表现为转氨酶和碱性磷酸酶升高。

【病理变化】

（1）肉眼观：肝切面可见弥漫性、点状或斑块状出血。严重的致死性病例可见被膜下血肿形成，甚至肝内梗死灶。

（2）镜下观：汇管区小血管和周围的血窦内可见纤维素样血栓，并可见肝内出血和肝细胞坏死。

三、溶血 - 肝酶升高 - 血小板数目降低综合征

是一种极其罕见的疾病。常发生于妊娠毒血症患者，引起肝内汇管区周围出血、肝细胞坏死和纤维素渗出。

四、妊娠肝内淤胆

妊娠肝内淤胆是发生于妊娠后期的可逆性肝病变。病理学改变是肝小叶中央胆小管和肝细胞内淤胆。本病对于孕妇影响不严重，但是胎儿可能存在着致命性肝胆盐转运蛋白基因的杂合突变。

第十三节   器官移植的肝病理

一、肝移植

肝移植已经成为急性和慢性肝病治疗的重要手段，对于移植前患者肝以及移植肝的组织病理学评价是肝移植不可缺失的部分。

供肝可能发生各种肝病，因此需要在移植前对供者肝进行病理学检查，筛查出那些不适合移植的肝，确保移植成功。如累及肝细胞 60% 以上的严重大泡性肝脂肪变性的肝不适合作为供肝。

（一）保存引起的肝损伤

供肝在收集、运输、保存过程中可以发生缺血、再灌注损伤，这种损伤在移植后的 2 周内可以出现。这些损伤包括外科坏死、功能性淤胆、肝细胞病变等。

1．外科坏死　外科坏死表现为灶状中性粒细胞浸润和肝细胞凋亡。

2．功能性淤胆　功能性淤胆表现为肝细胞内和胆小管内胆色素淤积，但没有小胆管炎症和坏死。

3．肝细胞病变　肝细胞病变可以出现水肿、甚至气球样变，轻者累及小叶中央，也可以累及全小叶。严重时，可以出现小叶中央坏死。但是融合性肝细胞坏死常是血管病变、药物诱发损伤的结果，预后差。

（二）同种异体排斥反应

1．超急排斥反应　又称为体液性排斥反应或抗体介导排斥反应。发生于先前有过移植病史或形成了抗 ABO 血型抗体的患者。在移植后几小时内出现，肝出现内皮损伤、血管坏死、血栓形成。数天内发生肝广泛的凝固性出血性坏死。

2．急性排斥反应　又称为细胞性排斥反应，可发生在移植后任何时间，大多发生在移植后 30 天内。

【病理诊断要点】

（1）急性排斥反应主要集中在胆管上皮细胞和血管内皮细胞（汇管区和中央静脉）。

（2）表现为汇管区炎症细胞（淋巴细胞、浆细胞、中性粒细胞、嗜酸性粒细胞）浸润、胆管损伤和内皮炎三联症。

（3）胆管损伤表现为胆管淋巴细胞浸润和胆管形状不规则，胆管上皮变性、坏死，胆管上皮细胞增生，核大小不等。

（4）内皮炎表现为汇管区和中央静脉内皮细胞损伤、脱落和内皮细胞间淋巴细胞浸润。

【急性排斥反应分级】

（1）不确定：汇管区无炎症细胞浸润。

（2）轻度：少数胆管内有轻度炎细胞浸润，并局限于汇管区。

（3）中度：排斥反应累及所有汇管区。

（4）重度：排斥反应累及所有汇管区，并扩散到汇管区周围肝组织，引起汇管区和小叶中央肝细胞坏死。

3. 慢性排斥反应　慢性排斥反应常由急性排斥反应演化而来。长期严重的急性排斥反应导致严重的不可逆性胆管、动脉、静脉和周围肝实质细胞损伤，形成所谓胆管消失综合征或胆管减少性排斥反应。临床上，急性排斥反应的患者，出现进行性黄疸加重，需要怀疑慢性排斥反应的可能。

【病理诊断要点】

（1）大多数胆管萎缩、细胞核固缩；汇管区内胆管消失；泡沫细胞闭塞性小动脉病。以上三条为诊断慢性排斥反应的最低标准。

（2）鉴于小动脉病多见于肝门部，细针穿刺很难获得阳性结果。慢性排斥反应主要累及汇管区和中央区。因此肝穿刺标本的诊断依据主要是汇管区和中央区病变。

（3）汇管区内病变为胆管和叶间小动脉消失。当80%以下汇管区内有胆管、77%以下汇管区内有小动脉需要考虑慢性排斥反应的可能。

（4）早期汇管区病变是胆管上皮细胞核距离不等，核增大，深染，被覆上皮有间断。小动脉病变为内膜下、中膜和外膜泡沫细胞浸润。晚期汇管区胆管、小动脉减少。

（5）早期中央区病变为中央静脉内皮下和周围单核细胞浸润伴肝细胞减少，轻度纤维组织增生。晚期中央静脉周围纤维化，最后形成中央 - 中央，中央 - 汇管区的桥状纤维增生。

（6）上述病变并不同步进行，胆管减少明显而小动脉病变不明显，或胆管减少不明显而小动脉病变明显，中央纤维化而胆管和小动脉病变不明显等情况均可以发生。

（7）慢性排斥反应可以分为早期慢性排斥反应和晚期慢性排斥反应。早期慢性排斥反应的汇管区和中央区病变均在早期改变或只有一项为晚期病变。而晚期慢性排斥反应的汇管区和中央区病变至少2项为晚期病变。

（三）复发性疾病

常见的复发性疾病是病毒性肝炎和肝细胞癌。应当指出，在复发性疾病中，诊断和鉴别诊断很重要。因为药物作用、移植排斥反应、保存引起的病变和复发性疾病之间病理组织学改变相互交叉，导致诊断困难。病理医师必须与临床密切结合，综合判断才能达到正确诊断。

1. 复发性乙型肝炎　复发性乙型肝炎是肝移植失败的常见原因。最早的组织变化是移植后 2～5 周肝细胞 HBeAg 阳性，但无肝细胞坏死和炎症。在 10～43 周，肝活检表现出急性肝炎病变，约 35 周转为慢性活动性肝炎，约 2.5 年发生肝硬化。严重者发生暴发性肝炎。还可以发生纤维化淤胆性肝炎，发病早，进展快，1～2 年内发展为肝硬化。肝穿刺标本表现为胆色素淤积明显，肝细胞气球样变，毛玻璃样肝细胞，胆管型肝细胞周围纤维化。

2. 复发性丙型肝炎　可以无症状或仅有组织学改变，也可以发生肝功能衰竭。其典型的病理变化是肝细胞脂肪变性、水肿、坏死。汇管区淋巴、单核细胞浸润。约 10% 患者淤胆不断加重，发生桥接坏死，甚至进展为肝硬化。

3. 复发性原发性胆汁性肝硬化　原发性胆汁性肝硬化患者体内抗线粒体抗体虽然依然存在，但是与疾病在肝的复发不呈正相关。主要依靠组织学诊断，胆管破坏、汇管区淋巴细胞浸润和肉芽肿形成是特征性组织病理学病变。

4. 复发性原发性硬化性胆管炎　需要胆管造影和组织学病理相结合进行确诊。

5. 自身免疫性肝炎　需综合临床、生化检查、血清学检查和组织学检查进行诊断。界板炎伴多量浆细胞浸润是主要诊断依据。在排除遗传代谢性肝病、病毒感染性疾病、酒精和药物性肝病，ALT、AST、IgG 和 γ 球蛋白明显升高，自身抗体（ANA、SMA、LKM1、SLA、LC1 等）阳性，但是 ANA 阴性，组织学检查有界板炎，且无胆管损伤或提示其他疾病病理变化时，才可以诊断自身免疫性肝炎。

6. 复发性肿瘤　包括肝细胞癌、淋巴瘤等。

（四）其他并发症

1．胆管狭窄　胆管吻合处狭窄或胆管其他部位狭窄可以导致移植肝功能异常。其肝内病理变化与胆管阻塞相同。

2．肝动脉和门静脉血栓形成　常发生于儿童，导致肝缺血，甚至梗死，病变程度和范围取决于血流阻塞的程度。

3．感染　肝移植患者需接受免疫抑制治疗，因此发生细菌、病毒、真菌、原虫感染的概率明显高于正常人群。特别是巨细胞病毒、EB 病毒感染，以及革兰阴性杆菌败血症容易发生。

4．药物诱发的损伤　硫唑嘌呤和环孢菌素是肝移植常用的免疫抑制剂。硫唑嘌呤可以引起肝窦淤血和小叶中央肝细胞坏死。环孢菌素可以引起胆色素淤积、肝细胞气球样变、胆管上皮细胞空泡变性。

二、骨髓移植

（一）急性肝移植物抗宿主病

发生于移植后 75 天以内，淤胆和胆管损伤为特征性病变。表现为胆管形状不规则，胆管上皮空泡变性、坏死，增生的上皮细胞呈不典型性。汇管区轻度慢性炎细胞浸润。

（二）慢性肝移植物抗宿主病

约 25% 的骨髓移植病例发生慢性肝移植物抗宿主病，常在 3 个月后发病；也可以由急性转化而来。病理变化为胆管破坏和减少，胆汁淤积。汇管区大量慢性炎症细胞浸润，碎片状肝细胞坏死。严重者进展为肝硬化。

第十四节　肝细胞性肿瘤和肿瘤样病变

一、结节性再生性增生

结节性再生性增生（nodular regenerative hyperplsia，NRH）是指非肿瘤性，又无纤维间隔的增生结节。可能与肝细胞萎缩导致的代偿性增生有关。50 ～ 70 岁老人多见。可见于充血性心力衰竭、

Felty's 综合征（慢性关节炎、脾大、白细胞减少及下肢皮肤色素沉着综合征）、淋巴增生性疾病、药物反应、动脉硬化患者，门脉血栓形成可能是此病变形成的基础，患者可合并门脉高压症。

【病理诊断要点】

1．肉眼观　肝体积大致正常，弥漫性结节状增生，结节大小从 1mm 到数厘米不等。

2．镜下观　结节由增生的肝细胞构成，肝板可多于 1 层细胞。结节周围肝细胞受压、萎缩。汇管区位于结节中央。结节间无纤维间隔。无炎症反应。无肝细胞损伤征象。

二、局灶性结节性增生

局灶性结节性增生（vocal nodular hyperplasia，FNH）可发生在任何年龄，多见于 30～50 岁，女性多于男性，大多数无临床症状。病变多为单发，少数为多发。多发性局灶性结节状增生可与多个器官内血管畸形、脑肿瘤合并发生。女性可能与口服避孕药有关，男性可能与酗酒有关。

【病理诊断要点】

1．肉眼观　增生结节多位于肝被膜下，呈灰白色的实性肿块；切面中央可见放射状纤维瘢痕。

2．镜下观　纤维组织从中央呈放射状将整个结节分隔成假小叶状，肝细胞形态基本正常，肝细胞板的网状纤维支架正常，但肝细胞板略增宽，肝窦扩张。中央的纤维组织内可见管壁偏心性增厚的肌性血管，周边见增生的小胆管，但无与之管径匹配的胆管和门静脉。常见以淋巴单核细胞为主的慢性炎细胞浸润。

【鉴别诊断】

结节状再生性增生：肝弥漫受累，弥漫性结节状增生，中央无纤维组织瘢痕。结节间无纤维间隔。无炎症反应。

三、肝细胞腺瘤

肝细胞腺瘤是一种罕见的肝细胞良性肿瘤。本病显著的临床特点是以女性多见，与口服避孕药有关。患者多为 30～50 岁。也可发生于雄性类固醇激素治疗、长期使用抗惊厥药卡马西平、糖原沉积症、性激素紊乱患者。

【病理诊断要点】

1．肉眼观　70%以上为单发，也可多发，偶尔结节可以超过10个，被称为肝细胞腺瘤病。呈圆形或椭圆形结节，切面灰黄色，质软，边界较清，可有或无包膜。

2．镜下观　肿瘤由分化良好的肝细胞构成。细胞排列呈索状，细胞不多于3层，通常无核分裂象。结节中央无纤维瘢痕，无中央静脉，无汇管区，无小叶结构，但枯否细胞存在。肝细胞可发生嗜酸性变、出现Mallory小体、色素沉积，继发性肉芽肿样反应也可见到。

【分子分型】

近年的研究根据肝腺瘤发生的分子背景不同，将其分为4型：

1．HNF1α失活型　占肝腺瘤的35%～40%。女性多见，可多发。大体呈结节状，伴弥漫脂肪变性，无明显炎症和细胞核异型性，因HNF1α失活导致其下游基因肝脂肪酸结合蛋白（L-FABP）免疫组化表达缺失。

2．β-Catenin活化型　占10%～15%。男性多见，有糖原贮积病或口服雄性激素病史。多单发，有细胞核异型性，可形成假腺样结构，无明显脂肪变和炎症，免疫组化可见β-Catenin异常浆/核表达和谷氨酰胺合成酶弥漫强表达。本型恶变危险高。

3．炎症型　约占肝腺瘤的一半以上。本型多为女性，临床多见于肥胖、脂肪肝患者，化验室检查可有C-反应蛋白（CRP）升高和红细胞沉降率加快。大体结节为单发或多发，镜下可见局灶或弥漫炎症，肝窦扩张淤血，紫癜样。约60%有gp130突变，免疫组化检测显示炎症相关蛋白如淀粉样蛋白A和CRP表达增强。本型有恶变危险。

4．未分类型　不能归入上述3类者称未分类型，约占10%。

【鉴别诊断】

需多取材除外高分化肝细胞癌。周围肝组织浸润、卫星结节和血管浸润是肝细胞癌的证据；另外，肝细胞的异型性和肝细胞索细胞层次多于 3 层也支持高分化肝细胞癌的诊断。

肝细胞腺瘤内存在肝细胞癌灶，或肝细胞腺瘤与肝细胞癌共存的病例都可见到。肝细胞腺瘤与高分化肝细胞癌准确的鉴别诊断很困难，因此，需严密随访患者。

四、肝细胞癌

肝细胞癌为肝细胞发生的恶性肿瘤，是我国常见的恶性肿瘤之一，男性多见。原发性肝癌中的 80% 是肝细胞癌。

肝细胞癌的发生与下列因素有关：

（1）HBV、HCV 感染：90% 患者为 HBV、HCV 慢性感染者。

（2）肝硬化：80% 患者有肝硬化。

（3）肝细胞异型性增生。

（4）酗酒。

（5）黄曲霉毒素：食物中黄曲霉毒素含量与肝细胞癌发生呈正相关。

（6）吸烟。

（7）其他因素：如二氧化钍造影、口服避孕药、同化性雄性类固醇、α_1-抗胰蛋白酶缺乏症、血吸虫病等可能与肝细胞癌发病有关。

血清甲胎蛋白（AFP）是肝细胞癌的标志物。AFP > 500μg/L，持续 1 个月，或 AFP > 200μg/L，持续 2 个月以上，在除外生殖细胞恶性肿瘤、肝炎、肝硬化伴活动性病变的情况下，应高度怀疑肝细胞癌的可能。

【病理诊断要点】

1．肉眼观 可分为 3 型：

（1）弥漫型：癌结节细小，弥漫浸润，不形成明显肿块，易与肝硬化混淆。

（2）巨块型：肿瘤形成超过 5cm 的肿块，肿块可单发，可为多个结节互相融合，边界清楚，无包膜。癌周可见卫星结节。

（3）多结节型：为多个不超过 5cm 结节，结节可分散，亦可融合，常广泛累及肝多处。

　　根据定义，早期肝癌直径＜ 2cm，边界清楚或欠清，有不同程度的纤维包绕，坏死和出血少见。

　　2．镜下观　癌细胞排列呈索状、梁状、腺样或团块状，少数形成乳头状结构。索或梁的细胞层次很重要，肝细胞癌层次超过3层，多的可达20 ～ 30层。索间、梁间、团块间为衬以单层内皮细胞的血窦，很少纤维间质。癌细胞多数仍保持肝细胞的特点，细胞胞质丰富，嗜酸性或胞质透明、脂肪变性，胞质内可见 Mallory 小体、胆汁、含有 AFP 和 α_1- 抗胰蛋白酶的圆形玻璃样小体。核圆形，核膜厚而深染，核仁大而明显，可出现核内假包含体。分化差者细胞异型性明显，可呈梭形，核分裂象易见，并可见病理性核分裂。侵犯门静脉分支，形成肝内转移是肝细胞癌特点之一。

　　【肝细胞癌分级】

　　根据肿瘤细胞的分化和异型程度分为：

　　1．高分化　多见于＜ 2cm 的早期肝癌，细胞排列呈细梁状或假腺样，形态与正常肝细胞相似，异型性轻微，核 / 浆比稍增大，核分裂少见。

　　2．中分化　细胞排列呈粗梁状（3层以上），常见假腺样结构，假腺腔内可含胆汁，细胞胞质丰富、嗜酸，核圆，核仁明显。

　　3．低分化　细胞排列呈实性巢，无明显肝窦样血管腔，细胞呈中 - 重度多形性，核 / 浆比明显增大，病理性核分裂多见，可有瘤巨细胞形成。

　　4．未分化　肿瘤细胞呈梭形或卵圆形，胞质稀少，实性生长。

　　【肝细胞癌的特殊亚型】

　　1．纤维层板性肝细胞癌　多发生于年轻、无肝硬化患者。由大多角形嗜酸性癌细胞组成，癌细胞胞质内含大量线粒体，癌细胞核大而空泡状，有明显的大核仁。肿瘤细胞被层状结构的纤维组织所分隔。患者5年存活率可达50%。

　　2．硬化型肝癌　约占肝细胞癌的5%。多位于肝被膜下，肿瘤细胞与典型的肝细胞癌相同，不同的是癌灶纤维化明显，纤维化多沿窦样血管分布，被埋在其中的肿瘤细胞有不同程度的萎缩。本型预后与经典型无区别，但需注意与放、化疗后改变和纤维板层型肝癌鉴别。

3. 肉瘤样肝细胞癌　细胞呈梭形肉瘤状，可伴有破骨细胞样、骨样、软骨样、横纹肌样分化。

4. 淋巴上皮瘤样癌　肿瘤性多形，局灶呈合体细胞样，瘤细胞间混有大量淋巴细胞，部分与 EB 病毒感染有关。预后资料有限。

【免疫组织化学】

Hepatocyte（HepPar-1）是肝细胞特异性抗原，在 95% 以上的肝细胞肝癌中表达。正常和肿瘤性肝细胞对 CK8 或 CK18 呈阳性反应，通常不表达胆管型上皮标记 CK7 和 CK19，部分低分化肝细胞肝癌也可灶状表达 CK19。AFP 是较特异肿瘤的标志物，但敏感性不高，仅在 20% ~ 40% 的肝细胞癌中表达。正常或肿瘤性肝细胞的小胆管与多克隆癌胚抗原（Carcinoembryonic antigen，CEA）有交叉反应，可利用其特殊的表达部位识别肿瘤的肝细胞分化特性。

在近半数早期肝细胞肝癌中 HSP70（heat shock protein 70）、Glypican-3（GPC-3）、谷氨酰胺合成酶三者均呈阳性，而高度异型增生结节几乎不见三者均阳性的情况，因此三者联合应用有助于鉴别早期高分化小肝癌和异型增生结节。另外，肝细胞癌的血窦被覆细胞弥漫表达 CD34，而正常肝窦内皮细胞不表达，局灶性结节状增生或肝硬化时仅在结节周边有少量窦内皮表达 CD34，有助于与肝细胞癌鉴别。

【转移和预后】

肝细胞癌迅速侵犯门静脉系统，首先形成肝内转移，然后经血行转移到肺和其他器官（肾上腺和骨），也可转移到肝门淋巴结。

未治疗的肝细胞癌患者平均生存时间约 6 个月。早期肝癌手术切除，5 年存活率达 64.9%。大肝癌手术切除，5 年存活率达 30% ~ 50%。近年来，经过综合性治疗，肝癌患者的 5 年存活率已经提高到 50.5%。

五、肝细胞癌的癌前病变

（一）肝细胞改变和异型增生灶

肝细胞改变多与慢性肝病癌变有关，发生在肝细胞癌周围肝组织内、肝硬化、HBV 和 HCV 慢性感染者的肝内。包括大细胞变和小细胞变。前者细胞体积大，形态不一，核深染，核较大，但核/质比无明显增大。后者细胞体积小，胞质嗜碱，核深染，核/质比增大，排列显拥挤。普遍认为，小细胞变是肝细胞癌的癌前病变，而大细胞变至少部分为癌前病变。

异型增生灶是指组织学水平发现的癌前病变灶，直径＜1mm。多位于肝硬化的肝内，常为多发。镜下：异型增生灶多由小细胞变的肝细胞组成，少部分由大细胞变细胞组成。在遗传性血色病患者，异型增生灶可表现为缺铁灶。

（二）异型增生结节（dysplastic Nodules，DN）

指肝硬化背景下发生的、肉眼可见的大再生结节，是肝癌的癌前病变，根据其异型程度又分为低级别异型增生结节（LGDN）和高度级别异型增生结节（HGDN）。低倍镜下，异型增生灶的细胞密度明显高于周围硬化结节。LGDN 细胞轻度异型，HGDN 具有核/质比增高，核深染，形状不规则，肝板超过 2 层细胞，假腺管形成，胞/质嗜碱性等特点。在异型增生结节内可见到残存的胆管，据此有助于与高分化小肝癌相鉴别。

六、肝母细胞瘤

肝母细胞瘤是较少见的恶性肿瘤，是具有向上皮和间叶多方向分化潜能的母细胞发生的恶性肿瘤。多见于婴儿，偶见于儿童和成人。患儿常合并先天发育异常，如肾母细胞瘤、糖原沉积症、家族性结肠息肉病等。主要临床特点是肝肿大和 AFP 升高。

【病理诊断要点】

1．肉眼观　多为肝内单个边界清楚的肿物，少数为多发。

2．镜下观　有如下类型：

（1）单纯型或上皮型肝母细胞瘤：占多数，肿瘤由单一的不成熟肝细胞构成。分为如下亚型：

①胎儿型：不成熟肝细胞模仿胚胎肝的形成，低倍镜下呈"明暗相间"形式，细胞小而圆，染色质细腻，核仁不明显，排列成小梁状，可有胆栓，核分裂象通常＜2个/10HPF。

②混合性胎儿型和胚胎型：除胎儿型成分外，还可见如孕6～8周的胚胎期肝形态，不成熟肝细胞形成实性团块，伴有缎带状、乳头状或菊形团结构。

③粗小梁状型：形成肝细胞癌样的多层细胞构成的梁状结构，小梁厚度为6～12层细胞或更多。小梁由胎儿型、胚胎型以及类似肝细胞的大细胞组成。

④小细胞未分化型：完全由非黏附性片状小细胞组成，类似神经母细胞瘤，此型血清AFP水平常较低或正常，预后不良。

（2）混合性上皮和间叶型肝母细胞瘤：约占肝母细胞瘤的45%，肿瘤由上皮性成分和间质成分构成。多数含不成熟和成熟的纤维组织、骨组织和软骨样组织。如伴有更复杂起源的所有胚层的异质性组织，则称为伴畸胎瘤样特征的混合性上皮和间叶型肝母细胞瘤。

（3）肝母细胞瘤的变异型和与肝母细胞瘤相关的肿瘤：

①伴胆管细胞成分的肝母细胞瘤和相关肿瘤：出现胆管细胞成分，伴或不伴胆管样结构形成。

②移行性肝细胞肿瘤：发生于年龄较大的儿童或青年，肿瘤的形态介于肝细胞癌和肝母细胞瘤之间，侵袭性高，发展迅速，对化疗反应差。

③肝钙化巢状间质性上皮性肿瘤（calcifying nested stromal-epithelial tumors of the liver）：少见的低度恶性肿瘤，年幼儿童发病率可能高于年长儿童，镜下特点为巢状的梭形和上皮样细胞，有时有显著的间质反应，巢状上皮样细胞类似不成熟的肝细胞样细胞，可见钙化和骨化。

（4）肝母细胞瘤化疗后改变：细胞增大，可有气球样变、脂肪变性，核显著畸形，常见的典型化疗后改变是出现鳞状上皮角化珠。有些病例可仅存骨化灶而无任何上皮成分残存，完全退变的病例可仅见球形纤维化结节，内含坏死组织、瘢痕化的血管，以及陈旧性出血和含铁血黄素。

【免疫组化】

肝母细胞瘤可表达低分子量 CK、EMA、波纹蛋白、多克隆 CEA、HCG、转铁蛋白受体、AFP、Hep-Par-1 和 p53 等。

【转移和预后】

肿瘤可转移到引流淋巴结、肺和脑等器官。手术切除结合化学治疗是常用的治疗方法。预后比肝细胞癌好，患者 5 年存活率 30% ~ 70%。

第十五节　肝内胆管肿瘤和肿瘤样病变

一、胆管错构瘤

胆管错构瘤又称为 von Meyenburg 或 Moschcowitz 复合体，本质上是由于胆管板发育异常形成的。

(1) 肉眼观：为多发性、小的白色结节，散布在肝内。

(2) 镜下观：肿瘤由排列紊乱的胆管、小胆管及纤维组织构成。

二、胆管腺瘤

胆管腺瘤是胆管上皮发生的良性病变，是肿瘤性还是错构瘤性，尚存争议。因此，有人将 von Meyenburg 复合体与胆管腺瘤统称为良性胆管增生。

【病理诊断要点】

1. 肉眼观　通常在肝被膜下，单发、边界清楚的白色肿块，一般直径 < 1cm。

2. 镜下观　肿瘤由小腺管构成，无管腔或仅有小腺腔。有的病例腺上皮细胞透明状。当纤维间质丰富时，称为胆管纤维腺瘤。

三、肝黏液性囊性肿瘤

多数发生在肝内，少数发生在肝外胆管和胆囊，有明显囊腔形成，囊腔通常与胆管不相通。与发生在胰腺的相应病变相同，几乎均见于女性。肿瘤由内衬的黏液性上皮和下方卵巢样间质两种特异性成分组成。(详见第十八章"胰腺及壶腹周围区"疾病)。

四、胆道导管内乳头状黏液性肿瘤

多数发生于肝内胆管，少数发生于肝外胆管，包括过去所称的胆管乳头状瘤和乳头状瘤病。本病病理特点与发生在胰腺的相应病变相同，详见第十八章"胰腺及壶腹周围区"疾病。

五、胆管上皮内肿瘤

胆管上皮内肿瘤（billiary intraepithelial neoplasia，BilIN）是胆管细胞癌的癌前病变之一，在慢性胆道疾病（如肝内胆管结石）中并不少见，表现为上皮细胞复层化和微乳头形成，细胞核／质比增大，局灶核极向紊乱，核深染。根据上皮异型的程度分为BilIN1 ～ 3级。

六、肝内胆管细胞癌

胆管细胞癌是由胆管上皮发生的恶性肿瘤，比肝细胞癌少见，60岁以上老年人多见。研究表明，可能与慢性胆管炎症、肝内胆管结石、原发性硬化性胆管炎、肝吸虫感染、钍用药有关，非胆源性肝硬化特别是HCV、HBV感染引起的肝硬化可能也与其发生有关。

【病理诊断要点】

1. 肉眼观 分为3型。

（1）肿块型：表现为肝实质内结节或肿块，灰白，实性，质硬。

（2）胆管周浸润型：沿汇管区浸润并压迫受累胆管。

（3）胆管内浸润型：多由导管内乳头状肿瘤恶变而来，表现为扩张的胆管内的息肉状或乳头状病变。三型可以混合存在。

2. 镜下观 肿瘤细胞多排列呈腺管结构，可见筛状、腺泡状、微乳头状及索状结构，细胞小至中等大，立方状至柱状，可具多形性，胞质淡染，核小，可有小核仁。间质常较丰富。肿瘤细胞沿肝板、神经和胆管侵袭，常浸润汇管区，需注意与汇管区残存的非肿瘤性小胆管鉴别。

组织学亚型包括腺鳞癌、鳞状细胞癌、透明细胞癌、黏液腺癌、印戒细胞癌、黏液表皮样癌、淋巴上皮瘤样癌和肉瘤样癌等。

混合性肝细胞-胆管癌指肿瘤同时具有两种分化成分，两种成

分既可混合存在，也可相互分离，但既不同于肝细胞癌与胆管癌的碰撞（两个癌相互间隔，一个为肝细胞癌，另一个为胆管癌）；也不同于肝细胞癌内具有腺样分化（肝细胞癌形成腺体结构）。

【免疫组化】

胆管癌表达 EMA、CEA、CK7 和 CK19。

【鉴别诊断】

极少数高分化胆管癌可能被误诊为胆管腺瘤，肿瘤细胞的异型性、同一腺体的肿瘤细胞的异源性、周围肝组织的浸润，以及临床随访是确立胆管癌诊断的主要依据。

部分肝细胞癌可有腺管样分化，但是构成腺管的细胞与肝细胞相似，腺腔内无黏液。

转移性结直肠癌和肝内胆管癌均可有明显的腺管分化和间质纤维组织增生，但前者常伴有较明显的坏死。免疫组化胆管癌通常CK7+/CK20−，而转移性结直肠癌通常 CK7−/CK20+，这种角蛋白的不同表达有利于两者的鉴别诊断。

第十六节　间叶性肿瘤和肿瘤样病变

一、脉管肿瘤

（一）血管瘤

血管瘤是肝内最常见的良性肿瘤，多数无症状，少数可发生破裂出血。

1．肉眼　肿瘤形成暗红色、边界不清的肿块。

2．镜下　肿瘤多为由大小不等的血窦构成的海绵状血管瘤，可有机化血栓和钙化。少数由毛细血管构成。

（二）淋巴管瘤

常为多器官受累的淋巴管瘤病累及肝，见于婴儿和儿童。

（三）幼年性血管瘤

曾被称为幼年性血管内皮瘤，是一种富含血管内皮的良性血管瘤，几乎无一例外的发生于小儿和儿童。87% 发生在小于 6 个月的小儿。

【病理诊断要点】

1．肉眼观　单发或多发，呈红色或紫红色斑块状，较大者常有出血、中央纤维分隔和局灶钙化。

2．镜下观　肿瘤周边可见丰富的毛细血管样管腔，内衬肥胖的内皮细胞，中央血管腔较大，纤维分隔增多，局灶可见髓外造血。可继发梗死、出血和钙化。病变边缘可见陷入的小胆管和肝细胞。

有些病例肝病变多发，是 Beckwith-Wiedemann 综合征的一部分。Beckwith-Wiedemann 综合征具有高病死率的特点，多由于肝功能衰竭、充血性心力衰竭、高消耗性凝血病而死亡。

（四）上皮样血管内皮瘤

【病理诊断要点】

1．女性多见，与口服避孕药有关。

2．肉眼观　肝内多发病变，可发生于肝任何部位。病灶黄白色，质韧。几毫米到几厘米不等。

3．镜下观　肿瘤性内皮细胞肥胖，胞质嗜酸，空泡变性，空泡内可见红细胞。肿瘤性内皮细胞呈丛状向血管内生长。间质丰富，可以黏液变性和钙化。

预后好于血管肉瘤，约 27% 发生肝外器官（如肺）转移。手术切除是主要治疗方法。

（五）血管肉瘤

血管肉瘤多见于成人。肝硬化、氯化乙烯暴露、钍和砷制剂的使用与肿瘤发生有关。

【病理诊断要点】

肿瘤以形成互相吻合的迷路样血管腔隙为特点，被覆有明显异型性的内皮细胞，核分裂象易见。

肿瘤分化差别大，需注意与上皮样血管内皮瘤、肝紫癜相鉴别。

免疫组织化学：肿瘤表达 CD31、CD34 和Ⅷ因子相关抗原。

二、未分化肉瘤

常见于小儿。由于肿瘤细胞呈原始未分化状态，因此得名。

【病理诊断要点】

1．肉眼观 单发，境界清楚的结节，质地软，有出血和坏死。

2．镜下观 肿瘤细胞未分化，由梭形细胞和大细胞构成，大细胞胞质内有 PAS 阳性的透明小体。肿瘤边缘可见小胆管被肿瘤细胞包围，是浸润的证据。

3．免疫组织化学 肿瘤表达 Vimentin、desmin、SMA、CK、溶菌酶、α_1- 抗胰蛋白酶、α_1- 抗糜蛋白酶、CD10、CD68 等多种标记，说明肿瘤具有多向分化潜能。

三、其他间叶性肿瘤

（一）血管平滑肌脂肪瘤

与肾的血管平滑肌脂肪瘤一样，由迂曲的血管、增生的平滑肌、脂肪组织构成。肿瘤表达 SMA、desmin、S-100 和 HMB-45。

（二）髓脂肪瘤

与肾上腺髓脂肪瘤一样，由脂肪细胞和造血细胞岛构成。

（三）平滑肌瘤

平滑肌瘤形成孤立结节，需与高分化平滑肌肉瘤相区别。一些艾滋病患者、器官移植后患者发生肝平滑肌瘤与 EB 病毒感染有关。

（四）脂肪瘤

脂肪瘤常为发生于肝实质内的圆形结节，是真性肿瘤。与发生与肝血管纤维韧带的假脂肪瘤不同，后者为嵌入的脂肪垂。

（五）孤立性纤维性肿瘤

孤立性纤维性肿瘤曾被称为局灶性纤维性间皮瘤，可以发生于肝被膜下或实质内。与其他部位的孤立性纤维性肿瘤一样，肿瘤表达 CD34、BCL-2 和 Vimentin。

（六）良性神经鞘瘤和恶性外周神经鞘肿瘤

可以原发于肝，有些病例为神经纤维瘤病患者。

（七）肝原发性肉瘤

肝原发性肉瘤格外少见，因此首先需要排除其他部位的肉瘤转移到肝。肝原发性肉瘤包括纤维肉瘤、平滑肌肉瘤、横纹肌肉瘤、骨肉瘤、骨巨细胞瘤、恶性纤维组织细胞瘤等。

第十七节　恶性淋巴瘤和相关病变

一、恶性淋巴瘤

多数肝的恶性淋巴瘤是系统性病变累及肝形成的，肝原发的恶性淋巴瘤少见。肝原发的恶性淋巴瘤最常见的类型为弥漫性大B细胞淋巴瘤，其次为黏膜相关淋巴组织淋巴瘤。患者以成人多见。主要累及儿童的EB病毒阳性T细胞淋巴组织增生性疾病也有报道。本节仅简要介绍以肝受累为主要表现的特殊类型淋巴瘤——肝脾T细胞淋巴瘤，其他请参见第三十二章"淋巴结"中第九节"恶性肿瘤"。

肝脾T细胞淋巴瘤为高度侵袭性肿瘤，患者平均存活时间约为1年，部分与异源性免疫抑制有关。镜下表现为肝窦内单一形态的中等大小淋巴细胞浸润，瘤细胞有中等量嗜酸性胞质，核圆或有轻度凹陷，可见小的嗜碱性核仁。汇管区浸润常不明显。诊断时常已有脾和骨髓浸润。多数肿瘤细胞来源为γδ T细胞，少数为αβ T细胞来源。

二、白血病累及肝

慢性淋巴细胞性白血瘤累及肝汇管区，毛细胞性白血病累及肝窦和汇管区两部分，慢性粒细胞白血病则主要累及肝窦，严重时肝细胞萎缩，甚至消失。

三、反应性淋巴组织增生或结节性淋巴病变

反应性淋巴组织增生或结节性淋巴病变需与滤泡中心细胞型淋巴瘤、黏膜相关性淋巴瘤相鉴别。前者形成明显的生发中心，淋巴细胞分化正常。

第十八节　其他肿瘤和肿瘤样病变

一、神经内分泌肿瘤

无论是单发，还是多发，首先应考虑为胃肠道、肝外胆管或胆

囊来源的转移性 NET，仅有极少数为肝内原发。转移性 NET 切除可以缓解类癌综合征，提高 5 年存活率。

二、上皮样肌上皮癌

极罕见，可能来源于胆管。

三、副节瘤

肝原发性副节瘤与肝细胞癌相似，需免疫组化检查、结合临床鉴别诊断。

四、肝原发性生殖细胞性肿瘤

肝良性和恶性畸胎瘤极罕见，恶性畸胎瘤需与肝母细胞瘤相鉴别。原发性绒毛膜上皮癌、卵黄囊癌也有报道。

五、其他瘤样肿块

包括脓肿、先天性肝纤维化、孤立性坏死结节等。

六、肝转移瘤

胆囊癌、肝外胆管癌、胰腺癌、胃癌可以直接浸润肝。而大肠癌、胃癌、胃肠道神经内分泌肿瘤、肺癌、乳腺癌、肾癌、胰腺癌、内脏器官的肉瘤以及黑色素瘤等均可转移到肝，形成多发性结节，有时也可形成孤立性转移结节（约 6%）。

肉眼观：肝转移瘤形成单发或多发结节，境界较清楚，可有假包膜；可累及或不累及肝被膜。由于一些良性病变（如纤维瘢痕、胆管错构瘤和腺瘤、结节状增生）可以与转移瘤非常相似，因此组织学检查非常必要。

（石雪迎）

第二十章　胆囊及肝外胆管疾病

第一节　先天发育异常

胆囊的先天发育异常有胆囊缺失、双胆囊、多间隔胆囊、胆囊异位、胆囊内异位组织等。肝外胆管的先天发育异常包括有先天性胆管缺失和先天性胆管囊肿。

一、胆囊异位组织

胃黏膜、肠黏膜、胰腺、肝组织、肾上腺、甲状腺均可在胆囊颈附近形成小结节。

二、先天性胆管缺失

胆囊和肝外胆管可完全缺失，亦可形成实性纤维条索。发病机制不明，可能由多种因素引起。约20%患者合并其他发育异常。组织学检查显示，肝外胆管和肝有广泛损伤；由于胆汁淤积，肝内胆管系统上皮损伤，炎症细胞浸润；进而，管腔消失，纤维化。约10%的病例近端肝外胆管开放，可通过肠胆管吻合术治愈；剩余的90%不具有开放的近端肝外胆管，无法手术治疗。

三、胆管囊肿

胆管囊肿实质上并不是真正的囊肿，而是胆总管局部呈梭状或囊状扩张。发病机制不明。胆管囊肿常可以导致肝外胆管甚至十二指肠阻塞，导致阻塞性黄疸，成为儿童阻塞性黄疸的常见原因。胰胆管结合部异常占全部病例的90%，可以合并其他胆管发育异常。女性多见，腹痛、黄疸、肿块是临床常见症状。超声诊断是本病简单、有效的诊断方法。

【病理诊断要点】

1．肉眼观　胆管囊肿有如下五种类型：

（1）胆总管囊性扩张（占 50% ~ 80%）。

（2）胆总管侧壁憩室状突出。

（3）胆总管十二指肠均扩张。

（4）肝外胆管多发性囊肿。

（5）肝内胆管单发或多发性囊肿。

通常囊内胆汁可达 1 ~ 2L，囊肿壁常有纤维化和钙化。囊肿远端的胆管多表现为狭窄。

2．镜下观　婴幼儿患者，囊壁被覆柱状上皮细胞完整，炎症轻微；较大儿童患者，囊壁间断可见被覆柱状上皮细胞，炎症明显；成人患者，囊壁被覆柱状上皮细胞完全破坏，囊壁内可见散在的被覆化生上皮的腺体，炎症显著。成人患者常合并慢性胆囊炎。

3．需要注意的是，乳头状瘤、腺癌、神经内分泌肿瘤、横纹肌肉瘤等均可以发生于胆管囊肿。2% ~ 8% 的胆管囊肿发生胆管腺癌。胆管囊肿患病时间越长，发生胆管癌的机会越多。被覆上皮可通过异型增生发生癌变。

第二节　胆固醇沉积症

胆固醇沉积症是胆汁代谢异常引起的胆囊黏膜胆固醇沉积，患者胆汁内胆固醇浓度增高。常见于多次妊娠的妇女。

【病理诊断要点】

1．肉眼观　胆囊黏膜可见黄色的线状条纹，周围黏膜淤血，使胆囊呈草莓样外观。胆囊内胆汁常呈黏稠黑绿色，化学分析显示其内胆固醇成分比例高。

2．部分病例黄色黏膜增生形成一个或多个息肉，称为胆固醇息肉。

3．组织学检查，在绒毛上部吞噬大量脂类物质的泡沫细胞聚集成团。在无胆石和胆囊炎存在的病例，胆囊壁的炎症不明显。

4．尽管本病标志着胆固醇代谢异常，但是将患者临床症状全部归咎于胆固醇沉积症（特别是无胆囊炎病变）是不正确的。

第三节　胆石症

　　胆石症是指胆汁内的某些成分（胆色素、胆固醇、钙等）析出、凝集而形成结石。结石常发生在胆囊，称胆囊结石。胆囊结石可通过胆囊管进入胆总管，叫继发性胆总管结石。胆总管、肝外胆管也可原位形成结石，称为原发性肝外胆管结石。肝内胆管结石发生于左、右肝管汇合部以上的胆管内。

　　结石阻塞胆囊管可引起胆囊炎、胆囊积水，阻塞胆管形成胆管炎，阻塞壶腹部引起急性胰腺炎。结石还可引起胆囊壁、胆总管壁炎症甚至坏死，并与肠管黏连，导致瘘管形成，其中以胆囊结石引起的胆道肠道瘘最多见。肝内胆管结石可引起复发性化脓性胆管炎和肝硬化。

第四节　胆囊炎

可分为急性胆囊炎和慢性胆囊炎两大类。

一、急性胆囊炎

　　约95%的病例有胆结石，称急性结石性胆囊炎，约5%的病例无胆结石，称急性非结石性胆囊炎。

　　【病理诊断要点】

　　1. 急性结石性胆囊炎

　　（1）肉眼观：胆囊内可见结石，胆汁黏稠；胆囊显著水肿、红肿。

　　（2）镜下观：黏膜局灶或广泛溃疡形成，上皮可有反应性增生，并有一定不典型性，需与原位癌相鉴别。胆囊壁水肿、出血、充血，纤维组织增生，小静脉内血栓形成。胆囊壁的坏死可导致胆囊穿孔，发生胆汁性腹膜炎。胆囊积脓或坏疽性胆囊炎常意味着继发性感染的发生。

2. 急性非结石性胆囊炎　胆囊内无结石，胆囊的病变是系统性疾病引起，其病理变化与系统疾病相同。值得注意的是，HIV 感染者可发生巨细胞病毒性非结石性胆囊炎。结节性多动脉炎也可以累及胆囊，其血管病变以动脉壁纤维素样坏死为特点。

二、慢性胆囊炎

慢性胆囊炎是最常见的胆囊疾病，几乎都合并胆结石。

【病理诊断要点】

（1）肉眼观：胆囊体积缩小，壁增厚，有时发生钙化，变硬，甚至呈"瓷性胆囊"。黏膜可有溃疡形成。

（2）镜下观：胆囊壁慢性炎细胞浸润，纤维组织增生，平滑肌增生，泡沫细胞聚集；上皮可发生萎缩、增生、化生（肠化生、幽门腺化生，鳞状上皮化生）。腺体可内陷达胆囊壁肌层形成 Rokitansky-Aschoff 窦。局灶性胆囊底部腺体和平滑肌混合增生形成腺肌瘤；弥漫性混合增生则称为腺肌症。

当胆囊壁内广泛的淋巴滤泡形成时，称为滤泡性胆囊炎；大量嗜酸性粒细胞浸润，称为嗜酸性胆囊炎；弥漫性或结节性含有脂质和脂褐素的巨噬细胞出现在胆囊壁内，则称为黄色肉芽肿性胆囊炎。软斑症发生在胆囊者少见，在巨噬细胞胞质内发现含有钙、铁的 Michaelis-Cuttman 小体是诊断指标。

慢性胆囊炎上皮在化生的基础上，可发生异型增生，甚至癌变。

第五节　胆管炎症性疾病

胆管炎可以和结石性胆囊炎合并发生，常继发于结石阻塞。引起胆管的急性或慢性炎症。慢性胆管炎可导致胆管上皮发生幽门腺化生、肠上皮化生和鳞状上皮化生。

一、原发性硬化性胆管炎

硬化性胆管炎是一种原因不明的、以胆管壁弥漫纤维增厚为特点的罕见疾病。患者常合并其他自身免疫性疾病，如 Riedel 甲状腺炎、腹膜后及纵隔纤维化、眶内炎性假瘤、结节病、克罗恩病，约 70% 的患者合并溃疡性结肠炎。近年发现 HIV 感染者可以发生硬化性胆管炎。另外，在诊断硬化性胆管炎时，需注意除外胆管硬化性高分化腺癌的可能。

【病理诊断要点】

硬化性胆管炎的病变特点是胆管壁可见特征性的围胆管洋葱皮样纤维化改变。胆管固有层扩张，伴大量浆细胞弥漫浸润，常伴有活动性炎症表现，如被覆上皮和腺上皮内中性粒细胞浸润，伴微脓肿、糜烂或溃疡形成。胆管壁可由于纤维化而增厚，甚至发生管腔完全阻塞。上皮可发生萎缩、再生性增生和异型增生。

肝外胆管和肝内胆管均可受累。

二、IgG4 相关性硬化性胆管炎

IgG4 相关硬化性胰腺炎患者 50% ～ 90% 可有胆管受累，25% 可有胆囊受累，临床表现为阻塞性黄疸或发热。临床和影像学表现常被误认为胆管癌。中老年多见，男性多于女性。血清学检查 IgG4 水平升高。激素治疗反应好。

【病理诊断要点】

（1）肉眼观：可见较长段的胆管壁增厚、管腔狭窄。主要累及肝外胆管，40% 肝内外胆管同时受累，8% 仅累及肝内胆管。

（2）镜下观：胆管壁透壁性淋巴、浆细胞浸润，伴数量不等的嗜酸性粒细胞。管壁纤维化，管腔狭窄，可见闭塞性静脉炎。胆管腺及浆膜常受累，但胆管上皮通常不受累。

（3）免疫组化染色：可见较多 IgG4 阳性的浆细胞，且 IgG4 阳性浆细胞占浆细胞或 IgG 阳性细胞总数的 40% 以上，方有诊断意义。

【鉴别诊断】

原发性硬化性胆管炎患者发病年龄常较轻，多合并溃疡性结肠炎，血清 IgG4 水平不升高。常进行性发展，最后需肝移植治疗。组织学表现为非特异性慢性炎细胞浸润和导管周洋葱皮样纤维化，导管上皮破坏较明显。

第六节　总胆管狭窄

先天畸形、结石、寄生虫、炎症、肿瘤等原因都可导致总胆管狭窄。另外，由于肝外胆管及其伴随动脉的解剖变异多见，外科手术中的疏忽引起的总胆管损伤，也可以导致狭窄。

第七节　内胆管瘘

90% 的胆管瘘发生于胆囊与十二指肠、胆囊与结肠、总胆管与十二指肠之间。

内胆管瘘发生于胆管与邻近脏器炎症黏连的基础上，进而，胆囊与总胆管内结石诱发炎症导致糜烂、溃疡，穿透黏连的组织，进入胃肠道，持续的总胆管阻塞，使瘘管长期存在。

内胆管瘘患者可以呕吐出大体积结石，或随粪便排出大体积结石；X 线检查，胆管内可见游离气体。

结肠胆囊瘘常引起严重感染。

第八节　胆囊肿瘤及瘤样病变

一、胆囊良性肿瘤和瘤样病变

（一）腺瘤

腺瘤是胆囊腺上皮发生的良性肿瘤。

1. 肉眼观　胆囊腺瘤可以广基或有蒂。

2. 镜下观　与大肠腺瘤一样，可有管状腺瘤、绒毛状腺瘤和混合性腺瘤三种类型。诊断腺瘤的基本原则是细胞至少具有轻度异型性。根据腺上皮的类型又可进一步分为肠型、幽门腺型、小凹型和胆源型，以幽门腺型和肠型为多见，胆源型极少见。腺瘤中常合并各种类型的化生性改变，包括胃小凹化生、肠上皮化生、幽门腺化生和鳞状上皮化生（桑葚样化生）。腺瘤常呈现不同程度的异型性，甚至可以发生原位癌、局部浸润癌。腺瘤体积越大，癌变率越高。> 2cm 的腺瘤常发生癌变，因此，需要对整个标本做全面切片检查。腺瘤可源自或蔓延至罗 - 阿氏窦，不可误认为浸润癌。

（二）导管内或囊内乳头状肿瘤（intraductal or intracystic papillary neoplasm，IPN）

相当于发生在肝内胆管系统的导管内乳头状肿瘤。以前曾将发生在胆囊的低级别病变称为"乳头状腺瘤"，高级别病变称为"非浸润性乳头状癌"。广泛累及肝外胆管甚至蔓延至胆囊和肝内胆管者，曾被称为"胆道乳头状瘤病"。

1．肉眼观　病变呈乳头状突向腔内，色白或红褐色，质软。

2．镜下观　与发生在胰腺的导管内乳头状肿瘤相似，根据上皮类型可分为胆胰型、肠型、嗜酸细胞型和胃小凹型。在胆道系统中，胆胰型最常见，而后两型少见。病变乳头有纤细的纤维血管轴心，常发生在幽门腺化生的背景上。高级别病变乳头结构复杂，被覆立方或矮柱状胆源型上皮细胞或柱状肠型上皮细胞，可伴有浸润癌。浸润癌成分以管状腺癌为多见，也有伴黏液腺癌、小细胞癌或大细胞神经内分泌癌的报道。对浸润癌成分应单独报告分化程度和浸润范围。病变局限能够完全切除且不伴浸润癌者预后良好，如伴浸润癌预后则取决于浸润癌的分期和其他预后因素。

（三）胆固醇息肉

胆固醇息肉实际上是胆固醇沉积症的一种特殊表现。

1．肉眼观　息肉呈黄色分叶状。

2．镜下观　息肉有完整的胆囊上皮被覆，间质内大量泡沫细胞。

（四）炎症性息肉

炎症性息肉常发生于胆囊炎，由增生的腺体和炎性肉芽组织构成。

（五）淋巴性息肉

息肉由增生的淋巴组织构成，淋巴细胞分比良好，并有滤泡形成。

（六）其他

血管瘤、淋巴管瘤、平滑肌瘤、脂肪瘤、颗粒细胞瘤、节细胞神经瘤均可发生。

二、胆囊癌

胆囊癌患者女性多于男性，90% 的患者在 50 岁以上，约 80% 的胆囊癌合并结石。

【病理诊断要点】

1．肉眼观　弥漫浸润型占 70%，息肉型占 30%。在肉眼检查时，弥漫浸润型胆囊癌与慢性胆囊炎不易区分，因此手术切除的每个胆囊标本必须进行病理组织学检查。

2．镜下观

（1）大多数胆囊癌是高分化腺癌，与大多数胰腺胆道癌相似，形成腺样结构，被覆上皮呈单层或 2 ~ 3 层，但是细胞异型性明显。

（2）20% 病例表面呈乳头状结构，7% 为黏液腺癌，3% 是印戒细胞癌，少数为透明细胞癌。

（3）5% ~ 10% 的胆囊癌可以有鳞状上皮化生，表现为腺棘癌或腺鳞癌，单纯的鳞状细胞癌少见。

（4）胆囊也可发生小细胞癌，恶性度高，转移早，预后差。部分胆囊癌内可以伴有神经内分泌细胞分化。

（5）未分化癌发生在胆囊者比发生在胆管者多见。特点是缺乏腺样结构，有梭形细胞、巨细胞（包括破骨细胞样巨细胞）、小细胞（非神经内分泌）和结节 / 小叶型等几种组织学亚型。本型预后差。

（6）肝样腺癌极为罕见，形态与肝细胞肝癌非常相似，肝样细胞多呈梁状排列。所有病例均有少量的经典腺癌区域，根据定义，诊断肝样腺癌肝样细胞成分需占 50% 以上。瘤细胞 HepPar-1 标记阳性，偶可 AFP 阳性，生物学行为与经典型相似。

胆囊癌多直接侵犯肝，也可累及胃、十二指肠。胆囊癌可转移到肝、胆管周围淋巴结、小弯淋巴结等。约半数患者在确诊时已发生转移。

胆囊癌的预后与肿瘤分期、组织学分级、DNA 含量、K-ras 突变、c-erbB-2 过表达、肿瘤间质的血管增生密切相关。

三、胆道上皮内肿瘤

胆道上皮内肿瘤（biliary intraepithelial neoplasia，BilIN）指具异型性的上皮细胞核呈多层排列并呈微乳头状突向腔内。BilIN-1、2 级相当于轻、中低级别病变，3 级相当于高级别病变。BilIN-3 级病变与浸润癌的流行病学分布一致，在胆石症中的发生率为 0.5% ~ 3%，也可见于家族性腺瘤性息肉病、硬化性胆管炎和胰胆反流的患者。

BilIN 的肉眼改变多不明显，类似慢性胆囊炎，黏膜可呈颗粒状、结节状、斑片状或梁索状。镜下：异型细胞核 / 质比增大，核深染，部分核极向丢失。BilIN-1、2 级病变细胞和结构异型性轻微，表现为细胞增大、核深染，呈假复层排列，多为偶然发现，无明显临床意义。BilIN-3 多发生在化生背景上，约 1/3 的病例可见杯状细胞。正常上皮和异型细胞之间的转换很截然。发现 BilIN-3 病变时需多取材、多切片以除外浸润癌。异型细胞有 5 种类型：胆道上皮型、肠型、嗜酸细胞型、鳞状细胞型和印戒细胞型，但并不一定与伴随的浸润癌类型相同。异型细胞免疫组化标记 CEA、S100A4、CA19-9 和 p53 阳性。

【鉴别诊断】

（1）BilIN3 可发生在或累及罗 - 阿氏窦，不可误认为间质浸润。

（2）修复性非典型增生：细胞类型多样，既有柱状分泌黏液的细胞、矮立方状细胞，也有萎缩的上皮细胞和"铅笔样"细胞，且与正常上皮之间的转换为渐进性，P53 表达的范围和强度均不如 BilIN。在背景病变有溃疡、糜烂、坏死和化脓时，应更多考虑反应性改变。

第九节 肝外胆管肿瘤及肿瘤样病变

一、肝外胆管良性肿瘤

（一）腺瘤

肝外胆管良性肿瘤罕见，其中多数是腺瘤，位于肝门区的腺瘤

（约25%）手术治疗困难。腺瘤可以是管状、绒毛状或混合性。绒毛状腺瘤常伴有旺盛的黏液分泌。

胆管腺瘤，特别是绒毛状腺瘤，可以恶变，肿瘤内原位癌病灶并不少见，因此手术标本需全面检查，除外癌变。

（二）其他良性肿瘤

胆管囊腺瘤、颗粒细胞瘤、平滑肌瘤、纤维瘤、纤维腺瘤、腺肌瘤、副节瘤在肝外胆管均可见到。

二、肝外胆管癌

与胆囊癌女性患者多见不同，胆管癌男女发病率均等。多见于60～70岁的老年人，硬化性胆管炎、溃疡性结肠炎、胆管发育异常、多囊病患者发病率升高。黄疸、上腹痛是常见的临床表现。

肝外胆管癌可发生在肝外胆管的任何部位，50%～75%的癌发生在肝外胆管的近段（胆囊管开口以上），10%～25%在中段（胆囊管开口以下，胰腺上缘以上），10%～20%在远段（胰腺上缘以下）。

【病理诊断要点】

1. 肉眼观　癌肿可仅累及表面、或呈息肉状，但是多数为结节状或硬化型。硬化型癌呈灰白色、使管壁环形增厚，有时可累及数厘米长的胆管，肿瘤可侵及管周邻近组织。偶尔肿瘤呈多发性，甚至合并胆囊癌。

2. 镜下观

（1）绝大多数为高分化或中分化腺癌，部分为乳头状腺癌或黏液腺癌。

（2）特别值得注意的是，有些乳头状腺癌分化极好，仅有微小浸润，腺癌的诊断会遇到困难。即使发生了转移，转移性病变的确定诊断同样会遇到困难。此时，同一腺体内细胞的异质性、核/质比增大、核仁清楚、间质浸润、神经浸润、肿瘤腺体周围的间质呈向心性环层状增生都可以支持癌的诊断。其中最值得注意的是那些核大、核仁明显的貌似正常的细胞很有诊断价值，而那些肝外胆管壁内正常原本存在的小腺体（管周比尔小囊，periluminal sacculi of Beale）决不可以当作癌浸润看待。

（3）胆管癌可以呈现出透明细胞癌、腺棘癌或腺鳞癌、小细胞癌、未分化癌（肉瘤样癌）的组织学特点。

（4）表现为胃小凹上皮样的胆管癌也有报道。

（5）硬化性胆管癌，又称为 Altemeier-Klatskin 肿瘤，是肝外胆管癌的一种特殊类型。肿瘤发生于肝胆管汇合部位，沿胆管扩散，累及较长一段胆管树。肿瘤分化好，纤维化显著，病程长。主要需要与硬化性胆管炎相区别。由于约 10% 的硬化性胆管炎患者可以发生胆管癌，因此两者的鉴别诊断，无论对放射医生还是病理医生都有困难。免疫组织化学显示，94% 的硬化性胆管癌 P53 过表达，而硬化性胆管炎无此变化，对病理鉴别诊断有一定意义。

肝外胆管癌可以直接浸润肝、十二指肠、胰腺。可以转移到局部引流淋巴结、胰腺周围淋巴结和肝。仅有 50% 的患者可以经手术切除肿瘤，术后 5 年生存率仅为 12% ～ 37%。手术标本的病理检查中，对肿瘤组织类型、分期、累及范围、断端有无肿瘤以及转移状况的报告，对判断患者预后、制订治疗方案等方面非常有帮助。

第十节 胆囊及肝外胆管其他恶性肿瘤

胆囊及肝外胆管可见多种其他恶性肿瘤，如神经内分泌肿瘤、葡萄状横纹肌肉瘤、原发性黑色素瘤、恶性淋巴瘤和白血病、其他间叶性肿瘤、转移瘤。

（石雪迎 宫恩聪）

第二十一章 腹膜及腹膜后组织

第一节 组织胚胎学复习提要

（一）衬覆腹膜腔的间皮是由间叶组织演化而来的。腹膜分为两层，被覆于腹壁内表面的为壁层，被覆胃肠管、大网膜、肠系膜及腹腔其他器官表面的为脏层。

（二）正常成人腹腔衬覆间皮为扁平细胞，其下有多少不等的结缔组织。在病理状况下，扁平间皮细胞可以变为立方形或柱状，还可发生鳞状上皮化生、乳头状增生等。

（三）间皮下细胞具有复制能力和双向分化潜能，可分化成表面被覆间皮。静止期细胞呈纤维母细胞表型，表达 Vimentin 但不表达角蛋白。增生时可双向分化，同时表达 Vimentin 和角蛋白标记。

（四）间皮细胞之间有组织细胞，腹腔腹膜也是单核 - 巨噬细胞系统重要的固定性组织细胞所在部位。在一些病理条件下，间皮细胞、组织细胞以及其下的纤维母细胞常混合性增生。

（五）超微结构检查间皮细胞之间有紧密连接，表面有许多细长微绒毛，胞质内有张力原纤维，也可有桥粒连接。间皮细胞的免疫组化表型具有上皮及间叶的双表达，特殊的标记抗体如 calretinin、Ber-EP4 及 HBME-1 等阳性。

（六）女性盆腔和下腹部腹膜间皮细胞及其下间充质称为第二苗勒系统，可以发生类似于卵巢、子宫和其他女性生殖器官上皮的各种化生性和肿瘤性病变。其中包括输卵管内膜异位、子宫内膜异位、异位蜕膜反应、腹膜播散性平滑肌瘤病以及发生于腹膜的（乳头状）浆液性肿瘤和子宫内膜间质肉瘤、苗勒源腺肉瘤以及恶性苗勒源混合瘤。

（七）后腹膜是间叶组织发生的各种软组织肿瘤以及神经外胚

叶发生的神经组织肿瘤的常见部位。腹膜后中线部位也是生殖细胞游走之路，所以常常发生生殖细胞肿瘤及瘤样病变。

第二节　腹膜炎症性疾病

一、化学性腹膜炎

化学性腹膜炎可由胆汁、胰液、胃液、胎粪以及放射线造影剂引起。炎症可以是急性的，也可以是慢性的。慢性的常有腹腔器官粘连、炎症性团块以及囊肿形成等病变。有关器官因外伤、炎症、梗死、胃液消化以及先天发育不良等引起穿孔或破损，是造成上述化学性物质进入腹腔的原因。这些化学性腹膜炎常伴有细菌感染，故常是化学性和细菌性混合性炎症。

二、胆固醇性腹膜炎

也可称为胆固醇性肉芽肿性腹膜炎，因为这种类型腹膜炎的腹水中有较大量的胆固醇物质，组织学上有胆固醇沉着及肉芽肿形成。胆固醇可能来源于大量坏死及出血物质的分解，多继发于各种原因引起的腹腔内出血及坏死，如干酪性结核性腹腹炎、子宫内膜异位及宫外孕等。

三、结核性腹膜炎

【病理诊断要点】

1．非化脓性腹膜炎，大多为弥漫型，也可为局限型。

2．病理上分为三型

（1）渗出型：可为出血性或浆液纤维素性或浆液出血性，只有少数结核性肉芽肿形成。

（2）粟粒型：主要为腹膜广泛粟粒样结节形成。

（3）粘连性或硬化型：腹膜有广泛增厚粘连，大小不等结节或团块形成，有较明显干酪样坏死及典型结核结节。

3．病理诊断指标主要有两点

（1）典型结核结节或肉芽肿形成。

（2）最好的诊断方法是腹水培养和经皮腹膜活检，或用其他方法包括基因诊断查出结核分枝杆菌。

【鉴别诊断】

1. 非结核性非化脓性渗出性腹膜炎　此型腹膜炎可能为结缔组织病性。与结核的鉴别点是结核菌素试验弱阳性，结核菌检出阴性，无结核性肉芽肿及抗结核治疗无效。

2. 其他肉芽肿性炎　如结节病，与结核的鉴别请参阅有关章节。

四、硬化性或纤维性腹膜炎

常常是对石棉和硅石的反应，亦可发生于类癌综合征和狼疮病人，还可发生在伴有黄素化卵泡膜细胞瘤以及相关的卵巢增生性间质病变的女性。当怀疑石棉或硅石是其病因时，可作偏振光暗视野显微镜检查，检查有无折光性结晶存在。但也有不知原因的"特发性"病例（详见本章第四节"腹膜后疾病"）。

五、肠系膜或大网膜脂膜炎

【病理诊断要点】

1. 大网膜（小网膜也可发生）或肠系膜脂肪组织弥漫性或多结节性或局限性炎症性病变。

2. 脂肪组织轻重不同坏死，以及与脂肪坏死有明显关系的慢性或急性炎（炎症主要在坏死脂肪组织周围，并有明显脂肪坏死反应），大多为坏死性炎，伴有大量黄瘤样细胞反应，并有多核巨细胞及上皮样肉芽肿形成。较长期病变有纤维化，大网膜或肠系膜可增厚，挛缩，粘连。

3. 脂肪坏死较严重病例，有油性囊肿或假腺样结构。

4. 脂肪坏死原因可能为外伤、血管源性（血栓形成或栓塞、动脉硬化或血管炎等引起缺血性脂肪坏死）以及胰源性或其他化学性损伤引起的脂肪坏死。

六、特发性收缩性（硬化性）肠系膜炎

见本章第四节"腹膜后疾病"。

第三节　腹膜肿瘤及瘤样病变

一、间皮增生

间皮受到刺激时可以发生明显的增生。根据增生方式可以分为两种类型：

1. 弥漫型　不论原因如何，长期的腹膜渗出均可并发间皮增生。在肝硬化、胶原血管病（例如红斑狼疮）和病毒感染的病人，整个腹膜腔可以发生弥漫性间皮增生。

镜下观：增生的间皮细胞呈矮立方或柱状，核/质比稍增大，有轻度非典型性；可以排列成单层、乳头状、实性巢或小管状结构；可以突向表面，也可以深入其下的间质，类似浸润。乳头状结构的间质中可以出现砂粒体。增生间皮细胞胞质粉染，也可呈空泡状或完全透明。这些空泡黏液或脂肪染色阴性。

2. 局限型　局限性间皮增生是对损伤的反应。疝囊钳闭或在受到某些机械损伤之后，可以出现明显的结节性间皮增生，这在儿童特别常见，可能酷似恶性肿瘤。类似的改变可以发生在急性阑尾炎或输卵管妊娠破裂的浆膜，酷似卵巢浆液性乳头状肿瘤的腹膜种植。

增生间皮，特别是局限性增生间皮有时与间皮瘤或转移癌难以鉴别，它们之间鉴别要点见表21-1。

表 21-1　增生间皮与间皮瘤及转移癌的鉴别要点

鉴别要点	增生间皮	间皮瘤	转移癌
结节自限性	+	−	−
肉眼可见明显大团块	−	+/−	+/−
肉眼可见乳头	−	+	+/−
腹水中明显癌细胞	−	−/+	+

鉴别要点	增生间皮	间皮瘤	转移癌
腹水轻度异型性间皮细胞	+	+	+
腹水中明显异型性间皮细胞	-	+	-
瘢痕性间质中增生活跃的腺管状结构	-	+	+
明显双相分化的肿瘤性增生	-	+	-/+
核/质比增加	+	++ ~ +++	++ ~ +++
砂粒体	+	+	-/+
鳞状上皮化生	+	-	-
实性细胞巢异型性	-/+	++ ~ +++	+++
瘤巨细胞	-	+	+
核分裂象	< 5/10HPF	> 5/10HPF	> 5/10HPF
病理性核分裂象	-	+	+
新鲜坏死	-	+	+
有无浸润	-	+	+

二、间皮化生

间皮化生常见于炎症或其他原因引起的增生性病变中，但也可单独发生，常见化生有：

1. 鳞状上皮化生。

2. Müllerian 上皮化生　几乎全部见于女性，主要发生于盆腔，表现为子宫内膜异位、输卵管内膜异位和异位蜕膜反应。子宫内膜化生或子宫内膜异位可以呈孤立性小结节状，也可以是多灶性改变；也可在此基础上发生女性盆腔的子宫内膜型腺瘤、腺纤维瘤、非典型性腺纤维瘤或腺癌，以及其他 Müllerian 上皮型肿瘤及瘤样病变。这些肿瘤可单发，也可多发。异位蜕膜是间皮下间质蜕膜化生，可以是妊娠或药物引起的反应。

3．软骨或骨化生。

三、腹腔单纯性囊肿或假囊肿

腹腔内缺乏间皮或上皮内衬的囊肿，囊壁为纤维结缔组织，囊内容为混浊或清亮液体。可能是出血、坏死或炎症渗出吸收的结果。

四、孤立性间皮囊肿

囊肿可有包膜或无明显包膜，病变局限。直径 1 ~ 6cm 不等，一般不超过 3cm，大多位于盆腔。囊内衬覆单层或多层扁平或矮立方形间皮细胞。囊内容物为清亮液体。

五、多囊性间皮瘤

大多发生在成年女性的盆腔，常有盆腔手术、子宫内膜异位或盆腔炎症性疾病的病史。无明显包膜，常与腹壁或腹腔器官粘连，绝大多数位于腹腔，少数位于腹膜后（从腹膜向外生长为主）。直径大多 > 6cm，大者可达 15 ~ 20cm。为多囊性，囊内容为清亮液体。囊壁厚薄不一，囊内衬覆扁平或立方或矮柱状间皮，没有平滑肌，通常伴有慢性炎症、出血和纤维素沉着。有人认为本病是炎症性增生，也有人认为是良性多囊性间皮瘤。术后容易复发。这种肿瘤经常被误诊为囊性淋巴管瘤，但是二者有许多不同，它们的主要鉴别点见表 21-2。

表 21-2　多囊性间皮瘤的鉴别诊断要点

要点	多囊性间皮瘤	淋巴管瘤	间皮囊肿
大小	大多 > 6cm	大多为 3 ~ 6cm	大多为 2 ~ 3cm
与周围界限	不很清楚，常有粘连	同左	清楚
囊	多囊	多囊	常为单囊
囊壁慢性炎	++	-/+	-

要点	多囊性间皮瘤	淋巴管瘤	间皮囊肿
囊内衬上皮	扁平~柱状	扁平	扁平~立方
囊内容	黏液及稀黏液	淋巴液，绝无黏液	稀薄黏液
内容 PAS 染色	+	−	+
免疫组化或电镜下内衬细胞免疫表型	间皮	内皮	间皮

六、腹膜子宫内膜异位及子宫内膜型腺瘤

常见于盆腔腹膜，也可见于腹腔胃肠表面或腹壁腹膜。可呈结节状，单结节或多结节，也可为斑块状。常有继发性出血和坏死，出血、坏死吸收机化能引起黏连、肥厚、黄瘤细胞反应、胆固醇沉着，甚至形成胆固醇性腹膜炎及黄色肉芽肿。异位子宫内膜增生可呈腺瘤样结构，称为子宫内膜型腺瘤（病变相似于子宫内膜单纯性增生或复合性增生）或腺纤维瘤。

七、腹膜假黏液瘤

参见第十七章第四节"阑尾疾病"。

八、间皮肿瘤

（一）恶性间皮瘤

腹腔的恶性间皮瘤较胸膜少见，仅占所有恶性间皮瘤的 10% ~ 20%。

大体上间皮瘤可以分为局限型及弥漫型，前者少见，后者预后较差。弥漫型间皮瘤的表现与比较常见的腹膜癌病或卵巢癌种植转移难以区分。恶性间皮瘤的镜下形态极其多样。最常见的是被覆非典型性间皮细胞的乳头状或管状结构，乳头状结构具有纤维血管轴心，其内可含有砂粒体。此外，还可见间皮样细胞与肉瘤样梭形细

胞混合存在，肿瘤呈双向分化。肿瘤细胞通常相对一致，胞质嗜酸或空泡状，核大、空泡状或深染。有的病例肿瘤细胞水肿变性明显呈空泡状甚至完全透明。最可靠的恶性指征是脂肪或器官壁浸润。（具体参见第十一章"支气管、肺及胸膜"）。

（二）腺瘤样瘤

来源于间皮而且形成腺样结构的腹膜良性肿瘤，又叫良性间皮瘤，常见于子宫、盆腔及附睾等。通常发生于盆腔器官，多为孤立性病变，直径＜2cm，呈灰白色。

镜下观：可见多发性小的裂隙样或卵圆形腔隙，内衬单层矮立方或扁平上皮样细胞。虽然腺瘤样瘤可能与癌混淆，但是前者缺乏核的非典型性或者仅有轻度非典型性，而且核分裂象不常见。值得注意的是，腺瘤样瘤没有明显的细胞内黏液，而 Müllerian 肿瘤则可能有细胞内黏液。

九、促纤维组织增生性小圆细胞肿瘤

来源不能确定的恶性腹膜肿瘤，主要发生在男性青少年，预后差。

镜下观：表现为小细胞组成的境界清楚的结节，其周围绕以明显的纤维组织增生性间质。典型的肿瘤细胞小到中等大小，比较一致，胞质稀少，细胞界限不清，核深染，圆形、卵圆形或梭形，核分裂象多见。细胞成较大团或巢状分布。

免疫组化染色：肿瘤细胞有双向表达，包括上皮（keratin、EMA）、神经（NSE）和肌肉/间叶（desmin）标志物均可呈阳性反应。促纤维组织增生性小圆细胞肿瘤具有特征性的染色体易位 t（11;22）（p13;q14），导致 EWS 基因和 WT1 基因融合。荧光原位杂交检测有助于排除其他圆形细胞肿瘤的诊断。

十、原发性 Müllerian 上皮肿瘤

原发性腹膜、特别是盆腔腹膜的 Müllerian 上皮肿瘤，可分为良性及恶性。原发性腹膜癌几乎完全发生在女性。最常见的组织学类型是腹膜浆液性腺癌，但腹膜也可发生透明细胞癌、黏液性腺

癌、移行细胞癌和鳞状细胞癌。腹膜原发性砂粒体癌也有报告。组织学和免疫组化检查无法区分原发性腹膜癌和上皮性卵巢癌，卵巢实质无肿瘤，癌仅存在于卵巢表面时诊断为前者。

原发性腹膜癌的诊断标准是：

1．两侧卵巢大小必须正常，或卵巢增大是由于良性病变而引起的。

2．卵巢外的病变必须大于卵巢表面的病变。

3．卵巢肿瘤局限于卵巢表面上皮，卵巢实质没有浸润，或肿瘤累及卵巢皮质，大小不超过 5×5mm。

十一、原发性腹膜交界性肿瘤

组织学上类似于卵巢来源的交界性表面上皮 - 间质肿瘤的各种腹膜肿瘤。根据定义，没有或仅有轻微的卵巢表面受累。绝大多数为浆液性，其组织学表现类似于非浸润性腹膜种植，常有砂粒体形成。

十二、孤立性纤维性肿瘤

孤立性纤维性肿瘤从前称为孤立性纤维性间皮瘤。多数病例具有良性临床经过，少数为恶性肿瘤。组织学检查鉴别良、恶性可能困难，可根据细胞丰富程度、异型性、有无坏死、明显浸润以及核分裂象等区别良、恶性。恶性孤立性纤维性肿瘤的特征是富于细胞，具有异型性，核分裂象增加，而且出现坏死。肿瘤细胞 CD34 和 bcl-2 免疫染色强阳性，有助于与其他肿瘤的鉴别诊断。

十三、腹腔转移性肿瘤

所有类型转移性肿瘤均可累及腹腔。腹腔转移癌主要来自女性生殖道（特别是卵巢），其次为大肠和胰腺，此外还有肝、胆、乳腺以及肺等。导致腹膜癌病（peritoneal carcinomatosis）的卵巢和子宫肿瘤主要是浆液性癌。转移癌的大体和镜下所见非常类似于恶性间皮瘤，应该加以鉴别。另外，这些转移癌还应与原发于腹膜的第二 Müllerian 系统的肿瘤区分开来。腹腔也可发生平滑肌肉瘤以及淋巴瘤等转移,这些肿瘤常来自胃肠道和盆腔器官。

十四、腹膜黑变病

少见,多为剖腹探查时偶然发现。表现为盆腔内、网膜和肠系膜的局灶性或弥漫性的棕黑色腹膜色素沉着,也可见到类似的色素沉着性瘤样结节。组织学检查,腹膜间皮下的纤维结缔组织内散在充满色素的组织细胞。色素的性质尚未确定,有人提示为黑色素,亦有人认为是由铁和其他物质组成的混合性色素。已报告的病例多数伴有卵巢皮样囊肿。本病应与转移性恶性黑色素瘤加以鉴别,前者细胞核无异型性,而且核分裂不活跃。

十五、腹腔或大网膜及肠系膜的其他肿瘤和瘤样病变

炎性假瘤或浆细胞肉芽肿、恶性纤维黄色瘤(弥漫性或多结节型)、肠系膜淋巴管瘤、肠重复畸形、肠系膜及大网膜血肿及囊肿(单纯性)、肠系膜巨大淋巴结增生(Castleman 病)、肠系膜脂肪瘤、原发性类癌、平滑肌瘤及平滑肌肉瘤、腹膜平滑肌瘤病以及子宫平滑肌瘤腹膜腔良性转移以及神经纤维瘤等。

第四节 腹膜后疾病

一、特发性腹膜后纤维化、特发性收缩性(硬化性)肠系膜炎与 IgG4 相关性硬化性疾病

特发性腹膜后纤维化(idiopathic retroperitoneal fibrosis,IRF)又称 Ormond 病、纤维化或硬化性后腹膜炎。形态与特发性收缩性(硬化性)肠系膜炎 [idiopathic retractile(sclerosing)mesenteritis,IRM] 相似,均属少见的、原因不清的炎症性疾病,以中老年男性多见。前者主要累及腹膜后,形成腹膜后浸润性肿块,可波及肠系膜根部,常因尿道周围病变造成尿路压迫阻塞、肾盂积水以及肾功能不全而就诊;后者主要累及小肠系膜,可波及结肠系膜和腹膜后,常因肠梗阻和包块形成就诊。

镜下观：为以大量淋巴细胞、浆细胞增生浸润为主的慢性炎症，明显的纤维增生和硬化，增生闭塞性血管炎是诊断本病的重要线索。可有淋巴滤泡形成、脂肪坏死及钙化。病变后期炎症细胞数量减少，纤维化更为明显。

近年研究认为，IRM、IRF 与部分自身免疫性胰腺炎、硬化性纵隔炎、硬化性胆管炎、硬化性甲状腺炎以及干燥综合征等自身免疫疾病有关，属 IgG4 相关性硬化性疾病。此类病变浸润的浆细胞中均含有大量 IgG4 阳性的浆细胞，部分患者外周血也可检见 IgG4 水平升高。病变早期激素治疗有效，晚期以纤维化硬化表现为主时往往对激素治疗的反应不满意。目前仍然不清楚的是那些没有明显 IgG4 阳性细胞增加的病例是否有不同的病因，还是代表"燃烧尽"的 IgG4 相关硬化性疾病。

【鉴别诊断】

1．腹膜后瘤样纤维组织增生　此病如下特点可与特发性腹膜后纤维化鉴别：

（1）病变较局限；

（2）无炎症性病变；

（3）无明显包绕器官现象；

（4）胶原纤维较细，无明显玻璃样变。

2．神经纤维瘤　该病无明显炎症，无胶原纤维玻璃样变以及有神经纤维瘤的基本特点等可与之鉴别。

3．腹膜后黄色肉芽肿　此是恶性纤维组织细胞瘤的一个亚型，主要特点为：

（1）病变局限，常有不完整包膜；

（2）无包绕挤压器官变化；

（3）病变虽也呈慢性炎症样，但有明显黄瘤细胞及异常的组织细胞及纤维母细胞样细胞；

（4）肿瘤中常见红染的 PAS 阳性蛋白小体；

（5）病变中无明显胶原增生及硬化，只有较幼稚纤维母细胞增生等与之较易鉴别。

二、腹膜后肿瘤

腹膜后常见肿瘤及瘤样病变分类见表 21-3。

表 21-3　腹膜后肿瘤及瘤样病变分类

良性	腹膜后血肿，囊肿（单纯性、间皮源及支气管或肠源性），软斑病，瘤样纤维组织增生，神经纤维瘤，脂肪瘤，血管瘤，巨大淋巴结增生，平滑肌瘤，横纹肌瘤，嗜铬细胞瘤或副节瘤，淋巴管瘤，淋巴管血管平滑肌瘤，髓脂肪瘤，Müllerian 上皮囊肿或囊腺瘤，节神经瘤，脑膜瘤，畸胎瘤，炎性假瘤
恶性	恶性外周神经鞘瘤，恶性副节瘤，恶性淋巴瘤，脂肪肉瘤，恶性纤维组织细胞瘤，恶性畸胎瘤，生殖细胞癌，卵黄囊瘤，平滑肌肉瘤，血管肉瘤，恶性血管周细胞瘤，纤维肉瘤，横纹肌肉瘤，神经内分泌肿瘤，Müllerian 上皮腺癌或囊腺癌，横纹肌样瘤
转移性肿瘤	

腹膜后常见肿瘤是软组织、淋巴及生殖细胞源性肿瘤。这些肿瘤的诊断及鉴别诊断请参考有关章节的相同肿瘤。

（石雪迎　廖松林）

第二十二章 皮　　肤

第一节　组织胚胎学复习提要

（一）表皮和附属器来源于外胚层，真皮和皮下组织来源于中胚层。胚胎初期被覆单层表皮，在 6～8 周时逐渐形成双层上皮，以后再出现中间层。早期中间层棘细胞胞质宽而透明，富于糖原。有时鳞状细胞癌可出现相似于胚胎时期透明棘细胞分化的特点。

（二）大汗腺、皮脂腺和毛囊来源于表皮下陷形成的同一胚芽，而小汗腺来源于一个单独的表皮胚芽。大汗腺和小汗腺的各型上皮均来源于其胚芽上皮。

（三）真皮与皮下组织在胚胎初期均是幼稚的富于黏液的间叶组织。大约从胚胎 24 周开始，真皮深部相当于皮下组织层中的幼稚毛细血管逐渐增多，并交织成网状或鹿角状，血管外开始出现脂肪细胞，形成皮下脂肪层。因此皮下脂肪分化起始阶段表现为富于黏液的幼稚间叶组织加上丰富的毛细血管，而脂肪肉瘤在分化较低时就表现为幼稚的富于黏液的间叶组织加上较丰富的网状毛细血管，脂肪细胞的分化则不明显。

（四）真皮成纤维细胞、平滑肌细胞、内皮细胞以及神经束衣和鞘细胞等都来源于真皮内幼稚的间叶细胞。

（五）皮肤黑色素细胞来源于神经嵴，也可能来源于表皮及真皮干细胞。黑色素细胞向表皮的迁移和存活依赖于酪氨酸激酶受体 c-kit 及其配体干细胞因子，而 c-kit 基因突变导致的黑色素细胞迁移障碍可以导致斑驳病。

（六）表皮朗格汉斯细胞（Langerhans）细胞来源于骨髓，为抗原呈递细胞，接受抗原刺激后迁移到引流淋巴结，参与免疫反应。真皮组织细胞可能有两个来源，骨髓和真皮内幼稚间叶细胞。

（七）表皮分为以下四层

1. 基底层　是表皮生发层，可见分裂象，为单层矮柱状或立方形细胞，核大，有核仁，其下方由基底膜与真皮相连。免疫组化上，基底细胞表达 CK5 和 CK14。基底细胞之间有单个散在的黑色素细胞，胞质透明，与基底细胞的比例约为 1∶4 ～ 1∶10。电镜下：黑色素细胞胞质内有不同发育阶段的黑色素小体，黑色素细胞产生的黑色素通过穿插于表皮细胞之间的树突状胞质突起，输送到相邻细胞内。因此含有黑色素颗粒的细胞不一定就是黑色素细胞。免疫组化上，黑色素细胞为 S-100（+），HMB-45（+），MART-1（Melan-A）（+）。

2. 棘细胞层　又称鳞状细胞层，由 5 ～ 8 层细胞组成，细胞成多角形，胞质宽而呈嗜酸性，胞核空泡状，核仁显著。光镜下可见细胞之间有细胞间桥，这是鳞状细胞分化的特征之一。电镜下：细胞内有许多宽束状张力原纤维，细胞之间有桥粒相连，胞质收缩时桥粒连接处的细胞膜仍紧密相连，形成光镜下的细胞间桥。有些棘细胞松解性皮肤病系桥粒破坏所致。免疫组化上，棘层细胞表达 CK1 和 CK10。棘细胞之间穿插有少量朗格汉斯细胞，光镜下其胞质透明，有可能被误认为黑色素细胞，尤其是在诊断黑色素细胞增生性病变时。电镜下：其胞质内有网球拍样小体（Birbeck 小体）。免疫组化上，郎格汉斯细胞为 S-100（+），CD1a（+），朗格汉斯（+）。

3. 颗粒层　由 1 ～ 3 层细胞组成。细胞扁平，胞质内有多量粗颗粒状嗜碱性角质颗粒。

4. 角质层　由多层无细胞核的红染角化细胞组成。身体各部位角质层厚薄不一。一般情况下，角质层肥厚者颗粒层也肥厚。

（八）Merkel 细胞单个散在分布于多部位表皮下层或外毛根鞘，胞质很少，在常规光镜下很难检见。电镜下：Merkel 细胞胞质内有神经内分泌颗粒，还有少量张力原纤维，与邻近表皮细胞之间有桥粒相连。免疫组化上，Merkel 细胞为 CK20（+），NSE（+），Syn（+）。目前认为，Merkel 细胞可能为特化的表皮细胞。

（九）真皮分为两层，上层为乳头层，与表皮脚相契，组织较疏松，胶原纤维较细并垂直于表皮排列；下层为网状层，组织较致密，胶原纤维较粗并平行于表皮排列。真皮内还有散在的间质树突状细胞，免疫表型为 XIII（+）。

（十）皮下组织主要为脂肪，由少量血管纤维结缔组织分隔成小叶状。皮下脂肪与真皮交界处形成皮肤的深部血管丛，是皮肤血供的起始部和中转站，故许多血管炎性疾病常累及皮下，而皮肤转移癌也主要位于皮下。

（十一）皮肤附属器

1. 毛皮脂腺单位　由毛球、毛囊（毛鞘）、毛干、皮脂腺、竖毛肌以及顶泌汗腺（即大汗腺，某些部位）构成。

（1）毛球由真皮衍生的毛乳头和包被于其上的毛母质上皮组成，相当于毛发的生发中心。上皮性毛根鞘（外毛根鞘漏斗部除外）和毛干均衍生于毛母质，在其分化成熟的过程中以不同的方式角化，如毛干属于不经过颗粒层的直接角化，形成影细胞样细胞；内毛根鞘及毛囊下部外毛根鞘属于表皮型角化，形成透明角质颗粒；毛囊峡部的外毛根鞘在角化过程中不形成颗粒层，称之为外毛根鞘型角化，这种角化方式也见于外毛根鞘囊肿和肿瘤。毛发生长周期分三个阶段：生长期、退化期和休止期。不同生长周期的毛囊结构不尽相同，不要将其误认为病理变化。

（2）皮脂腺是开口于毛囊漏斗部下缘的实体腺。腺体外周为生发层，由基底细胞样细胞构成，中央为富于脂质的透明空泡状细胞，以全浆分泌排出脂质。眼睑、唇、乳晕等处的皮脂腺直接开口于皮面。免疫组化：皮脂腺细胞为 EMA（+），CEA（−），CAM5.2（−），S-100（−）。

（3）顶泌汗腺（大汗腺）：位于真皮深部或皮下，体积较大，直径达 200μm。由分泌部和导管组成，导管多开口于毛囊漏斗部。分泌部腺体由内层为胞质红染的高柱状顶浆分泌腺上皮和外层肌上皮构成，免疫组化表型为 CAM5.2（+），EMA（+），S-100（+），GCDFP-15（+），CEA（灶状 +）。导管由两层立方形细胞构成，没有肌上皮，免疫组化表型为 CAM5.2（−），EMA（+），CEA（+），

SMA（-）。大汗腺主要见于乳晕、外阴及腋窝等部位，睑缘腺和耵聍腺是特化的大汗腺。

2. 外分泌腺（小汗腺）　位于真皮深部或皮下，体积较小，由分泌部、真皮内导管和表皮内导管构成，单独开口于皮肤表面。分泌部腺体由双层上皮构成，内层由体积略大的透明细胞和较小的暗细胞组成，细胞呈立方形；外层为肌上皮。真皮导管与大汗腺导管相似，由双层上皮构成，无肌上皮，腔面衬覆一层 PAS 阳性均染物。表皮内导管中央有角化。在免疫组化上，小汗腺与大汗腺特点相似。小汗腺分布于全身各处，以手掌、足底和前颈部最为丰富。

第二节　皮肤病理组织学常用术语介绍

一、角质层增厚 / 角化亢进

分为两型：一型为增生型，其特点是同时伴有颗粒层肥厚，见于寻常疣、掌跖角化病、毛囊角化病、神经性皮炎以及局限性表皮角化亢进症等；另一型为潴留性角质层增厚，其特点是角质层明显增厚，但颗粒层不增厚，甚至可能变薄或消失。如某些先天性鱼鳞癣。

二、角化不全

指角质层细胞虽然明显角化，但细胞核尚存。角化不全可以为弥漫性，也可以呈点状或灶状。常见于银屑病、尖锐湿疣等。角化不全可能与表皮增生过快有关。

三、角化不良

指基底层与棘细胞层等非角化层内出现胞质红染的过早角化细胞。分为两型：一型为良性型，如扁平苔藓、毛囊角化病、家族性良性天疱疮、疣状角化不良瘤，以及移植物抗宿主病等；另一型为恶性角化不良，角化不良的细胞核有异型性，见于鲍温病和鳞癌等。角化不良有时不是一种障碍而是一种凋亡，要注意区别。

四、棘层肥厚

棘细胞超过 5 层以上，可表现为规则或不规则性肥厚，或者肥厚与萎缩相间。棘层肥厚常见于各种慢性炎症，如一些病毒性皮损、慢性湿疹皮炎和神经性皮炎等。

五、棘层松解

由于棘细胞之间的黏附力丧失而造成，其根源是桥粒结构的破坏、减少或缺如。可分为原发性和继发性两种。原发性棘层松解是由于棘细胞自身的细胞连接出现异常而导致的表皮松解，炎症常不明显，其原因可以是先天性基因异常，也可以是后天性，如产生了自身抗体。常见疾病有寻常性天疱疮、落叶性天疱疮、家族性良性天疱疮、毛囊角化病、暂时性棘层松解性皮肤病、疣状角化不良瘤，以及偶发性灶状棘层松解性皮肤病等。继发性棘层松解指棘细胞松解继发于其他表皮病变，如表皮变性、坏死等，见于各种病毒性水疱、皮肤脓疱病、角质层下脓疱病、日光性角化病等。

六、海绵形成

由于表皮细胞外水肿导致细胞间隙增宽而产生的一种现象，状如海绵。如果病变非常严重，细胞发生变性，甚至坏死，则称之为网状变性。表皮海绵形成常见于各种急性和慢性皮炎，如湿疹。

七、基底细胞空泡变性和液化

表皮基底细胞空泡变性和液化经常同时存在。空泡变性常是细胞液化的前期表现，胞质呈空泡状，细胞轮廓尚存。液化是指细胞严重空泡变性直至溶解消失。主要见于以下疾病，如扁平苔藓、萎缩性硬化性苔藓、红斑狼疮、皮肌炎、固定性药疹，以及色素失禁症等。

基底细胞的变性和液化常继发色素失禁（见后）。基底细胞显著液化可导致皮下疱形成，如大疱性扁平苔藓。

八、气球样变性

由于表皮细胞高度细胞内水肿所致，表皮细胞变圆、浅染，状似气球，是表皮细胞受损的表现之一，常伴细胞坏死和坏死溶解性大疱形成。主要见于水疱性病毒性皮肤病，如单纯疱疹、水痘和带状疱疹等。

九、微脓肿

指一些炎症细胞样细胞在表皮或真皮局部聚集。主要有以下三型：

（一）牟脓肿（Munro 脓肿）

指中性粒细胞在角化不全层内灶状聚集，常见于银屑病和脂溢性皮炎等。

（二）鲍特利尔脓肿（Pautrier 脓肿）

指有一定异型性的淋巴细胞在表皮内呈灶状浸润，这是蕈样霉菌病的组织学特点之一。表皮内散在及灶状淋巴细胞浸润也见于一些炎症性病变，但细胞一般没有异型性，要注意鉴别。

（三）真皮乳头部脓肿

真皮乳头层中性粒细胞浸润伴乳头破坏，是诊断疱疹样皮炎的主要指标。如果脓肿主要由嗜酸性粒细胞组成，且真皮乳头无明显破坏，则提示可能为类天疱疮，尤其是有皮下大疱形成时，更倾向于类天疱疮的诊断。

十、胶样小体

又称嗜酸性小体或 Civatte 小体。指位于表皮层或真皮浅层的红染、均质小体，圆形或椭圆形，大小约 $10\mu m$，系表皮细胞嗜酸性变或坏死所致。常见于扁平苔藓、红斑狼疮以及移植物抗宿主病等。

十一、色素失禁

指表皮基底细胞（包括黑色素细胞）受到损伤后，黑色素脱出并进入真皮浅层，被巨噬细胞吞噬或聚集于真皮上部的现象。常见于先天性色素失禁症、扁平苔藓、红斑狼疮、萎缩性硬化性苔藓、固定性药疹、蕈样霉菌病、持续性色素障碍性红斑以及黑变病等。色素失禁常伴发于基底细胞液化、破坏性病变，要注意与含铁血黄素和其他外源性（如药源性）色素相鉴别。

十二、疣状和乳头状增生

指表皮向表面增生并形成突起，突起不分支者称为疣状增生，分支者称为乳头状增生。表皮疣状或乳头状增生常伴角质层肥厚。常见于表皮痣、老年性角化病、角化型老年疣、尖锐湿疣、寻常疣、黑棘皮病等。

十三、疱或大疱形成

指表皮或真皮内有较大腔隙形成，腔内充以炎性渗出物、血液或脱落坏变的表皮细胞等。疱的直径 < 5mm 者称为小疱，> 5mm 者称为大疱。

不同类型疱的成因不同，内容物也不同，一般分为以下几类：

（一）松解性疱

疱位于表皮内，由表皮细胞松解所致。疱内无炎性渗出物者多为先天性松解，如毛囊角化病和良性家族性天疱疮等；有炎性渗出物者常为炎症性疱，如寻常性天疱疮。

（二）海绵形成及网状变性水疱

高度细胞间水肿导致表皮细胞之间出现较大裂隙而状似海绵，水肿极其严重者可以因细胞网化而形成水疱。常见于急性皮炎或急性湿疹皮炎。

（三）小水疱

由于炎性渗出物（主要是浆液）在表皮局部积聚而形成。常见于湿疹皮炎和固定性药疹等。

（四）脓疱

由化脓性炎导致组织坏死溶解，形成内充脓液的脓腔。常见于感染性脓疱病和中毒引起的表皮内疱以及脓疱型银屑病等。

（五）坏死溶解疱

由组织坏死而形成的疱，疱内容为炎症细胞及变性、坏死的表皮细胞。常见于水痘、单纯疱疹以及疱疹样皮炎等。

（六）血疱

因表皮或真皮内出血，血液在表皮内或真皮组织内聚集而形成疱。

在观察或描述疱性病变时要注意以下几点：

（1）疱的部位，可归为三类：表皮内、表皮下（即表皮与真皮交界处）和真皮内。

（2）疱的类型和内容物特点，见上。

（3）疱的大小。

（4）疱周表皮或真皮病变。

将这些特点综合起来考虑就不难作出具体诊断。

十四、纤维素样坏死

是真皮层结缔组织或血管壁变性、坏死的一种表现，常为小灶状、深红染、有光泽的团块或细颗粒状物，纤维素染色呈阳性反应。这种坏死提示存在结缔组织病或血管炎；血管壁纤维素样坏死有炎症反应时为血管炎，无者常为缺氧性坏死。

第三节　皮肤非肿瘤性疾病

包括炎症等所有非肿瘤性皮肤疾病。临床上表现多样，如孤立性或泛发性，红斑或丘疹，脱屑或不脱屑，水疱或大疱。病因多样，其中大多数为后天性（感染或非感染性），少数为先天性或遗传性疾病。很多皮肤病表现为炎症或伴有炎症。炎症性皮肤病的病理诊断要点如下：

1．表皮　注意表皮本身有无病变（变性、坏死、萎缩、增生、角化异常和松解等）；表皮内有无炎症细胞浸润，浸润炎症细胞的类型、数量以及分布特点。

2．附属器　注意有无病变，何种附属器受累，以及炎症细胞分布与附属器的关系等。

3．真皮　要注意：

（1）炎症细胞的数量：以大量、中等量、少量等表达。

（2）炎症细胞的分布特点：是位于真皮浅层还是深层，灶状还是弥漫散在分布，如为灶状分布则应注意炎症细胞分布与血管和附属器的关系。

（3）炎症细胞的类型：是以淋巴单核细胞为主、淋巴浆细胞为主、组织细胞为主，还是以中性粒细胞为主、嗜酸性粒细胞为主，或为混合性炎症细胞浸润，有无肉芽肿和特殊类型细胞形成，如上皮样细胞、多核巨细胞、毛玻璃样组织细胞以及黄瘤细胞等。

（4）间质有无纤维素样坏死、黏液变性等结缔组织的变性坏死现象。

（5）血管有无病变。当疑为感染性病变时，要注意查找有无特殊病原体如细菌、真菌和原虫等，必要时辅以特殊染色或免疫组化染色。

4．皮下组织　要注意有无炎症，炎症细胞的分布呈小叶间隔型还是全小叶型，炎症细胞的类型；有无坏死以及坏死类型（一般凝固性、干酪性或液化性）和程度；有无肉芽肿或特殊类型细胞形成；有无病原体（尤其是霉菌和原虫）；血管有无病变及其病变类型（坏死性、增生性或肉芽肿性等），受累血管的类型 [血管大小、动脉和（或）静脉]；以及有无钙化等。尤其要注意炎症与脂肪坏死的关系，如存在明显的脂肪坏死，而炎症又主要位于脂肪坏死灶周围，则属于比较典型的脂肪坏死性肉芽肿。

下面介绍一些常见或重要的皮肤病。

【感染性疾病】

皮肤感染性疾病必须是临床上查明有感染源，或者病理上找见了病原体，或者在形态学上具有某种感染性疾病的特点，方可诊断。有些皮肤感染性疾病如皮肤结核与其他一些非感染性疾病如结节病等在形态学上可以非常相似，尤其是当肉芽肿中央没有典型的干酪样坏死时,必须作病原体检查以明确诊断(抗酸染色、PCR等)。
下面介绍一些常见的皮肤感染性疾病的诊断和鉴别诊断要点。

一、病毒性疾病

人体病毒感染在皮肤的表现可以分为两类,一类为病毒直接感染皮肤导致的病变,如寻常疣、传染性软疣等,其中大部分在形态学上具有一定的特征性;另一类为皮肤对病毒感染产生的反应性病变,如儿童丘疹性肢端皮炎等,一般在组织学上没有特异性。

病毒性皮肤病的病理诊断要点有三条:

(1)临床特点和病原学或免疫学阳性指标,即临床资料阳性;

(2)特征性病理变化;

(3)非特异性病理变化加病毒包涵体。

符合其中一条或一条以上即可诊断。

病毒性皮肤病在组织学上表现为两大类:一类以表皮增生为主,如各种病毒性疣;另一类以表皮的变性和坏死为主,如各种病毒性疱疹。

目前,病毒性皮肤病的病理学诊断除了依靠常规病理组织学观察以外,还可以利用电镜、免疫组化、PCR以及原位杂交技术等进行病原体检查,而且可以据此进行比较详细的分型,这对有些病变(如尖锐湿疣)的预后判断有帮助。当病变在形态学上不典型时,病原体检查就尤为重要。

(一)病毒性疣

疣主要由人乳头瘤病毒(HPV)感染引起。HPV为亲皮肤和黏膜(鳞状上皮)的DNA病毒,其种类超过100种。不同类型的HPV可以导致不同类型的病变,同一种病变也可以由不同类型的HPV所致。人感染HPV后可以呈携带状态而无症状。HPV感染造成的病变主要有:发生在皮肤的寻常疣、丝状疣、扁平疣、跖疣、尖锐湿疣、鲍温样丘疹病和疣状表皮非典型性增生等;发生于黏膜的口腔疣,局灶性上皮增生,鼻腔、喉和结膜乳头状瘤,以及宫颈湿疣等。几种常见皮肤疣的病理诊断要点见表22-1。

表 22-1 常见皮肤疣的病理诊断要点

皮肤疣类型	病理组织学特点	病毒类型
寻常疣	表皮棘层肥厚伴疣状增生，高度角化亢进及颗粒层肥厚及空泡细胞形成，颗粒层内含大量团块状嗜碱性角质颗粒，病变两侧上皮脚呈环抱状	主要为 HPV-2 型，也可为 HPV1，4，7 和 49 型等
扁平疣	棘层扁平肥厚伴网篮状角化亢进，颗粒层增厚、细胞空泡变	主要为 HPV-3 和 10 型，也可为 HPV-2 和 5 型等
传染性软疣	表皮结节状或分叶状内翻性增生，棘层肥厚并形成大量软疣小体（棘细胞内单个、均质、红染的圆形或椭圆形小体形成，为病毒聚集所致）	软疣病毒
鲍温样丘疹病	相似于尖锐湿疣，同时伴有上皮内瘤变	主要为 HPV-16，18 型
尖锐湿疣	表皮显著棘层肥厚伴疣状乳头状增生，角化亢进及角化不全，表浅层挖空细胞形成；真皮慢性炎及血管扩张	90% 以上为 HPV-6 和 11 型，也可以为 HPV-16，18，30 ~ 33，35，39，41 ~ 45，51 ~ 56，59 型等
疣状表皮非典型性增生	棘层疣状增生肥厚伴角化亢进，灶状棘细胞浅染苍白，细胞核可有异型性	主要为 HPV-3，5，8，10 型等（具有遗传易感性，为常染色体隐性遗传或 X-连锁遗传）

（二）病毒性疱疹

由疱疹病毒导致的皮肤病中，以单纯疱疹和带状疱疹较为常见。两者病理组织学特点相似，主要表现为表皮水肿和气球样变性，变性、坏死性水疱形成，可见多核细胞和核内假包涵体（嗜碱性或略嗜酸性），真皮密集以单核淋巴细胞为主的混合性炎症细胞浸润。因临床表现有一定特征性，很少进行活检。

二、细菌性皮肤病

（一）化脓菌感染

1．感染性毛囊炎　是皮肤最常见的感染性疾病，严重者表现为疖或痈。常由金黄色葡萄球菌所致。组织学特点为以毛皮脂腺为中心的急性化脓性炎，后期毛囊破坏，出现较多量淋巴单核细胞，并形成肉芽肿。绝大多数病例临床上即可诊断，很少进行活检。

2．脓疱疮　是一种常见于儿童的浅表化脓性细菌性皮肤病，主要由金黄色葡萄球菌和化脓性链球菌感染皮肤所致。组织学特点为表皮颗粒层下脓疱形成，疱内容为中性粒细胞和 G⁺ 球菌，真皮中性粒细胞和淋巴细胞浸润。偶尔行活检。

3．葡萄球菌烫伤样皮肤综合征　主要见于新生儿和儿童或有细胞免疫缺陷的成人。由产生表皮溶解毒素的噬菌体 II 组葡萄球菌引起。临床上起病急，有发热等全身症状，少数患者伴有其他器官化脓性炎，进展快，病死率较高。

【病理诊断要点】

（1）肉眼表现为泛发性红斑，红斑脱屑似 I～II 度烫伤样皮损。

（2）组织学特点为表浅表皮内疱形成，疱位于角质层下或角质层内，周围棘细胞轻度松解，疱内仅有少量中性粒细胞，周围表皮和下方真皮内炎症细胞数量也很少。

【鉴别诊断】临床上本病易与多形红斑 - 中毒性表皮坏死溶解症相混淆，但组织学上两者鉴别不难。中毒性表皮坏死溶解症形成表皮下疱，周围表皮有明显坏死，真皮炎症细胞浸润较明显，细菌培养为阴性。

4．丹毒　为皮肤的急性表浅性化脓性炎，主要由化脓性链球菌感染引起。病变主要位于真皮，特点是显著水肿及淋巴管扩张，以中性粒细胞为主的炎症细胞弥漫浸润，偶尔累及皮下。

5．坏死性筋膜炎　是主要由化脓性链球菌感染导致的，广泛累及皮肤、皮下脂肪、筋膜和肌肉的炎症性病变，有一定的致死性。组织学表现为表浅和深部软组织显著坏死伴不同程度的急性和慢性炎症细胞浸润。正确诊断本病的前提是活检时深度要够，否则有可能被误认为丹毒等一般皮肤蜂窝织炎。

（二）分枝杆菌感染

1．结核　皮肤结核可以为原发性，也可以为继发性，以后者为多。其感染途径有三条：

（1）直接接种：表现为原发性下疳、疣状皮肤结核和腔口结核。

（2）血行播散：表现为寻常狼疮、粟粒性结核和结核树胶肿。

（3）下方淋巴结或骨结核蔓延所致：表现为皮肤瘰疬。

但在实际工作中，很多病例难以确切归类。上述病变均为结核分枝杆菌感染局部皮肤所致，大多可以用抗酸染色、PCR 或培养法得到证实。皮肤结核的主要类型及其病理诊断要点见表 22-2。

表 22-2　皮肤结核的主要类型及其病理诊断要点

临床病理类型	临床特点	病理诊断要点	结核分枝杆菌检查
寻常狼疮	头颈部，尤其是面部鼻周，进展缓慢	真皮慢性炎症，上皮样细胞肉芽肿形成，无或轻微干酪样坏死。表皮萎缩或增生	抗酸染色阳性率低，但 PCR 阳性率较高
粟粒性结核	罕见，主见于婴儿或免疫缺陷的成人	丘疹中央微脓肿形成，也可为典型或不典型的结核结节	抗酸染色阳性，一般菌量较多，有时菌量较少
结核树胶肿	主要位于皮下	大片干酪样坏死，周围围绕上皮样细胞和多核巨细胞	菌量很少，抗酸染色阳性率不高
皮肤瘰疬	皮损下方有淋巴结或骨结核，形成窦道和溃疡	窦道及溃疡周围非特异性炎，病变深部可见上皮样细胞肉芽肿	病变深部组织抗酸染色阳性率较高
腔口结核	见于内脏有活动性结核患者的腔口部位（皮肤黏膜交界处如肛门、尿道口等）	非特异性炎，深部可见坏死性上皮样细胞肉芽肿	菌量大，抗酸染色阳性率较高

临床病理类型	临床特点	病理诊断要点	结核分枝杆菌检查
原发性下疳	无痛性被覆痂皮的溃疡，引流部位淋巴结肿大	早期为急性炎症伴脓肿形成，后期形成坏死性上皮样细胞肉芽肿	越是早期，菌量越多，抗酸染色阳性率越高
疣状皮肤结核	多位于手、膝、臀和大腿	棘层肥厚及假上皮瘤样增生，表皮内小脓肿形成，真皮内典型结核性芽肿形成	菌量较少，有时抗酸染色阳性

　　皮肤还有一类与体内结核感染有关的反应性病变，称之为结核疹。表现为丘疹坏死性结核疹、瘰疬性苔藓以及硬红斑（结核相关性结节性血管炎）。用抗酸染色和培养法检查结核菌均为阴性，但PCR检查有时为阳性。目前认为这类病变可能由感染灶中的结核分枝杆菌碎片引起的Ⅲ型超敏反应所致，主要表现为血管炎，患者一般为PPD（+）。皮肤相关皮损的主要类型、病理诊断要点及其鉴别诊断见表22-3。

表 22-3　皮肤结核疹的主要类型、病理诊断要点及其鉴别诊断

类型	病变部位	病理诊断要点	病理鉴别诊断
丘疹坏死性结核疹	真皮	早期表现为白细胞破碎性或淋巴细胞性血管炎，血管壁纤维素样坏死和血栓形成；以后形成顶宽底窄的楔形皮肤坏死，坏死周围有上皮样细胞形成	急性苔藓样糠疹，梅毒疹，穿通性环状肉芽肿，化脓性毛囊炎，粟粒性结核
硬红斑	皮下脂肪	皮下血管（动脉和静脉）增生闭塞性血管炎伴显著淋巴细胞浸润及广泛脂肪坏死（凝固性或干酪性）	结节性红斑，表浅血栓性静脉炎，皮下结节性多动脉炎
瘰疬性苔藓	真皮	真皮内非坏死性肉芽肿，主要位于毛囊和汗腺导管周围	结节病

　　表列三型皮损除第三种与深部结核相关外，第一及第二种常与结核无直接关系，常为结核或其他感染引起的Ⅲ型超敏反应相关疾

病。由于皮肤结核的形态学表现与患者的抵抗力、细菌的毒力以及病程等密切相关，因此在病变的不同阶段，需要鉴别的疾病不尽相同。早期病变有明显急性炎症细胞浸润，需要与一般的细菌感染、非典型分枝杆菌感染、真菌感染以及猫抓热等鉴别，此类病变虽然肉芽肿还不典型，但往往菌量很多，抗酸染色阳性率较高。当病变内有明显肉芽肿形成时，需要鉴别的疾病仍然很多，其原因主要是皮肤结核常常形成非坏死性肉芽肿，而在皮肤形成非坏死性肉芽肿的病变非常多，包括多种感染性疾病如麻风病、真菌病和梅毒等，毛囊炎症性破坏所继发的异物性肉芽肿、脂肪坏死性肉芽肿、结核疹以及结节病等，而此类皮肤结核病变内常常菌量很少，抗酸染色多为阴性，但 PCR 阳性率较高，此外临床上结核菌素试验常为阳性。有些皮肤结核，如粟粒性结核、原发性下疳等，尽管可以形成有一定特征性的干酪样坏死性肉芽肿，但这种结构并非结核病所特有，也可以见于其他病变如梅毒、真菌感染和硬红斑等，其诊断仍然要结合临床资料和病原学检查。

2．非典型分枝杆菌感染　非典型分枝杆菌（非结核、非麻风分枝杆菌）广泛存在于自然界中，为条件致病菌，其感染多见于免疫缺陷者。在正常人群，由非典型分枝杆菌引起的皮肤感染常继发于皮肤创伤，以鸟分枝杆菌最为常见。其组织学特点是：早期（2～3个月内）呈非特异性炎；然后开始形成上皮样细胞肉芽肿；6个月后形成典型的上皮样细胞肉芽肿，但干酪样坏死不明显，表皮显著增生伴急性炎症及溃疡形成。其组织学主要鉴别诊断有皮肤结核（疣状皮肤结核或寻常狼疮）和皮肤真菌病（孢子丝菌病和着色性芽生菌病）。本病与结核病的最终鉴别需要依靠细菌培养以鉴定菌型。

3．麻风病　麻风病是由麻风分枝杆菌感染引起的慢性传染病，主要侵犯皮肤、黏膜和周围神经。根据临床表现、病原学、病理组织学和免疫学特点分为若干亚型，各型及其病理诊断要点和鉴别诊断见表22-4。

由于现代社会人口流动性增大，麻风病在非流行区也偶有发现。在非流行区，皮肤麻风病的诊断依赖于病理医生的警惕性。当见到具有明显亲神经性的炎症性病变，特别是亲神经性肉芽肿性炎以及真皮灶状或结节状难以归类的良性组织细胞或纤维组织细胞增生性病变时，要考虑麻风病的可能，特别注意皮损部位皮肤有无感觉减退或消失，应加作相关检查如抗酸染色（麻风分枝杆菌抗酸性较弱）和 PCR 等，并及时联系临床以免漏诊。

三、巴尔通体感染

【猫抓病】

猫抓病不少见，一般具有自限性。人被猫抓伤或咬伤数天后出现皮肤病变，表现为斑疹、丘疹和水疱等。组织学特点是真皮内出现不规则形渐进性坏死灶，周围上皮样组织细胞呈栅栏状排列，偶见多核巨细胞，最外层为淋巴细胞浸润带，可有嗜酸性粒细胞。数周后引流淋巴结出现相似于皮肤的坏死性或化脓性肉芽肿性病变，肉芽肿中心为大量中心粒细胞形成的脓肿。Warthin-Starry 银染可以显示病原体，PCR 和血清学检查也有助于诊断。

表 22-4　皮肤麻风病的临床病理亚型及其病理诊断要点和鉴别诊断

类型	组织学特点	神经受累程度	麻风分枝杆菌检查（抗酸染色及 PCR）	病理鉴别诊断
未定型	真皮内主要局限于神经、血管、竖毛肌和附属器周围的慢性非特异性炎，神经鞘细胞增生	表现为神经周围炎，神经结构无明显破坏	菌量很少，位于神经或竖毛肌内，或紧邻表皮的真皮内。PCR 阳性率不高	本型为早期病变，组织学无特异性，需要与很多以血管神经周围淋巴细胞浸润的皮肤病相鉴别，切片内找到一个以上抗酸杆菌方可作出诊断，否则只能作出疑似诊断
结核样型	真皮内大量沿神经血管束分布的非坏死性上皮样细胞肉芽肿形成，并累及汗腺和竖毛肌，肉芽肿周围致密淋巴细胞浸润，朗汉巨细胞少见。	神经内肉芽肿形成，神经结构破坏明显	菌量很少	本型不常见。要与多种皮肤肉芽肿性病变如皮肤结节病、结核、黑热病和梅毒等相鉴别，主要鉴别点是结核型麻风具有明显亲神经性，可以用 S-100 免疫组化染色显示神经与肉芽肿的关系，神经内存在抗酸杆菌是麻风的诊断依据

类型		组织学特点	神经受累程度	麻风分枝杆菌检查（抗酸染色及 PCR）	病理鉴别诊断
界线型	偏结核样	大致同结核样型，朗汉细胞易见，神经破坏不如结核样型严重		菌量：< 1 个 /HPF	以界线偏结核样型较多见。鉴别诊断参见结核样型和瘤型
	中间型	形成上皮样细胞，但肉芽肿结构不明显		菌量：1 ~ 100 个 /HPF	
	偏瘤型	大致同瘤型，但淋巴细胞浸润显著，神经周围葱皮样成纤维细胞增生		菌量：10 ~ 1000 个 /HPF	
瘤型		表皮下方为无细胞境界带，境界带下方广泛宽胞质的组织细胞浸润，胞质嗜酸性或透明泡沫状，少量淋巴细胞及浆细胞浸润，附属器破坏，可以累及皮下	炎症累及神经，但神经破坏不明显	菌量很多，抗酸染色阳性，形成麻风球	本型较多见。主要与黄色瘤、鸟型分枝杆菌感染、组织胞浆菌病等以组织细胞显著增生浸润为特点的病变相鉴别，主要鉴别点是真皮神经是否受累，抗酸染色帮助很大

四、立克次体病

立克次体的大小介于细菌与病毒之间，为严格细胞内寄生的原核细胞型微生物。常通过节肢动物（如虱、蚤、螨、蜱）叮咬传染给人。人的立克次体病主要有三类：斑疹伤寒、斑疹热和丛林斑疹伤寒（恙虫热）。

立克次体病可以引起包括皮肤在内的多器官损害。立克次体进入血管内皮细胞后，导致皮肤及内脏的血管内皮细胞肿胀、增生，小血管淋巴细胞性血管炎伴血管壁坏死和血栓形成。

立克次体病的皮肤病变病理诊断要点是真皮和皮下以小血管为主的淋巴细胞性坏死性血管炎，伴表皮和真皮凝固性坏死。立克次体位于血管内皮细胞中，因体积很小（长 0.3 ~ 0.8μm），在常规光镜下难以检见，可用电镜、免疫组化或 PCR 法显示，另外要密切联系临床。

五、螺旋体感染

（一）梅毒

由梅毒螺旋体感染所致，由性接触传播。病程分为三期。一期梅毒表现为硬下疳，位于感染部位皮肤或黏膜，常见于外生殖器、肛周和口腔等处，其他部位偶见，皮疹具有自愈性，常伴部属淋巴结肿大。二期梅毒出现于硬下疳后 6 ~ 8 周，为血行播散所致，表现为皮肤梅毒疹，常伴发热和全身淋巴结肿大等全身症状。二期梅毒疹形态多样，以泛发性丘疹、斑疹或丘疹鳞屑性病变为多见，也可以呈湿疣样、苔癣样，甚至形成大疱或溃疡，皮疹具有自愈性。三期梅毒一般见于初次感染后数年，主要累及内脏（尤其是主动脉和中枢神经系统），也可以出现皮肤和黏膜损害，表现为表浅皮肤或深在性皮下树胶肿样结节。

无论病变位于何处，处于哪期，梅毒有两个基本病理组织学特点：

（1）小血管内皮细胞肿胀；

（2）血管周围淋巴细胞浸润，常伴较明显浆细胞。

各期皮肤梅毒的病理诊断要点及其鉴别诊断见表 22-5。浆细胞浸润在皮肤梅毒比较常见，但不是特异性改变，有时浆细胞数量很少，甚至缺如，因此不能以有无浆细胞浸润来肯定或否定梅毒的诊断。内皮细胞肿胀伴血管中心性淋巴浆细胞浸润是重要的提示性线索，此时要密切联系临床，加作梅毒血清学检查，同时进行组织内病原体查找。梅毒螺旋体长 6 ~ 16μm，呈左螺旋状，用暗视野显微镜可以清楚显示。银染（Warthin-Starry 染色）有助于显示常规组织切片中的病原体，但要注意与网织纤维相鉴别，后者没有螺旋。电镜检查显示梅毒螺旋体位于表皮和真皮的细胞内或细胞外，内含螺旋体的细胞有鳞状细胞、巨噬细胞、血管内皮细胞和浆细胞等。

表 22-5　各期皮肤梅毒的病理诊断要点及鉴别诊断

病期	大体表现	组织学诊断要点	螺旋体检查（Warthin-Starry 银染法）	鉴别诊断
一期	感染部位硬下疳	溃疡周边表皮增生；真皮致密淋巴单核细胞和中性粒细胞浸润，有多少不一的浆细胞；血管内皮细胞增生、肿胀	阳性，螺旋体主要位于真皮表皮交界处、血管壁或血管周围	软下疳
二期	泛发性梅毒疹	表皮正常或呈银屑病样增生，淋巴细胞外渗，海绵样脓肿形成，灶状或广泛角化不全。真皮血管和（或）附属器周围以淋巴细胞、浆细胞/淋巴组织细胞/组织细胞/上皮样细胞肉芽肿为主的炎性浸润。表浅真皮可以形成苔藓样浸润。一半病例血管内皮细胞肿胀伴血管中心性炎症细胞浸润。1/4 的病例浆细胞不明显或缺如	1/3 病例银染切片阳性，免疫荧光染色时所有病例均阳性，螺旋体主要位于表皮和表浅血管丛	扁平苔藓，药疹，苔藓样糠疹，银屑病，以及结节病等
三期	内脏和皮肤、黏膜树胶肿，皮肤结节性梅毒疹	树胶肿表现为干酪样坏死性肉芽肿性炎，较明显纤维化广泛闭塞性动脉内膜炎，血管中心性浆细胞浸润。结节性三期梅毒疹表现为上皮样细胞肉芽肿性炎，坏死不明显	阳性率很低	结核，结节病

（二）莱姆病

是由博氏疏螺旋体感染引起的系统性疾病。主要通过蜱叮咬传播。临床表现为发热、皮疹、关节痛、肝脾肿大等多器官损伤症状，病程有时相性，分为三期。莱姆病主要相关皮损类型及其组织学特点见表 22-6。可以用组织切片银染、PCR 或培养法显示病原体。临床血清学检查也有助于诊断。

表 22-6 莱姆病主要相关皮损及其病理组织学特点

皮损类型	出现时相	病变部位	病理组织学特点	螺旋体检查（Warthin-Starry 银染法）
慢性游走性红斑	Ⅰ期	叮咬部位，也可多发	真皮表浅和深部、血管中心性、亲神经、亲汗腺性以淋巴细胞为主的炎性浸润，伴不同程度的浆细胞和嗜酸性粒细胞浸润，表皮常呈湿疹样改变	50% 阳性
慢性萎缩性肢端皮炎	Ⅲ期	一侧或双侧肢体，常位于关节附近	相似于萎缩性硬化性苔藓（见后）	可以阳性
皮肤淋巴细胞瘤（疏螺旋体相关性）	Ⅰ/Ⅱ/Ⅲ期	耳垂，乳头或乳晕	真皮内致密淋巴细胞、浆细胞、单核细胞和嗜酸性粒细胞浸润，常伴生发中心形成	可以阳性

（三）雅司病（yaws）

又称热带莓疹，由一种苍白密螺旋体亚种感染所致，主要发生在热带地区，常见于儿童。本病由密切接触传染，主要累及皮肤、黏膜和骨。皮损多位于臀部、腿和足。临床上按病程也可以分为三期。在病理组织学上，雅司与梅毒几乎无法区分，其细微差别是前者的血管内皮细胞肿胀不甚明显，螺旋体主要位于表皮内，晚期雅司也不累及内脏。两者的鉴别主要依靠临床特点。

六、放线菌感染

放线菌在形态及培养特征上与真菌相似，但细胞结构和分子遗传学特点显示其属于一类具有分枝状菌丝体的细菌。皮肤病变多来源于口腔黏膜播散所致，故多位于面颈部。组织学特点为皮肤和深部组织急性或慢性化脓性炎，其中可见放线菌菌落。放线菌菌丝直径约 1μm，革兰染色为阳性，PAS 染色和 Grocott 银染也为阳性。

七、真菌感染

皮肤真菌病可分为原发性和继发性。原发性皮肤真菌病为亲表皮性真菌直接感染皮肤所致，根据其感染部位，又分为表浅真菌病和深部真菌病，前者真菌仅位于表皮浅层，表皮下层和真皮几乎没有病变；后者病变累及真皮甚至皮下组织。继发性真菌病由其他器官的真菌血行播散所致，多为条件致病菌，提示机体可能存在免疫缺陷，其皮损特点相似于深部真菌病。深部皮肤真菌感染一般表现为真皮混合性炎症细胞浸润，有多少不一的组织细胞反应，表皮常呈假上皮瘤样增生。皮肤深部真菌病在组织学上可以是化脓性炎、化脓性肉芽肿炎、化脓性坏死性肉芽肿性炎或非特异性炎伴有多核巨细胞反应等，因此皮肤活检标本显示为化脓性肉芽肿性炎或化脓性炎伴多核巨细胞反应时要考虑到真菌感染的可能，需仔细查找病原体，并加作特殊染色。皮肤真菌染色有多种方法，最常用的是 PAS 和 Gomori 六胺银染色，前者显示真菌为红色，后者显示为黑色。真菌的 PAS 染色耐淀粉酶，藉此可以与糖原相鉴别，这对于胞内寄生菌的显示尤其有帮助。组织培养可以用于真菌鉴定，目前有些类型也可以借助免疫组化或免疫荧光确定。皮肤常见深部真菌病的病理组织学特点见表 22-7。

表 22-7 皮肤常见深部真菌病的病理组织学特点

真菌类型	皮肤病变感染途径	病理组织学特点	组织切片内的真菌形态
孢子丝菌	一般为原发性感染，有自愈性，免疫抑制者可呈播散性病变	早期为非特异性炎，后期形成化脓性肉芽肿，可见星状体（直径 7～25μm），表皮增生伴表皮内脓肿形成	直径 4～6μm 孢子位于细胞内外，常规切片发现率低
北美芽生菌[1]	原发或继发性感染，以继发性感染为多，主要见于健康成年人，也可见于免疫抑制者	早期为中性粒细胞浸润，逐渐形成多核巨细胞和肉芽肿，后期表皮显著假上皮瘤样增生	8～15μm 厚壁孢子，可见单个宽基的芽孢萌出，常见于微脓肿和多核巨细胞内
荚膜组织胞浆菌	多为继发性感染，少数为原发性感染	化脓性肉芽肿性炎/肉芽肿性炎/非特异性炎	直径 2～4μm 孢子，位于巨噬细胞胞质内，嗜碱性，周围有空晕（误为荚膜）
毛霉菌	常见于糖尿病酮症或免疫抑制者，原发或继发感染	坏死性炎，菌丝浸润血管伴血栓形成及梗死，周围多少不等的中性粒细胞浸润，罕有肉芽肿形成	不分隔菌丝，直径 7～30μm，有分枝，呈 90°角，菌丝常扭曲折叠，切面可呈环状
假丝酵母菌（念珠菌）[2]	常见于免疫抑制者	纤维素渗出，白细胞破碎性血管炎，脓肿形成	直径 3～6μm 的孢子；直径 2～4μm 的假菌丝，可有 90°角分枝
球孢子菌	多为继发性感染，少数为原发性感染	继发性病变类似于北美芽生菌病；原发性病变为混合性炎症细胞浸润	直径 10～80μm 的厚壁孢子，含有内孢子

真菌类型	皮肤病变感染途径	病理组织学特点	组织切片内的真菌形态
曲霉菌	原发或继发性感染，正常人或免疫抑制者	化脓性炎，有时形成肉芽肿。播散性病变可见血管内菌栓及周围缺血性坏死	分枝并分隔的菌丝，直径 2～4μm，分枝呈 45°角，偶见水果样曲霉头
新型隐球菌	一般为继发性感染，常见于免疫抑制者；原发性感染极为罕见	表现之一为大量胶冻样物质沉积伴轻微炎症反应；表现之二为肉芽肿性炎	在肉芽肿内为直径 2～4μm 孢子，在黏液内为 4～14μm 孢子，有黏液性荚膜，荚膜为黏液卡红、亚甲蓝、阿尔新蓝染色阳性
着色芽生菌	一般为原发性感染，常见于外伤部位皮肤	类似于北美芽生菌病	直径 6～12μm 的深棕色厚壁孢子，有分隔

[1] 北美芽生菌病需要与多种其他类型皮肤真菌病如新型隐球菌病、组织胞浆菌病等相鉴别，还需要与皮肤结核病相鉴别。因其假上皮瘤样增生可以非常显著，有时在小块活检中还需要与皮肤鳞状细胞癌相鉴别。

[2] 皮肤假丝酵母菌（念珠菌）病有四种类型：急性皮肤黏膜念珠菌病，慢性黏膜皮肤念珠菌病，播散性念珠菌病和甲念珠菌病，其中前两种属于表浅真菌病；播散性念珠菌病属于深部真菌病，其特点参见上表；甲念珠菌病以感染甲单位为特点。

八、寄生虫性皮肤病

（一）皮肤利什曼病

利什曼病是由利什曼原虫感染导致的疾病，通过白蛉叮咬传播，可以累及皮肤、黏膜和内脏。临床上分为以下几型：

（1）局限性（急性）皮肤利什曼病；

（2）弥漫性（急性）皮肤利什曼病（播散性无反应性皮肤利什曼病）；

（3）慢性皮肤利什曼病（包括复发性利什曼病或狼疮样利什

曼病）；

　　（4）黑热病后皮肤利什曼病；

　　（5）黏膜皮肤利什曼病；

　　（6）内脏利什曼病；

　　（7）亲内脏性利什曼病。

　　利什曼病导致的皮肤病变以局限性（急性）皮肤利什曼病最为常见，其病理诊断要点如下：

　　1．暴露部位皮肤单发红斑或结节。

　　2．真皮及皮下大量以组织细胞为主的慢性炎症细胞浸润，组织细胞内充满直径 2 ~ 4μm、灰蓝色类圆形小体，称之为利杜体，也可以位于细胞外。

　　3．利杜体用 Giemsa 染色时呈红色或紫色，PAS 和六胺银染色为阴性。

　　4．表皮萎缩或增生，也可以形成溃疡。

【鉴别诊断】

　　急性皮肤利什曼病主要需与组织胞浆菌病相鉴别，两者均以组织细胞增生和细胞内寄生性病原体为特点，但利杜体用 Giemsa 染色显示效果极好，而 PAS 和六胺银染色为阴性；组织胞浆菌则为 PAS 和六胺银染色阳性，此外利什曼原虫素皮肤试验、血清学检查和培养也有助于利什曼病的确诊。

　　慢性皮肤利什曼病的组织学特点为真皮全层弥漫或结节状致密上皮样细胞肉芽肿浸润，其肉芽肿结构非常像结核结节，但一般中央无坏死，利杜体不易找见。慢性皮肤利什曼病需要与多种以形成肉芽肿为特点的皮肤疾病相鉴别，尤其是寻常狼疮，两者在临床和病理组织学上都很相似，而常规光镜下又较难发现病原体，因此需要用免疫组化或 PCR 技术助诊，并进行相关临床检查。

　　（二）皮肤阿米巴病

　　根据感染的阿米巴原虫类型不同，分为溶组织内阿米巴病和棘阿米巴病。

　　1．皮肤溶组织内阿米巴病　常继发于肠道或肝阿米巴病，主要见于肛周和会阴部。临床表现为皮肤溃疡性结节。组织学表现为皮肤坏死，淋巴细胞、浆细胞和嗜酸性粒细胞等炎症细胞浸润。坏死和炎症灶内可见单个或成群的阿米巴原虫，虫体直径20～40μm，内有小小的细胞核、空泡和吞噬的红细胞。虫体为PAS染色阳性，PCR有助于确定其类型。

2. 皮肤棘阿米巴病　　主要见于免疫缺陷者（尤其是AIDS患者），可以为原发性或继发于血行播散。临床表现为皮肤真皮深部或皮下结节。组织学表现为化脓性炎，伴广泛组织坏死，有时可见白细胞破碎性血管炎或坏死性血管炎伴脂膜炎。炎症灶内可见棘阿米巴滋养体，直径20～30μm，常集中于血管周围，容易被误认为组织细胞，PAS和六胺银染色有助于虫体识别，PCR可用于确定其类型。

（三）皮肤囊尾蚴病

因猪带绦虫的虫卵被吞食进入人体后发育成囊尾蚴在体内移行所致，常见于皮肤、脑和眼。皮肤病变表现为单发或多发性皮下结节，直径1～2cm。切面呈囊状，囊壁上有粟粒大小的白点，为囊尾蚴的头节，其上有吸盘。检查头节最好用压片法（参见第二章"外科肉眼标本检查及取材"）。组织学切片显示囊壁内层为红染膜状物，此为囊尾蚴虫体，外层为组织细胞反应层，混有多少不一的嗜酸性粒细胞等其他炎症细胞。连续切片有可能检见头节。

（四）皮肤幼虫移行病

又称为匐行疹，是线虫幼虫在皮肤内移行所导致的皮炎，以寄生于猫、狗体内的巴西钩口线虫的幼虫最为常见。虫卵在体外孵化成幼虫，幼虫通过毛孔或汗腺孔进入人体皮肤，然后以每天数毫米的速度移行，可以自愈。组织学表现为表皮与真皮内混合性炎症细胞浸润，其中有多少不等的嗜酸性粒细胞，虫体多位于真皮表皮交界处、肉眼可见的虫道前方有反应性炎症。组织活检不一定能取到虫体，此时需行血清学等其他检查以助诊。

九、节肢动物叮咬反应

节肢动物叮咬反应比较常见，可以为局限性或系统性，其反应强度取决于叮咬动物类型和机体反应。多数叮咬反应（如蚊、蜜蜂、黄蜂、臭虫等所致）开始时表现为局部荨麻疹样反应，然后形成丘疹和丘疹水疱性病变，一般数天之内消散。少数病变持续数周或数月，称之为持续性叮咬反应。对跳蚤、蚊子和臭虫等叮咬的过敏反应会导致丘疹性荨麻疹，又称为丘疹性苔藓或婴儿苔藓，常在数天内自发消退，与叮咬反应很难鉴别。

　　叮咬反应的典型组织学表现是真皮内呈楔形分布的混合性炎症细胞浸润，炎症细胞有淋巴细胞、组织细胞和嗜酸性粒细胞等，多位于血管周围或间质内，上方表皮常有水肿和海绵形成，甚至进展为水疱或坏死。有些蛛形纲动物叮咬可以导致显著皮肤坏死。持续性节肢动物叮咬反应有时表现为致密淋巴细胞浸润伴淋巴滤泡形成，需要与淋巴瘤相鉴别，其鉴别要点是叮咬反应形成的淋巴滤泡常有生发中心形成，淋巴细胞为多克隆性增生。核深染的 CD30 阳性细胞在叮咬反应中也可以见到，但不是恶性指征。

【非感染性红斑、丘疹和脱屑性疾病】

一、银屑病

　　银屑病是一种比较常见的皮肤慢性炎症性疾病，病因未明。目前认为表皮的增生和分化异常、T 淋巴细胞驱动的免疫异常等因素在银屑病的发病过程中起重要作用。通常分为三型：寻常型（最为常见）、泛发性脓疱型和局限性脓疱型，其基本组织学表现相似。

【病理诊断要点】

　　1. 灶状或融合性表皮角化不全，门罗微脓肿（Munro's microabscess）和柯古介海绵状微脓疱（spongiform micropustules of Kogoj）形成。门罗微脓肿表现为表皮顶部角化不全灶内中性粒细胞浸润，柯古介海绵状微脓疱表现为表皮颗粒层或棘层上部灶状中性粒细胞浸润伴表皮破坏，两者诊断意义较大。

　　2. 棘层肥厚，表皮脚呈杵状规则延长增宽，真皮乳头上方表皮变薄。

　　3. 真皮乳头层水肿，毛细血管扩张弯曲，少量淋巴单核细胞浸润。

【鉴别诊断】

银屑病主要应与慢性单纯性苔藓（神经性皮炎）、脂溢性皮炎以及一些细菌或真菌感染性皮肤病鉴别，鉴别要点见表 22-8。

表 22-8 银屑病的病理鉴别要点

鉴别点	银屑病	慢性单纯性苔藓	脂溢性皮炎	感染性皮肤病
门罗微脓肿	+	−	−	−
柯古介海绵状微脓疱	+	−	−	+
痂皮形成	−	−	+	+
海绵形成	+，但较轻，一般不形成水疱	+	+	+
棘层肥厚及表皮脚延长	+，规则常呈杵状	+，不规则	+，不规则	+，不规则
真皮乳头毛细血管迂曲扩张	+	−	−	−
真皮乳头纤维化	−	+	+/−	+/−
带状慢性炎症细胞浸润	−	+	−	−

二、红皮病和剥脱性皮炎

这是继发于多种疾病的一组临床表现，皮肤表现为泛发性红斑和脱屑，伴有发热等全身症状，具有潜在致死性。大多继发于既往就有的皮肤病，其中以银屑病最为常见，也可以继发于药物反应或某些恶性肿瘤如淋巴瘤等。病理组织学检查常表现为亚急性或慢性非特异性炎。要注意寻找基础病变的组织学证据。

三、扁平苔藓

属于比较常见的皮肤病，病因不明，可能与感染、自身免疫、药物等引起的细胞免疫有关。常见于中年人，女性稍多。临床表现为严重瘙痒性、对称性丘疹鳞屑性皮病，可发生糜烂或溃疡。全身各处皮肤均可受累，呈局限性或泛发性，可累及口腔黏膜、外生殖器和指/趾甲。本病有一定自限性，也可以慢性化。

【病理诊断要点】

1．表皮角化过度，楔形颗粒层肥厚，棘层不规则增生。一般没有角化不全。

2．基底层细胞空泡变性及液化溶解。

3．胶样小体形成，常位于表皮基底层或真皮浅层，PAS 染色阳性，CK 阳性。

4．苔藓样浸润，表现为真皮表皮交界处或真皮浅层带状以淋巴单核细胞为主的慢性炎症细胞浸润，以 CD4 阳性的 T 淋巴细胞为主，B 淋巴细胞极少。

5．真皮浅层色素沉着，噬色素细胞形成。

6．免疫荧光 真皮表皮交界处线状纤维蛋白沉积。

7．特殊亚型

（1）肥厚型（表皮显著增生肥厚）；

（2）大疱型（真皮及表皮交界处裂隙或水疱形成）；

（3）萎缩型（常见于病变消退期）；

（4）毛发型（病变主要累及毛囊，可以导致假性斑秃）等。

【鉴别诊断】

苔藓样浸润见于多种皮肤病，如扁平苔藓、苔藓样角化病、蕈样霉菌病、药物性皮炎及药物性固定性药疹等，其鉴别诊断参见表 22-9。

表 22-9　苔藓样浸润性病变的病理鉴别要点

疾病类型	病理鉴别要点
苔藓样药疹	常有用药史。组织学上表现为基底细胞空泡变性和苔藓样浸润，表皮细胞变性坏死比较突出，表皮中上层可有淋巴细胞浸润，可伴角化不全，真皮炎症细胞内常混有较多量嗜酸性粒细胞
苔藓样角化病	组织学上除了具有扁平苔藓的特点以外，常伴程度不同的非典型性增生

续表

疾病类型	病理鉴别要点
苔藓样日光性角化病	组织学上表皮呈非典型性增生伴苔藓样浸润
慢性盘状红斑狼疮	组织学上除了基底细胞液化和苔藓样浸润外，可见表皮萎缩变平、角化亢进和毛囊角质栓形成，基底膜增厚并 PAS 阳性物质沉着，真皮内黏液样物质沉积，表浅和深部血管及附属器周围淋巴细胞、浆细胞和单核细胞浸润，可累及皮下。免疫荧光显示基底膜免疫球蛋白和 C3 线状或颗粒状沉积。少数患者可以发展为系统性病变
慢性移植物抗宿主病（GVHD）	有骨髓等移植史。早期病变与扁平苔藓非常相似，但表皮内郎汉细胞数量减少（扁平苔藓表现为数量增多），真皮内炎症细胞浸润倾向于围绕在血管周围，免疫荧光显示多数病例基底膜有颗粒状 IgM 和补体沉积；后期呈硬皮病样改变，真皮明显纤维化
蕈样霉菌病	真皮带状浸润细胞中有异型性的 T 淋巴细胞，而且异型性 T 细胞具有亲表皮性，早期在基底细胞之间呈单个或灶状浸润，后期浸润表皮全层并形成鲍特利尔脓肿，而基底细胞液化则不明显
药物性皮炎及固定性药疹	皮损与用药相关，带状浸润的炎症细胞中有嗜酸性粒细胞

四、多形性红斑和中毒性表皮坏死松解症

多形性红斑是一种比较常见的皮肤病，具有自限性和复发性。主要累及青壮年和儿童。大多数病例有前驱感染史，尤其是疱疹病毒感染，部分病例与磺胺类等药物使用、疫苗接种等有关。

【病理诊断要点】

1. 基底细胞液化，单个或灶状表皮细胞坏死，胶样小体形成。
2. 表皮轻度海绵性水肿，灶状淋巴细胞外渗。
3. 真皮浅层致密淋巴细胞浸润。
4. 表皮坏死显著者可以形成表皮内或表皮下疱，甚至发生表

皮剥脱，称之为中毒性表皮坏死性松解症，此时炎症不甚明显。按表皮剥脱面积又分为 Lyell 综合征（不超过 10% 体表面积）、Steven-Johnson 综合征（超过 30% 体表面积）和中间型（10% ~ 30% 体表面积）。目前认为中毒性表皮坏死松解症绝大部分与药物过敏有关。

【鉴别诊断】

葡萄球菌烫伤样皮肤综合征：为葡萄球菌感染所致，临床上容易与中毒性表皮坏死松解症相混淆，但组织学上两者鉴别不难，前者疱位于表皮浅层（角质层下或角质层内），周围棘细胞仅轻度松解，疱内仅有少量中性粒细胞，周围表皮和下方真皮内炎症细胞数量也很少，细菌染色或培养阳性。

【非感染性水疱和大疱性疾病】

位于表皮内或表皮下方的充满液体的腔称为疱。疱内含有组织液或浆液，有不同程度的炎症细胞。< 5mm 者称为水疱，> 5mm 者称为大疱。疱形成的机制多样，主要有以下几种：海绵样表皮水肿，棘层松解，表皮网状变性（高度细胞内及细胞间水肿），细胞溶解以及基底膜破坏。由此可见形成水疱或大疱的疾病非常多，我们通常根据疱形成的位置、疱内容物以及疱形成的机制等几方面特点来诊断疱性疾病。表皮内疱可以位于表皮浅层、表皮基底层或累及表皮全层。皮下疱貌似简单，实际上根据其累及基底膜带的部位不同，还可以进一步细分，盐裂实验（见表 22-11 下注）有助于其诊断。导致非感染性大疱性疾病的原因可以是遗传性或获得性如异常免疫反应等，大疱性类天疱疮是最常见的自身免疫性大疱性皮肤病。一般而言，遗传性疱性疾病多不伴炎症，而获得性疱性疾病常伴有炎症反应。自身免疫性大疱性疾病虽然在常规组织学上具有一定的特点，其确诊常需依靠直接和间接免疫荧光检查。另外，对于表皮内有较多量中性粒细胞浸润的水疱性疾病，首先要除外细菌或真菌感染。

一、表皮内疱形成性皮肤病

以形成表皮内疱为特点的皮肤病类型及其病理诊断和鉴别诊断

见表 22-10。

表 22-10　表皮内疱性疾病的病理特点及其鉴别诊断

疾病类型及名称	组织学特点	发病机制及特殊检查	鉴别诊断
自身免疫性			
寻常型天疱疮	基底层上裂隙或疱，累及毛囊等附属器上皮，疱内容物为松解的棘细胞及嗜酸性粒细胞	抗桥粒芯糖蛋白 1（皮肤型）和 3（黏膜型）抗体阳性；直接免疫荧光显示表皮细胞间隙内 IgG 和补体 C3 沉积	1．慢性家族性良性天疱疮 2．暂时性棘层松解性皮病 3．局灶性棘层松解性角化不良
增殖型天疱疮	基底层上裂隙或疱，累及毛囊等附属器上皮，疱内容物为松解的棘细胞及嗜酸性粒细胞，表皮显著疣状增生。有时炎症非常显著	抗桥粒芯糖蛋白抗体阳性；直接免疫荧光显示表皮细胞间隙内 IgG 和补体 C3 沉积	1．细菌或真菌感染 2．卤素皮炎
落叶型天疱疮	角质层下或颗粒层内裂隙或水疱，疱顶常缺如，疱内有少量松解的棘细胞以及中性或嗜酸性粒细胞	抗桥粒芯糖蛋白 1 抗体阳性；直接免疫荧光显示表皮细胞间隙内 IgG 和补体 C3 沉积	1．葡萄球菌烫伤样皮肤综合征 2．大疱性脓疱疮 3．角质层下脓疱性皮病
红斑型天疱疮	角质层下或颗粒层内裂隙或水疱，疱顶常缺如，疱内有少量松解的棘细胞以及中性或嗜酸性粒细胞，少数伴界面皮炎	抗桥粒芯糖蛋白 1 抗体阳性；直接免疫荧光显示表皮细胞间隙内 IgG 和补体 C3 沉积，基底膜颗粒状 IgG 和 IgM 沉积	1．红斑狼疮 2．副肿瘤性天疱疮

疾病类型及名称	组织学特点	发病机制及特殊检查	鉴别诊断
IgA天疱疮	角质层下脓疱性皮病（SPD）型；表皮内中性粒细胞性皮病（IEN）型	SPD型为抗桥黏素抗体阳性，IEN型为抗桥粒芯蛋白抗体阳性；直接免疫荧光显示表皮细胞间隙内IgA沉积	1. 角质层下脓疱性皮病 2. 脓疱性银屑病 3. 寻常型天疱疮 4. 脓疱疮等细菌或真菌感染
药物诱发性天疱疮	含巯基药物（如青霉胺等）以落叶型为常见；其他药物以寻常型为常见	同寻常型或落叶型天疱疮	同寻常型或落叶型天疱疮
副肿瘤性天疱疮	同寻常型或落叶型天疱疮，常伴界面改变和鳞状上皮坏死	抗包斑蛋白或周斑蛋白抗体阳性，抗桥粒芯糖蛋白抗体也可阳性；直接免疫荧光显示表皮细胞间隙内IgG沉积	同寻常型或落叶型天疱疮
遗传性			
毛囊角化病（Darier病）	基底层上裂隙，多不形成大疱；松解累及表皮全层；颗粒层和角质层内圆体和谷粒形成；真皮乳头呈绒毛状，疱内无炎症细胞	常染色体显性遗传病，ATP2A2基因突变所致	1. 家族性良性天疱疮 2. 疣状角化不良瘤 3. 暂时性棘层松解性皮病 4. 局灶性棘层松解性角化不良瘤

续表

疾病类型及名称	组织学特点	发病机制及特殊检查	鉴别诊断
家族性良性天疱疮	表皮松解累及全层，常为不完全性棘细胞松解，似墙砖样倒塌，附属器常不受累，偶见圆体和谷粒，疱内无炎症细胞	常染色体显性遗传病，ATP2C1基因突变所致	1. 寻常型天疱疮 2. 毛囊角化病
其他			
暂时性棘层松解性皮病（Grover病）	病变多样，灶状海绵形成，灶状棘层松解伴或不伴角化不良；真皮浅层淋巴单核细胞浸润，有少量嗜酸性粒细胞	病因不明的获得性、自限性疾病，部分患者伴发于其他类型皮肤病或恶性肿瘤（多为淋巴造血系统和泌尿生殖系统肿瘤）；直接免疫荧光检查一般为阴性	1. 毛囊角化病 2. 家族性良性天疱疮 3. 寻常型天疱疮 4. 湿疹皮炎 5. 局灶性棘层松解性角化不良症
限局性棘层松解性角化不良	角化过度及角化不全，基底层上灶状棘细胞松解及裂隙形成，有角化不良细胞形成	一种伴随于其他皮肤病如基底细胞癌、色素痣等的病理现象	毛囊角化病等
疣状角化不良瘤	孤立性病变，多累及毛囊和皮脂腺，呈内翻性生长，基底呈绒毛状，上方表皮松解伴角化不良，可见圆体	目前认为系表皮良性肿瘤性增生	1. 毛囊角化病 2. 家族性良性天疱疮

疾病类型及名称	组织学特点	发病机制及特殊检查	鉴别诊断
急性和亚急性湿疹皮炎	表皮细胞间水肿伴表皮内水疱形成及淋巴单核细胞浸润，可伴嗜酸性或中性粒细胞	表皮细胞间水肿所致，原因多样，有内因性（特应性、脂溢性等）和外因性（接触刺激性、接触过敏性）	1. 感染性皮肤病 2. 玫瑰糠疹
角质层下脓疱性皮病	角质层下脓疱，有时伴疱底棘细胞松解，真皮浅层血管周围非特异性炎	原因不明的非感染性皮肤病，很多病例伴有 IgA 异常升高或多发性骨髓瘤，若直接免疫荧光检查为 IgA 阳性则诊断为 IgA 天疱疮	1. 脓疱疮 2. 落叶型天疱疮 3. 脓疱性银屑病
婴儿肢端脓疱病	表皮内或角质层下脓疱，疱内主要为中性粒细胞，可有嗜酸性粒细胞，真皮血管周围少量慢性炎症细胞浸润	原因不明的自限性疾病，婴儿期发病，2～3 岁痊愈	感染性皮肤病等

二、皮下疱形成性皮肤病

　　以形成表皮下疱为特点的皮肤病类型及其病理诊断和鉴别诊断见表 22-11。

表 22-11　皮下疱性疾病的病理特点及其鉴别诊断

疾病类型及名称	组织学特点	发病机制及特殊检查	鉴别诊断
自身免疫性			
大疱性类天疱疮	真皮乳头水肿并真皮表皮交界处疱形成，疱内容物主要为嗜酸性粒细胞和纤维素，真皮乳头完好，可有嗜酸性微脓肿形成，表浅和深部真皮间质和血管周围混合性炎症细胞浸润。各例炎症细胞数量不一	抗半桥粒（主要为BP180 和 BP230）抗体阳性；直接免疫荧光显示基底膜线状 C3 和 IgG 沉积，盐裂试验显示上述阳性信号大多位于表皮侧（疱顶），Ⅳ 型胶原（免疫组化）位于真皮侧（疱底）	1. 获得性大疱性表皮松解症 2. 线状 IgA 皮病 3. 疱疹样皮炎 4. 多形性红斑 5. 妊娠疱疹 6. 迟发型皮肤卟啉症
黏膜类天疱疮（瘢痕性类天疱疮）	表现为裂隙状皮下疱或糜烂，中性粒细胞和淋巴、单核细胞等混合性炎症细胞浸润，可呈苔藓样，后期显著板层状纤维化	抗层黏连蛋白-5、β4 整合素或半桥粒（BP180 和 BP230）抗体阳性；直接免疫荧光显示基底膜线状 C3 和 IgG 或 IgA 沉积，盐裂试验结果不一	1. 大疱性类天疱疮（黏膜类天疱疮也以口腔和眼受累为特点） 2. 大疱性扁平苔藓
妊娠疱疹（妊娠性类天疱疮）	真皮显著水肿及皮下疱形成，中性和嗜酸性粒细胞浸润，灶状基底细胞坏死，灶状表皮海绵状水肿	抗半桥粒（主要为BP180）抗体阳性；直接免疫荧光基底膜线状 C3（100%）和 IgG（30%）沉积	多见于妊娠中后期，一般呈良性经过
获得性大疱性表皮松解症(真皮松解性类天疱疮)	相似于大疱性类天疱疮，有时中性粒细胞浸润显著（炎症型）	抗Ⅶ型胶原抗体阳性；直接免疫荧光显示基底膜线状 C3 和 IgG 沉积，盐裂实验显示阳性信号位于真皮侧	常伴发于淋巴瘤、淀粉样变性或炎症性肠病等

疾病类型及名称	组织学特点	发病机制及特殊检查	鉴别诊断
疱疹样皮炎	真皮乳头水肿，以中性粒细胞为主的炎症细胞浸润，可见核尘或小脓肿形成，乳头破坏形成融合性皮下疱，血管周围混合性炎症细胞浸润	抗 reticulin 或 SME 抗体阳性；直接免疫荧光显示 IgA 呈颗粒状沉积于真皮乳头	1. 线状 IgA 皮病（疱疹样皮炎患者90% 伴有谷胶敏感性肠病） 2. 大疱性 SLE
线状 IgA 皮病	相似于疱疹样皮炎，也以嗜中性为主，基底细胞空泡变，IgA 检测阳性	部分病例为抗半桥粒（主要为 BP180）抗体阳性，部分为抗Ⅶ型胶原抗体阳性，部分原因不明；直接免疫荧光显示 IgA 沿基底膜呈线状沉积	1. 疱疹样皮炎 2. 大疱性类天疱疮 3. 炎症型获得性大疱性表皮松解症
遗传性			
多种遗传性或先天性疱性疾病	各型组织学特点有所不同，主要特点为大疱性表皮松解症	荧光、免疫组化及电镜可检测相应的组织先天性损伤或发育障碍	获得性大疱性疾病

* 盐裂实验：将活检皮肤组织浸泡于 4℃、1M NaCl 溶液中 48 小时，皮肤组织会开裂形成大疱，开裂位置在透明层。用盐裂活检皮肤组织进行免疫荧光或免疫组化染色有助于确认疱性疾病的大疱位置。

【胶原和弹性组织疾病】

　　本组疾病主要累及皮肤胶原纤维或弹性纤维，以纤维变性或增生为特点。其中大部分疾病病因不明，可能与免疫、遗传等多种因素有关。

硬皮病

硬皮病是一种以皮肤和内脏器官纤维化为特点的结缔组织病。分为局限型（又称硬斑病）和系统性（又称进行性系统性硬化症）。前者主要累及皮肤和皮下脂肪组织，没有严重的系统性损伤；后者除了具有广泛的皮肤病变外，还侵犯内脏，常伴抗核抗体阳性，预后不良。组织学上两者病变基本相似。

【病理诊断要点】

1．病变常起始于指端，临床上常有雷诺征。

2．表皮基底细胞空泡变或液化。

3．早期病变表现为真皮网状层灶状淋巴浆细胞浸润，胶原纤维轻度肿胀。

4．继而胶原束增宽，轻度玻璃样变性，炎症细胞数量减少，附属器周围脂肪减少。

5．后期真皮炎症细胞很少或消失，胶原纤维融合并玻璃样变，向下深入脂肪小叶间隔，附属器萎缩。表皮基本正常。

6．特殊染色显示弹力纤维变性、减少，甚至消失。

【鉴别诊断】

硬皮病样改变可以见于多种皮肤疾病，其病理鉴别诊断要点见表 22-12。

表 22-12　一些硬皮病样皮肤疾病的病理诊断要点比较

疾病类型	病理诊断及鉴别要点
硬化萎缩性苔藓	常见于女性外阴或男性生殖器黏膜或皮肤。表皮基底细胞空泡变性或液化，真皮浅层带状均一化水肿，较晚期为带状均一玻璃样变，其下方淋巴单核细胞浸润，毛细血管扩张
皮肤瘢痕	有皮肤创伤或慢性溃疡等病史。创伤部位皮肤真皮胶原纤维增多并玻璃样变，其内附属器消失。病变范围一般与创伤程度有关

疾病类型	病理诊断及鉴别要点
硬肿病 / 成人硬肿病 /Buschke 硬肿病	皮肤对称性或局限性非凹陷性肿胀硬化，常起始于颈肩部。组织学表现为真皮显著增厚，胶原纤维增粗，其间有水肿或水肿黏液变。间质黏液染色（Alcian 蓝或胶体铁）阳性。临床上无雷诺征，无炎细胞浸润。无弹力纤维变化
慢性放射性皮炎	常有因疾病等受照射史或急性放射性皮炎史。真皮胶原纤维显著嗜酸性玻璃样变，其中可见大而怪异的非典型性成纤维细胞及内皮细胞（被称为放射细胞），可见汗腺，但毛皮脂腺单位常消失，深部血管呈增生闭塞性内膜炎。小血管常有增生，表皮萎缩并角化亢进，基底细胞空泡变性，可见单个异型性角化不良鳞状细胞
胶原瘤	为一种结缔组织痣，多于童年或青少年时期发病，表现为无症状白色丘疹、结节或斑块。局灶真皮增厚，胶原纤维显著增粗，弹力纤维多少不一，一般没有炎症
皮肤纤维瘤	表皮常呈假上皮瘤样增生，局灶真皮内成纤维细胞增生，并有胶原纤维形成，胶原纤维融合增粗现象不明显，较少累及皮下脂肪组织。无弹力纤维变化及减少

弹性组织相关疾病的病理和鉴别诊断要点见表 22-13。弹性组织病变常需作弹性纤维染色以利观察。

表 22-13 弹性组织相关疾病的病理和鉴别诊断要点

疾病类型	病理和鉴别诊断要点
皮肤松垂	分为原发性和继发性两种，前者与自身免疫病有关，发生于既往正常的皮肤；后者继发于其他疾病，如淋巴瘤。组织学表现为真皮中上层弹性纤维破坏、减少，甚至消失
皮肤松弛症 / 泛发性弹性组织溶解	可以为遗传性或获得性。遗传方式多样。本病可能与弹性蛋白酶的异常有关。除皮肤松弛外，可以出现其他系统弹性组织缺陷性改变如肺气肿、消化道憩室、血管瘤等。组织学特点是真皮弹性组织减少甚至缺如。继发性者可见原发疾病病变

续表

疾病类型	病理和鉴别诊断要点
弹力纤维假黄瘤	弹性组织广泛变性疾病，多于青少年时期发病，部分病例为遗传性。病变累及皮肤，还可累及内脏和动脉壁等。皮损肉眼呈丘疹或鹅卵石样，组织学上病变位于真皮中下层，表现为弹性纤维退行性变，即弹性纤维肿胀、扭曲、断裂及钙化，常规切片上呈强嗜碱性，钙染色为阳性
日光性弹性组织增生症	又称日光性弹性组织变性。病变主要位于真皮浅层，常规染色切片显示胶原纤维嗜碱性变性，弹性纤维染色显示弹性组织增多，钙染色阴性
弹性组织痣	童年或青少年时期发病，为无症状白色丘疹、结节或斑块。组织学特点为真皮网状层弹性纤维不规则增多
弹性纤维瘤	常见于老年妇女肩背部，组织学特点为胶原纤维和弹性纤维增生，其本质可能为弹性纤维变性与反应性增生

【皮肤异常物质沉积】

一、皮肤淀粉样变

皮肤淀粉样变性或沉着是指在皮肤真皮和（或）皮下脂肪组织中或血管壁出现一类特殊的蛋白质性物质沉积，这类蛋白质具有均一性特点：在电子显微镜下呈直径 6～8μm、僵直而不分支的纤维丝；在光学显微镜下呈弱嗜酸性、均一性、云雾状无定形物；大部分病例为刚果红和结晶紫染色阳性，并且在偏振光显微镜下具有苹果绿双折光性。导致皮肤淀粉样变的原因多样，可以是系统性疾病如浆细胞性骨髓瘤的表现之一；也可以是皮肤局部病变，以苔癣样或斑状淀粉样变性为常见；还有少数病例为医源性病例，如血液透析等所致。不同原因导致的皮肤淀粉样变，其淀粉样物质的来源和本质不尽相同，如继发于浆细胞瘤的淀粉样物质是免疫球蛋白轻链，可以用免疫组化染色来证实；继发于炎症性疾病的淀粉样物质来源于血清淀粉样物质 A；继发于血液透析的淀粉样物质其实是

β2 微球蛋白；苔癣样淀粉样变病变内的淀粉样物质中有崩解的表皮成分。因此，对于皮肤淀粉样变性患者，应尽可能明确其淀粉样物质的性质和类型，以助临床进一步了解其基础疾病。此病变可以是局限性，也可以是多器官或多系统性。

二、皮肤钙沉着症

分为三类：营养不良性、转移性和特发性。

（1）营养不良性皮肤钙沉着症最为常见，多继发于局部组织坏死或瘢痕的基础上；

（2）转移性钙化是高钙或高磷血症的结果，多继发于慢性肾衰、甲状旁腺功能亢进等，较常累及动脉和内脏，皮肤受累少见；

（3）特发性皮肤钙化原因不明，累及表皮下、真皮或皮下，如好发于髋部的肿瘤样钙化、阴囊皮肤钙化等。

三、痛风

由于嘌呤代谢障碍而导致尿酸盐在皮肤、软组织内沉着，常位于关节附近，尤其是第一跖趾关节。在甲醛溶液（福尔马林）固定的标本中，尿酸盐结晶呈弱嗜酸性无定形物，周围呈异物性肉芽肿样反应。只有用无水乙醇或 Carnoy 液固定者才能见到褐色针状尿酸盐晶体。

四、脂质沉积

高脂血症患者可以出现皮肤脂质沉积及黄色瘤样反应，临床表现为五种类型：发疹性黄色瘤、腱黄瘤、结节性黄瘤、扁平黄瘤和播散性黄瘤。因此对于出现上述皮肤病变的患者，需要提醒临床了解患者是否存在高脂血症，高脂血症是家族性还是后天性。

五、黏蛋白病

由于酸性黏蛋白（包括透明质酸、少量硫酸软骨素和肝素）在真皮内聚集所致，阿辛蓝（pH2.5）染色呈蓝色，胶体铁染色呈蓝绿色，PAS 染色阴性。由于透明质酸可以吸收大量水分而使皮损肿胀，因此又称为黏液水肿。黏液水肿分为泛发型和局限型。泛发型黏液水肿为甲状腺功能低下的表现之一，真皮内沉积的黏液量很小，几乎难以察觉。局限型黏液水肿常发生于胫前皮肤，故又称胫前黏液水肿，组织学检查常可见真皮网状层胶原纤维之间有明显黏液沉积，并可出现星芒状成纤维细胞。胫前黏液水肿常伴发于甲状腺功能亢进症。

【鉴别诊断】 皮肤黏液瘤表现为境界清楚的皮肤或皮下结节，孤立性者常见于指趾部，多发性病变一般为 Carney 综合征的表现之一。其组织学特点为真皮浅层界限清楚的局限性黏液结节，其中血管比较丰富。

六、卟啉症

卟啉症是由于血红素合成途径中一些酶的缺陷而导致卟啉或卟啉前体蓄积导致的一组疾病，以迟发性皮肤卟啉症最为多见。卟啉症对皮肤的损害主要是由于卟啉在皮肤沉积导致的光毒性反应所造成。组织学可见受累皮肤血管周围玻璃样物质沉积，PAS 为染色阳性，且耐淀粉酶，病情较轻者主要累及真皮浅层血管，病情重者深部血管也可受累。急性期病变可以形成水疱，慢性期可以呈硬皮病样改变。

【皮肤血管炎】

血管炎是血管壁的炎症性病变，仅有血管壁或血管周围炎症细胞浸润不是血管炎，血管壁仅有变性坏死也不是血管炎，必须是血管壁有炎症性破坏，可引起出血和（或）缺血或淤血。皮肤血管炎可以局限于皮肤，孤立性或多灶性，也可以是系统性血管炎的表现之一。

皮肤血管炎按其病因分为原发性、继发性和伴随性。原发性血管炎指一些原因不明、以血管炎为主要表现的疾病；继发性血管炎是指在其他疾病基础上发生的血管炎，如继发于结缔组织病、感染（病毒、立克次体、细菌、真菌、螺旋体等）、恶性肿瘤（如淋巴造血系统肿瘤）或药物副作用等；伴随性血管炎是指某些病理过程所导致的血管壁炎症，如溃疡底部的血管常发生变性、坏死和炎症性改变，一般不放在血管炎范畴。按受累血管类型，可以分为动脉炎和静脉炎，也可以混合存在。按受累血管的大小，可以分为大血管炎：如颞动脉炎和高安（Takayasu）动脉炎（大动脉炎）；中等大小血管炎：如结节性多脉管炎和川崎（Kawasaki）病；以及小血管炎：如皮肤变应性血管炎、显微镜下多脉管炎、过敏性紫癜、Wegener 肉芽肿病、Churg-Strauss 综合征和原发性冷球蛋白血症性血管炎等。血管炎的临床表现与受累血管类型和大小密切相关，比如结节性多动脉炎主要累及中等大小的血管，临床上主要表现为皮肤网状青斑和皮下结节、脏器缺血现象和动脉瘤等，一般不出现肾小球肾炎的表现；而显微镜下多脉管炎主要累及小血管，临床表现为皮肤紫癜、肺和肾等毛细血管受累的表现。因此，血管大小是血管炎尤其是系统性血管炎分类的主要指标。目前临床上最为常用的血管炎分类系统有两种，分别是美国风湿病学会的 ACR 分类和 Chapel Hill 会议通过的 CHCC 分类（具体类型见表 22-14）。

对于病理医生而言，关键是要确定是否存在真正的血管炎，为临床提供血管炎的组织学证据。组织学上诊断血管炎有两个基本要素：

（1）血管壁有炎症性损伤性改变；

（2）血管壁有炎症细胞浸润。

血管炎导致的组织学改变包括两方面：

（1）血管及其周围组织的炎症性病变；

（2）由于血管病变导致的循环障碍等继发病变。

病变与病程长短、受累血管

表 22-14　系统性血管炎的分类

大血管炎
　巨细胞（颞）动脉炎
　Takayasu 动脉炎
中等大小血管炎
　结节性多动脉炎
　Kawasaki 病
小血管炎
　皮肤白细胞破裂性血管炎
　过敏性紫癜
　显微镜下多脉管炎
　Wegener 肉芽肿病
　Churg-Strauss 综合征
　原发性冷球蛋白血症性血管炎

大小、类型以及严重程度等密切相关。

诊断皮肤血管炎时，除了要注意累及血管的类型和大小，还要注意以下几点：

1．浸润的炎症细胞类型，是中性粒细胞还是淋巴细胞或单核细胞，有无核碎，有无肉芽肿形成，血管类型和大小以及炎症细胞种类。

2．血管壁有无免疫复合物沉积，如有系何种类型，如IgA、IgG还是IgM，这对于血管炎的正确诊断是必须的，如血管壁IgA沉积是过敏性紫癜的特点之一。

3．临床血清学检查有无自身抗体，是否为ANCA阳性，Wegener肉芽肿病主要为c-ANCA（+），Churg-Strauss综合征主要为p-ANCA（+），而显微镜下多血管炎两者各占一半。

4．有无病原体感染。

下面介绍几种比较常见或重要的皮肤血管炎。

一、白细胞破碎性血管炎 / 白细胞碎裂性血管炎

是最常见的皮肤血管炎，主要累及毛细血管后微静脉。病因多样，主要分为两大类，一类为药物、感染或自身免疫等因素诱导形成免疫复合物并沉积于血管壁而致病，称之为变应性血管炎；另一类为病原体直接感染血管壁致病，很多微生物如细菌、真菌和螺旋体等可以直接侵犯内皮细胞导致血管壁损伤和炎症反应，其中脑膜炎奈瑟菌是导致感染性皮肤血管炎的常见原因，后者是继发性血管炎，不属于血管炎疾病。

【病理诊断要点】

1．临床表现皮损多种多样，可为紫癜、网状斑、丘疹、结节、红斑、水疱、溃疡等。

2．病变主要位于真皮，轻者位于真皮浅层，重者累及全层。表现为小血管壁纤维素样坏死伴中性粒细胞浸润和核碎裂，间质有多少不等淋巴单核细胞和嗜酸性粒细胞浸润。

3．继发性改变包括局部皮肤水肿、水疱形成、坏死和溃疡形成等。

4．免疫荧光显示为血管壁 C3 和 IgM 或 IgG 沉积。

【鉴别诊断】

1．Sweet 综合征 / 急性发热性中性粒细胞性皮病　本病多见于女性，部分病例伴发于血液系统恶性肿瘤，病理表现为真皮弥漫及血管周围中性粒细胞浸润，常伴核碎，一般没有血管炎，特殊染色和细菌培养阴性，激素治疗有效。需要注意的是，有些中性粒细胞性皮病可能是血管炎的早期阶段。

2．过敏性紫癜（Henoch-Schönlein 紫癜）　可以表现为典型的白细胞破碎性小血管炎，血管壁 IgA 沉积是其特点，临床上多见于儿童，常发生于上呼吸道感染后，主要为紫癜、腹痛和关节痛三联征，常有肾损害。

3．白塞病（Behcet disease）　组织学上也可以表现为白细胞破碎性小血管炎和中性粒细胞性皮病，但主要是淋巴细胞性血管炎。常见于青年男性，累及多个系统，临床表现为复发性口腔溃疡和生殖器溃疡、眼结膜溃疡及葡萄膜炎三联征，也可伴有皮肤或内脏病变。本病病因未明，诊断主要依靠淋巴细胞性小血管炎和临床三联征。

二、肉芽肿性血管炎

此型血管炎症性病变在血管壁可能会形成肉芽肿，形成一种特殊类型血管炎，如坏死性结节病样肉芽肿病及巨细胞性颞动脉炎或动脉炎（不在颞动脉）。另外一些血管炎可伴肉芽肿形成，但不称为肉芽肿性血管炎，肉芽肿不一定在血管壁，如 Wegener 肉芽肿病和 Churg-Strauss 综合征（过敏性肉芽肿病）。

Wegener 肉芽肿病是一种比较常见的系统性血管炎，主要累及中小血管。典型病例表现为坏死性血管炎、可有肉芽肿、常有肾小球肾炎和系统性血管炎三联征，部分患者可累及皮肤。常为 c-ANCA 阳性。Wegener 肉芽肿可以是系统性（常累及皮肤），也可以是局限性（局限于上呼吸道或肺）。

Churg-Strauss 综合征是一种少见病，其主要特点是局限性（常局限于肺）多动脉炎伴嗜酸性粒细胞浸润，常伴哮喘和嗜酸性粒细胞增多症。常为 p-ANCA 阳性。

三、结节性多动脉炎

是一种比较少见的、累及中等大小动脉的系统性血管炎；也可以是局限型或皮肤型。男性多见。目前认为其发病机制与血管壁免疫复合物沉积有关。一般为 ANCA 阴性。临床表现为皮肤、关节、神经系统、胃肠和肾等多系统受累。

【病理诊断要点】

1. 真皮深部或皮下脂肪内肌性动脉节段性坏死性血管炎，肌层和弹力板破坏，可伴血栓形成或出血。后期血管内膜增生闭塞。以中小动脉病变为主，也可累及静脉。

2. 血管壁及血管周围中性粒细胞为主，也可有嗜酸性粒细胞、淋巴单核细胞和浆细胞浸润。

3. 表皮、真皮或皮下脂肪均可发生缺血性萎缩或梗死。

4. 有时合并真皮小血管白细胞破碎性血管炎。

【鉴别诊断】

1. 显微镜下多脉管炎/显微镜下多动脉炎　皮肤病变组织学上也表现坏死性血管炎，但病变主要累及肌性小动脉、毛细血管和小静脉，临床上常呈现肾小球肾炎（结节性动脉炎主要表现为肾梗死）和肺出血等毛细血管受累的表现，多为 p-ANCA 阳性。有时两者有重叠。

2. 变应性血管炎　有时皮肤结节性多动脉炎可以合并真皮白细胞破碎性血管炎，如果取材表浅，则有可能导致漏诊深部的结节性动脉炎。

3. 结节性血管炎　见后。

四、巨细胞性动脉炎

本病一般见于中老年人，主要累及大中型动脉，因颞动脉较常受累，故又称为颞动脉炎。组织学特点为动脉中层变性坏死，炎症细胞主要为淋巴单核细胞为主的细胞浸润动脉壁全层，弹力板破坏，多核巨细胞反应，也可有肉芽肿形成。病变常呈节段性。

五、血栓闭塞性脉管炎 /Buerger 病

好发于中青年男性，以吸烟者居多，戒烟后可以消退。大多仅累及肢体血管，少数可以累及内脏。病变累及中等大小或小动脉，有时也累及静脉。组织学表现为血管腔内血栓形成并闭塞，血管壁混合性炎症细胞浸润，有时形成微脓肿，后期血栓机化伴再通。有人认为本病没有特异性，相似的组织学表现也可以见于其他类型血管炎。

六、表浅血栓性静脉炎

本病比较常见。好发于女性，常见于下肢和胸壁，常累及较大表浅静脉。大体表现为痛性索条样红色增厚区。组织学表现为皮下中小静脉壁内膜及中层不同程度变性坏死，管壁增厚，中性粒细胞浸润，管腔内血栓形成，后期血栓机化并再通。

七、淋巴细胞性血管炎

以皮肤小血管周围淋巴细胞浸润伴血管损伤为特点，多数病例血管损伤性病变不明显，一般见不到血管壁纤维素样坏死。淋巴细胞性血管炎可以是原发性的，见于多种皮肤疾患，如节肢动物叮咬、药物诱发、病毒等感染，以及多形性日光疹等；也可以是白细胞破碎性血管炎的后期表现。当淋巴细胞性血管炎伴有显著活化的淋巴细胞浸润时，称之为"淋巴瘤样血管反应"，主要见于病毒感染，需要与血管中心性淋巴瘤相鉴别，免疫组化和基因重排有助于两者的鉴别。

【脂膜炎】

以皮下脂肪组织炎症性病变为主要特点的疾病均称为脂膜炎。导致脂膜炎的原因很多，有物理性（人工性、创伤性和寒冷性）、化学性（胰源性、α_1- 抗胰蛋白酶缺乏等）、感染性（细菌、霉菌等）、药物性（皮质激素等）、血管炎、结缔组织病和肿瘤浸润等。无论何种原因所致，其大体表现相似，常表现为红斑结节。病理

组织学特点也很相似，均表现为不同程度的脂肪坏死和炎症细胞浸润。在光镜下脂肪坏死有多种表现，如噬脂性坏死、无核脂肪细胞、凝固性颗粒状脂肪细胞、液化坏死、玻璃样坏死、膜样坏死、微囊性坏死以及缺血性坏死等。以噬脂性脂肪坏死最为常见，表现为脂肪组织内组织细胞、黄瘤细胞和异物巨细胞浸润，有时黄瘤细胞或组织细胞围绕于脂滴周围形成腺样结构，加上细胞核体积较大，在冰冻切片时要注意与癌浸润相鉴别。浸润的炎症细胞类型多样，与病因和病期有关，可以是中性粒细胞（早期病变内比较明显）、单核或多核组织细胞、淋巴细胞、浆细胞等，可形成肉芽肿。

脂膜炎的病理诊断步骤如下：

（1）首先根据病变分布特点，分为间隔为主型和小叶为主型脂膜炎，这是病理组织学上进行脂膜炎分类诊断的基本指标。

（2）仔细观察是否存在血管炎，因为血管炎是导致脂膜炎的常见原因。

（3）辨别浸润的炎症细胞类型，如活检标本是以中性粒细胞浸润为主的小叶性脂膜炎，则首先考虑为感染或结节性脂膜炎及血管炎相关脂膜炎。

（4）如炎症细胞以淋巴组织细胞为主，注意细胞的异型性及细胞类型。

（5）其他特点：如脂肪细胞坏死类型、上方真皮和表皮有无病变等。

下面介绍几种常见而重要的脂膜炎。与上节重复的病变不再赘述。

一、结节性红斑

这是最常见的一种脂膜炎，组织学上是间隔性脂膜炎的特点。好发于中青年女性，一般表现为突发性、对称性小腿红斑结节，数天后转为青紫色，一般不形成溃疡。病程 3～6 周，痊愈后不留瘢痕，但复发常见。目前认为本病系超敏反应所致。

【病理诊断要点】

1. 间隔性脂膜炎，表现为脂肪小叶间隔增宽及不同程度炎症细胞浸润。早期主要为间隔水肿、出血及中性粒细胞浸润，以后主要为淋巴单核细胞浸润，后期间隔纤维化。

2．小叶间隔内可见组织细胞形成的界限清楚的肉芽肿，中央有星芒状或香蕉形裂隙，称之为 Miescher 肉芽肿，有一定的特征性，但也可见于其他类型脂膜炎如硬红斑等。

3．小叶周边可有少量炎症细胞浸润，脂肪坏死不明显。

4．一般没有典型血管炎，有时可见轻度静脉炎。

5．真皮血管周围轻度淋巴单核细胞浸润或无明显炎症。

【鉴别诊断】

1．结节性血管炎／硬红斑　表现为小叶性脂膜炎伴血管炎，详见后。

2．皮下型环状肉芽肿　也表现为间隔性脂膜炎，肉芽肿位于脂肪间隔内，中央为变性坏死的胶原纤维和结缔组织黏液（AB+），周围为栅栏状排列的上皮样细胞肉芽肿，约25%患者伴有真皮病变。

3．类风湿结节　常位于关节附近，病变累及真皮及皮下组织，表现为大片渐进性纤维素样坏死，周围绕以栅栏状排列的上皮样细胞。临床类风湿相关检查有助于诊断。

4．结核　多由深部组织或淋巴结结核蔓延所致，典型结核性肉芽肿的出现、抗酸染色以及结核分枝杆菌核酸扩增有助于鉴别。

5．结节病　病变分布常呈小叶性，肉芽肿较多，大小较一致，无间隔性脂膜炎，经常需要结合临床其他检查方能确诊。

二、硬红斑／结节性血管炎

占血管炎性小叶性脂膜炎的大多数。常见于中年女性，典型者表现为小腿后侧痛性紫红色硬结，常形成溃疡。病程迁延数年，愈后留有瘢痕。目前认为其发病机制是由于包括结核分枝杆菌在内的多种原因导致血管炎，造成皮下脂肪的缺血性坏死。

【病理诊断要点】

1．小叶性脂膜炎　小叶内脂肪细胞广泛坏死，可呈液化性、凝固性或干酪样坏死，周围伴上皮样细胞和淋巴浆细胞反应，可形成结核样肉芽肿。抗酸染色阴性。

2．皮下显著小到中等大小动脉和静脉有增生闭塞性血管炎，继发血栓形成、内膜纤维化。血管腔严重堵塞可以导致脂肪组织广泛凝固性坏死，甚至累及真皮和表皮。

【鉴别诊断】

1．结节性红斑　表现为间隔性脂膜炎，不伴血管炎，无明显坏死。

2．皮肤结节性动脉炎和表浅血栓性静脉炎　两者与硬红斑相似，都存在血管炎，都可以导致皮下脂肪坏死和炎症反应，但前者累及血管为动脉，呈节段性坏死性血管炎，血管壁浸润炎症细胞内有较多量中性粒细胞；后者受累血管为静脉，静脉内有血栓形成并栓塞。当血管破坏严重难以辨认其类型或病变处于后期时则难以鉴别，此时可以笼统诊断为脂膜炎伴血管炎。

三、创伤性脂膜炎

多由钝器伤或手术所致。组织学上表现为皮下组织炎症以脂肪坏死为中心，脂肪坏死常以液化或凝固性坏死，可以形成大小不一的油性囊腔，伴显著黄瘤细胞反应，后期病变纤维化。

四、胰源性脂膜炎

一般见于胰腺炎症或肿瘤性疾病患者，有时可以是首发症状。属于酶解性脂肪坏死。组织学表现为小叶性脂膜炎伴显著脂肪坏死，形成鬼影细胞（细胞核消失，胞质呈细颗粒状，并因钙化而呈嗜碱性，即皂化）。

酶性脂肪坏死还可见于 α_1- 抗胰蛋白酶缺乏症。α_1- 抗胰蛋白酶缺乏症是一种遗传病，可以有多种临床表现，包括凝血和纤溶异常、免疫异常等。α_1- 抗胰蛋白酶缺乏性脂膜炎可以是本病的首发症状，但更为常见的是晚于其他症状出现。组织学特点为脂肪小叶严重坏死，相对正常的脂肪与坏死脂肪相间，伴真皮网状层中性粒细胞浸润。

五、噬细胞性组织细胞性脂膜炎/噬血综合征相关性脂膜炎

这类脂膜炎病理组织学上表现为小叶性脂膜炎，浸润细胞主要为淋巴单核细胞，组织细胞有显著吞噬现象，其胞质内可见吞噬的红细胞、淋巴细胞以及核碎片等，称之为"豆袋"细胞，脂肪坏死程度常较轻。临床上可以伴有噬血综合征。根据其临床病理特点分为两型，一型为非肿瘤性真性脂膜炎，其浸润的炎症细胞大多为组织细胞和多克隆性成熟 T 细胞，预后良好。另一型为脂膜炎样 T 细胞淋巴瘤，浸润的淋巴细胞有异型性，常围绕单个脂肪细胞呈环状排列，分子遗传学检测显示为单克隆性 T 细胞增生。

【鉴别诊断】

1. 脂膜炎样 T 细胞淋巴瘤 此型淋巴病可表现为全小叶性脂膜炎，有较明显组织细胞反应及噬细胞表现，但有较明显异型的 T 淋巴细胞增生浸润。

2. 狼疮性脂膜炎 临床表现为慢性复发性脂膜炎，可以同时或先于系统性红斑狼疮而出现。约半数病例脂膜炎上方表皮和真皮呈盘状狼疮改变。脂膜炎呈小叶性，浸润的炎症细胞主要为淋巴细胞，常伴淋巴滤泡形成，滤泡周围常有大量浆细胞，脂肪细胞坏死现象常不明显。克隆性检测、组织免疫荧光检测以及临床相关资料有助于其与淋巴瘤性脂膜炎的鉴别。

【皮肤肉芽肿性炎】

多种原因可以引起皮肤肉芽肿性炎。按病因可分为感染性和非感染性两大类。皮肤感染性肉芽肿性炎主要见于分枝杆菌病、真菌病和原虫病等。皮肤非感染性肉芽肿性炎大多确切病因未明。表 22-15 列举了一些常见或重要的皮肤肉芽肿性疾病的病理诊断与鉴别诊断要点。

表 22-15　皮肤肉芽肿性炎的病理诊断及鉴别诊断要点

疾病类型	肉芽肿特点	特殊组织学检查	其他特点
感染性			
皮肤结核	干酪性上皮样细胞肉芽肿伴朗汉巨细胞形成，周围淋巴细胞、浆细胞浸润。表皮常有炎症性破坏或增生	抗酸染色（+）结核分枝杆菌 PCR（+）	PPD（+）结核分枝杆菌培养（+）
结核样型麻风	上皮样细胞肉芽肿，沿神经和血管束分布，可累及汗腺和竖毛肌。肉芽肿中央常无坏死，周围致密淋巴细胞浸润，朗汉巨细胞少见。炎症常沿神经分布，神经结构破坏明显	S-100 免疫组化染色显示神经与肉芽肿的关系，神经内存在抗酸杆菌是麻风的诊断依据	临床上有神经受损的表现
皮肤真菌病	化脓性肉芽肿性炎或坏死性化脓性肉芽肿性炎，可见异物性多核巨细胞	PAS 或六胺银染色可检见真菌	组织培养可以用于菌种鉴定
非感染性			
异物性肉芽肿	混合性炎症细胞浸润伴异物性肉芽肿，异物巨细胞内可见异物。常见的异物有手术缝线、角质、胆固醇结晶等	有些异物需要用偏振光显微镜观察	常有异物接触史
环状肉芽肿	真皮全层或中上层栅栏状肉芽肿性炎，肉芽肿中央为渐进性坏死的胶原纤维，黏液增多，周围为栅栏状排列的组织细胞，多核巨细胞不常见，浆细胞少见。皮下型环状肉芽肿病变位于皮下脂肪	用阿尔新蓝或胶体铁染色可以显示黏液，这是本病诊断的重要指标之一，也是与其他间质性肉芽肿性疾病鉴别的要点之一	临床上本病多见于儿童青少年

续表

疾病类型	肉芽肿特点	特殊组织学检查	其他特点
环状弹力纤维溶解性巨细胞性肉芽肿/光化性肉芽肿	位于真皮浅层,病变中央区似瘢痕,其内弹性纤维几乎消失,周围间质内弹力纤维破坏,肉芽肿及大量多核巨细胞形成及吞噬弹力纤维	弹力纤维染色有助于诊断	病变多位于日光照射部位
肉芽肿性唇炎	组织水肿,淋巴管扩张,血管周围淋巴细胞、浆细胞浸润,可见散在小型上皮样细胞肉芽肿,一般没有坏死。肉芽肿常在扩张淋巴管周围		典型病例临床上表现为口唇水肿、复发性面瘫和钩舌三联征
类脂性渐进性坏死	真皮中下层或全层肉芽肿性炎,肉芽肿中央为变性坏死的胶原纤维,组织细胞栅栏状排列不明显。可见血管壁增厚,有耐淀粉酶的 PAS 阳性物质沉着。一般无黏液增多。患者常有糖尿病	黏液染色一般为阴性	临床上患者多伴显性或隐性糖尿病。病变常位于胫前,呈双侧性
渐进性坏死性黄色肉芽肿	大片渐进性坏死灶与黄色瘤病变穿插分布,杜顿巨细胞形成,胆固醇结晶常见,淋巴细胞、浆细胞浸润显著,并有淋巴滤泡形成		多数患者伴有副球蛋白血症,因此本病又称副肿瘤性渐进性坏死性黄色肉芽肿
风湿及类风湿	位于皮下,可以累及真皮深层,大片纤维素样坏死,周围组织细胞呈栅栏状排列,可见异物性巨细胞	黏液染色一般为阴性	有风湿病或类风湿关节炎病史或相关临床资料

疾病类型	肉芽肿特点	特殊组织学检查	其他特点
栅栏状中性粒细胞性和肉芽肿性皮病	病变早期似白细胞破碎性血管炎；极期似环状肉芽肿伴显著中性粒细胞浸润；终末期病变似类脂质渐进性坏死，有显著纤维化		临床上本病多伴发于其他疾病，如结缔组织病、淋巴组织增生性疾病、糖尿病等
结节病	表皮正常或萎缩，真皮内非干酪性上皮样细胞肉芽肿形成，可见朗汉巨细胞。肉芽肿界限清楚，大小较一致，"裸肉芽肿"常见，表现为上皮样肉芽肿周围炎症背景不明显。肉芽肿中央可有纤维素样坏死。有时可见特殊小体：Schaumann 小体为层状嗜碱性钙化小体；星状小体为胞质内星芒状嗜酸性小体，两者都没有特异性。病变后期肉芽肿显著纤维化。病变可累及皮下脂肪	结节病是一种除外性诊断，组织学切片应常规作抗酸染色、PAS和银染以除外特殊感染，必要时作细菌培养以助诊	本病较常见。为原因未明的系统性病变，90%累及肺或肺门淋巴结，25%累及皮肤。60%患者血管紧张素转化酶升高。Kveim 试验阳性率为50%，但一般很少用于诊断。确诊依靠临床表现、影像学检查和组织活检综合判断
脂膜炎	病变局限于皮下，脂肪组织坏死伴单核或多核组织细胞反应，肉芽肿形成与脂肪坏死相关		详细临床资料包括病史、皮损表现等有助于鉴别

伴有肉芽肿的皮肤其他疾病

疾病类型	肉芽肿特点	特殊组织学检查	其他特点
恶性肿瘤	皮肤蕈样霉菌病等肿瘤组织有时可见肉芽肿，甚至可以掩盖原有病变	免疫组化染色和克隆性分析有助于确诊	临床上肿瘤的相关表现
上皮样肉瘤	组织学上可见栅栏状坏死，状似肉芽肿，但其坏死细胞为肿瘤性上皮样细胞，有多少不等的异型性，一般没有多核巨细胞	免疫组化显示上皮样肉瘤为 CK和 EMA 阳性，CD68 阴性	

【皮肤良性淋巴细胞浸润性疾病】

很多皮肤疾病可以表现为显著淋巴细胞增生浸润，容易被误认为淋巴细胞肿瘤性增生，其病理诊断要点见表 22-16。

表 22-16　皮肤良性淋巴细胞浸润性疾病的病理诊断要点

疾病类型	淋巴细胞浸润特点	其他组织学特点	临床特点
慢性盘状红斑狼疮	真皮显著淋巴细胞浸润，沿真皮表皮交界处、毛囊及附属器周围或散布于胶原纤维之间。常伴浆细胞。可以累及皮下	角化亢进伴毛囊角质栓形成；基底细胞显著液化；基底膜增厚迂曲，DIF（+）；真皮间质内黏液沉积（Alcian 蓝阳性）	面部蝶形红斑，10% 发展为 SLE
多形性日光疹	真皮表层和深层显著淋巴单核细胞浸润，以血管和附属器周围为著，浅层病变较重。可伴嗜酸性粒细胞，中性粒细胞罕见	表皮正常或轻度海绵形成伴灶状淋巴细胞外渗，真皮乳头层显著水肿，偶见基底层细胞空泡变。	常见病，有日光（主要是紫外线）接触史。起病急，持续时间短（数小时到数天）
Jessner 皮肤淋巴细胞浸润症	真皮血管周围或弥漫性小而成熟的淋巴细胞浸润，伴有多少不等的单核细胞和浆细胞	表皮正常或轻度扁平，一般没有角化亢进，无界面改变	病变多位于面部，主要见于中年人，可持续存在数月或数年
皮肤淋巴细胞瘤	真皮内致密淋巴细胞、浆细胞、单核细胞和嗜酸性粒细胞浸润，常伴生发中心形成，为多克隆性 B 细胞增生	螺旋体染色可以阳性	多位于耳垂、乳头或乳晕，目前认为很多病例与疏螺旋体感染有关
持续性节肢动物叮咬反应	真皮致密淋巴细胞浸润伴淋巴滤泡形成，淋巴滤泡常有生发中心形成，增生的淋巴细胞为多克隆性。可有嗜酸性粒细胞	有时可见核深染的 CD30 阳性细胞，不是恶性指征	节肢动物叮咬史

续表

疾病类型	淋巴细胞浸润特点	其他组织学特点	临床特点
血管淋巴组织增生伴嗜酸性粒细胞浸润/上皮样血管瘤	真皮显著淋巴组织增生伴嗜酸性粒细胞浸润，有明显淋巴滤泡形成	小到中等大小血管增生，内皮细胞肥硕，呈上皮样	病变位于皮肤、皮下脂肪或深部软组织，常位于耳周，病变可持续数年。15%伴有外周血嗜酸性粒细胞增多症
中毒性红斑（环形红斑，回状红斑）	真皮浅层或深层血管周围淋巴单核细胞浸润	表皮可有轻度海绵样变	为临床描述性诊断名词。大多原因未明，有些伴发于肿瘤性疾病

　　当皮肤病变以淋巴细胞浸润为显著特点，其他组织学特点不明显，难以归入某一种疾病时，可以笼统称为皮肤淋巴细胞浸润症，需要进一步行淋巴细胞克隆性检查并随访观察。

第四节　皮肤肿瘤及肿瘤样病变

【常见皮肤肿瘤分类】

　　（一）表皮肿瘤

　　1. 良性或肿瘤样病变　疣状表皮痣，病毒性疣（寻常疣、跖疣和扁平疣），棘皮瘤[表皮松解型棘皮瘤、疣状角化不良瘤、棘层松解型棘皮瘤、日光性（老年性）雀斑、脂溢性角化病、黑棘皮瘤、透明细胞棘皮瘤、大细胞棘皮瘤、角化棘皮瘤]以及扁平苔癣角化病。

　　2. 原位癌及癌前病变　Bowen病，Bowen样丘疹病，日光性角化病，砷性角化病，PUVA角化病。

　　3. 恶性　基底细胞癌，鳞状细胞癌。

（二）附属器肿瘤

1．汗腺分化肿瘤

（1）良性：汗囊瘤、汗管瘤、汗孔瘤、汗管纤维腺瘤、透明细胞汗腺瘤、螺旋腺瘤、圆柱瘤、管状腺瘤、管状乳头状腺瘤、乳头状汗管囊腺瘤、乳头状汗腺瘤、混合瘤。

（2）恶性：小管癌、微囊性附属器癌、汗孔癌、螺旋腺癌、恶性混合瘤、汗腺癌、黏液癌、指/趾乳头状癌、腺样囊性癌、大汗腺癌、乳腺派杰病和乳腺外派杰病。

2．毛囊分化肿瘤及肿瘤样病变

（1）良性：毛囊痣、毛母细胞瘤、毛母质瘤、外毛根鞘瘤、毛囊瘤、纤维毛囊瘤/毛盘瘤。

（2）恶性：毛母质癌、增生性外毛根鞘肿瘤。

3．皮脂腺分化肿瘤及肿瘤样病变

（1）良性：皮脂腺痣、皮脂腺腺瘤、皮脂瘤、囊性皮脂腺肿瘤。

（2）恶性：皮脂腺癌。

（三）黑色素细胞肿瘤及肿瘤样病变

1．良性 黑斑和黑变病，雀斑（遗传性雀斑、单纯性雀斑、光化性雀斑），普通痣（包括交界痣、混合痣和皮内痣），梭形细胞上皮样细胞痣（又称 Spitz 痣、幼年性黑色素瘤），色素性梭形细胞痣（又称 Reed 痣），先天性痣（包括小型和中等大小痣，巨型痣），深部穿通性痣（又称丛状梭形细胞痣），晕痣，蓝痣（包括普通型和细胞型），Ota 痣（太田痣），Ito 痣（伊藤痣），蒙古斑，以及联合痣（旧称复合痣）。

2．恶性前病变 非典型性痣，先天性痣内的增生性结节。

（四）神经肿瘤

原始神经外胚叶肿瘤，Merkel 细胞癌，神经鞘黏液瘤。

（五）软组织肿瘤

1．血管肿瘤 婴儿血管瘤、樱桃状血管瘤、窦状血管瘤、鞋钉样血管瘤、肾小球样血管瘤、微静脉血管瘤、血管淋巴组织增生伴嗜酸性粒细胞浸润（组织细胞样及上皮样血管病）、梭形细胞血管瘤、丛状血管瘤、动静脉血管瘤、皮肤血管肉瘤。

2．淋巴管肿瘤　局限性淋巴管瘤、进展性淋巴管瘤。

3．平滑肌肿瘤　毛平滑肌瘤（血管平滑肌瘤）、皮肤平滑肌肉瘤。

4．纤维性和纤维组织细胞性肿瘤　皮肤肌纤维瘤、婴儿肌纤维瘤病、硬化性纤维瘤、典型性纤维瘤、巨细胞纤维母细胞瘤、隆突性皮肤纤维肉瘤、皮肤纤维瘤／纤维组织细胞瘤／硬化性血管瘤。

以上为常见于皮肤的软组织肿瘤类型，详细介绍参见软组织肿瘤（第二十三章"软组织"）。

（六）淋巴造血组织肿瘤

详见第三十二章"淋巴结"。

（七）皮肤转移瘤

【表皮肿瘤】

一、疣状表皮痣

又称疣状痣、线状痣或线状表皮痣。病变可以为局限性或广泛性。多数于出生时即有，也可在青少年时期发生。有些病例伴有骨骼系统或神经系统障碍。组织学表现为良性表皮疣状或乳头状增生，大多数病例乳头分支不甚明显，常伴角化过度，细胞分化良好。特殊组织学亚型有表皮溶解性角化亢进型和炎症型。本病在组织学上容易与脂溢性角化病、病毒性疣以及黑棘皮病等相混淆，临床资料有助于鉴别。

二、基底细胞乳头状瘤

本病又称脂溢性角化病或老年疣，是最常见的皮肤良性肿瘤，好发于老年人。是以基底细胞和鳞状细胞分化为主的良性表皮肿瘤。根据其组织学特点分为如下几型：

1．棘细胞型（普通型）　最为常见。表皮显著增厚，基底细胞数量一般多于鳞状细胞。可见角质囊肿，乳头状瘤病和角化亢进不甚显著。肿瘤基底部平整，常高出周围表皮水平。

2．腺样型（网状型）　基底细胞向真皮内呈索条状增生并交织成网，双排基底细胞呈腺样，但无真性腺腔，上皮索与表皮不分离，细胞分化良好。

3. 角化过度型　表皮明显疣状或乳头状增生，显著角化亢进，可以形成皮角样结构。

4. 色素型　在一般脂溢性角化病的基础上伴有显著色素沉着。

5. 激惹型（翻转性毛囊角化病）　与一般的脂溢性角化病外生性生长特点不同，本型病变表皮向真皮内增生，即所谓翻转性生长，增生的表皮内出现大量宽胞质鳞状上皮漩涡，常有鳞状细胞松解，真皮浅层常见苔藓样炎症细胞浸润。

6. 克隆型或表皮内型　比较少见，既往又称 Borst-Jadassohn 表皮内上皮瘤。组织学特点为表皮内出现巢状或结节状基底细胞样细胞增生，分化良好，无突入真皮倾向。

【鉴别诊断】

皮肤基底细胞乳头状瘤经常以基底细胞分化为主，需要与其他以基底细胞样细胞增生为特点的肿瘤，如汗孔瘤和基底细胞癌相鉴别，详见后。

三、疣

见本章第三节中"病毒性皮肤病"。

四、鲍温病

发生于日晒或非日晒部位皮肤或皮肤黏膜交界处的一种特殊类型的原位鳞状细胞癌。外阴鲍温病与鲍温样丘疹病对应于三级上皮内瘤变（VIN3）。Queyrat 增殖性红斑被视为发生于阴茎龟头的鲍温病。目前认为生殖器鲍温病与 HPV 感染有关，而生殖器外鲍温病与 HPV 关系不明。临床表现为单发或多发性红斑、息肉状或疣状斑块。约 5% 进展为浸润性鳞状细胞癌。

【病理诊断要点】

1. 表皮角化过度及角化不全，棘层肥厚。

2. 累及表皮全层的非典型性鳞状细胞增生，非典型细胞分布不均，可见单个异型性角化不良细胞、挖空细胞样细胞或多核细胞，核分裂象易见。

3．病变累及汗腺、毛囊及皮脂腺。

4．真皮浅层常见慢性炎症细胞浸润。

5．大多数为非浸润性，也可发展为浸润性病变，其主要表现为普通鳞状细胞癌或基底细胞样鳞状细胞癌，浸润性病变也可发生转移。

6．免疫组化染色显示肿瘤细胞常为 p53 阳性。

【鉴别诊断】

鲍温病要与其他多种皮肤上皮内肿瘤相鉴别，详见表 22-17。

表 22-17　皮肤上皮内恶性肿瘤的病理鉴别诊断要点

鉴别要点	鲍温病	光化性日光性角化病	原位黑色素瘤	派杰病
好发部位	日晒或非日晒部位皮肤或黏膜	日晒部位皮肤或口唇	皮肤或黏膜	乳腺或乳腺外皮肤（外阴部常见）
角化亢进	较轻	较轻	常无	常无
表皮内肿瘤细胞分布	遍及表皮全层，单个或呈灶状	表皮中下层，也可累及全层（原位癌变）	累及表皮全层	单个或呈灶状散在分布于表皮全层（派杰样播散）
肿瘤细胞内黏液	无	无	无	有（AB/PAS+）
肿瘤细胞内黑色素	可有	可有	一般有，常为尘样	可有
角化不良肿瘤细胞	常有	可有	无	无
细胞间桥	有	有	无	无
多核瘤巨细胞	常有	常无	无	无
免疫组化染色	Keratin (+) S-100 (−)	Keratin (+) S-100 (−)	Keratin (−) S-100 (+) HMB45 (+)	CK7 (+) CAM5.2 (+) GCDFP15 (+)

五、光化性 / 日光性角化病

常见于中老年人日光暴露部位皮肤或黏膜上皮的非典型性增生或原位癌，又称为日光性角化病或老年性角化病。发生于红唇缘的类似病变称为日光性唇炎。表现为单发或多发性红斑，常伴角化过度，有时色素沉着明显。0.1% ~ 10% 的病例可能进展为浸润性鳞状细胞癌。

【病理诊断要点】

1. 表皮中下层鳞状细胞非典型性增生，真皮浅层有多少不等的慢性炎症细胞浸润，常伴日光性弹力纤维增生。

2. 组织学亚型 肥厚型，萎缩型，棘层松解型，鲍温样型，色素型，以及苔癣样型。

3. 原位癌变或原位癌 非典型细胞累及全层；虽不累及全层，但非典型性细胞异型性显著，足以诊断为癌细胞，但异型细胞局限于表皮内。

4. 发生浸润时表现为真皮内出现脱离表皮的不规则上皮细胞或角化珠，细胞有异型性，有浸润性病变，即可诊断癌变或诊断为鳞状细胞癌。

六、角化棘皮瘤

皮肤鳞状细胞增生性肿瘤，一般见于毛发被覆区域，可能来源于毛囊上皮。多发生于老年人，常位于日光暴露部位皮肤，一般为单发性。多数病例在半年之内消退。局部活检标本在组织学上容易与鳞状细胞癌混淆，两者鉴别要点见表 22-18。

由于角化棘皮瘤与鳞状细胞癌有时如此相似，因此，目前也有人将角化棘皮瘤视为高分化鳞状细胞癌的一种特殊亚型。

（注：做角化性棘皮病的病理诊断报告时，建议后面加注不能完全除外角化棘皮瘤样高分化鳞状细胞癌，建议随访患者）。

表 22-18　角化棘皮瘤与鳞状细胞癌的病理鉴别诊断要点

鉴别诊断要点	角化棘皮瘤	鳞状细胞癌
生长速度和时间	以周或月计	以月或年计
自愈或自限性	多于半年之内消退	不会自发消退
大体或低倍镜下特点	杯状或火盆状，杯中充满角化物质，底界清楚，唇样边缘	似玻璃缸中水仙花样，或呈疣状，边界及底界不清
溃疡	无（临床或大体上似溃疡，但组织学上无溃疡）	常见
唇样或衣领样边缘	常见	无
肿瘤性棘细胞	绝大多数胞质宽而粉红染，毛玻璃样，细胞分化良好	棘细胞分化程度不一，并有不同程度异型性
棘细胞松解	很少见	常有
肿瘤性基底细胞	常为单层，位于基底部，较平整	常为多层，排列不规则
角化不良细胞	可见良性角化不良	可见恶性角化不良（核异型）
间质浸润	一般没有	棘细胞团或角化珠埋于间质内
表皮内小脓肿	常见	很少，疣状癌较常见
异物巨细胞及肉芽肿	常见	极少见

七、基底细胞癌

又称为基底细胞上皮瘤或毛母细胞癌，是皮肤最常见的恶性肿瘤之一。多位于头面部，一般为单发性，偶尔多发。临床上表现为缓慢生长的皮肤结节，常形成溃疡。组织学上有如下亚型：

1. 结节型或实性型　最为常见。基底细胞呈实性团巢状增生，团巢周边基底细胞呈栅栏状排列，周围为纤维性间质，上皮巢与周围间质之间常形成裂隙。肿瘤性基底细胞核浆比大，没有细胞间桥，细胞核大小较一致，分裂象常较多。间质内可见淀粉样物质沉着。

2．表浅型 增生的基底细胞向下方真皮内形成芽蕾状突起，上方仍与表皮相连。与汗孔上皮瘤的鉴别点在于后者有明显汗孔分化，且异型性不明显。

3．角化型 在基底细胞癌巢中可见角质囊肿，常呈毛干型角化特点。与高分化鳞状细胞癌的区别在于后者细胞有明显棘细胞分化特点，即胞质宽而红染，细胞间桥明显；与低分化鳞状细胞癌的鉴别在于后者细胞核多形性显著。与毛上皮瘤的鉴别要点在于后者角质囊肿更多。

4．囊性型 因基底细胞癌巢中央坏死液化或囊状结构所致。

5．腺样型 双排基底细胞样细胞形成互相交错的网状或腺管状结构，但不形成真正的腺腔。

6．硬斑病样或硬化型 肿瘤细胞大多呈小灶状或索条状，其周有大量纤维化间质。

7．纤维上皮型或 Pinkus 瘤 基底细胞样细胞构成的上皮索条互相交织成网，网眼内有大量增生的纤维性间质增生，肿瘤性上皮与表皮相连。

8．鳞状细胞基底细胞癌 伴有鳞状细胞分化的基底细胞癌，分为混合型和中间型。一般认为这型转移潜能较大。

9．微结节型：真皮内弥漫小结节，大小近似于毛球。

10．分化型：除一般基底细胞癌特点外，可见皮脂腺、汗腺导管、毛囊或毛上皮分化。

目前认为，基底细胞癌可能来源于生毛原基。基底细胞癌角蛋白表达谱如下：CK5（+）；CK17（+）；CK7、CK8 和 CK18（多数病例+）；CK14（−）。

八、鳞状细胞癌

是皮肤最常见的恶性肿瘤之一。常见于日光照射部位皮肤，其次为烧伤瘢痕或瘀滞性溃疡处。男性更为多见。临床常见表现为边缘隆起的质硬浅溃疡。组织学上诊断鳞状细胞癌的三个指标为：①肿瘤细胞之间有细胞间桥；②有角化现象；③有鳞状上皮的排列倾向。在电镜下鳞状细胞癌的特点是肿瘤细胞有桥粒和张力原纤维。传统上，按肿瘤的分化程度（即角化细胞占肿瘤比例的25%、25% ~ 50%、50% ~ 75%以及75%以上）分为1 ~ 4级。也有人将其简化为三级分类法。高分化鳞癌有时与慢性炎症或溃疡周边的假上皮瘤样增生很难鉴别，后者病变内也可见孤立性上皮团，分裂象可以很多，但细胞异型性不明显，常无单细胞角化现象，无深部组织浸润。与炎症性、修复性及炎症性增生关系密切。皮肤鳞癌平均转移率为2% ~ 3%。分化程度、浸润深度和范围与预后相关。发生于阴茎、外阴以及口腔的鳞癌（这些部位的鳞癌的诊断标准相对较松一些）复发和转移率相对较高。

皮肤鳞状细胞癌有一些特殊类型，简要介绍如下：

1．腺样鳞癌　又称棘层松解型鳞癌，高度棘层松解甚至可以形成假血管瘤样结构或假腺样。这一型鳞癌多位于头颈部。组织学上一般呈2 ~ 3级鳞癌分化，腺样改变可以局限于肿瘤部分或全部，由多层细胞构成管状或腺泡状结构，腔内衬覆脱屑的角化上皮或角化物质，没有腺性分泌物（上皮内及腺腔内无分泌物）。与原发性或转移性皮肤腺癌的鉴别要点是有无真性腺腔形成，免疫组化低分子量角蛋白和CEA染色有助于两者鉴别。

2．疣状癌　为低度恶性鳞状细胞癌。病变生长缓慢，开始时为外生性，最终可以浸润深部组织。临床上主要有三种形式：口腔疣状癌（又称口腔旺炽型乳头状瘤）、生殖器部位疣状癌（又称Buschke-Loewenstein巨大尖锐湿疣）和足底疣状癌（又称隧道上皮瘤）。组织学上肿瘤呈疣状乳头状增生，肿瘤细胞异型性很小，基底部呈推进式浸润。

3．梭形细胞鳞癌　分为日晒相关型和辐射相关型，前者预后较好。肿瘤主要由梭形细胞构成，伴或不伴普通鳞癌成分。电镜显示部分梭形细胞向成纤维细胞或肌纤维母细胞分化，因此梭形细胞不一定为CK阳性。文献报道CK5/6和34βE12阳性率较高。要与梭形细胞黑色素瘤等相鉴别，免疫组化很有帮助。

4．透明细胞鳞癌　大部分肿瘤细胞透明变，类似于胚胎发育期鳞状细胞。需要与汗腺和皮脂腺肿瘤、黑色素瘤以及黄色瘤等鉴别。

【附属器肿瘤】

皮肤附属器的肿瘤包括大汗腺、小汗腺、皮脂腺以及毛囊和毛上皮的肿瘤，类型多样。汗腺分泌部与导管部结构不全相同，毛囊和毛上皮各有特点，当发生肿瘤时，肿瘤细胞会出现类似于上述不同结构的分化，有时多种分化方向成分混合存在，一般根据优势原则，按主要成分分类诊断。当分类诊断有困难时，可笼统诊断为皮肤附属器良性或恶性肿瘤。下面介绍一些比较常见的皮肤附属器肿瘤。

一、汗管瘤

又称小汗腺汗管瘤，为向真皮汗腺导管分化的良性肿瘤。一般为多发性，常位于眼睑，为直径 1～3mm 半球形肉色小丘疹。组织学特点为真皮网状层上部出现多少不等的实性上皮巢索或小管，呈蝌蚪样或逗点样。细胞分化良好，核分裂象罕见。

二、汗孔瘤

又称单纯性汗腺棘皮瘤。为向终末汗腺导管分化的良性肿瘤。一般为单发性，常位于肢端，表现为皮肤结节或斑块。组织学表现为一致的基底细胞样细胞从表皮下层向真皮内增生，伴多少不等的导管分化，导管腔内衬覆 D-PAS 阳性膜，核分裂象或小灶状坏死并非恶性指征。要与基底细胞乳头状瘤相鉴别。恶性汗孔瘤少见。

三、透明细胞汗腺瘤

又称结节性汗腺瘤或螺端瘤。为兼有汗孔与汗腺导管分化特点的汗腺良性肿瘤。临床常表现为肉色结节。组织学特点为肿瘤位于真皮内，呈实性结节状，有多少不等的腺腔或囊腔形成。肿瘤细胞主要有两型，为富于糖原的透明细胞和嗜酸性鳞状细胞样细胞，两者互相移行。间质硬化，其中可见扩张的血管。要与转移性透明细胞癌相鉴别。恶性汗腺瘤少见。

四、螺旋腺瘤

是一种呈大汗腺或小汗腺分化的良性附属器肿瘤，与皮肤圆柱瘤显著重叠。组织学特点为真皮深部或皮下实性结节状肿瘤，肿瘤细胞可分为暗细胞和亮细胞，形成管腔不明显的腺样结构，腺管之间可有基底膜样物质。结节之间间质常有较明显水肿，其中有扩张的血管。肿瘤内常见少量散在分布的淋巴细胞。恶性螺旋腺瘤少见。

五、圆柱瘤

又称圆柱螺旋腺瘤。为分化不明显的良性附属器肿瘤。多位于头面部，为半球形结节，多发性病变可形成头巾瘤。组织学特点为真皮或皮下多结节状肿瘤，肿瘤细胞团由基底细胞样细胞构成，肿瘤细胞巢周或巢内有明显 PAS 阳性基底膜样物质沉积并包绕，形成七巧板样外观。它不同于基底细胞团的是细胞团大小较一致，较圆整，无栅栏排列，而有较明显基底膜样物质，较易鉴别。

六、乳头状汗管囊腺瘤

部分病例伴发于皮肤器官样痣。病变多位于头颈部及会阴部。组织学上上皮呈内生性生长，表浅部为鳞状上皮，逐渐过渡为深部的双层立方或柱状上皮，常形成囊腔，囊腔内可见乳头状结构，乳头间质内常有大量淋巴、浆细胞。

七、微囊性附属器癌

又称为硬化性汗腺导管癌或汗管瘤样癌。为一种以局部浸润和破坏为主的低度恶性腺癌。主要见于面部。临床表现为瘢痕样病变。组织学表现为实性小巢、小管或小囊状结构，衬覆上皮有多种分化。它不同于炎性病变的是，在真皮内广泛浸润，间质硬化。常见神经周围浸润。越近病变深部，管状结构越不明显。肿瘤细胞体积较小，无明显多形性，核分裂象不多。肿瘤细胞 Ki-67 阳性细胞数常 < 5%，为 CK7（+）、CK20（-）、Ber-EP4（+）。

八、黏液癌

罕见。多位于头面部，特别在眼周常见。组织学上与来自乳腺的转移性黏液癌很难区分，因此在诊断时要注意与原发性乳腺黏液癌之皮肤转移鉴别。

九、毛囊瘤

是一种呈毛囊分化的错构瘤。临床表现为孤立性结节状病变，直径一般 < 1cm。组织学上结节中心为一个扩张的毛囊漏斗部，从其囊壁向周围呈放射状伸出多个次级毛囊，其中有多少不一的毳毛。毛囊周围包绕富于细胞的结缔组织鞘。

十、毛母质瘤

又称钙化上皮瘤。是一种向毛皮质和内毛根鞘分化的良性附属器肿瘤。肿瘤位于真皮深部或皮下，由基底细胞样细胞构成，并移行为影细胞。早期病变以基底细胞样细胞为主，分裂象较多；后期常以影细胞为主，并有不同程度的钙化或骨化，个别病例甚至有骨组织形成。毛母质癌极为罕见。

十一、外毛根鞘瘤

是一种呈毛囊漏斗部上皮分化的良性附属器肿瘤。常见于成年人面部。多发性病变与 Cowden 病有关。组织学表现为毛囊漏斗部细胞增生，在真皮浅层形成境界清楚的分叶状病变。肿瘤细胞透明，结节周边细胞呈栅栏状排列，结节周围包绕 PAS 阳性基底膜样物质，中心角化常为颗粒层的直接角化。

十二、毛母细胞瘤

又称毛上皮瘤或毛母细胞纤维瘤。临床常见表现为孤立性小丘疹，直径一般＜1cm。组织学诊断要点为肿瘤形成由上皮和特化性间质构成的毛乳头样结构。组织学亚型有大结节型、小结节性、网状型、筛状型和柱状型等。目前认为基底细胞癌实质为恶性毛母细胞瘤。它与基底细胞癌不同的是：有毛器或毛乳头样结构、细胞团内细胞与栅栏状排列的基底细胞样细胞常不一致、细胞分化较好、核分裂象较少、无明显纤维性或黏液纤维性间质反应以及细胞巢与间质之间无裂隙等特点可与基底细胞癌鉴别。

十三、增生性外毛根鞘肿瘤

是一种向毛囊峡部外毛根鞘分化的囊实性肿瘤，包括生物学行为从良性到恶性的一组肿瘤。一般位于头皮，女性多见。临床表现为孤立性结节状病变，体积较大。组织学上肿瘤位于真皮或皮下，呈囊实性、分叶状，囊壁上皮呈外毛根鞘分化特点，即表现为无颗粒层性角化。恶性指征为间质内浸润性生长、细胞核多形性以及分裂活性高。

十四、皮脂腺癌

皮脂腺癌是一种转移率（20%～25%）和致死率（10%～20%）都很高的皮肤肿瘤。好发于眼睑，发生于眼睑者与睑板腺癌的组织学特点与生物学行为均相似，可视为一种肿瘤。也可以发生于身体其他部位。组织学表现为位于真皮的分叶状肿瘤，肿瘤性小叶由生发细胞和皮脂腺样细胞组成，周边栅栏状排列不明显。肿瘤分化越差，皮脂腺样细胞特点越不明显，细胞内空泡很少，需要作特殊染色才能显示其中的脂滴。常伴表皮或毛皮脂腺单位原位癌，表现为表皮内派杰样或 Bowen 样增生。皮脂腺癌肿瘤细胞为 EMA（+），CEA（−）。

皮脂腺癌需要与基底细胞癌、鳞状细胞癌以及透明细胞肿瘤（原发性和转移性皮肤肿瘤）相鉴别。皮脂腺癌与基底细胞癌的鉴别要点在于前者没有基底细胞癌所具有多样性结构特点（如腺样、毛囊和毛上皮分化），且后者以基底细胞癌特点为主，低分化皮脂腺癌细胞异型性明显，可见上皮内原位病变。PAS（−）/

油红 O（+）有助于皮脂腺癌与包括透明细胞鳞癌在内的透明细胞肿瘤的鉴别。

【皮肤囊肿】

一、表皮样囊肿或毛囊漏斗部囊肿

囊壁衬覆表皮样或毛囊漏斗部上皮，由外向内依次为生发层、颗粒层和角质层。

二、外毛根鞘囊肿

囊壁周边细胞呈栅栏状排列，上皮细胞间桥不明显，呈无颗粒层性突然角化，囊腔内常有灶状钙化。

三、脂囊瘤

囊壁上皮细胞间桥不明显，呈无颗粒层性角化，囊壁内或周围常见皮脂腺分化。

四、皮样囊肿

囊壁衬覆表皮样上皮，并有各种附属器分化。

【黑色素细胞肿瘤】

正常皮肤的黑色素细胞散在分布于表皮基底层，呈树突状。当黑色素细胞发生肿瘤性增生时，形态多样，可以表现为小圆形、宽胞质上皮样、梭形、透明细胞、气球样细胞以及多核巨细胞等。无论形态如何，其共同点是：

（1）细胞之间黏附力比较差，排列松散；

（2）细胞质内有多少不等的色素，有时没有色素；

（3）胞质呈嗜多色性，可以弱嗜碱、弱嗜酸或嗜酸性，或透明不着染；

（4）电镜下细胞质内有不同发育阶段的黑色素小体，形态学可有一定变异；

（5）免疫组化染色显示黑色素细胞一般为 S-100（几乎为 100%）、HMB45、Melan-A、MAGE-1₁ 酪氨酸酶和 Vimentin 阳性，CK 阴性；

（6）Masson-Fontana 染色可以显示黑色素颗粒。

皮肤良性黑色素细胞增生称为色素痣或黑斑，可以为先天性或后天性。恶性黑色素细胞增生称为（恶性）黑色素瘤。一般而言，良性黑色素细胞肿瘤体积较小，病变对称，色素均匀，边界清楚，增生的黑色素细胞核异型性不明显，核仁不甚显著，核分裂象无或很少见（分裂活性与年龄相关，30 岁以上患者痣细胞一般无核分裂象，一旦检见核分裂象要高度疑为恶变，要结合其他检查除外恶变），纤维化和炎症一般不明显。当良、恶性鉴别困难时，可以报告为恶性潜能未定的黑色素细胞肿瘤。

下面列举一些常见或重要的黑色素细胞肿瘤。

一、黑斑和黑变病

发生于皮肤、黏膜或甲的色素性病变，有时伴发于某些综合征，如 Albright 综合征、Carney 综合征和 Peutz-Jeghers 综合征等。组织学表现为表皮或上皮基底层色素过度沉着（真皮内也常有色素沉着），可伴黑色素细胞轻度增生。

二、光化性雀斑 / 日光性雀斑 / 老年性雀斑

一般位于日光暴露部位，常为深棕色、不规则形多发性病变，随年龄增长而增多。与扁平型脂溢性角化病在临床上很相似，两者都被称为老年斑或寿斑。组织学表现为表皮脚显著延长，大小、形状、深浅不一，常呈棒状或扭曲状突入真皮；表皮脚由色素沉着很深的基底细胞样细胞和黑色素细胞相间构成，尤以表皮脚尖为甚；伴或不伴黑色素细胞数目增多，增生的黑色素细胞没有异型性，成单排不成灶状聚集，合成黑色素的能力增加（DOPA 染色显示黑色素细胞突触更长、更宽、更多）；真皮上部弹力纤维增生，常见散在噬黑色素细胞，偶见血管周围少量淋巴细胞浸润。近年的研究显

示，本病不属于黑色素细胞病变，而归属表皮肿瘤（见前）。

三、单纯性雀斑

目前认为本病系黑色素细胞痣的前期或早期病变，常起始于儿童期，可出现于任何年龄。病变多位于躯干或四肢，为小而对称的界清色斑。有些病例表现为先天性斑痣，有些表现为弥漫性病变，弥漫性病变可以伴发于某些综合征。组织学表现为表皮脚轻到中度较规则较细延长，基底层黑色素细胞散在单个增生，或单排，不成灶状，增生的黑色素细胞没有异型性。表皮脚处增生的黑色素细胞可以互相邻接，但不聚集成巢。当3个或3个以上黑色素细胞在基底层聚集成巢时，称之为雀斑样交界痣。基底层散在单个黑色素细胞增生称之为雀斑样增生。

四、普通型痣

皮肤色素性痣细胞自限性增生称为色素痣，大部分色素痣为普通型痣。根据其发生时间，可以分为先天性和获得性，以获得性痣更为常见。普通型痣都起始于真皮表皮交界处（称之为交界痣），以后逐渐进入真皮（称之为混合痣），最后完全位于真皮（称之为皮内痣）。

【病理诊断要点】

1. 交界痣 表皮与真皮交界处痣细胞增生并形成巢，主要分布于表皮脚尖和两侧。痣细胞常呈上皮样（A型痣细胞），有时呈梭形，细胞质内有多少不一的色素。真皮浅层可有担色素细胞。表皮脚之间连续性黑色素细胞增生、黑色素细胞巢融合或表皮内派杰样播散均提示有非典型性。

2. 混合痣 除交界痣成分外，真皮内也可见痣细胞，并且有痣细胞成熟现象，典型者表现为真皮内痣细胞形态随病变深度而变：真皮上部为A型上皮样细胞，胞质丰富，有多少不等的黑色素颗粒；真皮中部为B型淋巴样细胞，细胞小而胞质少，色素也少，常聚集成界限清楚的团索；真皮下部为C型长梭形痣细胞，状似成纤维细胞或神经鞘细胞，很少含色素。

3．皮内痣　痣细胞完全位于真皮内，没有交界成分。有时皮内痣呈显著神经纤维瘤样特点，甚至形成触觉或压感小体样结构，称为神经样痣。有时真皮浅层可见多核黑色素细胞，有时伴有明显脂肪分化，可能为退化表现。皮内痣一般没有核分裂象，如果在成年人（30岁以上）皮内痣成分中见到核分裂象，要警惕黑色素瘤或痣恶变的可能。

五、肢端痣

位于掌跖部的普通型痣，病变常小而对称，可以横跨皮纹。以交界痣为多。组织学上痣细胞比一般痣丰富，痣细胞倾向于呈雀斑样分布，可有派杰样增生，但是细胞没有显著异型性和核分裂象，真皮黑色素细胞仍有成熟趋势。有时真皮有灶状淋巴细胞浸润，偶见噬黑色素细胞。

六、纵形黑甲

亚洲人常见，但是突然出现的纵形黑甲要引起注意，需要作甲母质环钻活检。组织学上多数表现为基底层色素沉着（黑斑），也可以为交界痣、混合痣或雀斑。

七、外阴痣

又称为非典型性外阴痣。组织学上表皮内痣细胞巢大小、形状和位置不一，可以互相融合，痣细胞核仁显著、胞质丰富，含有粉末状黑色素，上述特点与一般痣不同，支持其为良性病变的特点是：病变小而界限清楚；无超出真皮成分以外的交界处非典型性黑色素细胞增生（黏膜黑色素瘤经常可见这一特点）；很少有表皮内派杰样播散；没有坏死或溃疡；痣细胞没有分裂活性；没有黑色素瘤的间质特点（弥漫纤维化和同心圆性纤维化）。

八、气球样细胞痣

当气球样细胞超过普通痣细胞50%时可以诊断，可能为痣细胞退变所致。

九、Spitz 痣 / 良性幼年性黑色素瘤 / 梭形细胞和上皮样细胞痣

一般发生于儿童期和青少年期。以下肢和面部多见。常为孤立性病变，偶尔为多发性。多数病变＜ 6mm，呈粉色、棕色或黑色。一般不形成溃疡。组织学上可以为交界痣、混合痣或皮内痣，痣细胞主要为体积较大的梭形和上皮样细胞，核仁显著，常需要与黑色素瘤相鉴别，鉴别要点见表 22-19。

表 22-19　Spitz 痣与恶性黑色素瘤的病理鉴别要点

鉴别要点	Spitz 痣	恶性黑色素瘤
高发年龄	儿童、青少年	中老年
生长特点	早期生长较快，但有自限性	较快，一般无自限性，有时有特殊的消退现象
病变大小	直径一般＜ 6mm	直径常＞ 6mm，也有较小者
糜烂或溃疡	一般没有	常有
病变对称性（大体和镜下）	有	一般无，有例外
表皮反应性增生	常有	常无
肿瘤性黑色素细胞类型	主要有两型，上皮样和梭形	多样
细胞内黑色素	大多无，少数伴有色素者呈上重下轻的痣性色素分布特点	常有，且分布无规律
黑色素细胞核异型性	不明显	较明显
表皮内黑色素细胞巢	大小和形状较规则，垂直于表皮，界限清楚，细胞团周有裂隙	大小、形状不一，朝向不一，界限不清，细胞团周常无裂隙
交界处黑色素细胞融合性增生	一般无	常有

鉴别要点	Spitz 痣	恶性黑色素瘤
表皮内黑色素细胞派杰样播散	很少或无	一般有,特殊类型除外
超出真皮病变范围的表皮内侧向播散	一般无	常有
表皮内 Kamino 小体	常见	罕见
真皮内黑色素细胞成熟现象(黑色素细胞随病变深度增加而体积变小,色素减少)	有	无
真皮内黑色素细胞核分裂象	一般无;如有,仅位于真皮浅层	常有,且可以位于真皮深部
真皮水肿	可有	常无
炎症细胞	可有	常有

表列各点中最重要的是表皮有无浸润破坏及核分裂象。

十、色素性梭形细胞痣(Reed 痣)

典型表现为年轻妇女大腿新发黑色斑块,一般为直径 3 ~ 6mm 的对称性病变。组织学表现为真皮表皮交界处一致的瘦长梭形细胞巢状增生,细胞巢垂直于表皮排列,细胞内常有大量色素。痣细胞可以深入真皮乳头层,网状层一般不受累。真皮乳头层可有炎症细胞浸润和噬色素细胞形成。

十一、蓝痣

一般发生于皮肤,偶尔见于黏膜。分为普通型和细胞型。组织学上,痣细胞常位于真皮网状层,呈梭形或树突状,富含黑色素。细胞性蓝痣体积较大,多位于骶尾部,组织学上色素性梭形细胞之间混有色素较少的梭形或上皮样大细胞,痣细胞可以形成哑铃状结节深入皮下脂肪。细胞性蓝痣可以恶变,但恶变概率很低。

十二、联合痣（复合痣）

传统上指由蓝痣和其他类型黑色素细胞痣共同组成的复合体，如蓝痣与普通痣、蓝痣与 Spitz 痣等。目前也用于指蓝痣以外的其他各种类型痣的复合体，如色素细胞脂肪痣及血管性色素细胞痣。

十三、晕痣

指伴有脱色素晕的痣，可伴发于多种类型的痣。一般见于儿童及青少年期。多数病例在数月内痣消退，而脱色素病变可以持续数月到数年。组织学特点：早期表现为真皮上层和真皮表皮交界处痣细胞巢掩埋于致密炎症细胞中，炎症细胞多为淋巴细胞，有些为噬色素细胞。痣细胞遭到破坏，可以核仁显著，呈所谓的反应性非典型性表现，但不具有高级别的核异型性，核分裂象罕见（很重要），仍然有成熟的现象。后期炎症逐渐消散。晕区皮肤表现为黑色素和黑色素细胞减少甚至消失。

晕痣需要与黑色素瘤相鉴别。晕痣的炎症反应更明显，常常遍及整个病变而非局限于周边。黑色素瘤常伴原位病变，病变不对称，细胞常常具有一致的高级别核异型性，可见核分裂象，在炎症背景中呈显著增生状态。

十四、先天性痣中的增生性结节

常为巨大先天性色素细胞痣，组织学表现为先天性痣背景中出现增生的致密细胞灶，这些细胞有轻度异型性，似恶变。组织学上不同于黑色素瘤的特点是：

（1）没有一致的高级别细胞核异型性；

（2）核分裂象罕见；

（3）结节内没有坏死；

（4）与周围痣细胞有移行或本身有成熟现象；

（5）上方表皮没有派杰样播散或典型的浸润性病变。

有人称本病为先天性巨大色素细胞痣内结节状非典型性增生。

十五、复发痣 / 持续性痣 / 假性黑色素瘤

因切除不全而持续存在的痣，一般于手术后数周内出现，之后趋于稳定。组织学上容易与黑色素瘤相混淆，尤其当病史不明时。复发痣有如下特点有助于与黑色素瘤鉴别：

（1）病变局限于瘢痕部位皮肤；

（2）瘢痕下方真皮网状层有时可见残存痣，有成熟表现；

（3）ki-67 增生指数低；

（4）尽管有时可见有一定非典型性的黑色素细胞呈单个或巢状沿真皮表皮交界处排列，但其侧缘界清。

当诊断困难时，应调阅第一次手术的原始切片。

十六、非典型性痣

可以为孤立性、散发性或家族性。非典型性痣在临床上表现为病变体积较大（＞5mm），色泽不匀，外形不规则，边界不清。常见于躯干部，为单发或多发，数量多者发生黑色素瘤的危险性也高。非典型性痣在组织学上最主要的特点是痣内有程度不同的非典型性细胞，但又不足以诊断痣恶变或恶性黑色素瘤，有些人认为细胞学异型性对于非典型性痣的组织学诊断是必须的。研究表明，组织学非典型性程度与发生黑色素瘤的危险性高低相关，20% ~ 30% 的黑色素瘤边缘可见类似于非典型性痣的病变。大多数临床非典型性痣保持稳定。非典型性痣与痣恶变的鉴别要点见表 22-20。

表 22-20   非典型性痣与痣恶变的病理鉴别要点

鉴别要点	非典型性痣	痣恶变
家族性	常有	常无
皮损数量	常为多发	常为单发
直径常 ＞ 5mm	＋	＋
皮损色泽不均	＋	＋
边界不清	＋	＋
外形不规则	＋	＋

续表

鉴别要点	非典型性痣	痣恶变
近期恶变征	无	常有
溃疡形成	常无	常有
卫星黑点	无	少数有，常位于皮损周边（约 1/3 病变可见）
脱色素	无	可有（周边）
细胞非典型性	+	+
表皮内派杰样浸润	无	有
表皮浸润破坏	无	常有
表皮内 Kamino 小体	无	常有
黑色素细胞坏死	有	无
核分裂象	偶见，＜ 1 个 /10HPF	常 ＞ 1 ~ 2 个 /10HPF

非典型痣可以进展为恶性黑色素瘤或恶变，故诊断时要根据表列各点注意鉴别。

十七、恶性黑色素瘤

黑色素瘤是恶性度最高的皮肤原发性肿瘤。一般见于中老年人，婴幼儿少见。绝大多数黑色素瘤起源于表皮。根据肿瘤发展阶段分为水平生长期和垂直生长期。早期为水平生长期，肿瘤性黑色素细胞不具有成瘤性，组织学表现为黑色素瘤细胞局限于表皮内，即原位黑色素瘤；或者已进入真皮乳头层，但瘤细胞以单个或小巢存在，真皮内瘤细胞巢小于表皮内瘤巢，没有核分裂象。以后进入垂直生长期，进入真皮的肿瘤具有成瘤性，组织学表现为真皮内出现大于表皮内瘤巢的肿瘤细胞团，可见核分裂象。根据黑色素瘤的临床病理特点，主要分为如下几型：表浅播散型、恶性雀斑型、肢端雀斑型和结节型。前三型可以处于非成瘤期，也可以处于成瘤期；结节型黑色素瘤属于垂直生长期，起源不明，也可能为前面三型的进展期。其他少见类型有促纤维增生性黑色素瘤和亲神经性黑色素瘤、息肉样黑色素瘤、微小偏离型黑色素瘤 / 痣样黑色素瘤、恶性蓝痣等。

以下为黑色素瘤主要类型的组织学特点：

1. 表浅播散性黑色素瘤（SSM） 是白种人最常见的黑色素瘤类型。最常见于男性上背部和女性小腿。

【病理诊断要点】

（1）具有一致异型性的上皮样黑色素细胞单个散在或呈巢状分布于表皮全层，称之为黑色素细胞派杰样播散，这是皮肤原发性黑色素瘤组织学诊断的主要指标之一。肿瘤性黑色素细胞体积较大，胞质丰富，有多少不一的尘样黑色素，胞核呈空泡状，可见核仁，核分裂象不常见。表皮内病变范围较广，远远超出真皮成分的范围，侧缘界限不清，常以单个细胞结尾。

（2）SSM伴有微浸润时真皮浅层可见以淋巴细胞为主的炎症细胞浸润，淋巴细胞可以局限于血管周围或呈灶状，也可以呈致密带状分布，可见多少不一的噬色素细胞。浸润的黑色素瘤细胞主要位于真皮乳头层，单个散在或形成小巢，一般没有核分裂象。

（3）SSM进展为垂直生长期时真皮内出现体积较大的成瘤性结节，并向深部浸润，可见核分裂象。

【鉴别诊断】

（1）交界痣和混合痣：增生的黑色素细胞异型性不明显，没有表皮内派杰样播散，侧缘界清，真皮上层没有显著炎症。

（2）间变性或非典型性交界痣和混合痣，见表22-21。

（3）恶性雀斑：是原位恶性黑色素瘤，主要表现为异型性黑色素细胞在表皮基底层连续性单排增生，无真皮乳头层浸润，表皮常明显萎缩。当两者难以鉴别时可以笼统称为原位或表浅浸润性黑色素瘤。

（4）派杰病：肿瘤细胞也在表皮内单个散在或呈巢状播散，有时瘤细胞内也可以见到黑色素，特殊染色（AB/PAS）与免疫组化染色（CK，vimentin，S-100，HMB45和Melan-A）有助于两者鉴别。

2. 恶性雀斑样黑色素瘤 占黑色素瘤的10%。常见于老年人长期日光照射部位。一般用恶性雀斑来表示原位病变，用恶性雀斑样黑色素瘤来表示恶性雀斑伴有浸润的病变。

【病理诊断要点】

（1）表皮常萎缩，基底层黑色素细胞密度增加，甚至呈连续性增生，黑色素细胞成巢现象不明显，可有基底层上派杰样播散，可累及毛囊。多数肿瘤细胞呈圆形、多角形或梭形，核有非典型性，表现为体积大，染色深，有多形性，细胞内含有中等量黑色素。鳞状上皮内色素也增多。真皮上部常有显著弹力纤维变性，大量噬色素细胞，以及带状炎症细胞浸润。

（2）当发生浸润时，表皮基底层黑色素瘤细胞呈雨滴样进入真皮，真皮浸润成分常以梭形细胞为主。由于恶性雀斑发生浸润经常是在局部，而且周围常有炎症，因此观察要细，以免漏诊。当发生微浸润时，一般没有核分裂象。如果真皮成分出现核分裂象，即意味着成瘤期。

【鉴别诊断】

光化性雀斑：表现为表皮增生及表皮脚延长，增生的黑色素细胞主要位于表皮脚，没有显著异型性，没有连续性黑色素细胞增生。

3. 肢端雀斑样黑色素瘤 发生于无毛部位（手足底）以及甲和甲周。在黑色素瘤低发人群如亚洲人中发病率最高。预后较差，可能与分期晚有关。组织学表现为表皮不规则肥厚，增生的黑色素细胞在表皮基底层单个散在分布，可以沿汗腺导管播散，有些细胞可以进入表皮上层，在已经发生浸润的区域尤为显著。肿瘤性黑色素细胞有不同程度异型性，常呈树突状，也可以呈梭形或上皮样。真皮浅层可有致密苔癣样浸润。肿瘤细胞可以呈梭形、上皮样或树突状，色素可以很多。成瘤性成分常以梭形细胞为主。CyclinD1扩增见于 50% 病例。

【鉴别诊断】

肢端雀斑样痣：病变小而对称，没有派杰样播撒，增生的黑色素没有一致的高级别异型性，真皮内没有核分裂象，真皮内痣细胞有成熟现象。

4. 结节性黑色素瘤　是一种处于垂直生长期的恶性黑色素瘤，周围没有非成瘤期黑色素瘤成分。为快速生长的膨胀性丘疹结节。组织学表现为真皮内肿瘤性黑色素细胞呈结节状、巢状或弥漫增生，常有胶原的浸润破坏，瘤细胞常呈上皮样，也可以呈梭形，细胞体积大，核仁清楚，胞质内有多少不一的黑色素，核分裂象常见，没有成熟现象。间质有程度不等的炎症细胞浸润、纤维化、血管扩张以及噬色素细胞沉着。上方表皮萎缩或消失形成溃疡。表皮内常有派杰样浸润，但黑色素细胞可以出现于上方表皮内，但在表皮内的范围不能超出真皮成分，否则将其视为表浅播散性或雀斑样黑色素瘤的垂直生长期。肿瘤内有到少不等的炎症细胞浸润，主要为 T 淋巴细胞。

【鉴别诊断】

（1）混合痣和皮内痣：病变对称，痣细胞异型性不明显，一般没有核分裂象，尤其是皮内痣成分，有成熟趋势，一般情况下炎症反应不明显。Ki-67 增生指数低。

（2）Spitz 痣：见前。

（3）转移性黑色素瘤：一般没有交界活性，炎症反应常不明显。

无论是何种类型的黑色素瘤，一旦发生浸润，其预后主要取决于肿瘤厚度、有无溃疡形成、区域淋巴结转移和远处脏器转移。上述预后指标也是 AJCC 和 WHO 推荐的黑色素瘤分期的主要内容，应包括在病理报告中。Breslow 黑色素瘤厚度以毫米表示，测量方法如下：表皮完整的病变从颗粒层顶部垂直测量到肿瘤浸润最深处；溃疡性病变则从浸润最深处的溃疡底部测量到浸润最深部。注意事项：①真皮表皮交界处肿瘤细胞不算浸润；②直接从附属器发生的浸润不能从表面算起。厚度＜ 1mm 的薄黑色素瘤还应报告浸润深度，作 Clark 水平分级，分级指标见表 22-21。

表 22-21 Clark 水平分级指标及其与 10 年存活率的相关性

级别	肿瘤浸润水平	10 年存活率
1 级	表皮或附属器上皮内（原位病变）	100%
2 级	浸润真皮乳头层，仅少量细胞浸润乳头层与网状层界面（即微浸润，很少具有成瘤性）	96%
3 级	肿瘤细胞充满真皮乳头层（具有成瘤性），冲击网状层，但未进入	86%
4 级	浸润真皮网状层	66%
5 级	浸润皮下脂肪	53%

【神经及神经内分泌细胞肿瘤】

一、神经鞘黏液瘤

又称皮肤分叶状神经黏液瘤。分为经典型和细胞型。经典型组织学特点为真皮内境界清楚的分叶状病变，小叶内富于黏液样间质，胶体铁染色阳性。黏液样间质内散在分布梭形或星芒状细胞，核分裂象罕见，免疫组化染色为 S-100 阳性。细胞型常界限不清，黏液样物质较少，肿瘤细胞丰富且常呈上皮样，细胞异型性常较明显，核分裂象易见。神经鞘黏液瘤为良性肿瘤，但切除不净易复发。

二、Merkel 细胞癌

又称皮肤神经内分泌癌或皮肤原发性小细胞癌。比较少见。多数位于头颈部或四肢，直径一般 < 2cm。组织学上表现为小蓝细胞肿瘤。肿瘤位于真皮，可以累及皮下。由大小一致、核呈圆形或卵圆形、染色质呈细颗粒状的小细胞构成，弥漫分布或形成实性巢状，核分裂象和凋亡易见。表皮内可见派杰样播散。免疫组化染色显示，肿瘤细胞为 pan-CK (+)，CK20 (+)，NSE (+)，突触素 (+)，嗜铬素 (+)，CD117 (+)。Merkel 细胞癌易局部复发、区域淋巴结转移和血行转移率较高。Merkel 细胞癌要与其他一些发生于皮肤的小细胞性肿瘤，如基底细胞癌、基底细胞样鳞状细胞癌、低分化皮脂腺癌、汗腺癌、淋巴瘤、小细胞性黑色素瘤以及转移性神经内分泌癌等相鉴别，免疫组化染色非常有帮助。

【皮肤淋巴造血组织肿瘤】

淋巴瘤和白血病都可以累及皮肤，其中大部分属于系统性病变累及皮肤，少数为皮肤原发性病变。原发性皮肤淋巴瘤定义为首次诊断时及其后半年内无皮肤外淋巴瘤，皮肤原发性淋巴瘤是紧随胃肠道淋巴瘤之后第二常见的结外淋巴瘤。皮肤淋巴瘤的 WHO-EORTC 分类见表 22-22，详细介绍参见淋巴结肿瘤（第三十二章）。

表 22-22　皮肤淋巴瘤 WHO-EORTC 分类

皮肤 T 细胞和 NK 细胞淋巴瘤
 蕈样霉菌病
 MF 变异型和亚型
  亲毛囊性 MF
  派杰样网织细胞增生症
  肉芽肿性皮肤松弛症
 Sézary 综合征
 成人 T 细胞白血病 / 淋巴瘤
 皮肤原发性 CD30[+] 淋巴组织增生性疾病
  皮肤原发性大细胞间变淋巴瘤
  淋巴瘤样肉芽肿病
 皮下脂膜炎样 T 细胞淋巴瘤
 结外 NK/T 细胞淋巴瘤，鼻型
 皮肤原发性外周 T 细胞淋巴瘤，非特殊型
  皮肤原发性侵袭性亲表皮性 CD8[+]T 细胞淋巴瘤（暂定）
  皮肤 γ/δT 细胞淋巴瘤（暂定）
  皮肤原发性 CD4[+] 小 / 中等大小多形性 T 细胞淋巴瘤（暂定）
皮肤 B 细胞淋巴瘤
 皮肤原发性边缘带 B 细胞淋巴瘤
 皮肤原发性滤泡中心性淋巴瘤
 皮肤原发性弥漫大 B 细胞淋巴瘤，腿型
 皮肤原发性弥漫大 B 细胞淋巴瘤，其他
  血管内大 B 细胞淋巴瘤
造血前体细胞肿瘤
 CD4[+]/CD56[+] 血液皮肤肿瘤（母细胞性 NK 细胞淋巴瘤）

本节仅涉及皮肤淋巴瘤诊断时需要注意的一些事项：

1. 皮肤淋巴瘤或髓系肿瘤的一般诊断指标与淋巴造血系统发生的类似肿瘤相似。皮肤淋巴瘤可以累及表皮、真皮或皮下，有时以亲表皮或附属器为特点，故诊断者需要掌握一些皮肤病理的基本知识。

2. 皮肤原发性淋巴造血系统肿瘤要与皮肤继发性淋巴造血系统肿瘤相鉴别，因为这与治疗和预后有关。

3. 皮肤淋巴瘤主要为非霍奇金淋巴瘤，T 细胞淋巴瘤最为常见，约占 80%，其中又以蕈样霉菌病 /sezary 综合征最为常见。诊断皮肤霍奇金淋巴瘤要非常谨慎。

4. 皮肤淋巴造血系统肿瘤常浸润破坏胶原纤维、弹力纤维或附属器，可以引起显著多核巨细胞和肉芽肿反应而掩盖基础病变，此时需要透过现象看本质。

5. 皮肤淋巴瘤的发病率远远低于皮肤炎症性疾病。皮肤与黏膜相似，属于参与免疫反应的前沿器官。皮肤炎症或变质性疾病或多或少伴有一定程度的淋巴细胞浸润，有时甚至非常显著，形成假性淋巴瘤，难与真性淋巴瘤鉴别。二者的鉴别参见表 22-23。

表 22-23 皮肤良性淋巴组织增生（假性淋巴瘤与真性淋巴瘤的病理鉴别要点）

鉴别要点	假性	真性
单发及多发	常为单发	常为多发
病史	常较长	常较短
病因	常与药物、外伤、蚊虫叮咬有关	无明显原因
自行消退表现	+	-/+
自限性	+	-
大小	较小，常 < 3cm	较大，常 > 3cm
表面破溃	常无	常有
细胞分布	常较局限，常呈倒三角或倒楔形	常较弥漫，常呈正三角（尖朝表面）或楔形

续表

鉴别要点	假性	真性
细胞成分	较多样	较单一
细胞异型性	无	有
滤泡形成	常有	常无
异常淋巴细胞浸润表皮	无	可有
胶原浸润破坏	无	常有
浸润较深组织	常无	常有
附属器浸润破坏	无	常有
血管壁浸润破坏	无	可有
基因重排	95% 以上无	95% 以上有
克隆性	常为多克隆性	为单克隆性

　　皮肤原发性淋巴瘤一般预后较好，故良、恶性难以鉴别时，可暂按良性处理或作不除外恶性的诊断，必要时再取材送检，以免过诊及漏诊。

　　6. 根据表 22-23 判断为真性或恶性淋巴瘤时，再根据免疫组化及临床资料和细胞形态学特点进行分类诊断，如常用抗体难以归类时一定要注意一些少见的、母细胞性及髓细胞性肿瘤。皮肤淋巴瘤的诊断还是强调临床资料（包括淋巴结、各器官特别是骨髓及外周血状况）、组织学及细胞学或常规组织学特点及免疫组化三者结合诊断，必要时辅以分子生物学，综合分析诊断及鉴别诊断。

【 皮肤转移瘤 】

　　皮肤转移瘤不太常见，但很重要，因为其有可能是内脏肿瘤的首发症状。内脏恶性肿瘤转移到皮肤的发生率为 5%。Brownstein和 Helwig 研究了 724 例皮肤转移癌，显示女性最常见的皮肤转移癌类型是乳腺癌（69%），其次为大肠癌（9%）和肺癌（4%）；男性为肺癌（24%）、大肠癌（19%）和口腔癌（12%）。Schwartz 等报道，最常以皮肤转移癌为首发症状的内脏癌分别为肺癌、肾癌和卵巢癌。转移癌在临床上常表现为突然出现的多发性、播散性、无痛性、活动性丘疹或结节。组织学上，转移癌常位于真皮和皮下交界处，也可以位于真皮内，肿瘤特点类似于原发瘤，可以是鳞状细胞癌、神经内分泌癌或腺癌等。有些转移瘤与皮肤原发瘤可以非常相似，如转移性乳腺黏液癌与汗腺黏液癌，转移性鳞状细胞癌与皮肤原发性鳞状细胞癌，转移性黑色素瘤与皮肤原发性黑色素瘤等，此时，详细的临床资料、免疫组化染色以及有无皮肤原位病变对于诊断很有帮助。

（廖松林　柳剑英）

第二十三章　软组织

第一节　组织胚胎学复习提要

（一）软组织包括全身各处的纤维结缔组织、脂肪组织、平滑肌及横纹肌组织、滑膜组织以及血管淋巴组织等。它们都起源于中胚叶。

（二）骨组织也起源于中胚叶组织，故它的幼稚阶段细胞与软组织的幼稚阶段细胞是相同的。骨组织的许多肿瘤及肿瘤样病变也常见于软组织，软组织也可发生骨性或软骨性肿瘤及肿瘤样病变。

（三）淋巴组织及造血组织等也起源于中胚叶组织，故软组织内也可发生淋巴造血组织的肿瘤。

（四）纤维细胞及组织细胞是软组织内最常见、而且最活跃的细胞，这两种细胞都具有增生分化能力，而纤维母细胞样细胞是间叶组织较幼稚阶段的母细胞之一。故纤维组织细胞肿瘤及肿瘤样病变是软组织中常见的，而恶性纤维组织细胞瘤经常是其他软组织肿瘤的一种分化或为其一个阶段的亚型变化。如有恶性纤维组织细胞瘤样去分化脂肪肉瘤及横纹肌肉瘤和骨肉瘤等，故诊断恶性纤维组织细胞瘤要除外其他软组织肿瘤。

（五）肌纤维母细胞既有纤维母细胞特点，又有平滑肌特点，是各种纤维性软组织肿瘤和瘤样病变中是最常见的一种细胞。软组织中许多非肌性肿瘤及肿瘤样病变中常有它存在，因此在免疫组化检测软组织的许多肿瘤及肿瘤样病变时肌性表达均可为阳性，只是这种阳性细胞是否为主要成分，需结合常规形态及其他检查来诊断。肌纤维母细胞也可以发生良性肿瘤、肿瘤样病变及恶性肿瘤，故诊断肌纤维母细胞瘤时病变中必须以它为主要成分。

（六）纤维母细胞、免疫组化上具有组织细胞表达的细胞以及肌纤维母细胞等，都是软组织增生性病变中一种较幼稚的过渡细胞，它们经常出现在软组织的肿瘤性增生性病变中，故诊断纤维组织细胞性肿瘤时要非常慎重。必须除外其他软组织肿瘤，而且纤维母细胞及组织细胞是肿瘤的主要成分时才能作纤维组织细胞肿瘤的诊断，尤其不能以免疫组化或电镜下有一些组织细胞分化就诊断纤维组织肿瘤。

（七）间叶组织胚胎时期分化较幼稚时都是富于黏液的间叶组织，故很多软组织的恶性肿瘤都可出现幼稚富于黏液的间叶组织分化。因此，不要轻易诊断黏液肉瘤，而要除外其他肿瘤。

（八）脑膜、神经束衣以及外周神经的鞘细胞即雪旺细胞也来源于间叶组织。故雪旺细胞经常是软组织纤维性肿瘤的成分之一，如低度恶性的隆突性皮肤纤维肉瘤等。

（九）黑色素细胞也可来源于间叶组织，故软组织中也可发生良性及恶性黑色素细胞肿瘤，其他间叶性肿瘤也可出现少数黑色素细胞分化。

（十）软组织中多种组织均起源于中胚叶组织，来源于其中的干细胞，故软组织肿瘤，特别是恶性肿瘤经常是多种成分、多种分化混合存在，故在软组织肿瘤的分类诊断中按肿瘤成分的优势分化诊断，即按主要成分分类诊断。难以分类时，重在判断其恶性度是主要的，分类是次要的。不能根据电镜或免疫组化少数细胞表型或特点进行分类诊断。

（十一）纤维母细胞是软组织中增生最活跃的细胞，它也是各种软组织幼稚阶段的一种细胞，因此许多软组织肿瘤中它都可能是肿瘤成分之一，如平滑肌瘤、平滑肌肉瘤及血管肉瘤等。

（十二）滑膜、间皮以及苗勒上皮等都是中胚叶组织来源。它们在生理及病理状况下可形成各型上皮，故软组织肿瘤，特别是恶性肿瘤可以出现少数上皮细胞分化。

第二节 软组织肿瘤病理诊断中几个基本问题

一、软组织肿瘤大体标本病理报告的基本要求

比较正规的较为全面的病理报告应包括如下内容：

1. 肉眼形态的简要描述：大小、界限是否清楚、形状、有无包膜以及包膜是否完整，结构特点、有无出血坏死及囊性变，肿瘤与骨和大血管及神经的关系，浸润深度以及确切部位等（可参考临床资料）。

2. 组织学所见简要描述，应包括：细胞结构，细胞大小及形态，胞质结构，核形状及结构，核仁大小和结构特点以及有无核分裂象，有无病理分裂象，与周围组织关系，有无血管瘤栓以及出血坏死等。

3. 免疫组化及电镜结果。

4. 最后诊断。

简要的病理诊断也应包括如下几项：

1. 确切部位。

2. 浸润深度（表浅及深部：体表及内脏，前者又分为表浅及深部。体表深部是指浅筋膜以下）。

3. 是否累及大血管或大神经。

4. 肉眼及镜下有无明显浸润。

5. 分类诊断。

6. 恶性度。2002 和 2013 年 WHO 软组织肿瘤分类根据肿瘤生物学潜能，将软组织肿瘤分为四个类型：良性、中间型（局部侵袭型）、中间型（偶见转移型）和恶性。

7. 边缘状况。

8. 有无明显出血坏死等。

二、影响软组织肿瘤预后的主要病理学因素

1. 浸润状况（特别是侵及骨、大血管及大神经者预后差）。

2. 部位（深部及表浅部位，后者预后好）。

3．有无明显出血坏死（有者预后差）。

4．大小。

5．包膜（完整者预后好）。

6．分化程度。

7．核分裂象。

8．血管有无瘤栓。

9．有无转移。

10．是否复发（复发者预后较差）。

三、分类诊断

尽可能利用各种检查方法得到全面材料后综合分析进行分类诊断。如分类诊断有困难，特别是基层医疗单位作一些特殊检查有困难时，可简要按如下分类诊断：（1）小细胞性肉瘤；（2）梭形细胞肉瘤；（3）多形性细胞肉瘤等；并将上述必要病理参数报告，如部位、深度、大小、浸润情况、有无明显坏死、核分裂象、瘤栓、边缘状况等。

四、具有假肉瘤结构的疾病或病变

所谓假肉瘤结构有两方面含义：（1）它不是肿瘤性病变，易误诊为肿瘤；（2）它不是肉瘤而易误诊为肉瘤或癌肉瘤。常易误诊的有假肉瘤结构的疾病详见表23-1。

表 23-1　具有假肉瘤结构的疾病

良性：
结节性筋膜炎，增生性肌炎，增生性筋膜炎，术后梭形细胞结节，梭形细胞脂肪瘤，胎儿型横纹肌瘤，肉芽肿性血管瘤，非典型性纤维上皮性息肉，炎症性假瘤（特别是肌纤维母细胞增生性炎性假瘤），乳头状血管内皮增生，黏液瘤（特别是肺的黏液瘤），骨化性肌炎

恶性：
肉瘤样肾细胞瘤以及其他部位的肉瘤样癌（如食管、乳腺、胆囊、膀胱、甲状腺等），伴破骨细胞样细胞反应的癌，未分化巨细胞癌，恶性黑色素瘤

第三节　脂肪组织肿瘤及肿瘤样病变

一、脂肪瘤

【病理诊断要点】

1．一般有明显包膜。

2．由成熟白色脂肪细胞构成，细胞无异型性。

3．偶尔可含有骨（骨脂肪瘤）、软骨（软骨脂肪瘤）、明显纤维组织（纤维脂肪瘤）或血管（血管脂肪瘤）。间质可有黏液变性，弥漫性的间质黏液变性（黏液脂肪瘤）常见于梭形细胞脂肪瘤。

4．其他组织学亚型　平滑肌脂肪瘤、软骨样脂肪瘤、髓脂肪瘤。

5．根据病变发生部位可有如下亚型　肌内脂肪瘤、肌间脂肪瘤、滑膜脂肪瘤等，这些部位发生的脂肪瘤常无包膜。

【鉴别诊断】

1．高分化脂肪肉瘤　位于深筋膜或内脏、纵隔及腹膜后等，薄壁血管较多，可见脂肪母细胞，病变部位较深是最重要的鉴别点。FISH 检测有 MDM2 基因扩增。

2．间质有黏液变性的脂肪瘤注意与黏液性脂肪肉瘤鉴别　后者间质不仅含有黏液，尚有薄壁丛状血管，肿瘤细胞主要为圆形及短梭形幼稚间叶细胞，DDIT3 基因 FISH 检测可见断裂及易位。

二、脂肪母细胞瘤

由相似于胎儿脂肪的脂肪组织构成，90% 以上患者为 3 岁以下小儿。是良性病变，可局限也可弥漫性，后者称为脂肪母细胞瘤病。

【病理诊断要点】

1．显微镜下可见清楚的脂肪小叶结构，小叶可有带状成熟表现，中心分化较成熟，周围细胞较幼稚。

2．肿瘤细胞显示不同程度成熟表现，可以是成熟脂肪细胞、脂肪母细胞、原始星芒状或短梭形间叶细胞。

3．核分裂象罕见，无病理性核分裂。

4．间质可黏液变。小叶间隔较多量纤维性间质是脂肪母细胞瘤向成熟分化的表现。

【鉴别诊断】

脂肪肉瘤：脂肪母细胞瘤有下述特点与脂肪肉瘤不同：

（1）发生在婴幼儿或年轻人。

（2）脂肪母细胞大小较一致。

（3）不形成生长较快的大肿瘤团块。

（4）黏液中无丛状薄壁血管。

（5）核分裂象少（＜2个/10HPF）。

（6）小叶样结构中心区分化成熟。

（7）无出血、坏死。

（8）无黏液池形成（这在脂肪肉瘤中常见）。

三、脂肪组织增生

或称脂肪组织瘤样增生，常见于小儿。可单发或多发，小结节状无包膜的成熟脂肪组织增生。

四、梭形细胞脂肪瘤／多形性脂肪瘤

绝大多数见于老年男性。位于皮下组织，平均直径4～5cm，界限清楚无浸润，组织学上主要有四种成分：

（1）梭形纤维母细胞样细胞。

（2）成熟脂肪细胞。

（3）绳索状胶原纤维。

（4）多核巨细胞。

两者是同一组织学类型的极端表现。梭形细胞脂肪瘤的脂肪细胞之间有平行排列分化良好的梭形细胞，无分裂活性，伴有粗大的绳索样胶原束。多形性脂肪瘤含有小的、核深染的梭形和圆形细胞以及细胞核呈花环状排列的多核巨细胞。介于两者之间的中间型病例并不少见。

【鉴别诊断】

1．纤维性或硬化型脂肪肉瘤 此型肉瘤在浅筋膜以下深部软

组织，不发生于皮下组织，有较幼稚的脂肪母细胞。

2. 黏液型脂肪肉瘤　此型肉瘤也不发生于皮下，黏液性基质中有薄壁丛状血管。

五、非典型性脂肪瘤／高分化脂肪肉瘤

是具有局部侵袭性的中间性肿瘤。非典型性脂肪瘤和高分化脂肪肉瘤是同一病变。发生于肢体和躯干等部位时，便于扩大切除而治愈，称为非典型性脂肪瘤较为合适。发生于腹膜后和纵隔等不易切除部位时，局部复发几乎不可避免，常多次复发并导致患者死亡，使用高分化脂肪肉瘤的诊断比较合适。

【病理诊断要点】

1. 与良性脂肪瘤相比，肿瘤细胞大小有显著差异，脂肪细胞和间质细胞的核至少有局灶异型性。

2. 有4种主要组织学亚型　脂肪瘤样、硬化性、炎症性和梭形细胞型。

3. 去分化脂肪肉瘤的特点是　非典型性脂肪瘤与非脂肪性肉瘤（大多高度恶性）突然移行。预后变差。

六、脂肪肉瘤

是具有明显脂肪分化特点的恶性肿瘤。此类肿瘤最主要的特点是含有不同成熟阶段的脂肪母细胞。各型脂肪肉瘤的主要特点见表23-2。

表 23-2　各型脂肪肉瘤的主要特点

特点	去分化型	黏液型	多形型	混合型
高峰年龄（岁）	50 ~ 60	40 ~ 50	60 ~ 70	老年人
相对发生率（%）	~ 50	~ 25	~ 10	罕见
局部再发率（%）	20 ~ 50	40 ~ 60	> 50	
转移率（%）	15-20	< 30	> 30	
5 年存活率（%）	> 70	> 50	< 50	

续表

特点	去分化型	黏液型	多形型	混合型
组织学特点	与非典型脂肪瘤/高分化脂肪肉瘤并存,或有病史。多表现为高级别非脂肪性肉瘤,少数表现为低级别肉瘤	伴有丛状血管的黏液组织、脂肪母细胞、圆形及椭圆形原始间叶细胞	肿瘤细胞有明显多形性,有多核或单核巨大脂肪母细胞	由黏液样和去分化脂肪肉瘤或黏液样和多形性脂肪肉瘤共同构成
DDIT3 基因位点断裂及易位	–	+	–	–
MDM2 基因扩增	+	–	–	–

高分化脂肪肉瘤在诊断时一定要注意部位,如发生在皮下脂肪组织未侵及浅筋膜以下者就不要轻易诊断高分化脂肪肉瘤。脂肪肉瘤的主要诊断指标之一是可见胞质空泡状的脂肪母细胞,但胞质有空泡的细胞不一定是脂肪母细胞,含有胞质空泡的软组织肿瘤的鉴别诊断要点见表 23-3。

表 23-3 有胞质空泡结构的软组织肿瘤的鉴别要点

肿瘤类型	空泡物质	其他特点
脂肪肉瘤	脂肪	空泡挤压核,核可被挤压为燕尾、新月或"8"字形,脂肪染色阳性,S-100 阳性
血管性肿瘤（血管肉瘤）	空腔,无物质,幼稚血管腔	明显血管分化,空泡不挤压核,"空泡"内可有红细胞,CD31 阳性、CD34 阳性
平滑肌肉瘤	人工空泡或糖原	空泡主要在核周,PAS 染色可阳性或阴性,脂肪阴性
横纹肌肉瘤	糖原	核旁,不挤压核,PAS 阳性,肿瘤细胞 Desmin 及 Actin 阳性。也可有少数变性脂肪泡

肿瘤类型	空泡物质	其他特点
恶性纤维组织细胞瘤	糖蛋白	不挤压核，细胞多样性，脂肪及 S-100 阴性，空泡黏液染色阳性
脊索瘤	糖蛋白	不挤压核，PAS 阳性，角蛋白阳性，可有软骨样分化
副节瘤	不清	不挤压核，嗜银染色阳性，电镜下有分泌颗粒，无典型脂肪分化
恶性黑色素瘤	不清	不挤压核，无典型脂肪母细胞分化，S-100 及 HMB45 阳性
淋巴瘤	免疫球蛋白或糖蛋白	胞质透明或嗜碱，PAS 阳性，LCA 阳性

第四节 纤维母细胞性／肌纤维母细胞性肿瘤及肿瘤样病变

真正的良性纤维母细胞性肿瘤极少见。纤维母细胞良性增生大多为瘤样病变，肌纤维母细胞作为纤维组织的一个较幼稚阶段细胞，经常是纤维母细胞肿瘤样增生性病变中的主要细胞成分之一。故这些病变免疫组化上都可有肌性表达的细胞。

一、结节性筋膜炎

【病理诊断要点】

1. 中青年人前臂多见，结节状，常有轻微痛感，发病较快而又不很大的肿物。

2. 肿物大小一般多为 2 ～ 3cm，病史常为 2 ～ 3 周，少数为几个月到 1 年。

3. 病变位于浅筋膜，可向肌肉内或皮下脂肪组织扩展，易误认为肌肉或皮下病变。

4．无包膜的结节状肿物，切面灰白，富于黏液或稍致密。

5．低倍镜下全面观察有两个特点：

（1）病变起始于浅筋膜。

（2）可有带状结构，即中心为缺乏细胞或有纤维素样物质区，再外是富于细胞血管较丰富的肉芽组织区，最外是胶原纤维较明显区。在第二及外带之间常有较多量黏液样结构，即富于黏液的增生组织。

6．疏松的黏液组织中可见星状及梭形细胞，是增生的肌纤维母细胞。此种细胞 SMA 阳性。

7．在富于细胞区可见核分裂象，但一般不超过 5 个 /10HPF，无病理核分裂象。

8．在疏松黏液组织中或富于细胞区有小囊腔形成，囊内可有黏液及组织细胞样细胞。

9．病变中可有少量淋巴细胞及组织细胞，很少或无浆细胞及中性粒细胞。

10．病变周围与皮下组织或肌肉呈不规则浸润性交错状况，但病变不侵及真皮及表皮。

11．总结概括起来，它的特点是病史短、浅筋膜结节状及富于黏液、以肌纤维母细胞为主要成分的增生性炎症。愈后很好，极少复发。

【结节性筋膜炎分型】

1．主要根据组织学特点分为如下五个亚型：

（1）普通型：病变较为典型。

（2）反应型：放射状血管增生，形成修复性肉芽。

（3）细胞型：呈三带结构，细胞较丰富，微小囊较明显，可有编席状结构。

（4）化生型：伴骨或软骨化生。

（5）增生型：相似于增生性肌炎（下述）。

2．另外有人根据组织学特点结合时相变化分为三个亚型：

（1）黏液型：病史较短。

（2）纤维型：病史较长。

（3）细胞型：细胞较丰富，病史介于上两型之间。

3．根据部位，可分为：

（1）浅筋膜型。

（2）头颅部颅骨外筋膜型（颅骨筋膜炎）。

（3）静脉内结节性筋膜炎（血管内筋膜炎）。

（4）骨周围型，可有骨皮质破坏。

（5）皮下组织内型。

（6）肌肉内型。

【鉴别诊断】

1．纤维瘤病　此病变如下特点可与结节性筋膜炎鉴别：

（1）细胞排列有明显方向性，而结节性筋膜炎细胞排列较为杂乱。

（2）几乎不见核分裂。

（3）间质有较明显胶原纤维增生，无明显黏液样组织。

（4）无炎症。

（5）常位于肌内。

2．脂肪肉瘤　结节性筋膜炎病变侵及皮下，有富于黏液疏松组织及刺激反应性增生的脂肪母细胞易误诊为黏液样脂肪肉瘤。但结节性筋膜炎有如下特点：

（1）无典型分叉状薄壁毛细血管。

（2）疏松黏液组织中常有泡沫状细胞及出血。

（3）梭形细胞大多为肌纤维母细胞，无典型异常的脂肪母细胞。

3．细胞型结节性筋膜炎　易误认为恶性纤维组织细胞瘤，但前者有如下特点：

（1）病史较短，生长较快，有疼痛症状似炎症。

（2）常无明显席纹状结构。

（3）细胞异型性不明显。

（4）无病理核分裂象。

（5）无异常组织细胞。

4．良性纤维组织细胞瘤　此瘤如下几点可与结节性筋膜炎鉴别：

（1）主要位于真皮或皮下。

（2）筋膜无明显病变，无明显疏松黏液。

（3）组织细胞较明显，常有泡沫状细胞。

（4）胶原纤维较多。

（5）病史较长，无痛。

5．横纹肌肉瘤　富于黏液、有梭形红胞质的肌性分化细胞，似横纹肌肉瘤，但横纹肌肉瘤有如下特点：

（1）病变主要位于肌肉内。

（2）肿瘤较大，生长较慢，无痛。

（3）有胞质鲜红或有明显横纹肌性分化细胞。

（4）细胞异型性较明显，核分裂象较多，或有病理核分裂象。

（5）常有较明显圆形或椭圆幼稚中胚叶细胞。

6．静脉内结节性筋膜炎与血栓机化的鉴别　前者：

（1）血管明显扩张，腔内结节状纤维母细胞增生。

（2）血管内纤维母细胞增生较活跃，似恶性病变。

（3）核分裂象及细胞异型性均不足以证明为恶性病变，即此种病变比血栓机化细胞增生活跃，但又不是恶性细胞增生性病变。

7．骨旁骨化性肌炎　病变细胞成分相似，但骨化性肌炎有更明显的三层结构，无明显黏液样疏松组织以及有骨化等，可与骨周结节性筋膜炎鉴别。

二、增生性筋膜炎和增生性肌炎

两者组织结构相同，但增生性肌炎发生在骨骼肌内。是结节性筋膜炎的一个亚型，除有纤维母细胞／肌纤维母细胞增生类似结节性筋膜炎之外，尚有宽胞质单核及多核神经节样大细胞。

【鉴别诊断】

1．节细胞神经瘤　增生细胞主要为纤维母细胞及肌纤维母细胞，并有明显胶原纤维及少量炎症细胞以及无明显神经分化等，可与节细胞神经纤维瘤鉴别。

2．纤维瘤病　病变中心无肌纤维以及无节细胞样细胞等可与之鉴别。

三、骨化性肌炎

这是肌肉内界限较清楚的结节状肿瘤样病变，相似病变也可发生在皮下脂肪组织、骨旁、乳腺以及腱鞘。在皮下脂肪组织有人称为骨化性脂膜炎。主要病变特点是呈三层带状结构：中心为残存出血、坏死或新生肉芽组织；再外是新生肌纤维母细胞，也可呈疏松黏液组织，愈向外细胞愈丰富，逐渐到外带有骨形成，骨小梁表面有明显骨母细胞，并可有少量破骨细胞；最外常有纤维性假包膜或挤压周围组织。

【鉴别诊断】

软组织骨肉瘤：

（1）无三层带状结构，成骨细胞与幼稚细胞混乱排列。

（2）浸润周围组织。

（3）核分裂象较多，特别在外缘仍有明显增生病变。

四、钙化性腱膜纤维瘤

此瘤也称为幼年性钙化性腱膜纤维瘤。常为手或腕部软组织肿块，也可发生在其他部位。组织学特征是弥漫性增生纤维组织，其中有斑点状钙化，也可有软骨及骨化生。

五、纤维瘤

以纤维母细胞及胶原纤维为主要成分的分化良好的肿瘤或肿瘤样病变。常见于皮肤、卵巢、腱鞘，以及头面部等。

六、纤维瘤病

又称为瘤样纤维组织增生。它是一组由纤维母细胞、肌纤维母细胞及胶原纤维为主要成分的分化良好的肿瘤性病变。这类病变可以先天性也可以是后天性的，因为发生部位、年龄、多少、发生原因，以及生物学行为等不同而称为不同疾病或肿瘤。这组疾病有以下共同点：

（1）主要细胞成分是纤维母细胞、肌纤维母细胞，并有多少不等、粗细不一的胶原纤维，有时以胶原纤维为主；

（2）浸润性生长，无包膜；

（3）细胞多少不一，但分化良好，无异型性；

（4）核分裂象很少或没有，仅具有浸润性生长，但组织学及细胞学上均无恶性指标；

（5）少数细胞较丰富者，局部可以再发，但绝无远处转移，少数病例可以自愈。

可分为单发或多发性纤维瘤病（常在肠系膜及腹膜后），伴有肠息肉、骨瘤，以及皮肤囊肿者称为 Gardner 综合征，这是一种遗传性疾病。婴幼儿型者细胞较丰富，胶原纤维较少较细，切除后易复发。此病按发生部位可分为表浅性及深在性；按年龄可分为婴幼儿型及成年型。

【鉴别诊断】

纤维肉瘤：分化好的纤维肉瘤与细胞丰富的纤维瘤病有时较难鉴别，后者细胞核异型性不明显，粗大胶原纤维较多，可浸润性生长，但无明显浸润破坏能力，以及无转移能力等可以鉴别。

七、巨细胞性纤维母细胞瘤

这是主要发生于儿童的中间性肿瘤。易再发，很少转移。肿瘤主要位于皮下，在黏液样或胶原性纤维组织中有梭形纤维母细胞和散在的巨细胞增生，其中可有不规则假血管样裂隙，裂隙衬覆梭形及多核巨细胞。梭形细胞核有一定异型性。免疫组化 CD34 阳性，部分病例局灶可见隆突性皮肤纤维肉瘤结构，因此认为本病是一种特殊类型的隆突性皮肤纤维肉瘤。

八、隆突性皮肤纤维肉瘤

单结节或多结节性肿瘤，多发生于中青年，部分患者为儿童，甚至可为先天性。一般为低级别病变，以局部复发为主，几乎不转移。有 10% ~ 15% 为高级别病变，除局部复发外，远处转移率增加。

【病理诊断要点】

1. 明显隆起于皮肤的结节状生长。

2．病变常累及真皮及皮下，少数深在性病变全部位于皮下。

3．主要肿瘤细胞是纤维母细胞样细胞，具有明显席纹状结构。

4．可分为四个主要亚型 普通型、色素型（Bednar 瘤）、黏液样型和纤维肉瘤型。纤维肉瘤型远处转移率增加，常见于比较大者、再发者、局部有破溃者。

5．免疫组化 CD34 阳性，纤维肉瘤型亚型 CD34 表达可丢失；XⅢ因子阴性；FISH 检测可见 COL1A1-PDGFB 融合基因。

隆突性皮肤纤维肉瘤最主要的特点是梭形细胞具有席纹状结构，但此种结构不是特异性的，在恶性纤维组织细胞瘤及如下肿瘤中也可见到：平滑肌肉瘤（局部），神经鞘瘤，脂肪肉瘤（灶性），瘤样纤维组织增生（婴幼儿型，灶性），结节性筋膜炎以及胸腺瘤等（梭形上皮细胞，可见灶性）。

九、纤维肉瘤

以梭形纤维母细胞为主要成分的恶性肿瘤。它不同于纤维瘤的特点是细胞丰富、异型性明显、核分裂象多，且常有病理分裂象，常有出血、坏死及胶原纤维较细、较少，甚至无明显胶原纤维。纤维细胞是间叶组织最基本、最活跃的一种细胞，故许多间叶性肉瘤都可以有纤维肉瘤结构。诊断纤维肉瘤必须具有下列条件：

（1）肿瘤以比较一致的梭形细胞为主；

（2）细胞排列比较规则，呈较宽束状，细胞束较规则交错呈所谓青鱼骨样；

（3）多处取材肉眼检查、临床资料以及必要时的特殊检查等能除外其他肉瘤，特别是活检时要小心。例如：20 岁左右长管状骨的恶性肿瘤，组织像表现为纤维肉瘤，但不能除外骨肉瘤。只能报告恶性梭形细胞肉瘤，可能为骨肉瘤。

WHO 分类中将纤维肉瘤分为婴幼儿型、成人型（＞5 岁）、黏液型、低度恶性纤维黏液样肉瘤和硬化性上皮样纤维肉瘤。婴儿型常发生在四肢，常为出生即有的先天性肿瘤，预后较好，复发率较高，但转移率较低。

十、胸膜外孤立性纤维性肿瘤

胸膜外孤立性纤维性肿瘤的性质可能为纤维母细胞性，并有明显的血管外周细胞瘤样分支状血管。以往将主要由细胞丰富区构成的病变称为血管外周细胞瘤，2013 年版 WHO 将其称为细胞性孤立性纤维性肿瘤，建议不再使用"血管外周细胞瘤"这一名称。并且，血管外周细胞瘤样结构可见于多种软组织肿瘤，过去常把多种有薄壁分支状血管结构的肿瘤诊断为血管外周细胞瘤，如单相型滑膜肉瘤、婴儿型肌纤维瘤病、肌外周细胞瘤、婴儿型纤维肉瘤、深在性纤维组织细胞瘤和间叶性软骨肉瘤等，应注意鉴别。

【病理诊断要点】

1. 典型孤立性纤维性肿瘤无固定结构，其特征为：细胞稀少区和细胞丰富区交替分布，两者之间有粗的玻璃样变胶原（有点类似瘢痕组织）和分支状血管外周细胞瘤样血管分隔。核分裂象一般稀少，很少 > 3 个 /10HPF。恶性孤立性纤维性肿瘤（SFT）一般细胞丰富、至少有局灶性中度至重度细胞异型性、有坏死、核分裂象 ≥ 4 个 /10HPF 和（或）边缘浸润性生长。少数病例由普通的良性 SFT 突然转变为高级别肉瘤，可能是去分化的表现。肿瘤细胞特征性表达 CD34 和 CD99。

2. 过去所谓的"血管外周细胞瘤"的组织学表现类似于孤立性纤维性肿瘤的细胞丰富区，但总有大量不同程度扩张或受压的薄壁分支状血管，常呈鹿角形。肿瘤细胞常无异型性。常无间质玻璃样变和细胞密度不一致的特点，此特点不同于孤立性纤维性肿瘤。常见于中年人，女性明显多见。发病部位一般在深部软组织，尤其盆腔腹膜后。少数病变位于肢体近端或肢带部位。脑膜也可发生组织学表现类似的病变。

十一、肌纤维母细胞性肿瘤及肿瘤样病变

是近年逐渐得以认识的以肌纤维母细胞增生为主要成分的病变，很大一部分梭形细胞肿瘤和多形性肉瘤可能是肌纤维母细胞性肿瘤。过去被认为是恶性纤维组织细胞瘤的病变，实际上至少一部分是多形性肌纤维母细胞肉瘤。良性病变有乳腺型肌纤维母细胞

瘤、血管肌纤维母细胞瘤。恶性病变包括：炎症性肌纤维母细胞性肿瘤和低度恶性肌纤维母细胞肉瘤。先天性婴儿型肌纤维母细胞增生常为泛发性病变，以前诊断为先天性瘤样纤维组织增生。

第五节　纤维组织细胞肿瘤及肿瘤样病变

一、良性纤维组织细胞瘤

【病理诊断要点】

1．主要细胞成分是梭形纤维母细胞样细胞及组织细胞。后者可为分化型，且胞质多少不一的单核或多核组织细胞、黄瘤细胞样细胞、杜顿巨细胞（吞噬脂性物质的多核巨细胞）。

2．各例组织细胞多少不一，有时含有含铁血黄素的组织细胞较多。

3．纤维母细胞及组织细胞分化良好，核分裂象很少或无。

4．虽然是良性肿瘤但无包膜，也无明显边界。这类无明显边界似呈"浸润"生长的纤维母细胞及组织细胞增生性疾病可能是反应性增生，它常有自限性，因此这类病变是纤维组织细胞增生性肿瘤样病变。

5．纤维组织细胞瘤典型的部位是皮肤真皮或皮下组织，其他如腱鞘巨细胞瘤及色素性绒毛结节性滑膜炎也属于此病，骨及肺等也可以发生相似肿瘤。

【鉴别诊断】

1．恶性纤维组织细胞瘤　良性纤维组织细胞瘤有如下几点可与恶性纤维组织细胞瘤鉴别：

（1）肿瘤一般较小，< 3cm。

（2）生长缓慢，常有自限性。

（3）细胞分化较好，特别是梭形细胞分化好，无明显异型性，核分裂象很少。

良性纤维组织细胞瘤可以恶变，当细胞丰富，生长较快、肿瘤较大、细胞有明显异型性以及核分裂象较多（> 5 个 / 10HPF）时，虽然有良性特点，也要诊断为恶性或恶性变。

2．皮肤隆突性纤维肉瘤　细胞更丰富，席纹状结构明显，免疫组化染色表达 CD34。而纤维组织细胞瘤 XⅢ 因子染色阳性，CD34 阴性。

二、非典型性纤维组织细胞瘤

也称非典型性纤维黄色瘤或表浅性恶性纤维组织细胞瘤。虽组织学貌似恶性病变，但大多为良性行为，偶尔有转移的报道，故目前认为它是偶见转移的中间性病变。

【病理诊断要点】

1. 中老年多见，常发生在日光照射部位。

2. 肿瘤最大径＜ 2cm，无包膜。位于真皮或皮下，表皮常破溃。

3. 肿瘤细胞主要为组织细胞及纤维母细胞，以及多少不等的胶原纤维及其他炎症细胞。

4. 部分细胞核大，染色质粗，核膜明显，可有清楚核仁，或为深染团块样核。这些非典型性细胞可为单核或多核。巨大非典型细胞可有核分裂象，甚至病理分裂象。梭形细胞在少数病例有编席样结构。

5. 当出现坏死、深部皮下组织 / 肌肉 / 筋膜浸润、脉管侵犯、神经浸润时，都应诊断为恶性纤维组织细胞瘤。

【鉴别诊断】

非典型性纤维组织细胞瘤的鉴别诊断见表 23-4。

表 23-4 非典型性纤维组织细胞瘤的鉴别诊断要点

鉴别要点	非典型性纤维组织细胞瘤	恶性纤维组织细胞瘤	皮肤隆突性纤维肉瘤	良性黑色素瘤	恶性黑色素瘤	鳞癌
高峰年龄	中老年	中老年	中青年	青少年	中老年	老年
大小（cm）	＜ 2	＞ 3	常＞ 3	常＜ 3	常＞ 2	常＞ 2
皮肤隆起结节	常无	常有	明显	常无	常无	常无
侵及皮下更深组织	±	+	+	－	+	+
皮肤破溃	－	±	±	－	±	±

鉴别要点	非典型性纤维组织细胞瘤	恶性纤维组织细胞瘤	皮肤隆突性纤维肉瘤	良性黑色素瘤	恶性黑色素瘤	鳞癌
主要肿瘤细胞	纤维母细胞、组织细胞	纤维细胞、组织细胞	纤维细胞、组织细胞	黑色素细胞	黑色素细胞	鳞状上皮细胞
黑色素	−	−	±	±	±	−
编席状结构	±	±	+	+	−	−
真皮水肿	−	−	−	±	−	−
非典型巨细胞	+	±	−	−	−	−
多核巨细胞	+	+	−	+	±	−
核分裂象 (/10HPF)	< 2	> 5	< 2	0 ~ 1	> 5	> 5
细胞异型性	+	++	+	0 ~ +	++	++

三、幼年性黄色肉芽肿

这是婴幼儿常见发生于皮肤或黏膜的良性纤维细胞及组织细胞增生性病变，可能为痣性病变，故又称为痣黄色内皮瘤，可自愈。大多为单发，偶可多发，称为先天性多发性黄色瘤病。少数病例也可发生于深部软组织或内脏。其主要细胞成分是单核及多核、宽胞质分化良好的组织细胞，常有黄瘤细胞及杜顿巨细胞、内皮细胞及炎症细胞。它与网织组织细胞瘤不同（见下述），后者常为成年人，较大，主要细胞为无明显吞噬脂性物质的细胞。

四、网织组织细胞增生症

也称为网织组织细胞性肉芽肿，可单发或多发。此种病例可侵犯皮肤、黏膜及关节，多发者常累及关节，又称为脂性皮关节病。

皮肤黏膜呈丘疹或结节状病变，也可侵犯内脏或淋巴结。皮肤、黏膜、淋巴结都可发生孤立性病变。该病变组织学上主要特点是大量宽胞质、分化良好、单核或多核巨细胞，大多细胞的胞质均匀红染或弱嗜碱，似上皮细胞，甚至似节细胞；也可见少量黄瘤细胞、淋巴细胞、纤维细胞及嗜酸细胞。有时多核巨细胞较为突出，可称为巨细胞性网织组织细胞瘤。PAS 及脂肪染色均阳性，故瘤组织内可能含有糖脂。免疫组化 CD68、ACT 及 XⅢ 因子阳性。

五、丛状纤维组织细胞瘤

这是常见于儿童的纤维组织细胞瘤。上肢常见，界限清楚，为位于皮肤真皮或皮下结节状生长的多结节状肿瘤。其主要细胞成分为纤维母细胞及胞质红染的组织细胞，似瘤样纤维组织增生，但细胞多样且呈明显结节性生长，有浸润性，易再发，但不转移。

六、深部良性纤维组织细胞瘤

主要见于成人男性的下肢及头颈部，位于皮下深层或浅筋膜下。以梭形细胞为主，似隆突性皮肤纤维肉瘤。血管较丰富，又似血管周细胞瘤。间质可呈黏液样或玻璃样变性。

七、未分化多形性肉瘤／恶性纤维组织细胞瘤

过去认为恶性纤维组织细胞瘤（以下简称恶纤组）是最常见的成年人软组织肉瘤，现在认为真正的恶纤组少见，变成一种除外性诊断，和未分化多形性肉瘤是同义词。其组织形态可见于其他多种低分化恶性肿瘤，如癌、恶性黑色素瘤、平滑肌肉瘤、脂肪肉瘤、横纹肌肉瘤等。经充分取材和谨慎使用免疫组化等各种辅助检查手段之后，只有很少一部分现在尚不能确定分化方向的肉瘤仍保留恶纤组这一名称。目前认为，组织细胞性标志物（如溶菌酶和 CD68）对恶纤组的诊断无帮助。虽然有恶纤组的结构，但大部分为其他肉瘤者应诊断为其他肉瘤。许多肉瘤在复发时可呈恶纤组样结构，例如第一次诊断为脂肪肉瘤，复发时呈恶纤组样病变，也不能否定第一次诊断。

未分化多形性肉瘤/恶性纤维组织细胞瘤可分为三种亚型：多形性、巨细胞性和炎症性。巨细胞型含有明显破骨细胞样巨细胞。炎症性者含大量中性粒细胞或淋巴细胞和浆细胞。

八、腱鞘巨细胞瘤

主要特点是组织细胞、滑膜细胞以及纤维母细胞混合性增生，并有不同程度慢性炎及纤维化。组织细胞除一般单核组织细胞外常形成多核巨细胞、单核及多核的黄瘤细胞以及含有含铁血黄素的细胞。含铁血黄素在组织细胞内较细，似黑色素。由于三种细胞成分比例不同，可分为如下类型：

1．腱鞘巨细胞瘤　多核巨细胞较明显，间质明显纤维化，并常有玻璃样变，各种细胞成分混合性增生。

2．良性滑膜瘤样腱鞘巨细胞瘤　巨细胞较少，以滑膜细胞增生为主，有明显滑膜间隙。它与滑膜肉瘤不同：

（1）常在指（趾）部小关节附近。

（2）肿瘤较小，有自限性。

（3）有纤维性及慢性炎症和巨细胞反应。

3．腱鞘纤维瘤　主要为纤维母细胞及胶原纤维组成，有少量炎症细胞及组织细胞。也可称为增生闭塞性结节性腱鞘炎。当无明显炎症，完全由分化良好的纤维细胞及胶原纤维组成时，称为腱鞘纤维瘤。

根据分布及临床特点分为如下两个亚型：

1．局限型　这是上述典型的腱鞘巨细胞瘤。常在指（趾）特别是趾关节附近，可呈单发或多发、界限清楚的结节，也可称为结节性腱鞘滑膜炎。此型结节较小。

2．弥漫型　见于较大关节及滑囊（如膝关节附近），病变较大。呈单一或多发的界限不清结节状、或分叶状。关节内病变也称为色素绒毛结节性滑膜炎。局部呈浸润性生长，可破坏骨组织，侵及软组织，也可复发，故应为局部恶性或低度恶性肿瘤。少数病例有核分裂象明显增多（> 20 个/10HPF）、有坏死、核大且核仁明显、细胞呈明显梭形等恶性表现时，可诊断为恶性腱鞘巨细胞瘤。

第六节 平滑肌肿瘤及肿瘤样病变

一、平滑肌瘤

常见于有大量平滑肌的器官，如子宫及胃肠道等，但也可见于其他器官或皮肤的软组织。

【病理诊断要点】

1．常为圆形，包膜清楚，灰白色编织样。

2．肿瘤细胞为椭圆或长梭形，核两端较钝，胞质红染的平滑肌分化的细胞。可有少数纤维母细胞、肌纤维母细胞及神经鞘细胞分化的细胞，也可有少量胶原纤维。

3．少数肿瘤可玻璃样变、黏液变性以及出血、坏死，后者即所谓的红色变性。少数病例，特别是子宫平滑肌瘤可有明显坏死，或出血坏死，或囊性变。

4．可有如下亚型：

（1）血管平滑肌瘤：血管较丰富。

（2）脂肪平滑肌瘤。

（3）伴玻璃变性的平滑肌瘤。

（4）纤维平滑肌瘤：纤维母细胞及胶原纤维较多。

（5）上皮样平滑肌瘤：平滑肌瘤细胞部分呈多角形或类圆形，胞质红染或弱嗜碱性的上皮样细胞，或胞质为空泡状或核周空晕状或细胞呈巢或丛状上皮样结构。这类细胞占肿瘤成分的 70% 以上者才称为上皮样平滑肌瘤。

【鉴别诊断】

1．皮肤纤维瘤　皮肤平滑肌瘤要与纤维瘤鉴别，后者无界限及包膜，较少，有明显胶原纤维。

2．滑膜肉瘤　皮肤平滑肌瘤伴有血管裂隙，似滑膜，但平滑肌瘤界限清，裂隙是血管而不是滑膜，核两端钝、胞质红染等是为明显平滑肌瘤的特点。

二、腹膜弥漫性平滑肌瘤病

这是分化好的平滑肌细胞及肌纤维母细胞在腹膜下间质中多发性结节状增生。结节无浸润性，常见于妊娠妇女或口服避孕药者。电镜下常为如下四种细胞混合增生：平滑肌细胞、肌纤维母细胞、纤维母细胞及蜕膜细胞。有人认为它可能是一种化生性增生，也有恶变者。

三、平滑肌肉瘤

是具有明显平滑肌分化特点的恶性肿瘤。软组织平滑肌肉瘤常见的发病部位是腹膜后、大血管（尤其是静脉）、皮下和肌肉。各部位平滑肌肿瘤的良、恶性诊断标准不完全一样，在判断平滑肌瘤的良、恶性中核分裂象计数具有重要意义。核分裂象计数在各部位平滑肌肿瘤良、恶性鉴别中的意义见表23-5。

平滑肌肉瘤可以分为如下亚型：

（1）上皮样型（与平滑肌瘤一样，这类细胞要占肿瘤细胞的70%以上）。

（2）血管平滑肌肉瘤（血管丰富）。

（3）黏液型。

（4）伴有栅栏结构型，即类似恶性神经鞘瘤型。

（5）多形性（细胞形态多样），具有恶性纤维组织细胞瘤样结构。

（6）巨细胞型：有较多量单核或多核巨细胞。

（7）伴有破骨细胞样巨细胞反应的平滑肌肉瘤。

【鉴别诊断】

1．横纹肌肉瘤　在巨细胞型及多形性中要注意与横纹肌肉瘤鉴别，后者胞质更红，有横纹及纵纹分化，还要参考部位及免疫组化。

2．恶性纤维组织细胞瘤　多形性者有恶纤组样结构，但无明显组织细胞分化。免疫组化上组织细胞表型细胞只是少数，多数为平滑肌表型。

3．平滑肌瘤或肉瘤的黏液变性与黏液型的鉴别　后者细胞及核不是退变细胞，主要显示为细胞间及细胞内黏液，核深染有异型性，常有坏死及明显浸润，而且肿瘤生长较快等。

表 23-5 核分裂象计数在软组织各部位平滑肌瘤良、恶性鉴别中的意义

部位	良性	恶性
真皮及皮下	0	≥ 2/10HPF
腹膜后	0	> 1/50HPF（男性），> 5/50HPF（女性）
血管	0	1 ~ 4/10HPF
其他软组织	0	1 ~ 2/10HPF

在诊断时，要考虑肿瘤的大小、浸润状况、细胞多少及组织学的异型性，以及有无出血、坏死等综合判断，肿瘤较大、有浸润者，核分裂象计数要放宽。

第七节 横纹肌肿瘤及肿瘤样病变

一、横纹肌瘤

这是具有明显横纹肌分化、界限清楚、分化良好的肿瘤。可分为三型：

（1）成人型：组织学上是由分化良好、粗大的具有明显横纹及纵纹结构的横纹肌组成的肿瘤。

（2）胎儿型：似胚胎时期幼稚横纹肌，它与胚胎性横纹肌肉瘤不同的是肿瘤界限清无浸润、无核分裂象、肿瘤细胞大小较一致、无异型性等，较易与横纹肌肉瘤鉴别。

（3）生殖系统横纹肌瘤：少数横纹肌瘤发生在生殖道，分化程度较高，好发于阴道，患者几乎均为中年妇女，肿瘤细胞胞质丰富，许多细胞内可见横纹和纵纹。

二、横纹肌肉瘤

这是显示不同阶段横纹肌分化的肉瘤。免疫组化表达 desmin

和横纹肌特异性转录因子 MyoD1 和 Myogenin。分为如下几型：

1．胚胎性横纹肌肉瘤　常见于青少年，主要位于头颈区、腹膜后及泌尿生殖道。肿瘤细胞分化较差，大多为圆形及椭圆形细胞，少部分有长梭形，少数细胞鲜红染，或有纵纹及横纹而诊断。这型需要与许多小圆形细胞肉瘤鉴别。

2．葡萄状肉瘤　主要发生在泌尿生殖道黏膜或咽喉部，呈息肉状、多结节状、葡萄状生长。组织学上主要为胚胎性横纹肌肉瘤结构，常富于黏液，黏膜下常有一幼稚的圆形细胞带状增生，常可找见分化较好的横纹肌细胞。

3．腺泡状横纹肌肉瘤　青少年四肢多见。细胞大多为分化较低的横纹肌细胞，主要细胞呈明显腺样排列，腺样结构之间可有多少不等的纤维性间质，这些纤维性间质中常有明显胞质红染似肌性分化的细胞，而且间质的基质也较红。腺泡壁上衬覆着圆形、椭圆形、多角形或柱状大小不一的细胞。有时分化较好，胞质明显红染。有的病例细胞较小，似淋巴细胞，但常有胞质红染肌性分化的细胞。分化较好者可见较大、胞质较宽较红的肌性细胞，细胞极向乱，底部松散贴于腺泡壁上似倒挂灯泡样。此种横纹肌肉瘤具有涉及 FOXO1 基因位点的特征性染色体易位，可用 FISH 进行检测。

4．多形性横纹肌肉瘤　这是最少见的一型，多见于成年人。肿瘤细胞多形性，胞质红染，部分具有纵纹及横纹。

5．硬化性横纹肌肉瘤　间质明显硬化，肿瘤细胞可在胶原纤维间条索状分布，类似转移癌。但横纹肌免疫组化标记阳性。

6．伴节细胞分化的横纹肌肉瘤　称为神经外胚叶间叶瘤（ectomesenchymoma），常为胚胎型，其中可见分化较好的节细胞。

【鉴别诊断】

1．软组织其他小细胞型肉瘤　分化较低的胚胎型横纹肌肉瘤要与许多小圆形细胞肉瘤鉴别，详见表 23-6 小细胞恶性肿瘤的鉴别。

2．腺泡状软组织肉瘤　分化型腺泡状横纹肌肉瘤可以有相似于腺泡状软组织肉瘤的结构，但后者常无明显黏液分化，细胞胞质较宽，大小较一致，染色较浅，呈粉红，腺泡之间间隔较薄，以及胞质内有棒状小体等。

3．多形性脂肪肉瘤　此瘤细胞有明显脂肪空泡，无纵纹及横纹分化，巨细胞核染色较深，巨细胞内空泡常较大有挤压核现象。

4．多形性恶性纤维组织细胞瘤　有多量胶原纤维分化，无明显肌性分化。免疫组化大部分细胞为组织细胞表型，无肌性表型。

5．纤维肉瘤及平滑肌肉瘤　横纹肌肉瘤中以梭形细胞为主时也可称为梭形细胞型，似平滑肌肉瘤及纤维肉瘤。但它可见纵纹及横纹分化的肿瘤细胞，梭形细胞胞质较鲜红，免疫组化上为横纹肌表型。

第八节　血管周细胞性肿瘤

传统所说的血管周细胞性肿瘤主要为血管外周细胞瘤，但其与血管周细胞无明显相关性，而可能是一种富于细胞性孤立性纤维性肿瘤（见前述）。

目前认为真正的血管周细胞性肿瘤均有向肌样／收缩性血管周围细胞方向分化的证据，并且均有在血管周围圆周性生长的特征。包括血管球瘤和肌性周细胞瘤。血管球瘤的肿瘤细胞非常类似正常血管球小体中修饰的平滑肌细胞。

一、血管球瘤

常见于指甲下，少数发生于四肢其他部位及躯干或内脏。肿瘤细胞为圆形、椭圆形或梭形，似平滑肌或血管周细胞。在血管周呈灶状不对称排列。即在一个血管周部分有肿瘤细胞，部分无，部分多、部分少。网织纤维染色显示每一个细胞周围均有网织纤维，而且显示肿瘤细胞与窦样血管呈放射状或平行排列，比较规则。极少为恶性，细胞核分裂象明显增多（＞5/10HPF），细胞异型性明显者可能为恶性。但少数肿瘤细胞核大，细胞大，但无其他异常表现，可能为变性所致，不是恶性表现，称为伴异型细胞核的（symplastic）血管球瘤。血管球瘤常见症状是疼痛，但有疼痛的肿瘤不一定是球瘤，如下肿瘤也可有局部痛的症状：血管脂肪瘤、神经鞘瘤、血管平滑肌瘤、皮肤平滑肌肉瘤、透明细胞肉瘤以及钙化性滑膜肉瘤等。

二、肌性周细胞瘤

由椭圆形至梭形肌样细胞构成，在血管周围呈显著同心圆状排列。肌周细胞瘤、肌纤维瘤、血管平滑肌瘤和所谓的婴儿型血管周细胞瘤形成形态上连续的谱系。

第九节　血管淋巴管内皮细胞肿瘤及瘤样病变

一、血管瘤

血管的良性肿瘤可分为如下几个亚型：

（1）毛细血管型：主要为分化成熟的毛细血管。它要与肉芽肿性血管瘤鉴别；并且要与血管痣鉴别，后者是先天性或从小即有，而且不形成明显肿块，呈斑片状。

（2）海绵状血管瘤：主要由较大的壁厚薄不一的血管组成。

（3）静脉血管瘤：主要为厚壁静脉组成。

二、上皮样血管瘤

也叫血管淋巴组织增生伴嗜酸细胞浸润或组织细胞样血管瘤。

这是比较少见的一种内皮细胞增生病变，大多位于表浅部位，呈局限性结节状病变，主要病变为大小不一的血管增生，大多为薄壁裂隙样血管，内衬上皮样或组织细胞样内皮。这些细胞较大，圆形或宽柱状，胞质红染。内皮细胞呈丛状或实性团块，或构成空泡状毛细血管。血管周围有完整的肌外周细胞／平滑肌层。绝大多数病变有以嗜酸细胞和淋巴细胞为主的炎症性背景，多数病变外周有明显的淋巴组织反应并有淋巴滤泡形成。本病局部切除后有时可复发，但不转移。此肿瘤少数可发生在静脉内，称为静脉内上皮样血管瘤。

【鉴别诊断】

1. 血管肉瘤　特别是上皮样血管肉瘤，后者生长较快，瘤体较大，浸润较明显，细胞核分裂象较多，无嗜酸细胞及淋巴组织增生等，血管周围无完整平滑肌层，易与之鉴别。

2．Kimura 病 过去曾认为上皮样血管瘤和 Kimura 病是同一种病变，两者都有大量淋巴组织增生和嗜酸性粒细胞浸润。但 Kimura 病的血管增生反应轻微，且内皮细胞扁平而非上皮样，外周血嗜酸性粒细胞不升高。

3．朗格汉斯组织细胞增生性嗜酸性肉芽肿 此种肉芽肿增生的细胞不构成管腔，也无明显淋巴组织增生。

三、肌内血管瘤

常为大小血管混合型，常混有脂肪增生。界限不清。可能为畸形性血管瘤。肿瘤血管穿插于肌内，故切除后易复发。

四、乳头状血管内皮细胞增生

也可称为 Masson 血管瘤、血管内疣状内皮细胞增生或血管内血管瘤病，这是一种反应性的易误诊为血管内皮瘤的增生性疾病。

【病理诊断要点】

1．常在表浅部位呈结节状，较小，平均直径 2cm。切面可见小囊状，内含有血栓样结构，周围常有纤维性假包膜。

2．由一些较大血管组成，血管腔内有许多乳头状突起，表面被覆肥胖核较大的内皮细胞。

3．大的血管腔隙之间有纤维间隔，也有残存的平滑肌。

4．内皮细胞虽然核较大，但大多数为单层，核结构不清。较早期病变可见血管腔中有残存血栓样物质，故有人认为这是血栓机化性增生。

【鉴别诊断】

血管内皮瘤：本病如下几点可与真性血管内皮瘤（恶性乳头状血管内皮瘤）鉴别：①有假包膜；②除了乳头状内皮增生外，无明显空泡样或大的薄壁衬覆异型内皮细胞的血管形成；③内皮细胞虽然较大，但都为单层，无复层、无实性；④内皮细胞核染色质较细，结构不清，无清楚核仁等；⑤不转移。

五、血管及淋巴管瘤病

大量弥漫性成熟的血管增生或淋巴管增生。病变可以是局灶性范围大小深浅不一的增生，少数病例为多灶性。这不是一种真性肿瘤，是一种肿瘤样病变。

六、上皮样血管内皮瘤

又称为血管内支气管肺泡性肿瘤及黏液样血管母细胞瘤病。为低度恶性肿瘤。

【病理诊断要点】

1．大多数起源于血管，常为小静脉，有时为大静脉或动脉。可能伴有水肿或血栓性静脉炎的症状。

2．由"上皮样"或"组织细胞样"圆形或略呈梭形的嗜酸性内皮细胞形成短条形、索状和实性巢状结构。肿瘤细胞主要在细胞水平有内皮细胞分化的证据，形成含有红细胞的胞质内腔隙（空泡），使细胞轮廓扭曲或泡状膨起。很少形成上皮样血管瘤中所见的由多细胞构成的血管腔。肿瘤细胞表现良善，分裂活性低或无。

3．肿瘤性上皮样内皮细胞被包埋在独特的富于硫酸盐的间质中，间质颜色从淡蓝色（软骨样）至深粉色（玻璃样）。大的深在性病变中偶见骨化生，有些病例含有明显的破骨细胞样巨细胞。

【鉴别诊断】

此型肿瘤内皮细胞较大，可呈实性或腺管样结构，易误诊为低分化腺癌，但它有明显内皮或血管分化。免疫组化上皮样细胞Keratin 可阳性，但 CD31 和 CD34 阳性。这些肿瘤除皮肤外，还可见于肝、肺及甲状腺等。

七、Kaposi 肉瘤

这是一种具有局部侵袭性的内皮细胞肿瘤，又称为皮肤特发性多发性着色性肉瘤、多发性血管肉瘤及多发性出血性肉芽肿。最典型的发病部位是皮肤，典型病变表现为皮肤多发性斑点状、斑块状或结节状病损。病变过程中或起始时也可累及黏膜（如口腔黏膜）、淋巴结和内脏器官，有时不累及皮肤。此病和人类第8型疱疹病毒（HHV-8）感染有关。

根据临床和流行病学特点进行分类，有4种不同类型：

（1）经典惰性型：主要发生于地中海或有东欧血统的老年男性。

（2）非洲地方性：发生于赤道非洲地区无HIV感染的中年人和儿童。

（3）医源性：见于接受实体器官移植进行免疫抑制治疗的患者，以及因多种其他疾病接受免疫抑制剂治疗的患者，主要是皮质类固醇治疗。

（4）获得性免疫缺陷综合征相关性：是最具侵袭性的类型，见于HIV感染者，尤其常见于同性恋和双性恋男性。

四种类型的组织学表现没有区别。

【病理诊断要点】

1．早期　皮肤病损没有特征性，表现为轻微血管增生。

2．斑点期　血管数量增加，形状不规则，血管增生的部位经常在血管周围和附属器周围。衬覆血管腔隙的内皮细胞一般为扁平或椭圆形，异型性小。

3．斑块期　血管增生更加弥漫，血管腔隙的轮廓呈锯齿状。炎细胞浸润更明显，有大量血管外红细胞和含铁血黄素。常可发现玻璃样小球（可能是被破坏的红细胞）。

4．结节期　只有轻度异型性的梭形细胞束形成界限清楚的结节，以及大量含有红细胞的裂隙状腔隙。病变外周部分有扩张的血管。许多梭形细胞有分裂活性。

八、血管肉瘤

【病理诊断要点】

1．大多数见于中老年人，皮肤特别是头颈部皮肤常见。常为较软、边界不清的肿物。常有继发出血或坏死，切面为红色或棕红色，细海绵状。

2．大多数发生于软组织，也可见于骨组织及大血管。易较早发生血行转移。

3．肿瘤主要由大小不一的管腔构成，常无厚壁血管，管腔较规则，小者呈毛细血管样，大者呈裂隙或大血管样，但管壁常无平滑肌成分。

4．管腔内衬覆单层扁平分化较好或明显异型的内皮细胞，不同分化程度的内皮细胞常共存于一个管腔。内皮细胞可以复层或实性团索。内皮细胞有的胞质较宽，甚至可见吞噬红细胞。

5．间质有不同程度纤维化，也可见梭形细胞肉瘤结构。有的内皮细胞可呈上皮样或组织细胞样。

乳腺血管肉瘤分化较好，但恶性度较高。乳腺很少见良性血管瘤，乳腺形态似良性的血管性肿瘤，但有如下特点即要考虑为恶性：

（1）肿瘤＞2cm以上。

（2）界限不清，明显浸润。

（3）有大小不一血管，较大血管为薄壁或单层内皮衬覆，而且腔形状不规则。

（4）内皮细胞有一定异型性。

（5）年龄为中青年，进行性发展。

（6）非毛细血管型血管瘤及海绵型血管瘤结构的血管瘤。

第十节　软组织小细胞性恶性肿瘤

软组织恶性小细胞性肿瘤的主要鉴别点见表23-6。

表 23-6　软组织小细胞恶性肿瘤的鉴别要点

鉴别要点	尤文肉瘤/原始神经外胚叶瘤[①]	横纹肌肉瘤	淋巴造血组织肿瘤	恶性黑色素瘤	原发或转移小细胞癌
高峰年龄	青少年	青少年	中青年	老年	中老年
免疫组化					
Vimentin	+	+	±	±	–
CK	–/+	–/+	–	–/+	+
NF	–/+	–/+	–	–	–
S–100	–/+	–	–	+	±
LCA	–	–	+	–	–
HMB45	–	–	–	+	–
NSE	±	±	–	±	±
CgA	±（局灶）	–	–	–	+
Desmin	–/+（局灶）	+	–	–	–
GFAP	±	–	–	–	–
电镜	大量糖原形成糖池，少数神经内分泌颗粒	横纹肌特点	淋巴细胞特点	不同阶段黑色素小体	神经内分泌颗粒
菊形团	+	–	–	–	+
腺泡状结构	±	+	–	–	–

①尤文肉瘤与原始神经外胚叶瘤，以及 Askin 瘤现视为同一肿瘤。

第十一节　软组织几种少见肿瘤

一、肌内黏液瘤

　　黏液瘤是以分化良好的黏液组织为主要成分的少见良性肿瘤。主要位于心脏、颅骨、皮肤（真皮及皮下）、筋膜或肌腱、泌尿生殖道及横纹肌内。其他部位可有包膜，但肌内只有较为清楚的界限，而无真性包膜。组织学上可见侵及周围肌肉，甚至可达骨及浅筋膜。大多为 4～6cm，胶冻样，可以似囊样结构。组织学上显示为圆形、星状及梭形核深染的黏液细胞，周围及其内可有少量纤维组织。它不同于横纹肌肉瘤，无明显幼稚间叶细胞增生及肌性分化。无明显纤维及组织细胞增生和脂肪母细胞分化及丛状毛细血管增生，故可除外恶纤组及脂肪肉瘤。

除了上述常发部位外，其他部位黏液瘤很少见。如肺黏液瘤很少见，肺内黏液瘤常是软骨肉瘤或黏液肉瘤的误诊。黏液瘤与黏液肉瘤不同的是后者生长较快、肿瘤较大、细胞有异型性、有明显浸润以及核分裂象较多等。

二、异位性错构瘤性胸腺瘤

【病理诊断要点】

1. 本瘤只发生在锁骨上、胸骨上和胸骨前表浅或深部软组织。

2. 肿物界限清楚，一般直径数厘米，但有时可相当大。切面实性、灰白色至黄色，其内含小囊。

3. 由梭形细胞、上皮细胞岛和脂肪细胞混合构成，提示其起源于腮囊。三种结构的比例可明显不同。梭形细胞呈束状或格子状生长，细胞核长、两端尖、无恶性表现。上皮成分可表现为下述形式：鳞状细胞岛、汗腺腺瘤样小管、吻合的网络、简单的腺体结构和囊肿。上皮细胞岛周围有纤维鞘或逐渐移行为梭形细胞。

4. 上皮和梭形细胞 CK 染色弥漫强阳性，提示梭形细胞也是上皮性。

5. 良性病变，切除后不复发。

三、混合瘤 / 肌上皮瘤

近年认识的一种软组织肿瘤，低度恶性。

【病理诊断要点】

1. 浸润生长，易再发。

2. 含有不同比例的上皮和（或）肌上皮成分，间质玻璃样变或为软骨黏液样，类似发生在涎腺的混合瘤。其中主要由肌上皮细胞构成的肿瘤，称为肌上皮瘤。

3. ＞95％ 的病例表达细胞角蛋白、波纹蛋白和 S-100。阳性率较低的标志物有 calponin、SMA、GFAP、desmin 和 EMA。

4．大部分病变为良性行为，但少数可局部复发和转移。

四、深部"侵袭性"血管黏液瘤

【病理诊断要点】

1．好发于成年女性盆腔和肛周区软组织，易于局部复发。

2．倾向于在骨盆床结构周围生长，一般对阴道或直肠肌肉组织无明显破坏。肿物常有分叶状轮廓，并与脂肪、肌肉和其他局部结构黏连。

3．肿瘤由小的星形和梭形细胞及其周围黏液水肿性基质构成。肿瘤细胞密度低至中等，由相对一致性的小的星形和梭形细胞构成，背景为疏松的胶原性或黏液水肿性间质，其中散在直径不等的血管，并有局部结构被包围在肿瘤之内。在较大神经和血管周围有疏松排列的形成良好的肌样细胞岛，是见于大多数病例的特征性表现。

4．ER 和 PR 中度至弥漫细胞核阳性，几乎所有病例 desmin 阳性。S-100 阴性。

五、软组织多形性玻璃样变血管扩张性肿瘤

【病理诊断要点】

1．以含有扩张的、血管壁有明显纤维素沉着的薄壁血管簇为特征，血管周围有惰性分裂的多形性梭形肿瘤性间质细胞，其中含有不同程度炎性成分。

2．血管有内皮细胞衬覆，并且内皮细胞下方有一层厚的主要成分为纤维素的无定形玻璃样物质将其抬起。此种玻璃样物质穿过血管壁蔓延至周围间质，将肿瘤细胞包围并形成间质玻璃样变区。

3．尽管肿瘤细胞有异型性，但核分裂象稀少（< 1 个 /50HPF）。

4．肿瘤不表达 S-100 蛋白，可和神经鞘瘤鉴别。

5．约 50% 肿瘤局部复发，但无转移报道。复发肿瘤一般无破坏性。

六、骨化性纤维黏液样肿瘤

这是一种男性多见、常见于四肢皮下或深部软组织的低度恶性肿瘤。X 线检查有明显钙化，可对骨有侵蚀，分叶状，界限清。可为单发结节或多结节状，大多＜ 5cm，生长缓慢，常易再发。

约 80% 肿瘤周围环绕有不完整的化生性（细胞成分少）板层骨壳，其余 20% 无骨壳包绕（非骨化型）。肿瘤细胞形态一致，圆形或纺锤形，排列成巢和索，含有多少不等的纤维黏液样基质。核分裂活性一般＜ 1 个 /10HPF。基质成分相当多样，主要为黏液样或富于胶原 / 玻璃样变，血管丰富，可有血管周围玻璃样变。偶见钙化和（或）化生性软骨结节。肿瘤细胞 S-100 阳性。

少数病例富于细胞和（或）核分裂数目增多，肿瘤细胞形成不规则的骨样基质，并常位于肿物中心部位，类似骨肉瘤，并且与一般肿瘤相比，骨壳更加不完整，可诊断为恶性骨化性纤维黏液样肿瘤。

七、透明细胞肉瘤

【病理诊断要点】

1. 常见于中青年人的腱鞘部位。

2. 肿瘤细胞呈索状，也可呈巢状，大多为梭形，胞质透明，也可粉染。细胞大小较一致，大多为椭圆及梭形，核仁较清楚。有的细胞内有色素或免疫及电镜下有黑色素瘤的特点，故称为软组织的恶性黑色素瘤。

3. 免疫组化　S-100、HMB45、Melan-A 阳性。FISH 检测可见 EWSR1 基因位点断裂及易位。

八、腺泡状软组织肉瘤

【病理诊断要点】

1. 软组织内较大无明显包膜的肿瘤。

2. 肿瘤细胞呈明显腺泡状结构，腺泡之间有少量血管纤维组织。少数细胞也可呈实性巢。常见血管内瘤栓。部分病例以肺和脑转移瘤为首发表现。

3．细胞胞质较宽，细胞较大，呈多角形或圆形或柱状，胞质红染细颗粒状或透明。有的胞质内可见 PAS 阳性晶体结构。

4．肿瘤细胞细胞核表达 TFE3，细胞质表达 MyoD1，也可少数细胞表达 desmin。

【鉴别诊断】

1．化感瘤　请见第十五章"肾上腺及副节组织"。

2．腺泡状横纹肌肉瘤　腺泡状软组织肉瘤有以下特点：

（1）无明显幼稚的小型间叶细胞及幼稚黏液性间叶组织。

（2）细胞胞质无明显鲜红的肌性分化。

（3）腺泡内细胞较大，大小较一致，细胞异型性较小。

（4）肿瘤细胞可表达肌性标记。

九、异位脑膜瘤

常见于表浅软组织，也可见深部软组织或骨内，形态似脑膜的脑膜瘤。

十、肾外横纹肌样瘤

这是从肾 Wilm's 瘤中分出来的一型特殊类型的软组织肉瘤。最主要特点是肿瘤中除一般较幼稚的肉瘤分化外，还可见一型特殊细胞，即横纹肌样细胞。细胞呈圆形、类圆形、椭圆形或稍不规则形，细胞胞质内有明显红或鲜红染、较均匀的小体，占据全部胞质或为胞质一部分，核大多偏位。这些细胞可散在也可呈束状或不规则巢状。这种细胞形态上很似横纹肌分化细胞，但免疫组化上横纹肌表达阴性，电镜下是中间丝，而不是肌微丝，免疫组化相似于上皮样肉瘤。如果有明显肌性表达，仍归入横纹肌肉瘤内。除此细胞外还可有纤维、黏液、血管周以及低分化肉瘤分化。

【病理诊断要点】

1．各种低分化肉瘤结构，而又无明显特殊肉瘤分化。

2．有明显横纹肌样分化细胞，但免疫组化或电镜下又无肌性分化的特点，故称横纹肌样瘤。

十一、上皮样肉瘤

【病理诊断要点】

1. 生长较缓慢，常在四肢，特别是手掌部表浅软组织。

2. 中老年多见，易早期发生淋巴结转移。

3. 肿瘤内有大量胶原纤维及炎症细胞。纤维组织中有巢或索或散在的胞质宽、浅或红染的上皮样细胞，此类细胞核仁清楚，与梭形纤维母细胞常有移行。

4. 上皮样细胞免疫组化上双表达。

5. 可见坏死，形成肉芽肿样结构或囊腔形成。

6. 近心型上皮样肉瘤　这种肿瘤被认为是上皮样肉瘤的"近心型"亚型。此种亚型主要发生在骨盆、会阴和生殖道（耻骨、外阴、阴茎）。大多数位置深在，更倾向发生于老年人。

镜下观：常为多结节状生长，由大的上皮样癌样细胞构成，细胞有明显异型性，核空泡状，有明显核仁。常见横纹肌样细胞，某些肿瘤甚至以此类细胞为主，单纯从形态上几乎不可能和恶性肾外横纹肌样瘤相区别。免疫组化和超微结构特点与"远心型"上皮样肉瘤（ES）相似。临床侵袭性强、对多种治疗方法具有抗性、患者较早死于肿瘤，而普通型上皮样肉瘤的行为更具惰性。

【鉴别诊断】

1. 鳞癌　上皮样肉瘤无角化及细胞间桥。

2. 恶性黑色素瘤　上皮样肉瘤有如下特点不同于恶性黑色素瘤：

（1）无表皮浸润。

（2）无黑色素。

（3）上皮样细胞连接紧密。

（4）上皮样细胞上皮及间叶双表达，但 S-100 及 HMB45 阴性。

十二、滑膜肉瘤

滑膜肉瘤并不来源于滑膜或向滑膜方向分化，是一种形态、临床和遗传学上独特的病变，可以发生在任何部位。因此有人提议应将其重新命名为软组织癌肉瘤或梭形细胞癌。但滑膜肉瘤这一名称已被普遍接受，作为过渡时期，可暂保留滑膜肉瘤的诊断。

【病理诊断要点】

1．发生于大关节附近或其他软组织，来源于多潜能干细胞，具有上皮及间叶双相分化及表型的恶性肿瘤。

2．上皮细胞成分可显示为扁平、立方、柱状及高柱状，甚至有明显黏液分泌；间叶成分显示为圆形、椭圆形或梭形幼稚的纤维母细胞形态，也可出现典型的纤维母细胞及肌纤维母细胞，或黏液组织。这两种成分互相混合，常有过渡。

3．根据两种主要细胞的分化可以分为以梭形细胞为主的单相型，或以上皮细胞为主的单相型，后者"间质"纤维成分可较成熟，因而似腺癌。

4．免疫组化　上皮分化成分表达 CK 和（或）EMA，间叶分化成分表达 CD99 和 BCL-2。具有特异性 SS18/SSX 染色体易位。

5．预后与肿瘤的单相性、双相性以及免疫表型无关。具有 SS18/SSX2 融合基因的肿瘤预后较好，大多见于单相性滑膜肉瘤。

十三、促纤维增生性小圆细胞肿瘤

【病理诊断要点】

1．主要发生在儿童和年轻人，男性明显多见。

2．一般表现为广泛的腹腔浆膜受累。绝大多数肿瘤位于腹腔内，常位于后腹膜、盆腔、网膜和肠系膜。常见多发性浆膜种植。位于腹腔外的病例非常罕见，主要在胸腔和睾丸旁区域。

3．大体检查　常有一肿瘤主体，伴有较小肿瘤结节。切面质硬、灰白色，局灶有出血坏死区。

4．组织学　肿瘤细胞构成轮廓清楚的、大小和形状不等的细胞巢。肿瘤细胞多为小圆形，也可呈短梭形。有明显间质硬化。有些肿瘤有局灶上皮分化，出现腺体或菊形团结构。

5．免疫组化　有多种表型分化。表达上皮性（CK、EMA）、肌性（desmin）和神经性（NSE、CgA、Syn）等蛋白质。

6．t（11;22）（p13;q12）染色体易位导致 EWS-WT1 融合基因形成是其稳定存在的细胞遗传学特点。EWSR1 基因 FISH 检测阳性，WT1 羧基端抗体免疫组化检测阳性。

十四、具有血管周上皮样细胞分化的肿瘤

是由组织学和免疫组化上有独特表现的血管周上皮样细胞构成的间叶性肿瘤。该家族包括：血管平滑肌脂肪瘤、肺透明细胞"糖"瘤、淋巴管平滑肌瘤病、镰状韧带透明细胞肌黑色素细胞性肿瘤和少见的发生于胰腺、直肠、腹膜、子宫、阴道、大腿和心脏的透明细胞肿瘤。分别在各章节中进行讨论。

血管周上皮样细胞的特征是位于血管周围，常在血管腔周围放射状排列。大多数紧邻血管周围的细胞为上皮细胞样，离血管较远的呈梭形类似平滑肌细胞。上皮样细胞和梭形细胞的相对比例有较大差异。黑色素细胞标志物（HMB45 和 MelanA）和 SMA 阳性。

十五、磷酸盐尿性间叶瘤

一种罕见的肿瘤，多发生于软组织和骨。肿瘤细胞产生纤维母细胞生长因子（FGF23）抑制肾近曲小管重吸收磷酸盐，因此多数患者有肿瘤相关的骨软化，肿瘤切除后骨软化症状消失。肿瘤由梭形或星形纤维母细胞样细胞构成，间质玻璃样，常有斑点状或絮状或大片钙化。间质中常含有毛细血管网或较大血管，或呈血管外周细胞瘤样"鹿角形"血管。肿瘤内可有破骨细胞、组织细胞样细胞、出血、成熟脂肪组织和微囊变等。该肿瘤多数为良性，无分裂活性和坏死。少数有明显肉瘤变，常见于复发病例。

十六、内膜肉瘤

非常罕见的肿瘤。主要发生在肺动脉和主动脉。临床表现常无特异性，症状与肿瘤栓子形成有关。因本瘤罕见，故诊断常被延误或死后才能诊断。一般是有纤维母细胞或肌纤维母细胞分化的低分化恶性间叶组织肿瘤，由异型性、分裂活性、坏死和核多形性程度不等的非典型性梭形细胞构成。

十七、粒细胞肉瘤

这是中性粒细胞性肉瘤，可以继发白血病或伴白血病。属软组

织小细胞性恶性肿瘤。

【病理诊断要点】

1．似淋巴样细胞，但有中性粒细胞分化。

2．有少数单个核幼稚嗜酸性细胞。

3．免疫组化染色溶菌酶等阳性。

（杨邵敏　廖松林）

第二十四章　乳　　腺

第一节　局部解剖及组织学复习提要

（一）性成熟期妇女乳房呈半球形，左右各一，位于胸部第2～6肋间。表面可分成乳头、乳晕及乳腺实质部。临床将乳腺分成6个区域，即内上、内下，外上、外下、乳晕区及乳腺尾叶。

（二）乳头有15～20个导管开口。每一开口下方连接一个乳腺大导管。每一大导管所属分枝及小叶共同构成乳叶（或称乳段），每一乳房有15～20个乳段。

（三）乳腺小叶是构成乳腺的基本单位。由三种结构组成，即小叶内导管、腺泡及小叶内间质。乳腺构成的基本单位是：乳腺小叶加上小叶外部末端小导管，共同构成所谓"终末导管小叶单元"。

（四）乳腺组织学结构的基本特点是：无论腺泡还是大中小导管，其上皮均由两种细胞构成，即立方形的腺上皮细胞及位于基底膜与上皮细胞之间的肌上皮细胞。肌上皮细胞免疫组化染色：可用Actin、SMA、P63、Calponin、CK34ßE12等抗体标记。

（五）乳腺部属淋巴结分组，临床采用 Berg（1955）分组方法，即以胸小肌为标记，将腋下淋巴结分成三组：Ⅰ组为胸小肌下组，Ⅱ组为中组位于胸小肌后，Ⅲ组为胸小肌上组。病理检查全部腋下淋巴结平均16～30个。内乳淋巴结位于胸骨后胸骨旁肋间隙处，数少，体积小，平时难以发现。

第二节　胚胎发育及生理变化

一、乳腺的胚胎发育

人类与其他哺乳动物一样，乳腺发生于外胚叶，由大汗腺演化而来。胚胎第 6 周于胚胎腹面两侧，从腋下至腹股沟的外胚叶的原始表皮增厚，形成上皮嵴称为乳线。第 9 周乳线消失，形成乳头芽。胚胎 3 个月形成原始乳腺芽，渐发育成乳腺。如果乳线上各点出现乳头芽或乳腺芽，将出现多乳房或多乳头症，称副乳。

二、不同年龄的乳腺特点

1．新生儿　初生婴儿乳腺男女无差别，出生后 3 ～ 5 天约 60% 乳腺增生，扁平肿块，可挤出稀薄乳汁。

2．儿童期　男女无差别，此时乳腺小叶不发达。

3．青春期　女性乳腺开始发育，纤维脂肪组织增多，开始小叶形成。

4．性成熟期　乳腺发育成熟，开始周期性变化。

5．闭经期及老年期　乳腺实质逐渐萎缩，脂肪组织减少，纤维化。

三、性成熟期乳腺周期性变化

青春期后，月经来潮，进入性成熟期。子宫内膜呈现月经周期性变化。乳腺同样接受性激素影响，出现增殖期、分泌期、月经期等不同时期的周期性变化。主要表现为乳腺上皮增生分泌，小叶内间质水肿，血管增多充血，导管周围淋巴细胞浸润等。分泌期达最高峰，因此可出现乳腺肿胀变硬或触痛，月经前 3 ～ 4 天最重。月经后上述变化渐消失呈退行性变化。

四、妊娠期及哺乳期乳腺

乳腺达到充分发育。妊娠时腺泡增多变大，腺体背靠背、间质极少，上皮细胞增大，胞质加宽颗粒状或透明，细胞核增大，注意与癌区别。哺乳期，腺体分泌，泌乳后腺上皮细胞表面破碎。

第三节 乳腺的先天性畸型

乳房及乳头的先天性畸型表现多种多样，常见者列于表 24-1。

表 24-1 乳腺的先天性畸型

病种	特点
全乳房畸型	
无乳房症	一侧或双侧缺如，常合并其他畸型
小乳房症	一侧或双侧，无功能（后天萎缩不属之）
多乳房症（副乳）	原始乳线上各点均可发生，以腋下者最常见（亚洲较多见，发生率 1% ~ 3%）
迷离乳腺	胚胎乳线外部位的异位乳腺
乳头畸型	
凹陷乳头	最常见，先天性，非癌症及炎症引起者
裂状乳头	乳头裂开，唇样
扁平乳头	乳头平滑肌发育不全
无乳头症	亦无乳晕，可有乳房
小乳头	乳头小，影响哺乳
巨大乳头	乳头巨大，吸乳困难
多乳头	一个乳晕上形成两个以上乳头

第四节 乳腺的炎症性病变

一、急性乳腺炎

常见，多见于哺乳期。为急性化脓性炎症。临床表现明显，红、肿、热、痛，常需切开引流处理。

二、浆细胞性乳腺炎

此病为慢性乳腺炎症中最常见者，又称乳腺导管周围炎。本病实为导管扩张症的继发变化。因导管扩张，内容物溢出，导致导管周围炎症性反应，故又称为导管扩张症或导管周围炎。为非感染性炎症，抗生素治疗无效。

【病理诊断要点】

1．早期　导管扩张，增生，可有分泌物。其后导管破坏，导管周围呈明显炎症现象，大量中性粒细胞、淋巴细胞、浆细胞和组织细胞等炎性细胞浸润。

2．中期　浆细胞常较明显，故名浆细胞性乳腺炎。其实浆细胞可多可少，并非本病唯一特征。

3．中晚期　可有肉芽肿形成，由上皮样细胞及多核巨细胞构成，无干酪性坏死。

4．晚期　炎症可吸收或纤维化。

三、脂肪坏死

为脂肪坏死引起的炎症性病变。可有创伤史，但多数病人原因不明。多见于 40 岁以上的妇女。临床表现为肿块。

病理诊断常无大困难，明显的脂肪坏死，周围炎症反应。主要特点是炎症以脂肪坏死为中心，可见多数组织细胞、泡沫细胞及多核巨细胞。可有肉芽肿形成，不形成干酪性坏死，常有不同程度炎症性纤维化。与软组织的脂肪坏死形态相同（此不细述）。

四、结核性乳腺炎

真正由结核分枝杆菌引起的乳腺结核并不多见。病理工作者极易将浆细胞性乳腺炎等肉芽肿的假结核变化误诊为真正结核，导致有的报告其发生率太高。必须牢记，乳腺假结核（有肉芽肿形成的其他病变）远较真结核多见。

几种常见肉芽肿形成的炎症鉴别诊断见表 24-2。

表 24-2　肉芽肿性乳腺炎比较

疾病种类	肉芽肿	干酪样坏死	其他病变	频度
浆细胞性乳腺炎	+	–	导管破坏，导管周围炎，淋巴细胞、浆细胞、炎症以导管为中心	较常见
脂肪坏死	+	–	脂肪坏死，大量组织细胞、泡沫细胞，炎症以导管为中心	最多见
结核性乳腺炎	++（典型）	+	一般炎症性改变	少见
乳腺结节病	+++（数多、界清）	–	炎症反应较轻	极少见
肉芽肿性乳腺炎（乳腺肉芽肿性小叶炎）	+（少数）	–	非特异性慢性炎，炎症常局限于小叶内，有多少不等嗜酸细胞	少见
丝虫病	+	–	可见死虫、淋巴管炎、嗜酸性脓肿	极少见
放线菌病	+	–	有放线菌丝（硫黄颗粒），以化脓性炎为主	极少见
霉菌性乳腺炎	+	–	有脓肿形成，常规及特染可检见霉菌	极少见

第五节　乳腺增生症及相关良性疾病

一、乳腺增生症

本病名称较为混乱。WHO（1981）统称乳腺结构不良，或称纤维囊性乳腺病。近年文献多称良性乳腺病或乳腺良性增生性改变。《中华病理杂志》社举办的乳腺病理专题研讨会（舟山，1997年）推荐名称为乳腺增生症。该病为内分泌紊乱引起的一组复杂的增生性病变。临床表现，乳腺形成扁平状肿块或结节。在性成熟期妇女发病率很高,约为10%。可继发非典型性增生,有非典型增生者癌变率较高,为癌前病变。

【病理诊断要点】

(一)主要病变

本病表现为多种既有联系又各具特征的一组增生性瘤样病变,经常是以多种病变组合出现,很少单一病变。主要病变如下:

1.囊肿形成,终末小导管增生、扩张,形成囊肿。囊肿小者显微镜下可见,大者直径可达数厘米。

2.小叶增生,轻者仅见小叶数目增多,腺泡数目增多。

3.腺病,最为常见,小叶高度增生,互相融合,形成各式各样腺病形式,故有多种类型腺病亚型。注意与癌鉴别。

4.硬化,纤维组织增生,玻璃样变。

5.大汗腺化生。

6.间质内可有淋巴样细胞浸润。

7.小导管内上皮高度增生性病变,管腔扩大,增生细胞充塞管腔,增生上皮可呈实性筛状或乳头状,此时即为导管非典型增生。

8.纤维腺瘤样病变。

(二)乳腺增生症分类及各型形态特点

见表24-3。

表 24-3 乳腺增生症的分类及形态特点

病变种类	特点	发生频率
1.囊肿		
肉眼囊肿	囊肿直径＞3cm	4.0
显微囊肿(单纯型)	被覆立方上皮	29.6
乳头囊肿	上皮呈乳头状,增生活跃	3.8
大汗腺囊肿	上皮为大汗腺细胞	4.6
2.腺病	腺体扩大,数目增多	
腺管型腺病	腺体增生,结构紊乱,小叶融合	4.3

续表

病变种类	特点	发生频率
硬化型腺病	腺病，纤维化	13.7
盲管型腺病	增生的腺泡小导管化	24.0
结节型腺病	限局性两型细胞增生	3.0
微腺型腺病	一致的小腺管增生	少
3. 其他增生形式	（不能列入上两类的增生）	
小叶增生	小叶增生，腺泡数目增多	62.0
肌上皮增生	肌上皮增生为主	5.3
大汗腺化生	大汗腺出现	13.0
泌乳腺结节	增生腺体呈哺乳期形态	2.0
4. 纤维腺瘤变	增生症基础上，形成纤维腺瘤	32.7
5. 导管上皮搭桥状增生	增生上皮向腔内伸出生长并连接	23.7
6. 导管内乳头状瘤病	多数小导管乳头状瘤样增生	9.0
7. 非典型增生	（异型增生、癌变率较高）	
Ⅰ级	轻度　癌变率高 1.5 ~ 2 倍	8.0
Ⅱ级	中度	3.3
Ⅲ级	重度　癌变率高 4 ~ 5 倍	2.0

二、乳腺非典型增生（ADH）

分轻、中、重三级，可见四种增生形式，其诊断标准及其与原位癌的鉴别要点，如表 24-4 所示。

表 24-4 乳腺非典型增生与单纯性增生及原位癌的鉴别要点

	单纯性增生	非典型增生			原位癌
		I	II	III	
增生形式	一般或搭桥	实性、筛性、乳头、腺样	同左	同左	同左
导管直径扩大	±	+	++	+++	+++ ~ ++++ 全部均等
细胞增大及异型性	±	+	++	++ ~ +++	++ ~ ++++ (亦可均 −)
细胞极性	+++	+	+	±	−
两型细胞	+++	+	+	±	−
中心坏死	−	−	−	−	+

三、乳腺非典型增生与导管原位癌（DCIS）几种有意义的鉴别点

（一）DCIS 倾向

1. 坏死 为诊断 DCIS 的依据之一，但一定是肯定的坏死（必须是重度非典型性增生病变，坏死才有诊断意义，导管乳头状或普通型或单纯性增生，病变坏死无诊断意义）。

2. 肌上皮细胞 该细胞的消失（免疫组化证实），为 DCIS 诊断的依据之一；然而有一定数量的肌上皮细胞存在也不能否定 DCIS 诊断。

3. 细胞质内黏液空泡及空泡内嗜伊红小体或印戒样细胞为小叶癌的重要特征，良性通常不会出现。

4. 核分裂象 易见核分裂象（> 5 个 /10HPF）常是 DCIS 的标志。

（二）ADH 倾向

1. 次级腺腔或称开窗性生长，为良性增生的表现，注意其形态与筛状增生不同，后者是重度非典型性增生或 DCIS 指标。

2．细胞"流水样"排列；细胞有极性排列。

3．呈团泡沫细胞的存在。

4．大汗腺化生等，多是良性的表现。

四、乳腺增生症与乳腺癌关系

如表 24-3 中所示，前 6 类统称之为单纯性增生，通常与继发转变成癌关系不大。第 7 类非典型增生，轻中度较一般人群癌发生率高 1.5～2 倍，重度者高 4～5 倍。对非典型增生病人临床应密切随访密切观察，防止癌变。

五、WHO（2003）对交界性病变的新认识

WHO（2003）对乳腺的交界性病变做了重大修订，除非典型增生性病变外，将乳腺的原位癌也列入到癌前病变范畴，并强调导管上皮增生性病变，其命名为 DIN，现将 ADH 与传统名称对比如下（表 24-5）。

表 24-5　乳腺导管上皮增生性病变的分级

传统名称	导管上皮内瘤变名称
普通型导管增生（UDH）	普通型导管增生（UDH）
平坦型上皮非典型性	DIN 1A（导管上皮内瘤 1A）
导管非典型性增生（ADH）	DIN 1B（导管上皮内瘤 1B）
导管原位癌（DCIS 1 级）	DIN 1C（导管上皮内瘤 1C）
导管原位癌（DCIS 2 级）	DIN 2（导管上皮内瘤　2）
导管原位癌（DCIS 3 级）	DIN 3（导管上皮内瘤　3）

注：①可以将非典型增生和原位癌统称为 DIN。

②传统分类诊断的高级别导管内癌为 DIN-3。

③当浸润极其微小或不明确时，应划入 DIN-3 范围内。

④诊断 DIN 时，要求注明原传统诊断名称。如诊断 DIN-3 时，应写明导管内癌（高级别粉刺型）；诊断 DIN-1B 时，应写明导管上皮非典型增生等。

六、WHO（2003）乳腺肿瘤新分类列出的五种良性病变（包括前驱病变）

小叶肿瘤	
小叶原位癌	8520 / 2
导管内增生性病变	
普通型导管增生	
平坦型上皮非典型增生	
非典型导管增生	
导管原位癌	8500 / 2
微小浸润癌	
导管内乳头状肿瘤	
中心型乳头状瘤	8503 / 0
外周型乳头状瘤	8503 / 0
非典型乳头状瘤	
导管内乳头状癌	8503 / 2
囊内乳头状癌	8504 / 2
良性上皮增生	
包括各种类型腺病	
硬化腺病	
大汗腺腺病	
盲管腺病	
微腺管腺病	
腺肌上皮腺病	
放射状瘢痕 / 复合性硬化性病变	
腺瘤	
管状腺瘤	8211 / 0
泌乳腺瘤	8204 / 0
大汗腺腺瘤	8401 / 0
多型性腺瘤	8940 / 0
导管腺瘤	8503 / 0
腺肌上皮病变	
肌上皮增生	
腺肌上皮腺病	
腺肌上皮瘤	8983 / 0
恶性肌上皮瘤	8982 /

注：每种病变后标明的数字为 SNOMED 编码和 ICD-O 分级。

第六节　乳腺其他良性病变

一、男性乳腺发育

此为最常见的男性乳腺疾患。此病原因不十分清楚，可能与内分泌紊乱有关。

男性乳腺发育相当于女性的乳腺增生症。

【病理诊断要点】

1. 本病发生年龄从年轻至老年均可发生，侵及一侧或双侧。

2. 局部形成肿块或整个乳腺肿大。

3. 镜下观：乳管增生，数目增多并扩张，间质增生纤维化，亦可疏松，并有淋巴样细胞浸润。不形成腺泡及乳腺小叶，故无腺病表现。

4. 有时乳管呈乳头状增生，细胞可呈一定异型性。

5. 全乳肿大时脂肪组织明显增多。

二、青春期乳腺肥大

年轻妇女一侧或双侧乳腺急速长大，并持续性增大后可停止生长，但不易消退。组织学特点与男性乳腺发育相似，结缔组织丰富，导管增生，常有明显的上皮增生，很少形成小叶及腺泡。

三、黏液囊肿样病变

病变为充满黏液的囊肿，被覆扁平上皮，常伴有局部区域的乳头状增生。黏液溢出到周围间质中是一种常见现象，此时需与黏液癌鉴别。有的研究报告表明，该病变与导管非典型增生、原位癌或黏液癌有密切关系。因此，诊断该病时需尽量多取材，以除外癌的存在。

四、积乳囊肿

通常发生于哺乳期或哺乳后的妇女，由于某些原因引起导管阻塞，乳汁潴留，进而形成囊肿。如乳汁浓缩可形成干酪样物质。组织学可见扩张的导管腔，被覆上皮有分泌活动。如囊腔破裂，乳汁外溢，可引起周围组织的炎症改变。亦可形成脂性肉芽肿样反应，有时大量泡沫细胞积集。

五、胶原球样变

侵犯乳腺小叶或导管，通常为伴随性病变。胶原球呈圆形，嗜酸性胶原样或玻璃样不定形物质，位于小叶腺泡或导管内，周围细胞拉长或呈梭形。免疫组化及电镜证实该圆球含有基底膜成分，周围具有肌上皮细胞分化。该病变常与导管上皮增生有关，呈明显的肌上皮细胞分化。切勿误认为癌（如腺样囊性癌或印戒细胞癌）。

六、间质巨细胞

怪异的间质单核及多核巨细胞，虽形状怪异深染，但为良性，很少见核分裂象。在纤维腺瘤间质中较多见，在其他良性乳腺病变，甚或在某些正常的乳腺组织中也可见到。注意与叶状囊肉瘤鉴别。

七、放射性改变

随着乳腺癌保守治疗病例的增加，放射治疗导致的放射后组织学改变将更多见。乳腺主要表现为明显的上皮萎缩，小叶间质纤维化，有时上皮呈非典型增生。晚期改变极易误诊为癌，特别是针吸活检标本。受到大剂量放射后，脂肪坏死也常见。

八、假血管瘤性增生

极易误诊为高分化血管肉瘤。其形态为互相交织的网状裂隙样结构，被覆扁平上皮细胞，由乳腺间质分隔。免疫组化染色：裂隙内衬细胞第Ⅷ因子阴性，Vimentin 阳性，QBEND-10 抗体阳性。目前认为，此病变本质为间质增生的结果，是人工裂隙而不是真正的血管。通常是各种乳腺病变的一种继发性病理改变。

九、自发性梗死

乳腺坏死并不多见。乳房坏死可分为两大类，一为乳腺广泛坏死及出血，一侧甚或两侧，多由应用抗凝血剂所引起；另一类为限局性坏死，多有腺瘤或纤维腺瘤的基础，坏死界限清楚，坚硬，与癌相似。此型在妊娠及哺乳期妇女更多见。

第七节　乳腺良性肿瘤

乳腺常见肿瘤分类，见表 24-6。

表 24-6　乳腺常见肿瘤分类

组织来源	良性肿瘤	恶性肿瘤
上皮来源	乳头的乳头状瘤	各型腺癌
	乳腺腺瘤	（非浸润性、浸润性、特殊型）
	孤立性导管内乳头状瘤	
	多发性导管内乳头状瘤	
混合型肿瘤	纤维腺瘤	叶状囊肉瘤、癌肉瘤
	腺脂肪瘤	
非上皮性肿瘤	脂肪瘤	脂肪肉瘤
	平滑肌瘤	平滑肌肉瘤
	良性间叶瘤	恶性间叶瘤
	皮肤隆突性纤维肉瘤（中间型）	恶性纤维组织细胞瘤
	肌纤维母细胞瘤	间质肉瘤
	骨及软骨瘤	骨源性肉瘤
	神经纤维瘤	恶性外周神经鞘瘤
	淋巴管瘤	血管淋巴管肉瘤
	颗粒细胞瘤	恶性颗粒细胞瘤
	横纹肌瘤	横纹肌肉瘤
		恶性淋巴瘤、白血病
		髓外浆细胞瘤
特殊来源肿瘤		乳腺转移性肿瘤
		皮肤及附属器肿瘤（良性及恶性）

乳腺非上皮来源的良性肿瘤及恶性肿瘤详见第二十三章"软组织"肿瘤，皮肤及附属器来源肿瘤见第二十二章"皮肤"，本章略。

一、纤维腺瘤

为乳腺良性肿瘤中最常见者。由上皮及间叶纤维组织两种成分构成。虽受内分泌影响，但与增生症不同，为真正肿瘤。

青春型纤维腺瘤多发生在 20 岁左右年轻人，30 岁以上者多为增生症基础上纤维腺瘤变而来。肿瘤通常 1 ~ 2cm，大者达 5cm 以上。圆型或近圆型，硬、表面光滑，边界清楚，活动度大。

【病理诊断要点】

肿瘤近圆形，边界清楚，常有完整包膜，切面灰白色，有光泽。按显微镜下形态可分成如下各种类型。

1．常见病理分型

（1）管内型：腺管增生呈管状分枝状或裂隙状，上皮可明显增生，两型细胞构成，纤维组织增生呈片呈团挤压上皮，故称管内型。间质疏松，常有黏液变性。

（2）管周型：腺腔呈圆形或管状，纤维组织围绕腺管周围增生，故称之。

（3）混合型：上述两型混合存在，该型多见。

2．其他病理类型

（1）幼年性纤维腺瘤：过去称巨大纤维腺瘤。多见于青春期少女。体积巨大，直径常 > 10cm，生长较快，但本质为良性。

镜下观：腺体和间质细胞丰富，上皮与纤维组织均分化良好。因腺体与间质特点有多种不同名称：细胞性或胎儿型、纤维腺瘤伴上皮非典型性增生型、纤维腺瘤富于间质细胞型。

（2）导管内纤维腺瘤：又称囊内纤维腺瘤。肿瘤生长在囊内，不要误诊为导管内乳头状瘤。

（3）复合性纤维腺瘤：有人称囊性增生性纤维腺瘤。瘤内局部区域呈高度增生的腺病样形态，易误诊为癌变。

（4）坏死性纤维腺瘤：肿瘤发生梗死，仍残留纤维腺瘤影像，不可误认为癌性坏死。

（5）伴巨细胞纤维腺瘤：纤维腺瘤间质中有时可见多数多核巨细胞，核有时不规则，染色浓，易误诊为恶性纤维腺瘤。

因间质形态特点不同常可以分为如下种类：黏液型，间质伴脂肪、平滑肌或骨或软骨化生性、间质玻璃样变性、间质伴多核细胞反应性、伴有间质单核细胞反应性、出血梗死性、伴大汗腺化生性等。纤维腺瘤与乳腺增生症并存，并有移行性，称为纤维腺瘤病。

纤维腺瘤可以恶性变，但恶变率极低，仅有 0.1%，并多呈小叶癌形式。

二、导管内乳头状瘤

常见，多以血性乳头溢液为首发症状。肿块小，常难以触到。良、恶性鉴别常有困难，最好不做冰冻切片病理诊断。多发性导管内乳头状瘤与癌的发生关系较密切，值得注意。

该肿瘤的病理组织学特点，上皮呈乳头状生长，乳头粗细不一，间质量多少不等，乳头内可有腺样结构，有时间质硬化，挤压腺管，而误诊为癌。

乳头状瘤可分为下列三种：

1．孤立性导管内乳头状瘤　　常见，发生于乳腺大导管，即乳晕下部。体积小，小者如绿豆，大者不过 2cm，常有铁锈色乳头溢液。良性，很少恶变。导管内乳头状病变的鉴别诊断见表 24-7。

表 24-7　导管内乳头状瘤良恶性鉴别表

项目	导管内乳头状瘤	导管内乳头状癌
两型细胞结构	存在	单一型细胞
细胞排列	可有复式腺体、排列规则	片状、实性或筛状、无极性或极紊乱
细胞核异型性	无或极轻	明显、核浓染
细胞核/质比例	不高	经常增高，或核/质明显增大的单一性高柱增生
核分裂象	无	可见

项目	导管内乳头状瘤	导管内乳头状癌
坏死灶	无	可见灶状或片状坏死
纤维结缔组织	丰富，乳头的轴基宽	纤细或缺如
间质内浸润	无（应除外假浸润）	癌性浸润
大汗腺化生	常有	少见或无
邻近乳腺组织	伴良性增生症病变	常见导管癌

2. 多发性导管内乳头状瘤　又称导管内乳头状瘤病。发生于乳腺中小导管，见于乳腺外周部分。肿物体积小，多为显微镜发现，常是乳腺增生症的一部分。易于恶变，有人将此列为癌前病变。

3. 乳头的乳头状腺瘤　极少见，发生于乳腺大导管乳窦部，位于乳头内，多见 40～50 岁妇女，生长缓慢，临床表现似乳头派杰病。其组织像似恶性，注意防止误诊。该肿瘤有两型细胞构成，即可见肌上皮细胞，对诊断帮助颇大。

三、乳腺腺瘤

乳腺发生的单纯腺瘤少见，可主要表现为两种形式：

1. 管状腺瘤　多发生于年轻妇女，单发，由密集的腺管组成。

2. 泌乳腺瘤　多在妇女妊娠期发生，腺体增生形成结节。腺体呈妊娠期或哺乳期表现。临床可有肿块，切面有包膜。

3. 大汗腺腺瘤　非常少见，完全由大汗腺组成。

四、腺肌上皮瘤

由腺上皮细胞和肌上皮细胞共同构成。良性，亦有恶性腺肌上皮瘤的报告。

镜下观：单个结节或多个结节分叶状。可以腺上皮细胞为主，也可以肌上皮细胞为主，两者混合区分困难，可用免疫组化染色帮助诊断。

五、颗粒细胞瘤

临床和肉眼观察无特殊表现，除少数病例外，绝大多数为良性。

镜下观：肿瘤细胞呈结节状或片状分布，瘤细胞体大，胞质丰富，呈粗大嗜酸性颗粒状，细胞核小，圆形。注意与大汗腺癌区别，大汗腺癌 GCDFP-15 阳性。

六、错构瘤

或称腺脂肪瘤，或纤维腺脂肪瘤。

【病理诊断要点】

1. 可发生在青春期后任何年龄（15～88岁），更多见于绝经后妇女。

2. 肿物大小不一，境界清楚，与脂肪瘤或纤维腺瘤相似。

3. 镜下观　肿瘤由乳腺上皮及间叶两种成分构成。上皮可正常或可形成小叶，也可表现不同程度的增生。间叶常为大量脂肪组织，各组织成分多少不等，有时血管非常丰富或可见平滑肌。

七、近年文献报告

乳腺可发生多形性腺瘤（混合瘤）等。

其他软组织肿瘤及淋巴瘤等见相关章节。

第八节　乳腺上皮来源的恶性肿瘤——乳腺癌

一、临床表现

乳腺出现肿块为其特点，肿块大小不一，触之质硬，表面不平，结节状，界限不清，不移动。晚期侵犯皮肤可呈橘皮样皮肤，乳头回缩，侵犯腋下淋巴结时淋巴结肿大。40～60岁妇女多见，我国妇女发病年龄高峰为45岁。男性患者极少。

二、乳腺癌病理组织学分类

国际肿瘤组织学分类（WHO第二版）于1981年发布。1997

年,《中华病理学杂志》社专门召集"全国乳腺病理研讨会"讨论乳腺增生症及乳腺癌的分类,大会提出了分类推荐意见(表24-8)。WHO(2003)版乳腺肿瘤分类,只有浸润性乳腺癌,不再分非浸润性、早期浸润性、特殊浸润性等,而是要求组织学分级。

表 24-8　乳腺癌传统分类

非浸润性	导管内癌(导管原位癌),小叶原位癌
浸润性	
非特殊型	浸润性导管癌,以导管内癌为主的浸润性导管癌,浸润性小叶癌
特殊型	黏液腺癌,髓样癌,乳头状癌,管状癌,腺样囊性癌,分泌性癌,伴有化生的癌(梭形细胞型、鳞状细胞型、软骨和骨组织、混合型)
特殊临床表现	乳头派杰病,炎性乳癌

三、乳腺癌各型特点及诊断标准

（一）非浸润性癌

1．导管内癌　即导管原位癌（ductal carcinoma in situ，DCIS），癌细胞局限于导管内,未突破管壁基底膜。导管内的癌细胞可排列呈实性、筛状、乳头状、微乳头状、管状或贴壁型、大汗腺导管型、神经内分泌型、伴印戒细胞分化型,管中央癌细胞坏死明显者则呈粉刺样。一般不再分亚型。根据细胞分化,可分为Ⅰ、Ⅱ、Ⅲ级。

2．小叶原位癌（lobular carcinoma in situ，LCIS）　发生于小叶内,癌细胞未突破末梢乳管或腺泡基底膜,小叶增大,腺泡增多,明显变粗,充满无极性的小圆形的癌细胞。腺泡腔的肌上皮细胞消失,无腺样腔隙。

（二）非特殊型浸润性癌

1．浸润性导管癌　为乳腺癌的最常见类型,占乳腺癌的70%～80%。发病年龄40～50岁妇女。此类型包括了过去所谓的单纯癌、不典型髓样癌和硬癌。

【病理诊断要点】

（1）以浸润性癌为主。如果以原位癌为主，浸润部分不超过2mm，则称为微小浸润癌。

（2）癌细胞排列成片块或巢状，可有腺样结构，纤维间质多少不一。

（3）浸润性成分，癌实质若超过半量，过去称为非典型性髓样癌；癌细胞排列成细条索或零散分布，纤维间质成分为主且致密者，过去称为硬癌；介于硬癌与髓样癌之间，即癌实质与纤维间质成分比例近似，癌细胞主要形成不规则的实性条索或小梁或片状，也可有腺样结构，过去则称其为单纯癌。

2．浸润性小叶癌

【病理诊断要点】

（1）经典型浸润性小叶癌，明显向小叶外浸润。癌细胞形态似小叶原位癌，癌细胞小，常呈单行排列，或围绕导管呈靶环状分布，中心常可见有一良性增生的导管，此种形态称为经典型浸润性小叶癌。

（2）有时可见残存的小叶原位癌成分，小细胞单个散布于纤维间质中。

（3）近年发现浸润性小叶癌可有许多类型，为多形性浸润性小叶癌。如实性型、腺泡型、印戒细胞型、小管型、组织细胞型等。

（三）特殊型浸润性癌

1．乳头状癌　癌实质以有纤维脉管束的乳头状结构为主者，可为非浸润性与浸润性乳头状癌。

2．伴大量淋巴细胞浸润的髓样癌　即典型的髓样癌。癌细胞较大，异型性明显，胞质丰富、淡嗜碱，胞膜不清，常互相融合。癌细胞密集，常呈片块状分布，偶见乳头状结构或弥漫分布，间质纤维组织少，癌周边界清楚，癌巢周围有厚层淋巴细胞浸润。此型癌中注意从形态特点及病因相关病毒（EBV）检测上筛出乳腺淋巴上皮癌。

3．小管癌（高分化腺癌）　癌细胞立方形或柱状，大小相当一致，异型不明显，核分裂象少见，大部分癌细胞排列成大小比较规则的单层腺管，腺管呈开放性，散乱浸润于间质中，引起纤维组织反应。

4．腺样囊性癌　基底细胞样细胞形成大小、形状不一的片块或小巢，内有数目不等的大小较一致的圆形腔隙，腔面及细胞片块周边可见肌上皮细胞。

5．黏液性癌　瘤实质中，黏液成分占半量以上，黏液绝大部分在细胞外，形成黏液湖，癌细胞漂浮于黏液中。

6．大汗腺样癌　癌细胞大，呈立方、柱状或楔形，胞质丰富、嗜酸颗粒状，有时可见顶浆突起。胞核轻度到中度异型。癌细胞形成小巢、腺管或小乳头，应排除其他型癌的大汗腺样变。

7．鳞状细胞癌　癌实质全部为典型的鳞状细胞癌，即可见细胞间桥和角化。若其他型癌发生部分鳞状上皮化生，则不在此列。

8．乳头派杰病　乳头或乳晕区表皮内有散在或成巢的胞质淡染的癌细胞，即派杰细胞。早期癌细胞多位于基底层，而后可侵至表层。乳腺其他部位皮肤被癌浸润者，不在此列。本型皆与浸润性导管癌或其他浸润性癌并存。

9．微乳头型　此型癌少见，以形成小丛状或微小乳头，癌上皮细胞常有双面表面膜分化为特点，预后较差。

（四）其他罕见癌

1．分泌型癌　瘤细胞淡染，排列成条索、腺样或巢状，有显著的分泌现象。其特点为：分泌物既可位于癌细胞内，又有位于细胞外的腺样腔隙中。分泌物为耐淀粉酶 PAS 阳性的物质。

2．富脂质癌　癌细胞大，胞质透明或呈泡沫状，似皮脂腺细胞，脂肪染色呈强阳性。胞核不规则，核仁显著，癌细胞排列方式不定，可伴有导管内癌或小叶原位癌成分。

3．腺纤维瘤癌变　腺纤维瘤内的腺上皮细胞部分或全部呈恶性状态，多表现为导管小叶原位癌。亦可进一步发展为浸润性癌。应排除其他型癌侵犯腺纤维瘤。

4．乳头状瘤病癌变　乳头状瘤病的病变内，出现灶性癌组织区，且两者在形态上有过渡性改变，癌变区常表现为导管内癌。

5．化生性癌　乳腺癌组织中偶见各种化生性改变，如部分腺上皮形成鳞状细胞，间质中出现骨、软骨成分、横纹肌、血管以及恶纤组样分化等。这些肿瘤仍归原来的组织类型，但需注明化生成分。如以化生成分为主时，才能诊断化生性癌。化生成分不同可以分为：梭形细胞为主的肉瘤样癌或癌肉瘤，可伴异源性成分、巨细胞癌（破骨样巨细胞化生）、鳞状细胞癌以及伴黑色素细胞化生的癌等。

6．神经内分泌癌　可是小细胞癌，或呈类癌形式，罕见，但易误诊。

7．伴神经内分泌分化乳腺癌　此型与上型不同的是常规形态为浸润性导管癌，免疫组化上伴神经内分泌分化。

8．印戒细胞癌　乳腺原发性印戒细胞癌罕见。印戒细胞与胃肠道所见相似，印戒细胞为主时，方能诊断此型。这一类型多是浸润小叶癌的一种。

9．大汗腺癌　少见，癌大部分或全部由大汗腺型上皮组成。

（五）几种特殊临床病理形式

1．早期乳腺癌　可有几种表现形式：

（1）非浸润性癌（导管原位癌及小叶原位癌），现被列入癌前病变。

（2）Ⅰ期乳腺癌（临床病理 TNM 分期）。

（3）小癌及微小癌（肿物直径 < 0.5 或 1.0cm）。

（4）微小浸润癌（浸润性部分 < 2mm）。

2．炎性乳腺癌　又称急性乳腺癌，临床上似急性乳腺炎，组织像显示为一般浸润性导管癌，无特殊形态，但有广泛淋巴管癌栓形成。

3．隐性乳癌　临床上触不到肿块，病理证实的乳腺癌。多是腋下淋巴结先见转移，或体检时 X 线发现。

4．双侧乳腺癌　系指原发性双侧乳癌。

5．多发性乳腺癌　同一乳腺内多个癌结节，癌结节之间距离在 5cm 以上。

6．副乳腺癌　以腋下副乳最多见。

7．男性乳腺癌　少见，占乳腺癌的 1%。

8．其他　涎腺及汗腺型恶性肿瘤，包括诸如：腺样囊性癌、恶性混合瘤、腺泡细胞癌、腺肌上皮癌或恶性腺肌上皮瘤、腺鳞癌、富于糖原的（透明细胞）癌、黏液表皮样癌以及汗腺型黏液腺癌等。

四、乳腺癌组织学分级

乳腺癌组织学分级见表 24-9。ABC 三项相加、总分 3～5 分 = Ⅰ级高分化，6～7 分 = Ⅱ级中分化，8～9 分 = Ⅲ级低分化。

表 24-9　乳腺癌组织学分级标准（WHO，2003）

组织像	评分
A．腺管形成	
明显的腺管（> 75%）	1
部分腺管	2
少数腺管（< 10%）或完全实性	3
B．细胞核多形性	
核的大小规则一致	1
核大小形状中等度不规则	2
明显的多形性	3
C．核分裂象计数（每 10 个高倍视野）	
极少（< 5 个）	1
5～10 个	2
> 10 个	3

五、与乳腺癌预后有关的病理因素

与乳腺癌预后有关的病理因素见表 24-10。

表 24-10　决定乳腺癌预后的几种主要临床病理因素

预后因素	指标	5 年存活率（%）
肿瘤倍增时间	＜ 25 天	5 ~ 37
	＞ 70 天	82 ~ 100
临床分期（TNM）	Ⅰ期	88.2
	Ⅱ期	72.9
	Ⅲ期	46.8
腋下淋巴结转移	0	85.6
	1 ~ 3 个	64.2
	4 ~ 7 个	44.1
	＞ 8 个	29.4
肿瘤大小	＜ 1cm	84.7
	＞ 5cm	45.8
远处转移		平均 10 个月
淋巴结 SH 反应	+	51.6
	+++	80.0
组织类型	非浸润性	90.6
	非特殊浸润性	60.3
	特殊型浸润性	77.0
组织学分级	Ⅰ级	77.1
	Ⅱ级	61.4
	Ⅲ级	54.5
免疫组化		
AgNOR	1 ~ 3 个	多为良性经过
	＞ 4 个	恶性
ER（辅 PR）	+	2 年内死亡 12%
	−	2 年内死亡 22%

续表

预后因素	指标	5 年存活率（%）
Ki-67	＞30%	预后差
	＜15%	较好
癌基因检测		预后差
C-erbB-2	过表达	预后差
P21	过表达	预后差
P53（突变型）	过表达	预后差

六、乳腺活检方式及优缺点

乳腺癌活检方式及优缺点见表 24-11。

表 24-11 乳腺常用活检方式及优缺点比较

活检种类	方法	用途
冰冻病理活检	新鲜组织冰冻制片	常用，快速、30 分钟出报告
乳腺组织活检		
1. 切除活检	肿物全部切除	常用
2. 切取活检	肿物部分切除	肿物过大时用
3. 穿刺活检	粗针吸取组织	常用，组织小
（Core Biopsy）		常用于新辅助化疗
4. 探查活检	X 线或 B 超引导，发现异常	早期发现，寻找微小癌
（影像引导）	肿物。切除后标本亦可照相	
细胞学检查		
1. 细胞学印片	切除标本，切面印片	常用，快速，辅助冰冻诊断
2. 针吸细胞	术前细针吸取	常用，无损伤
3. 乳头溢液	涂片	简便
4. 乳头抹片	乳头直接涂片	用于乳头派杰病

七、乳腺冰冻切片良、恶性诊断易出现的错误

（一）良性病变容易过诊断情况

1. 纤维腺瘤中灶性上皮增生（复合性纤维腺瘤）易误诊为癌变。

2. 乳头状瘤及乳头状囊腺瘤与乳头状癌混淆。

3. 硬化腺病，为最常见、最困难的挑战。

4. 腺管腺病、旺炽型腺病、结节型腺病、泌乳腺结节易误诊为腺癌。

5. 慢性乳腺炎易误诊为实性癌细胞团。

6. 放射性变化，细胞常出现异型性。

7. 各种形式的非典型增生容易过诊断。

（二）恶性病变容易低诊断情况

1. 小管癌易诊断成腺病。

2. 小叶原位癌易诊断成非典型增生。

3. 导管内癌易诊断成乳腺非典型增生。

4. 浸润性小叶癌及小细胞癌，为最易漏诊者。

5. 淋巴瘤易误诊断为炎症。

第九节　乳腺几种特殊的混合性肿瘤

一、纤维腺瘤

（如前述）

二、叶状或分叶状肿瘤

为乳腺发生的一种特殊性肿瘤，其名称定义一直较为混乱，"巨大纤维腺瘤、良性叶状囊肉瘤"等称谓均欠妥当。WHO 明确划定叶状肿瘤的概念，即为一组类似纤维腺瘤的肿瘤，其组织学特征为分叶状、裂隙状囊性分布的双层上皮细胞，被过度生长的富于细胞的间质成分所围绕，形成典型的叶状结构的肿瘤。

【病理诊断要点】

1. 该病多见于 40 岁以上妇女，偶见年轻女性。

2. 肿瘤生长快，体积较大，界限较清楚。

3. 组织形态上有两种主要特征，即良性裂隙状或囊状或分叶状结构的良性上皮及较丰富间质细胞过度增生，这是诊断此瘤根本点。

4. 可呈纤维肉瘤形态，间质为富于细胞纤维性间质，也可见化生成分，如黏液样组织，甚或见到脂肪、骨、软骨组织等。

5. 根据其间质细胞的丰富程度及异型程度，叶状肿瘤被分成为良性、交界性及恶性三级，分级指标见表 24-12。叶状肿瘤鉴别诊断见表 24-13。

表 24-12 叶状肿瘤 3 级分类的主要组织学指标

组织学	良性	交界性（低恶）	恶性
间质细胞密度	+	+ ～ ++	+++
细胞多形性或异型性	无～轻	轻	明显
核分裂数	0 ～ 1 个 /10HPF	1 ～ 5 个 /10HPF	> 5 个 /10HPF
边界	无浸润	界清或轻度浸润	浸润
间质分布	较一致	不甚一致	明显过度增生
异源性间质成分	罕见	罕见	易见
坏死	无	偶见	可见
发生率	60%	20%	20%
复发率	0 ～ 10%	4% ～ 25%	22% ～ 27%
转移率	0	0 ～ 4%	10% ～ 22%

表 24-13 乳腺叶状肿瘤的鉴别诊断

疾病	年龄特点	病理要点	生物学行为
叶状肿瘤	中年多见，平均年龄45岁，25岁以下罕见	裂隙状或囊状分化良好，腺体与过度增生间质构成分叶状，间质以纤维性间质为主，可见其他间叶成分，分化、异型性及核分裂象不一，可分级诊断	良性、交界性及恶性
幼年性或称巨大纤维腺瘤	青少年多见	似普通纤维腺瘤，但腺体及间质均增生较活跃，尤以间质增生常较明显，腺管周核分裂象常较多	良性，可有局部复发
间质肉瘤	青年多见	乳腺间质肉瘤，以纤维肉瘤多见，可见平滑肌、横纹肌、骨及软骨肉瘤，肿瘤周边部分可见残存或包埋少数增生腺体，但肿瘤中心部无腺体	恶性
纤维瘤病	青年多见	分化良好，纤维性肿瘤性增生，病变周可掺杂增生腺体	良性，但常有复发
错构瘤	青少年多见	无包膜肿块，分化良好的间质，腺上皮不均等的混合增生，间质常有明显分化良好的脂肪增生，也可有骨、软骨、平滑肌及血管等，平滑肌为主称肌样错构瘤，脂肪为主称脂肪性错构瘤等	良性，但切不净可复发
肌纤维母细胞瘤	年龄特殊，男女性均可发生	以玻璃样纤维增生形成肿瘤，其中掺杂散在及索状较肥胖或上皮样肌纤维母细胞	良性，偶可复发

三、间质肉瘤

与叶状囊肉瘤不同点在于，经多数切片仔细查寻，证明无上皮成分，纯由恶性间叶成分构成。

四、癌肉瘤

少见。一般在叶状肿瘤基础上，上皮恶变而来。注意与肉瘤样癌区别。免疫组化可证实两种恶性成分，CK、EMA 可标记腺上皮，Vimentin 可标记间质成分。

第十节　乳腺转移性肿瘤

少见。乳腺转移癌最多见者是对侧乳腺癌转移而来，远隔部位最常见者来自淋巴造血系统、恶性黑色素瘤、肺小细胞癌、卵巢癌等。

（阚　秀）

第二十五章 骨及关节

在骨科病理诊断中，临床及影像学资料非常重要。最有价值的临床资料是患者的年龄和病变的解剖部位。影像学可以看作是骨病变的大体检查，病变的确切部位、大体特征、基质类型、生长方式、骨膜反应以及浸润范围等都可以通过影像学检查反映出来。有些骨肿瘤病变，如软骨肿瘤的良恶性鉴别、骨旁骨肉瘤与良性骨软骨瘤及骨化性肌炎的鉴别等，其临床和影像学表现甚至比组织学检查更重要。故在诊断中必须坚持病理、临床及影像学三结合的原则方可避免误诊。

骨标本脱钙技术：过去常用硝酸、盐酸脱钙，因使组织过酸，染色效果不佳，可采用混合性固定 - 脱钙液进行处理，即将400ml 20% 甲酸放入 1600ml 10% 甲醛溶液（福尔马林）中配成混合性固定 - 脱钙液，脱钙后用流水充分冲洗。

骨病变经典的取材方法是麻醉后切开活检。近年来 CT 引导下粗针穿刺活检作为一种简便、快速和微创性的检查技术已经被广泛应用，很多病例结合临床及影像学表现，可以做出明确的病理诊断。因而，骨肿瘤的冰冻病理检查已经大幅度减少。

第一节 软骨性肿瘤

一、骨软骨瘤

是最常见的良性骨肿瘤，好发于青少年长骨干骺部，骨表面。

【病理诊断要点】

大体表现为覆盖软骨帽的、突出于骨表面的骨性隆起。组织学显示，骨软骨瘤由三层结构组成：最外层为纤维膜；其下软骨帽含有成簇的软骨陷窝和细胞；软骨帽下由软骨化骨形成的分化成熟的松质骨，骨小梁间隙内充满脂肪细胞和正常的造血组织。也可无软骨成分，发生在大骨的骨疣也可由骨软骨瘤逐渐退变消失而成。

【鉴别诊断】

1．继发性周围型软骨肉瘤　骨软骨瘤可以恶变为周围型软骨肉瘤，当骨骼发育停止后肿瘤继续增大、软骨帽厚度超过1cm、软骨增生活跃、小叶结构形成并且出现不规则的钙化和囊性变，以及髓腔内有浸润的软骨肿瘤成分，应考虑发生恶变。

2．奇异性骨旁骨软骨瘤性增生（Nora's病）　好发于手足骨旁，偶尔可以发生在长骨旁，镜下梭形细胞、软骨细胞和骨细胞三种成分混合组成，软骨细胞可出现轻到中度不典型性。

3．甲下外生性骨疣　好发于指（趾）甲下，尤其是大拇趾，常有局部外伤史或反复感染史。病变小，镜下缺乏明显的软骨帽，由增生的梭形纤维细胞逐渐演变为纤维软骨再转变为成熟骨小梁。

二、软骨瘤

为良性软骨性肿瘤，包括发生在髓腔内的内生软骨瘤、发生在骨表面的骨膜软骨瘤，以及多发性软骨瘤病。

【病理诊断要点】

1．大多数内生性软骨瘤及骨膜软骨瘤 < 3cm。如果超过5cm应怀疑有恶变的可能。

2．肿瘤由分叶状成熟的玻璃样软骨组成。软骨细胞的数量少、分布均匀。

3．肿瘤细胞核小、略深染，没有异型性，也找不到核分裂象。

【鉴别诊断】

软骨肉瘤：单靠组织学特征很难区别软骨性肿瘤的良、恶性，而影像学检查及病变的部位对鉴别诊断有重要的价值。发生在手、足短骨的软骨性肿瘤多为良性，即使细胞生长较活跃，诊断恶性也需谨慎；但发生在长骨及扁骨的软骨肿瘤恶变的概率较高，据统计，发生在胸骨和颅底的软骨肿瘤几乎都是恶性，如果影像学及组织学观察到髓腔内及骨皮质的侵犯，则应考虑恶性的可能性大。

三、软骨母细胞瘤

是一种由软骨母细胞、软骨样基质及散在破骨细胞样巨细胞构成的软骨性肿瘤。以前认为这一肿瘤为良性，但新版 WHO 将其列为中间性肿瘤，罕见病例可发生转移。肿瘤好发于 10 ~ 20 岁的青少年，通常发生在骺板软骨消失前的长骨骨骺端，以股骨远端、胫骨近端及肱骨近端最常见。影像学表现为局限性的、界限清楚的、有硬化骨边缘的骨骺偏心性溶骨性包块。

【病理诊断要点】

1. 刮除物由质脆的、具有砂粒感的灰红色组织构成，其间可伴有黄色灶状钙化。切除标本为位于骨骺端的境界清楚的肿瘤，切面为灰白色，常伴有钙化、出血及囊性变。

2. 镜下观　主要由增生的、大小较一致的软骨母细胞组成，这种细胞核卵圆形、核膜清楚，有纵行的核沟，胞质浅染。免疫组织化学染色，对 S-100 蛋白呈阳性反应。细胞间可见呈灶状分布的粉染的软骨基质，部分可以出现格子钙化，肿瘤中常可见散在分布的多核巨细胞。1/3 病例可伴有继发性动脉瘤样骨囊肿。

3. 电镜下　细胞表面有微绒毛，胞质含糖原颗粒及脂滴，核呈分叶状，叶间有核桥相连，核膜内面有纤维板层。

4. 免疫组化染色　软骨母细胞 S-100 阳性。

【鉴别诊断】

1. 骨巨细胞瘤　巨细胞瘤发病年龄较晚，多发生在骺板闭合后。

镜下观　肿瘤细胞为多核巨细胞及单核基质细胞而不是软骨母细胞，肿瘤中不出现软骨基质及格子钙化。

免疫组化染色：单核基质细胞不表达 S-100 蛋白，可表达 p63。

2. 软骨黏液样纤维瘤　通常累及干骺端，缺乏钙化，有更为明显的分叶状黏液样间质。

3. 透明细胞软骨肉瘤　也好发于长骨骨骺部，多发生于中老年人，肿瘤由胞质更亮且透明的细胞组成，细胞具有恶性特征，肿瘤中钙化更为明显。

4. 软骨母细胞性骨肉瘤　肿瘤主要位于干骺端而不是骨骺

部，有明显的髓内浸润，仔细寻找可见肿瘤性成骨。

四、软骨黏液样纤维瘤

2013 年 WHO 将其分类为中间性软骨性肿瘤，可能会有局部侵袭性。肿瘤具有特征性的分叶状结构，由梭形或星状间叶细胞、软骨及黏液样基质组成。通常发生在青年人的长骨的干骺端，影像学表现为偏心性膨胀性溶骨性的肿物，边缘可以有薄层硬化带。

【病理诊断要点】

1. 肉眼观　为境界清楚的分叶状肿物，灰白色，质地稍硬。肿瘤体积一般较小，很少超过 5cm。

2. 镜下观　肿瘤呈分叶状结构，具有软骨、黏液及纤维三种成分，小叶中心细胞少，周边细胞多，软骨及黏液主要位于小叶中心，小叶周边主要是由梭形的纤维母细胞、多核巨细胞及软骨母细胞形成的增生带。肿瘤边缘无浸润。

3. 当影像学、肉眼及组织学上出现浸润时要考虑恶性。

【鉴别诊断】

1. 黏液样软骨肉瘤　好发于软组织，肿瘤周边有浸润，小叶中心与边缘形态一致，无细胞增生带，肿瘤中常出现变性坏死、囊性变以及钙化骨化。

2. 软骨母细胞瘤　肿瘤主要位于骨骺部，细胞弥漫分布，无分叶结构，主要细胞为软骨母细胞，而不是黏液细胞，间质中有明显的软骨基质。

五、软骨肉瘤

是单纯软骨分化的恶性肿瘤，常出现黏液变性、钙化及骨化。根据组织学标准主要分成两大类：普通型软骨肉瘤及软骨肉瘤的其他类型。其中普通型又可分为原发性和继发性，后者多继发于良性软骨性病变。

（一）普通型软骨肉瘤

好发于 50 岁以上的中老年，男性多于女性，2/3 的病例发生在躯干骨，其中以肩胛骨、肱骨近端和锁骨在内的肩三角，以及由盆骨、骶骨和股骨近端构成的盆三角是软骨肉瘤最好发的部位。临床上以肿胀、疼痛为主要症状。影像学上肿瘤体积一般较大，呈骨膨胀性破坏，肿瘤区中有环形钙化，骨内膜受侵蚀呈扇贝，骨皮质可增厚。

【病理诊断要点】

1. 肉眼观　肿瘤呈灰白、半透明、胶冻样分叶状肿物。肿瘤体积常超过 4cm。

2. 镜下观　肿瘤呈不规则分叶状，多数肿瘤为高分化，有丰富软骨基质，其中散在软骨细胞，偶见双核、多核及巨核细胞，根据细胞的异型程度可将其分为 1 ~ 3 级。2013 年 WHO 分类中将Ⅰ级病变归入中间性病变内，认为这一肿瘤具有局部侵袭性，极少转移。只有Ⅱ、Ⅲ级病变才为真正恶性肿瘤。在判断软骨肿瘤的良、恶性上，周围浸润比细胞学的不典型性更为重要，软骨肉瘤常出现髓腔内及皮质骨的浸润，特别是分化好的软骨肉瘤主要根据肿瘤的部位以及对周围组织的侵袭来诊断。

【鉴别诊断】

1. 内生性软骨瘤　主要位于四肢远端的小管状骨，肿瘤体积小，无浸润现象。

2. 软骨母细胞型骨肉瘤　软骨肉瘤有时可以出现骨化，此时应与有明显软骨分化的软骨母细胞性骨肉瘤鉴别，前者出现的化生骨分化成熟，周边有良性的骨母细胞及大量的软骨小叶包绕，而后者是由恶性间叶细胞直接产生肿瘤性的骨样组织。此外两者在发病年龄上也有着明显的差异，软骨肉瘤好发于中老年人，而骨肉瘤好发于青少年。

3. 去分化软骨肉瘤与成骨肉瘤　见后文。

（二）间叶性软骨肉瘤

为软骨肉瘤的特殊类型，由高分化透明软骨岛和未分化原始间叶细胞构成。好发于青年人，男性多于女性，以颌骨、肋骨、椎骨、骨盆等部位较多见。临床以局部疼痛、肿胀及包块为主要症状。

【病理诊断要点】

肿瘤具有双相结构：由未分化的间叶细胞和相对良性的、分化好的软骨成分混合而成；间叶细胞体积小，从圆形到短梭形不等，有时具有丰富的薄壁血管，呈血管周细胞瘤样结构。在骨及软组织肿瘤中遇见细胞幼稚的血管周细胞瘤样结构，首先要考虑本病。肿瘤中的软骨成分多少不等，为高分化的透明软骨成分，常呈小灶状分布。

【鉴别诊断】

1．尤文肉瘤　均为小细胞恶性肿瘤，活检时诊断较为困难，主要区别点在于缺乏软骨成分，且无血管周细胞瘤样结构。

2．去分化软骨肉瘤　见后文。

3．小细胞性骨肉瘤　均为小细胞性肿瘤，但仔细寻找可发现肿瘤性成骨或骨样基质，而缺乏高分化的软骨成分。

（三）去分化软骨肉瘤

为软骨肉瘤的特殊类型，肿瘤有明确的两种成分：即高分化的软骨肿瘤和高度间变肉瘤成分。好发于中老年人，男性多于女性，最常累及骨盆、股骨及肱骨。临床上原有良性软骨肿瘤或高分化软骨肉瘤突然快速增大，影像学表现为溶骨性破坏及骨外浸润性病变。

【病理诊断要点】

肿瘤中软骨成分呈低度恶性软骨肉瘤或良性软骨瘤表现，非软骨性肉瘤成分最多见的是恶性纤维组织细胞瘤样结构，也可以是骨肉瘤、纤维肉瘤及横纹肌肉瘤等成分。两种成分分界清楚，常为突然转变，没有逐渐移行的表现。

【鉴别诊断】

1．高级别软骨肉瘤　软骨成分异型性明显，缺乏成片的高度间变的非软骨性肉瘤成分。

2．软骨母细胞性骨肉瘤　好发于青少年，肿瘤由高度异型的软骨及肿瘤性的骨样组织组成，两者相互混杂，无明显分界。

（四）透明细胞软骨肉瘤

是一种生长较缓慢、罕见的低度恶性软骨肿瘤。好发于中年男性，长骨骨骺区是最常累及的部位。

【病理诊断要点】

低倍镜下肿瘤呈分叶状结构；高倍镜见肿瘤细胞体积较大，胞质宽广透明，境界清楚，核中位，可见核仁。肿瘤中常散在多核巨细胞及化生的骨小梁，50% 以上的病例中可见高分化软骨肉瘤区，此外还可伴有动脉瘤样骨囊肿。

【鉴别诊断】

1．软骨母细胞瘤　也好发于长骨骨骺部，但多见于青少年，肿瘤细胞体积较小，肿瘤中不出现软骨肉瘤成分。

2．转移性透明细胞癌　好发于中老年患者，肿瘤细胞常常有腺样、乳头状及明显巢状排列，免疫组织化学染色显示上皮标志物（CK、EMA）阳性。

第二节　骨性肿瘤

一、骨瘤

是一种良性瘤样增生性骨病，并非真性肿瘤，有些骨瘤可能只是纤维结构不良或与其相关的纤维 - 骨性病变的终末期表现。Gardner 综合征（肠道息肉病并发软组织肿瘤）患者可合并多发性骨瘤，典型的骨瘤好发于颅面骨，可向骨表面或鼻窦内突出。偶尔骨瘤可位于长骨表面，称为骨旁骨瘤。

【病理诊断要点】

显微镜下主要由致密而成熟的板层骨构成，可分为两种类型：一种为致密的象牙样类皮质骨，有板层，不含髓质骨及骨髓成分，另一种含有皮质骨和髓质骨两种成分，髓质骨中可见纤维脂肪髓或造血性骨髓（红髓）成分。

【鉴别诊断】

颅面骨的骨瘤比较容易诊断，而发生在长骨的骨旁骨瘤需与骨旁骨肉瘤鉴别，后者在骨小梁间常出现较幼稚的梭形纤维细胞，多取材多切片可找见肿瘤性成骨。

二、骨样骨瘤

是一种由骨母细胞及其所产生的骨样组织构成的良性肿瘤。肿瘤体积小，疼痛明显，服用非甾体类抗炎药（如阿司匹林）可缓解。好发于儿童及青年人，男性多于女性，主要累及骨干和干骺的皮质部。X 线下可见瘤巢透光区、周围骨硬化以及巢中央钙化，三者共同形成"鸡眼征"。

【病理诊断要点】

大体上瘤巢中心似肉芽组织，周边为质硬的皮质。显微镜下瘤巢核心为网状结构的骨样组织和钙化程度不等的编织状骨小梁。骨小梁呈放射状排列，小梁表面有骨母细胞被覆、小梁间为富于血管的纤维结缔组织。瘤巢与周围反应性骨之间有明显的界限，反应骨有明显的硬化倾向。

【鉴别诊断】

主要与硬化性骨髓炎、骨岛、嗜酸性肉芽肿、转移癌等病变鉴别，主要是寻找有无瘤巢。

三、骨母细胞瘤

是一种罕见的中间性成骨性肿瘤，局部可出现侵袭性。发病率为骨样骨瘤的 1/4 ~ 1/5。发病的高峰年龄为 10 ~ 30 岁。好发于中轴骨，近 1/2 的病例发生在脊柱的椎体附件上，1/3 的病例位于长骨的骨干或干骺端。影像学上主要表现为溶骨性骨质破坏，边界清楚，周围稍硬化。

【病理诊断要点】

1. 体积较骨样骨瘤大，直径为 3 ~ 6cm，粉红色肉芽样。

2. 镜下观 为网状排列的骨小梁，小梁表面有一层骨母细胞被覆，小梁间为疏松纤维血管间质，肿瘤中无软骨，无坏死，肿瘤边缘无浸润。

3. 侵袭性骨母细胞瘤 是指局部具有侵袭行为的骨母细胞瘤，肿瘤浸润骨皮质甚至至周围软组织，肿瘤性骨母细胞不但生长活跃，且具有一定的异型性及核分裂，细胞间骨样组织较少且排列

不规则，肿瘤边缘有浸润。临床易复发，偶见转移，属低度恶性
肿瘤。

【鉴别诊断】

1．骨样骨瘤　镜下改变类似于骨母细胞瘤，但体积较骨母细
胞瘤小，疼痛明显，周围硬化明显，小梁间骨母细胞稀疏，生长不
活跃。

2．骨肉瘤　影像学上常有明显的骨质破坏，有骨膜反应。镜
下瘤细胞异型明显，核分裂多见，所形成的骨样组织不成熟，常可
见肿瘤性软骨及纤维肉瘤样成分。

四、骨肉瘤

是青少年最为常见的非造血性骨恶性肿瘤，肿瘤由肿瘤性骨、
软骨和恶性间叶成分组成，其中肿瘤细胞直接成骨为诊断的主要依
据。根据发生经过、发病部位、组织形态等又可将其分为若干种类
型，见表 25-1。

表 25-1　骨肉瘤的分型

原发性	中心型：普通型，血管扩张型，小细胞型，髓内高分化型
	骨表面型：骨旁，骨膜，骨表面高度恶性，去分化骨肉瘤
继发性	继发于 Paget 病，纤维异常增殖症，骨软骨瘤及放疗后

（一）普通型骨肉瘤

最为常见，好发于青少年。X 线见长骨干骺端大片骨质破坏
并在软组织中形成肿块，有骨膜反应，形成 Codman 三角等。预
后差。

【病理诊断要点】

1．肉眼观　肿瘤呈灰白色，软硬不一，1/4 病例中见软骨，可
伴有出血、坏死及囊性变。

2．镜下观　瘤细胞呈卵圆形或梭形，核深染如炭块状，易见
核分裂，胞质丰富嗜酸性，异型性显著。肿瘤细胞可分为三种基本
类型：骨母细胞、软骨母细胞及纤维母细胞。肿瘤细胞直接产生骨

样基质、软骨基质和胶原纤维,其中肿瘤性成骨是诊断的关键,判断肿瘤性成骨时要十分慎重,要除外反应骨、残存骨、软骨化骨等非肿瘤性病变,其鉴别点见表25-2。根据肿瘤中三种成分的多少,普通型骨肉瘤又可分为骨母细胞型、软骨母细胞型和纤维母细胞型。成骨型约占50%、成软骨型和成纤维型各占25%。

表25-2 各种成骨的鉴别

	肿瘤性成骨	反应骨	残存骨	软骨成骨
基质周围细胞	肿瘤性骨母细胞	正常骨母细胞	无骨母细胞	软骨细胞
基质	幼稚的花边骨,排列紊乱	成熟骨小梁,排列有方向性	骨小梁宽大,可见钙化及黏合线	在软骨背景中出现的骨小梁
基质内细胞	常为肿瘤性细胞	骨细胞多	骨细胞消失	骨小梁中可残留软骨细胞

【鉴别诊断】

1. 纤维母细胞型骨肉瘤与纤维异常增殖症 后者临床呈良性,X线下可见膨胀性破坏,镜下观:纤维样细胞形态规则无异型性,骨基质呈鱼钩或逗点状。前者则细胞异型,明显具有肿瘤特征,骨基质不成熟且排列紊乱。

2. 纤维母细胞型骨肉瘤与纤维肉瘤 后者无成骨,且瘤细胞AKP、BMP及骨钙素均阴性。

3. 骨母细胞型骨肉瘤与骨母细胞瘤 后者中的骨样组织表面有骨母细胞被覆,而骨肉瘤中的骨样组织周围为异型的肿瘤细胞。

4. 富于巨细胞的骨肉瘤与骨巨细胞瘤 前者多数发生在骨骼尚未发育成熟的青少年,可见肿瘤性成骨,多核巨细胞与背景细胞恶性程度不一致。后者多发生在骨骼发育成熟后,多核巨细胞与背景的基质细胞核形态相似,无肿瘤性成骨。

5. 骨母细胞型骨肉瘤与硬化性骨髓炎 病变性质有本质不同,需慎重区别,详见表25-3。

表 25-3　成骨型骨肉瘤与硬化性骨髓炎的鉴别

	成骨型骨肉瘤	硬化性骨髓炎
临床过程	持续进展，无急性期	有急性炎症期，后转为慢性
症状	夜间痛明显	不明显
化验	碱性磷酸酶高，中性粒细胞正常	碱性磷酸酶正常，中性粒细胞计数升高
X线	髓腔内有密度增高的肿物，皮质破坏形成软组织肿物，其中可见肿瘤骨	髓腔狭窄，皮质增厚有死骨及骨形成
病理	肿瘤性骨小梁间可见恶性肿瘤细胞	新生骨小梁间为增生结缔组织及炎细胞浸润

（二）血管扩张型骨肉瘤

骨肉瘤的一种少见类型，好发于青少年男性，X线显示为纯溶骨性破坏，成骨不明显，类似于动脉瘤样骨囊肿。

【病理诊断要点】

1. 肉眼观　为囊性，有不完全分隔，内含血液。

2. 低倍镜下类似动脉瘤样骨囊肿；高倍镜下在间隔及囊腔内有高度恶性的肿瘤细胞，囊壁可见非常纤细的肿瘤性骨样组织。

【鉴别诊断】

主要与动脉瘤样骨囊肿鉴别：后者囊壁为纤维母细胞，无异型肿瘤细胞成分，其中虽可有骨化，但骨小梁成熟绕腔排列与骨肉瘤不同。

（三）小细胞性骨肉瘤

为骨肉瘤的少见类型，发病年龄 10～20 岁，女性略多见。X线显示以髓质及皮质溶骨性破坏为主的病变。

【病理诊断要点】

1. 肉眼观　肿瘤呈灰白色鱼肉样。

2. 镜下观　肿瘤细胞圆形或卵圆形，体积较小，染色质细，核仁不明显，肿瘤细胞弥漫分布，无特殊排列，仔细寻找在肿瘤组织间可见少量肿瘤性成骨，常为幼稚的花边样骨样基质。

【鉴别诊断】

常见骨的小细胞性恶性肿瘤的鉴别详见表 25-4。

（四）低级别中心性骨肉瘤

也称髓内高分化骨肉瘤，成人好发，病程较长，股骨远端好发。多数病例 X 线呈典型的恶性肿瘤表现，少部分病变边界清楚，骨化明显。

【病理诊断要点】

1．肉眼观　肿瘤质地硬，有骨化和（或）纤维化。

2．镜下观　瘤细胞长梭形，异型性不明显，核分裂罕见，细胞间有丰富的胶原纤维和骨小梁，骨梁多为宽梁状的编织结构，分化较成熟，类似成熟的板层骨，肿瘤常浸润皮质骨。

【鉴别诊断】

1．侵袭性纤维瘤病　中心无肿瘤性骨样组织，纤维母细胞分化更好，核分裂象罕见，骨内病变者不侵袭周围软组织。

2．与纤维结构不良鉴别　组织学上易与后者混淆，但后者所形成的编织骨短而弯曲，也比较纤细，无恶性纤维性细胞，也无浸润破坏性生长特点，影像学对于鉴别两者有帮助。

（五）骨旁骨肉瘤

也称为皮质旁骨肉瘤，是起源于骨表面的低级别的骨肉瘤，肿瘤位于骨皮质旁。女性多于男性，好发于 20 ~ 30 岁的青壮年，平均年龄高于普通型骨肉瘤。股骨远端后侧面是其经典的发病部位。X 线显示附着于长骨干骺端骨皮质表面的高密度的阴影，肿瘤有时绕骨干生长形成衣领状生长倾向。预后好，罕见转移。

【病理诊断要点】

1．肿瘤附着于骨皮质表面，基底宽大，切面质硬，有时可见软骨岛。

2．镜下观　见多量高分化的骨小梁，部分骨小梁可为成熟的板层骨，但骨小梁表面缺乏正常的骨母细胞，小梁间为细胞稀少的纤维间质，细胞分化好，核分裂罕见，肿瘤周边部有时可见软骨岛。

【鉴别诊断】

骨旁骨肉瘤与骨化性肌炎：后者有分带结构，越近病变边缘骨

表 25-4　常见骨的小细胞性恶性肿瘤的鉴别

	SOS	EW	MNB	MTCS	ML	PCM	TSC
高发年龄	10～20 岁	5 岁以上	5 岁以下	10～29 岁	成年人多见	老年人多见	中老年人多见
常见部位	长骨骨干骺端	长骨骨干	颅骨	颌骨、肋骨、椎骨、骨盆等	四肢骨及脊柱骨	常为多骨病变	中轴骨及长骨的近侧端
菊形团	无	有	真性菊形团	无	无	无	无
血管周细胞瘤样结构	无	无	无	有	无	无	无
软骨分化	无	无	无	有	无	无	无
肿瘤性成骨	有	无	无	无	无	无	无
癌性间质	无	无	无	无	无	无	有
免疫组织化学染色	Vimentin +	CD99+, Vimentin+, NSE+/-, CgA+/-, Syn+/-	S-100+, NF+, NSE+	软骨: S-100+, 同叶细胞: Vimentin+, CD99+	LCA+, CD20+, CD79a+	CD38+, CD138+	CgA+, Syn+
特染		有丰富的糖原 PAS++				派若宁＋	
电镜	呈低分化, 胞质及细胞器少	有丰富的糖原	神经微丝, 微管及神经内分泌颗粒	缺乏特异性分化		层状排列的粗面内质网	可见神经内分泌颗粒
细胞遗传学	偶见 t (11: 22)	85% 出现 t(11: 22)	不出现 t (11: 22)				

注: SOS: 小细胞性骨肉瘤; EW: 尤文肉瘤; MNB: 转移性神经母细胞瘤; MTCS: 间叶性软骨肉瘤; ML: 恶性淋巴瘤;
PCM: 浆细胞骨髓瘤; TSC: 转移性小细胞癌

小梁越成熟，前者无此特征。

（六）骨膜骨肉瘤

为骨表面中度恶性的骨肉瘤，平均发病年龄为 21 岁，略高于普通型骨肉瘤，但低于骨旁骨肉瘤。好发于长骨骨干，骨皮质外层可有侵蚀，但不侵犯髓腔。

【病理诊断要点】

1．肿瘤位于骨皮质表面，切面可见垂直于骨皮质的钙化骨针。

2．肿瘤镜下表现与软骨母细胞型骨肉瘤相同，以成软骨为主，但其间可见明确的肿瘤性成骨。

（七）骨表面高度恶性骨肉瘤

为发生在骨表面的高度恶性的成骨肿瘤，无或仅有小范围的髓内浸润。好发于长骨干骺端或骨干及干骺间区。

【病理诊断要点】

1．肉眼观　所见为附着于骨表面的肿块，局部皮质常有侵蚀。

2．镜下观　有与普通型骨肉瘤相同的组织学表现，可以是骨母细胞型、软骨母细胞型及纤维母细胞型，也可以是多种组织学类型相混合。

第三节　纤维性及纤维组织细胞性肿瘤

一、促结缔组织增生性纤维瘤

也称为韧带样纤维瘤，是一种少见的，非转移性，形态学良性，但生物学行为具有侵袭性的骨肿瘤，类似于软组织的同名肿瘤，但是免疫组化和分子遗传学研究并未显示典型的 β-catenin 通路的改变。好发于青年，颌骨最为多见，其次为股骨等长骨的干骺端。影像学表现为干骺端边界清楚的溶骨性病变。

【病理诊断要点】

1．肉眼观　类似于软组织的韧带样纤维瘤，灰白色，质地较硬韧。

2．镜下观　在大量粗大玻璃样变的胶原纤维束背景下有少量梭形纤维母细胞及肌纤维母细胞，细胞无明显异型，核分裂象罕见。肿瘤可向周围软组织浸润生长。周边可见非肿瘤性骨小梁。

【鉴别诊断】

1．髓内高分化骨肉瘤 肿瘤组织中可见肿瘤性成骨，纤维母细胞更为丰富，常可找见核分裂象或病理性分裂象，以及分化较幼稚的区域，肿瘤呈浸润性生长，影像学为边界不清的肿块并常伴有骨皮质的破坏。

2．纤维结构不良 纤维背景中有不规则编织样骨及字母型的骨小梁。

二、纤维肉瘤

此瘤在软组织中最常见，但在骨内部却较罕见。可继发于骨梗死或放疗后。发病年龄 10 ～ 60 岁。长骨干骺端为其常见部位。

【病理诊断要点】

病理形态与软组织中纤维肉瘤一致，由梭形肿瘤细胞组成，其间有丰富的胶原纤维呈囊状或编织状排列，细胞分化程度不一，可分为高分化、中分化和低分化，肿瘤中无肿瘤性成骨或成软骨现象。

三、干骺端纤维缺损、非骨化性纤维瘤及纤维组织细胞瘤

罕见。三者在组织学形态上难以区别，均由车辐状排列的梭形细胞、泡沫细胞及多核巨细胞组成，并散在有炎细胞浸润。但其在临床及影像学上有区别。

1．干骺端纤维性缺损 见于儿童及青少年，无明显症状，随年龄增长多数病例可自行消退，影像学表现为长骨干骺端偏心性不规则皮质缺损。

2．非骨化性纤维瘤 干骺纤维性缺损病变继续发展累及骨髓腔，周围出现完整或不完整的硬化性边缘，且出现明显的症状。

3.纤维组织细胞瘤 多发生在 20 岁以后的成人，可出现疼痛等症状，其发生部位以骨盆较多，影像学表现为骨内偏心性溶骨性病变，边界清楚，2/3 的病例可出现硬化性边缘。

第四节　淋巴造血系统肿瘤

一、浆细胞骨髓瘤

是一种骨髓衍生的单克隆性浆细胞肿瘤，可单发，常多发，好发于老年人。临床上以局部疼痛及病理性骨折为主要症状，实验室检查：红细胞沉降率（血沉）增快，血中单克隆免疫球蛋白（M-蛋白）增高，尿中出现轻链蛋白（Bence-Jones）阳性。影像学上可见多发性钻孔状骨质破坏。

【病理诊断要点】

1. 镜下观　肿瘤性浆细胞弥漫性、单克隆性增生，肿瘤细胞核偏位，染色质凝集，常见双核及巨核浆细胞，有时见淋巴样细胞，系浆细胞低分化的表现。肿瘤中可见淀粉样物质沉着。

2. 电镜下　胞质内有丰富的粗面内质网。

3. 免疫组化染色　大多数浆细胞瘤 LCA 及 CD20 阴性，CD38、CD138、Mum-1 及 CD79a 阳性，且 kappa 或 lambda 呈单克隆性表达。

【鉴别诊断】

1. 反应性浆细胞增生　在慢性骨髓炎及其他感染性骨髓病变中可见大量浆细胞反应性增生，此时病变中浆细胞分化成熟且混杂其他炎细胞，应用免疫组织化学染色标记 κ、λ 轻链显示为多克隆性。

2. 转移癌　也好发于老年人，免疫组织化学染色 CK 阳性，CD38 及 CD79a 阴性。

3. 淋巴瘤　常伴有淋巴结或淋巴组织的受累，免疫组织化学染色 LCA 及 CD20 等标志物阳性，而 CD38 及 CD138 等浆细胞标志物阴性。

二、骨恶性淋巴瘤

是指由恶性淋巴造血细胞构成的骨内肿瘤性病变。包括原发性和继发性骨淋巴瘤。发病年龄以成人为主，男性略多于女性。原发

性者好发于四肢骨，继发性者则常累及中轴骨和颅面骨。影像学改
变缺乏特异性。

【病理诊断要点】

1. 骨恶性淋巴瘤的组织学分类和骨外淋巴瘤相同，但多数为
弥漫大 B 细胞型。生长方式具有特征性：骨小梁及骨髓脂肪常保
留其原有结构，肿瘤细胞浸润其中。

2. 免疫组织化学染色　LCA 阳性，B 细胞来源的淋巴瘤
CD20、CD79a 等 B 细胞标志物呈阳性。

【鉴别诊断】

详见表 25-4。

第五节　巨细胞肿瘤

是一种具有局部侵袭性行为的骨肿瘤，由成片分布的肿瘤性卵
圆形单核细胞和均匀分布的破骨样巨细胞组成。肿瘤主要发生在成
熟的骨骼中，典型部位在长骨的骨端及脊椎骨的椎体。女性略多于
男性，发病高峰年龄 20 ～ 45 岁。影像学为偏心性溶骨性破坏，受
累骨膨胀呈骨壳状，壳内有分隔。

【病理诊断要点】

1. 肉眼观　红黄相间、质地柔软的肿瘤组织，伴出血、坏死
及囊性变。

2. 镜下观　肿瘤由单核基质细胞及多核巨细胞组成，基质细
胞为圆形、卵圆形或短梭形；多核巨细胞体积大，胞质丰富、嗜酸
性，胞核数十个。多核巨细胞分布均匀。多核细胞的细胞核与单核
基质细胞相似。部分肿瘤组织中可以出现类似纤维组织细胞瘤样结
构，肿瘤周边部可出现反应性骨成分。约 1/3 的病例血管可出现瘤
栓，并不提示肿瘤会发生转移。

3. 组织学分级对判断预后无意义。当临床影像学及病理形态
学上观察到肿瘤对髓腔、皮质及软组织有浸润时，可诊断为侵袭性
巨细胞瘤。

4. 恶性巨细胞瘤（malignancy in giant cell tumor）　当在典型

的骨巨细胞瘤中出现明确的肉瘤成分，如：骨肉瘤、恶性纤维组织细胞瘤等则称为原发性恶性巨细胞瘤。而在典型的巨细胞瘤复发或放疗后出现肉瘤成分则称为继发性恶性巨细胞瘤。

5．组织化学与免疫组化　多核巨细胞及部分基质细胞酸性磷酸酶阳性，Vim、α-抗胰蛋白酶、α-抗糜蛋白酶、KP-1 及溶菌酶阳性，近年有文献报告单核细胞可表达 p63。

【鉴别诊断】

1．软骨母细胞瘤　好发于未成熟骨骼中，软骨母细胞均匀一致，胞膜清楚。免疫组化染色可表达 S-100、EMA。细胞之间有格子钙化，并可找到软骨基质，巨细胞小且分布不均，与巨细胞瘤不同。

2．甲状旁腺功能亢进　为全身性疾患，有全身骨质疏松和血钙升高。影像学表现为：在骨质疏松基础上出现多发性溶骨性破坏。

镜下观：见多核巨细胞分布不均匀，巨细胞小，且间质为成熟的纤维细胞，并可见大小不等的陈旧或新鲜出血灶。

3．动脉瘤样骨囊肿　病变很少位于骨端，多见于青少年。囊壁中有含血裂隙和窦状血管壁，多核巨细胞多见于出血灶附近，有时在囊壁周围有平行囊壁排列的反应性成骨。注意巨细胞瘤常继发动脉瘤样骨囊肿。

4．巨细胞修复性肉芽肿　好发在颅面骨及手足骨等特定部位。多核巨细胞体积小，呈灶状分布、且多位于出血灶周围，伴有胶原增生及肉芽肿样病变形成。

第六节　脊索瘤

是从原始脊索残件发生的低度到中等恶性度的肿瘤。脊索瘤只发生于中轴骨，尤其是脊柱的两端，其中 60% 发生在骶尾部，25% 在蝶枕部。发病高峰年龄在 50～60 岁。影像学表现为中轴骨的孤立性溶骨性骨质破坏。

【病理诊断要点】

1．肉眼观　肿瘤呈灰白色、分叶状、富于黏液。

2．镜下观 具有分叶状结构、黏液基质及空泡状肿瘤细胞三大特征。空泡状瘤细胞呈多角形或类圆形，呈索条状排列，细胞间有大量黏液。有时在黏液中可见单个大小较一致的上皮样细胞。发生在颅底蝶枕部的脊索瘤有时具有软骨瘤及脊索瘤双重成分，此时称为软骨瘤样脊索瘤。当在典型的脊索瘤中出现大片分界清楚的纤维肉瘤样或恶性纤维组织细胞瘤样区域时，称为去分化脊索瘤。

3．免疫组化 CK 及 EMA 上皮标志物、Vim 及 S-100 均阳性。

【鉴别诊断】

脊索瘤鉴别诊断见表 25-5。

表 25-5 脊索瘤鉴别诊断

鉴别要点	脊索瘤	软骨肉瘤	转移的黏液腺癌
部位	骶骨或颈椎	长骨近心端或扁骨	脊椎或扁平骨
其他处原发灶	无	无	有
X 线	单发性巨大膨胀性肿物	结节状肿物常伴有钙化	多发性溶骨性破坏
组织结构	分叶状或索条状	分叶状	不分叶，细胞呈腺样排列
细胞	空泡状细胞	多核、双核或巨核软骨细胞	上皮性细胞
CK 及 EMA	(+)	(−)	(+)
Vimentin	(+)	(+)	(−)
S-100	(+)	(+)	(−)

第七节 不能确定性质的肿瘤

一、单纯性骨囊肿

也称孤立性骨囊肿。绝大多数发生在 20 岁以前的青少年，长骨干骺部为其常见部位，影像学表现为长骨干骺端髓腔中央位的单房性病变。

【病理诊断要点】

1．囊肿呈单房性，内含淡黄色液体。

2．显微镜下囊壁由薄层纤维组织构成，可有反应性的骨样组织及编织骨。另可见少量破骨巨细胞。

二、动脉瘤样骨囊肿

是一种良性非肿瘤性骨病，有原发性及继发性两种。原发性动脉瘤样骨囊肿最常见于 20 岁以前的青少年。有 30% ~ 50% 的动脉瘤样骨囊肿是继发性病变，最常见的原发病变是骨巨细胞瘤、软骨母细胞瘤、骨母细胞瘤以及骨肉瘤。几乎所有的骨均可受累，但长骨干骺端及椎体的后部是其最为常见的发生部位。影像学显示偏心性多房性囊肿，向一侧膨出，周围有骨壳形成，CT 可见囊内液面。

【病理诊断要点】

1．手术中见囊内为血性液体，囊壁薄厚不一。送检组织为暗红色肉芽组织性囊壁，有时可见薄层骨壳。

2．镜下观　囊壁及囊内纤维间隔由纤维母细胞、组织细胞、散在多核巨细胞以及反应性编织骨组成，巨细胞分布不均匀，多沿囊壁分布，呈彩带样或花边样结构，这具有诊断意义。囊内壁缺乏内皮细胞。有时囊壁及间隔中可出现钙化性纤维黏液样病灶。

【鉴别诊断】

1．巨细胞瘤　发生在骨端，发病年龄较晚，多在骨成熟后。

镜下观：巨细胞瘤背景为卵圆形基质细胞，且巨细胞大，分布均匀。此病变常可继发动脉瘤样骨囊肿，此时注意寻找原发病变。

2．血管扩张性骨肉瘤　临床及影像学上非常相似，但在显微镜下观察：囊壁及间隔中有明显异型的肿瘤细胞，并可见病理性核分裂象，仔细寻找可见纤细的肿瘤性成骨。

3．单纯性骨囊肿　影像学上囊肿位于中央，大体囊肿内为淡黄色液体，无明显血肿样腔隙。囊壁纤维化、钙化及骨化，巨细胞数量少。

第八节　其他肿瘤及瘤样病变

一、纤维结构不良

也称为骨纤维异常增殖症。是一种骨发育异常，可单发或多发，多发者可伴有皮肤色素斑、内分泌紊乱和性早熟，称为Albright综合征。单发病变者高峰年龄为10～29岁。多发者则常在10岁前就出现症状。病变易累及颅面骨、肋骨和股骨。影像学显示为界线清楚的低密度膨胀性病变，边缘硬化。

【病理诊断要点】

1．肉眼观　病变灰白、硬韧、有砂砾感。

2．镜下观　显示主要有两种成分：一种为疏松排列的纤维母细胞，另一种为化生性骨成分，这种骨小梁纤细，排列不规则呈逗点状、鱼钩状，小梁周围无骨母细胞。有时可见少数破骨样巨细胞。部分病例中可见高分化的软骨岛成分，此时称为纤维软骨性结构不良。当纤维成分明显黏液变时，称为黏液样纤维结构不良。部分病例可合并动脉瘤样骨囊肿。

二、骨纤维结构不良

是一种良性自限性纤维性骨性病变，几乎只发生在胫骨及腓骨，偶见于尺桡骨。好发于10岁以前的儿童。影像学表现为皮质内偏心性、融合性溶骨性改变。

【病理诊断要点】

组织结构类似纤维结构不良：在增生的纤维细胞背景内有不规则编织性骨小梁，骨小梁较为成熟而规则，可见黏合线，并且在骨小梁周围有成排增生活跃的骨母细胞围绕。此种表现类似于颌骨的骨化性纤维瘤，因此，也有称其为长骨的骨化性纤维瘤。

三、朗格汉斯组织细胞增生症

是一种以朗格汉斯组织细胞增生为特征的肿瘤性病变，可引起孤立性或多发性骨质破坏，可同时累及其他脏器。曾被命名为骨嗜酸性肉芽肿。好发于儿童及青年人。任何骨均可受累，其中以颅面骨、椎骨、肋骨及盆骨最易受累。影像学表现为髓质骨的溶骨性破坏，病变呈卵圆形，边界清楚。病变的良、恶性需依据细胞分化、分裂活性、异型性以及病变侵犯的范围综合判断。

【病理诊断要点】

1. 大体 表现为质地柔软、灰红色组织。

2. 镜下观 诊断性细胞是朗格汉斯组织细胞，这种细胞常呈巢片状分布，胞质嗜酸浅染，宽窄不一，边界不清，核呈卵圆形，常可见核沟及分叶状结构。病变中还常出现组织细胞、嗜酸性粒细胞。

3. 免疫组织化学染色 肿瘤细胞 S-100 及 CD1a 阳性，CD68 不同程度阳性，但溶菌酶阴性。

四、尤文肉瘤

旧分类中将其命名为尤文肉瘤和原始神经外胚叶肿瘤（Ewing sarcoma/Primitive Neuroectodermal tumour，PNET），是一组显示不同程度神经外胚层分化的小圆细胞性肉瘤，其中的尤文肉瘤用于那些缺乏明确神经外胚层分化的肿瘤，而 PNET 则用于具有某些神经外胚层分化的肿瘤。新版 WHO 分类中只使用了尤文肉瘤名称。发病高峰年龄为 10～20 岁。临床上常伴有发热、贫血及红细胞沉降率（血沉）加快等症状。病变最常见的部位是长骨的骨干，X 线显示髓腔及皮质骨广泛溶骨性破坏伴葱皮样骨膜反应，无 Codman 三角形成。

【病理诊断要点】

1. 肉眼观 呈粉白色鱼肉样，伴出血、坏死。

2. 镜下观 肿瘤由小圆细胞组成，均匀一致，胞界不清，胞质富含糖原，瘤细胞可排列成假乳头、假花环样。肿瘤中可见大片的地图样坏死。

3. 大约 75% 的病例 PAS 染色阳性。

4. 免疫组化 Vimentin 及 CD99 阳性；PNET 可对一种或多种神经标志物呈阳性反应，如 NSE、SYN、CgA、NF 等；由 EWS-FLI1 融合所导致的 FLI1 蛋白，也可通过免疫组化方法检测到。

5. 电镜下 尤文肉瘤胞质中有丰富的糖原颗粒，PNET 部分细胞中可见神经微丝及微管分化。

6．分子遗传学研究显示，超过 95% 的 Ewing 肉瘤 /PNET 患者表现有 t（11；22）（q24；q12）或 t（21；22）（q22；q12）的交互易位，这种易位可导致位于 22q12 的 EWS 基因与 FLI1 基因或 ERG 基因融合。

【鉴别诊断】

1．转移性神经母细胞瘤　此瘤多发生在 5 岁以下的幼儿，常见的转移部位是颅骨，转移瘤有菊形团排列，细胞间有细丝状纤维。NF、NSE 及 S-100 阳性。神经外胚叶分化程度较 PNET 更为明显。

2．恶性淋巴瘤　发病年龄较高，但淋巴母细胞型淋巴瘤年龄较轻。肿瘤细胞弥漫分布，细胞核较 Ewing 肉瘤 /PNET 更具多形性，LCA 及 CD20 或 CD3 可以阳性。部分淋巴母细胞淋巴瘤可能没有明确的 T 细胞或 B 细胞标记的表达，而是表达 CD99，此时，非常易于 Ewing 肉瘤混淆，但淋巴母细胞瘤 TdT 呈阳性表达。

3．小细胞性骨肉瘤　发病年龄略高于 Ewing 肉瘤 /PNET，仔细寻找在肿瘤细胞间可见飘带样骨样组织。

五、长骨造釉细胞瘤

一种好发于胫骨骨干等长骨部位的、少见的原发性骨的纤维上皮性低度恶性肿瘤，也称为颌骨外造釉细胞瘤或骨原发性纤维上皮性肿瘤。临床以疼痛、肿胀为主要症状。中位发病年龄在 25 ～ 35 岁。X 线显示为境界清楚的溶骨性膨胀性破坏，周围明显硬化，无骨膜反应。

【病理诊断要点】

1．肉眼观　肿瘤组织边界清楚，灰白色硬韧，可伴出血、囊性变、骨化及钙化。

2．镜下观　病变以增生的上皮巢埋藏于纤维间质中为特点。可分四型：基底细胞型、梭形细胞型、鳞状上皮型和管状或腺样型。有时可伴有纤维结构不良，称为骨纤维结构不良样造釉细胞瘤。

3．电镜下　胞质内有张力原纤维、细胞间有桥粒连接。

4．免疫组化染色　上皮细胞巢及梭形细胞均可表达 CK，证实其具有上皮性质。

【鉴别诊断】

1. 骨纤维结构不良 好发于青少年，无骨皮质破坏，肿瘤中无上皮成分。

2. 转移癌 年龄更大，影像学上常为多发性溶骨性破坏，镜下观：上皮细胞有明显的异型性，间质为成熟的纤维性癌性间质。

六、骨的未分化高级别多形性肉瘤

旧分类中将其诊断为恶性纤维组织细胞瘤，近年的软组织肿瘤诊断中已基本废弃了这一名称，2013 年版骨肿瘤分类中，也去除了这一命名，而是采用未分化肉瘤这一名称。这是一种由纤维母细胞及多形细胞构成，并伴有明显席纹状结构的骨恶性肿瘤。骨原发性的未分化肉瘤非常少见，多数为继发于骨梗死或放疗后的继发性肿瘤。发病年龄较一般骨肉瘤高，平均年龄在 40 岁左右，长骨干骺端为其好发部位。

病理形态与软组织未分化肉瘤相同。

【鉴别诊断】

骨原发性未分化肉瘤需与骨肉瘤、巨细胞瘤及纤维肉瘤鉴别，鉴别要点见表 25-6。

表 25-6 骨原发性未分化肉瘤与骨肉瘤、巨细胞瘤及纤维肉瘤鉴别

	骨肉瘤	纤维肉瘤	恶性骨巨细胞瘤	未分化肉瘤
发病年龄	10～20岁及40岁以上	30～40岁	20～40岁	40～60岁（偶见青少年）
骨膜反应	常有	少见	无	少见
镜下观	可见肿瘤性成骨及幼稚骨样组织	梭形细胞为主，有编织样结构	有基质细胞及多核巨细胞	组织细胞，席纹状排列的纤维母细胞
肿瘤性成骨	有	无	无	无

续表

	骨肉瘤	纤维肉瘤	恶性骨巨细胞瘤	未分化肉瘤
碱性磷酸酶	+	-	-	-
骨钙素	+	-	-	-
溶菌酶	-	-	部分 +	+
α-抗胰蛋白酶	-	-	部分 +	+

七、转移性骨肿瘤

是成人最常见的恶性骨肿瘤，所有恶性肿瘤均可转移到骨。最常见的骨转移部位是中轴骨和四肢长骨的近侧端。最常见的骨转移癌的原发灶是乳腺癌、肺癌、肾癌、甲状腺癌及前列腺癌。影像学检查：放射性核素扫描较 X 线敏感。大多数骨转移性病变以溶骨性改变为主，乳腺癌转移可形成溶骨与成骨混合性病变，而前列腺癌转移则常常呈成骨性改变。显微镜下诊断骨转移性肿瘤并不困难，但要确定原发病灶则有一定的难度，可结合相应的免疫标志物，为临床提示可能的原发部位。

八、骨化性肌炎

是一种发生在深部软组织的良性成骨性瘤样病变。常有创伤病史，病变生长较迅速，易误诊为肿瘤。影像学在病变最初的 2 ~ 3 周呈阴性表现，大约在病变的第 3 周后，出现周边钙化，中心透亮的病变区。

【病理诊断要点】

分带结构为其形态学特点。病变中心为生长活跃的梭形细胞，细胞有轻度异型，并可出现核分裂象。中间带为增生的骨小梁，小梁周围有活跃的骨母细胞。周边带为逐渐成熟的骨梁组织。

【鉴别诊断】

骨旁骨肉瘤：肿瘤没有分带结构，大部分骨小梁周围缺乏骨母细胞，小梁间为细胞稀少的纤维间质。

第九节　骨的非肿瘤性疾患

一、无菌性骨坏死

也称为缺血性骨坏死。通常是指原因不明的骨骺端骨软骨炎，其发生可能与损伤影响骨骺营养血管，造成血管闭塞有关。其中最常见的是股骨头的无菌性坏死。

【病理诊断要点】

病变主要位于关节软骨下区，早期骨细胞坏死陷窝空虚但小梁结构尚存，继而死骨逐渐吸收，新生血管及纤维组织长入坏死区，在坏死骨小梁一侧见破骨细胞，另一侧可有增生的骨母细胞并开始成骨，但新生骨替代过程极慢且支持力差，故受压后骨骺变宽变扁，并可继发退行性关节炎。

二、畸形性骨炎

又称为骨 Paget 病，是一种好发于北欧人的骨质异常增生和吸收的骨病。好发于 50 岁以上，男性多于女性。脊柱、骨盆和颅骨是其好发部位。疼痛、畸形为主要症状，常伴有骨折。

【病理诊断要点】

组织形态特征为溶骨与成骨并存，但骨质增生常常超过骨质吸收。骨小梁异常增粗，排列紊乱，边缘破骨细胞增多，继而成骨细胞增生活跃产生骨样基质贴附在骨小梁表面，形成新的板层骨，新旧骨质相互交错，形成特有的镶嵌结构，其间有增粗且曲折的黏合线。

三、甲状旁腺功能亢进

是由于甲状旁腺肿瘤或甲状旁腺增生所引起的全身性疾病。在骨引起的异常主要有两种形式：一种是弥漫性骨骼脱钙；另一种为多发性局限性棕色瘤或纤维囊性骨病，偶可单发。好发于 20 ～ 50 岁女性，骨痛为主要症状，伴有高血钙、低血磷及尿钙增高。影像学显示弥漫性骨质疏松及多发性、限局性、囊性骨质破坏。

【病理诊断要点】

1. 病变大小不一，圆形或不规则形，常有囊性变，切面棕红色，有新鲜或陈旧出血，亦称棕色瘤。

2. 显微镜下由增生的纤维组织、多少不等的陈旧或新鲜的出血灶、多核巨细胞及富有含铁黄素的吞噬细胞组成，多核巨细胞体积小分布不匀，增生的纤维组织中细胞梭长，胶原纤维丰富。

四、成骨不全症

是一种先天性结缔组织基质性疾病，由一系列特异性综合征组成。患者身材矮小，骨折、畸形为其主要症状，同时可伴有耳聋、成齿不全及蓝巩膜等异常表现。X 线示普遍性骨质疏松伴骨折，有大量骨痂形成及畸形愈合。四肢骨短小、成角畸形或假关节；脊柱常发生弯曲及椎体变扁；肋骨常出现多发骨折及胸廓畸形。

【病理诊断要点】

病变关键是骨小梁中沉积的网织纤维不能成熟为胶原纤维，故骨小梁不能成熟，显示骨小梁细而薄结构紊乱，不能形成致密板层骨，软骨成骨也只进行到软骨钙化不能达到软骨成骨。

五、骨硬化症

又名大理石骨，为家族性遗传性骨发育障碍。以全身骨密度明显增高为特点。临床分良性型和恶性型，前者见于成人，症状轻，可有肝、脾肿大、视力障碍及贫血。后者见于婴儿，有进行性贫血，血小板减少，肝、脾及淋巴结肿大，颅神经受压、脑积水和自发性骨折，患者多因贫血及脑积水死亡。

【病理诊断要点】

1. 本病关键性病变是破骨细胞功能不足，钙化软骨及新生骨不能及时吸收而骨增生又不断进行，故新生骨堆积，骨密度增高，皮、髓质分界不清如大理石样，髓腔狭小乃至消失。

镜下观：长骨干骺端柱状软骨带加宽、扭曲，在软骨下成骨过程中因软骨不能及时吸收，故可见钙化的骨基质中有残存软骨的现象，此病变中骨质虽密而不坚，易发生骨折。

2．代偿性造血　骨中哈弗管扩大，其内充满骨髓成分。肝、脾及淋巴结中见髓外造血。

六、佝偻病

是由于维生素 D 缺乏或代谢异常所造成的疾病。1 ～ 6 岁儿童多见。临床表现为夜惊、多汗、出牙迟缓，囟门晚闭、方颅、串珠肋、鸡胸及 O 型腿等。

【病理诊断要点】

最明显的病变是软骨及新生骨钙化不足，在干骺端病变最显著，表现为干骺端软骨细胞增生，排列不规则，骺板增宽增厚，软骨细胞不能正常钙化、成熟和退变，血管不能伸入，妨碍正常成骨，故干骺端由钙化不足的软骨及未钙化的骨样组织形成，超过骨端呈杯状，此区软弱易曲折变形。

七、大块骨质溶解症

也称为 Gorham 病，原因不明，有人认为是一种少见的血管瘤病，因而将其归在骨的血管性肿瘤中，也有人认为它不是真正的血管肿瘤。临床上表现为骨质迅速吸收，易误诊为恶性肿瘤。患者多小于 40 岁，区域性、多骨发病，可累及盆骨、股骨和胫骨，或锁骨、肱骨和肩胛骨，后者常伴有乳糜胸。如不进行外科治疗，病人有较高的病死率。

【病理诊断要点】

1．肉眼观　受累骨皮质变薄，但不膨胀，髓腔空虚。

2．镜下观　骨小梁萎缩吸收，由增生的血管和结缔组织所代替，血管分支相互连接贯穿在结缔组织中如沟渠状。成骨及巨细胞增生均不明显，可见少量炎细胞。

【鉴别诊断】

大块骨质溶解症是一种相当罕见的病变，并且无特异性病理表现，应在除外其他引起骨质溶解的疾病后，如感染、肿瘤、炎症以及内分泌紊乱等再做出诊断。

第十节　关节疾病

一、类风湿关节炎

是以关节受累为主的慢性自身免疫性疾病。分为中心性和周边性，前者累及脊柱、骶髂关节和髋关节，亦称强直性脊柱炎；后者累及手、足小关节。青壮年女性好发。

【病理诊断要点】

1．基本特点是非特异性慢性炎、关节炎症性破坏粘连，以及多量淋巴细胞、浆细胞增生浸润，可有淋巴滤泡形成。

2．早期病变可见滑膜充血、水肿，被覆细胞呈绒毛状增生，表面纤维素样物质沉着，深部及血管周围浆细胞及淋巴细胞浸润，可形成淋巴滤泡，血管内皮增生肿胀，管腔狭窄，偶有血栓形成。此外富于血管的肉芽组织向关节软骨延伸形成血管翳，从而破坏软骨及软骨下骨板，形成死骨。

3．晚期可见纤维素性渗出物及坏死组织机化，使关节面黏连形成纤维性或骨性强直。

4．部分患者在关节周围的皮下组织中可出现类风湿结节，表现为中心纤维素样坏死，周围为栅栏状排列的组织细胞及套袖样分布的慢性炎症细胞。

【鉴别诊断】

1．累及膝关节者需与色素性绒毛结节性滑膜炎鉴别，见后文。

2．牛皮癣及 Reiter 综合征时均可伴有关节炎，其形态与类风湿相似，需结合临床鉴别。牛皮癣性关节炎有皮肤病变。Reiter 综合征伴结膜炎及非淋病性化脓性尿道炎。

3．风湿性关节炎　主要累及大关节，活动期后炎症完全消散，不破坏软骨及骨组织，不造成强直及关节黏连。

二、骨性关节炎

也称变性性关节病。是一种老年人骨关节退行性病变。好发在髋、膝及踝关节；颈椎及腰椎亦可发生。关节疼痛、活动受限为主要症状，关节腔内有游离体可造成绞锁。

【病理诊断要点】

1．软骨表面粗糙，弹性减低，软骨碎片脱落使软骨面变薄。镜下软骨基质失去均质性，软骨细胞肿胀崩解，软骨面糜烂进而剥脱，其下骨组织暴露。

2．软骨下表层骨可出现坏死，骨小梁微小骨折。局部骨溶解，被纤维黏液样组织取代，形成软骨下囊肿。

3．骨修复性改变表现为骨质增生及硬化，软骨增生形成软骨性骨赘并骨化，关节呈唇样改变，骨赘脱落形成游离体。

三、痛风性关节炎

是一种因嘌呤代谢障碍导致血及尿中尿酸增加，尿酸盐在关节和肾等器官沉积所引起的疾病。好发于40岁以上的中老年人，男性多于女性。常累及蹠趾关节，其次为踝、手、腕、肘关节。

【病理诊断要点】

1．早期显示非特异性炎，充血、炎细胞浸润、纤维素渗出及滑膜增生，偶见尿酸盐沉着，久之尿酸盐经滑液沉着在关节软骨，使软骨面糜烂呈白色斑，继而破坏软骨下骨板形成骨性关节炎，最终造成关节强直。

2．尿酸盐溶于水，故疑为痛风时标本应用无水乙醇固定。镜下：见痛风结节中心部有针状尿酸盐结晶，周围有栅栏状排列的组织细胞和异物巨细胞形成的肉芽肿，关节液涂片可找到尿酸盐结晶，具有诊断意义。

【鉴别诊断】

需与假性痛风鉴别，假性痛风是焦磷酸盐在软骨上沉着引起软骨坏死钙化。焦磷酸盐的结晶呈小菱形。

四、色素性绒毛结节性滑膜炎

是一种发生在关节、腱鞘或滑囊滑膜组织中，呈局部浸润性生长的纤维组织细胞性肿瘤。大体呈棕黄色，绒毛状，其中有大量含铁血黄素沉着。病变主要在关节腔时称为色素性绒毛结节性滑膜炎，病变主要位于关节外软组织时称为弥漫型腱鞘巨细胞瘤。好发于中青年，膝关节最常见，髋、踝、腕、肩关节次之。关节肿痛、血性积液、活动障碍为主要症状。

【病理诊断要点】

1. 病变发生在滑膜腔内者，滑膜绒毛状增生隆起，可融合成结节，其中血管丰富，由于大量含铁血黄素沉着呈铁锈色。增生的细胞包括组织细胞、泡沫细胞、多核巨细胞、纤维母细胞、淋巴细胞及浆细胞，其中可见滑膜裂隙，病变可侵及滑囊。

2. 病变在关节外软组织者，表现为弥漫生长的肿瘤组织，绒毛状结构不明显，含铁血黄素也较少，主要由增生的单核组织细胞及多核巨细胞组成。

3. 肿瘤细胞不同程度地表达单核/巨噬细胞抗原，如 KP-1、溶菌酶、α-抗胰蛋白酶等阳性，部分细胞还可表达 Desmin 及 SMA。

【鉴别诊断】

1. 非特异性或外伤性慢性滑膜炎　常有外伤病史，病变不侵及关节周软组织，故软组织中无组织细胞增生性病变，仅表现为单纯的滑膜的慢性炎症，滑膜可有绒毛状增生表现。

2. 滑膜肉瘤　病变发生在滑囊外软组织中，细胞异型性明显，有双相分化，无绒毛结构，含铁血黄素沉着不明显。

3. 类风湿关节炎　病变以淋巴细胞、浆细胞浸润为主，无明显组织细胞增生，滑膜虽可呈绒毛状增生但远不如色素性绒毛结节性滑膜炎严重，且类风湿临床为多发性病变，红细胞沉降率增快，类风湿因子阳性等有助鉴别。

4. 血友病性关节炎　血友病由于关节腔内出血可刺激滑膜增生，并可伴有大量含铁血黄素沉着。但病变只局限于滑膜表面，滑膜下组织无含铁血黄素沉着。

五、滑膜软骨瘤病

在滑膜内形成多发性化生性软骨结节，并可在关节腔内形成游离体。发病高峰年龄为 40～50 岁，男性多于女性，膝关节最易受累，其他大关节亦可发生。关节肿痛、活动障碍为主要症状，有时可发生关节绞锁。X线可见关节腔内有不透光结节。

【病理诊断要点】

1．肉眼观　可见滑膜增生，软骨化生形成灰白半透明的结节，与滑膜脱离后可形成游离体。

2．镜下观　滑膜下结缔组织中有许多软骨性结节，可钙化或骨化，软骨细胞无异型性，滑膜腔内游离体与滑膜内面的结节形态一致。

【鉴别诊断】

1．神经源性关节炎　其关节囊内虽也可有游离体，但它是由骨或软骨碎片组成，形状不圆滑，有明显变性，与周围滑膜无过渡。

2．骨性关节炎及类风湿关节炎　这两种关节炎在滑膜内均无软骨化生的过程，故可与本病鉴别。

（沈丹华　韩　巽）

第二十六章　心脏、心包及血管

第一节　心肌活检

心肌活检又称心内膜心肌活检，已成为常用的检查手段。可通过开胸手术或经血管插管实施活检。活检所获材料一般较少，有条件者尽量对所获心肌标本进行全面形态学检查，包括电镜、组化及免疫组化等。在诊断过程中应强调综合分析判断，有困难时可作单纯描述性诊断报告，临床医生结合病理所见综合分析诊断。心肌活检最常见的合并症为心包积血，最严重的合并症为心脏穿孔。下面介绍通过心内膜心肌活检可以获得正确诊断的常见疾病的病理诊断要点。

一、特发性肥厚性心肌病

【病理诊断要点】
1．心肌细胞肥大，肌纤维排列紊乱。
2．电镜下可见心肌细胞内肌原纤维结构紊乱。
3．少数病例可见心肌内灶状淋巴细胞浸润及小动脉内膜增厚。
4．心肌间质纤维化。
5．心室间隔病变较显著。
这些变化是非特异性，要结合其他资料综合分析判断。

二、特发性扩张性心肌病

【病理诊断要点】
1．心肌肥大以及心肌变性，特别在心内膜下较明显。
2．可见灶状纤维化。
这些变化是非特异性的，而且必须与心肌炎鉴别。近年有人提出有病毒及自身免疫性炎的可能性，可以利用心肌活检材料作进一步的病毒检测。

小儿的心肌病有时可见一些特殊的组织学变化，称为致死性婴儿型嗜酸细胞心肌病，主要特点是可见特殊的胞质宽并伴有嗜酸性颗粒的组织细胞样细胞。

扩张性心肌病，临床主要特点是四个心腔均扩张，表现为充血性心力衰竭。可以引起心腔广泛扩张的弥漫性心肌损害的疾病很多，要结合多方面材料进行综合分析鉴别诊断。表26-1列出可引起充血性心力衰竭的常见病因。

表26-1 引起充血性心力衰竭的常见原因分类

感染	细菌，螺旋体，立克次体，病毒，真菌，原虫，寄生虫
特发性	炎症性（淋巴细胞性、嗜酸细胞性、巨细胞性），非炎症性
代谢性	内分泌紊乱性，储存性（如糖原沉着症），营养障碍性
自身免疫性或结缔组织性	
血液病	良性、恶性
肿瘤性	原发性，转移性
毒素及药物	环境毒物损伤，保健及治疗药物损伤，放射损伤
家族及遗传	
妊娠中毒性	

所谓特发性扩张性心肌病指无特殊原因的非炎症性心腔扩张、充血性心力衰竭。组织病理上仅表现为心肌肥大和变性，无炎症表现。有炎症者可能是心肌炎或其他原因引起的心肌损伤。

三、限制性心肌病

此病可分为活动期及非活动期。前者表现为明显嗜酸细胞浸润性心肌炎，非活动期则无明显嗜酸细胞浸润，心肌活检上无特异性变化。

四、异常物质沉着症

这是一组通过心肌活检可使大部分病例得以确诊的疾病。

1. 心肌淀粉样物质沉着症 心肌间质、血管壁可见淀粉样物质沉着。刚果红染色阳性。

2. 含铁血黄素沉着症 心肌间质含铁血黄素沉着，铁反应阳性。

3. 心肌血色病 心肌间质棕黄色色素沉着，似含铁血黄素，但铁反应阴性，黑色素阴性。

4. 心肌糖原沉着症 心肌细胞内大量糖原沉着。光镜下：心肌细胞内有明显糖原空泡，PAS 等糖原染色阳性。

这些异常物质沉着症常是多器官损伤，故可以参考其他器官变化诊断。

五、其他心肌病

右心室发育异常为家族性特发性心肌病，主要累及右心室，出现不同程度的脂肪和纤维组织浸润。

六、心肌炎

可通过心肌活检诊断一大组疾病：

1. 散在或灶状炎性细胞浸润，以淋巴细胞为主，还可出现一些嗜酸细胞、中性粒细胞、巨噬细胞以及多核细胞。

2. 心肌细胞有变性及坏死。

3. 心肌间质可有水肿或纤维化等病变。

根据炎症细胞的类型、炎症细胞的多少以及临床其他检查等综合分析诊断。可利用心肌活检材料进行病原学检查。

根据不同条件，心肌炎可作不同分类（表26-2）。

表 26-2　心肌炎的分类

分类条件	类型
经过	急性，快速进展，慢性
部位	心内膜下，心肌
程度	轻、中、重度
病变状况	活动型，非活动型（治愈型）
病因	细菌，病毒，霉菌，衣原体，原虫，寄生虫，胶原血管病（风湿），药物，放射性损伤，移植物排斥，原因不清（特发性），自身免疫性
病变特点	化脓性，浆液性，嗜酸性，淋巴细胞性，巨细胞性，非特异性，肉芽肿性，坏死性

从表 26-2 的病因分类中可以看出，心肌炎的病因是多种多样的，不同病因心肌炎的治疗及预后都有很大不同，表 26-3 列举了心肌炎中浸润细胞类型与可能原因的关系。

表 26-3　心肌炎的主要炎症细胞类型与可能原因或疾病

淋巴细胞	中性粒细胞	嗜酸细胞	巨细胞
特发性	特发性	特发性	特发性
病毒性	病毒（早期）	过敏性	结节病
螺旋体	儿茶酚胺类活性物质作用	寄生虫	过敏性
胶原血管病[①]	缺血性	嗜酸细胞增高综合征	肉芽肿性
结节病	细菌性	药物性[②]	药物性
自身免疫	霉菌性		
淋巴瘤	中毒性		

[①]胶原血管病：包括红斑狼疮、风湿、类风湿以及血管炎均可累及心脏，表现为多种多样非特异炎症，可以淋巴细胞为主，可呈浆液性，也可为肉芽肿性。
[②]药物诱发的心肌炎也呈多种多样，常为混合性炎症细胞浸润，伴有心肌变性坏死，不少诊断为特发性心肌炎的例子实为药物性的。故在心肌炎的诊断中要充分注意药物的作用。

七、缺血性心肌病

临床上鉴别心肌炎和心肌缺血较困难，但通过心肌活检区分二者较为容易，但当取材不适合时鉴别起来比较困难。缺血性心肌病或心肌梗死的诊断要点如下：

1．心肌可见肥大、空泡变、脂褐素沉着以及横纹结构不清等慢性缺血性变化。

2．可见小灶状瘢痕形成。

3．大片心肌坏死。

4．炎症细胞局限于坏死边缘。

5．不能检出病毒或其他病原体。

八、AIDS 的心肌病变

6% ～ 7% 的 AIDS 病人临床上有明显的心脏病变，诊断要点如下：

1．病变可累及心脏各层，表现为特发性心肌病、心肌炎或心肌感染，其中包括与免疫抑制因素有关的多种特异性感染。

2．可发生 Kaposi 肉瘤及恶性淋巴瘤浸润。

3．心肌中可检出 HIV。

九、心脏移植排斥反应

心肌活检是评价心脏移植排斥反应最为敏感的方法。临床上需要根据心肌活检结果来指导免疫抑制剂的应用。排斥反应的主要变化是血管周及间质内的淋巴细胞为主的炎症细胞浸润；灶状心肌细胞坏死，间质水肿以及坏死周围灶状中性粒细胞浸润。坏死程度、血管有无损害以及损伤的程度（坏死血管炎，间质出血以及水肿等提示血管的损伤）提示排斥反应的程度。

国际心脏移植协会对排斥反应的分类见表 26-4。

表 26-4 心脏移植排斥反应的国际分类

级别	组织学所见
0	无排斥变化
IA	灶状炎症细胞浸润，无坏死
IB	弥漫性轻度炎性细胞浸润，无坏死
II	炎症细胞浸润集中于有损伤心肌处
IIIA	多灶性浸润及心肌细胞损伤
IIIB	弥漫性浸润及坏死
IV	弥漫性浸润，并有心肌坏死、水肿、出血、血管炎等多种变化综合出现

也可将排斥反应分为如下三级四类：

（一）早期排斥反应（可逆性）

【病理诊断要点】

1．心内膜及间质水肿。

2．散在少量淋巴细胞浸润。

（二）中度排斥反应（可逆性）

【病理诊断要点】

1．间质或血管周或心内膜淋巴细胞浸润。

2．小灶状心肌细胞溶解坏死，表现为早期病变。

（三）严重排斥反应（不可逆或难以恢复）

【病理诊断要点】

1．间质出血。

2．淋巴细胞及中性粒细胞浸润。

3．心肌坏死明显。

4．血管炎（坏死性血管炎）。

（四）排斥反应吸收消退

【病理诊断要点】

1．纤维化

2．少量残存浆细胞、淋巴细胞浸润。

3．含铁血黄素沉着。

在心内膜下灶状坏死的病例，可有心内膜表面的血栓形成。大约 10% 的病例心肌活检中可检测到 EB 病毒。

在心脏移植术后为了观察受体对心脏的排斥情况要定期取心肌活检进行监测性观察。病理报告可参考上述分级进行观察报告。有条件而且必要时可利用 PCR 及其他分子生物学等技术进行病原学检查。

第二节　心瓣膜疾病

瓣膜置换术换下的瓣膜以及心瓣膜疾病时有时需要取活检对瓣膜疾病进行病理诊断。但瓣膜疾病病变一般无特异性，特别在组织学上常见的是诸如纤维化、钙化以及炎症细胞浸润等都是非特异性变化。有时也可见较为特异的淀粉样物质沉着症。故瓣膜疾病的活检组织学诊断较困难，要靠肉眼检查以及其他临床资料综合分析诊断。

瓣膜疾病常见原因，列于表 26-5 和表 26-6，供诊断时参考。

表 26-5　瓣膜疾病常见病因或疾病

二尖瓣疾病	主动脉瓣疾病
二尖瓣狭窄	主动脉瓣狭窄
炎症性瘢痕性（风湿性）或其他二尖瓣环钙化	先天性畸形钙化，老年性钙化性
二尖瓣闭锁不全	主动脉瓣闭锁不全
二尖瓣叶及连合处异常	主动脉瓣硬化卷曲
二尖瓣硬化卷曲	主动脉瓣根部分离
大的疣状血栓形成	主动脉瓣穿孔
二尖瓣穿孔	主动脉瓣血栓形成
二尖瓣松弛症（二尖瓣脱垂）	主动脉瓣破裂
二尖瓣附属器异常	

续表

二尖瓣疾病	主动脉瓣疾病
乳头肌断裂	
乳头肌功能不全（纤维性缺血性病变或梗死）	
腱索断裂	
左房室扩张相对性闭锁不全（充血性心肌病等）	
二尖瓣钙化	

表 26-6 列举瓣膜病变常见疾病。

表 26-6 瓣膜病变常见疾病

二尖瓣异常	炎症性（风湿性心内膜炎及细菌性心内膜炎等），先天性二尖瓣疾病（如二尖瓣松弛症），急性及治愈后心内膜炎，系统性红斑狼疮，Whipple 病，淋巴细胞性瓣膜炎，创伤性或医源性损伤
主动脉根部异常主动脉炎	梅毒性，类风湿性，强直性脊柱炎
主动脉根部扩张	特发性，马方综合征，Ehlers-Donlos 综合征，弹性假性黄色瘤
二尖瓣与主动脉联合异常	强直性脊柱炎，风湿病，类风湿关节炎，梅毒，马方综合征
其他	二尖瓣或主动脉瓣炎症性穿孔，先天性肺动脉瓣狭窄等

一、黏液瘤样瓣膜病

此病有许多名称，有称为水泡或气囊样二尖瓣、二尖瓣松弛症、浪花样二尖瓣症以及二尖瓣脱垂症等。最后一个名称是国内最常见的。

【病理诊断要点】

1．二尖瓣功能障碍，闭锁不全，一般是二尖瓣游离缘，特别是后瓣游离缘关闭时突入心房，故称为瓣膜松弛症。

2．瓣膜及腱索明显变长。

3．二尖瓣呈胶样，肉眼上腱索变长及瓣膜变长这两条具有决定诊断的指征。

4．个别病例腱索可发生断裂。

5．二尖瓣组织学示黏液变性，大量糖蛋白沉着呈海绵样。

此症目前已是国外因二尖瓣闭锁不全而施行手术的病例中最常见病因。

二、心内膜炎

这是引起二尖瓣或其他瓣膜病变中较常见疾病，外科标本中可以是急性或治愈性改变。心内膜炎的主要特点见表 26-7。

表 26-7　心内膜炎主要病理特点

常见部位	主动脉瓣，其次为二尖瓣或二者共患，右侧以三尖瓣最常见，肺动脉瓣少见
病因	
感染性	葡萄球菌，链球菌，假单孢菌，荚膜组织胞浆菌，各种真菌
非感染性	风湿，红斑狼疮
其他	非细菌性血栓性（恶性肿瘤，特别是广泛转移性腺癌继发高凝血症患者伴发），类癌综合征伴发
病理特点[①]	化脓性，非化脓性，急性或慢性炎，有纤维化或无明显纤维化，有血栓形成或无血栓形成（血栓又分为化脓性或非化脓性）

①肉眼检查注意有无瓣膜肥厚变形变硬，有无粘连及钙化；组织学上注意观察炎症细胞类型、数量及分布等，纤维化有无及程度；纤维素样坏死有无；有无肉芽肿；有无特殊的病原菌等。

第三节　心脏肿瘤

一、黏液瘤

【病理诊断要点】

1．这是心脏最常见的原发性肿瘤，约占 50%。少数病例有家族史。

2．中年妇女多见，绝大多数在左心，多为单发；家族性者较为年轻，而且男性稍多，约 1/3 病例有多发，常有心外其他异常。

3．息肉状或分叶状，较软，胶样，可有钙化，右侧钙化多见。

4．肿瘤由圆形、多角形或星状细胞组成，细胞之间有丰富黏液，为酸性黏多糖。少数细胞可呈实性团索。有的毛细血管较多。细胞分化较好，无明显多形性，核分裂象少见，常无坏死。

5．少数例子可见软骨及腺上皮分化，腺腔内有黏液分泌。称为腺样心脏黏液瘤。这可能是一种化生。

6．免疫组化染色　内皮标志物 CD31、CD34 表达广泛。Ⅷ因子局灶阳性。

二、横纹肌瘤及横纹肌瘤病

前者可能是良性肿瘤，后者可能是一种错构瘤。二者都是分化较好横纹肌增生性病变。前者有清楚界限，单发的肿瘤结节，后者无明显界限，可能为多发，如果有黏液成分可称为横纹肌黏液瘤。

三、间皮瘤

心脏间皮瘤可以起源于心外膜，也可以位于心腔内。

【病理诊断要点】

同一般间皮瘤。发生于心腔内者要与血管内皮瘤鉴别。间皮瘤有如下特点。

（1）呈乳头状、小囊腔或实性，无明显血管分化特点。

（2）上皮常有腺样特点。

（3）电镜下肿瘤细胞有细长微绒毛，相似于间皮。

（4）免疫组化Ⅷ因子阴性，但 Calretinin 及 HBME1 阳性。

四、乳头状纤维弹力瘤

【病理诊断要点】

1．常见于瓣膜表面小结节或乳头状增生。

2．表面被覆增生心内膜细胞，小乳头状结构。

3．间质常有玻璃样变性。可能是血栓机化结果，而不是真性肿瘤。

五、其他原发性良性肿瘤

副节瘤、颗粒细胞瘤、血管瘤、淋巴管瘤、脂肪瘤、血管脂肪瘤、神经纤维瘤以及节神经瘤等。心腔也可见一些组织异位引起的肿瘤样病变，如甲状腺异位。

六、横纹肌肉瘤

诊断标准同软组织横纹肌肉瘤。

七、其他恶性肿瘤

横纹肌样瘤、平滑肌肉瘤、恶性神经鞘瘤、纤维肉瘤、脂肪肉瘤、血管肉瘤、恶性纤维组织细胞瘤、滑膜肉瘤、Kaposi 肉瘤、恶性淋巴瘤、恶性黑色素瘤，以及一些转移癌或肉瘤等。

第四节　心包疾病

一、心包炎

感染或非感染性原因都可引发心包炎，多数情况下病因不清。有关心包炎的病因见表 26-8。

表 26-8　心包炎的病因

感染性：病毒性、结核性、细菌性、霉菌性、寄生虫性

新生物：原发性、继发性

黏液水肿

尿毒症

风湿性疾病：类风湿关节炎、系统性红斑狼疮、混合性结缔组织病、Sjögren 综合征、硬皮病

其他系统性疾病：结节病、多发性浆膜炎、Degos 病、获得性免疫缺陷综合征

透壁性心肌梗死后（急性）

心脏损伤后综合征：心包切除术后综合征、钝性胸部外伤、Dressler 综合征

放射线

药物诱发

胆固醇性心包炎

乳糜性心包积液

（一）急性心包炎

病因多样，诊断要点如下：

1．心包表面干燥、暗淡、粗糙，伴有纤维素性粘连。

2．心包腔内渗出物因病因不同而有差异，包括浆液性、纤维素性、化脓性、血性以及干酪样物。

3．炎症细胞浸润以中性粒细胞及淋巴细胞为主，伴有显著纤维素沉着。

4．微生物特殊染色　在感染的病例中可确定病原体。

（二）缩窄性心包炎

多数由结核引起，其他病因包括胸部放射、心脏手术以及特发性。

【病理诊断要点】

1．可发生于各种类型急性心包炎之后。

2．心包显著纤维性增厚，可伴有钙化。

3．严重心包粘连，伴心包腔闭塞。

4．显著纤维化，伴有钙化及少量慢性炎症细胞浸润。

5．可见吞噬含铁血黄素的巨噬细胞。

6．结核性缩窄性心包炎偶可见肉芽肿。

7．微生物染色有助于诊断。

二、心包囊肿

（一）心包憩室

【病理诊断要点】

1．含有三层心包结构。

2．与心包相通。

（二）间皮囊肿

【病理诊断要点】

1．内衬单层立方上皮。

2．免疫组织化学染色：calretinin（+），HBME1（+）。

（三）小腔渗出

【病理诊断要点】

1．发生于心脏手术后。

2．囊壁无内衬上皮。

（四）支气管源性囊肿

【病理诊断要点】

1．内衬支气管黏膜上皮。

2．纤维肌性囊壁中偶见软骨岛和浆液 - 黏液性腺体。

三、心包肿瘤

良性肿瘤少见，包括孤立性纤维性肿瘤及平滑肌瘤等。心包常见的原发性恶性肿瘤为恶性间皮瘤，其发生与接触石棉有关；少见的恶性肿瘤包括生殖细胞肿瘤、原发性血管肉瘤、恶性小细胞肿瘤。转移性肿瘤比原发性肿瘤更多见，包括转移性肺癌、乳腺癌、肾细胞癌及肝细胞癌等。

第五节　血管疾病

一、动脉粥样硬化

此病变发生于弹力动脉及弹力肌性动脉，见于四肢动脉、冠状动脉及主动脉等。

【病理诊断要点】

1．内膜斑块形成　斑块可由沉着脂性物质和（或）增生平滑肌及纤维细胞和胶原纤维组成。

2．斑块表面可见溃疡或血栓形成。

3．内膜纤维性增厚，其中可有变性坏死及钙化，内弹力板萎缩，甚至破坏。

4．少数中层萎缩，黏液变性、玻璃样变性以及胶原纤维增生等。

5．外膜纤维化，可见少数慢性炎症细胞浸润。

由于病变早晚不同，病变有所差异。主要是内膜斑块形成、纤维化，以及管腔变小，甚至闭塞。

二、动脉瘤

这是心或血管壁由于各种原因造成损伤，变薄，张力减弱而向外膨出形成的憩室样病变。

【病理诊断要点】

1．心或动脉壁向外膨出，形成囊样隆起。

2．触之有搏动，局部心或心血管壁变薄。

3．不同病因形成的动脉瘤，组织学有所差异，最主要的特征性变化是局部，特别是中层组织有变性、坏死或炎症，以及纤维化等病变。

4．炎症者有的病例可查见病原，如螺旋体（梅毒）、霉菌或其他细菌等。

5．动脉瘤大多发生于主动脉，也可见于四肢动脉以及其他小动脉、心瓣膜甚至静脉。

6．动脉瘤常有血栓形成，也可继发破裂而大出血。

7．根据发生部位、病理特点，必要时作病原学检查，并结合其他临床资料综合分析诊断。

三、动脉炎

（一）血栓闭塞性脉管炎

也称为 Buerger 病，是一种原因不清的中等大小动脉及静脉为主的血栓形成及炎症性病变，主要侵犯下肢血管。

【病理诊断要点】

1．临床常有间歇性跛行或疼痛，局部有缺血现象，甚至有坏疽形成。

2．常见于中青年人，男性多见。主要损害下肢动脉，静脉也有损害。

3．病变常为节段性，形成节段性结节病变。

4．早期为内膜坏死、血栓形成，全层性以中性粒细胞为主的炎症细胞浸润。晚期可见修复性纤维化，钙化。

主要特点为血栓性侵犯内膜为主的动脉炎，也有静脉受累。故它可能为较轻型侵犯下肢为主的局限型结节型多动脉炎。单从组织学上与结节型或巨细胞性动脉炎常难鉴别。

（二）大动脉炎

病变主要侵犯主动脉及其主要分支，常见于成年人，也可见于儿童。病变特点是大动脉局灶性慢性炎症，主要损害中层，可有中层变性坏死。常继发主动脉弯曲、动脉瘤形成以及主动脉破裂等。大动脉炎可以分为如下几型：

1．梅毒性主动脉炎

【病理诊断要点】

（1）主动脉中层小灶状淋巴细胞、浆细胞浸润，炎症细胞主要在滋养血管。

（2）中层灶状炎症性弹力纤维组织破坏或瘢痕形成。

（3）炎症病变中可查见梅毒螺旋体。

（4）外层也可见淋巴细胞、浆细胞性小血管炎。

（5）内膜可见纤维化，弹力组织有破坏。

（6）可见主动脉扩张或动脉瘤形成，主动脉环扩大，主动脉瓣联合处分离，形成主动脉关闭不全等。

2．Takayasu 病 主要累及主动脉主要分支，常见于上肢动脉主干起始部，动脉壁显示为慢性炎及纤维化，闭塞性病变。临床上相似于动脉硬化，有无脉症。大多为年轻人。病变也可累及主动脉及冠状动脉。

3．Kawasaki 病 主要见于婴儿，常由于动脉病变引起突然死亡。病变可累及冠状动脉及较大动脉。全层动脉炎及纤维化，常有动脉瘤形成。

4．其他类型主动脉炎 类风湿、强直性脊柱炎及硬皮病等可伴发主动脉炎，属于血管结缔组织病。

（三）侵犯中等大小动脉为主的动脉炎

1．结节性多动脉炎 根据病变分布可分为局限性及泛发型，或皮肤型及多器官侵犯型。皮肤型或局限型预后较好。一些器官的孤立性血管炎可属于局限型结节性动脉炎为主型。

【病理诊断要点】

（1）以中等大小动脉为主，也可侵犯静脉及小静脉的全层性或部分管壁坏死性血管炎。

（2）病变常呈节段性分布，故呈结节状。

（3）早期为典型的坏死性血管炎，也可继发血栓形成；中期有明显修复性病变即增生性肉芽性或纤维化病变，也可有多核巨细胞（对弹力组织坏死的吸收反应及肉芽肿形成）。晚期以增生闭塞纤维化为主要特点。

（4）较晚期血管周常有明显纤维化。

（5）常可见与血管炎有关的各种继发性病变，如血管周围非特异性慢性炎、出血、水肿、缺血性变性以及坏死等。

2．颞动脉炎 也称巨细胞性动脉炎或颅动脉炎。侵犯中等大小动脉，常侵犯颞动脉或其他部位动脉。美国风湿病学会选用的 5 个主要诊断标准为：年龄 50 岁左右、近期局限性头痛、颞动脉触痛、红细胞沉降率增快以及颞动脉活检阳性。如有三项或以上标准符合，则 90％ 以上可能为颞动脉炎。组织病理上特点主要为慢性坏死及增生闭塞性动脉炎。常为动脉壁灶状坏死，多有巨细胞反应。在巨细胞内可见吞噬弹力纤维。

这可能是结节性动脉炎的一个亚型，与结节性多动脉炎不同的是：

(1) 常为局限性或孤立性；

(2) 动脉壁坏死为灶状即较轻；

(3) 常有较明显吸收及修复性增生性病变；

(4) 也可有增生闭塞及血栓形成；

(5) 血管壁的炎症病变常有多核巨细胞。

此类动脉炎不单侵犯颞部，也可侵犯中枢神经系统、肾、心脏冠状动脉以及其他内脏。少数也有系统性损害者。

(四) 小动脉炎

常为对药物、细菌或抗原刺激引起的超敏反应性血管炎，大多为Ⅲ型超敏反应。也可伴有其他结缔组织病。根据分布可分为泛发性及局限型，或皮肤型及内脏型。典型病变为坏死性血管炎，即血管壁有纤维素样坏死及中性粒细胞为主的炎症细胞浸润，常有核尘，故也称白细胞破碎性血管炎。典型例子就是 Wegener 肉芽肿及皮肤型血管炎。

【病理诊断要点】

侵犯中等大小以下血管的血管炎的诊断有如下共同要点：

1．内皮细胞增生肿胀或变性坏死。

2．血管壁变性坏死，常为纤维素样坏死。

3．中性粒细胞浸润，常有核碎。

由于血管炎的原因、发病环节、病变经过、病变程度，以及侵犯血管大小不同等，病变有多样性。各型血管炎常有交叉。故血管炎的基本特点具备，但分类有困难时，可笼统诊断为血管炎综合征。

四、血栓性静脉炎

基本特点是静脉壁有炎症性改变并有血栓形成。内膜常有坏死及溃疡形成。静脉壁坏死，也可有巨细胞及肉芽肿形成。根据病程可分为急性期及慢性期，血栓可以机化，静脉可以闭塞，也可再通。血栓也可脱落导致肺栓塞。根据病因可以分为感染性或化脓性血栓性静脉炎及非感染性血栓性静脉炎。前者血栓易脱落。

五、静脉曲张

病因多种多样，下肢表浅静脉曲张常由于静脉瓣功能障碍，静脉扩张、弯曲、壁增厚、常有血栓形成，血栓可以机化，继而可发生钙及骨化等。

六、静脉淤滞

先天性静脉狭窄、静脉瓣功能不全、静脉血栓形成以及各种原因引起外压性（如肿瘤、瘢痕及妊娠增大的子宫等）静脉回流障碍等都可引起局部静脉淤滞。皮肤慢性静脉淤滞常引起淤滞性皮炎、淤滞性溃疡、静脉性坏疽。

（一）淤滞性皮炎

【病理诊断要点】

1．表皮增生肥厚。

2．慢性炎症（轻度）。

3．轻度纤维化。

4．静脉及毛细血管高度扩张淤滞。

5．出血及水肿。

（二）淤滞性溃疡

淤滞性皮炎病变加慢性溃疡。溃疡常难以治愈。

（三）静脉性坏疽

严重静脉淤滞，引起局部组织淤滞性出血、坏死，坏死组织明显水肿、出血，静脉显著扩张淤滞。可继发腐败菌或其他细菌感染而致坏疽。

肠系膜或肠壁血管炎症、血栓形成或栓塞及动脉硬化等血管疾病可引起肠壁动脉坏死或静脉性缺血、缺氧或淤血等，继发各种肠壁变化，称为缺血或缺氧性肠病。

七、血管肿瘤

大血管原发性肿瘤极为罕见，血管壁也极少出现转移性病灶。

约 2/3 的大血管原发性肿瘤发生于静脉，尤其是下腔静脉。其中大约 20% 为良性平滑肌瘤，其余多数为平滑肌肉瘤、纤维肉瘤、血管内膜肉瘤、血管肉瘤、横纹肌肉瘤及恶性纤维组织细胞瘤等，可统称为血管原发性肉瘤。

第六节　淋巴管疾病

一、淋巴水肿

因感染、创伤、阻塞及特发性原因导致淋巴回流不畅，如较大淋巴组清除或寄生虫病引起淋巴回流障碍引发淋巴水肿及相关病变。

【病理诊断要点】

1. 多数患者病程进展缓慢。

2. 伴有皮肤增厚，真皮水肿，淋巴管淤滞曲张。

3. 真皮轻度纤维化，可有少量慢性炎症细胞浸润，淋巴淤滞性皮炎。

二、淋巴管肿瘤

淋巴管的良性及恶性肿瘤请参见第二十三章"软组织"第九节。

（钱利华　高子芬　廖松林）

第二十七章　泌尿系统疾病

泌尿系统由肾、输尿管、膀胱及尿道组成，其中肾的结构功能及疾病均较复杂。

第一节　肾的疾病

肾的疾病依其主要受累部位，分为肾小球疾病、肾小管疾病、肾间质疾病、肾血管疾病及肾盂疾病。依病因发病机制分为超敏反应、感染、中毒、血液循环障碍，代谢障碍、肿瘤及先天性发育异常。

本章节拟以受累部位为主要线索，兼顾病因与发病机制作为分类叙述的原则。

一、肾小球疾病

病变主要定位于肾小球的肾疾病，称为肾小球疾病。以肾小球病变为唯一的或主要的病变部位、病变较一致、病原不太确切者称原发性肾小球疾病，而肾小球病变仅作为全身性疾病的一个组成部分、各肾小球病变不均一、病原较清楚者称继发性肾小球疾病。

根据受累肾小球的分布，可分为局灶性、局灶节段性、弥漫性、弥漫节段性病变。病变肾小球占全部肾小球的50%以上者，称弥漫性肾小球病变；不足50%者，称局灶性病变。受累肾小球毛细血管袢少于一个肾小球50%者，称节段性病变；多于一个肾小球毛细血管袢的50%者，称球性病变。

由于肾小球疾病常与超敏反应有关，而且肾小球毛细血管基底膜（GBM）、内皮细胞、上皮细胞、系膜细胞乃至肾小管、肾间质及肾血管常出现不同的改变，从而构成不同的疾病实体。因而，在病理学研究方法上，与其他疾病略有不同，一般需进行光学显微镜

（光镜）观察、免疫病理学检查（免疫荧光、免疫组化等）及电子显微镜（电镜）观察。在进行光学显微镜检查时，需要进行 HE、PAS、PASM、Masson 等特殊染色，以便清楚地显示各种肾小球细胞、基底膜及免疫复合物等。

（一）原发性肾小球疾病和肾小球肾炎

1. 微小病变性肾小球病

又称脂性肾病。主要见于儿童，以大量蛋白尿和肾病综合征为临床特点。

【病理诊断要点】

（1）光镜下：肾小球病变极轻微，肾小管上皮细胞常有脂肪变性。

（2）免疫病理学检查：均为阴性。

（3）电镜下：可见肾小球上皮细胞广泛的足突融合，无电子致密物。

2. 局灶性肾小球肾炎和局灶节段性肾小球硬化症

局灶性肾小球肾炎可见于任何年龄，以血尿、蛋白尿和隐匿性肾炎为主要临床表现。近年来，随着研究和诊断手段的进步，多数局灶性肾小球肾炎已划入了继发性肾小球肾炎，原发性局灶性肾小球肾炎已较少见。局灶节段性肾小球硬化症是局灶性肾小球肾炎的一个特殊类型，任何年龄均可发生，以大量蛋白尿和肾病综合征为主要临床表现。

【病理诊断要点】

（1）光镜下：不足一半的肾小球有病变，可以是坏死性、增生性或硬化性病变。局灶节段性肾小球硬化症可见部分肾小球呈现节段性和（或）球性硬化性病变，硬化性病灶可位于血管极处（门部型）、尿极处（顶端型）、内皮细胞和系膜细胞局灶增生伴足细胞增生（细胞型）、毛细血管袢塌陷伴足细胞增生（塌陷型），不能归入上述类型者，称非特殊型。肾小管呈现相应的灶状萎缩，肾间质灶状硬化。

（2）免疫病理学检查：原发性局灶性肾小球肾炎呈 IgG、C3 肾小球系膜区沉积。局灶节段性肾小球硬化症仅见 IgM 在病变肾小球沉积，或阴性。

（3）电镜下：局灶肾小球肾炎：肾小球系膜区可见电子致密物沉积。局灶节段性肾小球硬化症：肾小球上皮细胞广泛的足突融合，无电子致密物。

3. 膜性肾病

又称膜性肾小球肾炎，多见于中老年，以大量蛋白尿和肾病综合征为主要临床表现。

【病理诊断要点】

（1）光镜下：见表 27-1。

（2）免疫病理学检查：可见 IgG 和补体 C3 在肾小球毛细血管基底膜外侧呈细颗粒状沉积。

（3）电镜下：见表 27-1。

依病变发展的程度分为 Ⅰ～Ⅳ 期，光学显微镜及电子显微镜表现如表 27-1。

表 27-1　膜性肾病的光镜与电镜表现

分期	光学显微镜	电子显微镜
Ⅰ	病变不明显，仅有 GBM 的空泡变性及上皮下嗜复红蛋白少许颗粒状沉积	GBM 外侧少数电子致密物沉积，上皮细胞足突融合
Ⅱ	GBM 弥漫增厚，并向上皮侧形成多数钉突状结构，上皮下多数嗜复红蛋白颗粒沉积	GBM 弥漫增厚，外侧多数电子致密物沉积，GBM 向上皮侧多数钉突状增生
Ⅲ	GBM 弥漫增厚，GBM 内有颗粒状嗜复红蛋白沉积，GBM 呈链环状结构	GBM 弥漫增厚，GBM 内多数电子致密物沉积
Ⅳ	GBM 重度增厚，MM 增生，肾小球毛细血管闭塞及硬化	GBM 重度增厚，MM 增生，毛细血管闭塞，电子致密物无规律沉积，并伴吸收

注：GBM，肾小球毛细血管基底膜；MM，肾小球系膜基质。

4．毛细血管内增生性肾小球肾炎

又称急性弥漫增生性肾小球肾炎。多见于青少年，急性起病，以血尿、蛋白尿、少尿及肾性高血压为临床特点。

【病理诊断要点】

（1）光镜下：肾小球毛细血管内皮细胞和系膜细胞弥漫性增生，可有多少不等的中性粒细胞浸润。

（2）免疫病理学检查：可见 IgG 及补体 C1 沿肾小球毛细血管基底膜外侧呈粗颗粒状沉积。

（3）电镜下：除内皮细胞和系膜细胞增生外，可见基底膜外侧有驼峰状或小丘状电子致密物沉积。

5．系膜增生性肾小球肾炎

见于各年龄组，缓慢起病，临床表现多样。

【病理诊断要点】

（1）光镜下：肾小球系膜细胞和系膜基质轻重不等的弥漫性增生。

（2）免疫病理学检查：以 IgG 和 C3 沿系膜区团块状沉积。

（3）电镜下：电子致密物沉积于系膜区。以 IgM 沉积为主者，称 IgM 肾病。以 IgA 沉积为主者，称 IgA 肾病。以 C1q 沉积为主者，称 C1q 病。

6．膜增生性肾小球肾炎

可发生于各年龄组，慢性起病。以蛋白尿、血尿、肾病综合征及肾功能损伤为主要临床症状。

【病理诊断要点】

（1）光镜下：系膜细胞和系膜基质重度弥漫性增生，并广泛向内皮下插入，使毛细血管壁弥漫增厚，毛细血管基底膜增厚及双层和多层化，毛细血管腔狭窄，肾小球呈分叶状。

（2）免疫病理学检查：显示 IgG 及 C3 沿毛细血管壁和系膜区呈颗粒状沉积。

（3）电镜下：显示毛细血管基底膜内侧（称为Ⅰ型）或内侧及外则（称为Ⅲ型）和系膜区有电子致密物沉积。

7．电子致密物沉积病

多发生于青少年，急性发病。临床除蛋白尿、血尿外，低补体血症为其特点。

【病理诊断要点】

（1）光镜下：与Ⅰ型或Ⅲ型膜增生性肾小球肾炎相似。

（2）免疫病理学检查：补体 C3 呈团块状颗粒状沉积于毛细血管壁和系膜区。

（3）电镜下：可见毛细血管基底膜有带状电子致密物沉积。

8．新月体性肾小球肾炎

常发生于青少年。急性起病。以肾功能进行性损伤为主要临床特点。

【病理诊断要点】

（1）光镜下：可见肾小球毛细血管严重损伤，50% 的肾小囊内大量有形成分充填，形成细胞性、细胞纤维性或纤维性新月体。

（2）免疫病理学检查：分为三型，Ⅰ型：抗基底膜型，显示 IgG 和 C3 呈细线样沉积于毛细血管基底膜；Ⅱ型：免疫复合物型，IgG 或 IgA 或 IgM、C3 呈颗粒状或团块状沉积于毛细血管壁或系膜区；Ⅲ型：寡免疫复合物型，各种免疫球蛋白和补体均阴性，以血管炎多见。

（3）电镜下：除显示肾小球结构破坏外，尚可见或无电子致密物沉积于不同部位。

9．硬化性肾小球肾炎

成年人缓慢发病．以慢性肾衰竭为特点。

【病理诊断要点】

（1）光镜下：可见大部分肾小球（>50%）呈球形硬化，肾小管多灶状萎缩，部分代偿肥大，肾间质多灶状纤维化及小圆细胞浸润，小动脉壁增厚。属于肾小球病的终末阶段。

（2）免疫病理学及电镜检查：无意义。

以上是 9 种肾小球肾炎的基本病变类型，也是原发性肾小球肾炎的基本病变类型。继发性或系统性疾病的肾小球损伤也基本表现为上述的某种病理变化，如狼疮性肾炎、IgA 肾病等。

（二）继发性肾小球肾炎

1．狼疮性肾炎

系统性红斑狼疮是一种全身性自身超敏反应性疾病，90%以上患者均波及肾而导致肾小球肾炎。多见于年轻女性，肾小球损伤的病理类型包括系膜增生型、局灶型、弥漫增生型（重度系膜增生型、毛细血管内增生型、膜增生型、新月体型等）、膜性肾病型及硬化型。虽然所有狼疮性肾炎均可归入上述某一病理类型，但与相应的原发性肾小球疾病相比，仍有其本身的特点。

【病理诊断要点】

（1）临床确诊系统性红斑狼疮。

（2）病变的不典型性：狼疮性肾炎与相应的原发性肾小球肾炎的病理特点有所不同，如膜性肾小球肾炎仅有基底膜增厚，而膜型狼疮性肾炎则尚伴有系膜增生。

（3）病变的多样性：同一病例的不同肾小球，同一肾小球的不同节段，病变轻重常有不同，这是病变均一的原发性肾小球肾炎所不见的。根据肾小球的主要病变特点，分为轻微病变型、轻度系膜增生型、局灶型、弥漫增生型（中重度系膜增生、毛细血管内增生、膜增生、新月体等）、膜型、硬化型等。

（4）由于大量的免疫复合物沉积于肾小球毛细血管基底膜内侧，使之高度增厚，呈现白金耳样改变。

（5）常见肾小球内微血栓形成。

（6）由于抗核抗体的作用，可出现苏木素小体。

（7）常伴有肾小球外的严重病变，如间质炎症细胞浸润、小动脉炎等。

（8）免疫病理学检查显示 IgG、IgA、IgM、C3、C1q、C4、纤维蛋白等多种免疫球蛋白和补体的阳性表现。

（9）电镜检查：显示电子致密物的多部位沉积，并有指纹状及小管状特殊结构。

狼疮性肾炎需要特别注意其中的活动性病变，即各种肾小球细胞重度弥漫性增生（弥漫增生型狼疮性肾炎）、坏死、白细胞浸润、白金耳形成、小血栓形成、新月体形成、巨块状电子致密物沉积、间质的炎症细胞浸润、小血管纤维素样坏死等，因为这些活动性病变直接关系着患者的预后及治疗。

2．过敏紫癜性肾炎

过敏性紫癜患者中，有 20% ~ 30% 出现肾损伤，主要表现为肾小球肾炎。包括微小病变性肾小球病型、系膜增生型、局灶节段性病变型（坏死、增生和硬化）、毛细血管内增生型、膜增生型、新月体型及硬化型。其中以系膜增生型和局灶节段性病变型最多见。

【病理诊断要点】

（1）临床确诊过敏性紫癜。

（2）光镜下：可表现为轻微病变型、局灶型、系膜增生型、毛细血管内增生型、膜增生型、新月体型和硬化型等。以局灶型和系膜增生型多见。

（3）免疫病理学检查：显示免疫球蛋白 IgA 及补体 C3 为主，沉积于系膜区。

（4）电镜下：显示系膜区有电子致密物沉积。

3．IgA 肾病

是以肾小球系膜区大量 IgA 沉积为主要特点的肾小球病。我国很常见。

【病理诊断要点】

（1）光镜下：可表现为轻微病变型、局灶型、系膜增生型、毛细血管内增生型、膜增生型、新月体型和硬化型等。以局灶型和系膜增生型多见。

（2）免疫病理学检查：显示 IgA 和 C3 为主，沉积于系膜区。

（3）电镜下：可见大块电子致密物沉积于系膜区。

由上可见，诊断 IgA 肾病应首先除外能引起 IgA 在肾小球中沉积的其他疾病，如过敏紫癜性肾炎、狼疮性肾炎、肝病性肾小球病等。

4．抗基底膜性肾小球肾炎和 Goodpasture 综合征

患者体内出现抗基底膜抗体时，导致新月体性肾小球肾炎。若同时累及肺泡毛细血管基底膜时，新月体性肾小球肾炎同时合并肺泡壁破坏及肺出血，称 Goodpasture 综合征。

【病理诊断要点】

（1）光镜下：呈现坏死性和新月体性肾小球肾炎。

（2）免疫病理学检查：显示 IgG 和 C3 沿肾小球毛细血管基底膜以及肺泡壁毛细血管基底膜呈细线状沉积。

（3）电镜下：除显示肾小球崩解和新月体，无电子致密物出现。

5．乙型肝炎病毒和丙型肝炎病毒相关性肾炎

乙型或丙型肝炎病毒的感染，导致体内以病毒抗原成分和相应抗体形成的免疫复合物，诱发肾小球肾炎。

【病理诊断要点】

（1）临床确诊患者有乙型或丙型肝炎病毒的感染。

（2）免疫病理学检查：显示 IgG、IgA、IgM、C3、C1q、C4、纤维蛋白等多种免疫球蛋白和补体的阳性表现。

（3）肾小球内有乙型肝炎病毒或丙型肝炎病毒抗原沉积。

（4）乙型或丙型肝炎病毒相关性肾炎以膜性肾病型、膜增生性肾小球肾炎型常见，系膜增生型、毛细血管内增生型和局灶型也可出现。

（5）电镜下：显示肾小球内多部位的电子致密物沉积。

6．艾滋病病毒感染导致的肾疾病

艾滋病患者可出现大量蛋白尿乃至肾衰竭。

【病理诊断要】

（1）临床确诊了艾滋病。

（2）肾小球病变主要表现为塌陷型局灶节段性肾小球硬化症。

（3）肾内继发性感染：细菌、病毒、霉菌等。

（三）代谢异常或特殊蛋白沉积导致的肾小球疾病

在机体的代谢过程中，肾是一重要器官，各种代谢异常的疾病均可累及肾。

1．糖尿病肾病

病程超过 5 年的 1 型和 2 型糖尿病患者，可出现糖尿病肾小球硬化症，以大量蛋白尿、肾病综合征和肾功能不全为主要临床表现。

【病理诊断要点】

（1）临床确诊为长期糖尿病。

（2）肾小球系膜呈无细胞性结节状硬化，Kimmelstel-Wilson 结节形成，称结节硬化性糖尿病肾小球硬化症。

（3）肾小球系膜基质增生，基底膜增厚，称弥漫性糖尿病肾小球硬化症。

（4）免疫病理学检查：可见 IgG 沿肾小球毛细血管壁线状沉积。

（5）电镜检查：可见肾小球系膜基质增生，基底膜弥漫均质性增厚。

2．淀粉样变性肾病

淀粉样变性肾病是淀粉样变性病的一部分，中老年好发，以大量蛋白尿和肾病综合征为常见的临床表现。

【病理诊断要点】

（1）肾小球系膜区或毛细血管袢可见无结构的、团块状特殊蛋白物质沉积。

（2）刚果红染色呈阳性（砖红色），偏振光显微镜显示绿色。

（3）免疫病理学检查：显示轻链蛋白或淀粉样蛋白 A 阳性。

（4）电镜检查：可见直径 < 10nm、无序排列的淀粉样纤维。

3．脂蛋白肾小球病

属于常染色体隐性遗传性疾病。多见于儿童和青壮年。临床表现为大量蛋白尿，后期肾功能不全。

【病理诊断要点】

（1）肾小球毛细血管内充以非纤维素的血栓样物质。

（2）油红 O 染色显示血栓样物质中大量脂类。

（3）免疫病理学检查：显示 apoE 阳性。

（4）电镜检查：可见血栓样物质中大量脂质空泡。

4．轻链肾病

由于骨髓瘤引起的或特发性 κ 轻链蛋白沉积于肾小球导致。老年常见。临床表现以大量蛋白尿或肾病综合征常见。

【病理诊断要点】

（1）肾小球系膜区结节状硬化。

（2）免疫病理学检查：显示 κ 轻链蛋白在肾小球系膜区、毛细血管壁及肾小管基底膜呈团块状和线状沉积。

（3）电镜检查：可见肾小球毛细血管基底膜内侧条带状致密颗粒沉积。

5．巨球蛋白血症肾病（Waldenstrom macroglobulinemic nephropathy）

淋巴细胞、浆细胞增生性疾病引起血内以 IgM 为主的巨球蛋白增多。临床以大量蛋白尿和肾功能障碍常见。

【病理诊断要点】

（1）肾小球毛细血管内血栓样蛋白阻塞。

（2）免疫病理学检查：显示 IgM 沉积于毛细血管腔。

（3）电镜检查：可见血栓样物质中有结晶状结构。

二、肾小管疾病

病变主要定位于肾小管的肾疾病称肾小管疾病，又称肾病。肾小管损伤可因肾小球疾病而继发，而真正的肾小管疾病是指有害因素直接作用于肾小管的原发性肾小管损伤。

（一）高渗性肾病

静脉输入大量高张性物质（蔗糖、甘露醇、多聚葡萄糖制剂等）引起。

【病理诊断要点】

1．肾小管上皮细胞高度肿胀，胞质内出现多数密集的细小空泡使之呈透明状。

2．电镜下　可见增多肿胀的溶酶体，含有大量糖类及水分。

停止输入上述物质时，病变可恢复，故又称可复性肾病，病因不去除则可导致急性肾小管坏死。

（二）低钾性肾病

【病理诊断要点】

1．近端肾小管上皮细胞胞质出现巨大空泡。

2．电镜下　可见其基底皱褶呈泡状扩张。

（三）巴特综合征（Batter syndrome）

血浆血管紧张素 II 升高，高醛固酮血症，低钾血症，血压正常称巴特综合征。

【病理诊断要点】

光镜下：可见肾小管大空泡状变性，肾小球旁器肥大。

（四）管型肾病

多发性骨髓瘤患者，尿内出现大量轻链蛋白组成的本周蛋白，可在肾小管内形成浓稠的、不易排出的板层状管型，对局部肾小管导致严重损伤。

（五）高尿酸肾病

先天性或继发性血尿酸增高，经肾排出，在肾小管内浓缩后，呈尿酸盐沉积而损伤肾小管，进而沉积于肾间质，导致高尿酸肾病或痛风肾。

【病理诊断要点】

光镜下：可见肾小管和（或）肾间质内有尿酸盐结晶沉积，并有炎症反应和纤维化。

（六）急性肾小管坏死

急性肾小管坏死可由休克性肾缺血和毒性物质（汞、铅、砷等重金属制剂、四氯化碳、氯仿等有机溶媒、庆大霉素等抗生素、酚类、蛇毒、毒蕈等）直接作用引起，使患者出现急性肾衰竭。

【病理诊断要点】

光镜下：可见肾小管上皮细胞出现严重变性、刷毛缘脱落、细胞扁平、管腔扩张乃至凝固性坏死。集合管内出现多数细胞碎屑及颗粒管型。肾间质水肿，伴灶状淋巴和单核细胞浸润。后期可出现肾小管上皮细胞的再生现象：上皮细胞扁平，细胞核浓染，大小不一，排列紊乱。

（七）肝肾综合征

重型肝炎、肝硬化、巨块型肝癌、胆道梗阻及肝胆手术时，出现急性肾衰竭，称肝肾综合征。肾的病变有时可见多数胆汁管型，肾小管上皮细胞变性；有时呈现急性肾小管坏死，有的呈现休克肾病变，即近端肾小管扩张，上皮细胞扁平，集合管内出现颗粒管型及色素管型，间质水肿，肾小球均无明显病变。

三、肾间质疾病

（一）肾盂肾炎

化脓菌通过下尿路感染上行或通过血行导致肾间质的化脓性炎症。

【病理诊断要点】

光镜下：可见肾呈现灶状、多灶状或弥漫性白细胞浸润，或有脓肿形成。肾间质化脓性炎症常波及肾小管和肾小球。慢性肾盂肾炎以淋巴细胞、浆细胞、单核细胞浸润为主，伴有肉芽组织，纤维组织及厚壁脓肿。上行性肾盂肾炎肾盂病变较肾皮质严重。

（二）黄色肉芽肿性肾盂肾炎

是慢性肾盂肾炎的一种特殊类型。

【病理诊断要点】

可见大量单核细胞、浆细胞及含有脂质小滴的泡沫细胞浸润，并伴有纤维组织增生，形成瘤样结节。

（三）肾软斑病

这是由于肾间质对细菌感染的一种特殊反应。病理形态详见膀胱软斑病。

（四）肉芽肿性间质肾炎

非特异性肾间质肉芽肿性炎由组织细胞、多核巨细胞、浆细胞及纤维母细胞组成。可能由于局部肾小管破裂、尿液外渗而形成的异物性反应。

肾结节病由上皮样细胞及多核巨细胞组成。

肾结核病由上皮样细胞、朗汉巨细胞、淋巴样细胞伴有干酪样坏死组成。

（五）过敏性间质性肾炎

多数由于药物过敏引起。双肾肾间质弥漫性水肿，淋巴细胞、单核细胞及嗜酸性粒细胞浸润。慢性期有纤维组织增生。与化脓性间质肾炎的主要区别在于浸润的炎症细胞成分不同，后者以中性粒细胞浸润为主；分布不同，后者多数呈灶状分布，近肾盂处病变最严重。

（六）干燥综合征肾损伤

由于抗腺体黏膜抗体的作用，患者出现泪腺、唾液腺等萎缩和分泌减少现象。血清抗 SS-A 和 SS-B 阳性。

累及肾时，肾间质多灶状或片状以 B 细胞为主的淋巴细胞和单核细胞浸润，肾小管萎缩。

四、肾小管间质肾病

肾小管和肾间质在功能和结构上，非常密切，病变也互为因果。原发于肾小管的病变进而引起肾间质反应，称肾小管疾病。原发于肾间质的病变进而引起肾小管的变性和萎缩，称肾间质疾病。肾小管和肾间质病变均很严重，因果关系难以判断时，称肾小管间质肾病。

（一）镇痛剂肾病

长期大量服用非那西汀、阿司匹林、咖啡因等，可导致肾小管萎缩和消失，肾间质弥漫性淋巴细胞、单核细胞浸润，间质纤维化，小血管壁增厚，并可合并肾乳头凝固性坏死。

（二）反流性肾病

各种原因使膀胱、输尿管和肾盂的尿液反流至肾内，可导致肾间质灶状及多灶状淋巴细胞和单核细胞浸润，肾小管萎缩和消失，进而纤维化。

（三）马兜铃酸肾病（aristolochic acid nephropathy）和巴尔干肾病（Balkan nephropathy）

长期服用含有马兜铃酸的中草药或中成药（关木通、广防己、清木香、仙人藤、寻骨风、朱砂莲、龙胆泻肝丸、冠心苏合丸等）可损伤肾小管，进而导致肾小管萎缩和消失，肾间质纤维化，形成肾小管间质肾病。

巴尔干肾病，为发生于欧洲巴尔干地区的地方病。由于当地的土壤和植物中，含有马兜铃酸，从而导致了马兜铃酸长期慢性中毒，形成了肾小管间质肾病。

五、肾血管疾病

（一）动脉粥样硬化症的肾损伤

动脉粥样硬化症主要侵犯肾动脉及其大分支，有血栓形成时，导致肾相应部位的梗死。血管腔狭窄，导致相应部位的长期慢性缺血，使相应部位肾小球缺血性硬化，肾小管萎缩，肾间质纤维化。

（二）高血压病肾损伤或良性肾硬化

与全身细动脉硬化相应，入球小动脉及小叶间动脉玻璃样变，管腔狭窄，相应肾单位缺血性萎缩硬化，相邻未缺血或损伤较轻的肾单位代偿性肥大。导致颗粒性萎缩肾。

（三）血栓性微血管病肾损伤

由于血压等机械因素、感染、免疫反应等因素使血管内皮细胞损伤，进而出现肾小球毛细血管内皮细胞增生，细动脉、小叶间动脉乃至弓状动脉内膜水肿、黏液变性、血栓形成、纤维化，管腔狭窄乃至闭塞，导致肾缺血。

早期可见动脉内膜水肿，黏液变性，继而出现纤维素样坏死，血栓形成，最后可见动脉内膜大量纤维组织增生，使之呈葱皮状结构，管腔高度狭窄。肾小球呈缺血性萎缩及硬化，并可伴纤维素样坏死。肾小管萎缩，肾间质纤维化。免疫病理学检查可见病变血管壁有纤维素、IgM 及 C3 沉积。以上述病变为主要变化的肾疾病统称血栓性微血管病，包括溶血性尿毒症综合征、血栓性血小板减少性紫癜、恶性高血压病、硬皮病、子痫和先兆子痫、产后急性肾衰竭等。

（四）结节性多动脉炎的肾损伤

结节性多动脉炎主要累及肾动脉及叶间动脉，早期可见动脉内膜水肿、黏液变性及全层纤维素样坏死，伴血栓形成，后期动脉壁及动脉周围大量纤维组织增生，淋巴细胞和单核细胞浸润，动脉瘤形成，肾相应部位可出现梗死及纤维化。

（五）ANCA 相关性系统性血管炎

是指一组累及肾小叶间动脉、入球小动脉和肾小球毛细血管小血管炎，患者血内有抗中性粒细胞胞质抗体（ANCA）。包括显微镜下型多血管炎、Wegener 肉芽肿等。

1. 显微镜下型多血管炎

显微镜下可见局灶性坏死、微血栓形成乃至Ⅲ型新月体性肾小球肾炎。有时可见小叶间动脉纤维素样坏死。

免疫病理学检查阴性。

患者血内 pANCA/MPO 阳性。

2．韦格纳肉芽肿（Wegener granuloma）

与全身小血管炎相应，肾小球出现局灶性坏死、微血栓形成乃至Ⅲ型新月体性肾小球肾炎形成。肾间质出现多灶状淋巴样细胞、浆细胞、单核细胞以及多核巨细胞组成的肉芽肿样改变。可伴有坏死性小动脉炎。

患者常合并呼吸道的坏死性和肉芽肿性炎症。

免疫病理学检查阴性。

患者血内 cANCA/PR3 阳性。

（六）弥散性血管内凝血（DIC）之肾损伤

多种外源性和内源性凝血因子的异常可导致全身性微血管内弥漫性小血栓形成。肾是最常见受累的器官。可见肾小球毛细血管、肾间质毛细血管、细动脉及小动脉内玻璃样血栓形成，并出现多灶状肾小管坏死。

（七）肾皮质坏死

子痫、产科大出血、重度感染、溶血性尿毒症综合征、血栓性血小板减少性紫癜、弥散性血管内凝血等，出现肾小动脉内血栓或肾小动脉痉挛，导致双侧肾皮质多灶状或弥漫性的缺血性坏死。

（八）肾静脉血栓形成

肾病综合征患者、严重脱水的婴幼儿、下腔静脉回流受阻，以及静脉炎患者均可形成肾静脉血栓。可见肾间质高度水肿、纤维化，肾小球毛细血管高度扩张并可出现微血栓及中性粒细胞浸润。

（九）肾乳头坏死

由于肾髓质深部的直小动脉及肾盏的螺旋小动脉损伤或痉挛，可出现肾乳头的缺血性坏死。多见于镇痛剂肾病、急性肾盂肾炎、镰状细胞病及休克的新生儿。

（十）放射性肾炎

多见于放射治疗的并发症。当肾在数周内接受了超过 2300rad 的放射线时，肾小球毛细血管及肾内小血管内皮肿胀、脱落，内膜纤维化，最终导致血栓性微血管病和肾硬化。

六、结缔组织病肾损伤

结缔组织病或胶原病属于自身免疫性疾病，累及全身的结缔组织，包括系统性红斑狼疮、结节性多动脉炎、硬皮病、干燥综合征、皮肌炎、风湿热、类风湿关节炎等。波及肾时，表现多种多样，请参阅狼疮性肾炎（继发性肾小球肾炎节）、结节性多动脉炎肾损伤（血管性疾病节）、硬皮病肾损伤（血管性疾病之血栓性微血管病节）、干燥综合征肾损伤（肾间质病节）等。

七、代谢性疾病导致的肾损伤

多种代谢性疾病均可波及肾，既可累及肾小球，也可累及肾小管、肾间质或肾血管。请参阅本章代谢异常和特殊蛋白沉积导致的肾小球疾病节中所述的糖尿病肾病、淀粉样肾病、轻链肾病、脂蛋白肾小球病、巨球蛋白肾病等，肾小管疾病节中的管型肾病、高尿酸肾病等。

八、先天性和遗传性肾疾病

（一）先天性肾发育异常

1. 先天性肾缺如

仅在肾的部位有幼稚的纤维结缔组织。

2. 肾发育不良

幼稚的纤维结缔组织包绕着很多被覆着单层立方上皮的管状和囊状结构，并常混有多少不等的平滑肌和软骨组织。

3. 肾发育不全

肾的结构基本正常，但均呈现萎缩和未发育状态。

4. 先天性梗阻性微小囊肿性肾发育不良

幼稚的肾组织内出现弥漫扩张的肾小管和肾小囊。

5. 肾位置和形状异常（异位肾和异形肾）

双肾同侧、胸腔肾、盆腔肾、游走肾、马蹄肾、盘状肾、块状肾及"乙"型肾等。

（二）先天性和遗传性肾小球病

1．遗传性进行性肾炎或 Alport 综合征

早期光镜下无明显病变，免疫病理学检查阴性。主要凭电镜诊断，可见肾小球毛细血管基底膜及肾小管基底膜的致密层呈不规则的增厚、菲薄、扭曲、密度不均匀及撕裂。后期呈现肾硬化。

2．良性家族性血尿或薄基底膜综合征

光镜下无明显病变，免疫病理学检查阴性。主要凭电镜诊断，可见肾小球毛细血管基底膜菲薄，为正常的 1/3 ～ 1/5。

3．甲髌综合征

光镜下可见肾小球系膜增生，基底膜增厚，免疫病理学检查可见 III 型胶原阳性。电镜检查可见肾小球毛细血管基底膜呈虫蚀状电子密度减低区，并有粗大的胶原纤维束形成。

4．Fabry 病或泛发性躯干血管角质瘤病

主要由于脑糖脂贮积而显示肾小球上皮细胞和肾小管上皮细胞内有大量微细的脂质颗粒贮积，呈泡沫细胞状。

5．先天性肾病综合征

出生后的婴儿即表现为肾病综合征。分为两型：

（1）芬兰型：肾小球发育不成熟，肾小管弥漫囊性扩张，电镜下可见肾小球上皮细胞广泛足突融合。

（2）法国型：肾小球系膜基质弥漫重度增多，形成无细胞性硬化。电镜下可见肾小球上皮细胞广泛足突融合。

（三）肾囊肿病

1．婴儿型多囊肾

双侧肾弥漫性肿大，切面可见弥漫的帽针头到绿豆大的小囊腔，使之呈海绵状。镜下为弥漫分布的被覆单层立方上皮或扁平上皮囊腔，腔隙间结缔组织不多，并混有正常肾小球和肾小管。

2．髓质肾囊肿病

以肾髓质集合管囊性扩张为主要特点。包括儿童型髓质囊肿病或家族性青少年肾单位肾结核、成年型髓质囊肿病和遗传性肾及视网膜发育不良。

3．髓质海绵肾

肾集合管和乳头管弥漫性囊性扩张，并充以脱落的上皮细胞及小结石。

4．结节性硬化病和 Von Hippel-Lindau 病

患儿面部有咖啡样色素斑及多器官血管纤维组织错构瘤。肾内则可见近端小管囊性扩张，上皮细胞嗜酸性变。

5．成人多囊肾

可见分布不均匀的大小不一的囊肿，充以黄色或血性液体，囊肿间有压迫萎缩的肾实质、炎性肉芽组织及瘢痕。

6．透析后肾囊肿

长期血液透析的肾病患者可出现与成人多囊肾相似的病变。

7．单纯性孤立性肾囊肿

老年人多见，由一个或一组相邻的肾小管囊性扩张而成。

九、移植肾的病变

肾移植是治疗慢性肾衰竭的有效方法。肾移植是各种器官移植中开展较早、成活率较高的一种，HLA 完全相同的同卵双胞胎之间的肾移植 1 年存活率高达 90% ～ 95%，HLA 相同的尸体肾移植 1 年存活率达 85%。这与肾移植的技术日臻成熟和抗排异措施成功以及肾位置的独立性（肾动脉、肾静脉和输尿管各一条）有关。肾移植的研究始于 1902 年，1950 年应用于临床，我国于 1960 年开始临床肾移植，1976 年后各地相继开展。

肾移植的关键问题有两个：一是手术技能，二是长期存活；前者较易解决，后者的关键是消除和减弱排异反应。

（一）肾移植的排异反应或排斥反应

肾移植的排异反应或排斥反应是一种特殊的免疫反应。当前，主要是同种异体的肾移植。受者的免疫系统常对移植物发生排异反应，既有体液免疫反应，又有细胞免疫反应。其主要的抗原是移植物的 MHC 或 HLA 抗原，既可激活 T 淋巴细胞，又可诱发特异性抗体。MHC 或 HLA 具有多态性，等位基因已证实近 300 个。除单卵孪生者外，两个个体间的 MHC 或 HLA 系统总存在着一定的

差异，所以移植后的排异反应总是不可避免的。

【肾移植排异反应的病理表现和分类】

分类原则：

(1) 临床表现：发热，衰弱，移植肾区肿胀、疼痛，肾功能减退。

(2) 排异反应发生的时间。

(3) 移植肾的病理变化。

移植肾排异反应的病理学分类：

早期病理学家观察的移植肾的排异反应，分类较简单：

(1) 体液性或抗体介导的排异反应：超急排异反应。

(2) 急性细胞性排异反应：急性间质淋巴细胞浸润。

(3) 急性血管性排异反应：小动脉炎。

(4) 慢性排异反应：慢性血管性排异反应、慢性肾小管间质病变。

世界肾病学家、器官移植学家、肾病理学家多次在加拿大 Banff 举行会议，并于 1991 年、1993 年、1997 年、2003 年、2005 年和 2007 年分别发表分类方案，其中 1997 年方案较全面，应用较广泛，2005 年方案又吸收了新成就，2007 年方案与 2005 年方案改动不大（表 27-2）。

表 27-2 移植肾排异反应（Banff 2005，2007）

1. 正常

2. 抗体介导的排异反应：因受者抗供肾的抗体导致的排异反应（3，4，5 或 6 可同时并存），循环中有抗供体特异性抗体（DSA），有组织学改变，组织内 C4d 阳性。

   A. 急性抗体介导的排异反应

   　类型或分级：

   (1) 急性肾小管坏死样，轻度炎症反应，C4d 阳性。

   (2) 肾小球或管周毛细血管白细胞或单个核细胞浸润，和（或）微血栓形成，C4d 阳性。

   (3) 小动脉炎，C4d 阳性。

   B. 慢性活动性抗体介导的排异反应

   　肾小球毛细血管基底膜增厚伴双轨征、肾小管周围毛细血管基底膜多层化、肾间质纤维化、肾小管萎缩、小动脉内膜纤维化，C4d 阳性。

3. 界线性病变：可疑急性 T 细胞排异反应，标本中无血管内膜炎、但有灶状小管炎（t1，t2 或 t3），无或伴有间质反应（i0 或 i1），C4d 阴性。

4. T 细胞介导的排异反应，C4d 阴性（5 和 6 可同时并存）。

   A. 急性 T 细胞介导的排异反应

   类型和分级：

   （1）ⅠA 级，明显的肾间质单个核细胞浸润（> 25% 的肾实质受累，i2 或 i3），灶状肾小管炎（t2）。

   （2）ⅠB 级，明显的肾间质单个核细胞浸润（> 25% 的肾实质受累，i2 或 i3），灶状重度肾小管炎（t3）。

   （3）ⅡA 级，轻度或中度血管炎（v1）。

   （4）ⅡB 级，> 25% 的重度血管炎（v2）。

   （5）Ⅲ级，重度血管炎：管壁全层纤维素样坏死、血管壁的淋巴细胞浸润（v3）。

   B. 慢性 T 细胞介导的排异反应

   又称"慢性移植物动脉病"，动脉内膜纤维化伴单个核细胞浸润。

5. 肾间质纤维化和肾小管萎缩（无特异性病变）

   类型和分级：

   （1）Ⅰ级，轻度肾间质纤维化伴肾小管萎缩（< 25% 的肾皮质区）。

   （2）Ⅱ级，中度肾间质纤维化伴肾小管萎缩（25% ~ 50% 的肾皮质区）。

   （3）Ⅲ级，重度肾间质纤维化伴肾小管萎缩和消失（> 50% 的肾皮质区）。可以出现非特异性血管和肾小球硬化。

6. 其他

   非排异反应病变，包括：（1）非特异性高血压：中小动脉壁增厚和玻璃样变性；（2）钙神经碱中毒：除外高血压和糖尿病，肾小管上皮细胞重度空泡变性、细动脉玻璃样变性、肾间质玻璃样结节形成；（3）慢性肾内梗阻：大量 Tamm-Horsfal 管型，肾小管扩张；（4）肾盂肾炎；（5）病毒感染。

a，病变严重程度分为 0 ~ 3 +，参阅 1997 年 Banff 分类　b，i：肾间质，t：肾小管，v：肾血管

    上述肾移植的排异反应是临床和病理的一个提纲，详细的病理变化如下：

根据上述原则，结合临床的实际应用，本书仍将排异反应分为超急排异反应、急性加速排异反应、急性排异反应和慢性排异反应，在发生机制中，采用了近年的研究成果，作为临床治疗排异反应的参考。C4 是体液免疫反应中经典途径激活的补体成分，激活的 C4 可被水解为小片段 C4a 和大片段 C4b，C4b 的 N 端 α 链断端有硫酯键，该键可与邻近的细胞表面蛋白、糖类的氨基或羟基共价结合，结合的 C4b 再被水解为 C4c 和 C4d，C4c 易被灭活和清除，而含硫酯键的 C4d 易与血管内皮细胞、基底膜形成共价结合，成为局部体液免疫反应的一个间接指征。所以 2007 年 Banff 移植肾已将该指标定为抗体介导的排异反应的诊断依据。

1．超急排异反应

又称立即排异反应。发生在移植肾血液沟通后的数分钟至几小时。由于受者体内已存在抗供者的 HLA 抗体而产生。可见移植肾迅速肿胀，色暗红或青紫，遍布出血斑。早期可见肾小球及肾间质的毛细血管及小血管内大量中性粒细胞聚积，进而有弥漫的微血栓形成，严重者有广泛的出血和梗死。以体液免疫反应为主。

2．急性加速排异反应

又称严重急性排异反应或延迟性超急排异反应，多发生于术后 1 个月内。病变与超急排异反应相似。

3．急性抗体介导的排异反应

该型排异反应强调了体液免疫或抗体反应在其发生中的主要作用，但细胞性免疫反应也有参与，所以有的学者认为称其为急性血管性排异反应为好。

通常急性抗体介导的排异反应多见于移植后 3 周至 3 个月。很早发生者，即急性加速排异反应。较晚发生者，则进入慢性排异反应之列。

该型排异反应的主要发生机制是体液或抗体免疫反应。靶细胞为血管内皮。对免疫抑制剂治疗反应差，预后差，常于 1 年内出现肾衰竭。

急性抗体介导的排异反应的诊断标准：

（1）移植肾肾功能急剧下降或肾衰竭；

(2) 移植肾肿胀；肾小球毛细血管和（或）肾小管周围毛细血管内单个核细胞浸润，内膜水肿，内皮细胞肿胀变性或脱落，可有微血栓形成，相当于过去的一部分急性血管性排异反应；

(3) 肾小球毛细血管和（或）肾小管周围毛细血管管壁或内膜 C4d 阳性；

(4) 受者血内特异性抗体有或无阳性。

【病理变化】

移植肾肿胀、充血和出血，有时出现梗死。

免疫荧光检查：可见 C4d 在肾小球毛细血管壁和肾小管周围毛细血管壁沉积。

光镜下：可见肾小球毛细血管和肾小管周围毛细血管内淋巴和单核细胞浸润，小动脉内膜水肿，淋巴细胞和单核细胞拥挤和浸润，有时可见单核细胞源性泡沫细胞，内皮细胞肿胀、变性和脱落，严重者可出现动脉壁的纤维素样坏死，血栓形成乃至肾梗死。波及毛细血管或小静脉时，可导致肾间质出血。有时在肾穿刺活检中，血管损伤可能未在标本中显现，但肾小管损伤已非常明显（肾小管上皮细胞崩解脱落，细胞扁平，管腔扩张，乃至基底膜裸露，肾间质水肿，但仍可见 C4d 在肾小球和管周毛细血管沉积），称急性肾小管坏死样抗体介导的排异反应。

根据病变的严重程度，分为三级：

Ⅰ级或轻度急性血管炎型抗体介导的排异反应：单个核细胞局灶性单层或双层浸润于小动脉内膜下间隙（轻度动脉内膜炎），无纤维素样坏死，无梗死，无肾间质出血。

Ⅱ级或中度急性血管炎型抗体介导的排异反应：炎症细胞呈双层或多层浸润于小动脉内膜，并可出现于中膜，可见小灶状动脉壁的纤维素样坏死和局灶轻度的肾间质出血，无梗死。

Ⅲ级或重度急性血管炎型抗体介导的排异反应：小动脉管壁全层炎，或纤维素样坏死，可见梗死、严重的肾间质出血。

4. 慢性活动性抗体介导的排异反应

慢性活动性抗体介导的排异反应主要表现为肾小球基底膜不规则增厚，双层和多层化，小动脉内膜增厚，相当于过去称谓的慢性移植性肾小球病和慢性血管性排异反应。

慢性活动性抗体介导的排异反应诊断标准：

（1）移植肾肾功能缓慢减退；

（2）肾小球基底膜增厚及双层和多层化；肾小管周围毛细血管基底膜增厚及分层；肾小管萎缩；肾间质纤维化；小动脉内膜增厚，乃至葱皮状增生；

（3）肾小管周围毛细血管壁 C4d 沉积；

（4）受者血内抗移植肾特异性抗体阳性或阴性。

【病理变化】

免疫荧光或免疫组化：显示肾小管周围毛细血管壁 C4d 沉积。光镜检查：显示肾小球基底膜弥漫增厚，双层和多层结构形成，系膜细胞和基质乃至内皮细胞轻重不等的增生；肾小管多灶状和大片状萎缩；肾间质多灶状和大片状纤维化；小动脉内膜增厚，乃至葱皮状增生，管腔狭窄。电镜下可见肾小球基底膜弥漫增厚，上皮细胞足突弥漫融合，无电子致密物；肾小管周围毛细血管基底膜多层撕裂。

5. 急性 T 细胞介导的排异反应

历来称该型排异反应为急性细胞性排异反应，主要显示了其细胞性免疫反应的特点。从形态学角度看来，其主要形态特点是肾间质大量炎症细胞浸润，肾小管损伤，所以又称为急性肾小管间质性排异反应。

常发生于移植后 1 周，但有时出现于数月乃至 1 年后，肾功能减退。

急性肾小管间质排异反应属于细胞性免疫反应。对免疫抑制剂治疗敏感。

细胞免疫为主，应用免疫抑制剂可以控制，是可逆性排异反应。

急性 T 细胞介导的排异反应诊断标准：

（1）移植肾肾功能急性减退；

（2）肾间质灶状或多灶状或大片状乃至弥漫性淋巴和单核细胞浸润；轻重不等的肾小管炎；有时出现小动脉炎。

【病理变化】

移植肾苍白肿胀。免疫荧光检查常呈阴性结果。

光镜下：可见肾间质水肿，局灶状、多灶状、大片状或弥漫性淋巴和单核细胞浸润，常以小血管和肾小球周围为重。

免疫组化：显示浸润的细胞以 CD8 淋巴细胞为主，伴有单核细胞，有时混有一些中性粒细胞和嗜酸性粒细胞。肾小管管壁可见淋巴细胞浸润，称肾小管炎。有时可见小动脉炎。

急性 T 细胞介导的排异反应在肾的同种异体移植过程中，极为常见，为临床治疗需要，将其组织学变化分为三级：

Ⅰ A 级，轻度急性肾小管间质排异反应：肾间质水肿，穿刺标本 > 25% 的面积可见淋巴和单核细胞浸润，但仅见轻度的肾小管炎（肾小管壁少数淋巴和单核细胞浸润）。

Ⅰ B 级，中重度急性肾小管间质排异反应：肾间质水肿，穿刺标本 > 25% 的面积可见淋巴和单核细胞浸润，但可见多数重度的肾小管炎（肾小管管壁全层淋巴和单核细胞浸润）。

Ⅱ A 级，轻度小血管炎：偶见小动脉管壁和管周淋巴和单核细胞浸润。

Ⅱ B 级，重度小血管炎：易见小动脉管壁全层和管周淋巴和单核细胞浸润，而且占所见小动脉的 25% 以上。

Ⅲ级，重度小血管炎：与Ⅱ B 级相似，但出现小动脉壁的纤维素样坏死、血栓形成等重度损伤。

6. 慢性活动性 T 细胞介导的排异反应

慢性活动性 T 细胞介导的排异反应除肾间质淋巴和单核细胞浸润外，尚有纤维化和肾小管萎缩，特别是肾小动脉管壁有淋巴和单核细胞浸润，内膜重度增厚，管腔狭窄。过去称为慢性血管性排异反应。

慢性活动性 T 细胞介导的排异反应的诊断标准：

（1）移植肾功能反复或逐渐受损；

（2）肾小动脉内膜纤维性增厚，管壁淋巴和单核细胞浸润，管腔狭窄；肾小管多灶状乃至弥漫性萎缩；肾间质多灶状、大片状淋巴和单核细胞浸润及纤维化。

【病理变化】

移植肾体积缩小，质地坚韧。肾小球缺血性硬化和缺血性皱缩，肾小管多灶状和大片状萎缩，肾间质多灶状和大片状淋巴和单核细胞浸润伴纤维化，小动脉管壁增厚，内膜增生，伴有多少不等的淋巴和单核细胞浸润。

根据小动脉内皮增厚的程度和肾小管、肾间质的病变程度，分为三级：

Ⅰ级：动脉内膜增厚，但未超过中膜。肾小管萎缩和肾间质病变未超过肾活检标本的 2/3。

Ⅱ级：动脉内膜增厚，超过了中膜，但未超过其 2 倍。肾小管萎缩和肾间质病变未超过肾活检标本的 2/3。

Ⅲ级：动脉内膜增厚，超过了中膜，而且超过了其 2 倍。肾小管萎缩和肾间质病变也超过了肾活检标本的 2/3。

7．肾间质纤维化和肾小管萎缩（非特异性病变）

这型排异反应可能为抗体介导的或 T 细胞介导的排异反应的晚期阶段，已失去了治疗价值。过去将其称为慢性排异反应的一型。

类型和分级：

（1）Ⅰ级，轻度肾间质纤维化伴肾小管萎缩（＜25% 的肾皮质区）。

（2）Ⅱ级，中度肾间质纤维化伴肾小管萎缩（25% ～ 50% 的肾皮质区）。

（3）Ⅲ级，重度肾间质纤维化伴肾小管萎缩和消失（＞50% 的肾皮质区）。

可以出现非特异性血管和肾小球硬化。

8．复合性排异反应

移植肾的各种排异反应均与免疫反应有关，所以不同种类的排异反应可以发生于同一患者，如急性血管性和细胞性复合性排异反应、慢性排异反应伴急性排异反应等。

（二）肾移植排异反应治疗中的合并症

目前，肾移植排异反应的治疗方法，仍以免疫抑制为主要手段，其中包括肾上腺皮质激素、环孢霉素、FK506、硫唑嘌呤、抗淋巴细胞抗体、吗替麦考酚酯、单克隆抗体 OKT3 等，这些药物的副作用可导致移植肾的相应病变。

1. 环孢霉素肾毒性

环孢霉素是治疗移植肾排异反应的常用药物，是由 Tolypocladium inflatum 霉菌分离出的环 11 肽，具有免疫抑制的作用，主要抑制 T 辅助淋巴细胞，减少 IL-2 和其他淋巴因子的合成和分泌。但是可通过内皮素等血管收缩因子的释放而产生一定的肾毒性。

（1）急性环孢霉素肾毒性：早期仅有移植肾的肾小球滤过率快速下降，血肌酐水平上升等功能性改变，而无形态学变化。严重时可见肾小管上皮细胞严重空泡变性、电镜下的巨线粒体形成、肾小管上皮的灶状钙化，肾小管周毛细血管充血以及肾小管坏死。

（2）慢性环孢霉素肾毒性：一般出现于应用环孢霉素 1 个月乃至 1 年后，与用量无明显关系。形态变化包括：

①环孢霉素中毒导致的动脉病变：有两种类型：一为动脉壁的玻璃样变性，主要累及入球小动脉和小叶间动脉，平滑肌细胞空泡变性和灶状坏死，而叶间动脉、弓状动脉等较大动脉不受影响，是与血管性排异反应不同。二为动脉内膜水肿，也可见平滑肌细胞空泡变性。免疫荧光检查可见 IgM 和 C3 沿动脉壁沉积。

②局灶性肾间质纤维化：可见肾小管灶状萎缩伴间质纤维化，虽然可呈大灶状或片状分布，但多数呈条带状分布。可伴有肾小管炎和血管炎。

③小血管微血栓形成：较少见。肾小球毛细血管乃至小叶间动脉可见微血栓形成，与血栓性微血管病相似。

2. FK506 肾毒性

FK506 是一种大环内酯类抗生素，具有较环孢霉素更强的免疫抑制作用。作用机制也与环孢霉素相似。急性和慢性肾毒性也与环孢霉素相同。

3. 感染

由于大量免疫抑制药物的应用，所以使患者处于继发性免疫缺陷状态，多种病原体均可侵入，常见的有：巨细胞包涵体病毒、EB 病毒、多瘤病毒、肝炎病毒，以及各种霉菌和细菌等。

4. 移植后淋巴增生性疾病 （post-transplant lymphoproliferative disorders，PTLD）

PTLD 是 Starzl 等于 1984 年首先提出的，WHO 于 2008 年公布的造血和淋巴组织肿瘤分类中，将 PTLD 定义为：实体器官、骨髓或干细胞的同种异体移植后的受者因免疫抑制而发生的淋巴组织或浆细胞增生，属于免疫缺陷相关的淋巴组织增生性疾病，包括从反应性增生到恶性淋巴瘤的一组异质性病变（见表 27-3）。

表 27-3 移植后淋巴组织增生性疾病分类

早期病变
    浆细胞增生
    传染性单核细胞增多症样病变
多形性 PTLD
单一形 PTLD
    B 细胞淋巴瘤
    T 细胞淋巴瘤
霍奇金淋巴瘤样 PTLD

（三）移植肾的肾病复发

肾移植是治疗终末肾的有效方法，各种导致终末肾的肾疾病的病因仍可作用于移植肾，导致旧病复发称移植肾的肾病复发，尽管原发病不一定清楚。

原发性局灶节段性肾小球硬化症、膜性肾病、抗肾小球基底膜病、膜增生性肾小球肾炎、IgA 肾病、糖尿病肾小球硬化症、狼疮性肾炎、溶血性尿毒症综合征、紫癜性肾炎、草酸盐沉积病（oxalosis）、胱氨酸病（cystinosis）、淀粉样变性病等均有较高的复发率。

（四）移植肾的肾病再发

移植肾发生了与导致终末肾的原发性肾病不同的新的肾疾病，称移植肾的肾病再发。可能是新的病因作用的结果，也可能是移植肾本身原有的疾病。

膜性肾病、IgA 肾病、微小病变性肾小球病、局灶节段性肾小球硬化症、抗肾小球基底膜病、肾小管和肾间质疾病等均可再发。

（五）移植肾的其他病变

1．急性肾小管坏死

移植肾的急性肾小管坏死与非移植肾的肾小管坏死的病理形态相似，可因肾动脉吻合不畅或血栓形成引起，也可见于肾毒性药物损伤。

2．下尿路梗阻

可见肾盂扩张，严重者肾小管和肾小囊扩张，可由输尿管吻合不畅或肾盂、输尿管凝血块阻塞引起。

3．移植肾的血栓性微血管病（thrombotic microagiopathy，TMA）

肾移植后，机体的免疫功能可能出现复杂的变化，出现抗血管内皮细胞抗体是很常见的，广义而言，血管性排异反应就是 TMA，此外，可出现肾小球内皮细胞增生和肿胀，小动脉内皮细胞肿胀，基底膜内疏松层增厚，乃至血栓形成。

十、肾肿瘤

肾的结构复杂，可出现多种肿瘤，可参考世界卫生组织历次公布的肾肿瘤的组织学分类。

（一）肾细胞肿瘤

所谓肾细胞肿瘤系指来源于肾小管上皮细胞的一组肿瘤。

1．透明细胞性肾细胞癌

这是一种最常见的肾肿瘤。占肾原发恶性肿瘤的 80% ~ 90%，多见于中老年人。

【病理诊断要点】

（1）肉眼观：呈黄色球性肿物，边界不清楚，或有假包膜，常见出血、坏死，位于皮质区。

（2）镜下观：癌细胞呈大圆形或多角形，胞质宽广而透明，含有较多的类脂和糖原，胞膜清晰，胞核小而圆，位于细胞中央。癌细胞多数呈实性巢索状排列，也可见腺泡样、小梁状、小管状及乳头状排列。间质由少量结缔组织及薄壁血管组成。

有时癌细胞的宽广细胞质呈嗜伊红颗粒状，类脂及糖原较少，线粒体较多。若颗粒状癌细胞超过 75%，则可称颗粒性肾细胞癌，若与透明的癌细胞比例相似，则可称透明和颗粒细胞混合性癌。

透明细胞性肾细胞癌可混有梭形细胞肉瘤样成分，该成分越多，则发展越快，预后差。若肉瘤样成分超过总体的 75%，可称肉瘤样肾细胞癌或梭形细胞肾细胞癌。

（3）免疫病理学检查：低分子量角蛋白和 Vimentin 阳性。

（4）电镜检查：可见癌细胞的细胞器较少，有较多的脂质空泡和糖原。

（5）肾细胞癌的形态学分级主要以细胞核的形态为标准（Fuhrman 分级）：

Ⅰ级：均匀一致的小圆形细胞核（直径约为 10μm），核仁不明显。

Ⅱ级：形状不规则的大细胞核（直径约为 15μm），可见小核仁。

Ⅲ级：形状不规则的大细胞核（直径约为 20μm），核仁明显。

Ⅳ级：形状不规则的大细胞核（直径约为 20μm），核仁明显，易见核分裂象（5 个 /10 高倍视野）。

【鉴别诊断】

（1）透明细胞性肾细胞癌与嫌色性肾细胞癌、乳头状肾细胞癌、透明细胞肉瘤的鉴别，见相应章节。

（2）颗粒性肾细胞癌与嗜酸细胞瘤的鉴别：前者常混有透明细胞的成分；前者低分子量角蛋白阳性，后者高分子量角蛋白阳性；后者电镜下可见大量密集的线粒体。

（3）肉瘤样肾细胞癌与其他梭形细胞肉瘤的鉴别：前者角蛋白阳性。

2．多房性囊性透明细胞性肾细胞癌

该肿瘤常见于成年男性，预后较好。

【病理诊断要点】

（1）肉眼观：呈多房性囊性肿物，边界清楚，有假包膜，囊内充以浆液性或血性液体。

（2）镜下观：可见囊壁内衬单层立方上皮，偶见复层或有小乳头，胞质透明，伴居中的小细胞核。囊腔间隔由纤维结缔组织组成，也可见灶状的透明细胞。

（3）免疫组化检查：可见透明的癌细胞低分子量角蛋白阳性。

【鉴别诊断】

（1）与囊性变的实体性透明细胞性肾细胞癌鉴别：后者以实体排列的癌细胞为主，在变性坏死的基础上呈现小囊腔。

（2）与肾囊性肿瘤的反应的组织细胞鉴别：后者角蛋白阴性，CD68 等组织细胞标记阳性。

3．乳头状肾细胞癌

属于来源于近端肾小管上皮细胞的肿瘤。

【病理诊断要点】

（1）肉眼观：位于肾皮质的球形肿物，直径＞3cm，可有假包膜，易见出血和坏死，可以多灶状发生。

（2）镜下观：癌细胞呈真性乳头状排列。可见明确的纤维血管轴心，轴心易见泡沫细胞浸润。有时呈实性乳头状结构，虽然难见孤立的典型的乳头，但仍可见以卷曲的纤维血管轴心为基础的乳头样排列。根据被覆于乳头的癌细胞的特点，分为两型：

Ⅰ型：癌细胞呈单层排列，细胞体积小，胞质稀少。

Ⅱ型：癌细胞呈复层或假复层排列，细胞体积大，有较多的嗜酸性胞质，恶性分级较高。

（3）免疫病理学和电镜检查：与透明细胞性肾细胞癌相同。

【鉴别诊断】

（1）与乳头状腺瘤的鉴别：后者直径＜2cm，一般在1cm左右。

（2）与其他有乳头状结构的肾细胞癌的鉴别：后者乳头在肿瘤结构中不占主要成分，而且多为假乳头。

4．嫌色性肾细胞癌

属于来源于集合管上皮细胞的恶性肿瘤。约占肾肿瘤的6%。平均发病年龄为59岁。预后较透明性肾细胞癌好。

【病理诊断要点】

（1）肉眼观：为体积较大的肾肿瘤，平均直径9.0cm

(2.0 ~ 23cm)。呈分叶状，无包膜。切面呈均质黄褐色。部分病例有中心瘢痕、出血和坏死，囊性变罕见。

（2）镜下观：癌细胞呈大圆形或多边形，胞膜较厚，细胞界限清楚。有丰富的毛玻璃状的胞质，透明的核周晕明显。约30%的病例有细颗粒状胞质，形成了嗜酸性嫌色性肾细胞癌的特点。癌细胞多数呈实性巢索状排列，部分有灶性的管状和小梁状排列。少数病例呈肉瘤样结构。胶状铁染色阳性。

（3）免疫病理学检查：可见高分子量角蛋白阳性，Vimentin局部弱阳性。

（4）电镜检查：可见胞质内多数 150 ~ 300nm 的空泡。

【鉴别诊断】

（1）与透明细胞性肾细胞癌的鉴别：后者的胞质更透明，前者的胞质呈毛玻璃状。两者的免疫组化、胶状铁染色和电镜表现均不同。

（2）嗜酸性嫌色性肾细胞癌与肾的嗜酸细胞腺瘤和颗粒细胞性肾细胞癌的鉴别：嗜酸细胞腺瘤瘤细胞为均一的嗜酸性颗粒性胞质，电镜下有丰富的线粒体。前者的核周晕明显，电镜下有较多小泡状结构。颗粒细胞性肾细胞癌以管状和乳头状结构为主，常混有透明的癌细胞，免疫组化低分子量角蛋白阳性。

5．集合管癌

属于来源于集合管上皮细胞的恶性肿瘤。又称 Bellini 导管癌。占肾原发上皮性肿瘤的 1% 以下。可见于任何年龄，发病年龄较轻，平均 34 岁（13 ~ 83 岁）。

【病理诊断要点】

（1）肉眼观：可见肿瘤位于肾髓质，增大时可波及肾皮质、肾窦乃至肾门脂肪组织。切面灰白实性，硬韧，可有出血、坏死及囊性变。

（2）镜下观：可见癌细胞立方状，胞质嗜酸性，有的嗜碱或嫌色，细胞核大，核仁明显，高恶性分级。癌细胞呈小管或乳头状排列，少数呈肉瘤样结构。纤维性和胶原性间质较多。

肿瘤周围的肾小管上皮细胞常显示轻重不等的异型性。

（3）免疫组化：显示高分子量角蛋白、植物血凝素阳性。

【鉴别诊断】

应与乳头状肾细胞癌、肾髓质癌和伴有腺样结构的移行细胞癌鉴别：乳头状肾细胞癌以乳头状结构为主，乳头轴心常见泡沫细胞，肿瘤间质较少。肾髓质癌少见，癌细胞的恶性分级较高，主要呈索状或网状排列，肿瘤的纤维性间质非常明显，CK 阴性。伴有腺样结构的肾盂移行细胞癌应注意肾盂黏膜的病变，常可见肾盂内的菜花状或乳头状肿物，有移行上皮非典型增生和与肿瘤的移行状态，移行细胞癌常有全尿路（肾盂、输尿管、膀胱）多灶发生的特点。

6．肾髓质癌

属于来自肾盏或肾乳头黏膜上皮的恶性肿瘤。发病年龄为 11 ~ 40 岁，以青年好发，男性为女性的 2 倍。常与镰状细胞病伴发。病情进展快，预后差，发现肿瘤时，常已有转移，平均存活期仅 15 周。

【病理诊断要点】

（1）肉眼观：见肿瘤主要位于肾髓质，肾皮质和肾盂周围可出现卫星结节。

（2）镜下观：可见癌细胞嗜碱性，细胞核染色质细腻，核仁明显。癌细胞呈腺网状排列，有不规则的腺腔形成，尚可见管状、梁状、乳头状结构。纤维性间质较多，水肿和黏液变常较明显，易见白细胞浸润。

【鉴别诊断】

（1）与肾盂腺癌的肾髓质浸润的鉴别：肾盂黏膜的原发病灶乃至移行状态是肾盂腺癌的诊断依据。肾盂腺癌呈典型的腺管状或腺样排列。

（2）与肾集合管癌的鉴别：集合管癌的细胞异型性较明显。癌细胞主要呈管状或腺样排列。

7．Xp11.2 易位 /TFE3 基因融合的肾癌

这是具有染色体 Xp11.2 易位，并产生 TFE3 基因融合的一类肾细胞癌。多见于儿童和年轻人。

【病理诊断要点】

（1）肉眼观：肿瘤呈黄褐色，常伴出血和坏死。

（2）镜下观：可见透明癌细胞呈乳头状排列，并伴有嗜酸性癌细胞组成的实性巢状结构。

（3）免疫病理学检查：可见 TEF3 蛋白阳性，而上皮可以仅灶状阳性。

【鉴别诊断】

应与一般的透明细胞性肾细胞癌鉴别，发病年龄不同，免疫组化标记不同。

8．家族性遗传性肾细胞癌

许多遗传性癌综合征可累及肾，多有癌基因和抑癌基因以及基因突变参与。累及肾时，可出现各种类型的肾细胞癌；发病年龄较轻；易双肾和多灶状发生（表 27-4）。

9．伴有神经母细胞瘤的肾细胞癌

与神经母细胞瘤相关的肾细胞癌，见于长期生存的儿童肾母细胞瘤患者。肾母细胞瘤的治疗可能是引起此类肾细胞癌的原因之一。

肿瘤形态呈多样性。有些肿瘤具有实性和乳头状结构，肿瘤细胞胞质丰富，嗜酸性，少数细胞胞质呈网状，细胞具有轻 - 中度异型性。有些肿瘤瘤体小。透明细胞肾细胞癌系偶然发现。

10．黏液样小管状和梭形细胞癌

具有黏液样小管状和梭形细胞特点的低级别多形性肾上皮肿瘤。患者年龄 17 ～ 82 岁（平均 53 岁），男女发病率之比为 1∶4。

【病理诊断要点】

（1）肉眼观：可见肿瘤边界清楚，灰或浅褐色，切面质地均一。

（2）镜下观：可见肿瘤由紧密排列的、小而狭长的小管构成，单个细胞小，呈立方状或卵圆形，核级别低，小管间为淡染黏液样间质。平行紧密排列的小管似有梭形细胞样结构，有时似平滑肌瘤或肉瘤，以往此类肿瘤常诊断为未分化或梭形细胞（肉瘤样）癌。偶见坏死、泡沫细胞浸润和慢性炎。黏液样间质染色呈酸性。

（3）免疫病理学检查：可见多种 CK 表达阳性，包括低分子

表 27-4　累及肾脏的主要遗传性家族性肿瘤综合征

综合征	基因/蛋白质	染色体	肾	皮肤	其他组织
Von-Hippel-Lindau	VHL PVHL	3p25	多灶、双侧透明细胞肾细胞癌（CCRCC），肾囊肿	—	视网膜和中枢神经系统血管母细胞瘤，嗜铬细胞瘤，胰腺囊肿和神经内分泌肿瘤，内耳内淋巴囊肿，附睾和阔韧带囊腺瘤
遗传性乳头状肾癌	c-MET HGF-R	7q31	多灶、双侧乳头状肾细胞癌（PRCC），I型	—	—
遗传性平滑肌瘤病和 RCC	FH FH	1q42-43	乳头状肾细胞癌（PRCC），非 I 型	多发结节（平滑肌瘤）	子宫平滑肌瘤和平滑肌肉瘤
Birt-Hogg Dube	BHD Folliculin	17p11.2	多灶嫌色性肾细胞癌，经典的肾细胞癌，混合性嗜酸细胞腺瘤，乳头状肾细胞癌，嗜酸细胞肿瘤	面部纤维性毛囊瘤	肺囊肿，自发性气胸
结节性硬化	TSC1 Hamartin TSC2 Tuberin	9q34 16q13	多灶、双侧血管平滑肌脂肪瘤，淋巴管血管平滑肌瘤病	皮肤血管纤维瘤（"皮脂腺瘤"），鲨样皮肤，指（趾）甲下纤维瘤	心脏横纹肌瘤，十二指肠和小肠腺瘤样息肉，肺和肾囊肿，大脑皮层结节硬化和室管膜巨细胞星形细胞瘤（SEGA）
3 号染色体易位	不清		多灶、双侧透明细胞肾细胞癌（CCRCC）	—	—

量角蛋白，Vimentin 和 CD15 也可阳性。远端肾单位标志物，如 CD10 和 villin 阴性，UEA 和植物凝集素阳性。

（4）电镜检查：可见梭形细胞具有上皮细胞的特点，可见紧密连接、桥粒、微绒毛缘、腔缘和张力丝。

【鉴别诊断】

（1）与肉瘤样肾细胞癌鉴别：后者的癌细胞异形性明显，恶性度高，缺乏黏液性间质。

（2）与后肾腺瘤鉴别：后者的腺管结构较规整，缺乏梭形细胞成分，CK 和 EMA 灶状阳性或阴性。

（3）与集合管癌鉴别：后者的癌细胞异形性明显，恶性度高，缺乏黏液性间质，高分子量角蛋白阳性。

（4）与混合性上皮和间质肿瘤鉴别：后者为良性肿瘤，被覆于腺管和囊壁的细胞呈规整的立方状，梭形细胞呈纤维细胞状，或可向平滑肌分化，梭形细胞 CK 阴性。

11．肾皮质乳头状腺瘤

位于肾皮质的孤立球形浅黄色小结节，直径不超过 3cm，边界清楚。镜下可见瘤细胞分化良好，呈腺管样、乳头状或囊性乳头状排列，偶见呈实性巢索状结构。

【鉴别诊断】

（1）与局灶性肾小管上皮增生鉴别：后者的显微形态与乳头状腺瘤相似，但肉眼检查后者不形成肿瘤结节。

（2）与高分化乳头状肾细胞癌鉴别：后者瘤细胞核深染，或呈浅染的泡状核，易见核分裂象，胞质极少，可伴出血坏死，瘤结节直径＞3cm。

12．肾的瘤细胞瘤或嗜酸细胞瘤

为来源于集合管上皮的良性肿瘤。约占肾肿瘤的 3%。多见于老年人，平均发病年龄 62 岁。多数无临床症状，有的出现腰痛或血尿。多数通过影像学检查发现。

【病理诊断要点】

（1）肉眼观：显示肿瘤与周围分界清楚，体积较大，平均直径 6cm。切面均匀致密，红褐色，中心部位可出现水肿、玻璃样变或瘢痕形成。

（2）镜下观：瘤细胞具有丰富的嗜酸性胞质，小圆形泡状细胞核，常见小核仁。偶见大而深染的怪异细胞核，无病理性核分裂。呈实性巢索状排列，可混有管状和微囊状结构。

（3）免疫组化显示：高分子量的 CK（＋），Vimentin（－）。

（4）电镜下：可见瘤细胞内大量拥挤的大的线粒体。

【鉴别诊断】

（1）与颗粒细胞性肾细胞癌的鉴别：后者细胞异形性明显；主要呈腺管状和乳头状排列；免疫组化低分子量的 CK（＋），Vimentin（＋）；电镜下线粒体较少。

（2）与嗜酸性嫌色细胞癌的鉴别：后者癌细胞有核周晕，混有一定的透明癌细胞。

（二）后肾性肿瘤

1．后肾腺瘤和后肾腺纤维瘤

为来源于生后肾组织的良性肿瘤，多见于青壮年人，女性多见。患者无症状，高精度的影像学检查（CT、磁共振等）方可发现。

【病理诊断要点】

（1）肉眼观：可见直径平均 4cm 的球形肿物，灰白色，与周围分界清楚。

（2）镜下观：瘤细胞形态一致，细胞核染色质细腻，核仁不明显，有少量嗜酸性胞质，无病理性核分裂象。瘤细胞呈管状、腺泡状排列。间质呈无细胞的水肿或玻璃样变的状态。无坏死。

若间质中有成片状的纤维母细胞，或梭形细胞中有神经胶质细胞、软骨细胞或脂肪细胞分化，则称后肾腺纤维瘤。

（3）免疫组化检查：可见 CK（＋），Vimentin（＋）。

【鉴别诊断】

（1）与集合管癌的鉴别：集合管癌虽然呈管状排列，但异型性非常明显。癌间质为伴有血管的纤维结缔组织。免疫组化高分子量 CK、植物血凝素阳性。

（2）与肾母细胞瘤的鉴别：肾母细胞瘤为肾胚芽成分、上皮样成分和间胚叶成分共同构成的恶性肿瘤，异型性明显。

（3）与乳头状肾细胞癌的鉴别：乳头状肾细胞癌的癌细胞有一定的异型性。以乳头状排列为主。间质为富于血管的纤维组织。

（4）与黏液样小管状和梭形细胞癌鉴别：后者的癌间质为真性黏液；有梭形癌细胞并存。

2．后肾间质瘤

这是主要见于儿童期的良性肾肿瘤。

【病理诊断要点】

（1）肉眼观：与其他后肾肿瘤相似。

（2）镜下观：瘤细胞呈梭形，包括纤维母细胞、平滑肌样细胞、神经纤维细胞等，与胃肠间质瘤相似。常见异常增生、变性的小动脉，平滑肌细胞增生并可转化为上皮样细胞和黏液变性，偶见小动脉瘤形成。常见陷入肿瘤内的肾小管成分。

（3）免疫组化检查：显示 CD34 阳性，而 Desmin、CK 和 S-100 阴性。

【鉴别诊断】

（1）与后肾腺纤维瘤鉴别：后者是在后肾腺瘤的背景下，出现片状分布的真性纤维母细胞。

（2）与先天性中胚层细胞肾瘤的鉴别：后者的梭形细胞 CD34 阴性。

（三）肾母细胞肿瘤

1．肾母细胞瘤

为来源于肾胚芽组织的恶性肿瘤。多见于 6 岁以前的儿童，偶见于成人。临床常首先发现腹部包块，偶见血尿和疼痛。

【病理诊断要点】

（1）肉眼观：可见肾内巨大瘤块，平均达 550g，呈球形，边界清楚，切面鱼肉状，易见出血、坏死及囊性变。

（2）镜下观：肿瘤主要由三种基本成分构成：未分化的胚芽组织、间胚叶性间质和上皮性成分。多数肾母细胞瘤均由上述三种成分构成，但各自比例不同。有的则由一种成分构成为单形态的肾母细胞瘤：胚芽细胞型、间胚叶性间质型和上皮样型。有时肿瘤以单囊和多囊为主，称囊性肾母细胞瘤，囊壁被覆立方或柱状上皮细胞，可有乳头状结构。囊壁均可见多少不等的幼稚的胚芽组织和间胚叶性间质，与肾母细胞瘤囊性变和囊性肾瘤不同。

应注意肾母细胞瘤的间变成分：异型性明显、病理核分裂象是肾母细胞瘤恶性程度的重要指征，可局灶性存在或弥漫性分布，弥漫分布者预后最差，称间变性肾母细胞瘤。

【鉴别诊断】

肾母细胞瘤与畸胎瘤、胚芽细胞型与小细胞恶性肿瘤、间胚叶性间质型与相应的肉瘤、上皮样型与各型肾细胞癌容易相混。而未分化的胚芽组织、间胚叶性间质和上皮性成分是肾母细胞瘤的主要诊断依据，即使单形态的肾母细胞瘤也只是以其中一种成分为主，多部位取材，总可以发现另外成分的存在。

2．肾源性残余

是指肾内出现灶状胚性肾组织成分，具有发展为肾母细胞瘤的潜能。所谓肾母细胞瘤病是指浸润性肾源性残余和不成熟的肾胚芽组织弥漫性或多灶状分布于肾实质内时肾母细胞瘤。

（四）间胚叶肿瘤

1．肾透明细胞肉瘤

该肿瘤的组织发生尚未肯定。发病高峰为 2 岁左右，占儿童肾恶性肿瘤的 4%。容易出现骨转移。

【病理诊断要点】

（1）肉眼观：可见肾髓质或肾中央出现球形肿块，界限清楚，切面鱼肉状，黏液样。

（2）镜下观：瘤细胞呈多边形，核染色质细腻，核仁不明显，胞质含有多数透明的空泡。呈巢索状排列，肿瘤间质可见网状毛细血管。此外，根据瘤细胞形态和排列尚有多种形式：上皮样型、梭形细胞型、硬化型、黏液样型、囊肿型、血管周细胞瘤型、栅栏排列型以及多形细胞型等。

（3）免疫组化检查：显示仅有 Vimentin 阳性。

（4）电镜检查：可见瘤细胞的细胞器稀少。

【鉴别诊断】

（1）与透明性肾细胞癌的鉴别：后者多见于老年人；免疫组化 CK 阳性；透明细胞肉瘤的细胞形态和排列呈多样性。

（2）与肾母细胞瘤和间胚叶肾瘤的鉴别：见相应项下。

2．肾横纹肌样瘤

该肿瘤的组织发生尚未肯定。好发于婴幼儿的高度恶性的肿瘤，发病高峰为 1.5 岁左右。占儿童肾恶性肿瘤的 2%。15% 的病例合并颅内的神经外胚叶恶性肿瘤。常合并高钙血症。

【病理诊断要点】

（1）肉眼观：可见肾内边界不清的实性瘤块，常见浸润和转移的卫星结节。

（2）镜下观：瘤细胞呈泡状，核仁明显，胞质丰富具有嗜酸性颗粒，常见大的嗜酸性包涵体；圆形或椭圆形。呈弥漫性排列分布。有时呈上皮样型、纺锤样细胞型、硬化型、淋巴瘤样型等排列特点。

（3）免疫病理学检查：仅见 Vimentin 阳性。

（4）电镜检查：可见胞质内特殊的缠绕状的中间丝。

【鉴别诊断】

（1）与颗粒性肾细胞癌的鉴别：后者为成年人发病，呈癌巢、腺样或乳头状排列，CK 阳性，电镜下缺乏特殊缠绕的中间丝。

（2）与肾母细胞瘤的鉴别：后者可见或多或少的肾胚芽细胞、中胚叶成分和上皮样成分的存在。

（3）与肾透明细胞肉瘤的鉴别：后者可见透明细胞的存在。

（4）与间胚叶肾瘤的鉴别：后者以梭形的纤维细胞为主，在肾实质内穿插生长。

3．先天性间胚叶细胞肾瘤

是一种先天性与生肾组织有关的、以梭形细胞增生为主的良性肿瘤。又称婴儿间胚叶肾瘤或婴儿平滑肌样错构瘤。多见于 6 个月以前的婴儿。

【病理诊断要点】

（1）肉眼观：可见肾内的球形肿物，边界清楚，切面灰白，有编织样结构。

（2）镜下观：瘤细胞梭形，呈纵横交错的束状排列，有如子宫平滑肌瘤。束状排列的瘤细胞穿插于残存的肾小球和肾小管间。

（3）免疫病理学检查：显示 Vimentin、fibronectin 和 actin 阳性。

当肿瘤细胞密集、核分裂增多、具有浸润特点时，称细胞性或非典型间胚叶肾瘤。较以纤维为主的经典性间胚叶肾瘤生长快。

【鉴别诊断】

（1）与肾母细胞瘤的鉴别：间胚叶肾瘤结构单纯，肾母细胞瘤由三种成分或一种以上成分组成。

（2）与肾透明细胞肉瘤的鉴别：后者为实体性肿瘤，肿瘤内不会遗留残存的肾组织；梭形细胞型的透明细胞肉瘤虽呈梭形，胞质浅染透明，间质黏液样物质明显。

（3）与肾横纹肌样瘤的鉴别：后者为实体性肿瘤，肿瘤内不会遗留残存的肾组织，多以圆形或椭圆为主，胞质红染颗粒状，电镜下可见特殊缠绕存在的中间丝。

4．肾血管平滑肌脂肪瘤

为肾内血管、平滑肌和脂肪组织构成的多向分化的间胚叶肿瘤。主要发生于成年人，平均发病年龄 41 岁，女性多见。1/3 的患者合并结节性硬化症。

【病理诊断要点】

（1）肉眼观：可见肾内球形瘤块，边界清楚，切面呈多彩状，黄白相间，易见出血，与肾细胞癌无异。

（2）镜下观：瘤组织由畸形血管（管壁薄厚不等，内弹力膜消失，管腔大小不等）、梭形平滑肌束和脂肪组织构成，三种成分的比例可有明显差异。肿瘤内的平滑肌成分可出现一定的异型性，但不能依此认为恶性。

（3）免疫病理学显示：平滑肌成分不但有肌性标记，而且常显示 HMB45 阳性。

（4）电镜检查：也可见平滑肌成分内的结晶状的黑色素前体。

【鉴别诊断】

（1）与先天性间胚叶细胞肾瘤的鉴别：后者主要发生于婴幼

儿，成分单一。

（2）与肾的平滑肌瘤、脂肪瘤或血管瘤的鉴别：后者成分单一。

（3）当平滑肌成分出现异型性时，应与平滑肌肉瘤或横纹肌肉瘤鉴别，应多取材，发现多成分的组合，免疫组化 HMB45 阳性，有助于确诊。

5．肾的上皮样血管平滑肌脂肪瘤

该肿瘤虽然与肾血管平滑肌脂肪瘤各方面均相似，但以增生的上皮样细胞为主，具有一定的恶性潜能。合并结节性硬化症的概率更高。

【病理诊断要点】

（1）肉眼观：与血管平滑肌脂肪瘤相似，有时侵及肾外组织或肾动静脉。

（2）镜下观：以梭形和多角形上皮样细胞为主，有丰富的嗜酸性颗粒状胞质，可见大核的神经节样细胞，间变和核分裂象易见。呈片状和条索状排列。偶见灶状典型的血管平滑肌脂肪瘤区域。

（3）免疫病理学和电镜检查：与典型的血管平滑肌脂肪瘤相似。

【鉴别诊断】

（1）与梭形细胞肾细胞癌的鉴别：两者的发病年龄差异较大；免疫病理学表现不同。

（2）与肾平滑肌肉瘤和恶性纤维性组织细胞瘤的鉴别：多取材寻找血管平滑肌脂肪瘤的区域；免疫病理学检查有助区别。

6．球旁细胞瘤

为发生于肾小球旁器细胞的良性肿瘤。又称肾素瘤（reninoma）。多见于成年人。患者有持续性顽固的高血压，血浆内含有高水平的肾素。

【病理诊断要点】

（1）肉眼观：为位于肾皮质的灰黄色、边界清楚的小结节，直径＜ 3cm。

（2）镜下观：可见瘤细胞小圆形，胞核染色质细腻，胞质透明，含少数嗜酸性颗粒。胞质颗粒 PAS 或 Bowie 染色阳性。瘤细胞呈实性巢索排列，有时出现管状或乳头状结构，间质毛细血管和血窦丰富。

（3）免疫病理学检查：肾素阳性。

（4）电镜检查：可见胞质内的含肾素的内分泌颗粒。

【鉴别诊断】

应与类癌等一般的神经内分泌肿瘤鉴别，临床的顽固性高血压和血浆高肾素、免疫组化的肾素阳性是球旁细胞瘤的诊断要点。

7．肾髓质间质细胞瘤

为来源于肾髓质间质细胞的良性肿瘤。又称肾髓质纤维瘤。多见于成年人。可见于 50% 的中老年尸体解剖肾。约 50% 的病例呈多发性。瘤细胞可分泌前列腺素，具有调解肾内血压和对抗高血压的功能。

【病理诊断要点】

（1）肉眼观：为位于肾髓质的灰白色、边界清楚的小结节，直径多为 0.3cm 左右。可多发。

（2）镜下观：可见瘤细胞呈星形或多边形，泡状核，松散透明的胞质，杂乱分布于疏松的间质中。偶见玻璃样变和淀粉样变。

（3）组织化学研究发现：瘤细胞含有中性脂肪、磷脂和酸性黏多糖。

（4）电镜检查、可见瘤细胞内有多数含脂类物质的电子致密颗粒。

【鉴别诊断】

应与一般的纤维瘤鉴别，后者间质疏松，缺乏排列紧密的纤维和纤维母细胞。

8．肾的其他间胚叶肿瘤

肾尚可发生多种间胚叶组织来源的肿瘤，如平滑肌瘤和肉瘤、血管瘤和肉瘤、横纹肌肉瘤、恶性纤维性组织细胞瘤、骨肉瘤、神经纤维瘤等，它们与肾外的相应肿瘤的诊断要点相同，在此不再赘述。

（五）混合性间质和上皮性肿瘤

1．囊性肾瘤

囊性肾瘤为含有上皮和间质成分的良性多囊性肾肿瘤。多见于成年女性。

【病理诊断要点】

（1）肉眼观：可见边界清楚的多囊性肿瘤，无实性病灶和坏死。囊内充以清亮的浆液，或有血性液体。多呈局灶性，也可占据全肾。

（2）镜下观：可见囊壁内面衬覆单层扁平、矮立方上皮细胞，胞质透明或略嗜酸性，有时可见鞋钉样细胞。纤维间隔内仅为纤维组织，偶见卵巢间质样结构。有时可见成熟的肾小管。

【鉴别诊断】

（1）与囊性肾母细胞瘤鉴别：后者应发现肾胚芽成分或幼稚的生肾组织。

（2）与混合性上皮和间质肿瘤鉴别：后者的上皮成分主要为腺样结构，间质成分较复杂。

2．混合性上皮和间质肿瘤

为上皮成分和间质成分混合的良性肿瘤。多见于成年女性。又称为成人型中胚叶细胞肾瘤、肾盂囊性错构瘤、成人成熟性肾母细胞瘤等。

【病理诊断要点】

（1）肉眼观：为肾内的囊实性边界清楚的肿瘤。有时可突入肾盂。

（2）镜下观：上皮成分排列成腺管、微囊和囊状结构，被覆上皮可呈扁平状、立方状、柱状及复层移行上皮状等，胞质透明或淡染或嗜酸性，偶见鞋钉状的苗勒管上皮形态。上皮可呈乳头状增生。间质以梭形细胞为主，纤维细胞和平滑肌细胞均可出现，有时呈卵巢间质样，有时混有黏液、脂肪等。细胞核的异形性和核分裂象不明显。

（3）免疫病理学检查：可见上皮成分 CK 阳性，间质成分 Vimentin 阳性，SMA 也可阳性。

【鉴别诊断】

（1）与囊性肾母细胞瘤鉴别：后者应发现肾胚芽成分或幼稚的生肾组织。

（2）与囊性肾瘤鉴别：后者的上皮成分主要为囊性结构，间质成分较单纯。

（六）肾尚可出现神经内分泌肿瘤、淋巴造血系统肿瘤、生殖细胞肿瘤以及各种转移性肿瘤，它们与肾外的相应肿瘤无异，在此不再赘述。

第二节　肾盂疾病

一、肾盂脂肪瘤样增生

肾门部位脂肪组织大量增生，肾实质萎缩，无明确的肿瘤结节，多见于慢性肾盂肾炎及肾结石的状态下。非真性肿瘤。

二、肾盂纤维上皮样息肉

为肾盂的息肉状肿物，在息肉状增生的疏松纤维结缔组织表面，有移行上皮被覆，常伴有轻重不等的慢性炎症病变。

肾盂的炎症性病变及移行上皮肿瘤与膀胱的相应疾病相似。

第三节　输尿管疾病

一、输尿管畸形

包括输尿管缺失、双输尿管、先天性输尿管梗阻、输尿管憩室、输尿管疝以及输尿管异位。

二、输尿管息肉

被覆尿路上皮的疏松结缔组织呈息肉状向输尿管腔内生长。输尿管炎症疾病及肿瘤与膀胱的相应疾病相似。

第四节　膀胱疾病

一、先天性畸形

（一）脐尿管残留及脐尿管病变

脐尿管是膀胱顶和脐部之间的管道，长 5 ~ 6cm，出生后逐渐退化闭锁。完全残留者，可形成脐部尿漏；部分残留者，可在膀胱壁或膀胱与脐之间形成囊肿；残留的管道或囊肿，被覆柱状上皮或尿路上皮，并可发生非特异性化脓性炎或肉芽肿性炎，偶见乳头状腺瘤、纤维腺瘤、尿路上皮癌、鳞状上皮癌或腺癌。

（二）膀胱外翻

由于胚胎期尿殖腔的发育异常，使膀胱前壁和下腹壁缺失，膀胱腔外翻，则必然导致急性或慢性膀胱炎，并可合并尿路上皮癌、腺癌及鳞状上皮癌。

（三）膀胱憩室

由于膀胱局部肌层发育薄弱或后天下尿路梗阻，使之局部向外膨出，膀胱顶脐尿管所在部位、膀胱三角区之输尿管口附近为好发部位。憩室壁为纤维结缔组织及少量平滑肌，内衬膀胱黏膜。憩室常合并急慢性炎症、结石、鳞状上皮化生、尿路上皮癌及鳞状上皮癌。

二、膀胱结石症

为泌尿系结石的好发部位，尚可见于肾盂及输尿管。膀胱黏膜在结石的长期刺激下，可出现非特异性炎症、黏膜上皮的非典型增生、鳞状上皮化生乃至尿路上皮癌和鳞状上皮癌。

三、膀胱炎

（一）非特异性急性膀胱炎

轻者可见黏膜充血、水肿及中性粒细胞浸润，重者可见出血性膀胱炎、伪膜性膀胱炎、溃疡性膀胱炎、膀胱壁小脓肿形成、蜂窝织炎性膀胱炎及坏疽性膀胱炎。

（二）非特异性慢性膀胱炎

黏膜上皮增生，黏膜下淋巴细胞、浆细胞和单核细胞浸润，结缔组织增生。有的黏膜下多数淋巴滤泡形成，称滤泡性膀胱炎。有的形成慢性溃疡。有的形成肉芽肿样病变。有的黏膜严重水肿，呈多数葡萄状隆起，称大疱状膀胱炎。

（三）气肿性膀胱炎

由有产气功能的细菌感染引起的一种膀胱炎，黏膜下层出现多数含气囊腔，有时伴有多核巨细胞反应。

（四）嗜酸细胞性膀胱炎

病因不明的大量嗜酸性粒细胞伴其他炎症细胞浸润于膀胱黏膜及黏膜下组织。

（五）间质性膀胱炎

黏膜下层及肌层内大量纤维组织增生，淋巴细胞、浆细胞及单核细胞浸润，小血管闭塞。

（六）皮革性膀胱炎

膀胱壁大量纤维组织增生，并有钙盐沉积，伴有淋巴细胞、浆细胞、单核细胞及异物巨细胞反应。与尿素分解、磷酸盐局部沉积有关。

（七）放射性膀胱炎

早期为黏膜充血、出血、水肿、水泡形成，伴有坏死性小血管炎及炎症细胞浸润，严重者黏膜坏死脱落，乃至出现坏疽。晚期出现闭塞性小动脉炎及结缔组织增生。

（八）结核性膀胱炎

病变与其他器官结核病相似。

（九）血吸虫性膀胱炎

由埃及血吸虫引起。病变由含有虫卵的肉芽肿形成。

（十）膀胱软斑病

病变主要由单核细胞组成，富有嗜酸性颗粒状胞质，并易见PAS及铁、钙反应阳性的包涵体，称 Miehaelis-Gutmann 小体或钙化小体。软斑病也见于输尿管、肾盂及生殖管道。

四、膀胱黏膜的增生与化生病变

（一）Von Brunn 巢、囊性膀胱炎和腺性膀胱炎

为尿路上皮的化生现象，三者具有相互连带关系。Von Brunn 巢为尿路上皮向黏膜下呈花蕾状生长，上皮细胞与基底膜呈垂直排列，周围有结缔组织包绕分割。Von Brunn 巢中心可囊性变，则称囊性膀胱炎，若囊腔壁有柱状上皮化生，则为腺性膀胱炎。若三种病变同时存在，统称为囊腺性膀胱炎。

（二）鳞状上皮化生

见于各种慢性刺激及雌激素增高的情况下。出现角化现象时，称白斑病。

（三）息肉状膀胱炎

膀胱黏膜及黏膜下层呈息肉状向膀胱腔内生长。

（四）手术后肉芽肿性病变

膀胱手术后或留置导管术后，可在切口及受刺激部位出现坏死性肉芽肿、类风湿样肉芽肿、异物肉芽肿以及由梭形纤维样细胞组成的假肉瘤样结节。

（五）炎性假瘤

与其他器官相应病变相似。

（六）尖锐湿疣

因人乳头瘤病毒（HPV）感染，导致尿路上皮增生、鳞状上皮化生，形成与外阴相似的尖锐湿疣病变。

五、膀胱肿瘤

肾盂、输尿管和膀胱共同组成输尿管道或称泌尿道，功能相似，结构也相似，被覆尿路上皮或移行上皮，所发生的肿瘤也有共同特点。可参阅最新的有关泌尿道的 WHO 肿瘤组织学分类。

（一）尿路上皮肿瘤

1. 浸润性尿路上皮癌

又称移行细胞癌。是尿路最常见的恶性肿瘤，占 90%。具有多灶状发生和易复发的特点。癌细胞的异型性、结构特点和浸润程

度有一定差别，但共同的特点是肿瘤细胞均穿破基底膜而浸润于黏膜下层乃至肌层或膀胱壁周围的软组织。

【病理诊断要点】

（1）肉眼观：可见分化较好的尿路上皮癌呈伸出性乳头状；分化较差的尿路上皮癌呈伸出性乳头状和浸润性生长，常有粗大的蒂；分化最差的尿路上皮癌呈实性包块状或伴有粗大乳头状浸润性生长，导致膀胱壁僵硬。

（2）镜下观：可见分化程度不同的癌细胞穿透基底膜，呈浸润性生长。分化较好者呈乳头状排列，细胞层次增多，超过8层，细胞极性轻度紊乱，核分裂象不多，在固有膜可出现表浅浸润。分化较差者也可呈乳头状，细胞层次增多，细胞排列明显紊乱，细胞异型性明显，核分裂象易见，在固有膜和肌层可出现浸润。分化最差者乳头状结构消失，细胞失去了排列的极向，细胞的异型性明显，核分裂象多，浸润明显，包括乳头状结构的轴心结缔组织中的浸润。

除上述的常见形态结构者外，尚可见下列亚型：尿路上皮癌伴有巢状鳞状上皮或腺上皮化生、滋养层多核细胞增生、梭形细胞癌或肉瘤样癌、伴大量淋巴细胞浸润的淋巴上皮和淋巴瘤样尿路上皮癌、巨细胞样尿路上皮癌、浆细胞样尿路上皮癌、微乳头样和微囊样尿路上皮癌、Brunn巢样或巢状尿路上皮癌等。

（3）免疫病理学检查：显示高分子量角蛋白阳性。

【鉴别诊断】

（1）分化最差的尿路上皮癌常失去移行上皮的特点，应与相邻器官低分化癌的浸润或转移相鉴别。应多取材，寻找与泌尿道被覆上皮的关系。

（2）各种亚型尿路上皮癌应与相应的肿瘤相鉴别。

2．非浸润性尿路上皮肿瘤

该类尿路上皮肿瘤的共同特点是肿瘤细胞未穿透基底膜。

（1）尿路上皮原位癌：又称移行上皮原位癌。原发性尿路上皮原位癌少见，不足泌尿道上皮癌的1%，伴随浸润性癌者，则很常见。尿路上皮原位癌具有多灶状发生的特点。患者的常见症状是血尿和下腹部疼痛。

【病理诊断要点】

①肉眼观：检查泌尿道黏膜面无明显的肿块，仅有斑片状出血和糜烂。

②镜下观：可见尿路上皮全层或大部分（＞全层的 2/3）被排列紊乱的异型明显的细胞取代，核分裂象易见，无乳头状结构，无浸润现象。

【鉴别诊断】

需要多取材，鉴别真正的原发性原位癌和伴发于浸润性尿路上皮癌的原位癌。

（2）尿路上皮乳头状瘤：是尿路上皮最常见的良性肿瘤。又称外生性乳头状瘤、典型性乳头状瘤、移行上皮乳头状瘤。青壮年好发。常见的症状是间断性无痛性血尿。

【病理诊断要点】

①肉眼观：呈柔软的具有细蒂的伸出性肿物，乳头纤细。

②镜下观：可见精细的乳头状结构。纤维血管组成的轴心。被覆移行上皮细胞，细胞形态和排列与正常的移行上皮细胞的形态和层次相同。无浸润现象。

【鉴别诊断】

须与具有低度恶性潜能的非浸润性尿路上皮乳头状肿瘤和低级别的非浸润性尿路上皮乳头状癌鉴别。后者乳头较粗大，被覆肿瘤细胞的层次较正常移行上皮多，有一定的异型性。

（3）具有低度恶性潜能的非浸润性尿路上皮乳头状肿瘤：与尿路上皮乳头状瘤的细胞形态和排列相似，只是被覆的肿瘤细胞层次较正常移行上皮多。

（4）非浸润性尿路上皮乳头状癌：这是一组呈乳头状排列、肿瘤细胞有一定异型性，而无浸润的尿路上皮肿瘤。过去称为Ⅰ级和Ⅱ级移行上皮乳头状癌。

【病理诊断要点】

肿瘤细胞呈不规则乳头状排列，可有融合。在层次增多的基础上，排列极向紊乱。异型表现和核分裂主要位于底层，无浸润现象，称低级别或高分化的非浸润性尿路上皮乳头状癌。若异型细胞遍布全层，则称高级别或低分化的非浸润性尿路上皮乳头状癌。

【鉴别诊断】

①与尿路上皮乳头状瘤和具有低度恶性潜能的非浸润性尿路上皮乳头状肿瘤的鉴别：主要观察肿瘤细胞的排列层次和细胞异型性的有无和程度。

②与尿路上皮原位癌的鉴别：后者无乳头结构，细胞异型性非常明显。

（5）内翻性尿路上皮乳头状瘤：又称 Brunnian 腺瘤。中老年男性好发，多见于膀胱三角区和膀胱颈。常见的症状是间断性无痛性血尿，尿路梗阻。

【病理诊断要点】

①肉眼观：呈柔软的半球状外生性肿物，表面光滑，或略呈分叶状，有时呈息肉状。

②镜下观：可见肿瘤表面有较正常的移行上皮被覆。分化好的移行细胞巢索向黏膜下呈推进式生长，巢索中央为胞质丰富的表层移行细胞，边缘为胞质极少的基底细胞，有如密集的 Brunn 巢。有的细胞巢呈腺样化生，上皮呈柱状，并可见存有黏液的腺腔，以腺性结构为主时，称腺性内翻性乳头状瘤。有的细胞巢呈鳞状上皮化生，以鳞状细胞巢为主时，称鳞状上皮内翻性乳头状瘤。

【鉴别诊断】

①与腺性膀胱炎或囊腺性膀胱炎的鉴别：后者虽然可见移行上皮呈 Brunn 巢和囊腺样 Brunn 巢在黏膜下增生，但与黏膜下水肿及多少不等的炎症细胞混合存在，弥漫分布，不形成瘤块。

②与尿路上皮细胞癌的鉴别：尿路上皮细胞癌的癌细胞有一定的异型性，并可见条索状或斑片状向深部浸润的现象。

③与腺癌的鉴别：泌尿道的腺癌表现为单层细胞排列的、具有一定的异型性、并有一定浸润性生长的特点，而内翻性尿路上皮乳头状瘤中的腺样结构均在密集的 Brunn 巢样结构的基础上出现，分化好。

（二）鳞状上皮肿瘤

1．鳞状细胞乳头状瘤

尿路，特别是膀胱的移行上皮受人乳头瘤病毒感染时，出现鳞状细胞化生并呈尖锐湿疣样的变化，所以，尿路鳞状细胞乳头状瘤可以认为是尿路的尖锐湿疣。常与外阴尖锐湿疣相伴存在。

2．鳞状上皮癌

以鳞状细胞癌巢和癌索为主，而不同于尿路上皮癌为主伴有巢状鳞状上皮的分化。有时呈乳头状伸出性和浸润性生长，分化较好，而角化明显，称疣状癌。

（三）腺上皮肿瘤

1．绒毛状腺瘤

为一种少见的乳头状良性肿瘤，被覆柱状上皮。多见于 40～60 岁的男性。以血尿或尿内黏液为主要临床表现。好发于膀胱顶部，故有人认为来自脐尿管，有人认为属于移行上皮的肠上皮化生。

【病理诊断要点】

（1）肉眼观：可见宽蒂或半球状乳头状隆起。好发于膀胱顶部。

（2）镜下观：为单层柱状上皮被覆于乳头表面。或呈腺样和囊性排列。与大肠绒毛状腺瘤相似。

【鉴别诊断】

与黏液腺癌鉴别：后者细胞异型性明显，排列紊乱，浸润性生长。

2．腺癌

与其他器官的腺癌相似，而不同于尿路上皮癌为主伴有巢状腺上皮的分化。根据癌细胞和排列的特点，可有肠型、黏液腺癌以及印戒细胞癌等类型。

3．透明细胞癌

又称中肾性腺癌。多见于女性。与苗勒管上皮源性肿瘤相似。常与尿路上皮损伤有关，所以是尿路上皮化生和增生的结果。

【病理诊断要点】

（1）肉眼观：呈半球状外生性肿物，表面光滑，或略呈分叶状，有时呈息肉状。

（2）镜下观：可见肿瘤细胞呈透明状，含有糖原，间杂以鞋钉状细胞。呈小管状、腺样、微囊状排列，也可出现乳头状结构。呈浸润性生长。

（3）免疫病理学检查：显示 CK7、CK20、CEA 等上皮性抗原阳性。

【鉴别诊断】

（1）与囊性和囊腺性膀胱炎鉴别：后者透明细胞较少，而且不含糖原，无鞋钉样细胞。

（2）与一般的腺癌鉴别：后者缺乏特殊的含糖原的透明细胞和鞋钉样细胞。

（3）与前列腺癌的鉴别：后者 PSA 阳性。

泌尿道发生的神经内分泌肿瘤、黑色素细胞肿瘤、间叶性肿瘤和淋巴造血肿瘤与其他部位的相应肿瘤类似，在此不再赘述。

第五节　尿道疾病

尿道憩室、尿道脱垂多见于女性，男性少见。有的因先天发育异常导致，后天出现者多与炎症及创伤有关。尿道梗阻可因先天性尿道瓣膜引起，成年人多由炎症、创伤及尿道结石引起。

尿道炎可由淋病奈瑟菌感染导致化脓性炎。有时因药物或其他病原体引起急性或慢性非特异性炎。Reiter 病是由尿道炎、结膜炎和关节炎组成的综合征，可能与病毒感染有关。

尿道肿瘤可见平滑肌瘤、鳞状上皮癌、尿路上皮肿瘤、腺癌、中肾管癌以及黑色素瘤。

尿道肉阜多见于女性，为尿道口炎症增生性疾病。呈息肉状或结节状肿物突出于腔面。表面被覆以增生的移行上皮或鳞状上皮，间质由纤维和毛细血管组成，伴有慢性炎症。

第六节　尿液脱落细胞的病理诊断

泌尿系统的炎症及肿瘤的细胞成分，易向尿液内脱落，尤以肾盂、输尿管、膀胱及尿道的脱落细胞，易在尿液内显现出来。可分为下列几种情况：

1．未见肿瘤细胞。

2．可疑肿瘤细胞。

3．可见肿瘤细胞。

（1）低度多形性肿瘤细胞：细胞核增大，核/质比例失调，但相互间形态差异较小，多见于尿路上皮乳头状瘤、原位癌和分化较好的尿路上皮癌。

（2）高度多形性肿瘤细胞：尿内肿瘤细胞较多，肿瘤细胞相互差异较大。多见于分化较差的尿路上皮癌、腺癌、鳞状上皮癌及复合癌。

（邹万忠）

第二十八章　男性生殖系统

　　男性生殖系统由睾丸、附睾、输精管、精囊、前列腺和阴茎组成。各种病原体引起的一般性炎症、特殊性炎症、血液循环障碍及血管病、肿瘤等均可见于该系统。此外，先天发育异常以及内分泌障碍导致的结构和功能异常也构成了该系统的重要疾病。

第一节　睾丸疾病

　　睾丸位于阴囊内，主要由曲精细管组成。成年人的睾丸曲精细管有菲薄的基底膜，内衬以精原细胞及各级精母细胞，并产生成熟的精子。多层的生精细胞及精子致使管腔消失或不明显。此外，在基底膜内侧尚可见散在于初级精母细胞之间的呈柱状的支持细胞或称 Sertoli 细胞，其功能有三：①支持精母细胞；②产生雌激素及少量雄激素；③形成基底膜。众多的曲精细管逐次融合并注入精直小管，进而形成睾丸网，并与附睾相连，使精液注入输精管。曲精细管之间有少量疏松的纤维血管组成的间质，其间可见成簇状分布的睾丸间质细胞，又称 Leydig 细胞，它们可以产生睾丸酮和其他雄性激素，也可产生一些雌激素、黄体素以及皮质激素。睾丸被覆含有平滑肌的被膜，被膜外尚有间皮被覆。

一、睾丸先天性异常

　　（一）无睾丸

可见双侧睾丸全部缺失、一侧睾丸全部缺失及部分缺失。

　　（二）融合睾丸或并睾

两侧睾丸在腹内或阴囊内融合为一体。

　　（三）多睾丸

有 3 个睾丸的病例报道。

（四）睾丸发育不全

虽有睾丸，但曲精细管呈未发育状态。

（五）睾丸增生

见于一侧睾丸缺失或发育不全，对侧出现代偿性增生。

（六）异位睾丸

由于胚胎期睾丸自腹腔下降的径路错乱，可出现腹外斜肌腱膜前的间质睾丸、股部睾丸、阴茎部睾丸、会阴部睾丸等。隐睾是最常见的异位睾丸。胎儿期，睾丸应自腹膜后经腹股沟管下降至阴囊，隐睾可停留于这一路径的任何部位，如腹膜后、腹股沟部、阴囊上部等。异位睾丸均呈现发育不全状态，早期，曲精细管生精细胞稀疏；晚期，基底膜增厚乃至玻璃样变性，生精细胞消失，管腔闭塞，间质增生，Leydig 细胞呈簇状增生。

（七）真两性畸形和男性假两性畸形

两者虽然都有睾丸组织，但常呈现睾丸异位并且发育不全。

二、睾丸炎

多种原因可导致睾丸炎，各种病原体可通过淋巴路、血源及输精管道进入睾丸，有的则因超敏反应引起睾丸炎。

急性睾丸炎时，睾丸显示间质充血、水肿及炎症细胞浸润（中性粒细胞、淋巴细胞、单核细胞等），乃至脓肿形成。慢性睾丸炎时，睾丸间质有淋巴细胞、浆细胞、单核细胞弥漫浸润，肉芽肿形成，纤维组织增生，并常有曲精细管萎缩和变性等病变。

睾丸炎根据病因可分为：

（一）细菌性睾丸炎

大肠埃希菌、葡萄球菌、链球菌、淋病奈瑟菌、克雷伯菌、沙门菌属以及放线菌等可引起急性化脓性睾丸炎，并可有脓肿形成。布鲁杆菌导致的睾丸炎则以单核细胞浸润为主，并可有肉芽肿形成，经输精管道感染者，常表现为附睾睾丸炎。

（二）抗酸杆菌性睾丸炎

结核分枝杆菌可通过输精管道引起附睾睾丸结核，或可通过血源引起睾丸结核。睾丸结核病变与其他器官的结核病变相似。麻风分枝杆菌可由血源波及睾丸,在睾丸血管壁、睾丸间质有淋巴细胞、单核细胞及麻风细胞浸润,慢性阶段则出现间质纤维化及曲精细管萎缩。通过抗酸染色发现病灶内有抗酸杆菌常是确诊抗酸杆菌睾丸炎的方法。

（三）真菌性睾丸炎

芽生菌、放线菌、组织胞浆菌、毛霉菌及球孢子菌等均可引起睾丸炎,病变呈现小脓肿,伴有嗜酸性粒细胞浸润及肉芽肿反应。

（四）立克次体睾丸炎

斑疹伤寒和 Q 热可引起睾丸炎,斑疹伤寒主要导致睾丸血管炎,血管内皮细胞肿胀,细胞内含有立克次体,并继发血栓形成。

（五）病毒性睾丸炎

腮腺炎、水痘、ECHO、淋巴细胞脉络丛脑膜炎、流感、登革热、白蛉热、柯萨奇病毒、EB 病毒等均可导致睾丸炎。其中以腮腺炎病毒睾丸炎最常见。急性期,睾丸间质充血、水肿,有中性粒细胞、淋巴细胞和单核细胞弥漫性浸润,有时炎症细胞充盈于曲精细管管腔内,精母细胞变性坏死。慢性期,睾丸间质有淋巴细胞和单核细胞浸润和纤维化,曲精细管萎缩,基底膜增厚,管壁仅存支持细胞。

（六）睾丸梅毒

分为睾丸间质型和树胶肿型两种病理类型。前者表现为睾丸缩小、间质有单核细胞弥漫性浸润,曲精细管周围纤维化,精母细胞变性脱落,曲精细管萎缩。树胶肿型睾丸炎时,睾丸肿大或呈结节状,表现大块的凝固性坏死,边缘有淋巴细胞、浆细胞、单核细胞和多核巨噬细胞浸润,并常见闭塞性小血管炎。

（七）艾滋病的睾丸病变

艾滋病患者的睾丸主要表现为曲精细管萎缩;基底膜增厚及玻璃样变性,生精上皮萎缩,间质纤维化,间质 Leydig 细胞减少。并常见真菌、结核分枝杆菌、组织胞浆菌、假丝酵母菌（念珠菌）及巨细胞包涵体病毒的继发感染。

（八）非特异性肉芽肿性睾丸炎

病因不明,可能与超敏反应、感染、创伤有关,多数单侧发生，病变睾丸肿大而富有弹性。显微镜下可见睾丸间质有淋巴细胞、浆细胞和单核细胞浸润，曲精细管萎缩，并常见以曲精细管为中心的肉芽肿样结构。

（九）睾丸软斑病

病变睾丸肿大而富有弹性，切片呈黄白色。显微镜下特点与泌尿系统软斑病相似。

（十）睾丸精子肉芽肿

由于精液由曲精细管外溢于睾丸间质引起。早期由中性多形核白细胞、淋巴细胞、单核细胞组成的病灶。进而以单核细胞和上皮样细胞为主。晚期纤维细胞增生，并可出现钙化。病灶中心有成簇的精子或精子碎屑是诊断精子肉芽肿的重要依据。

三、男性不育症

男性不育症主要有三种原因：精子发育障碍、输精管阻塞和精液不能进入阴道。需要病理诊断的，主要为前两者。

睾丸穿刺活体组织检查和精液检查是诊断男性不育症的主要手段。

睾丸活体组织检查时，应注意观察下列各点：

1. 曲精细管的形状和管径。
2. 曲精细管的基底膜和界膜的状态。
3. 曲精细管和间质的比例。
4. 生精细胞的状态、排列和比例。
5. 支持细胞的位置、数量和形态。
6. 睾丸间质和间质细胞的状态。

可归纳下列常见的病理类型：

1. 基本正常的睾丸组织　若精液检查正常，建议临床除外女性生殖器官异常或进行功能性治疗；若精液检查无精子或精子减少，常见于阻塞性无精子症。

2. 生精功能低下　各级生精细胞相对比例正常，但数量较少，曲精细管的生精上皮较薄，管腔扩张，成熟精子减少。

3. 生精阻滞　曲精细管的生精细胞仅停顿于某一阶段，不再向下一步分化。

4．生精细胞脱落和排列紊乱　各级生精细胞部分或全部脱落入曲精细管的管腔，甚至形成阻塞，常伴有生精细胞排列和位置的紊乱。

5．曲精细管基底膜增厚、透明变性和玻璃样变性　各种原因造成的曲精细管萎缩，最终导致这一病变。

6．混合性损伤　上述病变在同一标本中均有出现。

7．支持细胞综合征　曲精细管缺乏生精细胞，仅有支持细胞。

8．睾丸间质病变　常见间质水肿、炎症细胞浸润和纤维化，常伴曲精细管萎缩。

9．未成熟睾丸　曲精细管体积小，生精细胞少，基底膜增厚，间质细胞增生。

精子生成的量化和综合评分（Johusen 评分）：10：基本正常；9：生精细胞排列紊乱；8：成熟精子减少；7：仅有少量不成熟的精子；6：无精子；5：仅有少量精母细胞；4：仅有极少量精母细胞；3：仅有精原细胞；2：仅有支持细胞；1：基底膜高度增厚、玻璃样变性，生精上皮和精子消失。

四、其他疾病与特殊原因引起的睾丸损伤

（一）精索扭转

先天性睾丸系膜过长、睾丸引带发育不良、阴囊过大、精索过长等因素均可导致精索扭转，进而使附睾及睾丸处于绞窄状态，造成睾丸的血液循环障碍。依绞窄发生的快慢及程度，可见睾丸淤血水肿、睾丸间质有多少不等的白细胞浸润及出血、曲精细管变性；严重者呈现缺血性坏死。

（二）睾丸血管炎

常作为全身性血管炎的一部分，如结节性多动脉炎、韦格纳肉芽肿、皮肌炎、过敏性血管炎、过敏性紫癜等。中、小血管的病变与其他器官的血管病变无异，可出现于睾丸被膜及实质内。继发血栓常导致睾丸的严重血液循环障碍。

（三）睾丸的血栓症及睾丸梗死

常作为创伤、精索扭转、白血病、细菌性心内膜炎、血管炎的继发病变。

（四）睾丸淀粉样变性病

常作为原发性全身淀粉样变性病的一部分。淀粉样物质主要沉积于睾丸血管壁和曲细精管的基底膜，严重者可沉积于睾丸间质。

五、睾丸肿瘤及肿瘤样病变

睾丸肿瘤和肿瘤样病变与卵巢相应的肿瘤和肿瘤样病变相似，可参见 WHO 睾丸肿瘤的分类。（请详见第二十九章"女性生殖系统"）。

（一）生殖细胞肿瘤

睾丸肿瘤主要来源于生殖细胞。生殖细胞肿瘤占全部睾丸肿瘤的 95% 以上。生殖细胞是睾丸中最活跃的细胞，具有多潜能分化，多种睾丸生殖细胞肿瘤的组织发生及其相互关系实际上重演了胚胎发育的过程（见图 28-1）。

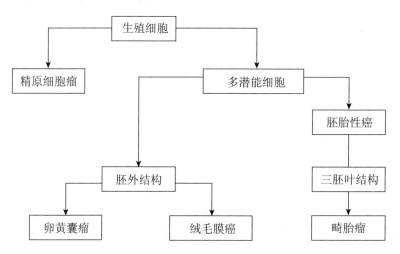

图 28-1　睾丸生殖细胞肿瘤的组织发生及相互关系

1．精原细胞瘤

精原细胞瘤是最常见的睾丸生殖细胞肿瘤，约占全部睾丸生殖细胞肿瘤的 40%，多为青壮年发病。

【病理诊断要点】

（1）肉眼观：常见单侧发生，切面实性、灰白，伴有坏死及出血性病灶。

（2）镜下观：瘤细胞与精母细胞相似，呈一致的大圆形或卵圆形，直径可达 15 ~ 25μm，具有中等大小的圆形或卵圆形胞核，核膜明显，核仁清晰可见，核染色质呈粗粉状，胞质透明，内含较多的糖原、类脂和碱性磷酸酶。核分裂不多见。瘤细胞排列成实性巢状或索状，巢索间有多少不等的纤维血管间质，并有淋巴样细胞浸润。有时纤维性间质较多，甚至出现玻璃样变性，使瘤细胞呈小巢、小索状分布。有时瘤组织中出现上皮样细胞和多核巨细胞组成的假结核结节样反应，可能为变性坏死的瘤细胞释放脂类物质所致。有些精原细胞瘤具有大量大核瘤细胞，较多的核分裂象，纤维性间质及淋巴细胞较少，有间变性精原细胞瘤之称。

管内生殖细胞肿瘤或原位癌：被认为是浸润性生殖细胞癌的前身，其形态特点是在曲精细管内有非典型精原细胞充盈。

（3）免疫病理学检查：可见胎盘碱性磷酸酶（PLAP）、CD117阳性。

【鉴别诊断】

（1）与胚胎性癌的鉴别：后者癌细胞多样，缺乏淋巴样细胞浸润，可有管状和巢状排列。PLAP 和 CK117 阴性。

（2）与精母性精原细胞瘤的鉴别：见下述"精母性精原细胞瘤"。

2．精母性精原细胞瘤

精母性精原细胞瘤是一种较分化的生殖细胞肿瘤，约占睾丸生殖细胞肿瘤的 2%。

【病理诊断要点】

（1）肉眼观：呈灰黄色、黏液状实性结节。

（2）镜下观：瘤细胞具有多形性，由三种细胞混合组成：

①淋巴样细胞，6 ~ 8μm，有极浓染的细胞核和很少的细胞质，属于一种变性细胞；

②中等体积的瘤细胞，15 ~ 20μm，具有圆形或卵圆形的细胞

核，细颗粒状染色质，嗜酸性胞质，这种细胞的染色质常呈丝状螺旋排列，与精母细胞的减数分裂相似；

③巨型多核瘤细胞，50 ～ 100μm，核仁明显，染色质呈细颗粒状，胞质嗜酸性。排列呈实性巢索或团块，间质水肿时，呈假腺样及小囊样排列。间质极少，无淋巴样细胞浸润及肉芽肿样反应。易呈管内生长，形成实性圆巢状。

（3）免疫病理学检查：可见 VASA 阳性。而 PLAP、CD117 阴性。

【鉴别诊断】

与典型精原细胞瘤的区别见表 28-1。

表 28-1　精母性精原细胞瘤与典型精原细胞瘤的区别

	精母性精原细胞瘤	典型精原细胞瘤
占精原细胞瘤比例	3.5% ～ 7.5%	92.5% ～ 96.5%
发病年龄	＞ 40	25~50
发生部位	睾丸	睾丸，卵巢，纵隔，腹膜后，松果体等
双侧发生	10%	2%
与隐睾的关系	不明显	明显
与其他生殖细胞瘤合并发生	无	常见
肉眼观	灰黄、实性，黏液样	粉红间黄，实性，硬韧
组织学特点		
瘤细胞	三种瘤细胞混合	单一细胞
细胞间水肿	常见	不常见
间质	极少	较多
淋巴样细胞浸润	无	有
肉芽肿反应	无	常见
生长方式	常见管内生长	少见管内生长
糖原	少	多
转移	极少见	常见
预后	好	较差

3．胚胎性癌

睾丸胚胎性癌具有胚性上皮分化，约占睾丸生殖细胞肿瘤的 2%。

【病理诊断要点】

癌细胞的特点与精原细胞瘤的恶性细胞相似，可有柱状分化。除结节状、条索状排列外，尚混有乳头状、腺管状排列。癌巢与癌索间为富含黏液样物质的疏松结缔组织。

免疫病理学检查可见 CK 阳性。

【鉴别诊断】

与精原细胞瘤的鉴别：见上述"精原细胞瘤"。

4．卵黄囊瘤

又称内胚窦瘤或婴儿型胚胎性癌。虽然卵黄囊瘤在全部睾丸生殖细胞肿瘤中所占比例很小，但在 5 岁以前的婴幼儿睾丸恶性肿瘤中，却占 75%，而且约 40% 的睾丸生殖细胞肿瘤可混有卵黄囊瘤的成分。

【病理诊断要点】

（1）肉眼观：可见实性、柔软，富有黏液的结节。可有出血、坏死。

（2）镜下观：卵黄囊瘤的基本形态是在疏松的黏液样间质的背景上，散在条索状排列的恶性肿瘤细胞，瘤细胞以圆形和立方状为主，细胞核深染，伴有小核仁及少量透明的胞质。内胚窦小体或称肾小球样结构、Schiller-Duval 小体以及玻璃样球状小滴具有一定的诊断意义，前者为一层或多层立方或矮柱状瘤细胞包绕着小血管及其周围纤维组织，后者为体积不等的球形嗜伊红的均质小体，PAS 染色阳性，抗淀粉酶，含有甲胎蛋白，可位于细胞内或细胞外。

卵黄囊瘤瘤细胞的排列方式多种多样，包括：①内胚窦状；②网状微囊样；③乳头状；④腺样及腺泡状；⑤实体状；⑥黏液状；⑦大囊状；⑧多泡卵黄囊状；⑨肝样；⑩肉瘤样；⑪卵黄囊壁层样结构；⑫肠管样结构等。其中以网状微囊样结构最常见，约占全部卵黄囊瘤的 80%。

（3）免疫病理学检查：可见 AFP 和低分子量 CK 阳性。

【鉴别诊断】

由于卵黄囊瘤的形态多样化，所以应与各种继发的恶性肿瘤鉴别，除各自的特点外，AFP 强阳性，有助于鉴别。

5．绒毛膜癌、畸胎瘤

请参阅第二十九章第八节"卵巢肿瘤"的相应内容。

6．混合性生殖细胞瘤

除精母性精原细胞瘤外，各种类型生殖细胞肿瘤均可同时出现于同一肿瘤中，约占生殖细胞肿瘤的62%。常见畸胎瘤（成熟性或不成熟性）与胚胎性癌混合，有时称之为畸胎癌；其次为绒毛膜癌（特别是其中的合体性瘤细胞）、卵黄囊瘤及胚胎癌的混合。精原细胞瘤中，混合有绒毛膜癌的多核瘤细胞也不少见。

（二）性索间质肿瘤

1．睾丸间质细胞瘤

睾丸间质细胞瘤占睾丸肿瘤的1%～3%。好发于5～10岁的男童及20～50岁的成人。瘤细胞有分泌雄性激素的功能，故患者可出现性征异常。部分肿瘤则呈无功能性。

【病理诊断要点】

（1）肉眼观：可见肿瘤多呈3～5cm的结节状，与周围分界清楚。

（2）镜下观：瘤细胞呈大多角形，具有丰富的胞质，含有多少不等的类脂物质，可表现为嗜酸性、细颗粒状、泡沫状乃至透明状，有时伴棕色色素沉积，或有Reinke结晶形成。细胞核小而圆，染色质细腻，核仁不明显，核分裂象少见。部分瘤细胞呈梭形，细胞质很少，细胞核具有核沟。多数睾丸间质细胞瘤的瘤细胞呈弥漫性分布，部分可呈巢状、梁状、管状及缎带状排列。间质很少，仅见少量疏松纤维组织及毛细血管。

肾上腺皮质型睾丸间质细胞瘤：患者具有间质细胞瘤的同时，又有一系列肾上腺皮质功能亢进的表现：血内皮质醇增高，尿内17羟皮质类固醇增多，水、盐代谢紊乱等。这种间质细胞瘤的病理形态与上述无异，只是肿瘤体积较大（可达10cm），缺乏Reinke结晶。一般认为这时的间质细胞瘤具有分泌肾上腺皮质激素的特点。甚至认为来源于睾丸内易位的肾上腺皮质细胞。

（3）免疫病理学检查：可见Vimentin、inhibin和S-100阳性。

【鉴别诊断】

(1) 良、恶性鉴别：多数睾丸间质细胞瘤为良性，约10%的肿瘤具有恶性特点：肿瘤直径超过5cm，细胞异型性明显，核分裂象每10个高倍视野在3个以上，有坏死灶，出现浸润乃至转移。

(2) 间质细胞瘤与间质Leydig细胞增生的鉴别：萎缩的睾丸常见间质Leydig细胞灶状增生，但不压迫和取代曲细精管。而且在曲细精管弥漫萎缩的基础上，多灶状分布。

(3) 间质细胞瘤与睾丸软斑病的鉴别：后者为肉芽肿样病变，伴有各种炎症细胞浸润，特异的软斑病细胞内，可见软斑小体。

(4) 间质细胞瘤与恶性淋巴瘤的鉴别：后者常呈双侧弥漫浸润，不见孤立瘤结节形成，有特异的免疫组化表现。

2. 睾丸支持细胞瘤

约占睾丸肿瘤的1%，好发于青少年。瘤细胞有分泌雌激素的功能，导致患者性征异常。

【病理诊断要点】

(1) 肉眼观：可见肿瘤呈灰黄色、硬韧的、边界清楚的结节。

(2) 镜下观：可分为三型：

①管内型：柱状或立方形的瘤细胞排列成具有基底膜的管状，胞质含有类脂质，胞核染色质细腻，伴有小核仁；

②间质型：瘤细胞呈圆形或梭形，具浓染的细胞核及少量胞质，与纤维性间质混杂弥漫分布，与卵巢卵泡膜细胞瘤相似；

③混合型：管样排列及弥漫分布的瘤细胞混杂存在，甚至出现间质Leydig细胞。

睾丸支持细胞瘤尚有两个特殊类型：

(1) 硬化性支持细胞瘤：是一种特殊类型的支持细胞瘤。其特点是在大量纤维性间质中，散在着呈管样、巢状或环状排列的瘤细胞。好发于青年人，不伴内分泌异常。

(2) 大细胞钙化性支持细胞瘤：是另一种特殊的支持细胞瘤。其特点是瘤细胞体积较大，有丰富的嗜酸性胞质，细胞核圆形或卵圆形，排列成管状、梁状及巢状，间质丰富，由疏松、黏液样以及致密的纤维组织构成。层板状钙化小体位于瘤细胞间或间质中。经电镜检查证实，瘤细胞属于支持细胞。好发于青少年，易见双侧睾丸多灶性发生。常有 Carney 及 Cushing 综合征出现。

【鉴别诊断】

（1）约 10% 支持细胞瘤具有恶性表现：细胞异型性明显，核分裂象增多，具有浸润性特点等。

（2）支持细胞瘤与管样排列的精原细胞瘤的鉴别：前者瘤细胞呈柱状及立方状，含有类脂，后者瘤细胞呈圆形，含有糖原，免疫组化显示前者 PLAP 阴性，后者阳性。

（3）支持细胞瘤与支持细胞增生的鉴别：隐睾患者支持细胞增生尤为明显，但常含有少量精细胞，且有增厚及玻璃样变的基底膜，不形成肿瘤结节。

（4）硬化性支持细胞瘤应与类癌、腺瘤样瘤及转移性腺癌相鉴别：主要依据瘤细胞的形态及免疫组化特点。

3．睾丸颗粒细胞瘤

根据临床及病理特点可分为如下二型：

（1）成年型：病理形态及生物学特性与卵巢颗粒细胞瘤相同。极为罕见。

（2）幼年型：婴幼儿睾丸多见。该瘤切面可见灰黄实性区与囊腔间杂存在。瘤细胞具有丰富浅染至嗜伊红样的胞质，深染的圆形细胞核，核分裂象易见，但预后较好。瘤细胞可排列为圆形滤泡样结构，充以黏液样液体，或呈实性结节状及条索状，周围有疏松纤维样基质，可有黏液样以及玻璃样变性。

不典型的颗粒细胞瘤应与恶性淋巴瘤、类癌鉴别，免疫组化反应是一种行之有效的鉴别方法。恶性颗粒细胞瘤的诊断可参考卵巢之恶性颗粒细胞瘤的诊断标准。

4．混合型性索间质肿瘤

多发生于婴幼儿。主要为呈管样排列的支持细胞瘤成分及呈巢状排列的间质细胞瘤和颗粒细胞瘤成分，并伴有多少不等的纤维细胞样的间质细胞。多数仍为良性肿瘤。

5．分化不良及不易分类的性索间质肿瘤

呈现弥漫性肉瘤样分布，在不规则的梭形细胞背景上，散在一些上皮样瘤细胞小巢及小岛。生物学特性属于良恶交界性肿瘤，细胞多形性及核分裂象明显时，可列为恶性范畴。

（三）性腺母细胞瘤

属于生殖细胞和性索间质成分混合性肿瘤。部分大型肿瘤细胞成巢状，类似于精原细胞瘤成分，偶见呈索状及管状排列的胚胎性癌成分，部分小型肿瘤细胞类似于不成熟的支持细胞乃至间质Leydig细胞瘤成分。几种瘤细胞混合存在。其中生殖细胞瘤部分可发生转移。

（四）其他性索间质肿瘤、间叶组织等肿瘤

详见相应章节。

第二节　睾丸网疾病

睾丸网增生肥大见于曲精细管萎缩状态下，可见被覆上皮呈立方乃至柱状，并有小囊腔形成，易误认为肿瘤。

睾丸网发育不良偶见于婴幼儿，呈现睾丸网的囊性扩张，常合并曲精细管萎缩及肾发育不良。

睾丸网腺癌可见于老年男性，可呈现管状、乳头状、囊状以及实性巢状等类型。应与睾丸的恶性肿瘤累及睾丸网相鉴别。诊断此瘤的要点是必须见到正常睾丸网与癌的移行病变。

第三节　附睾疾病

一、先天性发育异常

常与睾丸发育异常伴随发生，如附睾缺失、多个附睾、附睾异位及附睾融合等。

二、附睾炎

常见急性附睾炎、慢性附睾炎及附睾结核。病原体为尿道、前列腺及膀胱蔓延而来。

三、附睾肿瘤

（一）腺瘤样瘤

是最常见的附睾肿瘤，虽然也可发生于睾丸鞘膜、精索、子宫、输卵管及卵巢。多发生于 20 ～ 40 岁男性，属良性肿瘤，为直径 1 ～ 5cm 的灰白、质韧的结节。瘤细胞小圆形、立方及扁平状，少量透明的胞质，呈腺样、淋巴管样裂隙及索状排列，间质由疏松或致密结缔组织组成，并混有少量平滑肌。

（二）附睾平滑肌瘤

为附睾仅次于腺瘤样瘤的常见良性肿瘤。

（三）附睾乳头样囊腺瘤

常发生于附睾头，为透明细胞或空泡细胞被覆的囊性扩张及乳头状增生的腺样结构。常与肾细胞癌、脑的血管母细胞瘤等合并存在。

（四）附睾腺癌

很少见，而且与转移癌及鞘膜的间皮瘤不易鉴别。

第四节　精索疾病

非特殊性急性精索炎、慢性精索炎及精索结核较常见，多数由附睾蔓延而来。

单发性及多发性精索囊肿及精索静脉曲张为另一类常见的精索疾病。

输精管结节是输精管结扎术后常见的肿瘤样病变，由多数排列紊乱的管状结构组成，被覆分化良好的扁平、立方乃至柱状上皮，腔内常含有精子。脂肪瘤、平滑肌瘤和神经纤维瘤是常见的精索良性肿瘤。胚胎性横纹肌肉瘤、脂肪肉瘤、恶性纤维组织细胞瘤、纤维肉瘤及平滑肌肉瘤是较常见的精索恶性肿瘤。

第五节 前列腺疾病

一、前列腺炎症性疾病

（一）感染性炎症

细菌感染多数继发于尿道及膀胱的感染。急性前列腺炎可见大量中性粒细胞聚集于腺腔、腺管周围乃至灶状或弥漫性分布于前列腺间质中，有时可形成单发或多发性小脓肿。慢性前列腺炎主要显示淋巴细胞、浆细胞及单核细胞呈灶状、多灶状乃至弥漫性浸润，伴有轻重不等的纤维细胞增生，腺体及导管显示闭塞或扩张，上皮萎缩，有时可见鳞状上皮化生，或管腔内充以细胞碎屑；有的出现厚壁小脓肿。

结核性前列腺炎多数继发于泌尿生殖系统的其他部位结核病。增殖性结核病变及纤维包绕的干酪性病变较常见。

霉菌性前列腺炎多为深部霉菌病的一个组成部分，如酵母菌、球孢子菌、隐球菌、组织胞浆菌以及曲霉菌等感染。

前列腺寄生虫病少见，偶有包囊虫、埃及血吸虫以及毛滴虫性前列腺炎的报导。

（二）肉芽肿性炎

1. 非特异性肉芽肿性前列腺炎

表现为淋巴细胞、浆细胞和组织细胞组成的肉芽肿性结节，其中常见较多的泡沫细胞，伴有少量中性及嗜酸性粒细胞浸润。这种肉芽肿性反应是由于前列腺的腺体及导管阻塞、扩张、崩裂，导致分泌物外溢造成的。

2. 经尿道手术后的前列腺肉芽肿性炎

经尿道切除及电灼前列腺手术后（9 天～ 52 个月），前列腺局部有肉芽肿形成：中心有纤维素样坏死或组织碎屑，周围有单核细胞、上皮样细胞、多核巨细胞，以及多少不等的淋巴细胞、浆细胞和嗜酸性粒细胞反应。较陈旧的病变，病灶中心的坏死部分可以消失。

3．过敏性肉芽肿性前列腺炎

可见病变前列腺有多数小圆形或卵圆形的坏死灶，围绕以多数嗜酸性粒细胞，伴有多少不等的单核细胞。患者多数有全身性过敏病史，外周血像显示嗜酸性粒细胞增多。

4．前列腺软斑病

病变形态与其他部位（如膀胱等）的软斑病相同。

5．前列腺结核

与其他部位的结核病变相同。

二、前列腺增生症或肥大症

多见于 60 岁以后的老年男性。多发生于尿道周围的前列腺中央部。呈结节状增生，以腺体增生为主者，结节中可见多数裂隙和充以灰白液体的小囊腔。以间质增生为主者，则呈灰白致密的结节。镜下表现由增生的腺体和间质组成。被覆上皮由内层的腺上皮和外层的基底细胞两层组成，腺上皮可呈柱状的分泌型（大量透明的胞质，位于基底的细胞核），也可呈立方的静止型。基底细胞呈扁平形，胞质很少，浓染的细胞核与基底膜并行排列。增生的腺体仍呈小叶状排列，有时呈乳头状增生。增生的间质部分由纤维细胞、平滑肌细胞及小血管组成。根据增生的腺体及间质比例，可分为：间质性结节（以纤维组织或纤维血管组织为主）、纤维肌性结节、肌性结节、纤维腺性结节、纤维肌腺性结节以及腺瘤样结节等组织类型。以纤维腺性结节型最多见。

增生的结节常伴有慢性炎症及梗死病变。

【鉴别诊断】

前列腺增生症中增生的腺体部分应与前列腺腺癌鉴别，后者失去小叶分布，腺癌细胞呈单层结构，具有轻重不等的异型性。

三、前列腺其他肿瘤样病变

（一）前列腺淀粉样变性病

原发性或继发性全身淀粉样变性病均可导致前列腺的淀粉样蛋白质沉积，主要沉积于血管壁及腺体周围。

（二）前列腺结石及前列腺钙化

50 岁以上的老年男性很常见。主要位于前列腺导管及扩张的腺腔内，一般直径为 5mm 左右，偶见直径 4cm 者。主要由前列腺内淀粉样小体及浓缩的分泌物钙化而成。

（三）前列腺囊肿

先天性前列腺囊肿为苗勒管残留造成，位于前列腺背侧。常在膀胱壁、精索、附睾处同时多灶发生，或伴脐尿管未闭及脊柱裂畸形。囊壁被覆扁平或矮立方上皮，上皮下有胶原纤维组织，囊内充以透明或巧克力色液体。后天性前列腺囊肿属于潴留囊肿，位于前列腺内，体积较小，充以黏稠液体，被覆立方的前列腺上皮。

（四）前列腺黑色素沉积

前列腺切面经常出现边界不清的小型黑色病灶，镜下可见梭形的纤维肌性间质细胞内含有黑色素，通常称为前列腺蓝痣。有时间质细胞和腺上皮细胞内均含有黑色素，则称为前列腺黑色素沉积病。前列腺恶性黑色素瘤仅有少数病例报道。

四、前列腺非典型增生和癌前病变

（一）前列腺非典型腺瘤样增生

前列腺非典型腺瘤样增生或腺病是在前列腺的正常腺叶中，出现圆形或卵圆形、有界限的腺体增生病灶。增生的腺体很小，形状不一，上皮细胞呈立方状或柱状，细胞异型性较轻，对周围组织有压迫。因其腺体小，形状不一，间质很少，易与前列腺增生症时的腺瘤样结节区分。

（二）前列腺上皮内肿瘤样增生

前列腺上皮内肿瘤样增生（prostatic intraepithelial neoplasia,PIN），是前列腺扩张的腺体及导管上皮多层或呈乳头状非典型增生．根据增生的程度可分为三级或三度（轻、中、重度）：

PIN Ⅰ：上皮细胞层次增多，但异型性不明显。

PIN Ⅱ：上皮细胞多层及乳头状增生，增生细胞的大小不等，形状不一。

PIN Ⅲ：在 PIN Ⅱ 的基础上，增生的细胞异型性更明显，核大而深染，核仁明显。

（三）前列腺基底细胞非典型增生

卵圆形小细胞呈腺样或筛状增生，细胞核深染，胞质少，核仁明显。

（四）前列腺移行上皮及鳞状上皮化生

前列腺腺体的柱状上皮被移行上皮或鳞状上皮取代，常具有一定的非典型增生。

五、前列腺肿瘤和肿瘤样病变

前列腺肿瘤的发病率较高，可发生多种肿瘤及肿瘤样病变，可参阅 WHO 分类意见。

（一）前列腺腺泡腺癌

前列腺癌以腺泡腺癌为主。老年男性好发。经典理论认为多发生于前列腺的周边部分，近年来认为前列腺中心部位的发生率也很高。

根据临床表现及病理特点，前列腺腺泡腺癌有下列几种类型和阶段：

1. 前列腺原位癌　这是一种特殊病理类型的前列腺腺泡腺癌。无临床症状。镜下可见病变的前列腺腺体或前列腺导管上皮均被异型性明显的癌细胞取代，但基底膜完整，腺叶结构保存。多数由前列腺腺上皮及导管上皮的非典型增生（AAH、PIN 等）发展而来。

2. 前列腺潜伏癌　患者虽然有前列腺癌，但无临床症状，因其他原因死亡后尸体解剖发现的前列腺癌称潜伏癌。病灶较小，多为高分化腺癌。西方老年男性发病率高，70 岁以上者高达 50%，80 岁以上者高达 75%。

3. 前列腺偶发癌　临床主要表现为前列腺增生症，经病理检查证实伴有前列腺癌，称为前列腺偶发癌，一般分化较好。发生率为 6% ~ 20%。

4. 前列腺隐匿癌　临床首先出现癌转移的病灶（骨、淋巴结、肺等），经病理检查分析，可能原发于前列腺，再作前列腺的病理检查，证实前列腺有原发癌，称为前列腺隐匿癌。多为低分化癌。

5．临床型前列腺腺癌　该型前列腺腺癌已出现了一定的临床症状：尿路梗阻、腰骶部疼痛、消瘦无力等。

【病理诊断要点】

（1）肉眼观：表现为质硬韧、切面呈灰白、边界不清的结节。

（2）镜下观：可见癌细胞呈柱状、立方状及小圆形多种形态。胞质多少不等，多数呈透明状，也可出现嗜酸性胞质。细胞核可呈均匀一致的小圆形，也可呈现多形性、大核仁及粗颗粒染色质的恶性表现，核分裂象多少不等。癌细胞可呈分化好的腺性排列，或形态多样、密集、背靠背、共壁及乳头状的腺样排列。腺性及腺样排列的前列腺癌均破坏了小叶状结构，且呈单层细胞被覆，基底细胞消失，尤其用高分子角蛋白显示基底细胞时更明显。腺体间缺少或没有间质成分。低分化的前列腺癌则呈实性巢索或弥漫分布。由于前列腺无明显被膜，且常为经尿道切除的破碎标本，因此前列腺内浸润较被膜浸润更具有诊断意义。

根据癌细胞的形态和排列，尚有萎缩性、假肥大性、泡沫细胞性、胶样性、印戒细胞性、嗜酸性或瘤样细胞性、淋巴上皮瘤样、伴有梭形细胞分化癌或癌肉瘤、肉瘤样癌等多种亚型。

组织学分级：前列腺腺癌的病理表现复杂，不同分化的癌可以出现于同一标本，而癌的病理形态分化与预后关系密切，所以多采用 Gleason 五级 10 分分类法。Ⅰ级为高分化型，呈规则一致的腺性排列；Ⅱ级分化稍差一点；Ⅲ级分化尚好，腺体形状较规则；Ⅳ级是分化较差腺癌；Ⅴ级为未分化型，呈实性巢索或弥漫分布。每一级折算 1 分，若一个标本中有Ⅱ级和Ⅳ级的癌混合存在，则为 2+4=6 分。

（3）免疫病理学检查：可见前列腺特殊抗原（PSA）、前列腺特殊酸性磷酸酶（PAP）阳性，高分子量 CK（34βE12）可用于显示基底细胞。

【鉴别诊断】

前列腺腺泡腺癌应与前列腺增生症、前列腺非典型增生鉴别。后两者细胞无异型性或异型性较小，均有基底细胞相伴随，具有腺叶结构，伴有正常的前列腺间质。通过免疫组织化学的检测，可与其他肿瘤鉴别。

（二）前列腺导管癌

前列腺大导管及前列腺尿道部发生的上皮性恶性肿瘤，称前列腺导管癌。具有部位命名的含义。这一部位有三种被覆上皮细胞，因之可发生三种组织类型癌：

（1）分泌上皮细胞发生的导管癌，癌细胞呈高柱状，胞质透明，呈腺状、乳头状或筛网状阻塞于导管内，PSA 及 PSAP 阳性。

（2）移行上皮细胞发生的导管癌，呈实性巢索，填塞于导管内，PSP 及 PSAP 阴性。

（3）基底细胞发生的导管癌，癌细胞呈短梭形，呈实性巢索填塞于导管内，并可向移行上皮及分泌上皮分化。

（三）前列腺尿路上皮癌

前列腺接近尿道黏膜的导管上皮，部分与移行上皮相连续，故可发生尿路上皮癌。但必须首先除外膀胱及尿道尿路上皮癌对前列腺的浸润。

（四）前列腺鳞状上皮癌及腺鳞癌

前列腺腺上皮及导管上皮可以出现鳞状上皮化生，尤其常见于雌激素治疗后，化生的鳞状上皮可以恶变为鳞状上皮癌及腺鳞癌。应与腺癌伴有鳞状上皮化生区别，后者的鳞状上皮为良性成分。

（五）前列腺基底细胞癌

基底细胞增生恶变。可见深核而胞质少的小圆细胞或短梭形细胞呈巢索状排列，边缘可有栅栏状排列，有时出现囊腺样排列。高分子量 CK（34βE12）强阳性。

其他的前列腺肿瘤与其他部位的相应肿瘤无异，请参阅相应章节。

第六节　精囊疾病

一、精囊炎症

非特异性炎症包括急性精囊炎、慢性精囊炎及精囊脓肿。特异性炎症包括结核、毛滴虫炎、埃及血吸虫病。主要由膀胱及前列腺蔓延而来。

二、精囊的肿瘤样病变

常见淀粉样变性病及精囊钙化。淀粉样蛋白主要沉积于结缔组织、肌肉及血管壁。钙化常由各种慢性精囊炎引起。钙化灶围绕以结缔组织，上皮变性及萎缩。

三、精囊肿瘤

良性肿瘤多见乳头腺瘤、纤维瘤及平滑肌瘤。恶性肿瘤主要为精囊癌，多为乳头状腺癌，并有脂褐素沉积，应与前列腺癌鉴别，后者 PSA 及 PSAP 阳性。

第七节　睾丸鞘膜疾病

一、鞘膜积液

当睾丸从腹腔下降至阴囊时，带有两层腹膜。覆盖睾丸和附睾表面的为鞘膜脏层，覆于阴囊壁者称鞘膜壁层。鞘膜与腹膜相连处有一小管称腹膜鞘突，出生后腹膜鞘突自然闭塞。

正常鞘膜腔仅有少量润滑的液体，病变时，液体增多形成鞘膜积液，外伤及血凝障碍可出现鞘膜积血，淋巴循环梗阻时出现鞘膜乳糜。

早期无感染的鞘膜积液、积血及乳糜，鞘膜无明显病变；晚期可见鞘膜纤维性增厚，纤维性斑块形成，纤维素沉积及钙化。鞘膜腔内尚可见纤维素、胶原纤维乃至化生的软骨组成的游离体，睾丸因压迫及血流减少而呈现萎缩状态。

二、鞘膜炎

鞘膜炎与鞘膜积液呈相互影响并加重状态。

急性鞘膜炎与其他组织的急性卡他及化脓性炎相同。慢性睾丸鞘膜炎与其他组织的慢性炎症相同，可呈现增生性睾丸周围炎、假性纤维瘤样病变。

三、睾丸周围炎

睾丸鞘膜弥漫性或局限性结节状增厚，灰白致密，硬韧，有时可以钙化。镜下病变主要为大量成熟的胶原纤维，有时出现玻璃样变性，并可见少量淋巴细胞和浆细胞浸润。病因不清楚，可能与创伤及感染有关。多见于中年男性。

四、鞘膜肿瘤

假性纤维瘤样睾丸周围炎又称鞘膜纤维性假瘤。

鞘膜间皮瘤或恶性间皮瘤：与发生在腹膜及胸膜者相同。必须与在鞘膜积液及鞘膜炎时的间皮增生鉴别。后者仅表现为分化良好的间皮细胞单层及复层增生，而不出现腺样、乳头状及条索状浸润性生长。

第八节　阴囊疾病

阴囊可出现多种皮肤疾病，如疥疮、阴虱病、痒疹、湿疹、丹毒、牛皮癣、皮脂腺囊肿、表皮样囊肿、梅毒性病变及象皮病等。阴囊坏疽常由创伤和感染引起，常与阴茎坏疽同时发生。

阴囊肿瘤以鳞状上皮癌最多见。

第九节　阴茎疾病

一、阴茎炎症性疾病

阴茎包皮炎、龟头炎及海绵体炎与其他部位炎症无明显差异。特发性阴茎坏疽常与重症阴茎蜂窝织炎伴血管炎有关。干性阻塞性龟头炎主要表现为表皮萎缩、纤维组织增生及慢性炎症细胞浸润，最终导致尿道口狭窄。

性病在阴茎可表现为多种病变：

（一）梅毒

一期梅毒可在阴茎出现硬性下疳：在阴茎龟头部或阴茎体部形成一个或数个圆形或卵圆形、直径 1 ～ 3cm 的隆起之溃疡，质硬，伴有含梅毒螺旋体的渗出物。组织学变化是在闭塞性小血管炎及纤维母细胞增生的基础上，大量浆细胞、淋巴细胞和单核细胞浸润。二期梅毒可在阴茎出现梅毒疹，特点是病变部位表皮增生，并有浆细胞、单核细胞及淋巴细胞浸润，可有轻重不等的闭塞性血管炎。梅毒树胶肿多见于睾丸，发生于阴茎时，病变与发生在睾丸者相似。

（二）淋病

淋病奈瑟菌导致龟头、包皮及尿道的化脓性炎。

（三）软性下疳

由杜克莱嗜血杆菌引起。多于龟头部出现脓性溃疡，并常伴化脓性腹股沟淋巴结炎（横痃）。镜下可见脓性渗出物及细胞坏死崩解的碎片，下面为肉芽组织，最底层为成熟的纤维组织。

（四）尖锐湿疣

由人乳头瘤病毒引起，详见第二十九章"女性生殖系统"疾病。

二、阴茎肿瘤

良性肿瘤包括乳头状瘤、纤维瘤、平滑肌瘤、神经鞘瘤、血管瘤、血管球瘤、淋巴管瘤、脂肪瘤及汗腺瘤等。阴茎的 Bowen 病及 Paget 病与皮肤的相应病变相似。恶性肿瘤包括鳞状上皮癌、平滑肌肉瘤、横纹肌肉瘤、癌肉瘤、纤维肉瘤、脂肪肉瘤、血管肉瘤、恶性纤维性组织细胞瘤、恶性黑色素瘤及恶性淋巴瘤等。其中以鳞状上皮癌最常见，形态及生物学特性与其他部位者相似。所谓阴茎疣状癌是指一种分化好的乳头状鳞状上皮癌。

（邹万忠）

第二十九章　女性生殖系统

第一节　组织胚胎学复习提要

（一）女性生殖系统的发生与男性泌尿生殖系统发生密切相关。在胚胎较早期由背侧脊柱旁间叶组织发生的中肾管形成男性的输精管道；如果胚胎为男性，则不发生苗勒（Müllerian）管；如果胚胎为女性，则由背侧原始体腔上皮凹陷形成沟，进而闭合形成苗勒管，此管一端开口于腹腔，另外一端开口于泄殖窦。苗勒管上皮演化为输卵管、子宫、宫颈及阴道上端各型上皮，其周间叶组织演化为女性各管道的平滑肌及子宫内膜间质等。

（二）女性中肾管成为分布在女性生殖管道两侧的残件。它们可发生各种肿瘤及肿瘤样病变。

（三）约胚胎第 5 周在体腔背侧中线旁体腔上皮及其下间叶组织增生形成原始生殖嵴，其中有由卵黄囊经过结肠系膜游来的生殖细胞。由体腔上皮、间叶组织及生殖细胞构成原始生殖腺。生殖细胞周围间叶组织，在生殖细胞诱导下演化为性索间质或性间质。在男性性腺演化为支持细胞及间质细胞；在女性演化为颗粒细胞及卵泡膜细胞。即男性与女性性间质均来源于非特殊性间叶组织的特殊分化。故性间质肿瘤常有非特殊性纤维间质增生。

（四）原始生殖嵴体腔上皮演化为卵巢表面上皮，此上皮受激素的影响，在胚胎时期及生后较长时期，都有周期性增生及退变。增生期上皮成柱状，复层，基底膜不清，常下陷入卵巢实质内，形成包涵性上皮巢或腺体或囊肿，上皮下陷时常诱发周围间质增生。这些增生下陷上皮可能是部分卵巢上皮性肿瘤及肿瘤样病变发生的组织胚胎学基础。

（五）子宫及宫颈都是由双侧苗勒管融合而成，故可发生双角子宫或双子宫畸形。

（六）原始性腺及外生殖器在胚胎早期无两性区别，6～7周后在性分化基因的调节下逐渐分化出性的区别。如基因调节出现变化，则导致性腺或外生殖器官发育缺陷或畸形。

第二节　外阴疾病

外阴由鳞状上皮被覆的皮肤及黏膜组成。包括大及小阴唇、阴阜、阴蒂、前庭、前庭球、尿道口、处女膜、尿道旁腺以及前庭大腺。外阴实际为黏膜化的皮肤组织。外阴血管及末梢神经较丰富。许多皮肤炎症性及肿瘤性疾病均可在外阴发生。外阴许多疾病的病理诊断都可在皮科病理专业书上查到。

一、先天性畸形

（一）外生殖器发育畸形

这种畸形可以是单纯外生殖器畸形，也可伴发其他，如泌尿道及胃肠道畸形。常见畸形如女性假两性畸形，女性性腺无异常，而显男性化性征及阴道不发育等。这种男性化常是由先天性肾上腺皮质机能亢进，或由于外源性肾上腺皮质激素增加引起，后者可能由于母亲能产生肾上腺皮质激素的肿瘤引起，甚至是卵巢转移性肿瘤引起。

除了外生殖器如阴蒂肥大畸形及性征的畸形外，外生殖器还可发生阴道闭锁、小阴唇融合、单侧性或双侧性小阴唇肥大、阴蒂裂（可伴膀胱外翻）、小孔处女膜、处女膜闭锁以及处女膜硬化等。

（二）其他畸形

如膀胱外翻以及尿道开口异位等。

（三）子宫内膜、乳腺、涎腺及肠黏膜异位

乳腺异位较其他两种组织异位多见，肠黏膜异位罕见。各种异位组织可以发生该组织的炎症、肿瘤及肿瘤样病变。如外阴可以发生异位涎腺的腺样囊性癌以及乳腺的纤维腺瘤等。

二、外阴囊肿

囊肿是外阴较常见疾病。外阴常见囊肿及它们的主要特点见表29-1。

表 29-1　外阴各类囊肿的主要特点

类型	主要特点	
	衬覆上皮	其他
前庭大腺囊肿	移行、立方、柱状、纤毛以及鳞状上皮等混合性上皮	内含清亮液或黏液，也可继发感染，可以是先天性或潴留性
中肾管残件囊肿	非黏液性矮立方或柱状上皮	上皮常有灶状鳞化，囊壁常有平滑肌
表皮样囊肿	角化性鳞状上皮	可以是先天性或后天包涵性，可以继发炎症或肉芽肿形成
含毛囊肿	鳞状上皮	囊内有残毛，囊壁常有慢性炎及肉芽肿形成
黏液上皮囊肿	柱状或高柱状黏液上皮	可有乳头状增生及鳞状上皮化生，可能由前庭小腺上皮演化来
黏液囊肿	无上皮，间质黏液囊肿	可能为前庭大腺导管或黏液上皮囊肿继发，囊壁有许多吞噬黏液的组织细胞
尿道旁腺囊肿	移行上皮，可有纤毛上皮及鳞化	常有炎症，要与异位性尿道囊肿鉴别
处女膜囊肿	鳞状上皮	较小，常见于幼儿
水囊肿（淋巴囊肿）	扁平内皮	常为多囊性，可为先天性或后天性
大汗腺囊肿	大汗腺型柱状上皮	较小，常有炎症，相似于皮科腋窝的 Fox-Fordyce（大汗腺炎症性囊肿）
腹膜囊肿	扁平间皮	常在近腹股沟处
子宫内膜囊肿	子宫内膜样腺上皮	来自子宫内膜异位，可有血肿

外阴囊肿可能为先天性及后天性。要根据囊肿衬覆上皮、内容物、囊壁结构、年龄、大小以及部位等结合表 29-1 所列主要特点综合分析诊断。

三、外阴炎症性疾病

（一）淋病性外阴炎

这是通过性接触传播的淋病奈瑟菌感染性外阴炎。主要累及前庭大腺等，为急性化脓性炎。常伴有淋病性尿道炎、宫颈炎及直肠炎等。大约 20% 病例有前庭腺脓肿形成。很少取活检。

（二）梅毒

第一、第二、第三期梅毒都可侵犯外阴。尤其是第一期梅毒，外阴常为原发部位。

【病理诊断要点】

1．第一期梅毒病理诊断要点

（1）病变常为无痛性、单发性硬性丘疹或斑块或结节，表面带有溃疡。

（2）3～9周后常自愈，常有局部淋巴结受累。

（3）表皮轻度增生，表皮下有以浆细胞为主的慢性炎症细胞浸润。

（4）小血管内皮细胞增生肿胀，形成增生闭塞性小血管炎。

（5）病灶内可检见螺旋体，检见方法可用荧光抗体技术、石蜡切片螺旋体染色及病灶渗出物涂片暗视野观察，也可作血清抗体检测。

第一期梅毒除外阴外，尚可见于阴道、宫颈、肛周、会阴、乳头、舌及口唇等。

2．第二期梅毒表现为多发性斑丘疹，称为扁平湿疣，常有全身皮肤损害。

3．第三期梅毒为树胶样肿，病变与第一及二期不同，有明显结节及溃疡。结节中有明显坏死、上皮样肉芽肿及纤维化。

（三）软性下疳

是由杜克嗜血菌（Ducreyi）引起的一种性病。其主要特点为：外阴单发或多发痛性血疹或脓疱，表面常有溃疡形成，真皮层小血管内皮细胞增生、血栓形成及慢性炎症细胞浸润，常有淋巴结肿大及化脓性炎。病原分离培养是诊断的主要根据。

（四）腹股沟肉芽肿（Donovanosis）

是由革兰阴性的肉芽肿性荚膜杆菌引起的一种慢性性病。

【病理诊断要点】

1．单发或多发无痛性丘疹或结节，结节中心常有溃疡。

2．溃疡周有假上皮瘤样增生，易误诊为癌。

3．增生上皮脚之间可有小脓肿形成。

4．炎症病变中除一般慢性炎症细胞外，有较多量组织细胞，胞质空泡状，内含有德诺凡（Donovan）小体，此小体呈短棒状或椭圆形，是 Giemsa 染色阳性的荚膜杆菌。此小体也可于细胞外。常规 HE 染色难以辨认，但 Giemsa、Wright 及 Warthin-Starry 染色较易辨认。局部淋巴结也可有相似病变。

（五）性病性淋巴肉芽肿

是由沙眼衣原体（Chlamydia trachomatis）引起的性病。外阴病变较轻，主要表现为小的水疱、丘疹或溃疡。主要病变在腹股沟淋巴结，形成化脓性肉芽肿病变，诊断及鉴别诊断请参阅和第三十二章"淋巴结"。

（六）尖锐湿疣

是人乳头瘤病毒（HPV）引起的一种性传播疾病。也可以通过非性接触或间接感染而发病。

【病理诊断要点】

1．中青年妇女多见，外阴、阴道、宫颈、会阴以及肛周等常为多发性病变。

2．肉眼观　可分为三型：①细颗粒型；②扁平斑块型；③乳头菜花型。第一型是较早期病变，第三型是较晚期病变。三型常混合存在。

3．鳞状上皮乳头状或疣状增生，棘层肥厚及轻重不等的假上皮瘤样增生。

4．角化亢进及角化不全，常以后者为主，角化不全细胞常有异型性，可称为非典型性角化不全，有重要诊断意义。

5．基底层增生，在中层或表层可见灶状挖空细胞，此细胞特点是：

（1）灶状分布；

（2）核周空晕状大空泡，电镜下核周细胞器明显减少，呈空晕状；

（3）核增大，不规则，核膜结构不清，染色深，可单核或双核。

6．真皮层血管扩张以及轻重不同的慢性炎。

7．电镜、免疫组化、原位杂变以及 PCR 等技术可作 HPV 检测。但每一种检测都不是 100% 阳性，检查出病毒而病变又不典型或较轻微者可能为亚临床期。亚临床期长短各例非常不一。

主要组织学指标是疣状及假上皮瘤样增生、棘层及基底层肥厚、非典型性角化不全以及挖空细胞四条。

【鉴别诊断】

1．假性湿疣或湿疣样外阴炎　可能为霉菌等病因引起的慢性非特异性外阴炎伴有鳞状上皮疣状增生。它有以下特点可与尖锐湿疣鉴别：

（1）常局限于小阴唇；

（2）细颗粒状，无斑块及菜花状乳头增生；

（3）角化亢进为主，无异型性角化不全；

（4）表皮疣状增生，但无明显棘层肥厚及假上皮瘤样增生；

（5）无挖空细胞；

（6）各种方法 HPV 检测阴性；

（7）抗菌等消炎治疗效果较好。

如 HPV 检测阳性，肉眼及组织学不典型者，可能为 HPV 感染的亚临床期。可诊断为慢性非特异性外阴炎伴 HPV 感染（根据特殊检测结果）。

2．寻常疣　寻常疣常为孤立性病变。组织病理以角化亢进、颗粒层肥厚及颗粒层空泡变为主要特点，无挖空细胞。

3．乳头状瘤　此瘤如下特点可与尖锐湿疣鉴别：

（1）孤立单发；

（2）角化亢进；

（3）明显分支状乳头状增生，无假上皮瘤样增生；

（4）无挖空细胞。

如果虽然是单发，明显菜花状乳头状增生同时又有明显假上皮瘤样增生，则要高度怀疑为尖锐湿疣，作 HPV 检测阳性即可诊断为尖锐湿疣而不是乳头状瘤。

（七）肉芽肿性外阴炎

多种病因可引起肉芽肿性外阴炎，可以是感染性的、也可以是非感染性的。前者如结核、霉菌以及上述一些性病等；后者如结节病、外阴克罗恩病以及异物性肉芽肿等。

（八）白塞综合征

白塞综合征（Behcet syndrome）是一种血管炎性疾病。典型的三联征是口腔溃疡、溃疡性外阴炎以及眼的虹膜炎和葡萄膜炎。组织学上诊断要点是非特异性慢性炎及侵犯小血管为主的淋巴细胞性血管炎。有的病例可伴有其他黏膜或皮肤损害。外阴也可发生孤立性血管炎性外阴炎，或称外阴孤立性血管炎。

四、外阴白色病变

临床名称，是一组发生于表皮和真皮的良性病变。以女性外阴皮肤黏膜变性、色素改变伴外阴瘙痒为主要特征的慢性疾病，多见于青春期前和绝经后。不同区域上皮形态不同，应多部位取材，主要靠病理组织学检查确诊。

1975 年，国际外阴疾病研究协会将其统称为"外阴营养不良"。1987 年，国际外阴疾病研究协会与国际妇科病理学家协会将其归属为皮肤和黏膜上皮内非肿瘤性病变，分为外阴硬化苔藓型（最常见）和鳞状上皮细胞增生型。

（一）外阴硬化苔藓

组织学表现与病程长短、取材部位、表皮是否脱落及治疗情况有关。典型者呈"三明治"样层状结构：

（1）表皮变薄或正常，基底层明显空泡变性及液化，可形成表皮下大疱。

（2）真皮浅层早期均一化水肿无细胞带，真皮乳头层弹力纤维消失。后期演变为玻璃样变硬化带，真皮层乳头数目减少。

（3）真皮中层和深层可见淋巴（以 T 为主）、浆细胞浸润，毛细血管扩张，周围淋巴细胞浸润。

（二）外阴鳞状上皮细胞增生

表层皮肤角化过度，棘层增厚，上皮脚延伸，基底细胞层常见不等量黑色素脱失。真皮内胶原纤维排列紊乱，部分有轻度溶解，成纤维细胞数量减少，微血管减少，管壁增厚。轻重不等的慢性非特异性炎性细胞浸润。

五、外阴上皮内瘤变

外阴上皮内瘤变（vulvar intraepithelial neoplasia，VIN）是指外阴鳞状上皮非典型性增生，分级不一，有人分 2 级，有人分 3 级，要全面观察，可伴多种外阴疾病。

六、外阴派杰病

一种发生于外阴部鳞状上皮的特殊的原位腺癌。占外阴肿瘤 5%，多见于老年女性。与乳腺派杰病有以下几点不同：（1）很少伴浸润性外阴大汗腺癌；（2）可能起源于 Bartholin 腺；形态诊断标准同乳腺派杰病，癌细胞在表皮内散在或灶状，胞质宽、透明或有黏液。可分为浸润型及非浸润型，前者可有局部淋巴结转移。外阴派杰病，大多不伴表皮原位或浸润癌。

七、外阴鳞状细胞癌

这是外阴最常见的恶性肿瘤。常为单发性结节或结节溃疡性病变，也可多发。从病因和生物学行为上分为非 HPV 依赖型和 HPV 依赖型，二者特征见表 29-2。

表 29-2　外阴鳞癌主要组织学类型临床病理特征比较

	非 HPV 依赖性	HPV 依赖性
发病率	70%	30%
年龄	＞ 70 岁	50 ～ 60 岁
分布	常单发，可能多发	常多发
伴下生殖道多灶瘤变	罕见	常见
组织形态	角化型（高 - 中分化）	基底样 / 湿疣样（区分无意义）
HPV 相关性	否	是，55% 伴 HPV16
伴有 VIN	不常见，呈分化型	常见，经典型
免疫组化	有时 p53+，75% 有 P53 失活突变，p16– 与间质交界处灶 +	P53–，p16+

病理报告中应涵盖如下信息，以便临床分期和判断预后：

（1）肿瘤最大直径；

（2）浸润深度；

（3）邻近组织浸润状况；

（4）切缘是否有肿瘤 /VIN 残存；

（5）组织学类型和级别；

（6）淋巴结状况，有无脉管浸润。

外阴疣状癌是外生性、生物学行为惰性的高分化鳞癌，几乎不转移。占外阴癌 1 ～ 2%，曾被称为"Buschke-Lowenstein 巨大湿疣"（已废用），可有 HPV1，2，6，11，16，18 型感染。诊断标准应严格掌握，需符合：

（1）疣状乳头状增生，钝性（推挤性）上皮间质交界；

（2）全层细胞异型性小或无，胞质常呈毛玻璃样，上皮内常可见中性粒细胞脓肿；

（3）不伴普通角化型鳞癌。

八、外阴常见间叶性肿瘤

（一）血管肌纤维母细胞瘤

主要发生于女性阴道和外阴软组织、由肌纤维母细胞和薄壁毛细血管构成的良性肿瘤。通常发生于生育年龄女性，位于真皮深部和皮下，界限清楚，切除后一般不会复发。临床易误诊为 Bartholin 囊肿。组织学上，细胞肥胖、圆 - 椭圆 - 梭形，胞质中等，核圆形，染色质细腻，核仁不明显，间质水肿胶原样。常具有如下特征结构：

（1）可见上皮样细胞排列成巢或索状；

（2）细胞丰富区与稀疏区交替出现；

（3）成团上皮样细胞围绕多量纤细、薄壁血管。容易与侵袭性血管黏液瘤混淆，二者临床病理特征比较见表 29-3。

（二）侵袭性血管黏液瘤

软组织生长缓慢的良性黏液性肿瘤，起源于女性下生殖道的原始间叶细胞，向肌纤维母细胞方向分化的肿瘤。局部浸润，几乎不转移。2003 年更名为"深部血管黏液瘤（deep angiomyxoma）"，意在突出其良性本质。常见于生育年龄女性的下生殖道、会阴和盆腔，大阴唇最常见，临床误诊率高。肉眼观：表面光滑无包膜，灰色或粉色，橡胶样或胶冻样，质软而有弹性，多呈分叶状，甚至息肉样，尽管有些区域似乎界限清楚，但常会有与周围粘连的部分。体积一般 > 10cm。组织学细胞数目稀少呈星状和梭形，体积小，胞质界限不清，形态良善，核分裂象罕见。间质伴有少量纤细胶原纤维的黏液样。常见多量扩张的血管，常见中型血管聚集，伴壁硬化和梭形细胞围绕，可见红细胞外溢。复发率高（约 50%），甚至可在初次诊断后几十年。但不转移，没有造成死亡的病例报告。与血管肌纤维母细胞瘤鉴别见表 29-3。

表 29-3　外阴侵袭性血管黏液瘤和血管肌纤维母细胞瘤临床病理特征比较

	侵袭性血管黏液瘤（AA）	血管肌纤维母细胞瘤（AMFB）
临床特点	生育年龄女性，大阴唇多见	
	低恶，侵袭性生长，50% 复发	良性，不复发
	但不转移	
	深部软组织，界不清，多 > 10cm	真皮和皮下，界清，多 < 5cm
组织学		
血管	厚壁，口径大	薄壁，毛细血管
特征结构	红细胞外溢，浸润性边界	细胞丰富区与稀疏区交替出现
免疫组化	相同，均表达肌性标记和 ER 和 PR	

（三）外阴恶性黑色素瘤

发病居外阴恶性肿瘤的第二位（5% ~ 10%）。外阴是女性体表黑色素瘤相对高发区，主要集中在无毛区。病因不明（紫外线照射与皮肤黑色素瘤密切相关），近年报道可能与硬化性苔藓有关。高发年龄 50 ~ 60 岁。可以起源于痣恶变。

1．肉眼观　多呈结节状或息肉样，1/5 有卫星结节，5% 伴有溃疡。常较厚，预后不良。大体具有以下特点：

（1）不对称；

（2）边界不规则；

（3）颜色变化，黑色/杂（红、白、蓝）色，1/3 无色素；

（4）直径＞6mm。

2．组织学诊断标准同皮肤黑色素瘤。需要与外阴派杰病、VIN、非典型性痣、低分化鳞状细胞癌和纤维组织细胞病变等鉴别。

3．常用免疫组化鉴别指标包括：S-100、HMB45 和 Melan A（阳性）；AE1/AE3、CK7、CK20、EMA、CEA 和 GCDFP-15（阴性）。

4．与皮肤黑色素瘤比，外阴恶性黑色素瘤患者的 5 年存活率低（80% *vs* 50%）。组织学亚型与预后无关。

（1）病理报告中须注明以下预后因素：肿瘤厚度（以 mm 表示），核分裂指数，有无溃疡，淋巴结和远隔脏器转移状况；

（2）治疗：局部广泛切除。侧切缘要求：厚度 ≤ 1mm，至少 1cm；1mm ＜厚度 ≤ 4mm，至少 2cm；基底要求：深度至少 1cm，包括皮下脂肪和深筋膜。

第三节　阴道疾病

阴道是外起处女膜、内至宫颈的管道器官。被覆复层鳞状上皮。一般无腺体，但也可见少数腺体。

一、阴道腺病

指阴道出现腺上皮。发病原因是胚胎发育过程中，泌尿生殖窦的上皮未能取代副中肾管上皮。常与母亲孕期内服用己烯雌酚相关。主要出现在阴道上 1/3，向下递减，前壁为重。多无症状，部分患者有阴道排液、出血或性交疼痛。组织学上分为：

(1) 宫颈黏液型：占 3/5，多见于被覆上皮；

(2) 输卵管内膜 - 子宫内膜型：占 1/5，多位于壁内；

(3) 胎儿型：1/5，多见于胎儿和死胎，也可见于成人。

可发生鳞状上皮化生，最终被生成糖原的鳞状上皮取代，完成修复过程。

二、阴道囊肿

阴道囊肿可以是炎症性或腺体潴留性的（多继发于阴道腺病），也可以是鳞状上皮包涵性的，内含角化物和皮脂腺样物。最少见的是位于侧位的中肾管残件囊肿，称为 Gartner 囊肿。囊肿常小于 3cm，常为单发，圆形。衬覆矮立方或矮柱状单层上皮，无纤毛，无明显黏液分泌，管腔中有浓稠的嗜酸性分泌物。可有鳞状上皮化生，极个别例子可以恶变为中肾管腺癌。

三、阴道炎症

（一）淋病性阴道炎

常伴有淋病性外阴炎、宫颈炎及输卵管炎。常为化脓性炎，结合病原学检查诊断。

（二）阴道尖锐湿疣

诊断标准与外阴尖锐湿疣相同。

（三）霉菌性阴道炎

多种霉菌均可引起，表现为非特异性炎、化脓性炎或化脓性肉芽肿性炎。根据病原学检查诊断。

（四）其他感染性炎症

许多细菌、病毒、衣原体以及寄生虫等均可引起阴道炎症。肠阿米巴患者可合并阴道阿米巴病。化脓菌或大肠埃希菌可引起黄色肉芽肿性阴道炎，形成息肉状炎性假瘤病变。大肠埃希菌也引起软斑病，阴道软斑病是女性生殖道中最常见部位。

阴道也可发生血管炎性非感染性阴道炎。

四、阴道肿瘤及肿瘤样病变

（一）子宫内膜异位

常见于阴道上部，常形成结节状肿瘤样病变。组织学上显示为分化良好的子宫内膜型腺体及间质。也可继发炎症、增生和肿瘤。

（二）纤维上皮性息肉

间质良性增生性病变。多见于孕期或使用激素治疗的女性。可能起源于下生殖道上皮下 - 间质带状区域内对激素敏感的纤维母细胞或肌纤维母细胞。

肉眼观：单个实性，绒毛状伴大量指状突起。单纯切除即可治愈。

镜下观：息肉表面光滑，被覆鳞状上皮，间质由疏松的纤维结缔组织构成，可见非典型性的间质细胞，胞质尖锐突起，核多形性，染色质浓染，偶见核仁。偶见核分裂象。

电镜显示：为纤维母和肌纤维母细胞。

（三）阴道残端肉芽

子宫切除后，少数病例在阴道上端残端有结节状病变，临床易误为肿瘤复发。组织学上显示为慢性炎症及肉芽组织增生。有的血管增生较明显。

（四）色素痣

阴道也可发生与皮肤相似的色素痣，包括蓝痣及皮内痣或交界痣等。

（五）阴道异位蜕膜及异位妊娠

前者是单纯异位，可合并有子宫内膜异位或无内膜异位，可能是单纯间质反应，并不是异位。异位妊娠有绒毛，但无水泡状胎块形成，要注意除外恶性葡萄胎，后者滋养膜细胞明显增生，有水泡胎块结构。此外，绒毛状管状腺瘤（相似于直肠或结肠病变）、横纹肌瘤、混合瘤、平滑肌瘤、血管瘤、中肾管样乳头状瘤、血管球瘤、血管脂肪瘤、颗粒细胞瘤、神经纤维瘤或神经鞘瘤以及伴有横纹肌分化的神经纤维瘤等良性肿瘤都可发生于阴道。后一种肿瘤又称为良性蝾螈瘤。

阴道也发生结节性筋膜炎，要注意与横纹肌瘤及肉瘤鉴别，前者无横纹肌分化，但有肌纤维母细胞分化。

（六）阴道前驱病变及恶性肿瘤

阴道恶性肿瘤最多为鳞状细胞癌，阴道前驱病变简称 VAIN。这种病变大约 1/2 病例是弥漫性或多中心性的，与 HPV 感染有关，详见表 29-4。

表 29-4　阴道上皮内病变（VAIN）分类及转归

病变名称	病理报告使用的术语	转归
LOVAIN 　外生性湿疣 　扁平湿疣（VAIN1）	低级别鳞状上皮内病变 （湿疣 / VAIN1）	近 90% 无需治疗并可自发消退
HIVAIN 　VAIN2 　VAIN3 　乳头状 VAIN3	高级别鳞状上皮内病变 （VAIN2 / VAIN3）	即使在接受治疗后依然会有 10% 进展为浸润性癌

阴道鳞状细胞癌：阴道鳞状细胞癌病理诊断标准、分级以及组织学类型等与宫颈鳞癌相似。

中肾管腺癌、宫颈型腺癌、子宫内膜样腺癌、肠型腺癌、透明细胞腺癌或透明细胞癌、内胚窦瘤、小细胞癌、恶性淋巴瘤、横纹肌肉瘤（葡萄状肉瘤或其他类型横纹肌肉瘤）、平滑肌肉瘤、恶性纤维组织细胞瘤、恶性血管周细胞瘤、恶性外周神经瘤、子宫内膜间质肉瘤、恶性苗勒源性中胚叶混合瘤、腺泡状软组织肉瘤以及血管肉瘤等恶性肿瘤均可发生于阴道。

阴道常是宫颈、子宫、直肠以及膀胱等恶性肿瘤侵及或转移部位。譬如阴道鳞癌首先要考虑宫颈癌侵及或转移，移行细胞癌可能为膀胱癌、肠型腺癌可能为肠癌的浸润或转移等。

第四节　宫颈疾病

子宫颈上自子宫外口下至阴道上段。分为两部：阴道部及颈管部。阴道部被覆鳞状上皮，无明显腺体。颈管部被覆黏液柱状上皮，有分枝状管状黏液腺体。二者交界处称为移行部，位于宫颈外口，移行部鳞状上皮与柱状上皮交错存在。移行部是癌前病变及癌常见部位，特别是前部及后部是鳞癌最常见部位。在移行区鳞状上皮下可有腺体，这些腺体常有鳞状上皮化生。

一、炎症性疾病

（一）慢性宫颈炎

这是成年妇女最常见疾病。炎症可累及颈管及阴道部。主要变化是非特异性慢性炎。炎症常继发如下变化：

1．表皮变性坏死及柱状上皮鳞状上皮化生、单纯增生以及柱状上皮腺样或腺乳头状增生。

2．纳氏囊肿　腺体或导管潴留性扩张，上皮扁平萎缩，囊内充以黏液，可见炎症细胞。

3．宫颈息肉　可位于阴道部、移行区或颈管。由上皮及炎症性间质增生形成，有时间质内有腺体，并有潴留性扩张。被覆柱状上皮。被覆上皮及腺体常有鳞化。息肉虽很少恶变，但可见宫颈上皮内瘤变。

4．淋巴组织增生　少数慢性宫颈炎可见淋巴细胞增生，并有滤泡形成，可称为淋巴滤泡性宫颈炎。此型宫颈炎可能为衣原体感染。

（二）微小腺体增生

常与口服避孕药有关，不同大小的腺体密集生长，间质稀少。容易误诊为腺癌，鉴别要点见表29-5。

表29-5　宫颈微小腺体增生与腺癌的鉴别要点

鉴别要点	微小腺体增生	腺癌
腺腔大小	较小，大小较一致	较大，大小不一致
大而不规则乳头状腺腔	无	常有
腺腔形状	较规则，圆整	不规则
间质炎症	常较明显	轻重不一，常不明显
间质纤维化	无	有，癌性间质
乳头状增生	无	常有
深部浸润	无，局限于黏膜层	常有
细胞类型	矮立方、矮柱或扁平	柱状或高柱状
细胞异型性	无或轻	有，轻重不一

（三）肉芽肿性宫颈炎

肉芽肿性宫颈炎中最常见的是宫颈结核，常继发于输卵管或子宫内膜结核。其他诸如结节病、异物、霉菌、梅毒、腹股沟肉芽肿以及性病性淋巴肉芽肿等也可引起肉芽肿性宫颈炎。

（四）HPV 感染及宫颈尖锐湿疣

宫颈 HPV 感染有多种表现，可以有典型湿疣样表现，也可以只表现为斑块或无明显肉眼改变。但组织学上常有湿疣样改变。宫颈 HPV 感染常伴外阴病变，但宫颈也可孤立发生。

HPV 感染与宫颈癌密切相关，HPV16 型主要引起宫颈鳞癌，而 HPV18 型与宫颈腺癌有密切关系。

（五）其他宫颈炎

梅毒、衣原体、阿米巴原虫、血吸虫以及一些霉菌，如放线菌等均可引起宫颈感染性炎症。衣原体引起的宫颈炎，目前在西方已成为最常见的性病。它在宫颈引起非特异性慢性炎，上皮有非典型增生，间质中有淋巴细胞增生及淋巴滤泡形成。故有淋巴滤泡性宫颈炎时要考虑到有衣原体感染的可能。利用特异性单克隆抗体免疫组化染色可进行病原学诊断。

宫颈软斑病也可见到。

二、宫颈鳞状上皮癌前病变及鳞状细胞癌

（一）宫颈鳞状上皮癌前病变的分级

近来对传统的癌前病变进行分级，各级的主要概念及诊断指标见表 29-6。

表 29-6　宫颈鳞状上皮癌前病变的分级

级别	传统名称	诊断要点
CIN Ⅰ级	轻度非典型增生	上皮上 2/3 有成熟现象，表浅层细胞异型性不等，但一般为轻度异型性，核分裂象不多，见于基底 1/3。异常核分裂象罕见
CIN Ⅱ级	中度非典型增生	上皮上 1/2 有成熟现象，上层和下层的细胞核异型性均明显。核分裂象一般局限于上皮下 2/3。可见异常核分裂象

级别	传统名称	诊断要点
CIN Ⅲ级	重度非典型增生及原位癌	上皮无成熟现象（如表面角化）或只有表浅 1/3 有成熟现象，上皮大部分或全层细胞异型性明显。核分裂象多见，并且出现于上皮各层。常见异常核分裂象

CIN 是宫颈上皮内瘤变（cervical intraepithelial neoplasia）的简称。

（二）宫颈鳞状细胞癌

根据癌的进展状况、形态特点及生物学行为不同，将宫颈鳞状细胞癌分为如下亚型：

1. 微小浸润癌

【病理诊断要点】

（1）表浅间质浸润深度 < 3mm（也有定为 5mm 者）。

（2）表皮或累及腺体的原位癌突破基底膜有早期浸润，这种早期浸润表现小舌状或数个细胞突破基底膜浸入间质。微小浸润癌是早期癌的一型，它实际上已属于浸润性宫颈癌。

该型的预后取决于肿瘤的大小、浸润深度、浸润的广度、肿瘤的生长方式、肿瘤的分化以及有无血管及淋巴管癌栓和局部淋巴结是否有转移等。

2. 浸润性鳞癌

简称宫颈鳞癌。是女性生殖器官恶性肿瘤中最常见一型。实际工作常有误将宫颈鳞状上皮化生，特别是腺体的化生及非典型性增生误诊断为癌者。

【病理诊断要点】

（1）增生鳞状上皮细胞极向紊乱，层次关系紊乱；

（2）大部分细胞间桥不清；

（3）细胞异型性明显，核 / 质比明显增大；

（4）间质有不规则的团或索或舌状浸润；

（5）增生上皮基底膜明显破坏，而又无明显炎症；

（6）上皮细胞巢或索周间质明显纤维化是癌性间质。

如果间质内有鳞状细胞团，但无上述特点，可能是腺体鳞状上皮化生或假上皮瘤样增生，不要误诊为癌。组织学上较难确定时，可参考细胞学及宫颈肉眼检查及症状。如三次以上细胞学阴性，肉眼或阴道镜无明显癌的征候，凭少量宫颈活检诊断癌就要特别小心。宁可再取材或请会诊，不要急于诊断鳞癌。

3．宫颈鳞癌的少见类型

（1）疣状癌（或称疣状鳞癌）：此癌与发生于外阴、阴道及口腔等的疣状癌相似。明显疣状乳头状突起，分化好，预后好。

（2）乳头状鳞状细胞癌：肉眼观察有明显乳头状突起。组织学上也有明显乳头状分支。表面衬覆相似于 CIN Ⅲ 的癌组织。该型不同于疣状癌，后者无明显细乳头状分支，细胞异型性也较轻。

（3）淋巴上皮瘤样癌：组织学上很似鼻咽部的淋巴上皮癌，没有明显鳞状上皮分化的大细胞，EBV 检测可为阳性。

三、宫颈腺体癌前病变及癌

（一）宫颈腺体原位癌

目前发病率逐年升高，常与浸润癌混合存在，按照原位癌的定义是未超出正常最小单位组织结构的非浸润性癌。宫颈腺体是分支状管状腺，不像乳腺那样有明显小叶结构，故判断有无浸润是非常困难的。

【病理诊断要点】

1．宫颈腺上皮明显异型性增生。

2．增生腺上皮局限于原有腺体结构内，无明显间质浸润。

3．可见核分裂象和细胞凋亡。

【鉴别诊断】

1．微小腺体增生　微小腺体增生如下特点可与原位癌鉴别：

（1）常有妊娠或服避孕药物史；

（2）常有较明显炎症，常见于宫颈管息肉内；

（3）腺体腺腔小，大小较一致，无明显复层；

（4）核分裂象少，无明显异型性。

2．子宫内膜或纤毛细胞化生　灶状增生细胞为输卵管型纤毛上皮或子宫内膜上皮，上皮只有轻度异型性，可见子宫内膜间质，无高柱状核上移和极向紊乱可与原位癌鉴别。

3．中肾管残件　如下几点可与原位癌鉴别：

（1）常在侧壁的深肌层，具有小叶状结构；

（2）单层矮立方上皮，胞质有空泡或透明，无明显异型性，核分裂象极少；

（3）腺腔内可见浓稠的嗜伊红分泌物。

（二）宫颈腺癌

典型的宫颈腺癌诊断并不困难，高分化宫颈腺癌容易误诊，后者有如下诊断要点：

1．临床上有宫颈肥厚、变硬，或炎症久治无效，有明显糜烂、溃疡或脆、易出血等，疑为癌。

2．腺体呈结节状或灶状增生。

3．腺体大小形状不一。

4．有乳头状特别是较细乳头状增生。

5．一个腺腔内上皮类型多样，扁平到高柱状，或有不完整的开口于间质的腺体（无明显炎症即非炎症破坏非人工现象）或有索条状间质浸润。

6．间质有明显纤维化反应。

7．有较深层浸润。

8．免疫组化染色 P16 和 CEA 阳性。

【鉴别诊断】

有时宫颈腺体有妊娠反应，即明显 Arias-Stella 反应（所谓 A-S 现象），易误诊为高分化腺癌。前者有如下特点可与高分化腺癌鉴别：

（1）有妊娠或服口服避孕药历史；

（2）细胞有异型性，但核分裂象难找，也无病理分裂象；

（3）腺体较规则，无明显间质浸润；

（4）间质无癌性纤维间质反应，也无深部组织浸润；

（5）PAS 染色及免疫组化 P16 和 CEA 都阴性。

四、宫颈其他恶性肿瘤

（一）毛玻璃样细胞癌

这是一型分化比较差、预后较差的大细胞性肿瘤，癌细胞胞质宽，弱嗜酸性，均一性，似玻璃样胞质，细胞界限不清，核为圆形，椭圆形，染色深，位于细胞中心或偏位。PAS 染色阳性。肿瘤细胞呈团索状排列，无明显腺及鳞癌分化。

（二）子宫内膜样癌

这是宫颈腺癌中较常见一型。组织学上相似于子宫内膜癌。要除外子宫癌转移。

（三）透明细胞癌

来源于苗勒上皮，相似于子宫及卵巢的同类癌，细胞胞质透明，可呈实性及腺样结构，常伴有子宫内膜样癌结构。这型癌国外显示 50% 以上病人有服用己烯雌酚的历史。此型常有接触性出血，组织学显示为管状腺体增生，腺腔大小不一，上皮呈矮立方、透明是诊断要点。

（四）腺样基底细胞癌

由基底细胞样圆形细胞巢构成的宫颈癌，一般高分化，局灶有腺体形成或有时癌巢中心有鳞状细胞分化。

（五）腺样囊性癌

组织结构相似涎腺或外阴的同类癌，但分化较差，易侵及深部及再发，也常有肺、骨等转移，可伴有鳞癌及腺癌结构，预后较差。

（六）混合性癌

两型以上特殊组织学类型混合，两种组织学类型均在 30% 以上，否则按主要成分分类。

（七）神经内分泌癌

包括小细胞癌（以前诊断为未分化小细胞癌）、大细胞性神经内分泌癌、类癌及不典型类癌等。

除上述恶性肿瘤外，尚可见子宫内膜间质肉瘤、平滑肌肉瘤、恶性腺纤维瘤、恶性苗勒中胚叶混合瘤（同源性及异源性）、横纹肌肉瘤、恶性黑色素瘤及恶性淋巴瘤等。

五、宫颈良性肿瘤及肿瘤样病变

（一）宫颈息肉

这是指宫颈息肉样良性病变。可以分为如下几型：

1．炎症型

息肉较小，间质有明显炎症及纤维化和少数腺体。

2．腺体增生型

间质有较明显腺体增生，腺体可有微小腺体或微囊性增生，常有囊性扩张。

3．纤维增生型

间质纤维母细胞及胶原纤维增生，炎症较轻或无。纤维性间质中有巨纤维母细胞。

4．血管型

间质有明显血管瘤样增生。

5．混合型

（二）表皮样囊肿

鳞状上皮包涵囊肿，单房或多房。

（三）宫颈蓝痣或其他色素痣

（四）宫颈子宫内膜异位

可有间质出血或腺体增生。

（五）蜕膜异位

实为宫颈间质蜕膜反应，蜕膜细胞较大，腺体萎缩。似鳞癌及毛玻璃样细胞癌，要注意与它们鉴别。后者有明显异型性、肿块形成及破溃等。

（六）中肾管残件

常见于两侧小结节状增生，腺体为矮立方或柱状，胞质透明，分化良好，间质常有平滑肌增生。

除上述良性肿瘤及肿瘤样病变外，尚可见到宫颈软骨、骨及神经胶质异位、平滑肌瘤、腺肌瘤、乳头状腺纤维、纤维腺病、神经纤维瘤以及血管瘤等。

第五节　子宫内膜疾病

一、月经周期性变化

（一）增殖期

月经周期的第 5 ~ 14 天，此期变化与卵泡生长及雌激素的作用相关。子宫内膜的增生实际上从月经的第一天已开始。此期又可分为如下三期：

1. 增殖早期（月经第 5 ~ 7 天）　表面为新生上皮被覆，内膜较薄。增生腺体较小较短较直。间质较致密，核分裂象易找到，细胞核相对大。间质细胞成圆形、椭圆形，胞质少，为幼稚的间叶细胞。

2. 增殖中期（月经第 8 ~ 10 天）　表面上皮呈柱状，内膜较厚，腺体较长且有轻度弯曲，管腔稍大。间质轻度水肿，增生活跃，核分裂象易找到。

3. 增殖后期（月经第 11 ~ 14 天）　表面上皮呈波浪状，腺体弯曲更明显，核增大，位于中或基底，增生活跃，可有轻度复层。间质仍增生，水肿减轻。

（二）分泌期

相当于月经周期的第 15 ~ 28 天。此期是在卵巢排卵后，雌激素水平逐渐消退，黄体素逐渐增强的情况下形成的。此期也可分为：

1. 分泌早期（月经第 15 ~ 18 天）　腺体弯曲明显，腺腔更大，数目增加，细胞呈柱状，核下出现空泡。空泡由无到有，又由明显到逐渐消失，到第 20 天基本消失。

2. 分泌中期（月经第 19 ~ 23 天）　分泌空泡逐渐减少到消失，核逐渐向下位于基底，腺腔弯曲更明显，腔内有分泌物。

3. 分泌晚期（月经第 24 ~ 28 天）　内膜明显增厚，水肿。腺上皮细胞分泌物逐渐增多，细胞变大，核明显位于基底，逐渐变小。间质细胞变短梭形，蜕膜样变。最后几天间质出现淋巴细胞，出现小灶状坏死及出血，出现月经前变化。

（三）月经期（月经第 1 ～ 4 天）

卵细胞未受精，黄体退化。内膜剥脱、出血、坏死，腺上皮细胞胞质分泌良好，呈矮立方或矮柱状，核变小，位于细胞基底。间质出血及明显中性粒细胞浸润。如腺上皮仍呈高柱状分泌中期变化，则为分泌不良现象。

各例病人的月经周期时间不是完全一样的，上述时间只能作为一般参考。各期变化是逐渐移行的，各期变化虽然间质及腺上皮都有变化，但最具代表性的是腺上皮的变化，而且表面上皮对激素的反应也不灵敏，故刮宫活检判断月经周期的变化重点观察腺上皮变化。宫颈内口（子宫体下段）子宫内膜对激素的反应也不灵敏，同样不能反应子宫内膜的功能状态，此处宫颈和子宫内膜的腺体及间质并存。子宫内膜基底非功能层对孕激素无反应，在刮宫标本送检材料中不要误将基底非功能层的组织结构视为功能层的变化。

子宫出血有膜样排出物者，一般为两种病变：

（1）蜕膜：子宫内膜间质细胞胞质明显变宽，浅粉染，细胞界限较清，腺体呈萎缩状；

（2）膜样月经：腺体及间质呈月经期变化，间质可有轻度蜕膜样变。

无排卵月经：临床上呈月经表现，组织学上子宫内膜为增殖期变化，无分泌期或腺上皮无分泌现象。如果子宫内膜有分泌，不管分泌好坏均提示有黄体素作用，即有排卵。分泌好坏只提示黄体素的量充足与否、作用时间以及子宫内膜感受状况。

二、妊娠期子宫内膜变化

（一）腺体变化

腺体分泌增强，腺上皮增生肥大为主要特征。腺体变化主要在海绵层，腺腔扩大、腺体卷曲、乳头状或丛状或锯齿状增生。上皮细胞高低不一，胞质宽、透明或空泡状，核大，上移，移至腔面，或突出于腔面，也可是裸核状，腺腔内分泌物较明显。这种比分泌期进一步肥大增生的腺体称为妊娠期腺体，或称 Gebharolt 腺。

A-S 反应（Arias-Stella reaction）：子宫内膜在妊娠后滋养细胞

分泌的激素或相似药物作用下，子宫内膜腺体增生肥大，可呈腺瘤样增生，上皮细胞呈乳头状、丛状或锯齿状增生，腺腔扩大。核进一步增大，特别是少数核增大明显，呈不规则状，大小不一，染色深，核膜厚，核仁清楚，核极向轻度紊乱等。有时可见正常和病理性核分裂。胞质透明或红染、可有空泡。这种明显增生、肥大、分泌亢进以及核非典型性变化称为 A-S 反应或称 A-S 现象。一般为局灶性表现。常见于如下情况：妊娠（宫内或宫外孕）、孕激素类药物以及一些肿瘤分泌的孕激素（分泌孕激素肿瘤或异位激素肿瘤）等。

局灶性变化要注意与透明细胞癌鉴别，前者有如下特点：

（1）核虽然较大，有异型性，但核分裂象很少；

（2）腺体规则；

（3）周围腺体有妊娠期变化；

（4）间质有蜕膜变，无实性透明结构等。

A-S 反应也可见于子宫颈、输卵管上皮以及各处异位子宫内膜。

（二）间质变化

间质细胞进一步肥大变圆，前蜕膜及蜕膜样细胞演变为典型的蜕膜细胞，特别是功能层的致密层明显。间质细胞变大呈圆形、多角形，界限清楚，胞质浅染，核圆形，核较小，位于中心。细胞间隙清楚，水肿状。细胞呈叠瓦样或镶嵌样排列，似上皮细胞或植物细胞。

除细胞蜕膜变外，间质明显增厚，血管丰富，血管壁变厚。

异位蜕膜：典型蜕膜组织出现在子宫内膜以外部位，称为异位蜕膜。如子宫肌层、子宫表面、卵巢及输卵管表面、宫颈、阴道、腹膜（特别是盆腔腹膜）、肠系膜以及盆腔淋巴结内等。异位蜕膜呈结节状，可有黏液变性，细胞内及细胞外均有黏液，可呈印戒状。但是：

（1）结节为单发；

（2）细胞分化良好；

（3）无明显纤维化间质反应；

（4）AB-PAS 染色无中性黏液；

（5）细胞较大更似蜕变细胞；

（6）临床上无原发黏液癌，可与转移性黏液细胞癌鉴别。

蜕膜反应及异位蜕膜反应除妊娠外，也可由孕激素类药物或肿瘤性异位孕激素分泌引起。

三、绝经及老年性子宫内膜

绝经后随着雌激素水平低下，子宫内膜萎缩变薄，腺体及间质均萎缩，间质纤维细胞增生，呈现轻重不一的纤维化。组织学上可分为如下几型：

1．萎缩型　单纯性内膜腺体及间质萎缩，间质纤维化。

2．囊性扩张型　子宫内膜萎缩，但腺体有囊性扩张，扩张腺上皮呈低矮柱状或扁平。

3．萎缩增殖型　部分萎缩，部分增生。或间质萎缩，腺体有单纯增生，或腺体萎缩而间质有增生。

4．增殖型　子宫有相似增殖期变化，但腺体及间质均呈现为明显增生不活跃状态，即呈增殖而不增生状态。此型与上型的不同之处在于增殖较明显。

此四型变化与年龄、激素变化状况、绝经前激素状况以及子宫内膜对激素反应状况有关。

绝经期后妇女也可出现月经期变化，即可能有再排卵现象。也可出现各种增殖性变化。

四、子宫内膜炎症

多种因素均可引起子宫内膜炎，可分为如下几型：

（一）急性子宫内膜炎

大多由于产后、流产后或其他原因感染引起的。病原菌常为化脓菌、霉菌以及淋病奈瑟菌引起。病理上表现为急性化脓性炎。少数产后由腐败菌感染引起坏疽性子宫内膜炎，病人常有全身中毒状况，可因急性感染中毒性休克死亡。

（二）慢性子宫内膜炎

常由多种原因引起，以子宫内膜有淋巴细胞、浆细胞浸润为特征。肌层一般不受累。需要注意的是，正常的子宫内膜功能层中可有伴有或不伴有生发中心的淋巴滤泡，必须有大量浆细胞浸润才能诊断慢性子宫内膜炎。可以分为如下几型：

1．慢性化脓性子宫内膜炎

常由毒力较低的化脓菌引起或急性化脓性子宫内膜炎治疗不彻底转化而来。慢性非特异性炎症，有较多中性粒细胞浸润、脓性渗出及脓肿形成。

2．轻度慢性非特异性子宫内膜炎

病因常不清，轻度非特异性炎症主要为灶状淋巴细胞、浆细胞浸润。

3．黄色肉芽肿性子宫内膜炎

第一型即慢性化脓性子宫内膜炎，病变中有较大量黄瘤细胞浸润，常形成明显结节状肿瘤样病变。黄瘤细胞胞质宽、透明，要与透明细胞癌相鉴别。前者有如下特点：

（1）黄瘤细胞分化良好；

（2）病灶中有多量中性粒细胞，甚至有脓肿形成；

（3）黄瘤细胞脂肪染色阳性；

（4）基本病变是慢性炎症，有肉芽形成或纤维化；

（5）常有化脓性输卵管炎及卵巢炎。

黄瘤细胞是一种吞噬脂性物质的组织细胞，故黄色肉芽肿性子宫内膜炎又称为组织细胞性子宫内膜炎。黄瘤细胞除了见于慢性化脓性炎而外，尚可见于其他原因引起的子宫内膜出血或坏死的陈旧性吸收反应。

（三）肉芽肿性子宫内膜炎

肉芽肿性子宫内膜炎常为结核、结节病及霉菌感染等。结节病与结核的鉴别主要是后者是干酪样坏死性肉芽肿，但子宫内膜结核常为非干酪性。子宫内膜显示为上皮样肉芽肿及慢性炎绝大多数为结核。结节病非常少见，是一种排除性诊断。在慢性炎症中见到典型朗汉多核巨细胞就很可能为结核。霉菌则导致化脓性肉芽肿性炎。

（四）其他类型子宫内膜炎

1．衣原体性

常为性病性衣原体性，宫颈炎及外阴炎常同时有子宫内膜炎。

主要特点是：

（1）有较明显急性或慢性子宫内膜炎；

（2）外阴有性病性淋巴肉芽肿或性病性衣原体性宫颈炎；

（3）免疫组化作抗原检测而确诊。

2．病毒性子宫内膜炎

如巨细胞病毒可引起子宫内膜炎，可找见巨细胞核内包涵体而诊断。

3．子宫内膜软斑病

慢性化脓性炎，大量宽胞质组织细胞浸润，组织细胞内或外有圆形、嗜碱性、2～5nm大小的小体形成。

4．孤立性子宫内膜血管炎

临床上表现为子宫出血，病理上主要为非特异性急性或慢性炎、坏死性血管炎、内膜坏死出血以及炎症性息肉形成等。孤立性子宫内膜血管炎与全身系统性血管炎在形态上无法鉴别，故在诊断时要建议临床全面检查，以除外系统性血管炎累及子宫。

五、子宫内膜化生

化生常在炎症或其他原因引起子宫内膜增生过程中发生，故常伴有各种增生。有化生不一定提示有肿瘤，但常见于子宫内膜腺癌病变中或高危人群。基本分类和癌变潜能见表29-7。

表29-7　子宫内膜化生与瘤变及恶性潜能的相关性

子宫内膜化生的种类		与瘤变及恶性潜能的相关性
上皮化生	桑椹样	几乎总是
	复杂的纤毛／输卵管	常常
	复杂的黏液（包括肠型）	常常
	鳞状上皮	罕见
	表面乳头状合体细胞化生	罕见
	嗜酸细胞性	不详
	透明细胞，分泌细胞	无关
间质化生 骨、软骨、脂肪、平滑肌（肌样、性索样）		无关

（一）鳞状上皮化生

这种化生见于正常或增生子宫内膜，有时伴有平滑肌瘤及息肉。大多为非角化型鳞状上皮，弥漫分布或局灶分布。在各种增生或正常腺上皮内呈现典型的鳞状上皮团。

（二）纤毛细胞或称卵管上皮化生

正常子宫内膜上皮可有少量散在的纤毛细胞，如果纤毛细胞数目增多，类似输卵管型上皮，最常见于子宫内膜增生性病变中。

（三）乳头状化生

又称为合体细胞性乳头状化生或乳头状合体细胞性化生。这是子宫内膜表面上皮的一种乳头状化生性增生，胞质嗜酸，合体细胞性和（或）乳头状。常见于子宫内膜的修复性改变。

（四）黏液腺或称宫颈内膜化生

组织结构及免疫组化上均显示为宫颈柱状黏液上皮特点，腺腔内有明显分泌，可有小囊性扩张，黏液潴留。主要应与黏液型子宫内膜腺癌鉴别。

（五）嗜酸细胞化生

常为雌激素诱发的病变。常为增生腺体，细胞增大，胞质宽，嗜酸性染色增强，也可有细的嗜酸性颗粒。核也可增大，但无明显异型性，常为局灶性。

（六）透明细胞化生

常见于增生腺体，上皮呈高柱状，胞质透明，核上移。要与透明细胞腺癌鉴别，后者腺体更不规则，有浸润，间质有癌间质，异型性更明显。

（七）间质化生

在子宫内膜间质内出现灶状平滑肌、骨及软骨等。这些间叶组织成熟，分化良好，有时骨及软骨较幼稚，但背景病变无肿瘤。

六、子宫内膜增生及子宫功能性出血

（一）子宫内膜增生

子宫功能性出血的病理基础常是各种内膜的增生性病变。增生性病变的分类意见不一，目前以 WHO 分类最为广泛应用，列于表29-8。

表 29-8　WHO 子宫内膜增生分类（2002）

单纯性增生
复杂性增生（曾命名腺瘤性增生）
非典型性增生
　　伴非典型性的单纯性增生
　　伴非典型性的复杂性增生

根据腺体结构的复杂程度，子宫内膜增生可分为单纯性增生和复杂性增生（原来的腺瘤性增生）。根据细胞核特点分为伴有或不伴有非典型性的增生。

子宫内膜增生从单纯性增生到非典型性增生以至癌是一个连续过程，但癌前增生是一个可逆的过程。复杂增生伴非典型性增生与高分化腺癌较难鉴别，故从临床实际出发，较年轻患者是非典型增生还是癌难以区别时，暂报告为非典型性增生，孕激素治疗后进一步观察或再取材。

1．单纯性增生

腺体和间质均增生，增生腺体相似于增殖期腺体，腺体数量增多，腺体大小形状较规则，或扩张呈囊状。

2．复杂性增生

又称为"腺瘤性增生"，腺体明显拥挤，上皮增生呈乳头状。上皮呈假复层，细胞核大小规则、长形、无异型性。

3．非典型性增生

非典型性常为局灶表现。腺上皮细胞极向紊乱，细胞核常为圆形，核膜不规则，核仁明显，核透明或深染。目前不再主张对非典型增生的程度进行分级。

复杂性增生伴非典型性增生与高分化腺癌鉴别较困难，主要靠组织学结构：大片（大于 1/2 低倍视野）的筛状、乳头状和实性（非鳞化）结构是诊断癌的重要指标；间质纤维化一般很少见到，一旦有是诊断癌的有利证据。此外，坏死和泡沫细胞的出现也是癌的重要提示。

（二）子宫内膜息肉

属杂类病变。起源于基底层的无功能腺体，具有双相（腺体

＋间质）分化特点，诊断依据是间质特点：至少部分胶原化、纤维性，不规则排列的厚壁血管是其最重要的形态学特征。"刮宫碎片中可见三面均为被覆子宫内膜"既不是诊断息肉的必要条件，也不是充分条件。分子遗传学证实：大多病例的间质细胞呈单克隆性，具有 6p21-22，12q13-15（导致 HMGIC 基因的断裂）或 7q22 的易位，异常间质导致的异常微环境会影响腺体的发育和对激素的感受，不能按照正常子宫内膜的标准对其进行评价。

常见于围绝经期／绝经后，与雌激素水平高有关，是约 10% 不规则出血的病因。肉眼为突出于内膜表面的良性结节状隆起，多无蒂。表面常见出血、坏死和溃疡，常有不规则出血。可突入宫颈内口，被临床误当做宫颈息肉。子宫内膜息肉一般没有功能，存在癌前病变（6.7%）和癌（2.2%）的概率较高，可恶变为子宫内膜癌（Ⅰ／Ⅱ型），可继发腺肉瘤／肉瘤。规范取材要求全部检查。

正确评估息肉内的几种现象：

（1）腺体：多为多非功能性，既不是增殖期，也不是分泌期。因息肉长期悬垂于宫腔，而使得腺腔被抻拽并平行排列。腺体可呈多种表现，惰性／增殖期样／化生／增殖症／分泌性（多激素治疗后，往往不同步，分泌欠佳）。腺体形状和分布常有轻度紊乱：多扩张、轻度分支或分布不均，但不能据此诊断不规则增殖／增殖症。

（2）黏液化生和纤毛细胞化生：如发生在在位内膜，常与肿瘤相关，但发生在息肉内则极少有病理意义。

（3）桑椹样化生：普通息肉内很少见。常见于腺肌瘤性息肉，是重要的参考诊断指标之一。

（4）息肉内偶见浆细胞，不能据此诊断"内膜炎"，除非周围的在位内膜内可见浆细胞。

（5）息肉偶可因扭转或梗死而发生广泛的坏死，勿过诊断为恶性病变。

（6）息肉偶可见少量非典型性间质细胞，该现象类似于发生于外阴和阴道的"纤维上皮性息肉"，无临床意义。

（三）子宫功能性出血

这是指宫非炎症性、非肿瘤性病变引起的出血。可见于如下状况：正常增殖期子宫内膜、增殖期内膜伴轻度单纯增生、月经期内膜但腺体呈分泌期变化、增殖期及分泌期子宫内膜混合存在、单纯性增生、复杂性增生或非典型性增生、萎缩及增殖性子宫内膜以及子宫内膜息肉等。

七、子宫内膜癌

子宫内膜癌的组织学分类见表 29-9。

表 29-9　子宫内膜癌的组织学分类

癌前病变
　Ⅰ型途径：子宫内膜增殖症
　Ⅱ型途径：浆液性子宫内膜上皮内癌（EIC）

普通类型
　Ⅰ型子宫内膜癌
　　子宫内膜样腺癌：①单纯性；②伴鳞状分化；③伴黏液分化；④伴纤毛分化；⑤绒毛状管状癌；⑥分泌型；
　Ⅱ型子宫内膜癌
　　子宫浆液性腺癌：①局限在黏膜表面（EIC）；②浸润性；③混合性子宫内膜样和浆液性癌
　　透明细胞癌
　　癌肉瘤

少见类型
　①鳞癌；②移形细胞癌；③小细胞癌；④未分化癌

转移性肿瘤
　①宫颈癌；②乳腺癌；③胃肠癌

（1）子宫内膜癌可分为激素依赖型（Ⅰ型）和非激素依赖型（Ⅱ型）。Ⅰ型经过子宫内膜增生症发展至癌，包括子宫内膜样腺癌和黏液样腺癌。Ⅱ型肿瘤不经过子宫内膜增生，与 p53 基因突变有关，发生在更大年龄妇女，进展快，包括浆液性癌、透明细胞癌和癌肉瘤。

（2）分泌型子宫内膜腺癌：组织学结构基本是腺癌，但腺癌细胞内有明显核上及核下分泌性空泡。

（3）透明细胞癌要与转移性肾癌鉴别，前者多取材可找见子宫内膜腺癌结构，常有大头钉样透明细胞，在子宫内膜有广泛浸润以及可见 PAS 阳性小体等。

（4）浆液性腺癌：属于非激素依赖型子宫内膜癌，高度恶性。具有复杂乳头结构，并且细胞核异型性明显，后者是与绒毛管状子宫内膜腺癌鉴别的主要根据。

八、间叶性肿瘤和相关病变

（一）腺肌症和子宫内膜异位

子宫内膜腺体和间质位于子宫体壁肌层内，使肌层弥漫性增生肥厚、不形成局限性肿块者称为腺肌症。肌层内异位的子宫内膜腺体伴有平滑肌增生，形成界限清楚圆形肿物时称为腺肌瘤样增生。肌层内的子宫内膜类似基底层子宫内膜，一般为增殖期，也可发生增生、癌变、蜕膜样变等。

子宫内膜和间质出现在子宫体以外部位，称为子宫内膜异位。常见的异位部位是：卵巢、子宫圆韧带、阴道直肠隔、子宫直肠凹、子宫浆膜、输卵管、乙状结肠、胃肠及壁层腹膜、膀胱、输尿管、皮肤、盆腔淋巴结、腹股沟软组织、肺胸膜、胰腺、胃壁、横膈、鼻腔、乳腺及骨等。异位子宫内膜可有类似正常子宫内膜功能层的周期性变化、出血、坏死以及出血、坏死继发的反应性病变，如黄色肉芽肿样病变等。也可恶变，最常恶变为子宫内膜样癌和透明细胞癌，少数恶变为子宫内膜间质肉瘤和恶性中胚叶混合瘤。只存在子宫内膜间质无腺体时不能诊断子宫内膜异位症，称为子宫内膜间质结节或肉瘤。

（二）子宫平滑肌瘤

1. 平滑肌瘤的诊断及鉴别诊断

典型平滑肌瘤诊断并不困难，子宫平滑肌瘤的诊断及鉴别诊断主要有三条：凝固性坏死、分裂活性、异型性。子宫平滑肌肿瘤的诊断及鉴别诊断见表 29-10。

2. 平滑肌瘤一些亚型

（1）细胞性平滑肌瘤：如表 29-10 所示。

表 29-10　子宫平滑肌肿瘤的诊断标准

凝固性坏死	核分裂象计数（/10HPF）	非典型性		诊断
有	> 10	（局灶或弥漫）中度或明显		平滑肌肉瘤
		轻度或无		平滑肌肉瘤
	≤ 10	（局灶或弥漫）中度或明显		平滑肌肉瘤
		轻度或无		恶性潜能未定的平滑肌瘤
无	> 10	中度或重度	弥漫	平滑肌肉瘤
			局灶	恶性潜能未定的平滑肌瘤
		轻度或无		核分裂象活跃的平滑肌瘤（< 15 个 /10HPF）
	≤ 10	中度或重度	弥漫	
			局灶	恶性潜能未定的平滑肌瘤
		轻度或无		平滑肌瘤
				平滑肌瘤

（2）非典型性平滑肌瘤：含有单核或双核或多核奇异型平滑肌细胞，核大，染色深，染色质粗，核仁清，很似恶性细胞，易误诊为肉瘤。非典型性细胞局灶分布或弥漫分布，但核分裂象少以及无凝固性坏死等可与肉瘤鉴别。

（3）富于核分裂的平滑肌瘤：核分裂象 5 ~ 15 个 /10HPF，但无凝固性坏死及细胞异型性。核分裂象 > 15 个 /10HPF 者可采用"经验有限的分裂象活跃的平滑肌瘤"。

（4）上皮样平滑肌瘤：上皮样平滑肌细胞有三种类型：①上皮样型：胞质宽，红染均匀或细颗粒状；②丛状或巢状；③透明细胞性上皮样平滑肌细胞：胞质宽、透明，常有核周空晕。

不管是上皮样平滑肌瘤还是肉瘤，其中总能找到典型平滑肌分化，上皮样细胞要占 70% 以上才能做出上皮样平滑肌肿瘤诊断。

（5）黏液样平滑肌瘤：实际为平滑肌瘤的黏液变性。要注意与黏液样平滑肌肉瘤鉴别，后者生长快，有浸润，细胞有明显异型性。常有幼稚间叶组织成分，细胞核有明显异型性而不是蜕变。

（6）弥漫性平滑肌瘤病：数量众多的子宫平滑肌结节累及几乎整个子宫肌层。

（7）富于血管平滑肌瘤：平滑肌内有较多量血管。

（8）脂肪平滑肌瘤：平滑肌内有明显脂肪组织。

（9）伴有腺管结构的平滑肌瘤：可能为伴有平滑肌增生的腺瘤样瘤。

（10）静脉内平滑肌瘤病：组织学显示为典型良性平滑肌瘤，但肿瘤侵入子宫壁的静脉，沿静脉内生长，可从子宫静脉一直延续到腔静脉甚至右心。

（11）炎症性平滑肌瘤：平滑肌内有较多量淋巴细胞、浆细胞浸润，可有淋巴滤泡形成，也称为淋巴细胞性平滑肌瘤。与淋巴瘤的鉴别是前者淋巴细胞局限于平滑肌瘤内，界限清，以及分化良好。

（12）叶状分隔性平滑肌瘤：肉眼表现类似胎盘组织，为平滑肌瘤伴弥漫变性。

（13）良性转移性平滑肌瘤：组织学表现良性的平滑肌瘤"转移"到肺、淋巴结或腹腔。

3．平滑肌瘤的变性

平滑肌瘤可发生黏液变性、玻璃样变性、钙化、出血、坏死、囊性变等，以出血、坏死为主的称为红色变性。

（三）平滑肌肉瘤

1．平滑肌肉瘤的诊断与鉴别诊断

【病理诊断要点】

（1）大多为子宫单发结节，偶为多发结节。少数伴有平滑肌瘤。即多发性平滑肌瘤可伴有个别肉瘤，故取材时要注意取质软者。

（2）边界不清或形状不规则提示有浸润。

（3）编织样结构不清，浅粉染，质地较软，常有出血、坏死。

（4）细胞比较丰富，细胞呈短梭形或圆形，胞质变浅，不同程度异型性等。

【鉴别诊断】

鉴别平滑肌瘤还是肉瘤是诊断中最主要问题，主要鉴别点是坏死、核分裂象和细胞异型性（参看表29-11）。

2．平滑肌肉瘤的其他亚型

（1）黏液性平滑肌肉瘤：恶性度较高，浸润明显，转移早。因细胞数少，所以核分裂象少见。但细胞及细胞核异型性明显，有浸润。要注意与平滑肌瘤的黏液变性或称黏液性平滑肌瘤鉴别，鉴别要点见表29-11。

表 29-11 黏液性平滑肌肉瘤与黏液性平滑肌瘤的鉴别要点

鉴别要点	黏液性平滑肌瘤	黏液性平滑肌肉瘤[①]
富于黏液	+	+
形状	圆整	常不圆整
肉眼浸润生长	−	+/−，较早期侵及子宫外
细胞外黏液	++	++
细胞内黏液	++	+
幼稚间叶细胞	−	+
细胞核异型性	−	+~++
异型性细胞区	−	+/−
侵及血管淋巴管	−	+
侵入周围肌或其他组织	−	+
核分裂象	0 ~ 1/10HPF	> 1/10HPF

①最主要鉴别诊断要点是浸润性生长及核的异型性。

（2）上皮样（透明细胞）平滑肌肉瘤：具有"上皮样"表现和普通平滑肌肉瘤的特征。

（3）伴有破骨细胞样巨细胞的平滑肌肉瘤。

（四）子宫内膜间质肿瘤

子宫内膜间质肿瘤根据肿瘤边界是否清楚分为良性和恶性两组。分类见表29-12。

表 29-12 子宫内膜间质肿瘤的分类及诊断要点

类型	诊断要点
良性	
子宫内膜间质结节	膨胀性生长，界限清，圆整，相似正常内膜间质，无血管、淋巴管及周围浸润。可形成指状突起，但不能＞3mm
恶性	
低度恶性（低度恶性子宫内膜间质肉瘤）	界限不清有浸润，有蚯蚓样结构，可扩到宫外或远方转移，丛状血管尚有，常有玻璃样变，有血管淋巴管浸润
高度恶性（未分化子宫肉瘤）	细胞异型性明显，缺乏特异性分化，并且不具有子宫内膜间质的组织学表现，缺乏螺旋动脉特点。界限不清，常扩展到宫外及远方转移，血管及淋巴管浸润明显，相似增殖期子宫内膜间质细胞，但分化较低，无明显玻璃样血管，核分裂象＞10/10HPF，常有病理核分裂象

　　子宫内膜间质细胞 CD10 阳性，h-caldesmon 及 desmin 阴性，有助于和子宫平滑肌肿瘤的鉴别。

　　伴性索分化的子宫内膜间质肿瘤：在子宫内膜间质肿瘤中出现性索分化。显示为巢或索状腺样上皮性分化，细胞大小较一致，CD99 和 inhibin 阳性。主要见于子宫内膜间质肉瘤。易误诊为癌肉瘤或苗勒中胚叶混合瘤，但前者上皮性及间质细胞大小较一致，具有间质肉瘤细胞及性索上皮的特点，无异源性分化，无明显腺癌分化以及大体上呈多结节等易与癌肉瘤鉴别。

　　混合性子宫内膜间质和平滑肌肿瘤：以往称为间质肌瘤，其中一种成分至少≥30%。

　　（五）上皮及间叶混合性肿瘤

　　上皮及间叶混合性肿瘤分类见表 29-13。

　　表 29-13 分类适用于宫颈、输卵管及卵巢上皮同间叶组织混合存在的同类肿瘤。

表 29-13　子宫上皮及间叶混合性肿瘤分类

良性	腺纤维瘤，乳头状囊性腺纤维瘤，腺纤维肌瘤，腺肌瘤
恶性	恶性腺纤维瘤（上皮良性间质恶性，低度恶性，可称腺肉瘤；上皮恶性间质良性，可称癌纤维瘤，也是低度恶性）

（六）腺瘤样瘤

起源于间皮的良性肿瘤，常为子宫浆膜下界限不清的结节性肿瘤，也可无明显结节。肿瘤由扁平到矮立方或柱状上皮构成大小不一的管腔结构。细胞分化良好。有些管腔很少，只一个细胞核，似印戒细胞。要与转移癌鉴别，后者细胞有明显异型性，有巢状或典型肿瘤细胞或印戒细胞。子宫也可能发生恶性间皮瘤。

（七）血管周上皮样细胞肿瘤（PECOma）

肿瘤主要或全部由 HMB-45 阳性的血管周上皮样细胞构成，细胞具有嗜酸性颗粒状胞质。

（八）其他肿瘤及肿瘤样病变

子宫尚可见血管瘤、血管肉瘤、横纹肌肉瘤、恶性黑色素瘤、恶性纤维组织细胞瘤、脂肪肉瘤、淋巴瘤以及转移癌等。

第六节　输卵管疾病

一、输卵管炎

慢性输卵管炎大多由急性输卵管炎转化而来。常有如下几种类型：

（一）输卵管或输卵管卵巢积脓

由淋病奈瑟菌或其他化脓菌感染引起。常与周围组织粘连，可形成输卵管卵巢积脓。

（二）输卵管或输卵管卵巢积水

常是先有积脓，脓液吸收后形成，也称输卵管卵巢囊肿，囊内无上皮衬覆，囊腔与卵管相通，伞端消失。

（三）滤泡性输卵管炎

慢性输卵管炎，黏膜乳头状增生，互相粘连形成腺或滤泡样结构。腔内有炎症渗出，间质有非特异性慢性炎。

（四）慢性间质性输卵管炎

慢性炎症波及输卵管各层，输卵管增粗，间质肌纤维组织增生；上皮也增生，且移入管壁形成腺肌瘤样增生。

（五）结节性峡部输卵管炎

可能属于慢性间质性输卵管炎亚型，在峡部形成结节状肿瘤样病变，腺体及肌纤维组织增生，是引起不育症或输卵管妊娠常见原因之一。

（六）肉芽肿性输卵管炎

肉芽肿性输卵管炎绝大多数为结核，妇科结核90%以上见于输卵管。结核病变常较典型，可见干酪样坏死肉芽肿，常伴有明显腺体增生，形成腺瘤或腺癌样增生。故输卵管有结核性病变时就不要轻易诊断腺瘤或腺癌。

肉芽肿性输卵管炎除结核外还可见于霉菌、结节病、克罗恩病、异物性及罕见输卵管麻风等。

二、输卵管异位妊娠

病理诊断必须见到绒毛或滋养细胞或胚胎的部分组织，不能根据出血及蜕膜组织诊断。

三、肿瘤及肿瘤样病变

（一）输卵管淀粉样变

可能为系统性病变累及，也可是局部性。

（二）子宫内膜异位

可发生于浆膜表面及壁间。

（三）Walthard 上皮巢

常在输卵管表面形成小结节状病变，是由复层上皮增生形成结节，实为间质复层上皮结节状化生。

（四）化生性乳头状肿瘤

很少见，常易误诊的一种良性病变。可能与妊娠有关的一种化生或炎性肿瘤。病变由乳头状结构的增生上皮细胞构成，上皮呈矮立方或柱状，胞质宽，嗜酸性，核分裂少见。

（五）蜕膜异位

常见于浆膜层形成结节状病变，可发生黏液变性性蜕变。

第七节 卵巢疾病

一、炎症性疾病

卵巢无论急性或慢性炎症，常与输卵管炎并存，临床上称为盆腔炎，即输卵管炎、卵巢炎、输卵管及卵巢周围炎的总称。下面介绍一型较为特殊的卵巢炎。

自身免疫性卵巢炎：临床上表现为闭经或不孕症。可伴有其他自身免疫性疾病，卵巢肿大或呈多囊性结构，慢性炎症，淋巴、浆细胞较多，可有淋巴滤泡形成。

二、上皮性肿瘤

（一）上皮性肿瘤分类原则

1．上皮类型 浆液性、黏液性（分为宫颈型及肠型：后者可见杯状细胞）、子宫内膜样、透明细胞、Brenner 上皮或移行上皮以及鳞状上皮等。

2．纤维成分 是否较明显，是否构成肿瘤成分。

3．结构特点 表面生长或卵巢内生长，囊性或非囊性。

4．恶性程度 良性、交界性（低度恶性）及恶性（癌）。

（二）交界性肿瘤的概念及诊断标准

肿瘤细胞只有轻～中等异型性，无明显包膜、卵巢实质、淋巴管、血管及间质浸润。可有盆腔及腹腔种植转移（即可达Ⅱ期及Ⅲ期），也可有微小浸润（每个浸润灶最大径＜5mm 或最大面积＜10mm²），预后较好。

【病理诊断要点】

1．上皮有丛状或乳头状增生，细胞有轻度～中等异型性。

2．上皮可有复层，但不超过3层，极向有轻度紊乱。

3．无间质、包膜、血管、淋巴管、卵巢周围组织浸润。

浆液性交界性肿瘤可分为经典型和微乳头型，后者易双侧受累。腹膜种植有浸润性种植和非浸润性种植两种，后者预后明显较差。

伴微小浸润的浆液性交界性肿瘤：间质出现一个或多个微浸润灶，其面积 $<10mm^2$。预后与不伴微小浸润的交界性肿瘤相似。

细胞有中等以上异型性，细胞层次 ≥ 4 层而且极向明显紊乱，核明显增大或出现瘤巨细胞、可诊断上皮内癌。上皮内癌不影响交界性肿瘤的预后。

交界性肿瘤的腹腔淋巴结内可见转移癌，但不改变预后。

（三）腹膜肿瘤及肿瘤样病变

卵巢上皮性肿瘤与腹膜特别是盆腔腹膜的肿瘤病变密切相关。腹膜的肿瘤可作如下分类（见表 29-14）。

表 29-14　腹膜肿瘤及肿瘤样病变分类

良性

子宫内膜异位，巧克力囊肿，子宫内膜样肿瘤，结节状间皮增生，结节状间皮增生伴砂粒体形成，小型间皮囊肿（单囊或多囊，伴或不伴苗勒上皮分化），Walthard 细胞巢（复层细胞巢或移行上皮或 Brenner 上皮巢），异位蜕膜，腹膜原发性假黏液瘤，非典型性单发或多发性腺肌瘤，（腺上皮非典型性）腺纤维瘤

交界性

多囊性间皮瘤（腹膜腔或腹膜后），交界性乳头状囊腺瘤，交界性黏液性囊腺瘤，浆液性砂粒体癌

恶性

各型间皮瘤，原发性各型苗勒上皮癌

（四）黏液性囊腺瘤分型

根据黏液上皮特点将其分为宫颈型（或称苗勒型）及肠型。前者为黏液柱状上皮，后者在黏液柱状上皮中可检见杯状细胞、嗜银细胞及潘氏细胞（相似于肠的潘氏细胞；即胞质内有大量粗的嗜酸颗粒），不论多少只要检见这三类肠型细胞就归入肠型。此型黏液性肿瘤容易发生恶变。肠型黏液可见于良性及交界性，即良性及交

界性黏液性肿瘤都可分为宫颈型及肠型。

（五）子宫内膜样上皮型肿瘤

既往可能归入浆液性或黏液性，很少诊断。实际此型上皮肿瘤并不少见，占卵巢恶性肿瘤的 5% ~ 15%，包括腺鳞癌或腺样癌、分泌性腺癌、嗜酸细胞腺癌及伴透明细胞分化的腺癌。这些癌交界性少见。此型癌预后较好。

（六）移行细胞癌

癌似具有囊实性特点，囊衬覆复层移行上皮，相似于膀胱移行上皮癌。也可见鳞状上皮及其他苗勒上皮分化，常无黏液上皮分化，但其他成分不超过 10%。超过 10% 则诊断为混合性癌。移行细胞癌与恶性 Brenner 瘤不同的是后者可检见 Brenner 细胞巢分化，即卵巢复层细胞癌中无 Brenner 细胞巢分化即诊断为移行细胞癌。

（七）混合性上皮性肿瘤

卵巢肿瘤无论是良性还是恶性经常是多种上皮混合分化，要诊断混合性上皮性良性、交界性或恶性必须每种成分在取材切片中要占 10% 以上，不足 10% 者虽然多种成分，也按优势原则，以主要成分分型诊断。

（八）与上皮有关的间质肿瘤

1．子宫内膜间质性肉瘤

诊断标准同子宫，要仔细检查子宫除外子宫原发瘤扩展或转移到卵巢。

2．上皮及纤维瘤

纤维成分必须有明显增生，方能诊断为上皮纤维成分的混合性肿瘤，再根据上皮类型来分类诊断。两者都为主要成分：良性者腺纤维瘤，恶性者诊断为恶性腺纤维瘤（注明上皮恶性还是纤维恶性，也可注明上皮类型）。上皮及纤维成分都恶性则诊断为恶性苗勒中胚叶混合瘤，根据间叶组织有无异源性成分分化再分为同源性及异源性。前者预后较好。

3．囊腺瘤壁上结节状间质增生

结节状间质增生可以是非特异性纤维性，也可以是卵泡膜细胞样结节状间质增生，可出现内分泌异常。也可见纤维巨细胞样结节状增生，甚至出现恶性纤维组织细胞瘤样结节状增生。

（九）伴腹膜假黏液瘤的黏液型囊性肿瘤

越来越多的证据表明，伴腹膜假黏液瘤的卵巢黏液性肿瘤几乎全部为转移瘤，而非卵巢原发瘤。肿瘤原发部位大多为阑尾。

三、性索间质肿瘤

（一）不同类型性索间质肿瘤之间的关系

男女性间质均来源于非特异性间质，故不同类型的性间质可混合出现。典型颗粒细胞及支持细胞混合分化时为两性母细胞。

（二）性间质与纤维性间质

性间质来源于非特异性间质，故性间质良性及恶性肿瘤常伴有良性或恶性纤维间质分化。分化差的性间质肿瘤也成肉瘤样结构。故恶性卵泡膜细胞瘤与纤维肉瘤就难以区别，也无必要鉴别。纤维性成分不能作为性间质独立成分。既有男性支持细胞及男性间质细胞分化，又有明显纤维间质增生时，不能将纤维性间质分化作为女性卵泡膜细胞而诊断为两性母细胞瘤。

（三）性索间质肿瘤功能与形态

性间质肿瘤功能与形态可一致，也可不一致。即性间质肿瘤可有性激素的分泌以及相应的临床征候，也可无。形态为男性间质的肿瘤，临床及化验指标均可显示为女性激素分泌过多的征候。故诊断性间质的肿瘤不要太强调临床表现，主要根据形态指标诊断。

（四）颗粒细胞瘤与类癌

卵巢不少类癌被误诊为颗粒细胞瘤，故诊断颗粒细胞瘤时应注意与类癌鉴别，后者：①核无核沟；②可见真腺腔结构，有明显分泌物，甚至有黏液分泌；③可见菊形团；④可见钙化小体；⑤免疫组化及电镜有神经内分泌表达。

（五）幼年性颗粒细胞瘤

【病理诊断要点】

1．大部分为青少年，很少在30岁以上。

2．肿瘤细胞无明显核沟。

3．肿瘤呈囊实性，肿瘤细胞排列成结节或索状。

4．细胞之间有大小不一小囊状滤泡形成。

5．囊内有淡的黏液样物质。

6．肿瘤细胞大小较一致似颗粒细胞，胞质较宽、浅粉染。

7．少数细胞也可有核沟，也可有异型性，但该肿瘤的恶性潜能低于成年型，仅有 5% 左右的复发率。

（六）硬化性间质瘤

以假小叶结构为特征，小叶内细胞丰富，有丰富的薄壁血管，细胞为梭形和圆形。小叶间为致密的胶原纤维性分隔。

（七）性腺母细胞瘤

生殖细胞与性腺间质混合分化肿瘤。

（八）两性母细胞瘤

典型支持细胞与颗粒细胞混合分化肿瘤。

四、生殖细胞肿瘤

（一）生殖细胞肿瘤的分类原则

生殖细胞根据组织分化可分为：

（1）胚内分化：生殖细胞系、体细胞系及混合性；

（2）胚外分化：如绒癌及卵黄囊癌等；

（3）胚内及胚外混合性分化。

这些分化经常混合出现。具有两种以上特征性分化混合存在时就诊断为混合性生殖细胞癌。但二者均较明显，以一种特征分化为主，另一种成分很少时，可按主要成分诊断，注明伴有第二种成分分化。如主要为卵黄囊瘤，很少精原细胞瘤分化则诊断为卵黄囊瘤，伴有少量精原细胞瘤分化。精原细胞瘤成分较多时就诊断为混合性生殖细胞癌。

（二）畸胎瘤的良、恶性

畸胎瘤的良、恶性主要根据肿瘤内成分的分化程度，故可根据组织的分化来分级，详见表 29-15。

表 29-15　畸胎瘤的分级

级别	未成熟的组织，特别是神经组织	良、恶性
成熟型畸胎瘤（0 级）	无	良性
不成熟型畸胎瘤		
Ⅰ级	偶见，任一切片不超过一个低倍视野（×40）	良性，有一定恶性潜能
Ⅱ级	中等量，任一切片中 1～3 个低倍视野（×40）	低度恶性
Ⅲ级	大量，任一切片中含量＞3 个低倍视野	恶性

（1）成熟型畸胎瘤全部由成熟组织构成，未成熟型畸胎瘤含有数量不等的未成熟胚胎性成分，通常为未成熟的原始神经外胚层成分（如菊形团和神经管）。

（2）畸胎瘤内神经组织对肿瘤性质的影响仍然要根据其成熟程度，如有神经组织，但其分化良好，完全相似于正常神经组织，则不作为判断恶性或有恶性潜能的指标。

（三）卵黄囊癌

也称内胚窦瘤及卵黄囊瘤。但此瘤属高度恶性，可能来源于胚外卵黄囊上皮，故应称为卵黄囊癌。此癌的主要分化成分为卵黄囊、内胚层以及胚外中胚层的一些成分。结构多样，可有如下 10 种结构：

（1）微小囊，上皮为扁平或立方上皮或矮柱状；

（2）内胚窦样结构：立方型或矮柱状单层或 2～3 层肿瘤细胞围绕小的厚壁血管及间质，形成宽乳头样结构，乳头外有球囊样结构，乳头上皮极向紊乱；

（3）实性结构：幼稚胚胎上皮呈实性或团索状；

（4）腺泡或腺管结构；

（5）多囊状卵黄囊样结构；

（6）疏松黏液水肿样间质；

（7）乳头状；

（8）大囊状；

（9）肝样，似肝癌；

（10）原始内胚层，似肠型上皮分化。

胞质内和细胞外常见红染的 PAS 阳性小体，该小体大小不一，为 3 ～ 10nm，免疫组化染色 AFP 经常阳性，α_1 抗胰蛋白酶和基底膜成分（IV 型胶原和 laminin）也可阳性。这种肿瘤的组织结构经常是以 2 ～ 3 种结构为主要成分。它的诊断要点是：腺乳头囊状或称腺囊状结构及疏松的黏液水肿样间质则高度怀疑。再加上内胚窦小体、PAS 阳性小体和免疫组化 AFP 阳性这三条中任何一条即可诊断。不一定每一例均有内胚窦小体。

五、肿瘤样病变

（一）子宫内膜异位及巧克力囊肿

需见到典型的子宫内膜腺体及间质，才能诊断子宫内膜异位。子宫内膜异位常继发出血、坏死，使内膜组织消失，故陈旧性大血肿或巧克力囊肿周围无囊腺瘤或其他成分，也可做推测性诊断。

（二）卵巢单纯性囊肿

囊肿无上皮衬覆，不能根据上皮判断囊肿性质，但必须除外囊腺瘤制片中造成的上皮剥脱，后者囊内容物为浆液或黏液，再取材或连切可见上皮。

（三）卵巢重度水肿

卵巢弥漫性肿大，色浅。直径可达 6 ～ 18cm。多数由卵巢扭转引起。多为单侧，切面卵巢富于水性，组织学显示为高度水肿，可见淋巴管扩张。要注意除外 Krukenberg 瘤即转移性黏液细胞癌，后者：

（1）大多为双侧；

（2）胶冻样；

（3）除黏液水肿外常有间质增生；

（4）可找见黏液细胞癌或肿瘤腺体或其他癌细胞；

（5）黏液染色阳性。

六、转移癌

占卵巢癌的 1% ~ 6%。常来自胃、结肠、乳腺、胰腺、胆道、肾及肺等。可以是各种分化型癌。典型的是 Krukenberg 瘤，常为转移，也可原发。

【病理诊断要点】

1．常为双侧卵巢弥漫性肿大。

2．切面胶冻样或水肿样。

3．组织疏松水肿样，单个散在或小巢状单核细胞样癌细胞浸润，常可见印戒细胞。也可见腺样分化癌。

4. 多少不等纤维性间质增生，有时有明显玻璃样变。

要注意与巨大卵巢水肿鉴别（见前述）。

七、卵巢其他恶性肿瘤

除上述肿瘤外，卵巢还可见一般间质恶性肿瘤，如血管肉瘤、淋巴管肉瘤、恶性神经鞘瘤、骨肉瘤、软骨肉瘤、横纹肌肉瘤以及恶性纤维组织细胞瘤等。

恶性淋巴瘤及白血病浸润或粒细胞肉瘤也并非罕见。恶性淋巴瘤中主要为非霍奇金淋巴瘤，卵巢霍奇金淋巴瘤非常罕见。

（廖松林　刘从容）

第三十章　胎盘及脐带

第一节　肉眼检查及取材

一、肉眼必须检查并记录的内容

重量，大小，胎膜完整否，胎儿面光滑否，血管有无怒张，色泽；脐带位置有无畸形，脐带数量及长度，切面血管状况及有无出血及其他病变；胎盘边缘状况，形状；母体面分叶状况，绒毛叶有无粘连及不分叶，色泽，平整否，有无缺损，有无出血及坏死（坏死色泽，急性或陈旧）、梗死形状、位置及数量，绒毛分叶状况，以及其他特殊病变。

二、取材

1. 边缘及中心部各取一块（与胎儿面垂直切取）。
2. 在边缘部与胎儿面平行取一块（观察绒毛横断面）。
3. 脐带横切面（距根部 4cm 以远）取 1 ~ 2 块。
4. 有特殊病变处再另外取材。

第二节　胎盘组织学检查的要点

（一）胎儿面羊膜表面有无炎症渗出及胎便着染（胆色素），有无结节状增生及鳞状上皮化生。

（二）胎膜板或绒毛膜有无炎症，炎症轻重，主要炎症细胞以及炎症的分布。

（三）有无梗死，梗死陈旧还是新近发生的。

（四）有无绒毛炎，是周围炎还是绒毛内炎，特别是绒毛炎是特异性还是非特异性的，有无化脓、增殖以及肉芽肿形成。

（五）有无血栓，是动脉还是静脉或小血管，有无机化，血栓数量。

（六）绒毛血管有无畸形，有无血管绒毛。

（七）有无绒毛血管增生，有无血管瘤。

（八）绒毛间有无纤维素沉着，数量及分布。

（九）绒毛内有无出血及其分布，有无含铁血黄素沉着。

（十）有无淋巴浆细胞性绒毛炎及坏死性绒毛炎等。

（十一）绒毛间质有无纤维化。

（十二）有无缺血性萎缩。

（十三）有无血管内膜炎。

（十四）绒毛外滋养细胞有无增生，增生状况。

（十五）绒毛有无发育及成熟障碍，如绒毛不成熟状。

（十六）有无绒毛或间质水肿及淋巴管扩张淤滞。

（十七）有无绒毛干及绒毛根炎。

（十八）脐带有无血管炎及脐带炎。有无血管瘤。

（十九）脐带血管有无血栓形成。

第三节　胎盘畸形

一、胎盘粘连或植入性胎盘

蜕膜减少，绒毛与子宫肌层直接相连（胎盘粘连），甚至直接进入肌层（植入性胎盘），或侵及肌层全层（穿透性胎盘）。胎盘母体面不完整，有缺损。

二、胎儿有核红细胞增生症

又称新生儿溶血症，胎盘明显肿大（大于正常 2～4 倍），胎膜灰白，胎儿水肿。切面胎盘颜色变浅，海绵状或颗粒状。绒毛显示不成熟状态，间质丰富，细胞滋养细胞多，可见许多霍夫曼细胞，有核红细胞多少不等充在绒毛毛细血管内。

三、其他胎盘畸形

（一）轮状胎盘

胎盘周围胎膜内卷成杯口样，脐带外移位。内卷羊膜下常有纤维素沉着及纤维化。

（二）盘状胎盘

胎盘绒毛无分叶畸形。

（三）脐带外移畸形或双脐带畸形。

（四）帆状胎盘

脐带外移成帆状。

（五）胎盘囊肿

囊内可有血液或清亮液体。

此外，发育不全或小胎盘和叶状胎盘、开窗胎盘及副胎盘等均可发生。

第四节　胎盘炎

常由于感染引起。可由于母体血行或经母体阴道上行感染。可以是化脓菌、病毒、结核、梅毒或其他病原引起。胎盘炎也可由非感染性因素，某些引产药物引起的化学性胎盘炎。

第五节　胎盘梗死

梗死是胎盘较常见的疾病，较小病变可能是生理性的。故妊娠晚期胎盘微小梗死可不做诊断。较大梗死可引起低体重儿、胎死宫内及宫内窒息。新鲜梗死灶肉眼检查呈暗红色，质较硬。镜下表现为绒毛密集，绒毛间隙消失，绒毛血管明显充血。陈旧性梗死灶大体检查呈灰白色，镜下表现为"鬼影"绒毛。

第六节　妊娠滋养细胞疾病

妊娠滋养细胞疾病分类，见表30-1。

表 30-1　妊娠滋养细胞疾病分类

葡萄胎或称水泡状胎块
　　完全性
　　部分性
侵袭性葡萄胎（破坏性葡萄胎）
绒毛膜上皮癌
胎盘部位滋养细胞肿瘤
上皮样滋养细胞肿瘤
胎盘部位结节及斑块（Placental site nodule or plaque）
胎盘部位逾常反应（exaggerated placental site reaction，EPSR）
　　曾被误称为合体细胞性子宫内膜炎

一、葡萄胎及相关病变

（一）完全性葡萄胎

【病理诊断要点】

1. 子宫增大与妊娠月份不符，过度过快增大。

2. 子宫出血，HCG 水平升高。

3. 绒毛呈大小不等水泡状，几乎累及全部绒毛。水泡是肉眼检查所见，不能仅凭组织学检查。水泡直径至少达 3mm 以上才明显可见。

4. 滋养细胞增生，绒毛表面的滋养细胞环周性增生，失去正常极性，并具有异型性，是完全性葡萄胎的特征性表现。

5. 绒毛间质变性水肿，血管明显减少或消失，毛细血管无有核红细胞。

6. 倍体分析为二倍体。

7. 早期完全性葡萄胎　绒毛水肿可不明显，血管可尚未完全消失，绒毛间隙呈裂隙状，但有明显滋养细胞增生。

8. 免疫组化检测　p57 阴性。

（二）部分葡萄胎

【病理诊断要点】

1. 血中或尿中 HCG 水平升高，但不如完全性葡萄胎高。

2．肉眼检查只有部分绒毛呈葡萄状。

3．有时可见胎儿或其部分成分。

4．部分绒毛高度水肿呈葡萄状，部分绒毛正常或只有轻度间质水肿变性。

5．可见灶状滋养膜细胞增生。

6．倍体分析为三倍体。

7．免疫组化检测 p57 阳性。

（三）绒毛间质水肿变性

【病理诊断要点】

1．血及尿中 HCG 水平无明显特异性升高。

2．肉眼检查无明显葡萄，子宫无明显增大。

3．部分绒毛间质水肿，但水肿较轻，绒毛表面滋养细胞层变薄，无明显滋养细胞增生。

（四）侵袭性葡萄胎

又称破坏性或恶性葡萄胎。

【病理诊断要点】

1．葡萄状胎块组织浸润子宫壁或其他部位，如阴道、肺以及盆腔组织。

2．常有阴道出血症状，可有葡萄胎历史、出血、宫壁或阴道病变。

3．病变有结节状滋养细胞增生，常见出血、坏死，但可见明显水肿的绒毛组织。

二、绒毛膜上皮癌

简称绒癌。

【病理诊断要点】

1．血及尿中 HCG 水平较高。

2．肺、脑，肝、阴道等可有转移病灶。

3．肿瘤明显出血、坏死，肿瘤由细胞滋养层及合体滋养层两种滋养细胞组成。

4．无绒毛及水泡状胎块结构。

5．两种滋养层细胞有明显异型性，肿瘤无明显结缔组织间质。浸润在原有组织之间。

6．肿瘤细胞有明显浸润血管的特点。

【鉴别诊断】

1．妊娠早期滋养细胞灶状增生　在妊娠早期刮宫材料中可见灶状或散在增生滋养膜细胞，浸润于蜕膜组织中，似绒癌。但有如下特点与绒癌不同：①滋养细胞小灶状或散在，无不规则大片状；②无明显出血、坏死；③滋养细胞较小，无明显异型性；④血及尿中 HCG 水平无异常升高。

2．侵袭性葡萄胎　在子宫壁或阴道壁的出血结节中，有明显出血、坏死及滋养细胞增生，在此种状况下，见到绒毛结构即为侵袭性葡萄胎，否则即为绒癌。

3．低分化鳞癌　有时转移性绒癌似鳞癌，合体细胞易判断为角化细胞；朗汉细胞判断为低分化棘细胞。但绒癌有下述特点：①血及尿中 HCG 水平较高；②肿瘤细胞无细胞间桥；③子宫或其他部位有原发绒癌；④肿瘤细胞 HCG 强阳性。

刮宫材料可否诊断绒癌：可以诊断，但有一定困难。刮宫材料符合下列几条者即可高度怀疑绒癌：①血及尿中 HCG 明显升高，具有阴道出血；②子宫增大，有结节状增生浸润；③有葡萄胎或妊娠史，HCG 水平持续升高，而且近来有进行性高；④滋养细胞高度增生，有明显异型性，有明显出血、坏死；⑤全部送检材料中无水泡状变性绒毛。切除子宫后，全面检查有绒毛者诊断为恶性葡萄胎，无者即为绒癌。

三、胎盘部位滋养细胞肿瘤

胎盘部位滋养细胞肿瘤（p1acental site trophoblastic tumor），简称 PSTT。

【病理诊断要点】

1．由中间型滋养细胞及细胞滋养细胞构成，不含明显的合体滋养细胞成分。肿瘤细胞中等偏大，单核或多核，核有轻度至明显异型性。分散在肌纤维间增生浸润。

2. 主要的预后因素是从已知的最后一次妊娠到此次病变的间隔时间，间隔时间长者预后差。

所谓中间型滋养膜细胞，是介于细胞滋养细胞及合体滋养细胞之间的过渡细胞，正常妊娠时存在于绒毛外部位。细胞较大，多角形，胞质丰富、透明或嗜双染性。体积比细胞滋养细胞大，但胞质比朗汉细胞浅、且单核。HCG 阴性或少数细胞阳性，而 HPL 大多细胞为阳性。

【鉴别诊断】

1. 绒癌　PSTT 与绒癌的鉴别要点见表 30-2。

表 30-2　胎盘部位滋养细胞肿瘤与绒癌的鉴别要点

鉴别要点	PSTT	绒癌
病史	常有正常妊娠或流产史（自然或人工）	常有葡萄胎病史
血浆 HCG 水平	轻度升高	明显升高
血浆 HPL 水平	升高或明显升高	轻度升高
肿瘤生长速度	有自限性	无自限性
肿瘤形状	较圆整，无包膜	边界不清，不甚圆整
宫外转移灶	绝大多数无	常有
组成细胞	较单一，主要为中间型滋养细胞	两型细胞混合，主要为细胞滋养细胞
细胞异型性	不明显	较明显
在肌间单个或小团	常见	极少见
血管浸润	较轻，小灶状	较明显，特别在中心部，常有团块样结构
出血、坏死	常无	常有
纤维素样坏死	常见	无
化疗反应	较差	较好
免疫组化		
HCG	+	+++
HPL	+++	+

2．胎盘部位超常反应　此病变如下特点可与 PSTT 鉴别：

（1）滋养细胞大多在浅肌层散在浸润；

（2）不形成明显肿块；

（3）各型滋养细胞混合浸润，常有较多量合体细胞；

（4）无明显出血、坏死。

【生物学行为】

PSTT 绝大多数为良性局限性病变，大约 10% 病变有恶性表观。以下几点可作为判断恶性参考：

（1）出血、坏死较明显；

（2）透明细胞较多；

（3）核分裂计数 > 5/10HPF；

（4）肿瘤广泛坏死导致子宫穿孔；

（5）侵及子宫外。

四、胎盘部位结节或斑块

病变边界清楚，间质常玻璃样变，增生的滋养细胞无明显异型性，核分裂象较少。PLAP 弥漫阳性，HPL 仅灶状阳性或阴性。

五、上皮样滋养细胞肿瘤

是近年认识的一种妊娠滋养细胞肿瘤，可能来源于平滑绒毛膜的中间型滋养细胞。由相对一致的中间型滋养细胞形成巢片状结构，有明显玻璃样变间质。可能造成与鳞状细胞癌混淆。免疫组化：CK、α-inhibin 弥漫阳性，HPL、PLAP 局灶阳性。

（刘从容　廖松林）

第三十一章　骨髓活检病理

第一节　骨髓活检的价值

1．骨髓活检是全面评估骨髓细胞增生情况的最理想手段。

2．能观察细胞类型间的相互关系和分布情况，更早地预示疾病的演变和发展。

3．慢性骨髓增生性疾病和非霍奇金淋巴瘤累及骨髓只能由骨髓活检切片作出最终判断。

4．骨小梁增生及骨髓纤维化情况仅能由骨髓活检作出判断。

5．能观察骨髓间质的情况，如血管、间质细胞成分、淋巴细胞聚集、骨髓坏死等。

6．对化疗患者，骨髓活检是观察残留病变和造血成分再生的最佳选择。

但由于复杂的技术环节，骨髓活检易造成酶活性、胞质颗粒性以及抗原性的丧失，另外在显示细胞的细微结构上远不能与穿刺涂片相比。

第二节　骨髓活检指征

1．病人不明原因的血细胞减少。

2．怀疑淋巴瘤、白血病、MPD、MDS、LPD以及浆细胞疾病和转移瘤等。

3．肿瘤性疾病的化疗和复发的监视。

4．怀疑感染性疾病，尤其肉芽肿性疾病和不明原因的发热。

5．怀疑沉积性疾病、代谢性骨病和骨髓纤维化。

6．骨髓移植受体移植情况分析。

7. 对获得性免疫缺陷综合征患者血细胞减少、感染和恶性病变的判断。

第三节　骨髓组织学基础

骨髓是所有外周血细胞成分发生、分化和成熟的场所，其造血功能开始于胚胎中期，一直持续至生命全过程。除血细胞成分外，身体中广泛散在分布的巨噬细胞、其他特化的单核巨噬细胞、淋巴细胞和肥大细胞也都衍生于骨髓前体细胞。

骨髓是人体最大和复杂的器官（1600 ~ 3700g），指海绵骨骨小梁间充填的腔间组织。含有密集的毛细血管 - 静脉窦网络和细胞外基质。骨髓分为红、黄两种，造血功能主要由红骨髓完成。

骨髓分布的年龄变化：新生儿全身骨均是红骨髓，出生开始黄骨髓从周围逐渐向心性发展。18 岁时几乎所有的肢体骨骨髓腔中均为黄骨髓，仅在关节周围残存局灶红骨髓，躯干骨和脊椎骨则终生保持红骨髓。成人各部位红骨髓功能状态不一致，椎骨、胸骨、髂骨等处最活跃，胸骨柄上部可以是黄骨髓。

红骨髓由造血成分、骨髓间质和非造血细胞成分组成。其中骨髓间质由网状细胞、脂肪细胞、纤维母细胞及其纤维、血窦及其复杂的血管网组成，是造血支架组织。非造血细胞包括少量存在的骨母细胞和破骨细胞等。

造血成分：

一、造血干细胞

所有造血细胞均衍生于造血干细胞，其仅占有核细胞的 0.01% ~ 0.05%，形态上不能辨认，表达 CD34。具有自我更新能力。

二、髓样 - 单核细胞系列

包括粒细胞（中性、嗜酸性和嗜碱性）、单核 / 巨噬细胞、树状突细胞和肥大细胞。

（一）粒细胞

占有核细胞的 50% ~ 70%，3 种粒细胞的成熟过程相同。形态学阶段分为原粒 - 早幼粒 - 中幼粒 - 晚幼粒 - 杆状核和分叶核。核从圆形、卵圆形逐渐过渡为杆状分叶状，核仁从有到无；细胞质从嗜碱到嗜酸性，中幼阶段出现中性次级颗粒。

分布：分裂池包括原始、早幼和中幼粒细胞，经历 2 ~ 3 天增殖分化，定位于骨小梁旁和血管周；储备池为晚幼、杆状核和分叶核粒细胞，靠近小腔中央位置，经历 5 ~ 7 天成熟，并通过血窦内皮细胞质释放入血。

（二）单核细胞

分为原始 - 幼稚 - 成熟三个阶段，特征为逐渐出现核折叠和胞质颗粒。原始幼稚阶段数量少，与粒系难辨别。树状突细胞与单核细胞衍生于同一前体细胞，数量极少。

三、红细胞系

在骨髓切片上呈集落状位于血窦旁，细胞圆形，细胞膜清晰，表达血红蛋白 A。成熟过程分为：原红 - 早幼红 - 中幼红 - 晚幼红 - 网织红和成熟红细胞。成熟过程特征为核逐渐固缩，至晚幼红终末阶段碎裂核挤出。胞质从嗜碱性状态逐渐血红蛋白化，LCA 和转铁蛋白的表达逐渐减弱，而血型糖蛋白持续表达。

四、巨核细胞系

数量少于 1%，单个散在分布于血窦旁，多叶核。一般每高倍视野 2 ~ 4 个；成熟过程分为：原巨核（与其他造血前体细胞形态相似）- 嗜碱性巨核 - 颗粒巨核和产板巨核细胞。成熟过程特征为细胞个体逐渐变大，核分叶增多，膜系统发育和多种胞质颗粒形成。具有独特的内分裂特征（核逐渐分叶，但相连并不分开）；幼稚巨核细胞可通过免疫表型 CD41 和 CD61 识别。

五、淋巴细胞

淋巴细胞衍生于骨髓造血干细胞，骨髓是出生后 B 细胞发育的场所，但 T 前体细胞迁移至胸腺完成发育和分化成熟。淋巴细胞在儿童骨髓中非常丰富，可占 30% ~ 60%，核不成熟，并表达 CD34 或 TdT；成人骨髓中占 20%，形态成熟；骨髓切片上淋巴细胞与其他造血成分混合存在，因此不易区别。

第四节　骨髓诊断技术

骨髓活检和针吸涂片是所有血液病患者的首选诊断手段。虽有多种特殊技术可用于骨髓组织分析，可增加诊断的正确性和提供预后资料，但这些技术都应与形态学和临床资料相结合。

一、骨髓活检常规技术

石蜡切片。

理想的穿刺活检组织至少应有 1cm 长，直径 0.2cm，镜下包含 5 个以上骨髓小腔。

碱性汞固定优于甲醛溶液（能显示细胞的细致结构）。

脱钙不超过半小时。

不同水平薄切片（< 4μm）。

常用染色：

（1）HE。

（2）网织纤维（骨髓间质破坏，网织纤维增生程度）。

（3）铁染色（骨髓铁储备判断）。

（4）Giemsa（有助于原红、原粒的区别，淋巴细胞的识别）。

（5）刚果红（有助于判断骨髓间质内是否存在淀粉样物质沉积）。

二、用于骨髓组织诊断的特殊技术

见表 31-1。

表 31-1　用于骨髓组织诊断的特殊技术

技术类型	标本类型	评价
酶组织化学	穿刺涂片和塑料包埋组织切片	酶定性是急性淋巴细胞白血病诊断的关键，也可用于慢性淋巴增生性疾病
非酶组织化学	穿刺涂片或活检	可用于评估铁储备、糖原、黏液和微生物
免疫表型分析		
免疫过氧化酶	穿刺涂片 / 血凝块和活检切片	可用于各种类型白血病、淋巴瘤、癌、骨髓瘤等的诊断
流式细胞术	穿刺或未固定活检标本	
细胞遗传学	穿刺或未固定活检标本	可为白血病和淋巴瘤患者提供预后和诊断资料
FISH	穿刺涂片	对发现微小残留病变有价值，可评价间期和中期细胞
分子分析	穿刺或未固定活检标本石蜡固定标本（PCR）	确定 B 和 T 细胞的克隆性以及其他基因重排、扩增和突变；基因芯片在白血病和淋巴瘤的诊断中有新的应用前景
电镜	穿刺或未固定活检标本	确定细胞来源；增强细胞遗传学异常检查的敏感性
塑料包埋	活检	不脱钙；可用于酶和其他细胞化学染色；可制作理想的薄切片

三、骨髓活检的人工影响

可能来自于低劣的床旁技术和制片技术。针芯活检操作不当，引起细胞的破坏；活检部位太靠近针吸处，含出血成分；穿刺标本包含过多的软骨、皮质骨和皮质下骨（尤其在老年人），而缺乏真正的造血小腔。固定不当、过度脱钙、切片过厚、染色不足和过染色均可直接影响切片质量。优良的设备和技术是优质切片的保证。

第五节 骨髓活检观察及报告内容

一、细胞增生程度

以造血成分与脂肪细胞的比例为指标。出生时红骨髓中造血成分占100%，以后约每10岁降低10%。正常成年人（30～70岁）两者各占40%～60%。

(1) 增生低下：造血成分低于40%；

(2) 增生正常：造血成分占40%～70%；

(3) 增生活跃：造血成分高于70%。

与年龄相关的骨髓增生程度：正常值见表31-2。

表 31-2 骨髓增生程度年龄相关正常值

年龄	细胞含量（%）	粒系（%）	红系（%）	淋巴细胞（%）
新生儿	80～100	50	40	10
1～3岁	80～100	50～60	5～10	30～50
儿童	60～80	50～60	20	20～30
成人	40～70	50～70	20～25	10～15

二、粒红比

正常为1.5～3:1。

三、各系增生情况、分布情况、成熟情况，形态异常情况

四、间质

脂肪、血管、网状纤维增生，破坏情况。

五、其他造血细胞

淋巴细胞、浆细胞、单核细胞存在情况。

第六节 骨髓活检常见疾病

一、再生障碍性贫血

病因学上异源性（先天或后天）的一组疾病，由多种原因导致骨髓造血组织减少和造血功能障碍。外周血全血细胞低下，骨髓增生低下。病因学上分为原发性和继发性，临床上又分为急性型和慢性型。根据外周血细胞计数和骨髓低下程度再分为轻、中、重度。增生低下可以是许多血液病的骨髓现象，因此应注意除外，如难治性贫血、低增生性白血病、毛细胞性白血病等。

【骨髓活检】

1. 增生低下 少于年龄相关正常范围的25%，各系均减少，形态无异常。

2. 红、粒系多为晚幼阶段，原始少见。

3. 巨核细胞消失。

4. 脂肪组织或非造血成分增生。

二、非肿瘤增生性骨髓

（一）巨幼细胞性贫血（megaloblastic anemia）

各种原因引起维生素 B_{12} 或叶酸缺乏，DNA 合成障碍所致。表现为外周血一系或多系细胞低下，并出现大卵圆红细胞，骨髓异常造血，表现为巨幼红或巨幼粒细胞增生。

【骨髓活检】

1. 增生活跃

2. "老质幼核" 巨幼细胞个体大，核尚原始或异型，胞质已趋成熟。

（二）反应性幼稚红细胞增生

多种不同病因引起的继发性红细胞增生，如慢性组织缺氧性疾病、慢性肾病、遗传性或获得性红细胞异常性疾病等。

【骨髓活检】

红系增生，造红岛扩大，但比例及形态等无异常。

（三）类白血病反应

多种原因致骨髓幼稚细胞极度增生活跃并左移，临床上外周血白细胞计数 $> 50 \times 10^9/L$，出现幼稚细胞。

【骨髓活检】

粒系增生极度活跃，幼稚细胞相对增多。

【鉴别诊断】

与慢性粒细胞性白血病（CML）难以鉴别。CML 有以下特点：

（1）粒细胞增生主要沿骨小梁旁区；

（2）嗜酸性粒细胞和巨核细胞常明显增生，后者有形态改变；

（3）网状纤维明显增生，脂肪间质破坏严重；

（4）ph' 染色体阳性。

三、急性白血病

临床上骨髓幼稚细胞超过 20% 时即诊断急性白血病（AL），分为髓系和淋巴细胞系。诊断分型主要依据骨髓涂片细胞学、细胞化学，辅以免疫表型和细胞遗传学综合分析。骨髓活检的主要作用是评估细胞增生活性和确定骨髓纤维化。白血病分类过去采用法美英协作组（FAB）方案，近年来由于认识到遗传学改变在白血病分类和治疗中的重要性，WHO 在急性髓系白血病（acute myeloid leukemia，AML）的分类上有了很大改动，2008 年，WHO 分类把 AML 及其相关前驱肿瘤分为：AML 伴重现性遗传学异常、AML 伴骨髓异常增生相关改变、治疗相关的髓系肿瘤、非特指型 AML、髓系肉瘤，并把母细胞性浆样树突细胞肿瘤纳入其中（表 31-3），而急性淋巴细胞白血病（T/B lymphoblastic leukemia/lymphoma，ALL）则归入淋巴细胞肿瘤中。另外，少部分谱系未定的急性白血病也被独立出来（表 31-4）。

表 31-3　WHO 急性髓系白血病和相关前体肿瘤分类（2008）

AML 伴重现性遗传学异常

　　AML 伴 t（8;21）（q22;q22）；*RUNX1-RUNX1T1*

　　AML 伴 inv（16）（p13.1;q22）或 t（16;16）（p13.1;q22）；*CBFB-MYH11*

　　AML 伴 t（15;17）（q22;q12）；*PML/RARA*

　　AML 伴 t（9;11）（p22;q23）；*MLLT3-MLL*

　　AML 伴 t（6;9）（p22;q34）；*DEK-NUP214*

　　AML 伴 inv（3）（q21;q26.2）或 t（3;3）（q21;q26.2）；*RPN1-EVI1*

　　AML（原巨核细胞性）伴 t（1;22）（p13;q13）；*RBM15-MKL1*

　　急性髓系白血病伴 NPM1 突变

　　急性髓系白血病伴 CEBPA 突变

AML 伴骨髓增生异常相关改变

治疗相关髓系肿瘤

AML，非特指型

　　AML，微分化型

　　AML，未成熟型

　　AML，成熟型

　　急性粒 - 单核细胞白血病

　　急性原始单核和急性单核细胞白血病

　　急性红细胞白血病

　　急性原始巨核细胞白血病

　　急性嗜碱粒细胞白血病

　　急性全髓细胞增生伴骨髓纤维化

髓系肉瘤

Down 综合征相关骨髓增殖症

　　短暂性异常骨髓造血

　　Down 综合征相关髓系白血病

母细胞性浆细胞样树状突细胞肿瘤

表 31-4　WHO 急性未明系别白血病分类

急性未分化白血病

混合表型急性白血病伴 t（9;22）（q34;q11.2）；*BCR-ABL1*

混合表型急性白血病伴 t（v;11q23）；*MLL* 重排

混合表型急性白血病 , B/ 髓系 , 非特指型

混合表型急性白血病 , T/ 髓系 , 非特指型

混合表型急性白血病 , 非特指型 - 罕见类型

其他未明系列白血病

　自然杀伤（NK）- 细胞急性淋巴母细胞白血病 / 淋巴瘤

（一）急性髓系白血病，非特指型

1．急性髓系白血病，微分化型（M0）

AML 微分化型是缺乏形态学和细胞化学上髓系分化表现的 AML，无 Auer 小体。骨髓活检显示：分化差的原始细胞弥漫单一性增生，光镜下不能区别髓系与淋系细胞。

2．急性髓系白血病，伴未成熟型（M1）

骨髓原始粒细胞 ≥ 90%，MPO^+ 和 SBB^+ 原始细胞 ≥ 3% 和（或）有 Auer 小体的 AML。骨髓活检显示绝大多数为原始粒细胞，成分单一，偶见早幼粒细胞。

3．急性髓系白血病，伴成熟型（M2）

骨髓或外周血原始粒细胞 ≥ 20% ，伴有成熟现象，不同成熟阶段的中性粒细胞 ≥ 10%，骨髓单核细胞 < 20% 的 AML。骨髓活检显示：绝大多数为原始粒细胞及早幼粒细胞，易见中幼及晚幼粒细胞。

4．急性粒 - 单细胞白血病（M4）

为中性粒细胞和前体单核细胞同时增生，外周血或骨髓原始细胞（粒或单）≥ 20%，中性粒细胞及其前体细胞和单核细胞及其前体细胞各占骨髓 ≥ 20%。骨髓活检显示：主要为不同比例的幼稚粒 - 单核系细胞增生。

5．急性原始单核和急性单核细胞白血病（M5）

急性原始单核细胞白血病（acute monoblastic leukemia）是骨

髓原始单核细胞≥80%；急性单核细胞白血病（acute monocytic leukemia）是骨髓各阶段单核细胞总和≥80%。骨髓活检显示：急性原始单核细胞白血病主要为胞核呈圆形的原始单核细胞单一性增生，胞质呈肾形的单核细胞可见，胞质不见颗粒；急性单核细胞白血病主要为胞核呈肾形、胚胎样、生姜样等多形性单核细胞增生，胞质丰富无颗粒，有的酷似裂核淋巴细胞。

6．急性红细胞白血病（M6）

是以红系细胞增生为主的白血病，根据是否有显著粒系增生可分为红白血病（红系／粒系型）和纯红白血病。骨髓涂片显示红白血病（红系／粒系型）：骨髓红系前体细胞≥50%，且伴有形态异常（巨幼样变、双核、多核，胞质空泡，多核幼红细胞），骨髓非红细胞系原粒细胞≥20%；纯红细胞白血病：骨髓红系前体细胞≥80%，原粒细胞或原单核细胞少见或缺如。骨髓活检显示红白血病主要为原始、早幼、中幼红细胞增生，原始及早幼粒细胞易见。纯红白血病以原红细胞增生为主。

7．急性原始巨核细胞白血病（M7）

骨髓原始细胞≥20%，且原始细胞中≥50%为原始巨核细胞的AML。骨髓活检显示：低分化型以分化差的原始巨核细胞增生为主，不见成熟巨核细胞；高分化型以幼稚巨核细胞增生为主。均可伴有网状纤维及胶原纤维增生。

8．急性全髓细胞增生伴骨髓纤维化

罕见的AML类型，伴有骨髓原始细胞增多和纤维化的急性全髓细胞增生。病程进展快。骨髓涂片主要见原始粒细胞及以下阶段细胞增多和发育异常的巨核细胞。骨髓活检显示：红系前体细胞、粒系、巨核三系均增生活跃。大多数网状纤维增生显著。

（二）急性髓系白血病伴重现性遗传学异常

本组疾病以重现性遗传学异常为特征，主要表现为平衡易位。包括：

1．AML伴t（8;21）（q22;q22）；RUNX1-RUNX1T1

2．AML伴inv（16）（p13.1;q22）或t（16;16）（p13;q22）；CBB-MYH11

3. 急性早幼粒细胞白血病伴 t (15;17) (q22;q12); PML-RARA

4. AML 伴 t (9;11) (p22;q23); MLLT3-MLL

5. AML 伴 t (6;9) (p23;q34); DEK-NUP214

6. AML 伴 inv (3) (q21;q26.2) 或 t (3;3) (q21;q26.2); RPN1-EVI1

7. AML 伴 t (1;22) (p13;q13); RBM15-MKL1

当患者被证实有前 3 种重现性遗传学异常时,即使原始细胞 <20%,也应诊断 AML。发生其余类型重现性遗传学异常时,若原始细胞 <20% 的情况下是否诊断 AML 仍不明确。这些疾病骨髓活检同普通急性髓性白血病。

(三) 髓系肉瘤

髓系肉瘤是由髓系原始细胞(伴或不伴有不同成熟分化的粒细胞)形成的位于髓外部位的肿瘤性瘤块。最常见的髓系肉瘤是粒细胞肉瘤,其次为单核细胞肉瘤,罕见红系细胞肉瘤和巨核细胞肉瘤。主要由原始髓细胞及不同分化阶段的髓系细胞组成。应注意与恶性淋巴瘤鉴别,包括淋巴母细胞淋巴瘤 / 白血病,Burkitt 淋巴瘤,弥漫性大 B 细胞淋巴瘤及浆样树突细胞肿瘤等。

(四) 母细胞性浆细胞样树突细胞肿瘤 (blastic plasmacytoid dendritic cell neoplasm,BPDCN)

BPDCN 是来源于前体浆细胞样树突细胞的肿瘤,具有侵袭性病程,旧称母细胞性 NK 细胞淋巴瘤、$CD4^+/CD56^+$ 皮肤造血肿瘤等。肿瘤性原始细胞表达 CD56、CD4、CD43 以及 CD123、BDCA-2/CD303、TCL1、CLA 等浆细胞样树突细胞相关抗原。

四、骨髓增殖性肿瘤

骨髓增殖性肿瘤(myeloproliferation Neoplasms,MPNs)是一组发生于造血干细胞的克隆性增生性疾病,特征为骨髓髓细胞系列(指粒系、红系和巨核系)一系或多系增生,其增生与 MDS 的无效造血不同,细胞分化相对正常成熟,为有效造血,从而引起外周血粒、红和(或)血小板数量增加。临床常有肝、脾肿大,由于骨髓纤维化而逐渐进展为骨髓衰竭和无效造血，或转化为急性原始细胞危象。MPNs 分类根据增生细胞系列和骨髓纤维化情况（表31-5）。

表 31-5 WHO 骨髓增殖性肿瘤组织学分类

慢性粒细胞白血病，*BCR/ABL1* 阳性

慢性中性粒细胞白血病

真性红细胞增多症

原发性骨髓纤维化

原发性血小板增多症

慢性嗜酸粒细胞白血病，非特指型

肥大细胞增生症

　皮肤肥大细胞增生症

　系统性肥大细胞增生症

　肥大细胞白血病

　肥大细胞肉瘤

　皮肤外肥大细胞瘤

骨髓增殖性肿瘤，不能分类

（一）慢性粒细胞白血病，*BCR-ABL1* 阳性

慢性粒细胞白血病（CML）是一种起源于异常多能骨髓干细胞的骨髓增殖性肿瘤，并总与 Ph 染色体上发生的 *BCR-ABL1* 融合基因相关。分为惰性慢性期和加速期或（和）急变期。慢性期患者可突然转化为急变期，或可经历加速期后最终进入急变期。

1．慢性期　粒细胞增生以成熟粒细胞为主，原始细胞比例＜ 5%，若达到或＞ 10% 时提示疾病有进展。大约 30% 的病例伴有中到重度网状纤维增生。

2．加速期　骨髓中原始粒细胞明显增多，占 10% ~ 19%。簇状或成片增生的小型发育异常巨核细胞，伴显著的网状纤维或胶原纤维增生，可作为病变处于加速期的证据。

3. 急变期　骨髓原始细胞 ≥ 20%，在大约 70% 患者中急性变的原始细胞为髓系细胞，20% ~ 30% 病例为淋巴系急性变，大部分为前体 B 细胞来源。偶见粒、淋两系急性变。

（二）真性红细胞增多症（polycythaemia vera，PV）

真性红细胞增多症是慢性骨髓增殖性疾病中的一种，其特征为红细胞的产生不依赖于红细胞造血的正常调节机制。PV 通常经历 3 个时期：前驱期（多血前期）、多血期、消耗期。还可发展为骨髓异常增生 / 白血病前期和（或）急性白血病。

1. 多血前期和多血期　全髓增殖，各系增生活跃，但通常以大量红系前体细胞和巨核细胞增生更为突出。红系及粒系增生的细胞形态是正常的。原始粒细胞比例无增加。20% 患者可有网状纤维增生，甚至轻度胶原纤维增生。

2. "消耗期"和多血后期骨髓纤维化（post-PV MF）　这一时期的显著形态学标志是骨髓的显著网状纤维增生及胶原纤维增生。

（三）原发性血小板增多症（essential thrombocythaemia，ET）

原发性血小板增多症是一种主要累及巨核系的慢性骨髓增殖性肿瘤。2008 年，WHO 分类推荐以 ≥ $450 \times 10^9/L$ 作为诊断 ET 的血小板阈值，但必须严格按照各项标准诊断 ET，以除外其他肿瘤及非肿瘤性病变所致血小板增多。

骨髓活检最突出的异常是巨核细胞显著增生，细胞大或巨大，具有丰富的成熟胞质，核分叶深、分叶多（鹿角样）。不出现类似原发性骨髓纤维化（PMF）中的形态怪异、高度异型的巨核细胞。无显著网状纤维增生。无原始细胞增生或骨髓异常造血。

（四）原发性骨髓纤维化（primary myelofibrosis，PMF）

原发性骨髓纤维化是一种克隆性骨髓增殖性肿瘤（MPN），以骨髓内显著的巨核细胞和粒细胞增生为主要特征，并伴有骨髓纤维结缔组织反应性增生和髓外造血。该病呈阶段性进展，可由最初的纤维化前期进展为纤维化期。

1. 纤维化前期 PMF　骨髓活检显示骨髓增生活跃，粒系细胞和巨核细胞增多，原始细胞 <10%。巨核系细胞形态明显异常。网状纤维增生轻微，甚至缺乏。

2．纤维化期 PMF　骨髓活检显示骨髓增生程度多为正常或低下，伴有明显网状纤维或胶原纤维增生，可导致骨髓造血细胞缺乏，仅见散在前体造血细胞岛分布，并常因网状纤维增生而挤压变形。巨核细胞显著增生伴明显形态异常。可伴随有骨髓硬化症。

以上 4 种类型的慢性骨髓增生性疾病的鉴别见表 31-6。

表 31-6　慢性骨髓增生性疾病主要类型鉴别

		CML	PV	ET	PMF
外周血	WBC	明显增高	正常或较高	轻度升高	升高
	Hb	轻度低下	> 170g/L	正常	轻度低下
	Plt	升高	升高	>1000×10^9/L	增高
	有核红细胞	偶见	少见	少见	大量
骨髓	增生程度	高度增生	高度增生	增生或正常	低~高度增生
	细胞系	大量粒和巨核	三系均多	巨核系明显	三系均多
	巨核细胞	形态异常	个体大	形态无异常	形态异常

CML：慢性粒细胞白血病；PV：真性红细胞增多症；ET：原发性血小板增多症；PMF：原发性骨髓纤维化

（五）慢性中性粒细胞白血病（chronic neutrophilic leukemia，CNL）

慢性中性粒细胞白血病是一种罕见的 MPN，以外周血中性粒细胞持续增多，骨髓中性粒细胞显著增生为特征。骨髓活检显示骨髓增生高度活跃，粒系显著增生，以成熟及晚幼粒细胞增生为主，早幼及原始粒细胞无增生。红系减少，巨核细胞无明显异常。

（六）肥大细胞肿瘤（mast cell neoplasms）

2008 年，WHO 还将肥大细胞肿瘤列入 MPNs。肥大细胞来自造血干细胞，肥大细胞增生症（mastocytosis）可累及全身各个器官组织，其中 80% 累及皮肤，并几乎总伴随骨髓累及。骨髓活检显示以淋巴细胞为中心的肥大细胞包绕浸润，或以致密聚集的肥大细胞为中心的淋巴细胞区带围绕。肿瘤性肥大细胞呈圆形、梭形，常具有梭形、卵圆形或分叶状核，胞质内颗粒较正常肥大细胞的颗粒少或无颗粒，体积小。浸润主要位于血管周或小梁周，背景细胞混杂。在系统性肥大细胞增多症和肥大细胞白血病病例中，骨髓组织可被高度密集增生的肿瘤性肥大细胞完全替代。肥大细胞经甲苯胺蓝染色呈蓝紫色阳性。免疫组化显示：萘酚 -ASD- 氯乙酸酯酶、CD117、CD45、CD68、类胰蛋白酶（Tryptase）及糜蛋白酶（Chymse）阳性表达。

五、髓系及淋巴系肿瘤伴嗜酸性粒细胞及 PDGFRA、PDGFRB 和 FGFR1 异常

髓系及淋巴系肿瘤伴嗜酸性粒细胞及 PDGFRA、PDGFRB 和 FGFR1 异常是 2008 年 WHO 分类中新提出的 3 种罕见疾病，均在髓系或淋巴系肿瘤的基础上伴有嗜酸性粒细胞增多，并具有一种编码异常酪氨酸激酶的融合基因形成，具有重要的治疗预测意义。三者均可表现为骨髓增殖性肿瘤（MPN），淋巴系肿瘤发生率不定。其中，伴 PDGFRA 异常的疾病通常为慢性嗜酸性粒细胞白血病，少数为急性髓系白血病或 T 淋巴母细胞淋巴瘤；伴 PDGFRB 异常的疾病通常为慢性粒 - 单细胞白血病；而 FGFR1 异常的疾病常为淋巴瘤，尤其是 T 淋巴母细胞淋巴瘤。对于所有伴有嗜酸性粒细胞增多的髓系及淋巴系肿瘤的病例，都应进行相关细胞遗传学及分子遗传学分析。

六、骨髓增生异常 / 骨髓增殖性肿瘤（MDS/MPN）

MDS/MPN 是克隆性造血系统肿瘤，骨髓中出现一种或多种髓系细胞有效性增生伴外周血相应系列细胞数量增多，并有形态学和（或）功能异常（表 31-7）；同时另一系或多系细胞无效性增生伴外周血相应系列细胞数量减少。患者具有 MDS 和 MPN 临床和病理学上双重特点。

表 31-7　骨髓增生异常 / 骨髓增殖性肿瘤

慢性粒 - 单核细胞白血病

不典型慢性髓系白血病，*ABR-ABL1* 阴性

幼年型粒 - 单核细胞白血病

骨髓增生异常 / 骨髓增殖性肿瘤，不能分类

七、慢性淋巴增生性疾病（CLPDs）

CLPDs 是一组原发于骨髓内或外周累及骨髓的淋巴细胞肿瘤性增生性疾病，其特征为肿瘤性增生的淋巴细胞具有成熟能力，增生能力低，但生存期延长（表 31-8）。各种 CLPDs 临床病理学改变详见淋巴结各章节。

CLPD 的骨髓浸润方式：

1. 间质浸润（脂肪空泡完好）。

2. 结节性浸润（非小梁旁）。

3. 混合性浸润（上两者）。

4. 弥漫性（脂肪和造血细胞完全破坏）。

【鉴别诊断】

1. 骨髓正常淋巴细胞范围　穿刺 15% 左右，活检 10% 左右，T：B=4 ~ 5：1，常呈成熟形态，在儿童则常为不成熟细胞（CD10⁺，TdT⁺）。

2. 骨髓淋巴细胞增多　儿童尤其是婴儿骨髓常含有丰富良性前体淋巴细胞，其形态和免疫学易于与 ALL 相混，称血胚细胞（hematogones）。与 ALL 不同的是这些细胞在外周血不明显。

3. 骨髓淋巴细胞聚集　老年，尤其是女性，30% ~ 40% 随机骨髓标本中可出现淋巴细胞聚集。胶原病、炎症、一些药物等可引起淋巴细胞聚集。

表 31-8 累及血液和骨髓的成熟 B 细胞和 T 细胞增生性疾病

成熟 B 细胞肿瘤

慢性 B 淋巴细胞白血病

前 B 细胞白血病

毛细胞白血病

外周淋巴瘤

　脾淋巴瘤伴绒毛淋巴细胞

　套细胞淋巴瘤

　滤泡性淋巴瘤

淋巴浆细胞淋巴瘤

浆细胞白血病

成熟 T 细胞肿瘤

前 T 细胞白血病

T 细胞大颗粒淋巴细胞白血病

侵袭性 NK 细胞白血病

成人 T 细胞白血病 / 淋巴瘤

Sezary 综合征 / 蕈样霉菌病

八、骨髓异常增生综合征（MDS）

是一组克隆性造血干细胞疾病，以单系或多系造血细胞异常增生和无效性造血为特征，伴有不同程度原始粒细胞增生，但数量 < 20%。常进展为急性髓性白血病。MDS 与 AML 可能是基因突变逐步积累的连续过程。MDS 组织学分类主要基于骨髓和外周血原始细胞比例、异常增生的类型和程度以及环铁幼稚细胞的存在与否（表 31-9）。

MDS 的诊断通过多因素综合分析，包括临床特征、血和骨髓的形态学和细胞化学发现（细胞涂片对观察和估计异常造血更具优势作用）、其他实验室参数、细胞遗传学 / 分子资料等，至今未发现单一因素特征。另外应区别多种可引起骨髓造血成分异常增生的病变，如药物因素、环境暴露、自身免疫性疾病等。

【骨髓活检】

骨髓活检对 MDS 的诊断和预后预测有一定价值。

1．多数增生活跃和正常增生，少数增生低下。

2．一或多系细胞异常造血

（1）红系：巨幼变，核形不整，胞质空泡变，成熟停滞（原始或早中幼阶段细胞成片增生，即 hot point 现象）。

（2）粒系：核形态，分叶异常，胞质着色异常，核质发育不同步。

（3）巨核系：分叶减低或不分叶，多个分离核，小巨核。

3．幼稚前体细胞异常定位（ALIP） 即远离血管及骨小梁的髓腔中央区出现小簇状或片灶状粒系原始细胞和早幼粒细胞（3~5个或 5 个以上）增生，且每张切片观察到 ≥ 3 灶即为 ALIP 阳性。

【鉴别诊断】

1．除外其他病态造血系统疾病 慢性粒细胞白血病、骨髓纤维化细胞期、巨幼红细胞贫血等。

2．除外其他红系增生性疾病。

3．除外其他全血细胞减少性疾病，尤其是慢性再生障碍性贫血。

表 31-9 WHO 骨髓增生异常综合征组织学分类

难治性血细胞减少伴单系发育异常
难治性血细胞减少伴环形铁粒幼细胞
难治性血细胞减少伴多系发育异常
难治性贫血伴原始细胞过多
骨髓增生异常综合征伴孤立性 5q
骨髓增生异常综合征，不能分类
儿童骨髓增生异常综合征

九、浆细胞病 / 免疫分泌性疾病

免疫分泌性疾病是浆细胞或淋巴细胞克隆性增生，过多分泌免疫球蛋白或其多肽亚单位（轻链或重链），病人血清和尿中可发现这些单克隆蛋白（M 蛋白）。这些疾病类型不同，其临床表现、形态学特征和 M 蛋白类型也各异。

免疫分泌性疾病类型有：

意义不明的单克隆 γ 球蛋白病

浆细胞骨髓瘤（多发性骨髓瘤）

浆细胞骨髓瘤亚型

　　浆细胞白血病

　　冒烟型骨髓瘤

　　惰性骨髓瘤

　　骨硬化性骨髓瘤（POEMS 综合征：多发性神经病，脏
　　　器肿大，内分泌病，M 蛋白以及皮肤改变等）

　　非分泌性骨髓瘤

浆细胞瘤

　　骨孤立性浆细胞瘤

　　骨髓外浆细胞瘤

Waldenstrom's 巨球蛋白血症（免疫细胞瘤或淋巴浆细胞淋巴瘤）

重链病（HCD）

　　γHCD（免疫细胞瘤或淋巴浆细胞淋巴瘤）

　　μHCD（B 细胞慢性淋巴细胞白血病）

　　αHCD（淋巴结外的边缘带淋巴瘤）

免疫球蛋白沉积病

　　系统性轻链病（浆细胞骨髓瘤，单克隆 γ 球蛋白血症）

　　原发性淀粉样变性（浆细胞骨髓瘤，单克隆 γ 球蛋白血症）

【骨髓活检】

1．骨髓可为正常增生、轻度增生直至高度增生。

2．肿瘤性浆细胞的形态从正常至原始浆母细胞不等。

3．肿瘤细胞浸润可为间质性、局灶性或弥漫性，浸润方式与疾病病程相关。浆细胞骨髓瘤具有从早期间质性和局灶性浸润发展为进展期弥漫性浸润的典型过程。

4．部分病例伴有骨髓纤维化，甚至中重度纤维化；可伴不等量淀粉样物沉积。

5．肿瘤性浆细胞免疫标记可采用 CD79a、CD138、VS38c；

轻链蛋白 κ 和 λ 染色有助于浆细胞的定量和区别反应性和肿瘤性增生。

十、组织细胞和树突细胞增生性疾病

组织细胞和树突细胞衍生于骨髓共同前体细胞，前者包括循环血单核细胞和组织中的组织细胞或巨噬细胞，后者有滤泡树突细胞、指状突细胞和朗格汉斯细胞，其主要功能为抗原呈递作用，故又称免疫附属细胞（滤泡树突细胞现被证实为间充质细胞来源，而非真正意义上的树突细胞）。该类细胞免疫表型上与淋巴细胞有许多共同性（表 31-10），而少有特征性表型，同时不发生免疫基因重排。组织细胞来源的肿瘤相对少见（表 31-11）。另外组织细胞反应性增生累及骨髓还包括各种肉芽肿病变、嗜血细胞增生综合征以及储积性疾病等。

表 31-10 组织细胞和树状突细胞免疫表型标记

标记	LC	IDC	FDC	MP
MHC Ⅱ	++	+	–	+
FCR	+	–	–	+
CD21	–	–	++	+
CD35	–	–	++	+
CD2	–	–	–	–
CD4	+	–	–	+
CD1a	+	–	–	–
CD68	–/+	–/+	–/+	+
S-100	+	+	–	+/–
CD3	–	–	–	–
CD20	–	–	–	–
Lysozyme	–	–	–	+
Phagocytosis	–	–	–	+
NSE	–	–	–	+

LC：朗格汉斯细胞；IDC：指状突细胞；FDC：滤泡树突细胞；MP：巨噬细胞

表 31-11　WHO 组织细胞和树状突细胞肿瘤分类

组织细胞肉瘤

朗格汉斯细胞肿瘤

　朗格汉斯细胞组织细胞增生症

　朗格汉斯细胞肉瘤

指状突细胞肉瘤

滤泡树突细胞肉瘤

其他少见的树突状细胞肿瘤

十一、其他骨髓病变

1. **骨髓坏死**　感染、白血病、淋巴瘤、转移癌、红斑狼疮等所致灶性或广泛性骨髓间质及血成分溶解为嗜酸性颗粒。

2. **癌转移**　骨髓是多种肿瘤最常发生的转移部位：乳腺癌、肺癌、前列腺癌、小儿神经母细胞瘤等可单骨及多骨发生。

（李　挺　农　琳）

第三十二章 淋巴结

第一节 组织胚胎学复习提要

（一）淋巴结是全身广泛的淋巴系统中的器官部分，有完整的被膜及输出和输入淋巴管以及从淋巴结门部进与出的动脉与静脉。

（二）淋巴结的发生早期主要为间叶组织的分化发生时期，晚期主要是淋巴组织的发生时期。淋巴结的实质细胞是淋巴细胞，起源于骨髓的淋巴细胞经过中枢器官处理活化后进入淋巴结，这些淋巴细胞与间叶组织结合形成完整的淋巴结。在抗原刺激下淋巴结内的淋巴细胞进一步增生转化。

（三）淋巴结遍布全身，主要存在于各器官的出口处，如肺门及肝门处等。它有滤过淋巴液的功能，颗粒物质、微生物以及其他各种抗原物质都通过淋巴结进行滤过并刺激淋巴结组织。

（四）淋巴结是重要的免疫器官，也是淋巴造血组织的重要组成部分。故许多造血、淋巴组织系统性疾病都可累及淋巴结。

（五）淋巴结处于全身防御功能的中心位置。淋巴细胞及组织细胞都是重要的防御免疫细胞，各种抗原进入淋巴结都可引起这些防御细胞的增生、分化和功能转化。

（六）淋巴结的结构主要有如下成分：①被膜及纤维间质；②血管；③淋巴窦或淋巴管；④神经；⑤各种细胞成分。

淋巴窦分为三个部分：被膜下边缘窦、皮质窦、髓质窦。输入淋巴管通过被膜进入被膜下窦。被膜下窦也可称为边缘窦，是显微镜下判断淋巴结的重要标志。

（七）淋巴结主要细胞成分

1．B 淋巴细胞　主要位于皮质区及髓质区。在抗原刺激下 B 淋巴细胞可以发生转化，转化主要在滤泡内进行，开始为小淋巴细胞，转化为生发中心细胞及生发中心母细胞，进一步转化为免疫母细胞及浆细胞。

2．T 淋巴细胞　主要位于副皮质区，它在抗原刺激下也可发生转化，转化为有活性及记忆性 T 淋巴细胞，但这是功能转化，形态转化不如 B 淋巴细胞明显。小 T 淋巴细胞核染色质较细，较致密，染色深，核为圆形或稍不规则。转化的 T 淋巴细胞，相似于转化的 B 淋巴细胞，胞质浅，也有居中的核仁，有时也可有 2 个以上居边小核仁，但它与 B 免疫母细胞或 B 转化细胞不同，核不规则，呈扭曲折叠状。

3．浆细胞　是 B 淋巴细胞的终末细胞，主要在髓质区。但在慢性炎症时浆细胞也可增生分裂。

4．单核巨噬细胞　它们因功能状态不同，形态变化较大，典型的是生发中心的星天状细胞，是较分化的、有明显吞噬活性的细胞。淋巴窦内也有组织细胞。它们在抗原刺激时能比较活跃地增生分裂，可来源于骨髓的单核细胞，也可由局部组织细胞或幼稚间叶性干细胞增生而来。

5．树突细胞或网状细胞　滤泡树突细胞及指状突树突细胞都来源于骨髓。

（1）滤泡树突细胞：主要位于滤泡内，能捕获或吸引抗原于它的表面，并可较长时期保存，在免疫反应中有重要作用。在光镜下较难辨认，它们胞质较少，染色质较细，核仁不明显，核为圆形、椭圆形或稍长，可有双核。主要在血管周，免疫组化 CD35 阳性（抗 C3b 受体抗体），而且显示细胞之间呈网状，提示细胞有树状突起。在抗原刺激下可增生，增生时似幼稚的纤维母细胞样细胞。

（2）指状突树突细胞：主要位于副皮质区，细胞胞质较丰富，透明或浅染，细胞界清。细胞较大，似内皮或纤维母细胞，核染色较细，核膜有皱折或核有轻微扭曲或有深沟，显示形状较为畸异。有染色颗粒，无明显核仁。电镜下：它的表面有明显绒毛或指状突起。

6．纤维母细胞　位于纤维束内及血管周。在病理状况下可以增生。

7．血管内皮细胞　在许多淋巴结的病理状况下它们易出现增生反应。

8．平滑肌细胞　常在血管周。

9．肌纤维母细胞　正常淋巴结内几乎无此细胞，但在一些淋巴结的病理状况下有较明显间质增生时，可见此种细胞。

10．肥大细胞　主要在髓质区。

第二节　淋巴结活检中需要注意的几个问题

淋巴结活检最好取整个肿大淋巴结或肿大淋巴结的大部分，尽可能减少粗针穿刺活检，穿刺细胞学诊断淋巴瘤很困难，尽量少用此方法诊断淋巴瘤。

（一）组织固定要及时、充分

固定液选用 10% 中性甲醛（福尔马林）缓冲溶液，标本要确保浸入固定液中（避免组织贴附容器），10 倍于样本的固定液为好。淋巴结较大时可以先于长轴垂直切开后再固定，但取材仍要与此切面平行再切面检查取材。有条件者，可取一半做常规检查，一半置于低温冻存以便进一步工作（如分子生物学检测等）。

（二）组织检查、取材要充分

较大淋巴结最好多切面、多取材。

（三）脱水、浸蜡适当

淋巴结活检组织的脱水、浸蜡和包埋过程不能过急过快，要求脱水彻底、透明充分、浸蜡足够（浸蜡温度控制在 56 ~ 58℃）、包埋恰当，否则切片的质量难以保证，影响形态学观察。

（四）切片薄、平、无刀痕

淋巴结要快刀薄切，要切得完整且厚薄均匀。切片的厚度应为 2 ~ 4μm，否则细胞有重叠，影响细胞的辨认。

（五）常规染色分化适度

淋巴结富于淋巴细胞，还有数量不等的组织细胞和炎细胞。一张好的 HE 染色切片往往可以初步辨认出病变的基本性质：淋巴结结构、增生细胞的克隆性、细胞核的形状、染色质的分布、核仁、胞质量和着色等。当今淋巴结活检诊断必须多种技术联合应用，尤其是考虑淋巴瘤时，单纯形态学观察已经不可能准确诊断、早期诊断。免疫组化检测是必需手段。

（六）部分样本单纯免疫组化检测仍难以确定增生淋巴结的性质，需要选择性进行 PCR、原位杂交、FISH 等分子生物学技术协助诊断。在粗针穿刺活检的病例，有时需要 FCM 协助分析。

（七）在切片观察中一定要注意观察全面，先用低倍镜观察结内结外状况、被膜状况、淋巴结结构以及病变的一般组成状况。正常淋巴结结构尚存的标志是：淋巴窦存在及三个分区尚存。

（八）淋巴细胞体积的判断

根据美国及加拿大等国的标准：直径 8μm 左右是小细胞，12 ～ 18μm 是中等大小的细胞，> 18μm 为大细胞。可在同一倍数下以红细胞为参照，红细胞的最大径为 7 ～ 8μm，以此作估算；也可用分化很好的小淋巴细胞作为指标来估算，它的直径约为 8μm。

第三节　相关临床信息的索取

病理医师有责任提醒送检医师提供尽可能多的临床信息，如年龄、性别及职业特点（有无特殊接触史），体表淋巴结肿大的分布、体积、肿大发展情况，有无肝、脾肿大，腹腔及纵隔淋巴结情况，发热、消瘦及体重减轻情况，乳酸脱氢酶（LDH）水平等实验室检查信息，以及家族遗传信息等，在诊断淋巴结病变时有很重要的参考意义，尤其是在诊断淋巴瘤时，不同年龄和部位对分型的思考可完全不同，淋巴结增大的速度也直接影响着医师确定诊断的思考。

病理诊断是以形态学为基础的，但在切片制作过程中又受到诸多因素的影响，故不能过分信赖形态学给予我们的信息，必须要重视临床上各方面提示，包括影像学、B 超结果、化验结果、治疗过程中的反应等。尽管大家愿意将病理诊断认为是"金标准"，但在淋巴造血系统疾病的病理诊断中，临床信息绝不容忽视。

第四节　淋巴组织疾病常用特殊技术

淋巴组织疾病除了组织结构及细胞的形态学改变外，增生细胞的免疫表型、基因的克隆性及细胞遗传学改变对于疾病的诊断非常重要，所以在检测技术的选择上、操作的可靠性、结果的判定等都直接影响疾病诊断的准确性。尤其是淋巴瘤的诊断及分型，更加依赖这些检测技术的辅助。

免疫组织化学染色技术检测细胞免疫表型在淋巴组织疾病几乎是必不可少的，所以抗体的选择显得格外重要。建议应该是在形态学鉴别诊断的基础上选择抗体。

基因检测（如 PCR）在判定增生细胞克隆性、鉴别增生淋巴细胞的良、恶性上很有帮助，建议送往具有资质的 PCR 实验室进行检测，并结合病理学结果由病理医师签发正式报告。

细胞遗传学技术（FISH，CISH）在染色体异常的检测方面较早地应用于淋巴组织疾病的分析，对于诊断和治疗起到了积极作用，虽然国内此项技术多不在病理科进行，但病理医师应该积极主动去了解其结果和原理，并科学地应用于疾病的诊断中。

第五节　发育异常性疾病

一、淋巴组织萎缩

病变可以发生于局部淋巴结，也可以为全身性。常出现免疫功能不全，局部个别淋巴结萎缩无明显影响，淋巴组织萎缩后，间质纤维血管或脂肪组织增生。随着年龄的增加，淋巴结也可发生脂肪化，实质也可发生萎缩，这是年龄性变化，根据萎缩的程度、全身分布、全身状况及具体疾病或病变特点诊断。

二、上皮组织异位

可发生各型上皮异位。如在盆腔可发生子宫内膜异位，肺门或支气管可发生支气管上皮异位，在颈部可发生柱状上皮腺体或甲状腺异位，在上颈部也可发生移行上皮、纤毛柱状上皮及鳞状上皮异位。

异位上皮要与转移癌鉴别，前者有如下特点：

（1）上皮或腺体量少且不在皮质区，而在副皮质或髓质区；

（2）不在窦内，也无起始于窦内转移生长的特点；

（3）无间质反应；

（4）无异型性。

三、痣细胞聚集或异位

常在腋窝或腹股沟淋巴结被膜或淋巴结周围。常为梭形分化良好的蓝痣细胞，少数见于颈部淋巴结，并可引起淋巴结肿大。这些痣细胞异位必须与转移性黑色素瘤鉴别，前者有如下特点：

（1）在被膜或淋巴结周围，而不在结内，如在结内尽管色素细胞分化很好，也可能为转移；

（2）痣细胞主要为蓝痣细胞，如果为上皮性痣细胞，结内又有反应性病变很可能为转移；

（3）无原发病灶，但少数转移性恶性黑色素瘤病例也可以暂时找不到原发灶。

四、蛋白质性淋巴结病

淋巴结内弥漫性或局灶大量无结构粉染的蛋白质性物质沉着。这些物质可呈实性的团块状、颗粒状或细丝状。这些均一的物质中可见少数淋巴细胞及浆细胞。蛋白质性物质可以是淀粉样物质，也可以是非淀粉样物质，前者可以是全身系统性病变，也可以是局部性；后者常继发于淋巴结其他病变，如滤泡性淋巴瘤、霍奇金淋巴瘤、血管免疫母细胞性T细胞淋巴瘤、转移癌、某些炎症性疾病、结节病等。但有些病例无任何明显原因，属于原发性或特发性的非淀粉样物质沉着。

第六节 炎症性疾病

一、非特异性炎

这类炎症可由细菌、病毒、霉菌、免疫性及理化性等因素引起。

（一）慢性化脓性淋巴结炎

常由化脓菌引起，很少做病理检查。

（二）慢性非特异性淋巴结炎

可由多种原因引起，常无明显原因可查。淋巴结结构可以部分甚至全部被破坏，间质增生，有较明显多少不等的各种慢性炎症细胞浸润。有的淋巴结结构无明显破坏，只显示为间质增生及慢性炎症细胞增生。慢性炎常伴有淋巴组织反应性增生，诊断慢性淋巴结炎及反应性增生的主要区别在于前者虽然也有增生，但炎症现象显著，后者无炎症或炎症是次要的轻微的病变，主要是增生性病变。

非特异性慢性炎中，如果 B 淋巴细胞增生较显著，有散在免疫母细胞及较明显的浆细胞，后小静脉内皮细胞增生等，偶见小的坏死及苏木素样小体，可能为类风湿淋巴结炎或其他结缔组织病性淋巴结炎。

类风湿关节炎可以伴有泛发性淋巴结病，淋巴结组织学上显示淋巴滤泡增生，在皮质及髓质内有较多量浆细胞浸润及较多量 Rusell 小体形成。淋巴窦内有明显中性粒细胞也是特点之一。

二、特异性肉芽肿病变

淋巴结多种原因可以引起肉芽肿形成，可分为如下几类：

1．感染性　布鲁杆菌病、猫抓热、霉菌性炎、结核及其他抗酸杆菌、弓形虫病、土拉菌病（Tularemia）、伤寒、梅毒以及寄生虫等。

2．原因不清，可能与免疫功能紊乱有关　结节病、克罗恩（Crohn）病、原发性胆汁性肝硬化、一些与免疫缺陷有关的疾病，以及癌肿引流淋巴结或非引流淋巴结等。

3．异物性　铍、硅、锌、胆固醇或其他脂性物质以及其他异物等。

4．淋巴组织增生性疾病或其他肿瘤　霍奇金淋巴瘤、非霍奇金淋巴瘤以及转移性精原细胞瘤或其他癌等。

（一）结节病

原因不清，是一种非干酪样坏死性肉芽肿病变，常是多器官侵犯，但也可单独一组淋巴结或一个器官孤立发生。

【病理诊断要点】

1. 青年女性多见，病变常累及肺及肺门淋巴结、皮肤及眼。体表各处淋巴结均可发生。

2. 大小较一致的非干酪样坏死性肉芽肿，常有较早期结节周或结节内纤维化或网织纤维增生。

3. 结节病肉芽肿周围组织的慢性炎症病变较轻或无。

4. 结节中心无干酪样坏死，但可见凝固性或纤维素样坏死或退变。

5. 肉芽肿结节大小较一致，圆整、边界清。在巨噬细胞胞质内常见绍曼及星状小体。结节内可见朗汉巨细胞或异物巨细胞。绍曼小体为同心圆或均质性钙化小体，类似异物或虫卵。星状小体是多核巨细胞内呈星状放射状红染或粉染小体，常有胞质内空隙，呈海星或天星状。

6. 免疫组化标记可证实局部辅助 T 淋巴细胞增加，但外周循环中这类细胞低下，结核菌素皮试常为阴性，细胞免疫功能低下。血清钙及血管紧张素转化酶常升高。

【鉴别诊断】

结节病是非特异性病变，霉菌性炎、结核、异物以及癌肿引流局部或全身淋巴结和伴有淋巴瘤或转移癌的淋巴结均可有相似病变，故要注意鉴别。当鉴别有困难时，可诊断为淋巴结非干酪样坏死性肉芽肿病变，需结合临床其他相关检查确诊。病理上肉芽肿大小较一致、无干酪样坏死、背景炎症病变较轻、常有早期纤维化，特别是玻璃样变的纤维间质包绕上皮样细胞结节，以及无其他特异性病变等提示，可能为结节病，或结合全身有关结节病的相关检查进一步诊断。

临床有意义的检查是：通过影像学检测肺门淋巴结是否肿大（结节病 95% 以上的病例有肿大）、实验室检查有血清钙及血管紧张素转化酶升高以及结核菌素试验阴性等四项指标中两项以上，特别是结核菌素试验阴性可有助于结节病的诊断。

结节病主要与结核及梅毒鉴别，它们的鉴别要点见表 32-1。

表 32-1　结节病、结核、梅毒的鉴别

鉴别要点	结节病	结核	梅毒
上皮样肉芽肿	+	+	+
干酪样坏死	–	+/–	+/–
纤维素样坏死	–/+	-/+	–
抗酸染色	–	+/–	–
螺旋体染色	–	–	+
结节周纤维化	+/–	–	–/+
非特异性慢性炎	+	++	+
浆细胞浸润	+	+	+++
结核菌素试验	–	+++	+
绍曼小体	+/–	–/+	–
星状小体	+	–	–

（二）肿瘤引流局部淋巴结肉芽肿

原因不清，可能与肿瘤细胞产生的某些物质引起的免疫反应有关，也可发生于非引流淋巴结，引起结节病样反应性病变，需全面检查除外结节病。

综上所述，在淋巴结内见到非干酪样坏死性肉芽肿不要轻易诊断为结节病或结核，要全面进行鉴别，明确是否与肿瘤有关。

三、伴有灶状坏死的淋巴结炎

淋巴结坏死并有炎症的病变，根据病因可以分为如下几类：

1．感染性　结核、伤寒、猫抓热、霉菌、梅毒、其他细菌、病毒以及寄生虫等。

2．血管结缔组织病　坏死性血管炎综合征，如结节性多动脉炎、类风湿及红斑狼疮等。

3．循环障碍　血栓形成及栓塞。

4．过敏反应　药物或其他物质引起的超敏反应。常有嗜酸性粒细胞浸润。

5．肿瘤性　霍奇金淋巴瘤、非霍奇金淋巴瘤及转移癌等，可有淋巴结的灶状坏死及炎症。

组织细胞性坏死性淋巴结炎（histiocytic necrotizing lymphadenitis，Kikuchi disease）

【病理诊断要点】

1．年轻女性多见，常见于颈部淋巴结。常有发热，局部淋巴结肿大（一般直径不超过 2 cm），微痛或轻压痛。

2．少数病例有系统性淋巴结肿大、肝脾肿大，甚至骨髓受累，有白细胞降低及贫血表现。多数病人经过良好，病程为 4 周～4 个月，极少可达 1 年。

3．淋巴结内灶状及片状组织细胞增生，分化良好，但也可见少数细胞有轻度异型性。一般核分裂象较少，也可见较多核分裂象。

4．多数病例有明显坏死。少数仅见个别细胞坏死，或核碎片。组织细胞可有吞噬现象。

5．增生组织细胞与残存淋巴组织交错存在，甚至有滤泡存在。这是判断良性病变的重要指标之一。

6．增生细胞除组织细胞外，还有 T 和 B 淋巴细胞，特别是单核样 B 细胞及浆细胞。无中性粒细胞是个重要指标。

【鉴别诊断】

在 20 世纪 90 年代前，由于病理学家对组织细胞性坏死性淋巴结炎认识不足，误诊率高达 30% ～ 80%。近些年来认识程度大大提高，但在基层仍有误诊病例出现。免疫组化方法的应用无疑在鉴别诊断上起到了非常重要的作用。鉴别诊断见表 32-2。

表 32-2 组织细胞性坏死性淋巴结炎的鉴别诊断

鉴别要点	组织细胞性坏死性淋巴结炎	T 细胞淋巴瘤	药物性淋巴结炎	红斑狼疮	血管炎性淋巴结炎	噬红细胞性组织细胞增生症
灶状坏死	+/-	-/+	+	+	++	-/+
核碎片或个别细胞坏死	+	+	+	+	+	-/+

续表

鉴别要点	组织细胞性坏死性淋巴结炎	T细胞淋巴瘤	药物性淋巴结炎	红斑狼疮	血管炎性淋巴结炎	噬红细胞性组织细胞增生症
残存淋巴组织	+/-	-/+	+	+	+	+/-
滤泡增生	-/+	-	+/-	+	-/+	-/+
增生细胞异型性	-/+	++	-	-	-	-
免疫母细胞	+/-	-	-/+	+	-/+	-
核分裂象（/10HPF）	2~5	> 5	< 5	< 5	< 5	< 5
组织细胞	+++	+	+	+	+	+++
组织细胞吞噬红细胞	-/+	-/+	-	-	-	+++
T 淋巴细胞	+	+++	+	+	+	-
B 淋巴细胞	++	-/+	+	++	+	-/+
中性粒细胞	-	+	+	+	++	-/+
嗜酸性粒细胞	-/+	-/+	++/-	-/+	-/+	-
苏木素小体[①]	-	-	-	+/-	-	-

①苏木素小体：强嗜碱性不规则物质，常位于血管壁或淋巴窦内。

四、伴有明显嗜酸性粒细胞浸润的淋巴结炎或其他病变

多种淋巴结病变均可见到嗜酸性粒细胞浸润，包括嗜酸性肉芽肿（朗格汉斯细胞组织细胞增生症的一种）、药物或其他抗原物质所致的过敏性炎、寄生虫（如丝虫病）、淋巴细胞增生性嗜酸性肉芽肿、系统性嗜酸性粒细胞浸润症、嗜酸性粒细胞性血管炎、皮病性淋巴结炎、猩红热、非特异性嗜酸性淋巴结炎、肥大细胞增生症、霍奇金淋巴瘤、多种类型的T细胞淋巴瘤（如血管免疫母细胞性T细胞淋巴瘤）、真性组织细胞淋巴瘤及其他肿瘤等。近来我们注意到淋巴母细胞性淋巴瘤/白血病患者早期可以表现为淋巴结和骨髓的嗜酸性粒细胞增高，随着肿瘤细胞数量的增加，嗜酸性粒

细胞逐渐减少。

（一）淋巴细胞增生性嗜酸性肉芽肿

原因不清，主要发生于四肢体表部位，以 B 淋巴细胞增生及嗜酸性粒细胞浸润为主的慢性炎症。

【病理诊断要点】

1．体表四肢，特别在关节附近淋巴结肿大，直径可达 3 ～ 12 cm，或更大。

2．病变为局限性，无明显全身症状，外周血嗜酸性粒细胞可轻度升高。小剂量放疗效果良好。

3．病变主要显示为明显的以 B 细胞为主的淋巴细胞增生，有明显滤泡形成，病变可在结内也可在结外真皮组织。有散在或灶状嗜酸性粒细胞浸润及少量其他炎症细胞浸润，较长期病例可有轻度纤维化。

【鉴别诊断】

发生在皮肤者要与 Kimura 病（木村病）鉴别。Kimura 病为一种少见的局部慢性炎症性病变，临床多表现为无痛性的头颈区域皮下深部位的软组织肿块，周围淋巴结和大唾液腺常受累。其病变性质和本质尚不十分清楚，又称为嗜酸性淋巴肉芽肿。Kimura 病有如下特点：

（1）病变范围较小，最大直径一般不超过 3 cm；

（2）病变以皮下组织或真皮深层为多见，也可发生于淋巴结；

（3）淋巴组织只有散在、灶状轻度增生；

（4）明显的薄壁小血管和内皮细胞增生；

（5）间质纤维性增生较著明。

（二）药物或其他物质所致的过敏性淋巴结炎

不同的药物反应病变有差异，基本变化为：

1．混合细胞性淋巴组织增生，相似于组织细胞性坏死性淋巴结炎，但并非以组织细胞为主。

2．有不同程度的嗜酸性粒细胞浸润。

3．有不同程度的坏死，有时坏死非常明显，有的病例伴有血栓形成，并发生缺血性坏死，可称为坏死性淋巴结炎。它与组织细胞性坏死性淋巴结炎不同，后者组织细胞增生为主，无中性粒细胞浸润。

4．有不同程度的 T 淋巴细胞及后小静脉内皮细胞增生。

5．常有体积较大、且散在的免疫母细胞。

6．可有血管炎。

主要是：有药物过敏状况、淋巴结肿大、淋巴组织混合性（以 B 细胞为主）增生、坏死及嗜酸性粒细胞浸润。

【鉴别诊断】

药物性淋巴结炎要与许多疾病鉴别，详见表 32-2。有时单凭组织学难与其他疾病譬如与血管免疫母细胞 T 细胞淋巴瘤、血管炎性淋巴结炎等相鉴别，临床资料的参考更显重要。

五、其他类型的淋巴结炎

（一）传染性单核细胞增多症及与病毒感染相关的淋巴结炎

【病理诊断要点】

1．青少年多见。常有发热、上呼吸道感染症状，如扁桃体炎等症状，颈部淋巴结肿大，并可有轻度肝炎的症状。外周血内检见异常淋巴细胞，EB 病毒抗体以及嗜异性凝集抗体滴度升高等，有诊断意义。

2．绝大多数病例显示为颈部淋巴结肿大，少数病例有全身浅表淋巴结肿大，甚至肝、脾及骨髓也有损害。肿大淋巴结直径不超过 2～2.5 cm，有轻压痛。较软，或有微痛感觉。

3．淋巴结部分结构破坏，淋巴滤泡残存，而且可有增生。

4．比较特殊的病变是在滤泡间区及副皮质区混合性细胞增生，使滤泡边缘不整齐，花斑状，细胞大小不一。

5．增生细胞有小淋巴细胞、转化淋巴细胞、免疫母细胞、组织细胞、浆细胞以及核形状不甚规则的各种 T 淋巴细胞等。

6．增生免疫母细胞，体积较大，胞质浅染，核大、核膜厚、核仁清楚，可以是双核，酷似霍奇金淋巴瘤的诊断性 R-S 细胞。

7．增生细胞可见较多核分裂象，细胞有一定异型性。易误诊为淋巴瘤。

8．在增生病变区，淋巴窦尚残存，且有扩张，内充以增生的组织细胞。

9．增生细胞常有点状或小灶状坏死，似坏死性淋巴结炎。

具有以上相似组织学变化的疾病包括有药物反应以及其他病毒感染，如带状疱疹、单纯疱疹及巨细胞病毒感染等。鉴别主要依靠临床资料及血清学检查。

【鉴别诊断】

1．组织细胞性坏死性淋巴结炎　病变有相似性。传染性单核细胞增多症有如下特点：

（1）免疫母细胞，特别是具有一定异型的免疫母细胞增生较活跃；

（2）滤泡残存，常有扩大；

（3）组织细胞增生较少；

（4）血清学显示嗜异性凝集抗体升高。

二者鉴别有困难时可总称为病毒感染性淋巴结炎。其他病毒性淋巴结炎根据血清学检查鉴别。

2．淋巴瘤　传染性单核细胞增多症如下几点可与霍奇金淋巴瘤及非霍奇金淋巴瘤鉴别：

（1）病史短，肿大淋巴结直径不超过 2 ~ 2.5 cm，且软、有压痛，似炎症性增生；

（2）虽然有全身性淋巴结肿大、肝脾肿大及高热等，但一般状况较好；

（3）淋巴结结构部分破坏；

（4）增生细胞主要在滤泡间区，细胞成分杂，而且绝大多数为不同成熟阶段的 B 及 T 淋巴细胞和组织细胞，免疫组化染色也提示细胞的多样性；

（5）增生细胞只有轻度异型性。虽然有 R-S 样细胞，但背景病变不似霍奇金淋巴瘤；

（6）血清学检查以及外周血检查支持传染性单核细胞增多症等。

（二）艾滋病相关淋巴结病变

艾滋病患者的淋巴结病理变化有两个基本特点：一个是淋巴结

由增生过度到萎缩的变化，另一个是各种感染或肿瘤性病变。这些变化总称为 AIDS 淋巴结综合征或相关病变。疾病早期显示为淋巴结肿大，生发中心扩大，似反应性增生，扩大生发中心不规则，呈哑铃型、锯齿状或螺旋状。生发中心有组织细胞及浆细胞，套区变窄、稀少甚至缺如，生发中心之间血管增生，少数浆细胞、中性粒细胞、巨噬细胞等浸润。逐渐生发中心萎缩消失。血管增生更明显，并有玻璃样变性。间质纤维母细胞也逐渐增生。淋巴组织萎缩可继发各种感染及 Kaposi 肉瘤或淋巴瘤等。

（三）性病性淋巴肉芽肿

这是由衣原体引起的一种性传播疾病。病理变化上可分三期：

1．早期淋巴结肿大　常为外生殖器局部的腹股沟淋巴结。灶状中性粒细胞浸润、坏死，小脓肿形成。

2．中期小脓肿融合　形成较大星状坏死及脓肿，脓肿具有较特殊的三层结构：中央为坏死小脓肿，周围上皮样细胞增生，也有朗汉巨细胞，最外层为慢性炎及纤维化。此类脓肿并不特异，尚可见于猫抓热、非典型性分枝杆菌、土拉菌感染以及一些霉菌和脂性物质引起的化脓性肉芽肿性炎症等，如在皮肤可见皮脂腺囊肿破裂引起的脂性异物性肉芽肿。这种性状的小脓肿性肉芽肿在腹股沟淋巴结具有相对特异性，而且常形成窦道与皮肤相通，结合细菌学及血清学检测以及临床其他检查不难确诊。

3．晚期病变　就是肉芽肿及炎症病变治愈形成结节状瘢痕。这种小的结节状瘢痕中心常有无定形物质。

（四）非典型性分枝杆菌病

这是由非典型分枝杆菌引起的一种特殊类型的干酪样坏死性肉芽肿性淋巴结炎，常见于小儿，但不如结核病变典型，常无肺的病变。组织学上与结核有时难以区别。但肉芽肿中有明显中性粒细胞浸润及小脓肿形成，抗酸染色有大量抗酸杆菌则易确诊并易与结核病鉴别。在成年人常为免疫缺陷患者继发的机会性感染，如 AIDS 患者淋巴结可继发此病。

（五）梅毒

原发梅毒感染的引流淋巴结，如腹股沟及颈部淋巴结，常有梅毒性淋巴结炎改变。淋巴结无痛性肿大，淋巴组织增生，滤泡扩大，滤泡内及滤泡间较明显浆细胞浸润。小血管增生，滤泡间有较明显纤维母细胞增生，组织细胞增生，可有肉芽肿形成。一期及二期梅毒病变基本相似。螺旋体染色（银染色）在小血管周较易找见病原体。并根据血清学的检查较易诊断。

（六）弓形体病

这是由弓形体原虫感染引起的淋巴结炎，可为先天性感染，大多为后天性感染。颈部淋巴结最常见。

【病理诊断要点】

1. 淋巴结肿大，但绝大多数病例 < 2 cm。

2. 淋巴组织增生，滤泡可扩大。表现为组织细胞增生为主，组织细胞胞质较宽、浅染，散在或成团，可形成上皮样细胞结节或肉芽肿，也可有小灶状坏死。这些宽胞质组织细胞可在滤泡内或外，也可在被膜，可吞噬核碎片。大多为散在或小团，散在于增生的淋巴细胞之间。这些组织细胞在生发中心较多是一个显著特点。

3. 除淋巴细胞和组织细胞外，可见中性粒细胞浸润，在被膜及淋巴索内有明显的血管周围炎。

4. 有的病例组织细胞内可检见弓形体包囊。包囊内可见许多小点状弓形体虫体，PAS 染色较易观察。在光镜下弓形体虫体似核的碎片，PAS 染色阳性有助于鉴别。

【鉴别诊断】

1. 传染性单核细胞增多症　弓形体病下列特点可与之鉴别：

（1）主要为透亮胞质的上皮样细胞；

（2）免疫母细胞增生不明显；

（3）血清学检查二者有明显不同。

2. 霍奇金淋巴瘤　无诊断性 R-S 细胞、在滤泡内及外均有宽胞质组织细胞以及无嗜酸性粒细胞等可与之鉴别。但当组织细胞核有较明显异型性，甚至有大的嗜酸性核仁，而免疫学及治疗反应上均不支持弓形体病时要高度怀疑霍奇金淋巴瘤。

（七）皮病性淋巴结炎

这是由于慢性皮肤病变引起的反应性淋巴结炎症及增生性疾

病。常见于腋窝及腹股沟淋巴结。淋巴结肿大，但均在 2 cm 以内。淋巴结结构存在，滤泡无明显变化，主要在滤泡间区或副皮质区有混合性增生，可见淋巴细胞、嗜酸性粒细胞、浆细胞、单核细胞及树突细胞增生，在一些组织细胞内有黑色素。最有特点的是较晚期病变中可见明显的树突细胞增生，这些细胞胞质宽、浅染、胞界不甚清楚，核较大、扭曲或有皱折，不规则椭圆或短杆状，有较清楚核仁。要注意与嗜酸性肉芽肿鉴别，这些树突细胞不形成大片状，主要位于滤泡间区，嗜酸性粒细胞也较少，并有慢性皮肤病变，虽然有色素细胞，细胞核仁又清楚，但细胞异型性不明显，细胞较紧密，免疫组化染色具有色素的细胞 HMB45 标志物阴性，要注意与转移性恶性黑色素瘤鉴别。

（八）Whipple 病

患有肠道吸收不良综合征的患者不但在肠黏膜、肠系膜淋巴结、腹膜后淋巴结，甚至腹股沟、腋窝、肺门以及颈部淋巴结，均可见大量窦内及窦外组织细胞增生，细胞胞质宽、浅染或有细颗粒，有脂性空泡。PAS 染色组织细胞呈阳性。

第七节 非肿瘤性增生性疾病或病变

各种抗原刺激都可引起淋巴结内的淋巴组织增生，这些抗原刺激又常引起炎症，故淋巴结的炎症常伴有淋巴组织增生，增生性病变也常有炎症，这二者常混合出现。一般而言，当以炎症病变为主要特点时就应诊断炎症；当以增生病变为主要特点而无明显炎症性病变，或增生病变为主要特点，虽然有轻度炎症变化但难以归为某一种类型的炎症时，可诊断为淋巴结增生性病变或疾病，而不诊断为炎症。根据增生形态结构特点，淋巴结内反应性增生可分为若干亚型，各类型主要特点见表32-3。

表 32-3   淋巴结反应性增生类型

类型	相关疾病或病变
滤泡性	非特异性滤泡增生，血管滤泡性淋巴组织增生
弥漫性	类风湿病，梅毒，传染性单核细胞增多症，苯妥英（Dilantin）类药物性淋巴结病，皮病性淋巴结炎，疫苗接种后淋巴结炎，病毒性淋巴结炎
窦性	窦组织细胞增生症（非特异性），淋巴管造影所致淋巴结病，伴巨大淋巴结病性窦组织细胞增生症
混合性	猫抓热，性病性淋巴肉芽肿，系统性红斑狼疮，弓形体病

根据增生的主要细胞成分，又可做如下分类：

1. B 淋巴细胞增生为主型   常以淋巴滤泡增生为主要特点。

2. T 淋巴细胞增生为主型   常以副皮质区 T 淋巴细胞增生为主。

3. 组织细胞增生为主型   又可分为：

(1) 窦组织细胞增生；

(2) 弥漫性组织细胞增生；

(3) 上皮样细胞增生；

(4) 伴有多核巨细胞增生；

(5) 纤维血管增生；

(6) 混合增生：多种成分混合增生。

一、滤泡性增生

这是较常见的一种增生形式，常见于小儿。淋巴结肿大，淋巴滤泡明显扩大，数目增多，几乎占据整个淋巴结，甚至可扩展到淋巴结被膜外形成滤泡。这种增生非常明显时易与滤泡性淋巴瘤混淆，它们的鉴别要点见表 32-4。

表 32-4   滤泡性淋巴瘤与滤泡性反应性增生的鉴别要点

鉴别要点	滤泡性反应性增生	滤泡性淋巴瘤
淋巴结结构	基本完好	有破坏（如淋巴窦等）
滤泡分布	主要在皮质	皮髓质均有
被膜外滤泡	无或少	常见且多

续表

鉴别要点	滤泡性反应性增生	滤泡性淋巴瘤
滤泡大小	大小不一	较一致
滤泡形状	常不规则	较为规则
滤泡界限	常清楚	常不清楚
套区	常存在	经常缺如，或狭窄
网状纤维	滤泡之间不受压	常受挤压
滤泡内淋巴细胞成分	不同分化阶段	单一性
滤泡内嗜酸性物质沉着	可见	消失
滤泡内树突细胞	明显	消失或减少
滤泡内核分裂象	多见	无或少见
生发中心细胞	在滤泡内	滤泡内外均有
组织细胞	多见，并有明显吞噬	少见或消失
浆细胞	在滤泡间常有且较多	常无或少

单纯形态诊断有困难，可做免疫组化染色。反应性增生免疫球蛋白是多克隆性，肿瘤是单克隆性；BCL-2 蛋白标记在相当比例的肿瘤性滤泡细胞为阳性，而反应性增生的滤泡细胞为阴性。

二、Rosai-Dorfman 病

是一种独立的疾病，也称为伴有巨大淋巴结病性窦组织细胞增生症（sinus histocytosis with massive lymphoadenopathy，SHML）。本病具有一定的临床病理学特点，不同于淋巴结内常见的非特异性或单纯性窦组织细胞增生，此病可见于淋巴结及其他器官或组织。

【病理诊断要点】

1. 青少年多见，常见颈部淋巴结肿大，为无痛性肿大，可 > 3 cm，约 25% 病例可侵犯结外组织，如皮肤、眼眶、鼻咽、涎腺、肺、胃肠道、性腺、骨、中枢神经以及软组织等。

2. 临床上常有 WBC 升高、发热以及高球蛋白血症等免疫功能紊乱表现。

3. 窦明显扩张，窦内充满分化良好、体积较大、胞质较宽的组织细胞，以及少量浆细胞和小 B 细胞，组织细胞胞质内含有许

多小淋巴细胞及空泡，少数也可吞噬浆细胞及红细胞。

4．淋巴结结构基本完好。窦外实质内也可散在少数组织细胞增生。较为特殊的是在窦索内有大量成熟浆细胞。

5．结外表现主要为成熟的宽胞质组织细胞增生，也可有吞噬现象。

6．增生的组织细胞 S-100 阳性，溶菌酶阴性。

此病预后良好，可自然痊愈。

【鉴别诊断】

1．单纯窦组织细胞增生　Rosai-Dorfman 病的组织细胞有明显吞噬小淋巴细胞现象，同时在髓索内有大量浆细胞增生浸润。免疫组化上 S-100 阳性，可与单纯窦组织细胞增生鉴别。

2．真性组织细胞淋巴瘤　此型淋巴瘤非常少见。组织细胞有明显异型性，窦壁破坏，无吞噬淋巴细胞现象，S-100 阴性以及无明显浆细胞浸润和特有的临床表现等可与 Rosai-Dorfman 病鉴别。

三、Castleman 病

又称为血管滤泡性淋巴组织增生（angiofollicular lymphoid hyperplasia）、巨大淋巴结增生。淋巴结肿大，最大直径 18cm，一般为 3 ~ 5 cm。可见于体表及深部如纵隔、腹膜后及腹腔等部位淋巴结。病理上可分为三型：透明血管型（HV 型）、浆细胞型（PC 型）和混合型。

1．透明血管型　约占 90%，表现在淋巴组织内出现很多散在的、增大的淋巴滤泡样结构，其中可见一根或数根增生的小动脉，动脉内皮细胞肿胀，动脉壁增厚、玻璃样变。滤泡的周围可见由多层环型排列的淋巴细胞形成较厚的帽带区，滤泡之间为增生的毛细血管后静脉，其间浸润淋巴细胞、浆细胞及免疫母细胞，但不见淋巴窦的结构。

2．浆细胞型　约占 10%，滤泡的生发中心明显，周围的环心性淋巴细胞帽带层较薄，小动脉穿入不明显。滤泡间浸润以大量各级浆细胞和较少量的淋巴细胞及免疫母细胞。

3．混合型　较少见，具有上述两型病变的共同特点。有不典型的淋巴滤泡样结构，滤泡间除了成片的浆细胞外，还有血管增生样玻璃样变。

临床上根据病变的累及范围分为单中心型及多中心型。单中心型以透明血管型最多（90%以上），表现为单个的腹腔或浅表淋巴结缓慢增大，形成 3 ~ 7cm 的巨大肿块。好发于青年，多数无全身症状。多中心型几乎全为浆细胞型，多为浅表淋巴结、腹部和纵隔多个部位淋巴结肿大，患者常有发热、盗汗、体重减轻等 B 症状（95%）、肝（50%）脾（75%）肿大，以及皮疹、水肿、胸腹腔积液等，患者不同程度伴有淀粉样变性、肾病综合征、自身免疫性血细胞减少、骨髓纤维化、口角及口腔炎、干燥综合征、副肿瘤性天疱疮，有的患者可并发 POEMS 综合征。

第八节　淋巴组织非典型增生

淋巴组织非典型增生（atypical lymphoid hyperplasia，ALH）是指从组织结构及细胞形态上不同于一般的反应性增生，但诊断恶性依据尚不足的一组增生性淋巴组织病变。按肿瘤发生、发展的一般规律，都有恶性前病变，淋巴组织也应有恶性前病变。ALH 就是属于淋巴组织的恶性前病变，它不是一种独立性疾病。这种病变可以起源于淋巴结的慢性炎症性增生或反应性增生。占淋巴结活检病例的 2% ~ 5%。有人对这类病变进行追踪观察，发现有 37% ~ 58% 的病例可转变为淋巴瘤。按细胞免疫表型可分为 B 及 T 淋巴细胞非典型增生。B 细胞和（或）T 细胞明显增生，难以归入某一类疾病，从细胞异型性及结构上又难以给出恶性诊断时，或细胞异型性及结构上可疑为淋巴瘤，但免疫组化或基因检测上又不支持淋巴瘤者可用非典型性增生的诊断名词，但必须建议临床密切随访病人，必要时再取材送检以进一步诊断。

第九节　恶性肿瘤

淋巴造血组织恶性肿瘤的分类较公认的是 WHO 分类，建议参阅此分类。

淋巴结活检中最常见的难题是区分反应性增生与淋巴瘤。前面我们已经述及淋巴组织良性反应性或炎症性增生可以恶变为真性淋巴瘤，淋巴组织也有非典型增生即恶性前病变。因此难以判断良、恶性的病例要多取材，追踪观察，必要时一定要再取材，除了形态学观察外，免疫表型和细胞遗传学与分子生物学检测也是非常重要的。表 32-5 提供几点关于反应性增生与淋巴瘤鉴别的要点作参考。

表 32-5　淋巴结反应性增生与淋巴瘤

鉴别要点	反应性增生	淋巴瘤
自觉痛	+/-	-
压痛	+/-	-/+
肿大速度	较快	较慢
质地	较软	较硬
结构破坏	常为部分	常为全部或大部
在增生细胞灶中残存滤泡	+/-	-/+
细胞多样性	+/-	-/+
非滤泡结节状增生	-	+/-
轻链球蛋白[①]	多克隆	单克隆
T 细胞 β 受体基因重排[②]	-/+	+

注：可疑 B 细胞淋巴瘤或 T 细胞淋巴瘤时分别检测①或②。

一、霍奇金淋巴瘤

在西方，霍奇金淋巴瘤（Hodgkin lymphoma，HL）是淋巴瘤的一个主要的、多见的亚型，多见于年轻人。主要发生在淋巴结，特别是颈部淋巴结，结外者大多为结内病变向外扩散所致。Sternberg 和 Reed 首次详细地描述了霍奇金病中的特殊巨细胞——HRS 细胞。霍奇金淋巴瘤的细胞成分主要有两大类：一是肿瘤细胞，其次是各种各样的反应细胞。霍奇金淋巴瘤的诊断指标基本上有两条：①有特殊肿瘤细胞——HRS 细胞，单核、双核或多核；②炎症性或反应性背景病变。后者细胞多种多样，包括小淋巴细胞（T 细胞及 B 细胞均有）、浆细胞、组织细胞（不同形态特点的组织细胞，包括上皮样及多核巨细胞）、嗜酸性粒细胞以及间质纤维母细胞和胶原纤维。HRS 细胞与反应细胞的比例各型不一。找到 HRS 细胞是诊断霍奇金淋巴瘤的最根本的依据。HRS 细胞分为如下两类：

1．典型 HRS 细胞　细胞体积大，胞质丰富、弱嗜酸或双染性、或同质性，也可为颗粒状。双核，成镜影样，核膜厚、比较规则，核仁大、嗜酸性、中位性，似包涵体样，即核仁周有空晕。

2．不典型 HRS 细胞　根据形态特点可分为如下几类：

（1）陷窝细胞：在 HE 切片上显示细胞胞体宽大，胞质空虚，形成小囊或陷窝样。细胞核较大、居中，单核，偶见双核，圆形或椭圆形，核膜不厚、较清楚，染色质细颗粒状，核质稀疏，核仁较大清楚（也可不甚清楚）、嗜碱性或弱嗜酸性、居中或偏位。

（2）双核或多核陷窝样细胞：细胞体积大，双核或多核，染色质较细、或粗细不均，核结构不清，也可见个别大的嗜酸性核仁，核周即胞质呈明显空泡或陷窝状。

（3）爆米花细胞：以前又称 L & H 细胞（lymphocytic and/or histiocytic R-S cell）。细胞体积大，胞质空泡状，多核，核互相重叠，染色质粗、颗粒状，有大核仁。

（4）木乃伊细胞：又称干尸细胞或嗜碱性变性肿瘤细胞，单核或多核、或典型及不典型的 HRS 细胞嗜碱性退行性变，核结构不清。

（5）单核 HRS 细胞：形态似 B 免疫母细胞，但它与免疫母细胞有所不同。它们的鉴别要点见表 32-6。

表 32-6　单核 HRS 细胞与免疫母细胞鉴别要点

要点	单核 HRS 细胞	免疫母细胞
核仁的特点		
染色	嗜酸	嗜碱或弱嗜酸
外形	规则，有空晕，似包涵体	规则或不规则，无明显空晕
位置	中心	核膜下或近中心
胞质		
染色	常为弱嗜酸	双染性
甲基派络宁染色	不明显	明显（红色）
核周透明	不明显	常明显
周围细胞	淋巴及组织细胞较多	免疫母细胞及浆细胞较多

常用于 HL 的免疫组化标志物为 CD30、CD15、CD20、PAX-5、CD3、LMP-1（EB 病毒潜在膜蛋白-1）。经典型 HL 的 HRS 细胞表达 CD30 和（或）CD15 具有诊断意义，CD20、PAX-5 和 CD3 染色可以鉴别 T 和 B 细胞分化的肿瘤。霍奇金淋巴瘤的发生与 EBV 感染关系密切，且感染者对治疗反应较差，有学者认为，石蜡切片中检测 EBV 最为敏感的方法为原位杂交检测 EBER，因而可直接行原位杂交检测 EBV-EBER 而不是免疫组化检测 LMP-1。

下面介绍霍奇金淋巴瘤各型的诊断要点及鉴别诊断。

（一）结节性淋巴细胞为主型霍奇金淋巴瘤（nodular lymphocyte predominant Hodgkin lymphoma，NLPHL）

【病理诊断要点】

1. 淋巴结结构全部或部分被结节性或结节和弥漫性淋巴细胞增生浸润性病变所取代。增生细胞主要为小淋巴细胞，另有组织细胞、上皮样组织细胞和多形性的、分散的大肿瘤细胞。

2. 肿瘤细胞体积大，核大，胞质少，核常折叠或多叶，有时分叶极显著，称之为爆米花细胞。染色质大多呈小泡状，有薄的核膜包绕。核仁常多形性，嗜碱性，较典型 HRS 细胞的核仁小。

3. 几乎所有病例的爆米花细胞都表达 CD20、CD79a、PAX-5、BCL-6、CD45，而不表达 CD15 和 CD30。大多数爆米花细胞被 CD3（+）的 T 淋巴细胞环绕，Oct-2 和 BoB-1 有助于鉴别 NLPHL 和 CHL，在 NLPHL 中的爆米花细胞 Oct2 和 BoB-1 均有表达，而只有 20% 的 CHL 表达 Oct-2 和（或）BoB-1。

4. NLPHL 的分子生物学特点 只有在分离出的爆米花细胞的 DNA 才可检测出单克隆性基因重排，且基因重排常是功能性的。免疫球蛋白 mRNA 的转录在大多数爆米花细胞可检测到。爆米花细胞的潜在 EBV 感染持续阴性，但其旁细胞可以 EBV 阳性。

【鉴别诊断】

滤泡性淋巴瘤：低倍镜下结节状病变较相似，但滤泡性淋巴瘤的肿瘤性滤泡内为单一的生发中心样 B 细胞，细胞体积中等，不见爆米花细胞。发病年龄多为 50 岁以上的老年人。

（二）经典型霍奇金淋巴瘤（classical Hodgkin lymphoma，CHL）

我国 86 家医院病理科上传近 4 万例淋巴瘤病例总结统计，HL 约占 8%。分为四个亚型，它们在临床特征、生物学行为、形态学、免疫表型、基因重排情况、背景细胞等方面均不同。免疫组化染色过程中，处理得当，肿瘤细胞表达 CD30，部分表达 CD15，LCA 阴性，CD20 常阴性，而 PAX5 通常为阳性。约 60% 的 CHL 病例与 EBV 感染有关。由于免疫组化技术的广泛应用，CD30 在 CHL 的诊断上显得非常重要，但要强调的是：CD30（+）的细胞可以出现在多种淋巴瘤中，甚至见于良性增生性病变中，所以形态学观察是诊断的基础，要正确评价和解读免疫组化结果。

1. 富于淋巴细胞型霍奇金淋巴瘤（lymphocyte-rich classical Hodgkin lymphoma，LRCHL） 约占我国 HL 的 7.8%。

【病理诊断要点】

（1）约占 CHL 的 5%，类似于 NLPHL，发病中位年龄也类似于 NLPHL，男性约占 70%。LRCHL 最常累及外周浅表淋巴结，纵隔受累约占 15%，预后较好。

（2）淋巴结可以全部或部分破坏，也可伴增生性生发中心。除了肿瘤细胞外，反应细胞以小淋巴细胞为主，缺少中性粒细胞和嗜酸性粒细胞浸润。典型的诊断性 HRS 细胞较难见，但不典型者较易见到。

（3）背景细胞增生呈结节型和弥漫型，挤压残存淋巴组织。

（4）HRS 细胞常在扩大的套区细胞中发现，一部分似爆米花细胞或单核陷窝细胞。

（5）结节状增生型中结节周可有少量结缔组织反应，组织细胞及上皮样细胞有时较突出，可呈灶状，甚至出现肉芽肿样结构。单核性或典型 HRS 细胞较多时可能属于混合型的过渡型，有时典型单核及双核细胞非常难找，需要连续切片或多取材或再次活检时才能见到而确诊。

【鉴别诊断】

（1）反应性增生：此病变淋巴结结构，如淋巴窦尚存，无可疑及典型 HRS 细胞，但见散在的体积较大的免疫母细胞样细胞，由于核仁大和微红色，易混淆为 HRS 样细胞。年龄及淋巴结肿大情况对诊断有协助。

（2）慢性 B 淋巴细胞白血病 / 小淋巴细胞淋巴瘤（CLL/SLL）：LRCHL 单纯形态学易将转化的小淋巴细胞误诊为 CLL/SLL，将单个核的 HRS 细胞误认为是组织细胞或免疫母细胞。但 B 细胞淋巴瘤的淋巴细胞更趋单一，免疫组化检测瘤细胞 CD5（+）、CD23（+）有助于鉴别，临床患者年龄较大有鉴别意义。

2．淋巴细胞削减型霍奇金淋巴瘤（lymphocyte-depleted classical Hodgkin lymphoma，LDCHL）　约占我国 HL 的 1.5%，非常少见。

【病理诊断要点】

（1）此型最罕见，多见于男性，发病中位年龄 30～37 岁，与 HIV 感染相关。常累及腹膜后淋巴结、腹腔脏器和骨髓。临床多表现为进展期，并伴有发热、盗汗及体重减轻等 B 症状。骨髓受累者常伴有贫血、淋巴细胞及中性粒细胞减少等表现。肝也可受累，预后较差。

（2）此型形态变异很大，但具有共同特点：HRS 细胞数量相对多于背景中的淋巴细胞。形态上有一种类型类似于混合细胞型，但 HRS 细胞数量增多且有明显多形性，有时 HRS 细胞成片分布，故曾被称为霍奇金肉瘤；另一种类型是弥漫性纤维化，纤维极向紊乱，淋巴结结构全部破坏，反应细胞稀少，只有少量淋巴细胞、浆细胞、组织细胞、嗜酸性粒细胞及中性粒细胞等，偶见可疑 HRS 细胞，较难诊断，很似炎症，但连续切片或多取材可找见典型 HRS 细胞而确诊。

（3）免疫组化检测：此型 HRS 细胞只有极少数有 B 细胞的表达，T 细胞标记阴性。多数 HIV 阳性病例有 EBV 感染。

【鉴别诊断】

（1）慢性纤维化性炎症：LDCHL 如下特点可与炎症鉴别：①淋巴结全部破坏；②炎症细胞较少；③可见不典型及典型 HRS 细胞。

（2）大细胞性非霍奇金淋巴瘤：如间变性大细胞淋巴瘤、弥漫性大 B 细胞淋巴瘤、真性组织细胞淋巴瘤，大细胞性转移癌及恶性黑色素瘤等。这些肿瘤单根据常规组织学有时较难鉴别，需要依靠免疫组织化学染色及其他临床资料综合分析鉴别。

（3）霍奇金淋巴瘤的诊断除了病理形态学及蛋白质水平的检测外，临床信息非常重要，此型更显突出。必要时直接与临床医生联系，以获得更有价值的信息。

3. 结节硬化型霍奇金淋巴瘤（nodular sclerosis classical Hodgkin lymphoma，NSCHL） 约占我国 HL 的 39.6%。

【病理诊断要点】

（1）此型较多见，发病高峰在 15~34 岁。常见于纵隔淋巴结（80%）。病变常侵及结外，如脾和（或）肺（8% ~ 10%）、骨（5%）、骨髓（3%）及肝（2%）等，此型预后居中，即比 LPCHL 差，又好于 LDCHL。

（2）NSCHL 的诊断至少要有一个由纤维条带围成的结节和陷窝型 HRS 细胞。典型 NSCHL 的组织学表现有如下特点：①明显结节形成；②较大量陷窝型 HRS 细胞，③束状胶原纤维形成，并有玻璃样变。

（3）陷窝细胞在非甲醛溶液固定标本，如 Zenker's 固定液固定标本，则胞质无明显收缩，但胞质仍较宽且浅染、透明。这些细胞可呈丛状，大多为单核，也可双核，核膜薄、核大，有一个或两个较大核仁，有的核仁也可不明显。

（4）有较多量的嗜酸性粒细胞及一定量的小淋巴细胞及其他反应细胞，少数病例中性粒细胞较多。坏死灶也常见。可形成中性粒细胞及嗜酸性粒细胞小脓肿样结构。

（5）此型较易见木乃伊细胞。

【鉴别诊断】

（1）真性组织细胞淋巴瘤：寻找陷窝细胞以与组织细胞性肿瘤鉴别，借助免疫组化标记易鉴别。需注意的是，此两种肿瘤均少见，诊断要谨慎。

（2）间变性大细胞淋巴瘤（ALCL）：无论 ALK 阳性的 ALCL，还是 ALK 阴性的 ALCL，形态类似，肿瘤细胞较大，但胞质不透明，无 HRS 细胞，也无结节形成，免疫组化检测 EMA、ALK、LCA、CD43 的表达可资鉴别。

4. 混合细胞型霍奇金淋巴瘤（mixed cellularity classical Hodgkin

lymphoma，MCCHL） 约占我国 HL 的 41.7%，最常见。

【病理诊断要点】

（1）常见于周围淋巴结，纵隔很少受累，少数病例累及结外器官，包括脾（30%）、骨髓（10%）及肝（3%）等。发病占 CHL 的 20% ~ 25%。患者常有 B 症状，其预后较 NSCHL 差，比 LDCHL 好些。

（2）本型包括 LRCHL 向 LDCHL 过渡型以及不能归入其他亚型的不典型者，故本型的组织学多种多样。可表现为滤泡间少数 HRS 细胞浸润，到许多 HRS 弥漫浸润。背景由混合细胞组成，其成分变化可以很大，常有中性粒细胞、嗜酸性粒细胞、组织细胞和浆细胞，可能以某一种细胞为主。

（3）约 75% 的病例有 EBV 感染。

【鉴别诊断】

（1）T 细胞淋巴瘤：MCCHL 有较多量 T 细胞反应，但多为体积小的、伴有转化的淋巴细胞；而 T 细胞淋巴瘤中多以体积中等偏大的 T 淋巴细胞为主，也可见多核巨细胞及嗜酸性粒细胞等，富于内皮细胞肥胖的小血管增生明显；MCCHL 中有较多量 HRS 细胞。

（2）传染性单核细胞增多症及病毒性淋巴结炎：病毒感染性淋巴结炎时，增生的淋巴细胞为混合性，异常免疫母细胞反应明显，滤泡间区明显扩大，组织细胞有轻度增生时易与 MCCHL 混淆，但后者可找见 HRS 细胞，并无病毒感染的血清学表现，同时免疫组化对于鉴别非常重要。

各型霍奇金淋巴瘤除了观察形态特点外，免疫组化抗体的选择至关重要。在考虑到需与富于 T/ 组织细胞的 B 细胞淋巴瘤鉴别时，抗体的组合为 CD3（-），CD15（-/+），CD20（-/+），CD30（+），LCA（-），PAX5（+），EBV-EBER（+/-），Ki-67（阳性率有差异）。国内经典型霍奇金淋巴瘤 CD15 的阳性率较低，必要时可以增加 Oct-2 和 BoB-1，单一表达 Oct-2 或 BoB-1，协助鉴别。在肿瘤细胞较多，且 HRS 不典型的病例时，需与 ALCL 鉴别，抗体的选择在以上组合中增加 ALK、EMA、CD43 是必要的。抗体的选择一定是在形态改变和鉴别诊断的基础上，我们不提倡以送检组织或取材部位为基础的抗体选择，以提高诊断水平，减少不必要的医疗浪费。

二、B 细胞淋巴瘤

（一）概述

1．命名及分类

非霍奇金淋巴瘤主要包括 B 细胞淋巴瘤及 T 细胞淋巴瘤，发病中以 B 细胞淋巴瘤为多见，尤其在西方国家。这两型淋巴瘤细胞的主要鉴别见表 32-7。

表 32-7　B 细胞淋巴瘤及 T 细胞淋巴瘤细胞的鉴别要点

鉴别要点	B 细胞淋巴瘤	T 细胞淋巴瘤
早期肿瘤细胞	常在皮质区	常在副皮质区
其他反应细胞	少见，较单一	常见，多样性
血管反应	少见，不明显	常有内皮细胞增生的后小静脉
血管累及	极罕见	可见
细胞形状	较规则	不甚规则
胞质	嗜双染或弱嗜碱	淡染
核形状	较规则，类圆形或有裂，偶见分叶	不规则，扭曲或脑回状
核膜	较清楚或稍厚	不清楚，偶有清楚者
染色质	较粗、颗粒状	较细，偶有颗粒状
核仁	常有小或较大核仁	一般无
电镜检查	表面突起较多细长，粗面内质网较多	表面突起较少较短，粗面内质网较少
免疫组化		
LCA	+	+
CD20	+	–
CD3	–	+/–
CD30	–	–/+
EMA	–	–/+
Lamda	+/–	–
Kappa	+/–	–

　　肿瘤性 B 淋巴细胞及 T 淋巴细胞与不同阶段的正常分化细胞形态相似，故非霍奇金淋巴瘤的诊断与分型不能单纯依靠形态学进行。日常工作中常有肿瘤与非肿瘤都难以分辨的情况，给临床治疗工作增加了很大压力。病理医师需解决的最主要问题是区分淋巴瘤还是非淋巴瘤？是霍奇金淋巴瘤还是非霍奇金淋巴瘤？与预后相关的瘤细胞增殖活性和其他信息的提供。肿瘤的恶性程度不仅与细胞的免疫表型、细胞成熟度、细胞增殖活性有关，还与细胞起源、细胞遗传学异常等因素密切相关。

　　B 细胞淋巴瘤多以淋巴结、结外或黏膜相关淋巴组织肿瘤表现为主，也可以表现为累及全身的白血病，免疫组化检测显示多种 B 细胞标志物表达。在最新的 WHO 分类中，依照临床表现、病理形态学、免疫表型及基因学特点将其分为若干亚型，每种类型均为一独立疾病，依据不同类型实施的规范化治疗，明显提高了治愈率，大大提高了患者的生活质量。

　　2. 组织学共同特点

　　B 细胞淋巴瘤的肿瘤细胞具有 B 细胞的分化特点，无论细胞大小，细胞核基本上为圆形。随着细胞分化，核的大小、染色质变化明显。一般来说细胞越成熟，核越小、染色质越致密；细胞越不成熟，核越大、染色质聚集成核仁样。由于细胞起源和分化阶段不同，也会有较典型的结构，如生发中心细胞起源的，瘤细胞往往形成滤泡样结构，如边缘区细胞起源的则有在滤泡边缘区形成带状分布的特点。尽管细胞有一定的特点，但是仍需要蛋白质水平的检测确定免疫表型。

　　3. 免疫表型特点

　　B 细胞淋巴瘤蛋白质水平检测表达 B 细胞标志物，有膜表达，也有核表达的。一般选择两种及以上的 B 细胞标志物，协助确定瘤细胞的 B 细胞分化。要注意有些病例在固定处理上可能导致膜抗原丢失，所以建议在选择抗体时应该选择一种定位于核的 B 细胞标志物，如 PAX-5。除为了确定瘤细胞免疫表型外，还应有对于治疗的提示。利妥昔单抗（美罗华）是首个靶向治疗的抗肿瘤药物，是抗 CD20 的一种抗体药物，疗效不可低估。所以在标志物选择上一定要进行 CD20 的检测，且判断者要有能力判定阳性表达和表达强度的真实性。

（二）前 B 淋巴母细胞淋巴瘤

1．B 淋巴母细胞性白血病／淋巴瘤，非特指型（B-ALL/LBL）

是起源于 B 淋巴母细胞（前体淋巴细胞）的一种少见的淋巴组织肿瘤，约占淋巴母细胞肿瘤的 10%，以青少年、男性为多见。常表现为骨髓和外周血病变（急性 B 淋巴母细胞性白血病，B-ALL），偶然原发于结内（B 淋巴母细胞性淋巴瘤，B-LBL）或结外部位（以皮肤、软组织和骨最常受累，纵隔肿块少见），两者是一种疾病的不同临床阶段，无论临床表现为实体肿物而无骨髓及外周血累及，还是骨髓和外周血受累，临床治疗应按白血病对待。

【病理诊断要点】

（1）形态学上，肿瘤细胞有一致性，大小差异较大，既可以表现为体积小、胞质稀少、核染色质深染、核仁不清楚，亦可以是体积大、胞质中等、淡蓝或蓝灰色、偶见泡状核及多少不等的明显核仁。大多数病例中核分裂象多见，部分病例可见"星天"现象。T 淋巴母细胞及 B 淋巴母细胞增生性病变形态学相似，难以鉴别。

（2）肿瘤细胞表达 TdT、HLA-DR、CD19 和胞质 CD79a，经常表达 CD10 和 PAX5，CD22 和 CD20 表达不定，不表达 MPO，虽然有时可表达 CD13 和 CD33 等髓系标志物，亦不能除外 B-ALL/LBL 的诊断。表面 Ig 阴性是其重要特征，但表面 Ig 阳性并不能完全除外 B-ALL/LBL 的可能性。

【鉴别诊断】

（1）T 淋巴母细胞性白血病／淋巴瘤（T-LBL/ALL）：两种疾病在形态上较难鉴别，但其临床表现有差异。T-LBL/ALL 横膈以上淋巴结肿大多见，并有一系列的压迫症状；更易向中枢神经系统侵犯，肝、脾肿大较 B-LBL/ALL 多见，细胞免疫表型检测可用于两者的鉴别。

（2）套细胞淋巴瘤（MCL）：两者均为中等大小，但 MCL 多见于成人或年长者，可残留正常生发中心，肿瘤细胞免疫组化显示特征性的 cyclin D1 强阳性，这些是 B-LBL/ALL 所不具备的。

2．B 淋巴母细胞性白血病／淋巴瘤伴重现性遗传学异常

本组疾病以重现性遗传学异常为特征，包括平衡易位和涉及染色体的其他异常。这组病变具有不同的临床和表型特征，有重要的预后意义。

本组病变包括几种独立的疾病实体：B 淋巴母细胞白血病／淋巴瘤伴 t（9:22）（q34；q11.2）；*BCR/ABL1*、B 淋巴母细胞白血病／淋巴瘤伴 t（v；11q23）；MLL 重排、B 淋巴母细胞白血病／淋巴瘤伴 t（12:21）（p13；q22）；*TEL-AML1*（*ETV6-RUNX1*）、B 淋巴母细胞白血病／淋巴瘤伴超二倍体、B 淋巴母细胞白血病／淋巴瘤伴亚二倍体、B 淋巴母细胞白血病／淋巴瘤伴 t（5；14）（q31；q32）；*IL3-IGH*、B 淋巴母细胞白血病／淋巴瘤伴 t（1；19）（q23；p13.3）；*E2A-PBX1*（*TCF3-PBX1*）。各种类型形态学和细胞化学特征相似，但免疫表型略有差别，预后不同。除了伴 MLL 重排的 B-ALL/LBL 不表达 CD10 外，其余均表达 CD10、CD19 和 TdT 等典型的母细胞表型，而伴 MLL 重排者通常 CD15 阳性，同时特征性地表达硫酸软骨素蛋白聚糖——神经 - 胶质抗原 2（NG2），年龄小于 6 个月的婴儿患者，预后尤其差；伴 *BCR/ABL1* 易位者通常还表达髓系相关抗原 CD13 和 CD33，但不表达 MPO 和 CD117，预后最差；伴 *TEL-AML1* 易位者表达 CD34，通常也可表达髓系相关抗原（尤其是 CD13），但几乎不表达 CD20、CD19，预后很好；伴超二倍体者通常 CD34 阳性，预后很好；伴亚二倍体及伴 *IL3-IGH* 者无特殊标志物，而伴 *IL3-IGH* 患者循环嗜酸性粒细胞增多；伴 *E2A-PBX1* 者 CD34 阴性，特征性地强表达 CD19，同时胞质 μ 重链通常阳性，预后尚不清楚。

（三）成熟 B 细胞淋巴瘤

1．慢性 B 淋巴细胞性白血病／小淋巴细胞性淋巴瘤（B-CLL/SLL）

过去认为，慢性淋巴细胞白血病（chronic lymphocytic leukaemia，CLL）和小淋巴细胞淋巴瘤（small lymphocytic lymphoma，SLL）为两类不同的淋巴系统疾病，但近年来的研究发现，这两类疾病在细胞形态学、免疫表型和细胞遗传学上有着相似的改变，故 WHO 分类将其归为一类进行讨论。在最新发表的 WHO 分类中将

其定义为在外周血、骨髓、脾和淋巴结中生长的 B 细胞肿瘤，肿瘤细胞形态单一、小、圆形或轻度不规则，混有由淋巴细胞和副免疫母细胞形成的增殖中心，通常表达 CD5 和 CD23。CLL/SLL 在西方的发病率较高，多年来认为我国发病率较低，在诊断时易疏忽，但随着我国老龄化的进程加速，近年来 CLL/SLL 的病例增加明显。全国上传病例统计约占 B 细胞淋巴瘤的 6.4%。

【病理诊断要点】

（1）组织学上，累及淋巴结时表现为肿瘤性小淋巴细胞弥漫浸润，其间散在分布一些浅染的假滤泡结构或增殖中心。在脾，肿瘤主要累及白髓，但也可以累及红髓，假滤泡可见到，但不如淋巴结中明显。骨髓累及时可以结节性、间质性或弥漫性方式分布，很少为小梁旁分布，假滤泡也不易见到。小细胞胞质少，核圆形，染色质颗粒状，无核仁。2% ~ 8% 的病例可进一步发展和转化为弥漫性大 B 细胞淋巴瘤（Richter 综合征），瘤细胞大，成片排列，形态似中心母细胞或免疫母细胞，偶尔 B-CLL 可伴有霍奇金淋巴瘤，表现为 B-CLL 中有散在的 HRS 细胞或其变异型或出现典型 HL 的区域。

（2）B-CLL/SLL 起源于 B 淋巴细胞的恶性转化，因此表达 B 细胞标志物 CD19、CD20、CD21、CD23 和 CD24，并且 HLA-DR（+）、CD10（-）、CD22（-）、CD11c（+/-）、CD25（+/-）及细胞表面 κ 或 λ 轻链的表达。常有 IgM 的少量表达。尽管典型的 B-CLL/SLL 患者具有特征性的 CD5（+）肿瘤细胞，但约 5% 的患者 CD5（-）。CD5（-）的患者预后差于 CD5（+）患者。免疫表型不典型时，FCM 的结果具有参考意义。

（3）70% ~ 80% 的 CLL/SLL 患者诊断时有无痛性的淋巴结肿大，颈部和锁骨上受累较多见，腋窝和腹股沟淋巴结也较常见。肿大的淋巴结质地较硬，高度肿大时可以引起局部压迫症状，影响器官功能。10% 的患者可出现肝肿大，多为轻度肝肿大，轻度肝功异常，多不伴黄疸，如出现肝功能异常，常提示疾病进展；40% 的患者出现脾肿大，多为轻至中度，晚期可达盆腔；结外也可受累，如扁桃体、肠系膜。

【鉴别诊断】在质量好的 HE 切片上，CLL/SLL 的诊断并不困难。但有将增殖中心误认为是生发中心的，故误诊为反应性增生。以表浅淋巴结肿大者，需和慢性淋巴结炎、Kimura 病鉴别。以深部纵隔淋巴结起病者，需与巨大淋巴结增生等病相鉴别。以发热为主要表现者，需与败血症、风湿热、结缔组织病等鉴别。

（1）良性淋巴细胞增多症：见于以下几种原因：

①病毒感染：特别是肝炎、巨细胞病毒、EB 病毒感染、传染性单核细胞增多症。临床上常表现为淋巴结、肝、脾轻度肿大，通过相应的病毒学检查，可以鉴别。

②细菌感染：布鲁杆菌病、伤寒、副伤寒和其他慢性感染，均有其相应的感染病原学诊断和相应的临床表现，可鉴别。

③其他：如自身免疫病、药物和其他过敏反应；甲状腺功能亢进和肾上腺功能不全；脾切除术后等。

（2）B 细胞幼淋巴细胞白血病（B-PLL）：临床表现脾明显肿大，幼淋巴细胞体积较 CLL 细胞大，胞质呈淡蓝色，有一明显核仁。电镜下细胞表面绒毛较 CLL 细胞表面多，细胞表面免疫球蛋白表达水平高。PLL 临床行为较为侵袭，表现为淋巴细胞计数快速增加、巨脾、轻微周围淋巴结肿大及对治疗耐药，两者预后截然不同。

（3）毛细胞白血病：大多数为 B 细胞来源，T 细胞来源者极罕见，与 CLL 为两种不同的疾病。临床上以脾中～高度肿大伴血液中出现典型毛细胞，其含有酸性磷酸酶同工酶 5，非特异性酯酶染色阳性并不被酒石酸所抑制。

（4）与其他小 B 淋巴细胞恶性肿瘤，如淋巴浆细胞淋巴瘤、套细胞淋巴瘤、边缘区淋巴瘤、滤泡性淋巴瘤白血病期相鉴别，免疫组织化学、细胞遗传学及分子生物学检查对鉴别有重要意义。

2. 边缘区淋巴瘤（MZL）

是一类起源于边缘区 B 淋巴细胞的淋巴瘤。包括：黏膜相关淋巴组织结外边缘区淋巴瘤、脾 B 细胞边缘区淋巴瘤及淋巴结边缘区淋巴瘤。

（1）黏膜相关淋巴组织结外边缘区淋巴瘤（MALT 淋巴瘤）

MALT 淋巴瘤是发生在黏膜相关淋巴组织的 B 细胞淋巴瘤，包括先天存在和后天获得的淋巴组织两种，前者在生理情况下存在于肠道的淋巴组织（如 Peyer's 小结），后者是由炎症造成，如 HP 性胃炎；或为自身免疫性，如桥本甲状腺炎或与干燥综合征相关的唾液腺炎。在这些长期淋巴组织反应性增生的情况下，多种原因导致的病理性克隆性增生可以逐渐取代正常淋巴组织，发展为 MALT 淋巴瘤。MALT 淋巴瘤的概念由 Isaacson 和 Wright 在 1983 年首次提出。结外发生的淋巴瘤大部分是 MALT 淋巴瘤，发病率在非霍奇金淋巴瘤中居第三位，且有逐年上升的趋势。我国统计其约占 B 细胞淋巴瘤的 10.3%。它往往发生在正常情况下缺少淋巴组织的脏器如胃、甲状腺、肺和涎腺等部位，在外界刺激下，获得性淋巴组织发生淋巴瘤。由于胃 MALT 淋巴瘤最为常见且研究得最多，因此成为所有 MALT 淋巴瘤的范例。目前研究结果表明，胃 MALT 淋巴瘤与幽门螺杆菌（HP）感染密切相关，在 BCL-10 蛋白水平检测的监控下，抗 HP 治疗已经取得了可观的疗效。

【病理诊断要点】

①肿瘤细胞类似于滤泡生发中心细胞（中心细胞样细胞）、小淋巴细胞或单核样 B 细胞。中心细胞样细胞（边缘区细胞）有宽广淡染的胞质，不规则的核，可浸润生发中心，或生发中心萎缩形成滤泡克隆化。伴或不伴有 Dutcher 小体的浆细胞分化。单核样 B 细胞的体积略大于中心细胞样细胞，胞质宽、淡染，核圆形。总之瘤细胞体积小、胞质少，很少见到有核仁的细胞。

②瘤细胞浸润上皮或腺体内，形成淋巴上皮病变。在胃肠道，瘤细胞一般浸润较浅，也可见到浸润管壁深层者。

③临床惰性进展，极少发生系统性播散。有再发其他黏膜相关淋巴组织淋巴瘤的趋势。

④许多患者有自身免疫性疾病或感染性疾病病史。

⑤肿瘤细胞常表达细胞表面单克隆免疫球蛋白（通常是 IgM 型）、CD20、CD21 等抗原，而不表达 CD5、CD10 和 CD23 等抗原。但没有较特异的标志物。

⑥常见的细胞遗传学异常是 3 号染色体三体、t（11；18）和 t（1；14）。诊断 MALT 淋巴瘤形态学很重要，染色体异常的检测具有诊断意义。

⑦胃 MALT 淋巴瘤占全部 B 细胞淋巴瘤的 7% ～ 8%，至少占原发性胃淋巴瘤的 50%。病变主要在胃窦和胃体，在内镜下主要有 3 种表现，即弥漫型、溃疡型、息肉或结节型。弥漫型的特点是：黏膜皱襞粗大或不规则，表面呈颗粒状或结节样不平，可有糜烂，组织脆，易出血。溃疡型：大而深的溃疡或多发溃疡，溃疡表面高低不平，苔污秽，可见陈旧性出血，触之易出血，溃疡周边隆起，结节不平，呈围堤状；结节型：巨大腔内高低不平之肿物，表面可有浅溃疡或糜烂，周围皱襞略呈放射状或形成巨大皱襞。内镜活检确诊率高达 73.2% ～ 84.2%。 肠 MALT 淋巴瘤病变形态多样，包括肿块型、溃疡型、浸润型、多中心性病变等。

⑧目前，非胃肠 MALT 淋巴瘤分期采用 Ann-Arbor 临床分期标准，胃肠 MALT 淋巴瘤由于多在同一器官内浸润，Ann-Arbor 临床分期标准难以明示浸润情况，故分期采用《Musshoff 胃肠道非霍奇金淋巴瘤分期系统》（1994 年修改）：

Ⅰ期　肿瘤局限于胃肠道在横膈一侧，无淋巴结转移。

　Ⅰ1　病变局限于黏膜层和黏膜下层

　Ⅰ2　病变累及肌层、浆膜及浆膜下

Ⅱ期　肿瘤从 GI 病变部位侵及腹腔，淋巴结受累。

　Ⅱ1　引流区淋巴结转移（胃旁淋巴结）

　Ⅱ2　远处淋巴结转移（肠系膜、腹主动脉旁、腔静脉旁或腹股沟等膈下淋巴结）

　ⅡE　病变穿透浆膜累及邻近器官或组织（应注明累及的器官和部位，如：ⅡE 胰、ⅡE 结肠、ⅡE 后腹壁等）。

Ⅲ期　肿瘤局限于胃肠道有 / 或横膈两侧淋巴结转移。

Ⅳ期　肿瘤巨大，伴有或不伴有淋巴结转移和弥漫性非胃肠道器官或组织累及。

【鉴别诊断】

①胃肠道其他 B 细胞淋巴瘤：临床表现及病理特征不同，年龄多在 50 岁以下，多为Ⅱ E2 期以上，恶性程度较高，进展快，症状重，幽门螺杆菌阴性；影像学表现不同，多呈大息肉样结节、肿块及较大溃疡，CT 及 MRI 多示胃肠道壁明显环形增厚，可有瘘

道形成，多有腹内淋巴结肿大。肿瘤细胞体积中等或较大，胞质明显，核圆形，有多少不等的核仁，分裂象易见。瘤细胞浸润胃肠道壁的深层。瘤细胞高表达 Ki-67，提示增殖活跃，P53 高表达均提示不良预后。胃的弥漫性大 B 细胞淋巴瘤 HP（+）者，经规范抗 HP 治疗后溃疡也可消失。

②胃肠道癌：两者临床表现不同，癌恶性程度高，病程长，进展快，症状严重，幽门螺杆菌阴性；影像学表现不同，癌为非黏膜下肿瘤，多为单发，多表现为肿块及边界清晰的大溃疡。

③慢性胃炎的淋巴组织增生：两者的基本组织学形态相似，此时细胞单克隆性的确定对肿瘤的诊断具有决定意义。轻链限制已经作为诊断 B 细胞淋巴瘤的一个诊断标准。原位杂交可将组织形态学与基因表达的观察相结合，与前相比结果较为可靠。另外 MALT 淋巴瘤用 PCR 方法扩增其 IgH 基因，可出现单克隆基因重排。

④其他小细胞的 B 细胞淋巴瘤：除临床症状外，形态上有一定的特点，免疫组化检测有一定的辅助诊断意义（见表 32-8）。

⑤与其他部位的 MALT 淋巴瘤鉴别：甲状腺、涎腺部位的 MALT 淋巴瘤的诊断要特别注意与非肿瘤性增生鉴别，如干燥综合征，增生的淋巴细胞可以弥漫性浸润于周围组织中，细胞可以单一性，也可出现少量生发中心母细胞转化。增生细胞的单克隆性检测尤为重要，密切随访是很好的避免和减少误诊的方法。

表 32-8　小 B 细胞淋巴瘤的鉴别诊断

类型	淋巴上皮病变	CD20	CD5	CD10	CD23	cyclin D1	CD43	CD138	BCL-2
MALToma	+	+	−	−	−	−	+/−	−	+
FL	−	+	−	+	−	−	−	−	+
MCL	−	+	+	−	−	+	+	−	+
LPL	−	−	−	−	−	−	−	+	+
B-CLL/SLL	−	+	+	−	+	−	+	−	+

注：MALToma=MALT 淋巴瘤；FL= 滤泡性淋巴瘤；MCL= 套细胞淋巴瘤；LPL= 淋巴浆细胞淋巴瘤；B-CLL/SLL= 慢性 B 淋巴细胞白血病 / 小淋巴细胞性淋巴瘤。

（2）脾 B 细胞边缘区淋巴瘤（SMZL）

是一种低度恶性的小淋巴细胞疾病，其特征是肿瘤性的小淋巴细胞包围并取代脾白髓生发中心，使滤泡套区消失，并与周围（边缘）区融合，周围区细胞较大，散在转化的母细胞。肿瘤性小淋巴细胞和较大的周围区细胞都浸润红髓。肿瘤细胞通常局限于脾，有时可侵及骨髓与外周血，但很少转移至外周淋巴结与其他结外组织。临床进程呈惰性。

【病理诊断要点】

①肉眼观：肿瘤细胞浸润于红髓和白髓的滤泡边缘区，呈结节状，结节中心以小细胞为主，较大细胞分布在结节外周，形成特征性的双带状结节结构。这是确诊为本病的主要证据。在血液中，细胞主要以小圆形淋巴细胞为主，并有浆细胞、中心细胞样的细胞和绒毛（短而有极性）淋巴细胞。具有明显胞质的边缘区细胞不明显。如果绒毛淋巴细胞超过总淋巴细胞数的 20%，就诊断为边缘区淋巴瘤伴有毛细胞性白血病（SLVL）。

②典型的 SMZL 的免疫表型是：SmIgM（+），SmIgD（+/–），B 细胞抗原（CD20、CD79a、CD22、FMC7）阳性，CD5（–）、CD10（–）、CD23（–）、CD43（–/+）、CD103（–）、BCL-2（+）、cyclin D1（–）。但是在少数病例中，可以存在 CD5（+）或 CD23（+），有时 cyclin D1（+）。这说明这种疾病的一些病例很像 MCL 或 B-CLL/SLL。

③B 细胞抗原受体基因免疫球蛋白重链和轻链有重排，且多数病例有体细胞突变，部分为正在进行的体细胞突变，表明其生发中心后 B 细胞起源的特征。

目前尚未发现脾边缘区淋巴瘤所特有的遗传学异常。但细胞遗传学检测有 40% 的病例存在染色体 7q21～32 等位缺失。在外周血有绒毛淋巴细胞的脾边缘区淋巴瘤中，存在由于 7q 易位而使位于 7q21 的 CDK6 基因表达失控的情况。无 BCL-2 基因重排及 t（14；18），亦无 BCL-1 基因重排及 t（11；14）。但可出现 BCL-6 基因的重排。在同样起源于边缘区细胞的 MALT 淋巴瘤中存在的特异性染色体易位 t（11；18）/API2-MALT1、t（14；18）（q32；

q21）/IgH-MALT1，并不出现在脾边缘区淋巴瘤中。但在MALT淋巴瘤中出现的3号染色体三体等染色体数目异常的遗传学改变可在脾边缘区淋巴瘤中出现。

④临床上多发于老年患者，多有贫血症状，脾肿大为最常见的体征，少有肝和淋巴结肿大。外周血与骨髓可见淋巴细胞明显增高，伴或不伴有绒毛淋巴细胞；常伴有单克隆免疫球蛋白血症。

【鉴别诊断】

需与B-CLL/SLL、淋巴浆细胞淋巴瘤、套细胞淋巴瘤、滤泡性淋巴瘤等相鉴别，参见表32-8。

（3）淋巴结边缘区淋巴瘤（NMZL）

是指原发于淋巴结的边缘区形式的惰性B细胞淋巴瘤。在形态上与MALT淋巴瘤或脾B细胞边缘区淋巴瘤相似，但没有淋巴结外或脾的疾病。

【病理诊断要点】

1）大多数淋巴结边缘区淋巴瘤在低倍镜下即可引起注意。此时，界清或不清的斑片状淡染区存在于淋巴结滤泡间区及滤泡边缘区，80%的病例可见到或多或少的残存滤泡。斑片状淡染区的肿瘤细胞为中等大小、胞质丰富淡染的单核样B细胞，核圆形或不规则形，核染色质略粗，通常有小而孤立的核仁。有些病例中可见转化的母细胞（母细胞样大细胞）散在分布于单核样B细胞中，并可见数量不等的浆细胞（肿瘤细胞的浆细胞样分化）。通常可找到少量的中性粒细胞，少数情况下也可见到一些上皮样细胞。当母细胞样大细胞增多时，可能转化为弥漫大B细胞性淋巴瘤。

2）鉴于生长方式及免疫表型的不同，淋巴结边缘区淋巴瘤可分为两个不同的类型：

①MALT型：此型占多数，显示MALT淋巴瘤的形态学及免疫表型特征。带有单核样B细胞/边缘区分化，生长多呈窦周和血管周围浸润方式，残存生发中心带有相对完好的套区。肿瘤细胞IgD阴性，44%的患者临床上有结外受累情况。

②脾型：相似于脾边缘带淋巴瘤的形态学及免疫表型特征。多形性肿瘤细胞围绕残留生发中心生长，缺乏或仅有变窄模糊的套

区，肿瘤细胞 IgD 阳性，诊断时通常处于早期（Ⅰ、Ⅱ期），没有脾的受累。

3）肿瘤细胞 CD5、CD10、CD23 阴性，80% 的病例 BCL-2 弱表达。大多数病例与 MALT 淋巴瘤的免疫表型相似，IgD 阴性；一些病例则与脾边缘带淋巴瘤者相似，IgD 阳性。

4）淋巴结边缘区淋巴瘤的遗传学异常部分与 MALT 淋巴瘤或脾 B 细胞边缘区淋巴瘤一致，如部分或整个 3 号染色体三体等，表明三者的组织起源的相似性。但淋巴结边缘区淋巴瘤不存在 MALT 淋巴瘤特异性染色体易位，如 t（11；18）/API2-MALT1、t（14；18）（q32；q21）/IgH-MALT1 等。

【鉴别诊断】

依据其病理组织学特点、免疫组化和分子生物学检查，需要与具有边缘区形式的其他淋巴瘤进行鉴别诊断：

①滤泡性淋巴瘤的周围有单核样 B 细胞围绕时需鉴别；

②有增殖中心的 CLL，此种结构需与 MZL 鉴别；

③具有边缘区细胞分化特征的套细胞淋巴瘤；

④良性单核样 B 细胞增生，但中心有分化良好的淋巴滤泡可资鉴别。

除了形态学特点可以协助鉴别诊断外，免疫组化检测也非常重要，如 cyclin D1（+）可以鉴别 MCL，CD23（+）和 CD5（+）有助于鉴别 B-CLL/SLL。

3．滤泡性淋巴瘤（FL）

是一类生发中心 B 细胞起源的淋巴瘤，为成人常见的一种低度恶性淋巴瘤，在世界范围内占所有新发 B 细胞淋巴瘤的 22%，在美国占 35%，我国上传病例统计约占 8.3%。在美国淋巴瘤登记组登记的淋巴瘤患者中，低度恶性组中 70% 为 FL，此病好发于成年人，平均发病年龄为 59 岁，男女比例为 1:1.7，20 岁以下发病者比较少见，临床上多为惰性进展。

【病理诊断要点】

（1）FL 主要发生于淋巴结内，但也可侵及脾、骨髓并可累及外周血及结外组织。90% 以上的 FL 中可见瘤细胞形成滤泡样结构，滤泡大小、形态常较一致。滤泡主要由中心细胞和中心母细胞构成，套区常缺如，淋巴窦结构消失，瘤细胞可侵犯至被膜外。WHO 根据中心母细胞的数目对 FL 进行分级，具体标准见表 32-9。

表 32-9　滤泡性淋巴瘤的分级

级别	标准
Ⅰ级	0~5 个中心母细胞 /HPF[①]
Ⅱ级	6~15 个中心母细胞 /HPF
Ⅲ级	＞ 15 个中心母细胞 /HPF
Ⅲ A 级	仍有中心细胞
Ⅲ B 级	中心母细胞实性成片
生长模式	**滤泡百分比**
滤泡型	＞ 75%
滤泡和弥漫型	25%~75%
局灶滤泡型	＜ 25%
弥漫型	0

①HPF= 高倍视野（物镜 40×）。需注意的是，使用不同目镜的显微镜，高倍视野的面积不同，计数 10 个高倍视野后，需要除以不同的数值，以达到相同的视野面积（0.159 mm²）。表 32-9 中指的是目镜为 18 mm 视野的显微镜，高倍视野的面积为 0.159 mm²，计数 10 个高倍视野后，除以 10 即可；如用的是目镜为 20 mm 视野的显微镜，计数 10 个高倍视野后除以 12；如目镜为 22 mm 视野，计数 10 个高倍视野后除以 15；如目镜为 25 mm 视野，计数 10 个高倍视野后除以 20。不同显微镜的视野数值，一般都标注在目镜上。

（2）滤泡型可向弥漫型转化，而弥漫型不会逆转为滤泡型。呈弥漫型生长的Ⅲ级 FL 应诊断为 DLBCL。对于很小的活检组织，应注意滤泡结构的缺乏可能是由于取样的误差。

（3）FL 的瘤细胞有 CD19（+）、CD20（+）、CD22（+）；大部分病例 sIg 重链 μ（+），在小部分病例中尽管无 Ig 重链的表达，但 pan-B 抗原标记仍为阳性。此外，至少部分肿瘤细胞可表达 BCL-6；约 60%FL 肿瘤性滤泡中心细胞可有 CD10（+），且滤泡中细胞的阳性常强于滤泡间区瘤细胞的表达；BCL-2（+）见于大部分病例，尤其是 FL Ⅰ级和Ⅱ级有很高的阳性表达，Ⅲ级的阳性率一般为 50% 左右；弥漫型 FL Ⅲ级常可有 CD43（+）；高水平的可溶性 CD44 和 CD54 为预后不良因子。

（4）几乎所有的 FL 均有细胞遗传学异常，其中 t（14；18）（q32；q21）染色体易位为其最具特征性的异常，见于 75% ~ 90% 的病例。BCL-2 蛋白是一种抗凋亡蛋白质，其过度表达导致 B 细胞存活时间延长。在 FL 中常可见多种染色体异常存在，常见的有染色体 1、2、4、5、13、17、18 等的异常。10% ~ 40% 的 B 细胞淋巴瘤存在 6q23 ~ 26 的异常，在 FL 中，这也是与 t（14；18）（q32；q21）伴发的最常见的二次突变。在部分最终转化为 DLBCL 的 FL 中可见 9p15 及 16 位点的缺如或其他异常改变。此外，目前认为 P53 基因突变与 FL 的高恶转化有关。

（5）变异型：包括儿童滤泡性淋巴瘤、原发性肠道滤泡性淋巴瘤、滤泡内瘤变 /"原位"滤泡淋巴瘤及其他结外滤泡性淋巴瘤。儿童 FL 通常为早期病变，病变常局限、缺乏 BCL-2 的表达和 t（14；18）染色体易位、常为Ⅲ级，预后较好。原发性肠道 FL 大多见于小肠，最常累及十二指肠，病灶多局限，预后较好。滤泡内瘤变 /"原位" FL 的诊断需借助 BCL-2 的染色，需建议临床注意其他部位是否存在 FL 病变。结外 FL 的组织形态学、免疫表型和遗传学特点上大多与淋巴结 FL 相似，通常表现为局限性结外病变，系统性复发少见，可见于几乎所有的结外部位：

①脾：白髓内淋巴小结数量增多、体积增大，主要由形态一致的中心细胞样细胞和中心母细胞样细胞构成，与结内 FL 的表现相似。

②原发于皮肤的滤泡中心淋巴瘤：在高恶的结内 FL 常可伴有皮肤及其他软组织的受累，但 FL 也可原发于皮肤，即原发性皮肤滤泡中心细胞淋巴瘤，这也是原发于皮肤的 B 细胞性淋巴瘤中最常见的类型。瘤细胞浸润主要在真皮中部和皮下组织，早期沿血管和附属器周围呈片状或滤泡方式，晚期多呈弥漫方式分布。

滤泡性生长的病例 CD10 常为阳性，而在弥漫性病例中常为阴性；大多数病例不表达 BCL-2 或仅在少数细胞弱阳性表达。需要注意的是，当肿瘤性 B 细胞同时表达 BCL-2 和 CD10 时，应高度怀疑是淋巴结滤泡性淋巴瘤继发累及皮肤。

【鉴别诊断】

（1）淋巴结感染性疾病：可有淋巴结增大，多是由于病毒如传染性单核细胞增多症、猫抓热、结核、弓形虫、真菌感染引起的反应性淋巴结增生，可自行消退。另外一些免疫性疾病也可引起局限性淋巴结肿大，需做病理活检鉴别。

（2）巨大淋巴结增生：

1）FL 中正常淋巴结结构常部分甚至完全消失，被大小、形态较一致的肿瘤性滤泡取代，套区结构通常不完整，甚至可完全消失，易与反应性增生区别。在不少病例中，肿瘤性滤泡大小及形态也可有很大的差别，并可保留部分套区结构。若出现以下五点，则 FL 的可能性较大：

①局部可见大小形态较一致、排列紧密的滤泡样结节；

②滤泡内为单一的中心细胞样细胞；

③滤泡结节突破包膜向外侵犯；

④淋巴结内出现硬化灶，特别是弥漫性硬化；

⑤淋巴结内及其周围组织内见到中心细胞沿小或中静脉管壁浸润。

2）在反应性滤泡增生的滤泡中可见较多核分裂象、巨噬细胞及凋亡细胞，这在 FL 中少见，故当出现较多这些细胞时，诊断为反应性滤泡增生的可能性较大。

3）BCL-2 免疫组化染色在一定程度上有助于鉴别，FL 的滤泡中心细胞均有表达，而良性增生时则阴性。

4）PCR 及 Southern blot 对 Ig 或 BCL-2 基因重排检测也有一定的帮助，如果检测出滤泡内细胞呈单克隆增生则为 FL。如果上述方法仍不能明确诊断，可行双侧髂骨骨髓活检，因为大部分的 FL 均可有骨髓侵犯。此外，对难以诊断的病例应行多次的淋巴结活检。

（3）MCL：MCL 的瘤细胞浸润滤泡，可以形成套区增生的结构，也可以呈弥漫性，瘤细胞体积中等偏大，cyclin D1（+）为特异性标记。

(4) CLL/SLL：淋巴结内 CLL/SLL 常出现假滤泡结节而易与 FL 混淆。假滤泡结节大小形态一致，并均匀分布在一致性小细胞的背景内，与周围界限不清，呈浸润性生长。CLL/SLL 中瘤细胞分级尚清，从小淋巴细胞到前淋巴细胞到副免疫母细胞。免疫表型也有助于鉴别，CLL/SLL 常 IgD（+）、IgM（+）、CD5（+）、CD43（+），而大部分 CD10（-）；FL 瘤细胞 BCL-2 阳性表达及 BCL-2 基因重排的检测也有助于鉴别。

(5) 结内 NLPHL：NLPHL 有时可出现转化生发中心，而 FL 中偶可见异型大细胞，故两者有时容易混淆。最重要的鉴别点在于背景细胞在 NLPHL 表现为多种淋巴细胞增生，而 FL 中主要为小 B 细胞的增生。此外，FL 中大的异型细胞数量较少，且免疫组化染色 EMA（-），但生发中心细胞 CD10（+）；而 NLPHL 中异型大细胞多见，且 EMA（+）、CD10（-）。

4．套细胞淋巴瘤（MCL）

是一类较少见的小 B 细胞淋巴瘤，占全部 NHL 的 5% ~ 10%。国内上传病例统计 MCL < 5%。其临床表现呈侵袭性，对化疗反应差、预后不良。免疫表型为 CD5（+）、CD19（+）、CD20（+），而 CD23（-）、CD10（-）、CD11c（-），尤其是 cyclin D1（+）为套细胞淋巴瘤特征性改变。

【病理诊断要点】

(1) MCL 的瘤细胞起源于初级滤泡或次级滤泡套状区的幼稚前生发中心细胞，淋巴结和结外均可受累。其主要有两种基本的细胞学类型：典型的 MCL 和母细胞化的 MCL。

①淋巴结内 MCL：在典型的 MCL 中，瘤细胞可呈套区型、结节型或弥漫型增生，或混合存在。套区型 MCL 中可见淋巴结正常结构被破坏，瘤细胞围绕正常生发中心使套区明显增宽，细胞层次增多；结节型 MCL 可见瘤细胞侵入生发中心，使生发中心消失，形似滤泡性淋巴瘤的滤泡样结节；弥漫型 MCL 可见淋巴结由单一弥漫的小~中淋巴细胞替代，结节消失。在典型的 MCL 中，尽管各病例的细胞形态表现有所不同，但肿瘤细胞形态较单一，由小到中等大的细胞组成，瘤细胞稍大于正常淋巴细胞，核轻度不规则或

有裂沟，染色质致密，核仁不明显，胞质少。未见转化大细胞和浆样分化。瘤细胞间见散在分布的滤泡树突细胞、组织细胞，这些组织细胞的形态有一定的特异性，胞质丰富、粉染，一般不见吞噬的细胞碎片。此外，若出现均匀红染的玻璃样变物质沿小血管周围沉积，对 MCL 的诊断具有提示意义，特别是对行穿刺活检的少量组织。

母细胞转化的 MCL 是更具有侵袭性的 MCL 的变异型，出现母细胞转化后，可见淋巴结正常结构破坏，为单一弥漫的小到中等大小的肿瘤细胞取代，并可见灶性或片状体积较大的肿瘤细胞，胞质较丰富，核增大，核膜清晰，有中小核仁，很像中心母细胞样（CCL）细胞，也可出现形态不规则的大细胞，瘤细胞较大，染色质分散，见小核仁，核分裂象多，类似淋巴母细胞，但从不会像浆母细胞。MCL 中核分裂象不多见，一般不到 20 个 / HPF，但在母细胞化中可见数量显著增加。

②淋巴结外 MCL：50% ~ 80% 的病例有骨髓浸润，浸润的模式可为小结、间质或小梁旁。在一些病例中尚可见弥漫性浸润。骨髓有无浸润与本病预后无关。除骨髓外，脾、胃肠道、Waldeyer's 环、肝和中枢神经系统等均可累及。脾受累见于 30% ~ 60% 的病例，并可成为该病的唯一受累部位。患者脾常有肿大，多见于套区型，切面可见弥漫分布的小结节。镜下多表现白髓受累，为异型肿瘤细胞增生浸润，有时尚可见残留的生发中心，但边缘区常消失，在小的白髓小结内也可见残留的边缘区，但仔细观察可见瘤细胞浸润。红髓内见不同程度的瘤细胞呈结节样浸润，有助于诊断。10% ~ 20% 病例可有胃肠道的累及，表现为淋巴瘤样息肉病，多见于大肠，但小肠各段也可见，其特征是肠内多发性小息肉，甚至小到肉眼难见，镜下为肠黏膜下多发性小结节。Cyclin D1 的表达以及 BCL-1 的重排有助于诊断。

（2）瘤细胞通常表现为单克隆的 B 细胞标记阳性，几乎都有 sIgM 表达，sIgD 也常阳性，此外，约 20% 的病例出现 sIgG 和 sIgM 同时阳性。免疫球蛋白轻链 κ：λ 比值倒置，λ 链单克隆性增生见于约 60% 的患者，但残留生发中心表现为多克隆性增生。瘤细胞较为特征性的免疫表型为 CD5（+）、CD19（+）、CD20（+）、cyclin D1（+），而 CD23（-）、CD10（-）、CD11c（-）。少数病例中瘤细胞可出现 T 细胞标记如 CD43 和 Leu-8 阳性，但其他的 T 细胞标记通常为阴性，但也有报道说 CD8 也可有阳性表达。

（3）t（11；14）（q13；q32）易位是 MCL 最具特征性的细胞遗传学异常，可见于 50%～70% 的病例中。在高恶的 MCL 即母细胞化型中，瘤细胞染色体可出现多倍体，后者的出现也预示临床会呈侵袭性进展。在 MCL 患者中可检测到 INK-4 家族（p15、p16、p18 和 p19）以及 CDK 抑制因子 p21/p27 基因缺失、突变或不表达以及 p53 基因的丢失和突变。

【鉴别诊断】

（1）B-CLL/SLL：瘤细胞小，圆形，较规则，存在由前淋巴细胞和副免疫母细胞构成的增殖中心。CLL/SLL 表达 CD5 和 CD23，但不表达 cyclin D1。

（2）FL：肿瘤由中心细胞（核比 MCL 的瘤细胞更不规则）和中心母细胞混合组成，后者不存在于 MCL 中。FL 瘤细胞表达 CD10，不表达 CD5、cyclin D1 和 CD43。

（3）MZL：中等大小细胞，核不规则，胞质丰富、淡染，偶见大转化细胞。多累及窦间或围绕在良性生发中心及套区周围，表达全 B 抗原，不表达 cyclin D1。

（4）LBL：易与 MCL 的母细胞变型混淆，但 LBL 的瘤细胞核较圆些，染色质更细致，核分裂象更多，散布在瘤细胞之间的组织细胞有明显吞噬活性，产生"星空"图象。大多数 LBL 为 T 细胞表型，表达全 T 细胞抗原（CD3、CD45RO，CD43），B-LBL 虽表达全 B 细胞抗原，但不表达 sIg。此外，LBL 表达 TdT，不表达 cyclin D1。临床上，LBL 好发于儿童和年轻人，常累及纵隔，也有助于与 MCL 鉴别。

5．弥漫性大 B 细胞淋巴瘤（DLBCL）

由弥漫浸润的、大的转化淋巴样细胞组成的淋巴瘤，可能来自滤泡中心 B 细胞或非生发中心 B 细胞。瘤细胞核的体积比小淋巴细胞大两倍以上，属于高度侵袭性淋巴瘤。是欧美最常见的 NHL，占所有成人 NHL 的 30% ～ 40%。在我国也很常见。其原因目前尚不清楚。通常是原发性的，但也可由惰性淋巴瘤（如 FL、CLL/SLL、MZL、NLPHL）进展或转化而来，有一些病例发生于一组自身免疫性疾病或免疫缺陷的基础之上。

【病理诊断要点】

（1）典型 DLBCL 的淋巴结受累可为完全性、部分性、滤泡内、窦样或几种形式混合。结外软组织及血管浸润常见，可观察到广泛或清晰的硬化带（一些病例伴有明显的硬化，形成分隔结节或"印度兵"排列）。肿瘤细胞为大的转化淋巴细胞，体积在不同的病例或同一病例中可有很大不同，核大于反应性组织细胞的核，呈圆形、椭圆形或不规则折叠，染色质空泡状或粗颗粒状，常有核仁，核仁大小不等、嗜碱或嗜酸性、一个或多个、靠近核膜下。胞质中等量或丰富，可透明、淡染或嗜双色。可见类似于 HRS 细胞的多叶核细胞或奇异细胞。核分裂象易见。可以是单一形态的免疫母细胞为主，也可有富于 T 细胞 / 组织细胞型或间变性大细胞型 DLBCL，形态变异较大。

（2）基因表达谱（GEP）研究显示，弥漫性大 B 细胞淋巴瘤起源于三类细胞：生发中心 B 细胞（GCB）、活化的外周血 B 细胞和第三种细胞，大多将第三种细胞和活化 B 细胞归为非生发中心 B 细胞（non-GCB）。众多的研究结果显示，GCB 型预后较好，non-GCB 型预后较差。所以在诊断时必须尽可能明确细胞起源，可参照 Hans 模型选用 CD10、BCL-6、MUM-1 三种重要的标志物进行判别（见图 32-1）。2008 年改良的 Choi 模型（见图 32-2），增加了 GCET-1 和 FOXP-1 两种标志物，可将免疫组化分型与 GEP 结果的符合率从 80% 提高到 93%，值得推广使用。

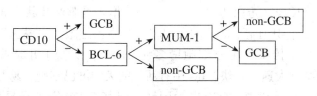

图 32-1　Hans 模型

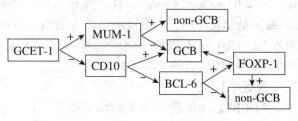

图 32-2　Choi 模型

（3）弥漫性大 B 细胞淋巴瘤表达多种全 B 细胞标志物，如 CD19、CD20、CD22、CD79a，但可能会丢失其中的一种或几种。绝大多数的间变性大 B 细胞淋巴瘤有 CD30 蛋白表达。有很高比例的病例出现 BCL-6 蛋白的核表达。少部分病例有 P53 蛋白的表达，通常与 P53 基因突变相关。Ki-67 的表达阳性率一般在 40% 以上，少数病例瘤细胞的表达率超过 90%。P53 和 Ki-67 为独立不良预后指标。作者实验室多年的研究显示，BCL-2 在非生发中心的 DLBCL 表达，提示预后不良。

（4）临床上有 8 种特殊临床亚型：慢性炎症相关的弥漫性大 B 细胞淋巴瘤、淋巴瘤样肉芽肿、原发性纵隔（胸腺）大 B 细胞淋巴瘤、血管内大 B 细胞淋巴瘤、ALK 阳性的大 B 细胞淋巴瘤、浆母细胞性淋巴瘤、起源于 HHV-8 相关的多中心性 Castleman 病的大 B 细胞淋巴瘤、原发性渗出性淋巴瘤。

【鉴别诊断】

（1）坏死性淋巴结炎：年轻女性多见，且病变属自限性。淋巴结可见在细胞片状增生基础上的凝固性坏死，伴有数量不等的活化细胞，有时见侵犯至包膜外。但有时仅见明显的碎屑样坏死，周围可见明显的组织细胞反应。而 DLBCL 的坏死周围不见显著组织细胞反应。蛋白质水平检测证明，增生细胞和片状坏死为 CD68（+）的组织细胞，活化的大细胞有 B 淋巴细胞和 T 淋巴细胞。

（2）传染性单核细胞增多症（IM）：多发于儿童或青少年，淋巴结肿大速度较快，IM 中有活化的大的淋巴细胞，易与 DLBCL 混淆，且此细胞 CD30 也为阳性，但其 CD30 染色呈异质性，即

CD30 表达的强弱有差异，而 DLBCL 免疫组化呈同质性。此外，IM 的淋巴结结构不完全破坏，可见明显的窦索结构。大细胞的异型性也不明显。一般可以随访到感染的病史。

（3）间变性大细胞淋巴瘤（ALCL）：标志性细胞有助于鉴别，但免疫组化的方法更具鉴别意义。

（4）Burkitt 淋巴瘤（BL）：BL 可见明显的"星空"现象，但细胞体积没有 DLBCL 大，且细胞形态较单一，核分裂象极多。但在介于 DLBCL 和 BL 的淋巴瘤鉴别难度增大，需要 FISH 检测 c-myc 协助确诊。尤其是在儿童。

（5）转移癌或恶性黑色素瘤：单纯形态学鉴别困难，但用免疫组化的方法来鉴别则容易得多。

6. 原发纵隔（胸腺）大 B 细胞淋巴瘤

原发纵隔（胸腺）大 B 细胞淋巴瘤发生于纵隔，有其独特的临床、免疫表型以及基因学特征。

【病理诊断要点】

（1）形态学上表现为数量不等的纤维分隔，其间肿瘤细胞弥漫性增生浸润。大多数肿瘤细胞胞质丰富、淡染。

（2）肿瘤细胞表达 B 细胞标志物，如 CD19 和 CD20，可检测到 Ig 基因重排，即使在无 Ig 蛋白表达时亦可。有研究提示原发纵隔（胸腺）大 B 细胞淋巴瘤 CD23 常（+）。

（3）经常可以检测到超二倍体核型（位于 9 号染色体短臂）以及 REL 基因扩增，提示此型是与发生在其他部位的弥漫性大 B 细胞截然不同的一种亚型。

（4）好发于青年女性，男女之比为 1 ∶ 2，临床表现独特，为前纵隔增大的肿块而引起的症状，包括胸痛、咳嗽和呼吸困难，50% 病例出现上腔静脉综合征，33% 病例出现胸腔和心包积液。常可直接扩展到颈部淋巴结。

【鉴别诊断】

（1）恶性纤维组织细胞瘤：除类圆形细胞外，尚可见梭形肿瘤细胞。但免疫组化瘤细胞 LCA（-）、CD20（-）、CD3（-）、CD68（+）有助于除外淋巴瘤的诊断。

(2) HL: 发病年龄相近，但胶原带更宽，大的瘤细胞表达 CD30、CD15、LMP-1 助于 HL 的诊断。

(3) 低分化胸腺癌：仔细寻找可以找到瘤细胞成团排列，且细胞表达 EMA、CK 等上皮性标志物。

7. 血管内大 B 细胞淋巴瘤

血管内大 B 细胞淋巴瘤在过去曾被误认为起自内皮细胞，现已知是 B 细胞起源。好发于中老年人，多见于皮肤与神经系统小血管，也可侵犯肾、肺、肾上腺、胃肠道和软组织，但淋巴结、脾、骨髓和周围血很少受累。临床表现为皮肤多发性硬红斑或结节。瘤细胞充满血管腔引起血管扩张或血管堵塞，导致组织缺血或梗死。肿瘤细胞通常表达 B 细胞相关抗原，如 CD19、CD20、CD22、CD79a。个别病例可有 CD5 的共表达。大多数病例有 Ig 基因重排，罕见 T 细胞受体基因重排。此型淋巴瘤对化疗反应差，通常病情进展迅速，患者短期内死于肿瘤。

8. 原发性渗出性淋巴瘤

当大 B 细胞淋巴瘤表现为浆液性渗出而不是实体瘤时为原发性渗出性淋巴瘤，起源于后生发中心 B 细胞。与人疱疹病毒 8（HHV-8）/卡波西肉瘤疱疹病毒（KSHV）感染相关，大多数见于 HIV 感染。同时也在接受过同种异体移植术的无 HIV 感染的患者中发现过。表现为胸、腹及心包腔渗出液出现大 B 细胞，预后很差，中期生存少于 6 个月。此类型非常少见。

【病理诊断要点】

(1) 肿瘤细胞大小不一，可有免疫母细胞或浆母细胞样分化，又可以伴有间变性分化。肿瘤细胞核大，圆形或不规则形，核仁明显。胞质丰富，个别细胞内可有嗜碱性空泡。浆样分化的肿瘤细胞中可见核周空晕。胸膜活检显示肿瘤细胞附着在胸膜表面，混杂在纤维素之间，偶尔浸润胸膜。需要与弥漫性大 B 细胞淋巴瘤伴发的脓胸相鉴别。

(2) 肿瘤细胞通常表达 LCA，但一般不表达全 B 细胞标记，如 CD19、CD20 和 CD79a，表面和胞质 Ig 亦缺如。有 Ig 基因重排及突变，一些病例亦有 T 细胞受体基因重排，尚未检测出特征性的染色体异常。大多数病例 EBV-EBER 原位杂交阳性，尤其是那些 HIV 阴性的老年患者。

9. Burkitt 淋巴瘤（BL）

Burkitt 淋巴瘤常见于非洲，儿童多见，呈地方流行性，也有世界其他地方的散发。本病与 EB 病毒感染高度相关，细胞遗传学涉及 myc/Ig 基因易位是其显著特征，生长迅速。常累及结外，属于高度侵袭性肿瘤。

临床可分为 3 种变异型：地方型 BL、散发型 BL 和免疫缺陷相关型 BL，每一型都有不同的临床表现、形态学和生物学行为。

（1）地方型 BL：发生于非洲赤道附近，最常见的临床表现为下颌骨肿瘤侵犯，并且磨牙生长期的儿童更容易受累及，提示肿瘤侵犯与局部生长因子浓度升高有一定关系。还有部分患者眼眶受肿瘤侵及，有 50% 患者出现腹部症状，可见腹膜及网膜受累，出现相应压迫症状，如腹水、肾功能损伤等。

（2）散发型 BL：可见于世界各地，主要发生于儿童和青年，常常出现腹腔肿块，回盲瓣最常受累，表现为腹痛或腹胀、便秘或腹泻、恶心、呕吐、胃肠道出血等，也有患者表现为肠套叠、肠穿孔等。腹部手术中多可发现肠道受累，肠壁或周围淋巴结肿大。腹膜及肝、脾和腹膜后器官如肾、胰腺等也可受侵犯，产生腹水、黄疸、尿量减少等症状。女性常有卵巢及附件受累。

（3）免疫缺陷相关型 BL：主要见于 HIV 感染患者，经常以首发症状出现。常累及淋巴结和骨髓。

BL 患者中枢神经系统及骨髓侵犯发生率很高，常见脑膜侵犯，还有颅神经、脊髓侵犯等，出现颅内压增高、面瘫、截瘫等相应表现，非洲地方性 BL 多见。而骨髓浸润则以欧美散发性 BL 多见，约 90% 的病例在初发或复发时有骨髓浸润。

【病理诊断要点】

（1）淋巴结结构破坏，出现特有的"星空"现象，即吞噬核碎片和凋亡细胞的反应性组织细胞分散存在于肿瘤细胞之中。肿瘤细胞中等大小、单一、弥漫浸润淋巴结。胞质中等量，深嗜碱性，可见脂肪空泡。核圆形，染色质中等聚集，中心可见多个嗜碱性核仁，核分裂象多见。

（2）肿瘤细胞表达 B 细胞标志物 CD19、CD20、CD79a、CD22，并且 CD10（+）、BCL-6（+）、sIgM（+），而 CD5（-）、CD23（-）、TdT（-）、BCL-2（-）。地方型 BL 常常 CD21（+），而散发型 BL 则 CD21（-）。Ki-67 阳性表达接近 100%。肿瘤细胞间浸润的 T 细胞并不像 DLBCL 一样常见。肿瘤细胞 CD10（+）、BCL-6（+）提示生发中心细胞起源。

（3）肿瘤细胞显示 IgH 和 IgL 基因重排。所有病例均有累及 c-myc 基因的染色体易位，包括 t(8;14)(q24;q32)，t(2;8)(q11;q24)，t(8;22)(q24;q11)。EBV 在地方型 BL 阳性率几乎达 100%，而在散发型 BL 则少于 30%。

【鉴别诊断】

其他具有"星空"现象的 B 细胞淋巴瘤：事实上，"星空"现象并非 BL 所特有，任何生长迅速的淋巴瘤均可出现，如 DLBCL、母细胞型 MCL 等，需借助免疫组化及分子生物学检测结果鉴别。

10．B 细胞淋巴瘤，不能分类，介于弥漫性大 B 细胞淋巴瘤和 Burkitt 淋巴瘤之间

此种淋巴瘤少见，主要见于成人，是一种侵袭性淋巴瘤。其细胞形态与免疫表型和遗传学特征难以归入 DLBCL 或 BL。与 DLBCL 和 BL 的鉴别见表 32-10。

表 32-10　BL 和 DLBCL 的形态学、免疫表型和遗传学特征鉴别

特征	BL	介于 BL/DLBCL	DLBCL
形态学			
仅为中 - 小细胞	是	常见	否
仅为大细胞	否	否	常见
混合型	否	有时	罕见
增殖指数（Ki67/MIBI）			
< 90% 和均一	是	常见	罕见
> 90% 或不均一	否	有时	常见

续表

特征	BL	介于 BL/DLBCL	DLBCL
BCL-2 表达			
阴性 / 弱阳性	是	有时	有时
强阳性	否	有时	有时
遗传学特征			
myc 基因重排	是	常见	罕见
Ig-myc 基因易位	是	有时	罕见
非 Ig-myc 基因易位	否	有时	罕见
有 BCL-2 基因，无 myc 基因重排	否	罕见	有时
有 BCL-6 基因，无 myc 基因重排	否	罕见	有时
两次打击	否	有时	罕见
Myc- 简单核型	是	罕见	罕见
Myc- 复杂核型	罕见	常见	罕见

注：①两次打击淋巴瘤中常出现 myc 基因断裂，同时伴有 BCL-2（常见）和（或）BCL-6 基因断裂。BCL-2 断裂后常与 IgH 发生易位，部分病例甚至可出现 myc-IgH-BCL-2 易位。② myc- 简单核型，指没有细胞遗传学或 array CGH（比较基因组杂交阵列分析）异常，或仅存在少数非 myc 基因的异常；一旦出现 6 个或更多的细胞遗传学或 array CGH 异常，则归为 myc- 复杂核型。

11．B 细胞淋巴瘤，不能分类，介于弥漫性大 B 细胞淋巴瘤和经典霍奇金淋巴瘤之间

此种淋巴瘤常发生于纵隔，表现为前纵隔大肿块，伴或不伴有锁骨上淋巴结受累，主要见于年轻男人，预后比 CHL 或 PMBL 差。其临床、细胞形态和（或）免疫表型上表现为 CHL 和 PMBL 之间的过渡特征，难以准确归入某一型。

肿瘤细胞强表达 CD45、PAX-5、OCT-2 和 BOB-1 等转录因子。类似 CHL 的病例，在表达 CD30 和 CD15 的同时，CD20（+）、CD79a（+），而表面和胞质型 Ig 阴性；虽然 BCL-6 呈不同程度的表达，但 CD10 一般阴性。类似 PMBL 的病例，可以不表达 CD20，而表达 CD15，同时 EBV 阳性。

需要注意与组合性或异时性淋巴瘤区分，其各种成分都应具有各自典型的表型特征。

三、T 细胞和 NK 细胞淋巴瘤

（一）概述

1．命名及分类

T 细胞和 NK 细胞淋巴瘤是指起源于胸腺不同分化时期的 T 细胞的肿瘤性疾病，在临床上表现为包括白血病、淋巴结以及结外淋巴瘤在内的一组疾病，免疫标记主要为 T 细胞和 NK 细胞标记，在 WHO 分类中，依照不同的病理形态学表现、临床表现、免疫表型及基因学特点将其分为不同的亚型。

2．临床共同特点

T 细胞和 NK 细胞淋巴瘤在霍奇金淋巴瘤中所占比例并不高，国外报道仅占 10% 左右，而我国的发病率高于国外，占 25% ~ 30%；其发病率存在地域差别，亚洲高于欧美。好发于 50 岁以上的老年人，男性多于女性；但是 ALK 阳性的间变性大细胞淋巴瘤比较特殊，最常见于 30 岁以前的儿童和年轻成人。多数患者有淋巴结肿大，但胸腺累及并不常见。通常在发现时，病情已经处于临床Ⅲ期或Ⅳ期；常有结外病变，既可以伴随淋巴结病变出现，也可以单一原发病灶出现。可受累的结外器官包括：皮肤、软组织、胃肠道、肺、脾、鼻咽部、骨髓和神经系统等。B 症状常见。成人 T 细胞白血病 / 淋巴瘤患者可出现高钙血症，但并不常见。15% 的病例以前有免疫系统异常或者淋巴组织增生的病史。免疫系统异常包括一些自身免疫性疾病（如桥本甲状腺炎、谷蛋白敏感性肠病、干燥综合征等）和免疫抑制状态（如器官移植术后、先天性或获得性免疫缺陷等）。淋巴组织增生性疾病包括 B 细胞淋巴瘤（在 T 细胞淋巴瘤发生前或发生后，也可以与之伴发）、HL 等。尽管 T 细胞淋巴瘤的临床过程多样，但多数 T 细胞淋巴瘤均表现为一个侵袭性的病程。T 细胞淋巴瘤的患者虽可以治愈，但多数很快复发。

3. 组织学共同特点

组织学上，病变表现出明显的多样性。总的来说，尽管以一种淋巴细胞增生为主，但其他淋巴细胞增生也很明显。与 B 细胞淋巴瘤相比，肿瘤细胞的形态不能完全预测生物学预后。连续的组织学活检可以显示 T 细胞淋巴瘤常出现细胞的进展和转化。肿瘤细胞可以表现出不同程度的核异型性，包括：类圆形、多形性、脑回状核、异型核、间变样核以及 HRS 样细胞等。少数病例还可见到印戒细胞样或有裂细胞型的肿瘤细胞。所有的细胞都可见中等或多量的透明胞质，在血管免疫母细胞 T 细胞淋巴瘤中透明胞质尤为显著。反应性细胞除了淋巴细胞外，组织细胞、嗜酸性粒细胞及浆细胞都比较显著。在血管免疫母细胞 T 细胞淋巴瘤中可见明显的高内皮细胞的血管增生，在滤泡外及血管周围出现的树突细胞增生形成的网络状结构是其病变的特征性表现，而明显的坏死则是结外 NK/T 细胞淋巴瘤，鼻型的特征性表现。

受累的淋巴结表现为淋巴结结构消失，早期肿瘤细胞主要在副皮质区（T 细胞区）和滤泡间增生浸润，而 B 细胞区和边缘窦可存在。肿瘤累及脾，常表现为红髓弥漫受累，白髓萎缩，少数病例可以引起脾破裂。肿瘤累及皮肤多表现为真皮浸润，而蕈样霉菌病常同时伴有表皮层浸润（亲表皮性），皮下脂膜炎样 T 细胞淋巴瘤主要累及皮下组织。在某些 T 细胞淋巴瘤中，由良性组织细胞增生并吞噬红细胞现象可以在骨髓、脾，或者其他器官发现，类似于恶性组织细胞增生症或噬血综合征，这种现象可能是由于肿瘤性 T 细胞产生大量细胞因子刺激组织细胞增生所致。

（二）前 T 细胞淋巴瘤

T 淋巴母细胞性白血病/淋巴瘤（T lymphoblastic leukemia/lymphoma，T-ALL/LBL）起源于祖 T 细胞（T-ALL）或胸腺淋巴细胞（T-LBL），是非霍奇金淋巴瘤（NHL）中少见的类型，发病率约占 NHL 的 4.2%，属高度侵袭性淋巴瘤。目前认为，淋巴母细胞性淋巴瘤（LBL）与急性淋巴母细胞性白血病（ALL）是一种疾病的两个阶段，其细胞形态学、免疫表型及细胞遗传学特征相似。一般而言，骨髓中肿瘤细胞数 <20% 的非红系有核细胞数，应避免

诊断 ALL。

这类疾病主要累及儿童、青少年和年轻人，老年人罕见，约占全部儿童淋巴瘤的 40% 和 ALL 的 15%，男性发病率较高。临床常表现为快速生长的前纵隔肿块，也可累及任何淋巴结或结外部位，如皮肤、扁桃体、肝、脾、中枢神经系统和男性的睾丸。此类疾病常表现为高的临床分期，且呈高度侵袭性进展。尽管通过化疗可以治愈，但预后仍较 B 细胞起源的同类疾病差（无病生存时间较短）。

【病理诊断要点】

1．淋巴结结构严重破坏，肿瘤细胞弥漫性浸润，并侵犯淋巴结被膜和周围组织，往往在周围胶原纤维间纵行排列，常可以观察到其侵犯结内外的各种脉管。大约 1/3 的病例中瘤细胞选择性侵犯淋巴滤泡和副皮质区。散布的巨噬细胞可能呈 "星空现象"，但往往不如 Burkitt 淋巴瘤那样弥漫和明显。大约 85% 的病例淋巴结内可见瘤细胞团。瘤细胞形态类似于 B 淋巴母细胞，细胞大小差异较大，既可以表现为体积小、胞质稀少、核染色质深染、核仁不清楚的小淋巴母细胞，亦可以是体积较大、有相对明显核仁的母细胞，核分裂象多见，胞质内常见空泡。

2．T 淋巴母细胞表达 TdT、CD2、CD7、CD5、CD99 等。胞膜 CD3 在 T-ALL/LBL 中不常表达，而胞质 CD3 常有表达。部分分化较晚期的淋巴母细胞表达 CD1a。有 5% ~ 20% 的 T-LBL 可以表达 CD79a。

3．50% ~ 70% 的 T-ALL/LBL 发生染色体改变，既有结构上的，也有数量上的。最常见的重现性细胞遗传学异常是涉及 14q11.2 上的 α 和 δTCR 位点、7q35 上的 β、7q14-15 上的 γ。这些易位通过使伙伴基因与 TCR 位点之一的调节区域并列在一起，从而造成伙伴基因的转录调节异常。最常涉及的基因包括转录因子基因 *HOX11*（*TLX1*）（10q24）和 HOX12（*TLX3*）（*5q35*）。

4．儿童 T-ALL 预后比 B-ALL 差，成人 T-ALL 预后可能比 B-ALL 好，而 T-LBL 的预后取决于患者的年龄、临床分期和 LDH 水平。

【鉴别诊断】

1．B-ALL/LBL　免疫组化和分子生物学检测有助于鉴别。

（1）B 淋巴母细胞除表达 TdT 外，可表达 CD19、CD79a、CD20、PAX5。

（2）B-LBL/ALL 中，大约 95%（主要是儿童和年轻人）表达克隆性免疫球蛋白基因重排，其中 2/3 有 IgH 基因重排，另 1/3 同时有 IgH 和 IgL 基因重排。另 5% 则没有克隆性免疫球蛋白基因重排。

（3）部分 B-ALL 存在特异性的重现性细胞遗传学异常。

2．幼淋巴细胞性白血病（PLL）

（1）外周血淋巴细胞计数显著升高，肿瘤细胞核圆形，有一个明显的中位核仁，胞质中等，略嗜碱性。

（2）脾的累及常从白髓逐渐向红髓蔓延。

（3）临床上此类疾病常发生于老年男性，主要表现为淋巴细胞计数升高，全血减少，脾明显肿大，并仅有轻度或无淋巴结累及。

3．尤文肉瘤 / 原始神经外胚瘤（EWS/PNET） 发生在淋巴结外的 T-LBL 在形态上需要与 EWS/PNET 鉴别，由于细胞体积中等或中等偏小，胞质少或无，核圆形，单纯形态上很难鉴别，蛋白质水平的检测是必须进行的。CD99 在两者不是特异性鉴别标志物，淋巴系列的标志物具有重要参考价值。TDT、CD99、CD43、CD3 的阳性表达对诊断 T-ALL/LBL 有价值。如果淋巴系列标志物均为阴性，而只有 CD99（+），对于诊断 EWS/PNET 非常重要。当然淋巴瘤的诊断必须密切结合临床情况，包括淋巴结、肝、脾、骨髓、B 症状等。因为两者的治疗不同，准确诊断至关重要。

（三）成熟 T 细胞淋巴瘤

1．T 细胞大颗粒淋巴细胞白血病（T-cell large granular lymphocytic leukaemia，T-LGL）

一种以外周血中大颗粒淋巴细胞持续增多 [＞6 个月，（2 ~ 20）×10^9/L] 为特征的疾病，占所有成熟淋巴细胞白血病的 2% ~ 3%；各年龄组均可见，儿童患者也有报道，但平均发病年龄 60 岁，男女比例 1：1。患者可出现反复感染、脾大、中性粒细胞减少或缺乏等。

【病理诊断要点】

（1）外周血涂片是重要的诊断标准。瘤细胞体积大，胞质内富有嗜天青颗粒，瘤细胞可以见于骨髓、脾，肝及淋巴结少见。

（2）肿瘤细胞表达 T 细胞抗原，约 80% 病例 CD3（+）、CD8（+）、TCRαβ（+）、CD4（–）。少数变异型：① CD3（+）、TCRαβ（+）、CD4（+）、CD8（–）；② CD3（+）、TCRαβ（+）、CD4（+）、CD8（+）；③ CD3（+）、TCRγδ（+），CD4、CD8 表达不清。

（3）分子生物学及细胞遗传学：最常见的是 TCRα/β 重排，少数也有 TCRγ/δ 重排。有 Ig 重排的报道。

【鉴别诊断】

（1）病毒感染：EBV 感染者的外周血中出现的异型淋巴细胞不表达 CD5；CMV 感染者可造成 CD3（+）、CD57（+）的大颗粒淋巴细胞轻度增多，但无 TCR 基因重排；HIV 感染者 CD16（+）的大颗粒淋巴细胞增多，而这种增多的细胞往往是多克隆性的。

（2）NK-LGL：患者常因不明原因发热、盗汗、体重减轻和脾大就诊。患者易见骨髓侵犯，有些伴骨髓纤维化，可伴发溶贫。肝、脾肿大显著，多数患者有胃肠道浸润，少数有腹水、脑脊液异常。中性粒细胞一般中度减少，贫血和血小板减少比 T-LGL 更常见。凝血障碍常见，淋巴结病变较 T-LGL 常见。中枢神经系统可受累。免疫表型为：CD3（–）、CD4（–）、CD8（+）、CD16（+）、CD56（+）。NK-LGL 白血病无 TCR 重排，部分有克隆性染色体异常。有相当一部分患者 CD3（–）的 LGL 增多，但无 NK-LGL 的临床表现，而是一个慢性临床表现，X 连锁基因分析为多克隆 LGL 增多。对于这些患者是否最终发生克隆性病变需进一步研究。

2. 成人 T 细胞白血病/淋巴瘤（adult T-cell leukaemia/lymphoma，ATLL）

一种由明显多形性的淋巴细胞组成的外周 T 细胞肿瘤，多由人类 T 细胞白血病 1 型病毒（HTLV-1）感染所致，因此可累及全身淋巴结，而且通常在发现时即有外周血浸润。

此病的发生有明显地域性，主要在日本、加勒比海地区以及中非发病率较高，而这些地区 HTLV-1 感染率也相对较高。病毒可以通过牛奶或血液传播。单独的病毒感染并不能使受染细胞转化为肿瘤细胞，在 HTLV-1 感染的人群中，此病的发生率仅为 2.5%，但研究表明，HTLV 编码的 p40x 蛋白可以刺激受感染淋巴细胞的某些基因活化，而长时间的基因活化可导致受感染细胞向肿瘤细胞转化。

【病理诊断要点】

（1）肿瘤主要累及的部位包括淋巴结、外周血和皮肤。根据临床表现可分为四个亚型：急性型、淋巴瘤型、慢性型和闷燃型。

①淋巴结受累的典型表现为淋巴结结构完全破坏，生发中心和滤泡结构完全消失，但血管和淋巴窦尚存，肿瘤细胞弥漫增生，体积大小不一。体积较大者核卵圆形，核仁明显，胞质嗜碱性，但 PAS 染色阴性；体积中等偏小者，核圆形，深染，可见脑回状核和不规则核，核仁不明显或仅部分细胞可见核仁。在慢性型和闷燃型中有类似于 HL 的改变。在淋巴瘤型以局部肿瘤增生为特征性表现，肿瘤细胞以大细胞为主，呈破坏性生长，有些病例中可见局部坏死和嗜酸性粒细胞浸润。

② 2/3 以上病例外周血淋巴细胞具有典型幼淋巴细胞形态特征。

③皮肤易受累是 ATLL 另外一特征性表现，在大体上有时难以与蕈样霉菌病鉴别，因其同样可表现为肿瘤、结节、斑丘疹或红皮病样改变。组织学上以真皮浅层血管周围的浸润比较常见，大约一半的病例可见 Pautrier 脓肿，但浆细胞和其他反应性细胞比较少见，一般不见亲表皮现象。

④肝、脾和骨髓也可见累及，但骨髓累及比较轻微，说明肿瘤细胞的增生是在骨髓外。且这些器官内的肿瘤细胞形态与淋巴结和皮肤内的相似。肺也是靶器官之一。

（2）肿瘤细胞通常表达 T 细胞抗原：CD2（+）、CD3（+）、CD5（+）、CD7（-）。大部分病例为 CD4（+）/CD8（-），但也有个别病例 CD4（-）/CD8（+）或 CD4（+）/CD8（+）。几乎所有的病例都表达 CD25（白介素 -2 受体的 γ 链，IL-2R，为辅助 T 细胞的标记）。TIA 和 GramB（-）。部分转化的大细胞 CD30 可以阳性，但 ALK 阴性。

（3）所有的病例都可以检测到整合的 HTLV-1 基因，所以确诊相对容易。同时可以检测到 T 细胞受体的单克隆性重排。此外大部分 ATLL 患者中均可检测到不同程度染色体的异常，但均不具有特异性。

【鉴别诊断】

（1）ALL/LBL：除成人 T 细胞淋巴瘤肿瘤细胞多形性明显和淋巴母细胞淋巴瘤的单一性肿瘤细胞形态外，TdT 标记为阳性支持 ALL/LBL 的诊断。

（2）蕈样霉菌病：通过临床病史、病程及 HTLV-1 病毒检测鉴别。

（3）间变性大细胞淋巴瘤：临床表现上，间变性大细胞淋巴瘤进展缓慢，如果累及皮肤，发生溃疡，通常会自愈，而 ATLL 进展很快，在短时间内全身播散。EMA 和 ALK 阳性可以鉴别间变性大细胞淋巴瘤，但 ATLL 为阴性。

3. 结外 NK/T 细胞淋巴瘤，鼻型

是指一组发生于结外器官，起源于 NK 细胞或外周 T 细胞的形态多样的淋巴瘤。此肿瘤最好发于鼻腔，此外还可累及鼻咽、皮肤、软组织等其他结外器官。尽管病因不很明确，但几乎所有的病例都与 EBV 感染相关。同时此病存在种族地域差异，亚洲人尤其是我国和日本多发，而欧美少见。

【病理诊断要点】

（1）虽然可以累及多个器官，但其在不同器官的组织学表现很相似。黏膜常有巨大溃疡。肿瘤细胞弥漫浸润，但以围绕血管生长为显著特点，且血管有破坏，组织坏死，这些表现均认为是由于肿瘤细胞破坏、阻塞血管所致。肿瘤细胞形态多样，小、中、大甚至间变样细胞均可见。大多数病例以中等细胞或大小细胞混合性增生为表现，细胞核不规则，染色质呈颗粒状，而在大细胞中，核可以表现为空泡状。胞质中等量，透明或淡染。核分裂象多见。背景中炎症反应明显，包括小淋巴细胞、浆细胞和组织细胞。部分病例伴有假上皮瘤样增生。

（2）大多数病例细胞表现为 EBV（+）、CD56（+）的 NK 细胞标记，而少数病例也表达 EBV（−）、CD56（+）的细胞毒性 T 细胞标记。胞膜 CD3（−），而胞质 CD3ε（+）。细胞毒性颗粒抗原 GramB 及 TIA 均阳性。其他 T 细胞和 NK 细胞相关抗原通常为阴性，包括 CD4、CD5、CD8、TCRβ、TCRδ、CD16、CD43、CD45RO、CD57、HLA-DR，而 Fas（CD95）和 Fas 配体常常表达。少数病例可表达 CD7 或 CD30。没有 TCR 的克隆性重排。

【鉴别诊断】

（1）Wegener 肉芽肿：此种肉芽肿以血管壁纤维素样坏死性血管炎为特征，大量多核巨细胞、中性粒细胞浸润，伴微脓肿形成。而鼻型 T/NK 淋巴瘤是在肿瘤细胞浸润的基础上继发血管病变，没有多核巨细胞浸润，相关的免疫组化可帮助鉴别。

（2）外周 T 细胞淋巴瘤，非特指型：T 细胞淋巴瘤表达 NK 细胞抗原 CD56，也表达所有的 T 细胞标记，包括胞膜 CD3，但此瘤与 NK/T 细胞淋巴瘤不同的是它是真性 T 细胞肿瘤，属于外周 T 细胞淋巴瘤的一种，可以检测到 TCR 的克隆性重排，且与 EB 病毒感染无关。

（3）NK 细胞白血病：此病常以皮肤为首发部位，很快累及淋巴结、骨髓及外周血，瘤细胞类似于结外 NK/T 细胞淋巴瘤鼻型，免疫标记 CD2（+）、CD4（+）、CD56（+）；而 CD3（-）、CD5（-）。TCR 重排为阴性，也检测不到 EB 病毒感染的证据。

（4）皮下脂膜炎样 T 细胞淋巴瘤：结外 NK/T 细胞淋巴瘤鼻型以皮肤为首发部位时无论是临床表现还是肿瘤的浸润均与皮下脂膜炎样 T 细胞淋巴瘤有相似之处，都可以有噬血综合征的表现，都可以浸润血管生长，形成坏死。但皮下脂膜炎样 T 细胞淋巴瘤主要表达细胞毒性 T 细胞标记 CD8（+），很少表达 CD56 或 CD4，且 EBV-EBER 多为阴性，TCR 克隆性重排检测为阳性。

4．肠病相关性 T 细胞淋巴瘤（enteropathy-associated T-cell lymphoma，EATL）

为发生于肠道的一种特殊类型的 T 细胞淋巴瘤，起源于各种转化阶段的肠上皮内 T 细胞。最常发生在空肠或回肠。少数患者自儿童期就有肠病病史，大多数患者在成人期发病或在淋巴瘤诊断的同时诊断为肠病。临床患者可出现乳糜泻，表现为腹痛、吸收不良、体重下降，明显的肠道溃疡伴狭窄梗阻形成。患者常死于难治性恶性溃疡引起的多发肠穿孔，临床上为侵袭性。

【病理诊断要点】

（1）病变通常表现为多灶性溃疡，可伴有穿孔，有时也可表现为肿块。在诊断时肿瘤通常已经播散浸润到其他部位，包括肠系膜淋巴结、肝、脾、骨髓、肺及皮肤。

（2）可分为两型：Ⅰ型 EATL（多形性）和Ⅱ型 EATL（单形性）。组织学上病变早期主要表现为黏膜溃疡，可见异型细胞散在浸润上皮间同时伴有大量的组织细胞增生，此时多诊断为"溃疡性空肠炎"。随着疾病进展，肿瘤细胞弥漫浸润肠壁，细胞形态大小不一，异型性明显，常伴有明显的炎症反应。未受累的肠黏膜常有绒毛萎缩和肠壁内 T 淋巴细胞增多的表现。受累及的淋巴结可表现为窦内或副皮质区的增生浸润。

（3）肿瘤细胞免疫标记：CD3（+）、CD4（−）、CD8（−），但是它们也表达一种正常黏膜内 T 淋巴细胞的抗原 HML-1（CD103），HML-1 也可见于毛细胞白血病中，但在其他非霍奇金淋巴瘤中很少表达。大多数病例表达细胞毒性抗原：TIA-1（+）、Gram B（+）、穿孔素（+）。Ⅱ型 EATL 病例中，肿瘤细胞常 CD8（+）、CD56（+）。少量肿瘤细胞也可表达 CD30。T 细胞受体基因重排检测为 TCRβ 链重排，有些病例的肿瘤细胞中可检测到克隆性整合的 EBV。

（4）Ⅰ型 EATL 和Ⅱ型 EATL 的特点，详见表 32-11。

表 32-11　Ⅰ型 EATL 和Ⅱ型 EATL 的特点

	Ⅰ型 EATL	Ⅱ型 EATL
发病比例	80%～90%	10%～20%
形态学	多样	一致的小～中等大细胞
免疫组化		
CD8	大多数（−）（80%−）	大多数（+）（80%+）
CD56	＞90%（−）	＞90%（+）
HLA-DQ2/-DQ8	＞90%（+）	30%～40%（+）

续表

	Ⅰ型 EATL	Ⅱ型 EATL
遗传学		
+9q31.3 或 -16q12.1	86%	83%
+1q32.2-q41	73%	27%
+5q34-q35.2	80%	20%
+8q24（myc）	27%	73%

【鉴别诊断】

与其他结外 T 细胞淋巴瘤如皮下脂膜炎样 T 细胞淋巴瘤、肝脾 γδT 细胞淋巴瘤、结外 NK/T 细胞淋巴瘤，鼻型以及间变性大细胞淋巴瘤相鉴别，只有在排除了上述各种类型的淋巴瘤之后，才可诊断。

5．肝脾 T 细胞淋巴瘤（hepatosplenic T-cell lymphoma，HSTL）

这种淋巴瘤罕见，但却很独特，与大多数成熟 T 细胞淋巴瘤来源于 αβ 亚型的 T 细胞不同，多数肿瘤细胞来自 γδ 亚型 T 细胞。好发于青年男性，最典型的临床表现为肝、脾肿大，但很少见淋巴结肿大。临床为侵袭性，中位生存时间少于两年。

【病理诊断要点】

（1）外周血和骨髓易受累，但骨髓受累较轻微，一般不表现为白血病。在脾一般不形成瘤块，瘤细胞弥漫浸润红髓和髓窦，表现为髓窦扩张，瘤细胞主要在肝窦内浸润生长，白髓萎缩。瘤细胞为中等大小的 T 细胞，核圆形或卵圆形，核染色质深，核仁不明显，胞质丰富，透明或粉染。

（2）肿瘤细胞免疫标记：CD2（+）、CD3（+）、CD4（-）、CD5（-）、CD7（+）、CD8（-/+）、CD16（+）、CD56（+/-）、CD57（-），同时表达 TCRγδ 抗原。肿瘤细胞表达细胞毒性抗原 [TIA-1（+）、GramB（+）、穿孔素（+）]，EBV（-）。遗传学检测为 TCRγ 或 δ 受体克隆性重排，仅少数呈 αβ 型（被认为是 γδ 型的一种变异型），此外 7 号染色体的等位基因 i（7q）为此病的特征性表现，少数病例可检测到 8 号染色体三体。

【鉴别诊断】

本病初期仅表现为肝、脾肿大，肝功异常，血小板减少，易与病毒感染、脾功能亢进、特发性血小板减少性紫癜等混淆而延误诊断。后期多发生白血病扩散时常与侵袭性 NK 细胞白血病、NK 样 T 大颗粒淋巴细胞白血病临床表现相似，部分终末期病例外周血中出现母细胞样淋巴细胞，需与 ALL/LBL 鉴别。需要结合临床表现、肝脾活检、骨髓检查、免疫表型（CD4、CD8 双阴性的 T 细胞表型）、染色体分析（7q 等臂染色体，8 号染色体三体）和 TCRγδ 基因重排可与上述疾病相鉴别。

6．皮下脂膜炎样 T 细胞淋巴瘤（subcutaneous panniculitis-like T-cell lymphoma, SPTCL）

为原发于皮下的 T 细胞淋巴瘤，起源于成熟的细胞毒性 T 细胞，以中青年多见，无性别差异。患者有发热，皮肤主要表现为非特异性的、无痛性、单发或多发皮肤红斑、皮下结节，直径 1 ~ 12 cm，四肢多发（90%），可溃破不愈，进展性病程。45% 以上患者伴有噬血细胞综合征（HPS），表现为持续高热、脾肿大、全血细胞减少、凝血障碍以及肝功能异常等，由此引起的感染及出血为患者常见的死亡原因。可累及肝、脾、骨髓、淋巴结，预后很差。其机制可能为肿瘤性 T 细胞释放某些细胞吞噬诱导因子如 IFN-γ、GM-CSF 等，使组织细胞、巨噬细胞增生、激活，从而造成大量吞噬血细胞的现象。另外，本病极少发展到白血病阶段。

【病理诊断要点】

（1）肿瘤局限于皮下组织，真皮浸润轻微。主要表现为异型淋巴细胞在脂肪组织间隔中呈弥漫性浸润生长，似脂膜炎样病变，瘤细胞大小不一，核不规则，染色质致密。随着病情进展，可出现大的异型细胞，可见嗜碱性核仁，核分裂象多见。瘤细胞可浸润血管，造成脂肪组织坏死，伴明显的组织细胞增生，可含多核巨细胞或肉芽肿。组织细胞增生明显，部分病例可见组织细胞吞噬红细胞，此现象还可见于骨髓、肝、脾和淋巴结。

（2）肿瘤细胞 CD3（+）、CD4（-）、CD8（+）、TIA-1（+）、Gram B（+）、穿孔素（+），大部分来源于 αβ 亚型的 T 细胞，而

有 25% 的病例表达 TCRγδ。基因学检测有 T 细胞受体（TCR）的克隆性重排，但 EBV 检测为阴性。

【鉴别诊断】

（1）良性、反应性的脂膜炎：临床上同样表现为皮下结节，组织学皮下组织有致密淋巴细胞及浸润，并有脂肪坏死，但临床上进展缓慢，有自愈倾向，组织学缺乏肿瘤样异型淋巴细胞，免疫表型 T 细胞多表达 CD4（+），少数细胞内细胞毒颗粒蛋白染色阳性，SPTCL 则以 CD8（+）T 细胞为主，且细胞毒颗粒蛋白 TIA-1 及穿孔素强阳性，TCR 基因重排多阳性。

（2）间变性大细胞淋巴瘤（ALCL）：SPTCL 也有少量病例 CD30（+）。而 ALCL 典型病例免疫表型特点为 CD30 普遍强阳性、EMA（+）、CD15（-），有 10%~50% 的病例伴染色体 t（2；5）（p23；q35）易位，同时表达 p80 NPM/ALK 融合蛋白。

（3）蕈样霉菌病/Sézary 综合征（MF/SS）：表现为皮肤红斑、结节或弥漫性红皮病。其淋巴细胞浸润主要位于真皮和表皮交界处，极少累及皮下。其组织学特征是具有明显不典型的 T 淋巴细胞，呈脑回状，可在皮肤内成簇地聚集形成 Pautrier 微脓肿。

7. 蕈样霉菌病（mycosis fungoides，MF）

是最常见的亲表皮的原发皮肤 T 细胞淋巴瘤，典型表现为中等偏小具有脑回状核的肿瘤性淋巴细胞在表皮和真皮乳头层增生浸润，是认识最早的一种皮肤淋巴瘤。因其临床可表现为类似于蘑菇样隆起于皮肤的斑块故而得名。MF 及其变异型占皮肤淋巴瘤的 50%。

【病理诊断要点】

（1）根据临床大体表现可分为三期：

Ⅰ蕈样霉菌病前期（又称红斑期）：此期皮损类型多样，常表现非特异性皮肤病变，皮肤症状变异较大，表现为全身各个部位、各种形态的斑疹、丘疹、苔藓样变、水疱或大疱，病变缺乏特异性，且常常伴发皮肤瘙痒。镜下为非特异性炎症改变，真皮层淋巴细胞轻度增生，偶见脑回状单个核细胞在表皮内浸润，称为亲表皮现象，很少见海绵水肿。

Ⅱ斑块期（又称浸润期）：在原有皮损的基础上出现不规则浸润性斑块，斑块呈黄褐、棕或暗红色，边缘可有淡紫或淡白晕，大小不一，形状不规则，质坚实而有弹性，表面光滑或高低不平或呈疣状，有时表面有明显角质增厚，或可类似环状肉芽肿。斑块可自行消退，或可持续数月或数年不变，常伴有剧烈瘙痒。镜下可以见到典型的 MF 改变，表现为脑回状核的中等偏小的 T 淋巴细胞在真皮乳头层呈带状或片状增生浸润，同时伴有轻度炎症反应，主要为中性粒细胞和小淋巴细胞浸润。Pautrier 脓肿为 MF 特征性表现，表现为数个肿瘤性 T 淋巴细胞在表皮内浸润，呈花团样改变。

Ⅲ肿瘤期：常从斑块性皮疹的边缘处出现大小不一、数目不等的肿瘤性结节，恶性程度较高的患者可见全身多发病变，并伴有全身症状如乏力、消瘦、发热等。此期肿瘤细胞增多，弥漫性浸润真皮，细胞体积可以增大，异型性明显，由于亲表皮性不明显，难以与其他的皮肤 T 细胞淋巴瘤鉴别，诊断需要结合以往的病史。

（2）肿瘤细胞表达 T 细胞共同抗原：CD2（+）、CD3（+）、CD5（+）。多数肿瘤细胞表达 CD4，而 CD8 多为阴性，说明肿瘤细胞起源于 T 辅助细胞，少数病例肿瘤细胞也可以为 CD3（+）、CD4（–）/CD8（+）的成熟 T 细胞。其他的免疫标记：TCR β（+）、CD30（–）。肿瘤期常会发生 T 细胞抗原丢失的现象，即肿瘤细胞免疫标记 CD2、CD3 和 CD5 均阴性。

（3）大部分病例均可检测到 T 细胞受体（TCR）克隆性重排。可发生多种染色体异常，尤其是在肿瘤期患者中，但没有一种较为特异性的改变。

（4）临床上约有 10%MF 患者出现 Sézary 综合征。MF 和 SS 发展到一定程度均可累及淋巴结和内脏，表现为全身或局部浅表淋巴结肿大，常见于腹股沟、腋下或颈部，可随病情缓解而消退。内脏器官包括肺、脾、肝、肾、骨髓、中枢神经系统等往往也同时累及。

（5）MF 的临床分期：详见表 32-12。

表 32-12　MF 的临床分期

分期	描述
ⅠA（T_1，N_0，M_0）	局限性红斑 / 斑块，受侵皮肤占体表面积 10% 以下，可以持续几年
ⅠB（T_2，N_0，M_0）	广泛性红斑 / 斑块，受侵皮肤占体表面积大于 10%
ⅡA（$T_{1\sim2}$，N_1，M_0）	同ⅠA 期或ⅠB 期病变但有淋巴结肿大
ⅡB 期（T_3，$N_{0\sim1}$，M_0）	肿块病变，有或无淋巴结肿大
ⅢA 期（T_4，N_0，M_0）	广泛红皮病型皮损患者无淋巴结转移
ⅢB 期（T_4，N_1，M_0）	广泛红皮病型皮损患者伴淋巴结转移
ⅣA 期（$T_{1\sim4}$，$N_{2\sim3}$，M_0）	无论 T 分期如何，组织学证实淋巴结受侵但无内脏受侵
ⅣB 期（$T_{1\sim4}$，$N_{2\sim3}$，M_0）	无论 T 分期如何，组织学证实淋巴结受侵同时伴内脏受侵

（6）MF 的变异型：各种 MF 的临床变异型与经典 MF 具有相似的临床特征。

①嗜毛囊性 MF：以出现异型（脑回样）CD4（+）T 细胞浸润毛囊为特点，而表皮常不受累。多发生在成人，也偶见于儿童和青少年，男性多于女性。临床表现为成组的毛囊性丘疹、"痤疮样"的皮损、质硬的斑块或瘤块，最常见于头颈部。皮损常会造成秃头。在眉毛部位的浸润斑块、并发的秃头症是常见并具高度特异性的表现，且常继发细菌感染。皮损部位瘙痒通常很严重，可能是提示疾病良好预后的指标。多数病例出现毛囊的黏液变性（毛囊黏蛋白沉积症），常伴有一定数量的嗜酸性粒细胞和（或）浆细胞浸润。该型最主要的特征是深层的毛囊或毛囊周围的肿瘤细胞浸润，皮肤靶向治疗很少达到疾病部位。患者的 5 年生存率为 70%～80%，预后明显比典型 MF 斑块期患者差。

②派杰样网织细胞增多症：特点是出现局灶性的斑片／斑块，并伴有表皮内的肿瘤性 T 细胞增生。这一术语只应用于局灶型（Woringer-Kolopp 型），而不适用于播散型（Ketron-Goodman 型，最可能归入侵袭性嗜表皮性 CD8 阳性 CTCL 或皮肤 γδT 细胞淋巴瘤）。患者常出现实性的"牛皮癣状"或高度角化的斑片／斑块，通常位于肢体末端，缓慢侵袭。与经典型的 MF 相比，从未报道该病导致皮肤外的播散或疾病所致的死亡。典型组织病理学表现为高度增生的表皮伴有明显浸润的异型派杰样细胞，散在分布或排列成巢状。非典型细胞大小中等或较大，有时有浓集染色质和脑回状的核，胞质内含空泡。真皮浅层可见淋巴细胞和组织细胞混合性浸润，但无肿瘤性 T 细胞。免疫表型为 CD3（+）、CD4（+）、CD8（–），或者 CD3（+）、CD4（–）、CD8（+），CD30 通常阳性表达。最佳的治疗选择是放疗或手术切除。某些病例可选择局部氮芥或类固醇激素外敷。

③肉芽肿性皮肤松弛症：一种极为罕见的 MF 亚型，特点是在皮肤褶皱部位出现缓慢进展的皮肤松弛。临床特征为病变呈现界限清晰的区域性皮肤松弛下垂，多发生在腋窝或腹股沟，较少见于前臂皮肤。在已报道病例中，约 1/3 的患者伴发经典型霍奇金淋巴瘤，也有报道该病与典型 MF 伴发。组织病理学特征为，明显进展的病变表现为密集的肉芽肿内见大量异型 T 细胞浸润，细胞核呈轻度的"凹陷状"或"脑回状"，以及弹力组织的破坏，杂有多核巨细胞或不典型肉芽肿，多核巨细胞常可吞噬弹力纤维。表皮可见异型的小 T 淋巴细胞的局灶性浸润。异型的 T 细胞免疫表型为 CD3（+）、CD4（+）和 CD8（–）。放疗有效，但经验有限。有报道外科切除后可短期内再复发。大多数患者具有惰性临床进程。

【鉴别诊断】

早期诊断很困难，很难与皮肤的非特异性炎症鉴别，但因其临床为惰性，对患者的预后影响不大。到斑片期综合临床表现和形态学改变可以诊断。典型的形态学为中等偏小的脑回状核 T 细胞，在表皮和真皮乳头层呈带状或片状浸润，加上免疫表型为 CD4（+）为主的 T 细胞，并检测到 TCR 克隆性重排即可诊断。肿瘤期由于大部分 T 细胞标记丢失，诊断主要根据以前长期的 MF 病史结合目前的发病情况来诊断。

8．Sézary 综合征（SS）

是一种全身性成熟的 T 细胞淋巴瘤，以红皮病、全身淋巴结病和外周血中出现肿瘤性 T 细胞（Sézary 细胞）为特征。临床上诊断 SS 尚需要一个或更多的下列标准：

（1）Sézary 细胞绝对计数至少 1.0×10^9/L（1000 个 /mm³）；

（2）CD4（+）T 细胞群增多导致 CD4/CD8 比值超过 10；

（3）出现一个或多个 T 细胞抗原的丢失。

肿瘤细胞形态与 MF 一致，但临床进展很快，预后较差。其确切病因不明。

SS 的皮肤病变与 MF 类似，浸润细胞成分可更单一，可无"嗜表皮现象"。约 1/3 不典型 SS 患者的活检组织学上无特殊改变。累及的淋巴结可以特征性地表现为弥漫、单一的 Sézary 细胞浸润，伴有淋巴结正常结构的破坏。骨髓可受累，但浸润分散、多位于间质。

肿瘤性 T 细胞呈 CD3（+）、CD4（+）、CD8（-）表型。在皮肤和周围血中出现明显 CD3（+）、CD4（-）、CD8（+）的 T 细胞群的病例，应考虑为光化学性的网织细胞增生。血循环中的 Sézary 细胞常表现出 CD7 和 CD26 的丢失。除全身淋巴结病和皮肤病变外，在周围血中出现肿瘤 T 细胞是重要的诊断依据，可资鉴别 SS 和"良性红皮病"。

9．原发皮肤 CD30（+）T 细胞淋巴组织增殖性疾病

最新的 WHO 分类将一组原发于皮肤的、CD30 标记阳性的 T 细胞淋巴组织增生性病变列为一独立疾病，包括以下三个疾病：原发皮肤间变性大细胞淋巴瘤、淋巴瘤样丘疹病及交界性病变。之所以把它们分到一组是因为它们都起源于转化的或活化的 CD30（+）的 T 淋巴细胞，组织学以及临床表现有相似和交叉的地方，鉴别诊断很困难，但预后都比较好，这组淋巴结病的分类诊断一定要注意参考临床表现。

发病机制不清。但有报道显示，一些居住在非流行区的间变性大细胞淋巴瘤患者的肿瘤细胞中可以检测到成人 T 细胞白血病病

毒（HTLV-1）DNA 片断。还有报道显示，某些出现免疫抑制的间变大细胞淋巴瘤患者的 CD30（+）肿瘤细胞中可以检测到 EB 病毒的基因组，说明可能与病毒感染有关。同时有一小部分淋巴瘤样丘疹病患者可以发展为皮肤间变性大细胞淋巴瘤。

【病理诊断要点】

（1）原发皮肤 CD30（+）间变性大细胞淋巴瘤主要表现是大的异型淋巴细胞在真皮和皮下呈簇状或片状浸润，瘤细胞体积大，胞质宽，弱嗜碱性，核呈空泡状，不规则，可见较粗的染色质颗粒沉积在核膜下和较大的不规则核仁。常可见到花环状的多核细胞。有表皮增生和溃疡，以中性粒细胞为主的炎细胞浸润常见。

（2）淋巴瘤样丘疹病的细胞形态与前者类似，但很少成簇浸润，异型细胞数量较少，有些异型细胞形态类似于 MF 中的脑回样细胞，而另一些则为 R-S 样细胞，CD30（+）。同时混合不同程度的炎细胞浸润，如中性粒细胞、嗜酸性粒细胞、巨噬细胞和小淋巴细胞等。有时，淋巴瘤样丘疹病与原发皮肤 CD30（+）间变性大细胞淋巴瘤形态上难以区别，可参照临床表现：淋巴瘤样丘疹病有自愈性小丘疹，皮损丘疹不大于 2 cm。

（3）肿瘤细胞表达白细胞共同抗原 LCA，T 细胞抗原且通常为 CD4（+）。75% 以上的病例瘤细胞 CD30（+）。细胞毒性颗粒标志物 TIA、Granzyme B 可以在 70% 的病例中表达。经常会出现某个 T 细胞抗原的丢失如 CD2、CD5 甚至 CD3，但裸细胞型（即所有 T 细胞标记均不表达者）很少见。与原发系统型间变性大细胞淋巴瘤不同的是原发于皮肤的一般 EMA（-）、ALK（-）。

（4）T 细胞克隆性重排可在原发皮肤 CD30（+）间变性大细胞淋巴瘤和淋巴瘤样丘疹病 B 型中检测到，但在 A 型中则很少见。与系统性间变性大细胞淋巴瘤不同，均没有 t（2:5）易位基因学异常。

【鉴别诊断】

（1）继发的皮肤 ALCL：ALCL 无论是原发于皮肤的还是系统性预后均比较好，但原发于皮肤相对更好一些，5 年存活率在 95%以上。在形态学上两者很难区分，主要通过临床病史来鉴别，原发的通常发生于成年人，而系统性间变性大细胞淋巴瘤常发生于儿童，原发于皮肤的需要全身检查除外其他部位受累，原发的通常没有 t（2:5）基因学异常，ALK（-）。

（2）HL：两者均有异型大细胞增生及炎症背景，但霍奇金淋巴瘤通常为淋巴结病变累及皮肤，可以找到典型的 HRS 细胞，且 HRS 细胞多表达 CD15，而在原发 CD30（+）的间变性大细胞淋巴瘤中，CD30（+）的肿瘤细胞 CD15（-）。如果患者有淋巴结肿大，则淋巴结活检更有助于鉴别诊断，ALCL 的肿瘤细胞多为淋巴窦浸润生长，而霍奇金淋巴瘤则为滤泡内生长或弥漫性生长。

（3）鳞状细胞癌：两者肿瘤细胞均为胞质宽，核异型性明显，但鳞癌细胞主要呈巢状分布，而间变性大细胞淋巴瘤肿瘤细胞可以成簇，也可以散在分布。免疫标记鳞癌上皮细胞标记 EMA、CK 等阳性，而间变性大细胞淋巴瘤 LCA、CD30 阳性，可以鉴别。

10. 外周 T 细胞淋巴瘤，非特指型（PTCL，NOS）

是指一组不能列入任何一种独特临床病理类型的 T 细胞淋巴瘤，有人试图根据形态将其分为几个亚型，但在临床观察上重复性很差。相信随着研究的深入将会进一步被分类。

【病理诊断要点】

（1）这类淋巴瘤主要发生于淋巴结内，个别病例可发生于结外器官。肿瘤细胞在淋巴结内呈弥漫浸润，淋巴结结构消失。细胞形态多种多样，但以中等偏大的细胞为主，但少数也以小的肿瘤细胞增生为主，细胞核不规则或多形性，核染色质深，核仁明显，核分裂象多见，胞质多少不等，淡粉染或透明，常可见透明细胞和 HRS 样细胞。内皮肥胖的小静脉增生显著，常为分支状血管。炎症背景较明显，细胞混杂多样，可见小淋巴细胞、嗜酸性粒细胞、浆细胞和上皮样组织细胞。

（2）肿瘤细胞 T 细胞表型可以阳性：CD2（+）、CD3（+）、CD5（+）、CD7（+），但可以出现异常 T 细胞表型。大多数淋巴结病例中为 CD4（+）、CD8（-）。在以大细胞为主的肿瘤中，肿瘤细胞常可表达 CD30。很少表达细胞毒性颗粒抗原。

【鉴别诊断】

由于本病是一组异质性疾病，在细胞形态学、遗传学、分子生物学及临床表现上并无特异性，需排除其他作为独立病种的 T 细胞淋巴瘤才可诊断。主要通过免疫表型、TCR 基因重排与侵袭性 B 细胞淋巴瘤相鉴别。

（1）富于 T 细胞的弥漫大 B 细胞淋巴瘤：此类淋巴瘤中有大量 T 细胞和组织细胞增生，仅有散在的体积较大的异型细胞，免疫标记瘤细胞为 B 细胞表型。需要仔细分析病理切片，判断 T 细胞为炎症反应背景，必要时做基因学检测可以鉴别。

（2）HL：HL 肿瘤细胞数量较少，而炎症背景中有大量 T 细胞增生，此时需要仔细观察切片，寻找 HRS 细胞，并通过相关的免疫标记 CD15、CD30 等来鉴别诊断。

11．血管免疫母细胞性 T 细胞淋巴瘤（AITL）

是一类以异型 T 淋巴细胞增生伴显著的血管增生，以及滤泡树突状细胞增生为主要表现的外周 T 细胞淋巴瘤。最初被认为是一种免疫学异常，曾被称为血管免疫母细胞性淋巴结病或血管免疫母细胞淋巴结病伴异常球蛋白血症。这一组疾病中有部分患者临床表现酷似淋巴瘤，将这类疾病划分出来称为血管免疫母细胞性 T 细胞淋巴瘤。具体病因不清。患者通常表现出免疫系统的异常，如高 γ 球蛋白血症，但这种异常是肿瘤发生之后才出现的。此外，＞75% 的病例可以检测到 EBV 感染，但受感染的细胞均为 B 淋巴细胞，仅有个别报道肿瘤性 T 淋巴细胞也可被感染。

在 WHO 分类进行中，美国的专家不接受血管免疫母细胞性 T 细胞淋巴瘤作为独立的类型存在，建议归入非特指型外周 T 细胞淋巴瘤中，而东方国家如韩国、日本和中国的发病率较高，德国学者也坚持本型作为独立疾病存在。此型在临床上有抗炎治疗肿大淋巴结缩小和消退现象，造成临床医师和患者的迷惑。血管免疫母细胞性淋巴结病的名词已经不存在，如果是类似的形态学要鉴别血管免疫母细胞性 T 细胞淋巴瘤，或用非典型增生，以提示临床医师和患者的注意，坚持密切随访。

【病理诊断要点】

（1）淋巴结结构完全消失，代之以明显的血管增生和异常淋巴细胞浸润，但边缘窦尚存。瘤细胞体积由小到中等大，核异型性不明显，圆形或不规则，胞质淡染，也可见散在或成片的透明细胞，核圆形或稍凹陷，胞质丰富而透明，为转化的 T 淋巴细胞。瘤细胞间散在分布数量不等的小的反应性淋巴细胞、嗜酸性粒细胞、浆细胞、组织细胞和免疫母细胞。也可见到 HRS 样细胞，体积较大，胞质嗜碱性。滤泡结构消失，而滤泡树突细胞显著增多，超出原有滤泡范围，围绕增生血管分布。增生血管以高内皮的小静脉为主，呈分支状，管壁厚或玻璃样变，有 PAS 阳性物质沉积。

（2）瘤细胞表达成熟 T 细胞标记：CD2（+）、CD3（+）、CD5（+）、CD7（+）。CD4 和 CD8 均有表达，但以 CD4 细胞为主。CD21 标记显示滤泡树突细胞增生明显。浆细胞为多克隆增生。HRS 样细胞表达 CD15 和 CD30，但同时也表达 CD20，说明其为 B 细胞来源。

【鉴别诊断】

（1）PTCL，NOS：临床上 AITL 全身症状多见，并有自身免疫性疾病表现，易发生感染。形态学特征包括明显的树枝状的高内皮静脉、透明胞质的瘤细胞以及含浆细胞、嗜酸性粒细胞和组织细胞的多细胞背景。免疫标记见 CD21/CD35 阳性细胞，可与 PTCL，NOS 鉴别。

（2）HL：两者均可见到 HRS 样细胞，且 HRS 样细胞均表达 CD15 和 CD30，且 EB 病毒感染阳性 [LMP-1（+）或原位杂交 EBER（+）]，但 AITL 中的 HRS 样细胞表达 CD20，来源于活化的 B 细胞，而 HL 中 HRS 细胞除少数表达 T、B 标记外，其余均不表达。且 AITL 可以检测到免疫球蛋白重链和 TCR 的单克隆性重排，而 HL 则没有。

在 2012 年欧洲血液病理年会上，作为专题讨论了辅助 T 细胞来源的淋巴瘤除了 AITL 外，PTCL-NOS、ALK-ALCL 中有些病例肿瘤细胞表达 CD4，在诊断时需要注意，可能在临床治疗上有差异，深入的研究在进行中。

12. ALK 阳性的间变性大细胞淋巴瘤 [ALK（+）ALCL]

一种由大的肿瘤性淋巴样细胞构成的 T 细胞淋巴瘤，最常见于 30 岁以前，男性略多于女性，预后好。肿瘤细胞常有丰富的胞质和细胞多形性，伴有 ALK 基因的易位和 ALK 蛋白的表达，并弥漫强表达 CD30，且大多数病例表达细胞毒性颗粒相关蛋白质。

【病理诊断要点】

（1）常累及淋巴结，也可累及皮肤、骨、软组织、肺和肝等，约 10% 的病例累及骨髓。形态学谱系较宽，然而所有病例都含有不同比例的奇异性的、马蹄样或肾形细胞核的细胞，近细胞核的胞质有一个嗜酸性区域，这些细胞已被作为 ALCL 的标志性细胞。尽管典型病例有约 65% 的特征性大细胞，但有着相似细胞学特征的小细胞也可以见到，且对准确诊断有很大帮助。

（2）存在五种形态学类型：

①普通型：占 60%，肿瘤细胞较其他淋巴瘤有更丰富的胞质，可以表现为透明、嗜碱性或嗜酸性。多个胞核可以呈花环样排列，且使细胞像 HRS 细胞。核染色质常细碎成块或分散排列，有多个嗜碱性小核仁，在由大细胞组成的病例，核仁常更显著，但呈嗜酸性，包含体样的核仁少见。

②淋巴组织细胞型：占 10%，特点是肿瘤细胞夹杂大量的反应性组织细胞，肿瘤细胞常围绕血管周围簇状排列。偶尔组织细胞呈现噬红细胞现象。

③小细胞型：占 5% ~ 10%，由不规则核的小至中等的肿瘤细胞组成。

④"霍奇金样"型：占 3%，形态学上相似于结节硬化型 CHL。

⑤复合型：占 15%，由上述不止一种的形态构成。

（3）肿瘤细胞胞膜和 Golgi 器区域 CD30（+），最强的免疫染色表达在大细胞。ALK 的表达在 60% ~ 85% 的病例可检出，ALK 可以使细胞质和细胞核着色，也可以局限于胞质或胞核之一着色。绝大多数 EMA 阳性。超过 75% 的病例 CD3 为阴性，而 CD2、CD4、CD5 常更有用，CD8 常阴性，2/3 的病例 CD43 阳性。大多数病例表达细胞毒性相关蛋白，包括 TIA-1、Gram B 和（或）穿孔素。EBV 检测（EBER 和 LMP-1）通常阴性。

（4）遗传学上，约90%病例存在 TCR 重排。ALK 基因可与多种不同的伙伴基因易位，形成不同的融合蛋白，详见表 32-13。

表 32-13　2p23 上有关 ALK 的易位和融合蛋白

染色体异常	ALK 伙伴基因	融合蛋白的分子量	ALK 染色形式	发生率
t（2；5）（p23；q35）	NPM	80	核，弥漫胞质	84%
t（1；2）（q25；p23）	TPM3	104	弥漫胞质，边缘染色强	13%
Inv（2）（p23；q35）	ATIC	96	弥漫胞质	1%
t（2；3）（p23；q21）	TFG Xlong	113	弥漫胞质	<1%
	TFG long	97	弥漫胞质	
	TFG short	85	弥漫胞质	
t（2；17）（p23；q23）	CLTC	250	颗粒状胞质	<1%
t（2；X）（p23；q11-12）	MSN	125	细胞膜阳性	<1%
t（2；19）（p23；p11.3）	TPM4	95	弥漫胞质	<1%
t（2；22）（p23；q11.2）	MYH9	220	弥漫胞质	<1%
t（2；17）（p23；q25）	ALOl7	ND	弥漫胞质	<1%
其他			弥漫胞质	<1%

【鉴别诊断】

（1）ALK 阳性的大 B 细胞淋巴瘤：两者 ALK 均为阳性，同时都表达 EMA，而 ALK 阳性的大 B 细胞淋巴瘤不表达 CD30，少数有灶性弱（+）表达。

（2）转移癌：免疫组化在鉴别中最为重要。如果 LCA（-），可进一步借助其他抗体如 CD30、CK、EMA 及抗 B 细胞、T 细胞相关抗原的抗体来协助诊断。

（3）恶性黑色素瘤：借助免疫组化方法，利用抗体 CD30、HMB45、S-100 等协助。

（4）CHL：尤其是结节硬化型 CHL，融合的片状 HRS 细胞，很像 ALCL。鉴别主要借助免疫组化。可进行 CD15、全 B、全 T、EMA、ALK 等抗体的检测，必要的话，分子遗传学分析检测抗原－受体基因重排就可把两者区分开。

（5）恶性组织细胞增生症、炎症型恶性纤维组织细胞瘤、其他 CD30 阳性的淋巴瘤，通过组织病理、免疫细胞学及免疫组织化学、分子生物学及分子遗传学可以鉴别。

13. ALK 阴性的间变性大细胞淋巴瘤 [ALK（-）ALCL]

ALK（-）ALCL 作为一种暂定的 T 细胞淋巴瘤类型，除了不表达 ALK 外，在形态学和免疫表型上与 ALK（+）ALCL 相似。与 ALK（+）ALCL 相比，ALK（-）ALCL 中位年龄更大些（40～65 岁为发病高峰）和更具侵袭性的临床过程，淋巴结外受累更少见。ALK（-）ALCL 通常由体积较大、且更具多形性的细胞构成，有更显著的核仁。ALK 是 ALCL 的重要预后因子，每一例都应检查和报告，ALK（-）ALCL 的预后比 ALK（+）ALCL 明显差。

主要的鉴别诊断是 CHL 和 PTCL-NOS。借助免疫组化染色，ALK（-）ALCL 和 CHL 很容易被区分出来。而 ALK（-）ALCL 与 PTCL-NOS 两者间存在交叉，一般而言，形态上和免疫表型上呈现典型 ALK（+）ALCL（但无 ALK 表达）者，诊断为 ALK（-）ALCL，余者诊断 PTCL-NOS，两者预后和治疗相似。

2012 年欧洲血液病理年会对于 CD4（+）辅助 T 细胞来源的 T 细胞淋巴瘤进行了重点讨论，除了 AITL 外，在 PTCL-NOS 和 ALK（-）的 ALCL 需要注意是否存在 CD4（+）的辅助 T 细胞淋巴瘤，为临床治疗提供更多的信息。

四、组织细胞和树突细胞肿瘤

（一）概论

组织细胞和树突细胞肿瘤是起源于巨噬细胞和树突细胞或组织细胞的最为少见的累及淋巴组织的肿瘤，在淋巴结肿瘤中不足 1%。其发生无明显的地域性。

虽然抗原呈递细胞（树突细胞）和抗原处理细胞（巨噬细胞）具有相同的细胞起源——骨髓干细胞，但巨噬细胞和树突细胞一般被认为是两种相互独立的分化方向。组织细胞或单核巨噬细胞具有移动微粒抗原的功能。它们从外周血单核细胞通过血管壁进入淋巴器官。然而，并不奇怪，有时候单核细胞起源的白血病和组织细胞肉瘤的差别并不明显。但是组织细胞或巨噬细胞不是再循环细胞，无论如何，大多数组织细胞肉瘤表现为局部肿块而无白血病表现。

淋巴结内的巨噬细胞具有许多相同的酶组织化学和免疫表型特征。CD68 是石蜡切片中检测巨噬细胞最有用的抗原。组织细胞具有丰富和弥漫活性的溶酶体酶，包括酸性磷酸酶和各种非特异性酯酶。这些细胞在适当条件下亦可以表现噬菌作用。然而噬菌活性通常不是组织细胞恶性病变的显著特征，在组织细胞良性增生性病变中反而更加常见，如造血噬菌细胞综合征。溶菌酶及 α_1- 抗胰蛋白酶活性是大多数单核 - 巨噬细胞的特征，但在上皮性组织细胞中更为突出。在细胞发挥噬菌作用时，由于溶酶体破裂分解成溶酶体小泡，会发生溶酶体活性的突然降低。

目前已经确定了很多与单核细胞和巨噬细胞相关的单克隆抗体。包括 IgG 的 Fc 段的细胞表面受体抗体（CD64、CD32 和 CD16）以及补体受体抗体（CD21 和 CD35）。其他发现的巨噬细胞抗原是一些与细胞黏附和活化相关的分子，如 CD11a、CD11b、CD11c、CD14 和 CD18。遗憾的是，这些抗原大部分缺乏对单核 - 巨噬细胞系统的特异性，对其他造血细胞如髓细胞、T 细胞或 B 细胞亦有反应。如 CD11c 一般在单核细胞和巨噬细胞有表达，在正常的 T、B 淋巴细胞无表达或弱表达。但在毛细胞白血病和一些 CLL/SLL 中可以检测到 CD11c 的表达。同样，与 T 细胞亦有交叉反应。如 CD4，一个 T 细胞相关抗原，在正常的单核细胞和巨噬细胞中亦有表达。CD25 除了在活化的 T 淋巴细胞中有表达以外，组织细胞亦可阳性。

指突状树突细胞（Interdigitating dendritic cell，IDC）和朗格汉斯细胞（Langerhans cell，LC）起源于骨髓的抗原呈递细胞。LC主要位于黏膜或皮肤，一旦激活，可特异性将抗原呈递给 T 细胞，胞质内含有特征性的 Birbeck 颗粒，明显区别于 IDC，且 CD1a 及 CD4 阳性。IDC 主要存在于淋巴结副皮质区。LC 和 IDC 均为 S-100

蛋白强阳性，亦可具有 MHC Ⅱ类抗原的高水平表达。LC 还可以从皮肤迁移至外周血，称之为 veiled 细胞。经输入淋巴管进入淋巴结到达副皮质区，称之为 IDC，因而 IDC 可能部分来源于 LC。

滤泡树突细胞（Follicular dendritic cell，FDC）位于初级或次级淋巴滤泡，可呈递抗原给 B 细胞。CD21、CD23 和 CD35 有阳性表达，CD45 阴性。它们不具有迁移性，经细胞之间的连接和桥粒在淋巴滤泡内形成稳定的网状系统。

组织细胞和树突细胞肿瘤的临床表现多样。组织细胞肉瘤、指突状树突细胞肉瘤及朗格汉斯细胞肉瘤似乎临床过程险恶，可以发生系统性播散。相比之下，滤泡树突细胞肉瘤一般比较局限，可以局部浸润和再发，但是很少发生远距离转移。朗格汉斯细胞组织细胞增多症临床表现多样。

（二）组织细胞肉瘤

组织细胞肉瘤（histiocytic sarcoma，HS）是一种在形态及免疫表型上与成熟组织细胞相似的细胞恶性增生性疾病。有一种或更多组织细胞标志物的表达，无树突细胞标志物的表达。此类疾病不包括与急性单核细胞白血病相关的肿瘤性增生。发病原因不明。非常罕见，各个年龄均可发病，但以成年男性为多。

【病理诊断要点】

1. 约 1/3 发生于淋巴结，1/3 侵犯皮肤（孤立或多处侵犯），另外 1/3 可能发生于其他结外部位，多见于消化道。部分患者表现为多部位系统性侵犯，有时类似于恶性组织细胞增生症。

2. 发生于淋巴结时表现为正常结构消失，取而代之是肿瘤细胞弥漫性散在增生。累及内脏器官时，可以表现为窦状增生。增生的细胞可以是形态单一，也可以是形态多样。一般肿瘤细胞较大，圆形或卵圆形，但个别区域可以呈细长形。胞质丰富而嗜酸，偶尔可呈泡沫状。肿瘤细胞可有噬血作用。核大，圆形或卵圆形，经常可见多核，常为泡状核。核分裂象形态多样。同时可以见到一定数量的反应细胞，包括小淋巴细胞、浆细胞、良性组织细胞和嗜酸性粒细胞。

3. 电镜下，肿瘤细胞胞质内见大量溶酶体，看不到 Birbeck 颗粒和细胞连接。

4．肿瘤细胞可表达一个或更多的组织细胞标志物，如 CD68、溶菌酶、CD11c 和 CD14，但与髓细胞系可能有交叉。必须确定没有特异的髓细胞标志物（MPO、CD33 和 CD34），才能确定为成熟的组织细胞表型。溶酶体染色定位于高尔基体，因此呈颗粒状，区别于其他细胞胞质的弥漫性染色。另外，CD45、CD45RO 和 HLA-DR 通常为阳性。而 CD1a、CD21、CD35、CD30、HMB-45、EMA 和 CK 通常为阴性。

5．尽管回顾性研究显示，肿瘤存在抗原受体的基因重排，但需要排除克隆性 Ig 和 T 细胞受体基因，才能确定可以定义组织细胞肉瘤的基因表型。

【鉴别诊断】

1．淋巴瘤 主要与 ALCL、DLBCL、组织细胞丰富的 T 细胞淋巴瘤等鉴别。这些类型的淋巴瘤有时在形态上与组织细胞肉瘤难以鉴别，但免疫表型不同，前者表达组织细胞标志物，后者表达全 T 或全 B 细胞标志物。

2．恶性黑色素瘤 HMB45 阳性及电镜有黑色素小体。

3．分化差的癌 大细胞癌和间变性癌的形态可与本病相似，但它们具有上皮细胞表型，电镜显示有细胞间桥或形成腺腔。

4．恶性纤维组织细胞瘤 多发生在肢体的深部软组织，其次是腹膜后，很少有系统性的全身症状，以长梭形细胞占主导成分，具有车辐状排列的形态特点。

（三）朗格汉斯细胞肿瘤

起源于朗格汉斯细胞，并保持朗格汉斯细胞的表型及超微结构特点。表达 CD1a、S-100、Langerin，通常有 Vimetin、HLA-DR、CD45、CD68 和溶菌酶的弱表达，不表达大部分 T、B 细胞的标志物以及 CD30、MPO、CD34 和 EMA。CD21 和 CD35 通常为阴性。一般不表达 CD15。

电镜下：可见到胞质内 Birbeck 颗粒，胞质内含数目不等的溶酶体，无细胞连接。Birbeck 颗粒为典型的网球拍形状，长度为 200～400nm，宽度比较一致，为 33nm。病变早期颗粒较多。

1．朗格汉斯细胞组织细胞增生症（Langerhans cell histiocytosis，LCH）

　　是一种朗格汉斯细胞克隆性增生性疾病，生物学行为多样。发病率很低，大部分为儿童，主要为男性，男女比例 3.7 : 1。北欧白人较为多见，黑人罕见。病因不明，其致病可能与 ALL/LBL、新生儿感染史、未进行小儿疫苗接种及淋巴瘤相关。成人肺的 LCH 经常与吸烟有关（烟草或大麻）。

　　【病理诊断要点】

　　（1）特征性表现为找到诊断性朗格汉斯细胞。朗格汉斯细胞的大小为 10 ~ 15 μm，核有折叠、核裂或分叶，染色质细腻，核仁不清楚，核膜薄，部分有核异型。背景成分包括嗜酸性粒细胞、组织细胞、中性粒细胞和小淋巴细胞。偶尔可见中心坏死的嗜酸性小脓肿。病变早期往往可见大量朗格汉斯细胞、嗜酸性粒细胞和中性粒细胞，而晚期则出现大量纤维化及泡沫细胞。淋巴结浸润时先是窦侵犯而后是边缘区侵犯，而脾侵犯时则主要侵及红髓。当与淋巴瘤伴发时，往往表现为淋巴瘤内或边缘的灶状病灶。骨髓浸润通常为小灶状病灶，纤维化常见，因此活检较涂片更易检出。

　　（2）朗格汉斯细胞单克隆性增生。表现胚系 Ig 重链基因和 T 细胞受体 β、δ、γ 链基因构型。

　　（3）临床上 LCH 可呈单灶状或弥漫状，常累及骨，而很少累及皮肤、肺、淋巴结。在多系统的 LCH 中，偶尔还会累及其他组织。以前对具有特殊临床表现的多灶状 LCH 常用人名命名法（如 Hand-Schuller-Christian 病，Letterer-Siwe 病），现在为了强调这类疾病共同的病理过程，根据其疾病的范围将 LCH 分为局限性和全身性两大类。

　　1）局限性 LCH：

　　①仅累及皮肤，以皮疹为主要表现，无其他任何部位受累；

　　②单骨性病变，伴或不伴尿崩症、附近淋巴结受累、或出现皮疹；

　　③多骨性病变，包括存在于多个骨的病变或在单个骨存在两个以上的病变，伴或不伴尿崩症、附近淋巴结受累或皮疹。

　　2）全身性 LCH：内脏器官受累伴或不伴骨病变、尿崩症、附近淋巴结受累、有或无皮疹，但无肺、肝或造血系统脏器功能障碍的征兆。在一些大样本病例的研究中显示，多器官受累的 LCH 与复发呈正相关，但与疾病的进展无关。但是造血系统、肝、肺功能障碍的出现及程度预示着死亡危险性的增加。

【鉴别诊断】

（1）Kimura 病：没有朗格汉斯细胞的存在。

（2）PTCL-NOS：有大量肿瘤性 T 淋巴细胞。

（3）急性单核细胞白血病：可见大量不成熟单核细胞浸润，特异性标志物 MPO（+），骨髓象及血象有助鉴别。

（4）Rosai-Dorfman 病：突出形态为淋巴窦明显扩张，窦内充满组织细胞及少量小淋巴细胞、中性粒细胞。组织细胞有明显吞噬现象，吞噬淋巴细胞、红细胞、核碎片、脂质（泡沫细胞）。组织细胞分化成熟，偶有轻度异型，S-100 蛋白呈强阳性。

2．朗格汉斯细胞肉瘤

是朗格汉斯细胞来源的一种高级别恶性肿瘤，超过 50% 的患者死于疾病进展。其病因和发病机理尚未明确。

【病理诊断要点】

（1）最显著的特征是出现具有明显恶性特征的大细胞，细胞核扭曲明显，核仁清楚，一些异型细胞偶然可以出现核沟。具有诊断意义的是：肿瘤细胞核分裂象多见，常 > 50 个 /10HPF。嗜酸性粒细胞少见，但朗格汉斯细胞组织细胞增生症的典型的多种反应细胞浸润存在。累及淋巴结时，窦浸润常见。

（2）理论上所有病例的肿瘤细胞电镜下胞质内均可检测到 Birbeck 颗粒，但由于组织处理原因，在实际工作中也有未检出者。可检测到一定数量的溶酶体。

（3）由于典型的朗格汉斯细胞罕见，及其细胞异型，对组织学病理诊断造成一定困难，其表型标志物的使用经常有争议。S-100 和 CD1a 蛋白共表达于朗格汉斯细胞组织细胞增生性病变，不能反应其性质。但 CD1a 的表达经常限于局部，经常有部分 CD68、溶菌酶和 CD45 的表达，Ki-67 阳性率为 10% ~ 60%。

【鉴别诊断】

（1）淋巴结炎：都有发热、局部淋巴结肿大、压痛。淋巴结炎一般先有发热后出现淋巴结肿大、压痛，而 LCS 常先出现淋巴结肿大，后有发热。确诊仍需进行病理活检。

（2）淋巴瘤或白血病：临床都有发热、肝脾肿大、淋巴结肿大以及骨骼和皮肤等系统受累。淋巴瘤或白血病的淋巴结肿大多无疼痛，LCS 的淋巴结常肿大伴疼痛。另外，白血病常浸润胸骨下端引起疼痛，而 LCS 最易侵犯颅骨致骨质破坏伴疼痛，血象和骨髓穿刺检查均有助于鉴别诊断。

（3）间变性大细胞淋巴瘤、黑色素瘤、转移癌和幼年型黄色肉芽肿：部分病例有明显的恶性细胞学特征和极显著的多形性，特征性的核沟罕见，诊断非常困难，有时只能称作未分化的恶性肿瘤，应用免疫组化检测 CD1a、S-100 和电镜找 Birbeck 颗粒有助于诊断。

（四）指突状树突细胞肉瘤

指突状树突细胞肉瘤（interdigitating dendritic cells sarcoma，IDCS）是具有与指突状树突细胞相似表型的梭形卵圆形细胞肿瘤性增生。其病因与发病机制不明。

【病理诊断要点】

1．孤立性淋巴结累及最常见，也可发生于结外，尤其是皮肤和软组织，亦有发生于小肠、软组织和肝、脾的报道。肉眼上多为局部肿块，质硬，不活动。

2．累及淋巴结时主要累及副皮质区，可有滤泡残存。肿瘤细胞常呈束状、层状、螺旋状增生。肿瘤细胞为梭形、卵圆形，偶见圆形细胞呈片状增生，肿瘤细胞胞质丰富，轻度嗜酸，常胞界不清。核呈梭形、卵圆形，染色质呈泡状，核仁大小不一，清楚。不同病例的细胞形态不一，核分裂象少见，常 < 5 个 /10HPF，一般无坏死，通常有一定数量的混合性淋巴细胞增生，浆细胞较少。

3．电镜下，肿瘤细胞表现复杂的指状突起，看不到桥粒等细胞连接及 Birbeck 颗粒，可见散在的溶酶体。

4．肿瘤细胞都表达 S-100 蛋白和 Vimentin，而 CD1a 和 Langerin 阴性，CD68、溶菌酶及 CD45 可为弱阳性表达。

5．分子生物学与细胞遗传学上，表现胚系 Ig 重链基因和 T 细胞受体 β、δ、γ 链基因构型。

【鉴别诊断】

1. FDCS、LCS 和 S-100 蛋白阳性的组织细胞肿瘤 需借助免疫组化和电镜检查鉴别。IDCS S-100 强阳性，而 FDC 标志物和 CD1a 阴性，电镜下不见 Birbeck 颗粒和细胞连接。

2. 恶性黑色素瘤 两者 S-100 蛋白都阳性，但 IDCS 缺乏 HMB45、Melan-A 等黑色素瘤特异性抗原，电镜下无黑色素小体。

3. 纤维母细胞性网状细胞肿瘤 两者都主要位于副皮质区，但后者不表达 S-100 蛋白，而表达 SMA 和 desmin。

（五）滤泡树突细胞肉瘤

滤泡树突细胞肉瘤（follicular dendritic cell sarcoma，FDCS）是一种与 FDC 具有相似的形态及表型特征的梭形及卵圆形细胞的罕见的肿瘤性增生。成人多见，男女发病率相当。1/3 ~ 2/3 的 FDCS 发生于淋巴结内，特别是颈部淋巴结，也可发生于淋巴结外，如扁桃体、口腔、胃肠道、软组织、皮肤、纵隔、肝及脾等。本病大多数病因不明。但部分 FDCS 病例显示炎性假瘤特点，与 EB 病毒感染有关，EBER 在所有的梭形细胞中可检测到，Southern blot 研究显示，体外单克隆细胞中可存在病毒。

【病理诊断要点】

1. 受累淋巴结通常较大，淋巴结结构部分或全部破坏，肿瘤与残存的淋巴组织分界清楚。肿瘤细胞卵圆形或梭形，一般排列成束状、编织状或漩涡状，后者类似于脊膜瘤。肿瘤细胞胞质丰富，微嗜酸，胞质不清。核细长，散在分布的泡状或颗粒状染色质，小而清楚的核仁，核膜不清，核分裂象通常为 0 ~ 10 个 /10HPF。但在部分病例中可见明显的肿瘤细胞异型性，核分裂象可以 > 30 个 /10HPF，并可见凝固性坏死。

2. 肿瘤细胞表达正常的 FDC 的免疫表型，可能表达 CD21、CD35 和 CD23 中的一个或几个。肿瘤细胞通常还表达 Vimentin、Fascin、HLA-DR、EMA，部分病例可以表达 S-100、CD68、CD45。

3. 电镜下，肿瘤细胞核细长、折叠。胞质内常有数量不等的核糖体。最具有诊断特征的是散在分布的细胞桥粒之间的细长的细胞微丝。而看不到 Birbeck 颗粒和溶酶体。

4．分子生物学与细胞遗传学上，肿瘤细胞显示 IgH 和 T 细胞 β、δ、γ 链基因胚系构型。

【鉴别诊断】

1．胃肠道间质瘤（GIST） 发生于腹腔内者，特别是位于肠系膜、胃和结肠的病例，需与之相鉴别。GIST 主要由梭形细胞组成，部分病例可为上皮样或为混合性，瘤细胞的排列方式多种多样，有时在局部区域内可见旋涡状或席纹状排列结构，但肿瘤的间质内多无大量的小淋巴细胞，且免疫标记显示瘤细胞表达 CD117、CD34 和 DOG-1，而 CD21 和 CD35 均为阴性。

2．炎症性肌纤维母细胞瘤（IMT） 位于肝、脾者，需要与之相鉴别。形态上难以区分时，可借助于免疫组化标记 CD21、CD35、actin 和 ALK-1。

3．异位胸腺瘤、具有胸腺样成分的癌（carcinoma with thymus-like elements，CASTLE）和异位脑膜瘤 位于头颈部、肺和纵隔者应注意与之相鉴别。胸腺瘤中的瘤细胞表达 AE1/AE3，不表达 CD21 和 CD35。CASTLE 好发于甲状腺下极和甲状腺附近，瘤细胞呈分叶状或结节状分布，核呈空泡状，可见明显的小核仁，形态上更类似胸腺癌，表达 AE1/AE3 等上皮性标记。异位脑膜瘤中无大量的小淋巴细胞混杂，瘤细胞表达 EMA，不表达 CD21 和 CD35。

4．恶性黑色素瘤、恶性纤维组织细胞瘤、恶性周围神经鞘膜瘤、淋巴瘤、肉瘤样癌和淋巴上皮瘤样癌 位于软腭、扁桃体、咽、乳腺、胸壁和肺部位者应注意与之相鉴别。

（六）其他少见的树突细胞肿瘤

1．纤维母细胞性网状细胞肿瘤

相当罕见。可发生于淋巴结、脾或软组织。组织学上类似于 FDCS 或 IDCS，但缺乏它们典型的免疫表型。瘤细胞间常散在分布纤细的胶原纤维。电镜下类似肌纤维母细胞。免疫组化标记提示肿瘤细胞不同程度地表达 SMA、desmin、细胞角蛋白（CK）和 CD68。

2．未确定的树突细胞肉瘤（indeterminate dendritic cell tumor）

非常罕见，也称为未定类细胞组织细胞增生症，是一种梭形至卵圆形细胞的肿瘤性增生。可能与惰性 B 细胞肿瘤有关。

　　典型患者表现为单个或多个泛发性的丘疹、结节或斑片。全身性症状不常见。临床进程差异较大，肿瘤可自发消退，也可快速进展。

　　病变常位于表皮，但可侵及皮下脂肪组织、瘤细胞弥漫浸润，细胞形态上类似于朗格汉斯细胞，但电镜下缺乏 Birbeck 颗粒，缺乏桥粒，可有复杂的指状突起。免疫表型：S-100（+）、CD1a（+）、Langerin（-）。B、T 细胞及滤泡树突细胞标志物阴性。CD68 和溶菌酶可阳性（见表 32-14）。

表 32-14　组织细胞和树突细胞肿瘤的比较

	HS	LCH	LCS	IDCS	FDCS
组织形态特点					
细胞排列	弥漫	弥漫	弥漫	车辐状	车辐状
细胞外形	圆，卵圆	卵圆，短梭	大圆，卵圆	梭，卵圆	梭，卵圆
核沟	无	有	偶有	无	无
核分裂 /HPF	10～30	10～20	＞50	＜5	1～5
异型性	中度	轻～中	明显	轻～中	中度
多核细胞	可有	有	无	偶见	可有
嗜酸性粒细胞	少	多	极少	极少	极少
淋巴细胞	有	有	少	有	有
噬血细胞	可有	无	无	无	无
浸润部位	窦内	窦内	窦内	副皮质	无特定
免疫表型：					
CD68（Kp1）	+	+	+	-/+	+/-
溶菌酶	+	+/-	+/-	-/+	-
S-100	-/+	+	+	+	-/+
CD1a	-	++	++	-	-
Langerin	-	+	+	-	-
CD21/CD35/CD23	-	-	-	-	+
电镜	大量溶酶体	Birbeck 颗粒及多少不等的溶酶体		复杂的指状突起，散在溶酶体	许多细长的胞质突起，少量发育成熟的桥粒

第十节　移植后淋巴组织增生性疾病

移植后淋巴组织增生性疾病（post-transplantation lymphopr-oliferative disorder，PTLD）是移植后免疫缺陷下发生的淋巴细胞由增生到肿瘤的一组疾病，是器官移植和造血干细胞移植后的严重并发症。PTLD发病与受体免疫功能抑制及EB病毒感染相关，发生率为1%～30%，常表现为迅速进展的致死性临床过程。

【病理诊断要点】

1. PTLD的病理学分类　多推荐采用Harris等的分类方法，分为以下5种：

（1）反应性淋巴组织增生：是早期病变，为PTLD少见的类型（＜10%），因常出现在移植后3个月内而被称为早期病变。患者多年轻，包括浆细胞过度增生和传染性单核细胞增多症样PTLD。但是传单样病变可能演变为多形性或单一形态的PTLD。

（2）多形性PTLD：是侵犯淋巴结和结外组织的破坏性病变，或形成结外团块。部分病例坏死广泛，增生淋巴细胞可有多形性，多数多形性病变中可检测到EBV。部分可检测到Ig基因重组。

（3）单形性PTLD：是PTLD最常发生的类型。大多数单形性PTLD为DLBCL，偶尔可见浆母细胞或间变性大细胞型等其他DLBCL类型，其他少见类型有多发性骨髓瘤和Burkitt淋巴瘤，其形态与正常人群的同一类型无法区分。大部分单形性PTLD的EBV阳性，但有20%的PTLD患者EBV阴性。EBV阴性病例的特点是发病晚，预后差。约10%的PTLD为T细胞淋巴瘤。

（4）浆细胞瘤样病变

（5）霍奇金样病变：移植后发生HL罕见，多在晚期。

2. 免疫表型

早期病变型为B细胞、浆细胞和T细胞多克隆混合表型。多形性PTLD为B和T细胞混合类型，膜表面和胞浆免疫球蛋白可为多同种型和单同种型。单形性PTLD中的大淋巴细胞显示为B细胞表型，表达CD19、CD20、CD22、CD79a和Pax5等B细胞抗原中的一种或数种。多数病例表达活化标志物 CD30，但与 HL 不同，CD15 常呈阴性。偶尔，单形性病变具有间变性细胞，形态上与 ALCL 不能鉴别，T 细胞抗原阴性可确定 DLBCL 的诊断。而 HL 样 PTLD 常常有不典型的 B 细胞抗原表达。

【鉴别诊断】

PTLD 诊断需要结合病史，类型间的鉴别参见前面的各类型的诊断和鉴别诊断。

淋巴组织肿瘤最为常见的是 B 细胞淋巴瘤、T 细胞淋巴瘤和经典型霍奇金淋巴瘤，常见淋巴瘤类型的抗体表达情况见表 32-15。

（刘翠苓　高子芬　廖松林）

表 32-15　淋巴造血组织肿瘤常用抗体一览表

	CHL	B-CLL/SLL	MCL	FL	LPL	PCN	DLBCL	B-LBL	BL	ALCL	PTCL	T-LBL	AITL	MF	LyP	NK/TCL	AML
CD3ε	−	−	−	−	−	−		−	−	+/−	+	+/−	+	+	+	+	−
CD4		+/−	−	−	−	−		−	−	+/−	+/−	+/−	+/−	+/−	+/−	−	+
CD5	+/−	+	+/−	−	−					+/−			+			−	−
CD8				−						−/+	−/+		−	−/+	−/+	−	
CD10				+			GCB+		+				+				
CD15	+/−	−	−														+
CD20	−/+	+	+	+	+	−/+	+	−/+	+	−		−					−
CD23	+/−	+	−/+	−			+		+	+/−							
CD30	+						−/+			+			+	−/+	+	−/+	+
CD38					+	+											
CD43	−	−/+	−/+	+	+		−/+	−		+/−	+/−	+/−	+	+/−	+	+/−	+
CD45	−	+	+	+	+		+	+/−		+/−	+	+/−	+	+	+	+	+
CD45RO						+/−					+		+			+/−	
CD56						+				−						+/−	+
CD68						+				+							+
CD79a	+	+	+	+	+	−	+		+								
PAX5	+	+	+	+	+	−/+	+	+/−	+	+/−	−/+	+/−	−	−/+	−/+	+	−
CD99	−							+/−			−/+	+/−			−/+		−

续表

	CHL	B-CLL/SLL	MCL	FL	LPL	PCN	DLBCL	B-LBL	BL	ALCL	PTCL	T-LBL	AITL	MF	LyP	NK/TCL	AML
CD138						+											
ALK	-									+/-							
BCL-2				+/-													
BCL-6				+			+/-										
Cyclin D1			+	-													
EMA			-		+/-		-/+			+/-						-	
Granzyme B			-							+/-						+	
MUM-1					+	+	non-GCB+										
MPO																	+
TDT	-							+				+					+/-
VS38C						+											
EBV	LMP+/-								+		EBER-/+	EBER-/+	EBER+/-			EBER+/-	

注：CHL，经典型霍奇金淋巴瘤；B-CLL/SLL，慢性B淋巴细胞性白血病/小B淋巴细胞性淋巴瘤；MCL，套细胞淋巴瘤；FL，滤泡性淋巴瘤；LPL，淋巴浆细胞淋巴瘤；PCN，浆细胞肿瘤；DLBCL，弥漫性大B细胞淋巴瘤；B-LBL，B淋巴母细胞淋巴瘤/淋巴母细胞白血病；BL，伯基特淋巴瘤；ALCL，间变性大细胞淋巴瘤；PTCL，外周T细胞淋巴瘤；T-LBL，T淋巴母细胞淋巴瘤/淋巴母细胞白血病；AITL，血管免疫母细胞性T细胞淋巴瘤；MF，蕈样霉菌病；LyP，淋巴瘤样丘疹病；NK/TCL，结外NK/T细胞淋巴瘤，鼻型；AML，急性髓性白血病；GCB，生发中心B细胞起源的DLBCL，non-GCB，非生发中心B细胞起源的DLBCL。

第三十三章　脾

第一节　脾的解剖和组织结构

脾是人体最大的免疫器官，成人重约 150g。由平滑肌和致密结缔组织组成的厚被膜（1 ~ 2mm）向脾实质伸出小梁，并与门部伸出者相互连接，构成脾的粗网架结构。脾实质可分为白髓、红髓及边缘区三部分。白髓为密集的淋巴组织，围绕中央动脉分布，由 T 细胞构成的动脉周围淋巴鞘，以及鞘内与淋巴滤泡结构相同的脾小结组成。边缘区位于白髓周围，宽约 100μm。该区淋巴细胞稀疏，含 B、T 淋巴细胞，前者相对多。边缘区过度为红髓，两者无明显界限。红髓占脾实质的 2/3，由脾索和血窦组成，两者相间分布，构成红髓的海绵状结构。脾索分为由血窦和巨噬细胞构成的滤过区，和由弥散淋巴组织组成的非滤过区。

由于脾成分多样，结构复杂，易自溶，故手术切除脾标本的处理应注意尽早切成薄片固定，以保持优良的组织结构有利于观察。

第二节　脾的疾病病理学分类

累及脾的疾病有很多，包括非肿瘤性和肿瘤性病变，其中较为多见的是淋巴造血系统病变。病理学分类可根据疾病类型，也有根据病变主要累及的区域分类（表 33-1）。

表 33-1　主要累及脾的疾病

发育异常
　囊肿
　副脾
充血
　先天性和获得性溶血性贫血
　纤维淤血性脾肿大
感染
　传染性单核细胞增多症
　急性败血症性脾炎
　细菌性血管瘤病
反应性增生
　滤泡性
　　类风湿关节炎（Felty's 综合征）
　　免疫性血小板减少性紫癜
　　血栓性血小板减少性紫癜
　　获得性溶血性贫血
　　系统性 Castlemam's 病
　　获得性免疫缺陷综合征
　　局限型
　　　特发性抗原刺激
　非滤泡性
　　急性感染
　　排异反应
　　血管免疫母细胞性淋巴结病
　　特发性抗原刺激
恶性淋巴瘤和相关淋巴增生性疾病
　B 细胞性小淋巴细胞性淋巴瘤 / 慢性淋巴细胞性白血病
　淋巴浆细胞样淋巴瘤
　　Waldenstrom's 巨球蛋白血症
　浆细胞瘤
　套细胞淋巴瘤
　边缘带淋巴瘤
　滤泡性淋巴瘤

  大细胞淋巴瘤（B 或 T 细胞性）

  其他非霍奇金淋巴瘤（B 或 T 细胞性）

  霍奇金淋巴瘤

  幼淋巴细胞性白血病

组织细胞增生

  脂质组织细胞

   蜡样组织细胞增生症

   Gaucher's 病

  真性组织细胞性肿瘤

   恶性组织细胞增生症

   朗格汉斯细胞组织细胞增生症

  噬血细胞性淋巴组织细胞增生症

白血病和骨髓增生性疾病

  慢性粒细胞性白血病

  髓样化生

   不明原因的

   继发性

  毛细胞白血病

  大颗粒淋巴细胞白血病

  系统性肥大细胞增生症

非造血系肿瘤

  血管肿瘤

   血管瘤

   淋巴管瘤

   窦岸细胞血管瘤

   血管肉瘤

  其他原发肿瘤或瘤样病变

   错构瘤

   硬化型血管瘤样结节性转化

   恶性纤维组织细胞瘤

   炎性假瘤

   转移瘤

第三节　发育性疾病

一、副脾

单发或多发，多位于脾门和胰尾，一般在 4cm 以下，大体和镜下均与脾相似。

二、囊肿

很少见，一般认为无被覆上皮者为假性囊肿，产生于创伤或上皮性囊肿被破坏；而被覆有上皮者为真性囊肿，被覆上皮多为立方（间皮）或鳞状上皮（化生），可能源自胚胎上皮性包涵物或被膜下陷。此外，脾还可发生由于棘球绦虫感染引起的寄生虫性囊肿。

第四节　反应性病变

一、脾功能亢进

很多引起脾清除血细胞功能增加的疾病都可导致脾功能亢进，产生外周血一系甚至全血低下。脾功能亢进可由血细胞本身异常（如溶血性贫血、遗传性球型红细胞增多症），以及脾索巨噬细胞和纤维组织增生（如淤血性脾肿大、淋巴造血系肿瘤、血管肿瘤等）所致。

（一）血小板减少性紫癜

多种原因（免疫性疾病、药物过敏、病毒感染、淋巴瘤等）都可引起血小板减少性紫癜。特发性血小板减少性紫癜（ITP）则是由于脾产生的大量抗血小板抗体所致。病理表现为脾正常或轻度肿大，白髓反应性滤泡增生，红髓浆细胞和一定程度泡沫状或蜡样组织细胞增生（含细胞膜磷脂），可有髓外造血。

血栓性血小板减少性紫癜（TTP）时动脉血栓和血小板相关物质形成的内皮下透明物质沉积是最特征性的病理改变。也可有反应性滤泡增生、嗜血细胞、血管周围纤维化、含铁血黄素组织细胞增生以及髓外造血等。

（二）溶血性贫血

多种病因（先天性和获得性）可引起溶血性贫血。病理改变：脾可轻度肿大至巨脾，脾索充血；脾窦大量红细胞影和含铁血黄素巨噬细胞，窦内皮细胞肥胖。可有髓外造血和梗死。

（三）淤血性脾肿大

肝硬化和门静脉回流障碍均可导致门脉高压而导致淤血性脾肿大。脾肿大，包膜增厚，脾窦扩张，红髓纤维化，含铁血黄素细胞聚集。可有局灶出血，引起血铁质沉积和铁质结节（Gamna-Gandy小体）形成。

二、炎症

（一）滤泡增生

上述血细胞减少和脾功能亢进相关疾病可引起脾白髓的次级生发中心增生。正常情况下次级生发中心仅可见于儿童，若出现于成人则表明滤泡受到抗原刺激而反应，是机体对全身性感染的反应。

（二）肉芽肿性炎

脾常见的肉芽肿性炎有：结核、结节病、荚膜组织胞浆菌病，不典型分枝杆菌感染、孢子丝菌病、布鲁杆菌病、土拉菌病、李斯特菌病、伤寒以及淋巴造血组织的肿瘤，包括霍奇金淋巴瘤、非霍奇金淋巴瘤以及白血病，常同时患有全身性疾病。肉芽肿性炎的诊断及鉴别诊断，除了分析形态学改变外，更重要的是根据病原学、临床资料以及免疫血清学的检查等综合分析。常规形态学只能诊断为干酪性坏死性肉芽肿及非干酪性坏死性肉芽肿。前者常见的是结核、李斯特菌病、布鲁杆菌病以及土拉菌病等。有文献报道，儿童白血病也可发生脾坏死性肉芽肿。

值得强调的是脾的霍奇金及非霍奇金淋巴瘤，都可发生肉芽肿性病变。故脾的肉芽肿性疾病的鉴别诊断要仔细除外淋巴瘤性病变，特别是弥漫性 T 细胞淋巴瘤及霍奇金淋巴瘤（约 10% 有肉芽肿）。

（三）传染性单核细胞增多症

传染性单核细胞增多症主要的病理改变是红髓扩张和免疫母细胞增生浸润。红髓扩张甚至可引起脾破裂。脾窦和脾索中免疫母细胞浸润应注意与白血病、间变大细胞和免疫母细胞淋巴瘤相区别，而且这些细胞常表达 CD30。

（四）急性败血症性脾炎

全身有败血症的表现，脾肿大，组织学上脾充血，小梁、窦壁及窦内可见中性粒细胞渗出及浸润。

第五节　淋巴造血组织增生性疾病

一、非霍奇金淋巴瘤

大多脾淋巴瘤常同时累及脾门和腹腔淋巴结，仅在少数情况下局限于脾，其中的主要类型为低度恶性淋巴瘤。脾的大体改变可为均质性、粟粒状、多发性和孤立性四种，多与其组织学类型相关。B 细胞淋巴瘤以白髓侵犯为主，T 细胞淋巴瘤多累及红髓。

（一）B 细胞性小淋巴细胞性淋巴瘤 / 慢性淋巴细胞性白血病（SLL/CLL）

是脾原发淋巴瘤中最常见的类型，由于多为疾病Ⅳ期，因此常有脾受累，并且由于常伴脾功能亢进，因此多施行脾切除。脾白髓小圆形淋巴细胞增生，滤泡扩大，可有红髓浸润和小梁浸润。有时白髓形成增生中心，前淋巴细胞和副免疫母细胞混合存在。免疫标记 CD5 和 CD23 共同表达有助于诊断。

（二）淋巴浆细胞样淋巴瘤 / 浆细胞瘤（lymphoplasmacytoid Lymphoma/Plasmacytoma）

LPL 由小淋巴细胞、浆细胞样淋巴细胞和浆细胞混合组成，常不表达 CD5，在脾的分布特征与 SLL/CLL 相似。

脾原发性浆细胞瘤和浆细胞骨髓瘤累及脾较为少见，但浆细胞白血病可引起脾肿大。浆细胞肿瘤主要累及脾白髓，但也可累及红髓，可呈结节状或弥漫性浸润。主要由近成熟的浆细胞组成，可含少数原浆细胞和大 B 细胞。临床上脾浆细胞瘤非常少见，因此诊断应首先除外淋巴浆细胞性淋巴瘤和边缘区 B 细胞淋巴瘤伴明显浆细胞分化。

（三）套细胞淋巴瘤（MCL）

许多病人在初诊时即有脾肿大。脾白髓中大量核染色质致密和核膜不规则的小淋巴细胞增生浸润，红髓也常有浸润。MCL 在组织学和免疫表型方面同 SLL/CLL 有一些相似性，如 CD5 和 CD43 共同表达，但缺乏前淋巴细胞和增生中心，同时不与 CD23 反应，而且 cyclin D1 蛋白普遍过表达。

（四）脾边缘带淋巴瘤（SMZL）

特征为脾白髓扩张，边缘带淋巴细胞、较大的幼稚淋巴细胞和浆细胞增生浸润。边缘带淋巴细胞与其周外套淋巴细胞不同，细胞小至中等大，具有卵圆至肾形核和特征性丰富淡染的细胞质，似单核细胞。肿瘤细胞可向外侵蚀周围外套层，以及向内侵蚀生发中心并取代之，形成单形性肿瘤结节。常有红髓浸润甚至呈显著弥漫性红髓浸润。可发生大细胞淋巴瘤转化。CD5、CD10、CD23 和 CD43 常阴性。早期病变难以诊断。

SMZL 与结外黏膜相关淋巴组织淋巴瘤和淋巴结边缘带淋巴瘤虽然临床表现有所不同，但在免疫标记、形态学特征和细胞遗传学发现等方面相同，而且后两者也可播散至脾。

（五）滤泡性淋巴瘤（FL）

常以多中心方式累及脾，白髓均匀分布较为单一的生发中心细胞组成的结节，通常缺乏星天细胞，帽带常消失。免疫学 bcl-2 蛋白的反应为重要的辅助诊断。

（六）大细胞淋巴瘤（B 细胞和 T 细胞型）（LCL）

脾 LCL 的生长方式包括大结节型、小结节型和弥漫红髓浸润型，有的甚至穿透包膜侵犯邻近器官。B 细胞性明显多于 T 细胞性。B 细胞性大细胞淋巴瘤主要侵犯白髓，T 细胞性大细胞淋巴瘤则可局限于动脉周围淋巴鞘或边缘带，有时侵犯红髓而不形成明显肿块。

（七）肝脾 T 细胞淋巴瘤

是高度侵袭性的淋巴瘤，有时发生于免疫功能低下的患者。表现为中等至大型肿瘤性淋巴细胞浸润红髓脾窦，偶而浸润脾索，还可浸润肝窦和骨髓血窦。免疫标记除 T 细胞标记外，还表达细胞毒颗粒相关抗原和 NK 细胞相关标记 CD56，并有 T 细胞受体基因重排，大部分与 EB 病毒感染无关。可有广泛的肿瘤坏死和继发性噬血细胞综合征。

（八）其他外周 T/NK 细胞淋巴瘤

少数外周 T/NK 细胞淋巴瘤可累及脾，形态与原发肿瘤一致。外周 T 细胞和 NK 细胞淋巴瘤中可以见到多种累及脾的方式，最主要的为以下四种：

（1）孤立性或多发性鱼肉样大结节：一些外周 T 细胞淋巴瘤可累及脾形成孤立性或多发性肿瘤结节，后者可发生融合。这些结节切面常呈鱼肉样，灰白色，常伴有坏死。组织学上，肿瘤细胞形成致密的片状结构，导致受累区域脾结构的完全破坏。该侵犯方式主要见于富于大细胞的非特殊性外周 T 细胞淋巴瘤和间变性大细胞淋巴瘤。

（2）弥漫性红髓浸润：红髓弥漫性侵犯使脾切面呈牛肉样红色外观。组织学上，淋巴瘤细胞浸润红髓但不破坏脾窦及脾索结构。脾脉管系统的结构亦保留。肿瘤细胞可单个散在分布于红髓内，也可表现为广泛而密集的浸润。有时肿瘤细胞可仅仅位于脾索，而使髓窦结构格外突出。有时肿瘤结节可高度聚集甚至发生重叠。白髓结构常常发生萎缩甚至消失。弥漫性红髓浸润是外周 T/NK 细胞淋巴瘤最常见的脾侵犯方式。

（3）动脉周鞘的植入：脾的动脉周鞘是脾的 T 区，正常情况下主要以成熟 T 细胞为主。在外周 T/NK 细胞淋巴瘤累及脾时，该区可发生肿瘤细胞的植入。这种病变并不一定能造成显著的异常改变，因此组织学上可能会被忽略。动脉周鞘植入常伴随着其他的侵犯方式同时出现。

（4）斑片状随机浸润方式：T/NK 细胞淋巴瘤脾红髓侵犯也可呈灶性斑片状浸润方式，肉眼大体观不形成明显肿块。其他区域组织学表现无异常。

二、霍奇金淋巴瘤（HL）

脾受累方式常为不规则散在分布的粟粒状结节，但也可呈孤立性病灶。由于脾肿瘤结节的数量与预后密切相关，因此应大体计数并在报告中表明是否小于 5 个。诊断组织学标准与淋巴结完全相同，但在脾其 RS 细胞常难以确定。少数病例可见上皮样细胞肉芽肿，有时甚至难以找到肿瘤。

脾 HL 可不进一步分类，因其病变特征常不明确而有混淆而易致分类不准确，而且此时分类并非治疗所必需。

三、白血病和骨髓增生性疾病

（一）慢性粒细胞白血病

主要累及脾红髓，呈弥漫性浸润髓索和髓窦，通常白髓消失，切面缺乏结节性改变而与淋巴瘤不同。浸润细胞包括粒系各分化阶段细胞，可有巨核细胞。

（二）毛细胞白血病（HCL）

脾显著肿大是 HCL 常见的首发症状。与 CML 一样呈红髓弥漫浸润，白髓萎缩或被毛细胞侵占，小梁静脉的内皮下常有浸润。毛细胞大小均匀，核分裂少见，核常呈卵圆或肾形，胞质丰富和空泡状，细胞边界清楚。另一典型特征为血窦扩张，充满红细胞（血湖），并由毛细胞所包绕（假窦性）。但血湖偶尔可见于 CLL 等其他白血病，而个别 HCL 可无血湖。可有巨核细胞髓外造血。免疫学表达 CD20、CD103、CD25 和 annexin A1。

（三）幼淋巴细胞性白血病（PLL）

与 CLL 相同，PLL 的主要查体发现也是脾肿大，组织学分布也同于 CLL，但其浸润细胞主要为中等至大型前淋巴细胞（染色质细致，有小核仁），也有副免疫母细胞。仅依据组织学而无临床病史，与 CLL 前淋巴细胞转化区别很困难。大多 PLL 为 B 细胞性，与 CLL 不同的是表面免疫球蛋白强阳性，CD5 阴性，但 T-PLL 约占 20%。

（四）大颗粒细胞性淋巴细胞白血病（LGLL）

是包括 T 细胞（CD3+，CD56-）和 NK 细胞（CD3-，CD56+）型的颗粒细胞增生。T 细胞 LGLL 常呈惰性临床经过，伴有慢性中性粒细胞减少症和自身免疫特征。NK 细胞亚型（又称侵袭性 NK 细胞白血病）则常具急进临床过程，以明显脾和淋巴结肿大为特征，与 EBV 相关。另有报道（CD3+、CD56+）的侵袭性 LGLL 亚型。

LGLL 在脾主要浸润红髓。髓索和髓窦被增生的中等大小的圆形淋巴细胞所浸润。白髓不受累，但常显示显著的生发中心。

（五）T/B 细胞淋巴母细胞性淋巴瘤 / 白血病（T/B-ALL/LBL）

肿瘤细胞主要累及红髓，浸润脾窦和脾索，进一步侵犯可累及白髓，破坏脾的正常结构。可伴有纤维增生分隔成多结节状外观。细胞形态上，T-ALL/LBL 中的淋巴母细胞形态与 B-ALL/LBL 中的不易区分，瘤细胞均表现为弥漫一致性，胞体小至中等大，核圆或椭圆形，部分有核膜凹陷或卷曲，细胞核染色质多较细致，核仁不明显，胞质少，核 / 质比例高；易见核分裂象，且 T-ALL 比 B-ALL 核分裂活性更高。部分病例可出现局灶的"星空"现象，此时需与 Burkitt 淋巴瘤相鉴别。肿瘤细胞表达 TdT。

（六）髓样化生

髓样化生，尤其是原因不明的髓样化生，在脾红髓的分布特征与 CML 相同。红髓可见巨核细胞、粒系前体细胞及有核红细胞不同比例混合存在，但 CML 常无红系造血细胞增生。继发性髓样化生时，髓外造血主要为单一细胞系列呈优势增生。髓样化生可以是肿瘤性病变，孤立发生，也可以是代偿性反应性增生。

四、组织细胞增生性疾病

（一）脂性组织细胞增生症（lipid histiocytosis）

蜡样组织细胞增生症，可发生于多种临床情况，包括遗传性脂质累积、高脂蛋白血症和 CML，也见于 ITP。含有丰富泡沫状胞质的组织细胞弥漫性浸润脾索，但白髓并不减少。泡沫状胞质是由于不同磷脂类积累所致，尤其是鞘磷脂，脂肪或抗酸染色阳性，淀粉酶消化 PAS 染色阳性，而且自发荧光。

海蓝组织细胞综合征（syndrome of sea-blue histiocyte），是一种常染色体隐性遗传性疾病，与成人 Niemann-Pick 病相关。形态学上与蜡样组织细胞增生症一致。

Gaucher's 病分布方式同于蜡样组织细胞增生症，但组织细胞胞质呈细纤维状，是由于溶酶体葡萄糖脑糖苷酶缺乏致葡萄糖脑糖苷累积所致。Gaucher's 组织细胞磷脂染色和抗酸染色阴性，PAS 染色弱阳性，而铁染色阳性。

（二）组织细胞肿瘤

传统描述的恶性组织细胞增生症累及脾的特征为红髓弥漫性窦性浸润，并浸润髓索，白髓变模糊和变窄，常不形成肿瘤结节和肿块。但新的研究已经证明，许多过去报道的组织细胞恶性肿瘤，实际为大细胞的 T 细胞淋巴瘤。由于组织细胞肿瘤相对少见，因此对于其诊断应在通过免疫组化和分子遗传学方法除外大细胞淋巴瘤后方能作出。

儿童恶性组织细胞增生症与 CD30 阳性和 5q35 染色体易位有关。良性噬血细胞性淋巴组织细胞增生症也易误为恶性组织细胞增生症。但后者主要表现为淋巴组织细胞增生而无细胞异型，并有明显的吞噬活动。

朗格汉斯细胞组织细胞增生症很少累及脾。可在尸检和脾功能亢进引起致死性血小板减少相关的急性播散综合征时发现。朗格汉斯细胞 S-100 和 CD1a 抗体呈阳性反应。

五、系统性肥大细胞增生症

系统性肥大细胞增生症很少见，可引起脾肿大。脾肥大细胞浸润常伴有纤维化，大体检查时即可被观察到。纤维结缔组织可呈弥漫性分布，或围绕肥大细胞分布。浸润的肥大细胞主要位于红髓。组织切片上肥大细胞与毛细胞相似，但肥大细胞有聚集趋势，易形成结节。异染性着色特征和 CD68（KP1）、CD117 及类胰蛋白酶（Tryptase）阳性有助于确立诊断。

第六节　非造血系统肿瘤和其他

一、血管肿瘤

血管肿瘤是脾最常见的非造血系肿瘤，描述较多的有血管瘤、淋巴管瘤、窦岸细胞血管瘤和血管肉瘤。其他少见的有 Kaposi 肉瘤、血管外周细胞瘤和血管内皮细胞瘤等。

血管瘤多为局灶性，大小在 2cm 以内，多偶然发现，但有时可有出血和脾功能亢进症状。脾病变有时可为全身血管瘤病的一部分，呈弥漫性累及脾红髓，可有海绵状血管瘤和毛细血管瘤形式。

脾淋巴管瘤常为播散性淋巴管瘤病的一部分，管腔中包含蛋白性物质而非红细胞，内皮可形成小乳头状突起。

窦岸细胞血管瘤（littoral cell heamangioma）是一种脾良性血管肿瘤，由相似于脾窦的交错血管网组成，并有乳头状突起和囊腔。内皮细胞常游离进入管腔，并且有显著的噬血。被覆细胞表达Ⅷ因子相关抗原和 CD31，但不表达 CD34，另外表达如 CD68（KP1）等组织细胞标记。

脾血管肉瘤少见，转移率高，最主要的表现为脾破裂。在红髓形成大型出血性肿瘤结节或肿块，或弥漫性海绵状血管网，被覆以不典型出芽状的内皮细胞。表达各种血管内皮抗原标记。

杆菌性血管瘤病是一种血管增生性疾病，常伴有免疫功能低下，尤其是 AIDS 患者的皮肤和淋巴结，脾可受累，由立克次体样微生物汉氏巴尔通体（Rochalimaea henselae，罗卡利马体）引起。脾可表现组织细胞样的内皮细胞增生，形成血管网，并存在 Warthin-Starry 染色阳性的颗粒状物质，后者经电镜证实为杆菌性微生物。

二、其他脾原发性肿瘤或瘤样病变

错构瘤是完全由红髓成分组成的脾结节状病变，不含有滤泡或滤泡树突状细胞，纤维小梁稀少，可出现髓外造血。瘤体可以很大，临床上可伴有血小板减少及其他脾功能亢进表现。

脾多结节性血管瘤的良性血管增生性病变，又被称为硬化型血管瘤样结节性转化（sclerosing angiomatoid nodular transformation，SANT），非常罕见，于 2004 年首次提出命名。该肿瘤大体上与周围脾组织界限欠清，切面往往可以见到纤维性瘢痕。病变组织学上表现为多个血管瘤样结节，结节中央可见裂隙样或窦样血管腔，腔隙周围散在少量组织细胞，结节周围围绕着致密的向心性分布的纤维细胞或肌纤维母细胞。免疫组化显示结节中央的血管腔隙表现为三种类型：毛细血管型（内皮细胞表达 CD34 和 CD31，不表达 CD8）、窦性腔隙型（内皮细胞表达 CD31 和 CD8，不表达 CD34）和小静脉型（内皮细胞表达 CD31，不表达 CD34 和 CD8），结节周边的梭形细胞表达 SMA。

炎性假瘤少见，累及脾红髓并形成明显肿块。病变表现为淋巴细胞、成片的浆细胞浸润，伴有不同程度致密的纤维组织增生。这些形态学特征与其他部位者相似。有报道 AIDS 患者脾的梭形细胞良性肿瘤，称为分枝杆菌梭形细胞假瘤，其大量梭形细胞在红髓形成结节。这些梭形细胞为组织细胞，胞质中含有大量抗酸杆菌。炎性肌纤维母细胞肿瘤是近年来明确的纤维母细胞和肌纤维母细胞增生，伴有炎症性背景的低度恶性肿瘤，过去也包含在炎性假瘤中，可发生于脾。

脾原发性非血管源性肿瘤非常少见，其中报道最多的是恶性纤维组织细胞瘤；也可发生平滑肌性肿瘤。

三、转移瘤

少见。报道有乳腺癌、肺癌和黑色素瘤等，常在尸体解剖发现，偶尔可在临床发现脾肿大。脾转移瘤可在红髓形成弥漫性或结节性浸润方式。

（李　挺　农　琳　廖松林）

第三十四章　神经系统

第一节　解剖组织学复习提要

（一）中枢神经系统包括大脑、小脑、脑干和脊髓。灰质主要由神经元（神经细胞）构成，其轴索和胶质细胞（星形细胞、少突胶质细胞、室管膜细胞）构成白质。以上成分均由原始神经上皮分化而来。脑膜有三层，即软脑膜、蛛网膜及硬脑膜。

（二）周围神经系统包括颅神经、脊神经、自主神经、神经节和末稍感受器。神经纤维束的基本结构主要由神经轴索与施万细胞等构成的。

（三）神经轴索是神经细胞胞体的延续，大部分外被髓鞘，在中枢由少突胶质细胞形成髓鞘，在外周由施万细胞形成髓鞘。

（四）脑室系统包括侧脑室，第三、四脑室及导水管。脑脊液由脑室内的脉络丛产生，经第四脑室底部流入蛛网膜下隙，由蛛网膜颗粒吸收，构成脑脊液循环。

（五）脑的血管：主要有颈内动脉及椎动脉 2 支血管进入颅内，再分支进入脑脊髓内。在脑底部由基底动脉环相通。

（六）血脑屏障：是指脑毛细血管可以阻止某些物质进入脑血循环的结构。在形态上表现为：脑毛细血管的内皮细胞彼此重叠覆盖，连接紧密，内皮下的基底膜连续，之外有许多星形胶质细胞的足突（细胞突起）把脑毛细血管约 85% 的表面包围起来。这就形成了脑毛细血管的多层膜性结构，从而能有效地阻止大分子物质从内皮细胞连接处通过，保持脑组织内环境的基本稳定。

第二节　神经系统常见基本病变

一、神经元尼氏体溶解

神经细胞肿胀、核偏位，尼氏体变细碎进而消失。胞质浅淡均质。严重时细胞坏死。常见于病毒感染、营养障碍及轴突损伤等。甲苯胺蓝及焦油紫染色显示尼氏体。

二、神经元急性变性

1. 微空泡变性

光镜下：见胞质内出现多数微小空泡（直径 2μm 左右）。

电镜下：见线粒体和粗面内质网高度肿胀扩张。见于较早期或较轻的缺氧性损害。

2. 神经细胞缺血性变或嗜酸性变　神经细胞胞体缩小，胞质均质嗜酸性增强，核固缩深染，结构不清。见于循环障碍、严重低血压、低血糖、癫痫持续状态、一氧化碳中毒等情况。

三、神经元嗜碱性变或慢性神经细胞变性

神经细胞胞体皱缩，呈三角形，胞质呈嗜碱性，核固缩，结构不清，可伴胶质增生。常见于变性病等慢性病变。

四、神经原纤维缠结

光镜下：HE 染色见神经原纤维增粗或索条状互相缠结成嗜碱性团块。Bodian 染色（+）。

电镜下：见为直径 7 ~ 9nm 的双螺旋微丝构成。见于变性病及痴呆病。

五、轴索和髓鞘变性

1. 轴索变性　轴索肿胀而不规则、扭曲、断裂、崩解。

电镜下：早期轴索内神经微丝和微管增多、聚集成束或团块状，或线粒体等细胞器肿胀、增多，出现囊泡状或层板状小体。继

而细胞器破裂，轴突空泡化。

2．脱髓鞘 电镜下：髓鞘板层松解分离，空泡形成，施万细胞肿胀，胞质内出现许多吞噬体，内质网肿胀、空泡化，细胞突起伸入破碎的髓鞘间。

3．吞噬细胞增生，纤维细胞及胶原增生。

六、神经元脱失

神经元变性坏死后，数量减少，常伴以明显的胶质增生。

七、噬神经细胞现象

小胶质细胞增生包围和侵入变性坏死的神经细胞的现象。

八、反应性星形细胞增生或胶质化

大量星形细胞为主的胶质细胞增生、肥大，形成大量胶质纤维，最后可形成胶质瘢痕。此时神经细胞常减少甚至消失。常见于缺氧、感染、中毒、代谢障碍等。

第三节 神经系统疾病常见合并症

一、脑疝

各种原因（脑水肿、脑出血、占位性病变等）引起颅内压增高和脑组织移位，均可以形成脑疝。

【病理诊断要点】

1．小脑扁桃体疝 小脑扁桃体及延髓下移，疝入枕骨大孔，在扁桃体下方形成一直角压迹。疝入部位及延髓因受压而淤血、水肿、出血、坏死。可因压迫呼吸中枢致呼吸突然停止而病人猝死。

2．海马沟回疝（又称"小脑天幕疝"） 海马沟回部疝入小脑幕裂孔，中脑被推向对侧。产生三个严重后果：

（1）压迫中脑移位、变形、出血，出现意识障碍；

（2）压迫对侧大脑脚，出现偏瘫；

（3）压迫动眼神经，出现同侧瞳孔散大。

二、脑水肿

脑实质组织内或细胞内水分潴留，称为脑水肿。

【病理诊断要点】

1．肉眼观 脑体积增大，重量增加，脑回宽而扁平，脑沟窄，可伴脑疝形成。

2．镜下观 脑组织疏松，血管周隙及细胞周隙扩大，内有浅色水样物质，或细胞肿胀，细胞内出现空泡。

3．缺氧、创伤、炎症、中毒、梗死、肿瘤等多种因素均可引起脑水肿。

4．临床可出现意识障碍及精神症状，并常合并颅内压增高：表现为头痛、呕吐、视乳头水肿的症状。

三、脑积水

脑室内脑脊液量增多称为脑积水，常继发于脑膜粘连、肿瘤、先天畸形等原因造成的脑脊液循环受阻。表现为脑室扩张，脑组织受压、萎缩、变薄。

第四节 神经系统发育畸形

一、颅脊柱裂

轻型为隐性，只有椎弓闭合不全或伴硬膜闭合不全，而皮肤完好。重型为开放性，椎弓根不发育，无脑脊膜形成及皮肤覆盖，脑或脊髓外露。可合并脑脊膜膨出与脑脊膜脑脊髓膨出或无脑畸形两类疾病。

二、脑脊膜膨出和脑脊膜脑脊髓膨出

常与隐性颅脊柱裂伴发，但脑脊膜和皮肤发育良好。前者在皮下形成由脑脊膜包被的含脑脊液的囊肿。后者囊肿内除脑脊液外还有脑脊髓的某些节段、神经根。腰骶部多见。囊壁表面皮肤易形成溃疡或继发感染。

三、无脑畸形

颅顶骨发育不全或缺如，有时皮肤亦缺如。颅底厚而平坦。脑被含丰富血管的膜样组织所代替，其间有少量分化程度不同的神经细胞及胶质细胞。患者宽鼻、阔嘴、眼球凸出，颜面如蛙状。有家族遗传倾向。

四、孔脑畸形

一侧或双侧大脑半球的对称部位脑实质内产生孔洞，其洞内壁覆盖室管膜细胞，孔洞与脑室相通，或经过孔洞使脑室与蛛网膜腔相通，可伴有脑回畸形等其他脑发育不良。

【鉴别诊断】

假性孔洞脑：脑实质内形成孔洞，但左右不对称，形状不规则，内壁为胶质组织，无室管膜被复。常为缺血等原因造成组织坏死后吸收而形成空洞。

五、水脑畸形或称积水性无脑

一侧或双侧大脑半球实质组织不发育，仅以薄层囊壁样组织包裹大量脑脊液。光镜下见囊壁为脑膜及少许脑组织构成，内壁无室管膜被覆，常见原因为颈内动脉供血障碍致大脑半球不发育，故脑干等基底动脉分布区的组织常保存。推测与胎儿在宫内脐带绕颈有关。本病需与先天性脑积水鉴别。

【鉴别诊断】

先天性脑积水：常见于中脑导水管阻塞。患儿脑室高度扩张，致使脑实质受压而萎缩变薄，甚至薄如纸。但腔内壁被覆室管膜。同时患儿头大，颅骨缝裂开，囟门扩大。

六、多发性小脑回畸形

是脑回畸形最常见的一种类型。可发生于大脑（多见于颞叶）或小脑半球的局部区域。可呈双侧对称性分布。脑回很小而不规则，脑沟浅细而增多。光镜下见神经元小、不成熟；大脑皮质神经元排列不规则，不见第 V、VI 层；可见异位的神经团。认为是胚胎早期细胞迁移过程发生了阻滞所致。

【鉴别诊断】

感染及血供障碍引起的继发性脑萎缩：也可出现局灶性多发细小脑回。但双侧不对称。多伴脑室扩大。光镜见各层神经元发育成熟，但数量减少，代之以胶质增生。

七、巨脑回畸形

部分或全部脑回宽厚，可伴部分区域表面平滑，脑回缺如；白质明显减少，常伴胼胝体缺如。光镜示皮质神经细胞分化不成熟，仅有四层分化。伴有神经细胞核团异位。可合并心、肾、骨骼的畸形。

八、唐氏综合征（Down 综合征或先天愚型）

为染色体疾病。其染色体异常有三种形式：21 三体型、嵌合型和易位型。有家族高发倾向。

【病理诊断要点】

1. 脑重减轻，枕部平直，颞叶脑回细小不规则，小脑半球缩小，小脑叶变薄。光镜见大脑皮层排列紊乱，第 III、V 层神经细胞减少。

2. 头小、眼距宽、眼裂小，内眦赘皮，鼻根底平、唇厚、舌大，指趾畸形。

3. 常合并心脏、胃肠道或生殖系统畸形。

4. 智能障碍。

5. 染色体检查及其他实验室检查：略。

【鉴别诊断】

克汀病：由于甲状腺发育不全而引起。多见于缺碘地区母亲患地方性甲状腺肿而影响胎儿甲状腺发育。故身体矮小不发育，智力低下，常伴骨骼发育异常，无痴呆面容。

九、脊髓空洞症

脊髓内出现长达几个脊髓节段的裂隙样空洞或管状空洞，可在一侧脊髓后角，亦可延至对侧前角，并纵向延伸，甚至出现延髓空洞。洞壁为增生的胶质成分。可破坏神经组织，造成定位症状。

第五节　脑血管疾病及继发病变

一、脑动脉粥样硬化症

【病理诊断要点】

1．为全身动脉粥样硬化症的一部分，其发病机制与基本病理改变同前述。

2．好发部位为颈内动脉、大脑中动脉和椎基底动脉，使管腔狭窄，相应区域供血不足，可产生脑缺氧及脑萎缩症状。

3．粥样斑块破裂，或斑块部位继发血栓形成，均可产生脑梗死及脑软化。

二、细小动脉硬化

【病理诊断要点】

1．细小动脉硬化为全身性改变，主要由高血压病引起，并随年龄增长而加重。

2．细动脉管壁玻璃样物质沉积，小动脉内膜纤维组织及中膜平滑肌增生，造成管壁厚硬、管腔狭窄或动脉瘤形成。

3．常合并脑缺氧、脑水肿及脑出血。

三、动脉瘤

指颅内动脉管壁局部薄弱而形成局部扩张，可破裂出血。是脑及蛛网膜下隙出血的重要原因。

【病理诊断要点】

分为三种类型：

1．囊状动脉瘤　90%发生于脑底动脉环前半部，接近动脉分叉处。针尖至豌豆大。光镜见瘤壁平滑肌和内弹力板突然中断，代以纤维组织；可有血栓形成，陈旧出血及机化。为先天性病变或高血压病所引起。

2．梭形动脉瘤　常见于椎基底动脉和颈内动脉。病变处动脉呈梭形扩张。常伴严重动脉粥样硬化。

3．细菌或霉菌性动脉瘤　菌血症或败血症时出现。带菌的栓子堵塞血管，引起管壁炎症、坏死、动脉瘤形成。极易破裂出血。

四、血管畸形

【病理诊断要点】

1．动静脉型血管畸形　为最常见的类型。最常见于大脑中动脉分布区。

(1) 肉眼观：为红色海绵状，呈楔形、底部朝向皮质外侧。

(2) 镜下观：为扩张的畸形血管。管壁厚薄不一，可有变性及血栓形成。血管间有少量脑组织。可引起出血或梗死。

2．毛细血管型血管畸形　体积小，常无症状。

3．Sturge-Weber 病　颅内多发性毛细血管型血管畸形，及面部三叉神经分布区片状血管痣。为遗传性疾病。

4．烟雾样血管病　不是真性血管畸形，而是由于炎症或动脉粥样硬化等使脑底部大动脉主干缓慢闭塞、基底动脉环的许多小分叉代偿性扩张开放而形成异常血管网，又称脑底异常血管网症。基底动脉环前半部可见粗细不等的畸形血管团集。临床表现为进行性缺血症状——脑水肿、梗死、偏瘫或脑出血。

五、静脉窦血栓形成

上矢状窦、海绵窦均可有血栓形成，影响脑内静脉回流，产生脑水肿。临床常有颅压增高的症状。主要原因为感染、血液凝固性改变、避孕药等药物反应等。

六、淀粉样脑血管病

【病理诊断要点】

1．病变位于脑实质及蛛网膜下隙小血管，管壁有淀粉样物质沉积。HE 染色见小动脉血管内膜下及中层嗜酸性均一化物质沉积，可累及部分管壁或全周。小静脉及毛细血管壁亦可受累。

2．刚果红染色（+）。偏振光显微镜显示黄绿色自发荧光。

3．免疫染色证实沉积物为淀粉样蛋白 Aß。

4．病变随年龄增长而加重，是颅内自发性出血的重要原因。

【鉴别诊断】

高血压病细小动脉玻璃样变性：血管壁的沉积物均质透明，累及全周，病变仅累及细小动脉，静脉及毛细血管不受累，刚果红染色及免疫染色阴性可确切鉴别。

七、脑缺血性缺氧

【病理诊断要点】

1．神经细胞缺血性变化

（1）微空泡变性：胞质内出现多数微小空泡（直径 $2\mu m$ 左右）。电镜下：见线粒体和粗面内质网高度肿胀扩张。见于较早期或较轻的缺氧性损害。

（2）嗜酸性变：胞体轻度缩小，突起消失，胞质均质嗜酸性增强，核固缩结构不清。

（3）严重时坏死、脱失。

2．胶质细胞可增生　星形细胞增生肥大、核偏位。小胶质细胞增生呈棒状、不规则形。

3．脑水肿　血管周隙及细胞周隙扩大，其间出现浅粉染絮状的蛋白性物质。

4．严重时脑坏死、软化。

5．病变以海马 A_3 段，大脑皮质Ⅲ、Ⅴ层神经元及小脑 Purkinje 细胞最敏感。

【鉴别诊断】

一氧化碳中毒：造成脑缺氧的改变，主要累及大脑皮质及苍白球，造成皮质Ⅲ、Ⅴ层神经元坏死脱失及组织疏松，称为"层状坏死"。并可选择性累及苍白球，造成散在的小灶状坏死软化。苍白球的病变很少出现在缺血性损害。

八、脑梗死或脑软化

当脑动脉分支被阻塞时，可引起脑的缺血性坏死，也叫脑软化。

【病理诊断要点】

1．早期   神经细胞缺血性改变，坏死区有多量中性粒细胞，脑水肿。

2．一天后   中性粒细胞消失，组织浅染，脱髓鞘，神经细胞坏死变性，小胶质细胞增生。此时肉眼观坏死区肿胀，境界不清，可点状出血。

3．2～3天   病变区变软、淡黄。光镜见神经细胞及纤维大片消失，出现小胶质细胞吞噬脂类而转变成的格子细胞（球形、胞质空网状，核偏于一侧）。坏死灶内可有小血管保存。

4．晚期   病变区由于组织液化而凹陷成裂隙或囊腔，可多房状。镜下囊壁为大量星形细胞增生与胶质纤维所组成，称"胶质瘢痕"。可见含铁血黄素细胞，及丰富的血管。

【鉴别诊断】

胶质瘤：有时X线检查易与囊变的胶质瘤混淆。本病梗死灶周边增生的星形细胞无异型性，有丰富的血管和含铁血黄素细胞。

九、脑出血

【病理诊断要点】

1．最常见的是高血压病脑出血。多发生于外囊及内囊部位，可破入脑室。在出血部周边可见细小动脉硬化甚至微小动脉瘤形成。

2．蛛网膜下隙出血常由血管畸形或动脉瘤破裂引起，应在血块中仔细寻找畸形血管或动脉瘤。血管畸形出血多在大脑中动脉所属区脑组织内，动脉瘤出血常在脑基底部。

3．脑血管淀粉样变性是引起蛛网膜下隙或脑实质出血的重要原因。老年人较常见。

4．过敏性血管炎引起的脑出血   多发生于年青女性，无高血压史，突发脑出血症状。镜下常有多发点状出血伴大片出血，同时可见小血管炎。

十、感染性血管炎

一些细菌、霉菌等病原体均可引起脑的血管炎。如结核性动脉炎、梅毒性动脉炎等（详见有关章节）。

十一、非感染性血管炎

包括一组原因不明的血管炎，常与感染、超敏反应、免疫异常、胶原病等因素有关。

【病理诊断要点】

1．血管病变　炎症细胞浸润血管壁，血管壁不同程度的纤维素样坏死和破坏。内膜下或全层纤维性增生、造成管壁增厚，管腔狭窄。常见继发血栓形成。

2．引起神经组织缺血、坏死，或颅内自发性出血，或周围神经脱髓鞘。

3．根据发病情况及病理改变，分型见表 34-1。

表 34-1　常见非感染性血管炎的鉴别诊断

诊断	好发人群	好发部位	鉴别诊断要点
血栓闭塞性脉管炎	20 ～ 40 岁	中等动静脉	内膜炎症为主，均有血栓形成
巨细胞性动脉炎	＞ 60 岁	颞动脉等中等动脉全层炎症	中层严重，肉芽肿形成，病变为节段性
结节性多动脉炎	中年	中小肌性动脉	全层炎症，中层纤维素样坏死
过敏性血管炎	年轻女性	细小血管	中性及嗜酸性粒细胞浸润，纤维素样坏死

第六节　中枢神经系统感染性疾病

一、病毒性炎症

（一）急性病毒性脑脊髓炎

由多种病毒引起不同的脑脊髓炎，病变有共同的特点。

【病理诊断要点】

1．由嗜神经病毒感染引起，引起神经细胞变性、坏死。

2．细胞内或核内可见嗜酸性包涵体（病毒包涵体），电镜观察可见病毒颗粒。

3．引起炎症反应和胶质细胞反应　血管充血、水肿；单核淋巴细胞渗出，小胶质细胞增生，在血管周围浸润形成袖套现象。小胶质细胞弥漫增生、结节状增生形成胶质结节；吞噬神经细胞形成噬神经现象；少突胶质细胞围绕神经细胞增生形成卫星现象。

4．免疫组化显示病毒抗原，原位杂交或 PCR 检测病毒基因。

5．不同的病毒常常选择性地侵犯不同的神经细胞群，从而表现为不同的疾病症状。

【鉴别诊断】

不同类型的脑脊髓炎除具备以上共同特征外，鉴别诊断见表34-2。

表 34-2　各种病毒性脑炎的鉴别

诊断	传染途径	好发年龄	主要病变部位	特征性病变	后遗症
流行性乙型脑炎	虫媒	儿童	大脑皮质、核团	多发性筛状软化	精神障碍
单纯疱疹脑炎	呼吸道	任何年龄成人多见	颞叶为主	坏死、出血	精神障碍
狂犬病	犬、狼等动物	任何年龄	全脑，海马及脑干核团重	Negri 小体：小、多个	100% 死亡
脊髓灰质炎	肠道	幼儿	脊髓前角颅神经运动核	运动神经元坏变明显	相应肌肉麻痹
带状疱疹	皮肤	成人	肋间及皮下神经末梢	伴发皮肤疱疹	

（二）亚急性病毒性脑炎

在患者脑中检测出有病毒存在，但不同于急性感染引起的病变，认为是感染后宿主免疫机制改变而发病。

1．亚急性硬化性全脑炎（subacute sclerosing panencephalitis，SSPE）

【病理诊断要点】

（1）起病隐袭，呈进行性。临床表现精神障碍，进行性痴呆伴椎体系、椎体外系症状。

（2）肉眼观：见脑回略缩小，白质半透明、较硬。

（3）镜下观：见病变累及全脑。皮质出现神经细胞坏变及胶质细胞增生等急性病毒性脑炎变化外，特征性病变如下：

①白质星形细胞弥漫性增生和肥大，GFAP 免疫染色显示大量胶质纤维增生，故呈"硬化"表现；

②轻度脱髓鞘；

③神经细胞或少突胶质细胞核内包涵体。

（4）脑脊液及血中出现麻疹病毒抗体。脑活检组织可分离出麻疹病毒。

（5）脑电图：周期性高幅慢波。

2．进行性多灶性白质脑病（progressive multifocal leucoencephalopathy，PML）

为乳多空病毒感染所致。常见于造血系恶性肿瘤晚期或免疫缺陷病。

【病理诊断要点】

（1）患者常患有影响免疫系统的疾病如白血病、恶性淋巴瘤、AIDS 等。

（2）病变主要为白质出现多数小的脱髓鞘病灶，神经细胞、轴索尚完好。特别突出的是少突胶质细胞大量增生，可见核内包含体。病灶周围有星形细胞、小胶质细胞增生。

（3）脑组织中可分离出 JC 和 SV40 两种乳多空病毒。

（三）海绵状脑病

又称为朊蛋白病，是由特殊的病原体 prion 蛋白（朊蛋白）感染引起的亚急性播散性脑病。在人类可出现几种亚型，最常见的是克-雅病，也称皮质纹状体脊髓变性。牛、羊、水貂等动物均可发生类似的疾病（如疯牛病）。在自然界的海绵状脑病其病原体的感染途径不明，少数为医源性感染（例如：角膜移植、从脑垂体抽取生长激素），但也有家族性发生。

【病理诊断要点】

1．以精神障碍起病，表现为进行性痴呆，不自主运动，病程几个月~几年。

2．肉眼观　脑轻度萎缩，以皮质、基底节为著。

3．光镜特征

（1）神经细胞内及突起突触部位出现大量大小不等的空泡，从而脑灰质呈现海绵状外观；

（2）星形细胞显著增生肥大；

（3）无明显炎症性变化；

（4）也可出现神经原纤维缠结、轴索变性和老年斑等其他慢性变化，神经细胞变性脱失。

4．电镜下　见轴突空泡化，出现直径 5~25μm 的空泡。

（四）艾滋病（AIDS）

HIV 感染所致的系统性免疫缺陷病。在神经系统不构成特异性病变，而是由于免疫缺陷极易发生机会性感染，如巨细胞病毒脑炎、弓浆虫感染性肉芽肿、霉菌性脑膜炎等。

二、细菌性感染

（一）流行性脑脊髓膜炎

【病理诊断要点】

1．常见病原为脑膜炎奈瑟菌。

2．临床常有剧烈头痛、喷射性呕吐等颅内压增高和脑膜刺激症状，以及颈项强直等脊神经根受刺激症，并出现全身感染症状。

3．为化脓性脑脊髓膜炎　蛛网膜下隙充满黄白色脓性渗出物，光镜下见蛛网膜下隙有大量中性粒细胞为主的炎细胞及脓细胞，可沿小血管周隙蔓延至浅层皮质。可累及颅神经根。可以合并脑水肿。

4．脑脊液检查　腰穿压力增高，脑脊液混浊，大量中性白细胞，细菌培养（+）。

5．暴发性流行性脑脊髓膜炎也称华 - 佛综合征。多见于儿童。起病急骤，以败血症、中毒性休克、肾上腺功能衰竭和 DIC 为主要表现，而脑膜改变不显著。预后不佳。

【鉴别诊断】

1．其他化脓性脑脊髓膜炎 很多化脓菌均可引起，病理改变类似，但无流行性，呈散发。

2．结核性脑膜炎 病程较长，侵犯部位以颅底部为主，渗出物以单核、淋巴细胞为主，伴有结核性肉芽肿出现。

（二）脑脓肿

常由金黄色葡萄球菌或溶血性链球菌感染引起。可由中耳炎、乳突炎、鼻窦炎等蔓延而致，也可由败血症血行感染所致。

【病理诊断要点】

1．临床可见占位性症状，功能缺损及脑水肿，颅内压增高。

2．可单发成多发，局部组织溶解破坏形成脓腔，内有脓汁。

3．急性脓肿腔壁界限不清，靠近脓肿的脑组织有充血、水肿、中性粒细胞浸润，甚至坏变、软化。

4．较慢性脓肿壁可分为三层：内层为脓性渗出物，中层为肉芽组织，外层为增生的星形胶质细胞及纤维。

【鉴别诊断】

1．阿米巴脑脓肿 多继发于肠、肝或肺阿米巴病，脓肿常为单发，内为浅棕色乳酪样液体，其中含单核细胞和坏死细胞。内壁可见阿米巴滋养体：圆形，直径 7 ～ 10μm。

2．结核瘤 囊壁厚，可见结核性肉芽肿及结核性肉芽组织，囊内为干酪样坏死物，可液化呈黄绿色脓汁。

三、霉菌性感染

（一）隐球菌性脑膜炎

新型隐球菌感染引起的深部真菌病，一般由孢子吸入，可先侵入肺，80% 侵犯中枢神经系统，形成脑膜炎或脑膜脑炎。

【病理诊断要点】

1．肉眼观 见蛛网膜下隙胶冻样渗出物及颗粒状小结节，以脑底部为著。脑切面散在许多微小囊状腔隙（胶样液化）。

2. 镜下观　见蛛网膜下隙及浅层脑实质血管周大量单核和淋巴细胞浸润及多量隐球菌：圆形或卵圆形，直径 5 ~ 20μm，HE染色淡蓝色，外被厚的透明荚膜，呈 3 ~ 5μm 的空隙，PAS 染色菌体荚膜均呈红色。

3. 较慢性病变　上述部位形成肉芽肿，破坏局部脑组织。

（二）毛霉菌病

病变常由血流中霉菌栓子引起感染，造成局部梗死、出血和急性化脓性炎。病变区大量毛霉菌菌丝：粗大、壁厚、直径 10 ~ 15μm，呈钝角或直角分枝。HE 染色淡蓝色。

（三）曲菌病

可引起脑内多发性小脓肿形成。慢性病灶可有单核和淋巴细胞、异物巨细胞，菌丝直径 2~7μm，呈 45° 的锐角分枝。HE 染色紫蓝色，PAS（+）。

四、螺旋体感染

神经梅毒

【病理诊断要点】

1. 梅毒性脑膜炎　以脑底部为著，单核细胞、淋巴细胞渗出，纤维组织增生明显。可致粘连。

2. 神经血管梅毒　梅毒性动脉炎表现为增生性动脉内膜炎，可使周围脑组织坏死。梅毒性树胶样肿形成：围绕坏死有上皮样细胞、多核巨细胞及单核、淋巴细胞增生。

3. 麻痹性痴呆　由于脑动脉炎反复发生，使神经细胞大量脱失，皮质明显萎缩。大量胶质细胞增生及灶状脱髓鞘。小胶质细胞及单核、淋巴细胞增生浸润。临床表现为进行性痴呆。

4. 脊髓痨　脊髓萎缩变细，以后索为著，脊膜增厚。临床以进行性感觉障碍为主要表现。

5. 以上病变均在梅毒螺旋体感染的中、晚期出现。可用银染法，免疫荧光法检出梅毒螺旋体。

五、寄生虫性感染

（一）脑并殖吸虫病（肺吸虫病）

【病理诊断要点】

1．卫氏并殖吸虫（肺吸虫）成虫经软组织穿行入颅腔或虫卵经血行入脑，引起不同病变。

2．虫体在脑内穿行破坏形成不规则窦道和多房性小脓肿，坏死物中有中性粒细胞、淋巴细胞、单核细胞、浆细胞及嗜酸性粒细胞、虫体和虫卵。囊壁有多核巨细胞及纤维增生。

3．虫卵引起肉芽肿性病变。

4．额叶枕叶多见。

【鉴别诊断】

脑脓肿与脑结核病（见有关章节）。

（二）脑弓形虫病

表现为弥漫性脑膜脑炎及多发性坏死。坏死灶小、伴少量中性粒细胞、单核细胞浸润及星形细胞、小胶质细胞增生。坏死周边血管壁可有纤维素样坏死。坏死区内及周边可见多数弓形虫：直径20～100μm，有包囊。HE 染色浅粉，Giemsa 染色（+）。成人在免疫功能低下时易感染。如 AIDS 患者常见。

（三）脑囊尾蚴病

食入绦虫卵后，在肠内孵化成六钩蚴，经血流入脑而在脑内形成囊虫。

【病理诊断要点】

1．肉眼观　多发，直径1～2cm 的囊泡。

2．中央为囊虫　半透明角质层包膜构成囊腔，腔内衬一层白色薄膜，一侧附头突。制作压片可见头突具有吸盘和头钩。

3．囊壁组织反应较强　从内到外呈四层结构：坏死及巨噬细胞层，有多核巨细胞；炎症细胞层；肉芽组织层；神经胶质层。

4．临床　反复发生癫痫发作。

（四）脑细粒棘球蚴病（包虫病）

感染细粒棘球蚴虫的幼虫所致。

【病理诊断要点】

1. 形成包虫囊肿　囊壁外层为角化层，肉眼观似粉皮样，内层为生发层，可增生形成多数相似的囊泡，其内附多个头节（具吸盘和头钩）。脱落称为子囊。子囊可再产生多数子囊，使包虫囊肿越来越大。

2. 包虫囊周形成纤维性包囊，可厚达数毫米。

3. 生长缓慢，体积大。可引起局部压迫。

4. 临床可引起癫痫和脑室压迫、脑积水。

【鉴别诊断】

1. 脑脓肿　细菌性脑脓肿囊壁为纤维性囊壁，但囊内为脓汁。包虫囊内为无色微黄液体，有多数小的子囊。内壁为粉皮样角质层，具有特征性。

2. 脑肿瘤　X线易混淆，但病理学检查易鉴别。

第七节　脱髓鞘病

指中枢神经系统内片状髓鞘脱失而轴索相对完好的一类疾病，不包括继发性脱髓鞘病变。

一、多发性硬化症

【病理诊断要点】

1. 病变分布广泛　可累及大脑、小脑、脊髓、视神经等，故临床表现多种多样，视病变部位而定。病情发作和缓解可交替发生，持续多年。

2. 肉眼观　可见多个数毫米至数厘米的硬化斑，呈圆形或不整形，新鲜病灶呈浅粉色，陈旧病灶灰白，质地较硬，多位于脑室旁白质。

3. 镜下观　急性病灶 HE 染色浅淡，大片脱髓鞘，少突胶质细胞大量减少甚至消失，小胶质细胞增多成格子细胞。慢性病灶大量星形细胞增生。髓鞘染色（FLB）为多发性片状空白区。

4．"视神经脊髓炎"为其亚型，病变发生于脊髓和视神经，以亚洲人多见。

二、急性播散性脑脊髓炎

【病理诊断要点】

1．发生于感染后或疫苗接种后，故"又称超敏反应性脑脊髓炎"。

2．肉眼观　脑组织除充血、水肿外无明显改变。极严重者可见片状出血性坏死。

3．镜下观　小静脉周围脱髓鞘伴单核淋巴细胞浸润、格子细胞聚集。偶有出血、软化。病变主要在白质。

【鉴别诊断】

病毒性脑脊髓炎：二者临床表现十分相似，故又有人将二者统一称为"散发性脑炎"。但病理改变很易鉴别。前者主要为神经细胞坏变及继发改变，后者为脱髓鞘病变。

第八节　系统性变性病

为一组原发性神经元变性的疾病，原因尚不明了，临床表现各异。其共同的特点如下：

1．选择性地累及一个或几个功能系统的神经元，神经元萎缩、变性、脱失。

2．星形细胞增生肥大为主的胶质反应。

3．无炎症表现。

4．临床表现依据受累部位不同而各异，但均有病程长、进行性发展的特点。

一、阿尔茨海默病

【病理诊断要点】

1．临床表现　阿尔茨海默病（Alzheimer disease，AD）的主要表现为进行性痴呆，多于 50 ～ 60 岁发病，故又称："老年性痴呆"，确切病因不清。

2. 肉眼观　脑重量减轻，明显萎缩：脑回窄、脑沟宽，大脑皮质变薄，脑室代偿性扩张。脑萎缩以额、顶叶为著。

3. 镜下观　病变主要在大脑皮质：

(1) 神经元变性：主要有：

①神经元纤维缠结：神经元纤维增粗、扭曲、纠结成团块，HE 染色淡蓝。Bodian 染色棕黑。电镜下：为双螺旋细丝堆积。

②海马区神经细胞颗粒空泡变性：胞质内出现多数微小空泡，其中心含一深染颗粒（HE 染色浅蓝）。

③ Hirano 小体：神经元树突近端棒状嗜酸性包涵体。

④其他：如嗜碱性变，脂褐素等色素沉积。

(2) 神经细胞大量脱失：即神经细胞数量减少，常伴以明显的星形细胞增生、肥大。

(3) 老年斑：为神经元的轴索变性，形成一中央为粉染团块或细丝状缠绕，周边有颗粒或条状物环绕的斑块。嗜银染色 (+)，刚果红染色 (+)，免疫组化染色淀粉样蛋白 A4 (+)。老年斑是阿尔茨海默病的特征性结构，数量多而严重。

(4) 淀粉样血管病：血管壁淀粉样物质沉积，刚果红染色 (+)，免疫组化染色淀粉样蛋白 A4 (+)。

4. 以上病变在正常老年人脑中可存在，但痴呆及变性病时严重而广泛。

二、Pick 病

【病理诊断要点】

1. 临床症状与阿尔茨海默病非常相似。

2. 肉眼观　对称性额叶或颞叶萎缩。

3. 镜下观

(1) 神经细胞脱失及胶质增生。

(2) Pick 细胞：神经细胞肿胀、均质、核偏于一侧。

(3) 神经细胞内含 Pick 小体：为圆形嗜银小体。

(4) 其他老年性变化较轻。

三、帕金森病

又称震颤性麻痹。

【病理诊断要点】

1. 临床表现 震颤、肌强直、步态不稳等，发展到言语不清，吞咽困难。中年以后起病，进行性发展，原因不明。因脑内多巴胺合成减少而产生症状，患者中 15% 有家族史。

2. 肉眼观 中脑黑质的颜色浅淡，有时蓝斑的颜色也淡，纹状体、苍白球、大脑及小脑等常无特性改变。

3. 镜下观 黑质、蓝斑色素细胞脱失，神经细胞内出现 Lawy 小体（圆形嗜酸）形成。

【鉴别诊断】

帕金森综合征：由于脑炎后或动脉硬化、一氧化碳或汞中毒等造成黑质破坏，可产生临床类似的症状。但病理上可见到原发疾病的其他损害。

四、亨廷顿病

又称 Huntington 舞蹈病、遗传性舞蹈病，是一种常染色体显性遗传的疾病，基因定位于常染色体 4p16.3。以基底节和大脑皮质变性为主的神经变性疾病，临床特征为慢性进行性发展。

【病理诊断要点】

1. 临床表现 不自主舞蹈样动作和痴呆，中年起病，慢性进行性发展，最终导致痴呆。

2. 肉眼观 脑萎缩明显，以尾状核、壳核、额叶、颞叶皮质为著，白质也减少。

3. 镜下观 上述核团选择性神经细胞脱失，其中以 γ-氨基丁酸（GABA）神经元和胆碱能神经元丧失明显、多巴胺神经元丧失相对为少。

第九节　运动神经元病

运动神经元受累及相应的传导束变性，但累及部位不同。感觉系统不受累。主要分型：

(1) 肌萎缩侧索硬化；

(2) 原发性侧索硬化；

(3) 脊髓性肌萎缩（又称进行性肌萎缩）；

(4) 进行性球麻痹。

以上各型的诊断与鉴别诊断见表 34-3。

表 34-3　主要变性疾病的诊断与鉴别诊断

诊断	侵犯部位	病变特征	病因及遗传学
Alzheimer 病	额、顶、颞叶皮层	5 种老年性变化	不清
Pick 病	颞、额叶	Pick 小体，Pick 细胞	多常染色体隐性遗传
帕金森病	黑质，蓝斑，尾状核，壳核、皮层	色素细胞脱失，Lawy 小体	15% 有家族史，常染色体显性遗传
肌萎缩侧索硬化	脊髓前角，侧索，中央前回	病变由脊髓始，上行发展，运动神经元变性，神经源性肌萎缩	不清，10% 有家族史
原发性侧索硬化	中央前回，脊髓侧索	病变仅上运动神经元损伤	不清
脊髓性肌萎缩	脊髓前角，脑干，运动核	仅下运动神经元损伤	常染色体隐性遗传或常染色体显性遗传
进行性球麻痹	脑干、丘脑	仅运动核	不清

第十节　代谢性疾病

一、肝豆状核变性

又称为 Wilson 病（简称 WD）。是一种常染色体隐性遗传的铜代谢障碍性疾病，铜离子在肝、脑、肾、角膜等处沉积，引起的肝硬化、基底节损害为主的脑变性疾病为特点。致病基因 ATP7B 定位于染色体 13q14.3。WD 好发于青少年，是至今少数几种可治的神经遗传病之一。

【病理诊断要点】

1．儿童或青年发病，为常染色体隐性遗传铜代谢障碍，铜在各器官沉积。

2．脑　皮质及各核团萎缩，尤以纹状体、壳核为著，色灰黄。光镜见神经细胞坏死脱失，微小软化灶。星形细胞异常增生肥大，有双核或多核，称 Alzheimer Ⅱ 型细胞。

3．肝小叶　由于铜沉积而呈棕黄色，逐渐发展为肝硬化。

4．角膜　边缘后弹力层及内皮细胞胞质内有棕黄色的细小铜颗粒沉积，形成棕黄色 K-F 环。

5．实验室检查　血清直接反应铜增加，铜蓝蛋白减少，胆汁铜浓度减少，尿排铜增加。

二、Ⅱ型神经节苷脂贮积病或 Tay-Sachs 病

又名"先天性家族性黑蒙性痴呆"。为已糖酰胺缺乏引起代谢障碍。幼儿发病，多在 5 岁前死亡。

三、神经鞘髓磷脂沉积病或 Niemann-Pick 病

由于 A 型或 C 型神经鞘髓磷脂酶缺乏致病。在多系统引起病变，儿童及青年发病，预后不好。

四、脑葡萄糖苷脂沉积病或 Gaucher 病

由于Ⅰ及Ⅲ型葡萄糖苷脂酶缺乏致病。婴幼儿急性发病。

五、黏多糖沉积病Ⅰ型或 Hurler 病

黏多糖沉积症有很多种，本病为其中一型。婴儿发病，智力不全伴成骨障碍、侏儒等症。

代谢性沉积病的诊断与鉴别诊断见表34-4。

表34-4　代谢性沉积病的诊断和鉴别

诊断	病变细胞	HE染色	PAS染色	其他染色	电镜
Tay Sachs病	全脑神经元，胶质细胞，神经节细胞，视网膜	胞体肿大，胞质内浅粉颗粒	++	嗜银(+)	致密同心圆层板状小体
Niemann-Pick病	脑神经元，胶质细胞，巨噬细胞，外周鞘细胞	胞质较透亮，泡沫状	+	苏丹Ⅲ(+)	多形性层板小体
Gaucher病	脑神经元，胶质细胞，巨噬细胞	胞质毛玻璃样，线状纹理	+++	Giemsa(+)	微管组成的纹状小体
Hurler病	神经元	胞质膨胀，红染颗粒	++++		膜被空泡，斑马状小体

第十一节　脑白质营养不良

包括一组疾病，共同特点为白质严重变性，脱髓鞘，组织内有磷脂成分沉积。其确切病因及分类尚不确定。多发生于婴幼儿，临床出现癫痫、运动及智力障碍、预后差。亦有成人发生的报导。

第十二节　神经系统肿瘤

一、概述

（一）颅内肿瘤约占全身恶性肿瘤的2%

最常见的颅内肿瘤是神经上皮起源的肿瘤（>50%），起源于脑膜的肿瘤次之（约17%），垂体腺瘤和胚胎残余、生殖细胞源性肿瘤是第三位和第四位，发生在颅脊神经的肿瘤约为8%。

（二）神经系统肿瘤的分类

目前国内通用的是世界卫生组织（WHO）所属的国际神经病理学家委员会制定的分类方法，可参考此分类，不仅要考虑肿瘤的形态结构特征，更以分子生物学和基因学改变作为肿瘤分类和分级的基础。

（三）肿瘤分级的问题

据分化程度可分为Ⅰ～Ⅳ级。

1．颅内肿瘤，特别是胶质瘤，常有浸润性生长及在神经组织中弥漫性生长，因此，不能仅以有否浸润来判断其良、恶性，应该结合肿瘤的生物学行为来判定。通常认为，良性的指标是切除后一般不复发，因此真正的良性胶质肿瘤仅包括毛细胞性星形细胞瘤等几种。分化差的胶质瘤，称为"间变型"，相当于Ⅲ级。Ⅳ级则归于胶质母细胞瘤（见表34-5）。

2．分级的依据为肿瘤组织中有或无下列5个特征：

（1）肿瘤细胞密度增加；

（2）肿瘤细胞具有异型性（特别是核的异型性）；

（3）高的增殖指数及核分裂象；

（4）血管增生及血管内皮增生反应明显；

（5）肿瘤性坏死。

Ⅰ级一般仅有第1项或这5个项目都没有，Ⅱ级出现前2项，Ⅲ级可出现前3项或4项，出现肿瘤性坏死则为Ⅳ级。新的分级和病人的预后之间的关系更加明确。

表34-5　2007年WHO中枢神经系统肿瘤分级列表

肿瘤		I	II	III	IV
星形细胞瘤	室管膜下巨细胞星形	●			
	毛细胞星形细胞瘤	●			
	毛黏液样星形细胞瘤		●		
	弥漫性星形细胞瘤		●		
	多形性黄瘤性星形		●		
	间变型星形细胞瘤			●	
	胶质母细胞瘤				●
	巨细胞胶质母细胞瘤				●
	胶质肉瘤				●
少突肿瘤	少突胶质细胞瘤		●		
	间变型少突胶质细胞瘤			●	

肿瘤		I	II	III	IV
神经元及神经元胶质肿瘤	节细胞瘤	●			
	节细胞胶质瘤	●			
	间变型节细胞胶质瘤			●	
	促纤维生成婴儿型星形细胞瘤及节细胞瘤	●			
	胚胎发育不良性神经上皮瘤	●			
	中枢神经细胞瘤		●		
	脑室外神经细胞瘤		●		
	小脑脂肪神经细胞瘤		●		
	脊髓的副神经节瘤	●			
	乳头状胶质神经肿瘤	●			
	四脑室菊形团形成胶质神经肿瘤	●			

续表

肿瘤		I	II	III	IV	肿瘤		I	II	III	IV
少突星形	少突星形细胞瘤		●			胚胎性肿瘤	髓母细胞瘤				●
	间变型少突星形细胞瘤			●			PNET				●
室管膜肿瘤	室管膜下瘤	●					AT/RT				●
	黏液乳头型室管膜瘤	●				外周神经肿瘤	神经鞘瘤	●			
	室管膜瘤		●				神经纤维瘤	●			
	间变型室管膜瘤			●			神经束膜瘤	●	●	●	
脉络丛肿瘤	脉络丛乳头状瘤	●					MPNST		●	●	●
	不典型脉络丛乳头状瘤		●			脑膜肿瘤	脑膜瘤	●			
	脉络丛癌			●			不典型性脑膜瘤		●		
其他神经上皮性肿瘤	血管中心性胶质瘤		●				间变型/恶性脑膜瘤			●	
	三脑室脊索样胶质瘤		●				血管外皮瘤		●		
松果体肿瘤	松果体细胞瘤	●					间变型血管外皮瘤			●	
	中分化松果体实质肿瘤		●	●			血管母细胞瘤	●			
	松果体母细胞瘤				●	鞍区肿瘤	颅咽管瘤	●			
	松果体区乳头状肿瘤		●	●			神经垂体颗粒细胞瘤	●			
							垂体细胞瘤	●			
							腺垂体梭形细胞嗜酸细胞瘤	●			

（四）临床症状与肿瘤生长部位及生长速度关系密切

1. 功能缺损的定位症状　如小脑半球肿瘤出现共济失调等症状，蝶鞍肿瘤出现视神经受压、视力障碍等症状。

2. 颅内压增高的症状　头痛、呕吐、恶心及视神经乳头水肿等。

3. 脑水肿。

4. 脑积水。

5. 脑疝。

后三种合并症常为造成病人死亡的直接原因。

（五）常用的特殊染色及免疫组化技术及在肿瘤诊断中的意义

PTAH 染色将胶质纤维染成紫蓝色，常用以鉴别胶质瘤、神经鞘瘤、神经纤维瘤与间叶性肿瘤（后者为阴性）。常用的免疫组化染色见表 34-6。

表 34-6　常用免疫组化染色在神经系统肿瘤诊断中的意义

抗体名称	标志物	正常标记	肿瘤类型
NF	神经微丝	神经细胞质及突起	髓母细胞瘤，嗅母细胞瘤，节细胞瘤等具有神经细胞分化的肿瘤，偶见于类癌等具神经内分泌分化的肿瘤
突触素	突触囊泡膜成分	突触，神经细胞质，神经毡	具有神经分化的肿瘤，及具有神经内分泌分化的肿瘤
NSE	神经烯醇化酶	神经细胞，神经内分泌细胞	神经及神经内分泌性肿瘤，部分胶质瘤（特异性不强）
NeuN	神经元核蛋白	神经元核	具有神经分化的肿瘤细胞
S-100	S-100 蛋白	Schwann 细胞质和核	神经鞘瘤，神经纤维瘤，黑色素瘤，对于中枢的胶质瘤可表达，但特异性不强
GFAP	胶质纤维酸性蛋白	星形细胞质及突起	星形细胞肿瘤，室管膜肿瘤，胶质母细胞瘤，部分少突胶质瘤
Leu-7	髓磷脂蛋白成分	NK细胞，少突细胞，鞘细胞	少突胶质瘤，Schwann 细胞瘤

续表

抗体名称	标志物	正常标记	肿瘤类型
Olig2	胶质核	少突细胞核	少突胶质瘤
EMA	上皮膜抗原	上皮性细胞	脑膜瘤
Cytoke-ratin	细胞角蛋白	上皮性细胞	脉络丛瘤，颅咽管瘤，脊索瘤，部分脑膜瘤
MBP	髓鞘磷脂碱性蛋白	中枢及周围神经的髓鞘	少突胶质瘤，Schwann 细胞瘤

（六）肿瘤的分子诊断

近年来，关于脑肿瘤分子诊断进展很快，人们对以下一些与脑肿瘤诊断、治疗及判断预后具有显著指导意义的基因给予了特别的关注。少突胶质细胞瘤具有标志性的基因异常——染色体 1p 和 19q 的杂合性缺失；O6 甲基鸟嘌呤 - DNA- 甲基转移酶（O6-methylguanine DNA methyltranferase，MGMT）作为一种 DNA 修复蛋白已被人们深入了解，由其编码基因启动子发生高甲基化导致的 MGMT 的失活，有望成为提高肿瘤对烷化剂化疗反应性的预测指标和良好预后的指标，尤其是化疗药物替莫唑胺（TMZ）的应用。异柠檬酸脱氢酶 1/2（Isocitrate dehydrogenase1/2，IDH1/2）是生物能量代谢中起关键作用的酶，在胶质瘤中，IDH1/2 突变的发生率高、有一定组织特异性且提示预后良好。对抗 EGFR 的主要突变型 EGFR- Ⅷ及其下游的靶基因和其他激酶的药物是研究对胶质母细胞瘤治疗的热门领域。常用的分子标志物见表 34-7。

表 34-7 胶质瘤的分子标志物

	分级	BRAF	1p19q	IDH1	MGMT	EGFR
毛细胞星形细胞瘤	Ⅰ	●				
少突胶质细胞瘤	Ⅱ		●	●	●	
间变型少突胶质细胞瘤	Ⅲ		●	●	●	
少突星形细胞瘤	Ⅱ				●	

续表

	分级	BRAF	1p19q	IDH1	MGMT	EGFR
间变型少突星形细胞瘤	Ⅲ		●	●	●	
弥漫性星形细胞瘤	Ⅱ			●	●	
间变型星形细胞瘤	Ⅲ			●	●	
继发性胶质母细胞瘤	Ⅳ			●	●	
原发性胶质母细胞瘤	Ⅳ				●	●

二、神经上皮组织的肿瘤

神经上皮组织的肿瘤中最常见的是一大类具有神经胶质细胞分化的肿瘤，但其分化程度和预后相差甚远，可统称为胶质瘤，仅在冰冻切片无法确定肿瘤确切组织学类型时用这一诊断名称。

（一）星形细胞肿瘤

包括不同分化程度的肿瘤，形成了一个相互关联的肿瘤谱。它们有着相同或相互关联的分子遗传学异常，且多具有弥漫浸润性的生长特点。

1. 弥漫性星形细胞瘤

【病理诊断要点】

（1）WHO Ⅱ级。大体形态多为结节状，灰白质软，边界不清。约25%可有囊性变。

（2）组织学：分为纤维型、原浆型、胖细胞型亚型，但多为各种细胞之混合。瘤细胞梭形，细胞两端可有细长突起，胞质粉染，细胞分布较稀疏。胖细胞型瘤细胞呈球型或多角形，胞质较丰富，均匀红染。细胞间质为纤细粉染的胶质纤维及无结构的嗜酸性基质，可出现微囊变。基质中尚可见到 Rosenthal 纤维，为长形或曲折棒状的嗜酸性小体，粗 5 ~ 8μm，长 40μm，毛细胞型此结构更常见，是胞质退变的产物。

（3）电镜下：胞质内和细胞突起内含直径 5 ~ 10nm 的胶质微丝，呈束状或散在分布。GFAP 免疫染色（+）。

（4）MIB-1 标记指数：一般 < 3%。

（5）脑胶质瘤：病变多发生于大脑半球白质或脑干。

肉眼观：不见明显瘤块，只见局部弥漫性膨大，灰质及纤维束结构较清晰。

镜下观：多为星形细胞瘤细胞形态，瘤细胞弥漫分布在神经毡间或神经细胞周围，少数区域可呈明显异型性。

【鉴别诊断】

星形细胞反应性增生：在缺血、脱鞘、变性病及坏死后增生修复时均可出现。亦称胶质化（gliosis）。近年来发现 IDH1 免疫组化（－）可做鉴别。

2．毛细胞型星形细胞瘤

【病理诊断要点】

（1）好发于儿童和青少年，生长缓慢、预后相对良好，WHOⅠ级。

（2）以中线结构（视神经，视交叉，视丘下部及脑干）及小脑多见。常可见囊性变。

（3）镜下观：细胞有细长的毛发样突起，呈束状排列，常伴Rosenthal 纤维；另一部分由疏松的纤维基质内散在多极的星形细胞和嗜酸性颗粒小体（PAS 阳性），多见微囊变。

（4）MIB-1 标记指数＜2%。

如果出现瘤细胞核的多形性、明显血管增生，以及少量核分裂象等不典型改变，可以诊断为非典型毛细胞型星形细胞瘤。但如肿瘤中出现假栅栏状坏死、多个核分裂象时，可以诊断间变型（恶性）毛细胞型星形细胞瘤。

3．多形性黄色星形细胞瘤

【病理诊断要点】

（1）好发于儿童和年轻人，WHOⅡ级。

（2）多位于大脑半球表浅部位，经常累及脑膜。表现为"瘤在囊内"的囊性变形式：有一个大囊肿形成，囊内有附壁瘤结节。

（3）镜下观：瘤细胞多形性，梭形的肿瘤性星形细胞间散有单核或多核瘤巨细胞，并可见胞质泡沫状含丰富脂质的黄瘤样细胞。含有丰富的胶质纤维和网状纤维。常见散在和（或）灶状分布的淋巴细胞浸润。GFAP（+）。

4．室管膜下巨细胞星形细胞瘤

【病理诊断要点】

多见于青少年，常伴有结节性硬化症（常染色体显性遗传）。肿瘤位于侧脑室旁室管膜下，为局限性肿块。由梭形星形细胞及巨细胞构成。巨细胞核大，单核或多核，常有退变。胞质多，均质粉染，嗜酸性强，可有围血管排列。血管丰富，但多无内皮增生现象。通常见不到病理性核分裂，无明显坏死。此点可与多形性胶质母细胞瘤鉴别。WHO Ⅰ～Ⅱ级。

5．间变型星形细胞瘤

【病理诊断要点】

（1）细胞密度增加，异型性较明显。核深染但较规则，可出现少数多核或瘤巨细胞。核分裂象易见，血管增生较明显，一般不出现坏死灶。

（2）GFAP（+）。MIB-1 标记指数多在 5%～10% 之间。WHO Ⅲ级。

（3）同一肿瘤的不同部位细胞恶性程度不同，故术中冰冻病理检查应争取多部位取材，只取一点组织易忽略恶性度较高的区域。

6．胶质母细胞瘤

【病理诊断要点】

（1）肉眼观：瘤周脑组织水肿、坏死，可出现所谓的假性分界。瘤内出血、坏死而呈多种色彩。浸润性生长可以侵犯几个脑叶的深部，或是胼胝体侵犯对侧大脑半球呈"S"形生长或"蝴蝶形"生长。

（2）镜下观：细胞大小形态极不一致，从小而圆的未分化细胞到梭形或奇异性的多核巨细胞均有。多核瘤巨细胞胞质红染，呈毛玻璃样，核膜不清晰，可多至十余个核，故称"多形性胶质母细胞瘤"。细胞间为纤细的胶质纤维网。坏死明显使细胞呈假栅栏状排列。血管增生明显，尤其是内皮细胞增生，可有肾小球样血管丛形成。

（3）如果肿瘤组织完全由分化极差的胶质母细胞瘤结构组成，一般称之为所谓的"原发胶质母细胞瘤"。另一种是肿瘤内一部分区域是由具有星形细胞分化特征的星形细胞瘤构成，还有一部分是胶质母细胞瘤结构，就是所谓的继发性胶质母细胞瘤。是恶性度最高的星形细胞肿瘤,MIB-1 标记指数多在 10% ~ 15%。WHO Ⅳ级。

(4) CT 和 MRI 检查:经常发现病灶有不规则花环状强化是特征。

7．胶质肉瘤

【病理诊断要点】

(1) 具有胶质和间叶组织双向分化的恶性肿瘤。多位于大脑半球的额、颞叶,靠近皮质表面。由于肿瘤内含间叶组织来源的肉瘤成分,肿瘤质地要较胶质母细胞瘤为硬。胶质母细胞瘤和胶质肉瘤的不同见表 34-8。

(2) 镜下观:肿瘤的胶质成分表现为典型的胶质母细胞瘤结构。可以为多形性也可为小细胞性。肉瘤成分多是梭形细胞的纤维肉瘤,可见丰富的网状纤维;有的表现为恶性纤维组织细胞瘤形态,少数病例可见软骨肉瘤和骨肉瘤结构。

(3) 免疫组化:胶质区域可表达 GFAP,肉瘤部分则根据肉瘤成分的不同而表达相应的标志物。WHO Ⅳ级。

表 34-8　胶质母细胞瘤与胶质肉瘤的特点

	原发性胶质母细胞瘤	继发性胶质母细胞瘤	胶质肉瘤
临床病史	无	第一次手术为弥漫性星形	无
手术前的病史	1.7 个月	> 25 个月	2 个月
平均年龄	55 岁	39 岁	56 岁
性别比（男 / 女）	1.4	0.8	1.65
PTEN 突变	32%	4%	38%
EGFR 扩增	39%	0	0
TP53 突变	11%	67%	23%
P16/NK4a 缺失	36%	4%	37%
MDM2 扩增	8%	1%	5%
IDH1 突变	高	低	不定

（二）少突胶质细胞肿瘤

1．少突胶质细胞瘤

【病理诊断要点】

（1）14 岁以下儿童及 50～60 岁成人好发，大脑半球常见，多以癫痫起病，生长缓慢，自然病程可达 10 年。WHO Ⅱ级。

（2）肉眼观：常呈半透明胶冻状，约 1/3 有囊性变，多有钙盐沉着及自发性出血（血管壁钙化所致）。

（3）镜下观：瘤细胞圆形，大而一致，细胞排列紧密，核圆而核膜清楚。由于胞质空亮而使核周出现空白间隙，故称"棋盘格样"结构。常见钙化小球，称"砂粒体"。常有血管增生及血管壁玻璃样变或钙化。基质微囊变或黏液样变性。少数瘤细胞可呈星形细胞分化。

（4）电镜下：细胞膜紧密相贴，但几乎无细胞连接。细胞器稀少，胞质内可有同心圆性层状小体，提示有形成髓鞘样结构的能力。

（5）免疫组化：Olig2 瘤细胞核（+），Leu7（+），极少数星形分化的瘤细胞 GFAP（+），绝大多数均（-）。

（6）FISH（染色体荧光原位杂交）：分子遗传学研究证实，70% 以上的少突胶质细胞瘤有染色体 1p 和（或）19q 的杂合性缺失（loss of heterozygosity，LOH）。而有这种遗传学改变的少突胶质细胞瘤对 PCV（甲苄肼、环已亚硝脲和长春新碱）联合化疗有良好的反应。即使是复发性或间变性的少突胶质细胞瘤也对 PCV 化疗有较好的疗效。

【鉴别诊断】

原浆性星形细胞瘤：核周有少量粉染胞质，细胞之间可出现空白间隙。

电镜下：见胞质内少量胶质微丝，但其他细胞器丰富。

2．间变型少突胶质细胞瘤

瘤细胞数量增加，胞质减少，核周空晕减少或消失。细胞大小形态不规则，核亦不规则，血管丰富，内皮细胞增生，可伴出血坏死及钙化。WHO Ⅲ级。

（三）混合性胶质瘤

1．混合性少突星形细胞瘤

瘤组织中的少突胶质细胞瘤和星形细胞瘤成分可以混杂在一起，少数病例两种肿瘤成分呈单一区域性分布。免疫组化表达Oligo2，部分表达GFAP。WHO Ⅱ级。

2．间变性少突星形细胞瘤

少突星形细胞瘤中两种肿瘤成分的任何一种出现恶变即可称间变性少突星形细胞瘤。WHO Ⅲ级。

（四）室管膜肿瘤

是一组起源于脑室内衬的室管膜细胞和脊髓中央管的残余室管膜细胞发生的肿瘤。

1．室管膜瘤

【病理诊断要点】

（1）儿童青年好发。常见于脑室、脊髓中央管附近及马尾。常合并脑积水。WHO Ⅱ级。

（2）肿瘤大多附在脑室壁上，突入脑室腔内生长，肉眼境界清楚但无包膜，常有钙化、坏死及囊性变。

（3）依据其组织结构不同可以分为四个亚型：细胞型、乳头状型、透明细胞型及伸长细胞型室管膜瘤。其他少见类型可伴脂肪分化、黑色素型、印戒细胞型等。

（4）瘤细胞大小较一致，排列成空心花环或室管膜腔隙；多层细胞围绕一腔隙排列，腔面胞质有一红染的内界膜，核位于底部。亦可放射状排于血管周围，以细长胞突连接于血管外膜，形成血管周围无核区。

（5）电镜下：特征鲜明，细胞间近腔面顶端有清楚的紧密连接，腔面大量细长的微绒毛，少数发育良好的纤毛与胞质内基体相连。可见胶质微丝存在，一般不见基底膜。

（6）免疫组化：大部分室管膜细胞表达GFAP，还表达S-100、Vimentin，室管膜菊心团腔面常表达EMA。Ki-67增值指数平均为2.6%左右。

2．间变型室管膜瘤

细胞密集排列，室管膜腔隙变小，与血管关系不规则，血管周无核区越来越窄，细胞出现异型性及多型性。相当于 WHO Ⅲ级。

（五）脉络丛肿瘤

1．脉络丛乳头状瘤

【病理诊断要点】

（1）多见于儿童，侧脑室及第四脑室。临床表现为进行性脑积水和颅内压增高。WHO Ⅰ级。

（2）肉眼观：常为球形结节，表面呈菜花状或细颗粒绒毛状，有蒂与脑室壁相连。

（3）组织结构似正常脉络丛。细胞立方或柱状，单层被覆形成乳头，乳头间质胶原纤维常有玻璃样变及砂粒体形成。细胞底部有连续的基底膜，表面丰富的微绒毛及多根纤毛，细胞顶端连接面有由紧密连接、中间连接和桥粒形成的连接复合体。免疫染色 GFAP（+），CK（+），Vim（+），S-100（+），胞质 PAS（+）。

【鉴别诊断】

室管膜瘤：无连接复合体，少有纤毛，基底膜不连续。其乳头间质除血管外有胶质纤维存在，其花环样结构是脉络丛乳头状瘤所没有的。

2．不典型性脉络丛乳头状瘤

2007 年 WHO 分类中新增了不典型性脉络丛乳头状瘤的分类，为 WHO Ⅱ级肿瘤。核分裂象 ≥ 2 个 /10HPF 即可作为诊断标准。除此之外出现下列四项中的两项也可考虑此诊断，包括细胞密度的增加、核的多形性、实性片状生长以及坏死。

3．分化不良（间变型）脉络丛乳头瘤又称脉络丛乳头癌

WHO Ⅲ级。极少见，镜下的特点是：乳头被覆上皮增生活跃、核分裂象 > 5 个 /10HFP、核的多形性、实性片状生长以及坏死。可经脑脊液播散。

（六）神经元和神经元 - 胶质混合性肿瘤

由神经元和神经胶质分化的成分混合构成。通常预后较好，WHO 分级以 Ⅰ ~ Ⅱ级为主。临床常表现为长期癫痫。

1．神经节细胞瘤和节细胞胶质瘤

此类肿瘤由三种细胞构成，但三种细胞在肿瘤中数量不同，形成不同类型的肿瘤。

【病理诊断要点】

（1）三种细胞为：

①肿瘤性神经节细胞：胞质内有尼氏体、神经原纤维和轴索等，基本结构似神经节细胞，但形态有异型，胞质极丰富；

②胶质成分：主要是肿瘤性星形细胞；

③间叶细胞：类似正常神经节内的卫星细胞。

（2）以节细胞为主的，称为神经节细胞瘤，WHO Ⅰ级。以胶质细胞为主的，称为节细胞胶质瘤，WHO Ⅰ～Ⅱ级。如果其中的胶质成分细胞密度增加，细胞核有非典型性，MIB-1 增殖指数＞5%，则称为非典型性节细胞胶质瘤（WHO Ⅱ级）。如果胶质成分出现明显的间变特征如坏死、血管增生等，则称为间变型节细胞胶质瘤（WHO Ⅲ级），极少的病例胶质成分发生胶母变，为 WHO Ⅳ级。

（3）免疫组化：神经元成分呈 MAP2、NeuN、NF、Syn 阳性，胶质成分表达 GFAP、Vim。近年的研究发现，70%～80% 的节细胞胶质瘤中，呈现基质和核周 CD34 阳性。

组织学上神经节细胞瘤为 WHO Ⅰ级。节细胞胶质瘤可以是 WHO Ⅰ～Ⅱ级，节细胞胶质瘤与皮质发育不良关系密切，临床进展缓慢，提示它可能起源于胚胎发育不良组织，具有双向分化的特征。

【鉴别诊断】

（1）神经细胞异位：神经细胞可在脑内异位聚集，但无异型性。而肿瘤均有一定程度的异型性。

（2）星形细胞瘤的边缘：正常排列的神经细胞夹杂在肿瘤性胶质细胞中。

2．胚胎发育不良性神经上皮瘤（dysembryoplastic neuroepithelial tumor，DNT）

【病理诊断要点】

（1）多在 20 岁之前发病，临床以慢性难治性癫痫发作为主要表现，神经系统检查常无局灶性定位体征。MRI 显示病灶主要局限于皮质和皮质下，边界清楚，呈 T1 低信号，T2 高信号改变。

（2）肉眼观：皮质增厚，皮质内或皮质下可见多发的胶冻样小结节病灶。

（3）镜下观：病变由多少不等的神经元和神经胶质成分混合构成，可见特征性的"特异的胶质神经元结构"：表现为与皮质表面垂直束状分布的纤维和（或）少突胶质样细胞（OLC），排列成柱状结构，基质黏液变性，可见成熟的神经元如"浮蛙"一样漂浮于其中。还有增生的胶质结节伴 / 不伴局灶性皮质发育不良改变。DNT 与皮质发育不良关系密切，在标本充足的病例中皮质发育不良的发生率超过 80%，表现为皮质结构紊乱和（或）出现异常形态的细胞。

（4）免疫组化：神经元成分 NF、MAP2、NeuN、Syn 阳性，OLC、Olig2、S-100 阳性，少数细胞表达 GFAP。MIB-1 标记指数不高。WHO Ⅰ级。

3．中枢神经细胞瘤和脑室外神经细胞瘤

【病理诊断要点】

（1）多见于 20 ~ 40 岁的青壮年。临床上以颅内压增高的症状和体征为主。好发于侧脑室和第三脑室，但也可沿着侧脑室壁向各个方向生长。可有钙化或囊性变。

（2）镜下观：肿瘤细胞形态单一，大小一致。细胞核直径小，圆形，染色质呈细颗粒状，有时可见小核仁，类似少突胶质细胞。但有细腻的原纤维、神经毡样基质。偶尔出现 Homer-Wright 菊形团样结构，或在血管周围形成与室管膜瘤相似的结构。

（3）电镜下：可见微管、分泌颗粒等神经分化的结构。

（4）免疫组化：Syn、NeuN 和 MAP2 等神经元的标志物阳性，但不表达神经胶质的抗体如 GFAP。

（5）WHO Ⅱ级。极少病例可有坏死、核分裂增多、细胞密集和血管增生等间变特征。

（6）在大脑半球和脊髓内见到类似结构的肿瘤，称为脑室外神经细胞瘤。常可见神经节样细胞。

4．副神经节瘤

【病理诊断要点】

（1）绝大多数位于脊髓马尾硬膜内，多见于成人。

（2）肉眼观：境界清楚。

（3）镜下观：肿瘤细胞大小一致，多角形，核呈圆形或卵圆形，染色质细腻，核仁不明显。肿瘤细胞排列呈巢状或器官样，瘤细胞间有纤细、丰富的毛细血管网。约一半的马尾副神经节瘤含有成熟的神经节细胞。

（4）免疫组化：CgA、Syn、NSE 阳性，散在的 S-100 和 GFAP 阳性。WHO Ⅰ级。

5．乳头状胶质神经元肿瘤

【病理诊断要点】

（1）2007 年 WHO 分类将该肿瘤作为一独立的肿瘤实体列出。多见于青年人，临床症状较轻微。影像学检查病变多位于脑室周围白质内，也可位于皮层、皮层下。MRI 上多表现为边界相对清晰的囊性病灶，囊壁内有或大或小的实性结节。部分病例可见钙化。

（2）镜下观：均由神经元和胶质成分混合构成，并呈现特征性的乳头结构，乳头中心为透明样变的血管，乳头表面为单层或假复层排列的 GFAP 阳性的胶质细胞，乳头之间为成片的小圆形 Syn 阳性的神经元分化的细胞，其中散在有中等大小的神经节样细胞和（或）大的神经节细胞。WHO Ⅰ级。

（七）松果体主质细胞瘤

1．松果体细胞瘤

【病理诊断要点】

（1）位于松果体部位，突入第三脑室内生长，早期即可产生中脑间脑区压迫症状（Paranaud 综合征）及中脑导水管阻塞脑积水。

（2）肉眼观：质软、松脆的瘤结节，易出血、坏死、囊变。WHO Ⅱ级。

（3）镜下观：与松果体组织相似，瘤细胞核多呈圆形，深染，不见核仁，细胞质浅染，细胞突起伸向血管壁作假乳头状或假菊形团，可见实心的松果体菊形团，部分病例的瘤组织内见有神经元或星形细胞的分化。瘤组织内间质和小血管分隔成小叶。

（4）电镜显示神经元的特征：丰富的内质网、核糖体、致密核心小泡、微管和膜状旋涡结构。

2. 松果体母细胞瘤

多发于幼儿。组织学上很像髓母细胞瘤。瘤细胞密集，胞体小、核深染，核分裂多见，有不典型的 Homer-Wright 假菊形团结构。该肿瘤多见于儿童，常伴有脑脊液播散。WHO Ⅳ级。

（八）其他神经上皮肿瘤

血管中心性胶质瘤（angiocentric glioma）常见于儿童及年轻人，临床常伴有长期的，难治性癫痫等病史。肿瘤常位于额、顶、颞叶等皮质表面，生长缓慢。

镜下观：为单形性的梭形肿瘤细胞围血管呈单层或多层的血管中心性生长模式，也常沿皮质生长，可有室管膜分化特点，形成血管性的假菊形团以及微腔结构。

免疫组化：GFAP（+），EMA 胞质内点状阳性。WHO Ⅰ级。

三、胚胎性肿瘤

该类肿瘤以未分化圆形肿瘤为背景，又有不同程度的分化，属于原始神经外胚层肿瘤。包括髓母细胞瘤、神经系统 PNET（包括幕上 PNET）、髓上皮瘤、室管膜母细胞瘤、神经母细胞瘤及节细胞神经母细胞瘤以及非典型畸胎样 / 横纹肌样瘤。

（一）髓母细胞瘤

【病理诊断要点】

1. 好发于儿童、婴幼儿，甚至先天性肿瘤。主要是在小脑。

2. 镜下观：细胞密集，小细胞，胞质少，核深染，核分裂多见。见有 Homer-Wright 假菊形团结构。部分瘤细胞向神经元或胶质细胞双向分化，血管和间质成分比较少。

3. 分为经典型、促纤维生成 / 结节型、结节型、间变型以及大细胞型五型。虽然都将其划分在 WHO Ⅳ级，但部分患者生存期 > 5 年，从而提示不同组织学分型的髓母细胞瘤预后是不同的，其中间变型、大细胞型因侵袭性强，早期出现脑脊液的播散而预后凶险。

髓母细胞瘤的一个亚型是促纤维增生型髓母细胞瘤，肿瘤多位于小脑半球内，紧邻的软脑膜纤维结缔组织增生。还可见到横纹肌样分化，称为髓肌母细胞瘤。更为少见的是黑色素性髓母细胞瘤。

4．髓母细胞瘤没有特异的免疫组化标志物，可 Vimentin 或 Nestin 阳性。如果有胶质细胞分化，GFAP 阳性。有神经元分化者 NF，NSE 和 Syn 阳性。

5．经脑脊液在蛛网膜下隙内播散，少数病例会经血行播散，出现骨转移或胸、腹脊柱旁转移。

（二）中枢神经系统 PNET

2007 年 WHO 中枢神经系统肿瘤分类中将幕上 PNET、髓上皮瘤、室管膜母细胞瘤、神经母细胞瘤及节细胞神经母细胞瘤均归入神经系统 PNET 一章中，这是一类未分化或分化差的儿童性肿瘤，根据其成分不同而称为不同的肿瘤名称，均为具有高度侵袭性生物学行为的肿瘤。

1．幕上原始神经外胚叶肿瘤（幕上 PNET）

【病理诊断要点】

（1）发生于幕上，由未分化的神经外胚叶细胞组成，细胞小而深染，排列紧密，胞核圆形，胞质稀少，核分裂多见。WHO Ⅳ级。

（2）具有多向潜能，可向神经元、胶质细胞和室管膜细胞分化。若肿瘤伴有明确的神经元分化，可命名为大脑神经母细胞瘤；若存在节细胞则称为节细胞神经母细胞瘤。

2．髓上皮瘤

【病理诊断要点】

（1）罕见，好发于 6 个月～5 岁。多位于大脑半球内，或出现在小脑和马尾部。

（2）镜下观：瘤组织内是立方或柱状细胞构成的管状和乳头结构，类似胚胎神经管。核分裂多见。瘤细胞可能向神经元或胶质细胞分化。

（3）免疫组化：广泛的 Nestin 阳性，Vim、NF 以及 EMA、CK 也有阳性的报道，GFAP、NSE、S-100 常为阴性。

（4）高度恶性，WHO Ⅳ级。伴广泛的脑脊液播散。

3．室管膜母细胞瘤

【病理诊断要点】

（1）少见的恶性胚胎性肿瘤，好发于新生儿及幼儿。多位于幕上与脑室相关，也可见于骶尾部。

（2）镜下观：细胞致密，出现多层菊形团，细胞核远离腔内侧面，核染色质粗，核仁明显，分裂象多。细胞外层有小圆到卵圆形核和纤细胞突的未分化细胞围绕。

（3）免疫组化：S-100、Vimentin、CK、GFAP 等阳性。

（4）WHO Ⅳ级。该肿瘤生长迅速，伴颅内脊髓扩散，确诊后6 ～ 12 个月内死亡。

4．中枢的神经母细胞性肿瘤

【病理诊断要点】

（1）好发于儿童，容易局部复发和经脑脊液播散。

（2）好发于大脑半球，以额、顶叶多见，其次是脑室、脑干、桥小脑角、脊髓和马尾等。

（3）以原始的未分化小细胞成分构成肿瘤的主体、高核分裂指数和广泛的细胞凋亡，常出现 Homer-Wright 菊形团结构。具有向神经上皮分化的潜能，可出现分化趋向成熟的神经节细胞，所以又称为节细胞神经母细胞瘤。

【鉴别诊断】

鉴别范围广，必须除外其他含有菊形团样或上皮样的胚胎性肿瘤。中枢性神经母细胞瘤的 Homer-Wright 菊形团结构与室管膜母细胞瘤、髓上皮瘤等的不同，它不含管腔。

（三）非典型畸胎样 / 横纹肌样瘤（atypical teratoid/rhabdoid tumor，AT/RT）

【病理诊断要点】

1．94% 见于 5 岁以下儿童，位于幕下占 50% ～ 60%，幕上约占 40%，主要为大脑内及鞍上。1/3 患者就诊时已有脑脊液播散。

2．由横纹肌样细胞、伴有或不伴有类似典型原始神经外胚叶肿瘤（PNET）、上皮样和肿瘤性间叶组织构成的肿瘤，典型的横纹肌样细胞中等大小、圆形或卵圆形，核偏位，常有明显的核仁，核分裂象丰富。胞质细颗粒状均质红染或含有嗜酸性包含体。

3．免疫组化 常规生殖细胞标志物为阴性。表达多种免疫组化标志物：横纹肌样细胞常表达 EMA、Vimentin、SMA，也可表达 CK、GFAP、NF、desmin，偶可表达生殖细胞标记物。小细胞成分不同程度的表达 Vimentin、GFAP、NF 和（或）desmin；间质成分表达 vimentin、SMA、CK 等。

4．电镜下 包含体样结构为漩涡状中间丝结构。

5．遗传学研究显示，90%AT/RT 呈 22 号染色体单体或缺失，或有 hSNF5/INI1 基因缺失或突变，免疫组化显示 INI1 蛋白的失活。

6．WHO Ⅳ级。增殖指数增高，局部常高达 80% 以上。

四、脑膜的肿瘤

（一）脑膜瘤

【病理诊断要点】

1．很常见的颅内原发肿瘤，发病率仅次于胶质瘤。40～50 岁中年人好发。起源于蛛网膜颗粒的内皮细胞和纤维母细胞，常见于大脑镰两侧静脉窦附近脑膜处，可见于脑室及椎管，偶见于脑实质内。

2．肉眼观 为扁平或球形，有包膜，常与硬膜相连。一般不浸润脑实质组织，但常浸润附近骨质。

3．免疫染色 Vim（+），EMA（+），Keratin（+），网织纤维染色（+）。

4．可有纤维、横纹肌、软骨、黑色素等多种分化。

5．WHO 2007 年分类将脑膜瘤分为 15 个亚型（见表 34-9）。

表 34-9 WHO 脑膜瘤分型表（2007）

低复发和低进展危险性的脑膜瘤	
脑膜上皮型脑膜瘤	WHO Ⅰ级
纤维型脑膜瘤	WHO Ⅰ级
过渡型脑膜瘤	WHO Ⅰ级
砂粒体型脑膜瘤	WHO Ⅰ级

	续表
血管瘤型脑膜瘤	WHO Ⅰ级
微囊型脑膜瘤	WHO Ⅰ级
分泌型脑膜瘤	WHO Ⅰ级
富于淋巴浆细胞型脑膜瘤	WHO Ⅰ级
化生型脑膜瘤	WHO Ⅰ级
高复发和高进展危险性的脑膜瘤	
非典型脑膜瘤	WHO Ⅱ级
透明细胞型脑膜瘤	WHO Ⅱ级
脊索样脑膜瘤	WHO Ⅱ级
横纹肌样型脑膜瘤	WHO Ⅲ级
乳头状脑膜瘤	WHO Ⅲ级
间变型（恶性）脑膜瘤	WHO Ⅲ级
伴高生长指数和（或）脑浸润的任何脑膜瘤亚型	

（1）上皮型（合体型）：瘤细胞呈多边形，胞质丰富境界不清。核呈空泡状，染色质细碎。成巢成团排列。电镜见细胞细长突起呈指状交叉，细胞间可见桥粒连接。

（2）纤维型：又称纤维母细胞瘤型脑膜瘤，瘤细胞梭形细长似纤维母细胞，可以小血管为中心呈同心圆状旋涡结构，亦可呈编织状、栅栏状排列。细胞外有大量胶原纤维和网状纤维。

（3）过渡型：又称混合型脑膜瘤，以几个合体细胞或小血管为中心形成同心圆性旋涡结构，周边排列较疏松的纤维母细胞样瘤细胞。

（4）砂粒体型：以上各型、特别是过渡型，旋涡中心部变性、钙化形成砂粒体。

（5）血管瘤型：丰富的毛细血管，内皮可有肥大增生，血管旁大量脑膜上皮型细胞、血管母细胞和黄色瘤细胞等。此型有恶变倾向，易复发。

（6）微囊型：肿瘤细胞呈星芒状，在细胞间形成多个空泡状的囊性间隙融合成微囊肿，囊肿内含有嗜酸性的黏液。有时易与脂肪母细胞或黄瘤细胞相混淆。

（7）分泌型：显示有形成腺腔等上皮性分化的依据，腔内分泌有嗜酸性 PAS 强阳性的小球，称为假砂粒体，免疫组化 CEA 和其他上皮和分泌标志物呈不同程度的阳性反应，周围瘤细胞角蛋白阳性。电镜下显示假砂粒体是由不同电子密度的无定性颗粒物质组成，并看到含有这种物质的细胞胞质腔隙被覆有微绒毛。

（8）富于淋巴浆细胞的脑膜瘤：这类脑膜瘤可以是上皮型、过渡型或纤维型，但同时有致密的淋巴、浆细胞浸润，并伴有淋巴滤泡的形成。

（9）化生型：包括上皮型、过渡型和纤维型在内的脑膜瘤，均可伴有黄瘤性化生、软骨性化生、骨化生、黏液化生和脂肪化生等，不管伴有哪种化生，肿瘤中均可找到经典性脑膜瘤的证据。

（10）非典型性：诊断的主要标准是：核分裂指数 ≥ 4/10 HPF；或者发生脑浸润；或者具备以下 5 个要素中的 3 个以上：

①呈片状结构 [失去漩涡状和（或）束状结构]；

②小细胞形成（高核 / 质比）；

③出现大核仁；

④细胞密度增高；

⑤地图样坏死（非栓塞性或放射性坏死）。

该肿瘤 WHO 分类为 Ⅱ 级（表 34-10）。

（11）透明细胞型：由含有丰富的糖原，胞质透明的多角形细胞组成。很少看到漩涡状结构和砂粒体，好发在小脑脑桥角（CPA）和脊髓的马尾部。该瘤更具有侵袭性，复发率61%，局部播散15%，脑脊髓广泛转移为8%。WHO Ⅱ级。

（12）脊索样：这类脑膜瘤表现为分叶状，小叶基质嗜酸性并可见空泡细胞，易与脊索瘤混淆。小叶间的间质可见淋巴、浆细胞浸润，肿瘤中常显示有灶状的上皮型脑膜瘤和（或）过渡型脑膜瘤的特点，砂粒体少见，γ 球蛋白血症和（或）贫血与这种肿瘤的发生及肿瘤的复发有关。

（13）横纹肌样：由巢状或片状分布的横纹肌样细胞构成，细胞圆形，核偏位，核仁明显，可见核内包涵体，胞质丰富，嗜酸性。免疫组化标记：肿瘤细胞胞质表达 Vimentin 和 Myoglobin。WHO 分级为Ⅲ级。

（14）乳头型：好发于儿童，75% 病例侵及局部和脑组织。55% 复发，20% 转移。部分区域存在血管周围假菊形团结构。

（15）恶性脑膜瘤：亦称间变型或分化不良性脑膜瘤，诊断恶性脑膜瘤需要慎重，有时组织学和临床经过均呈良性的脑膜瘤也可表现为硬脑膜、颅骨甚至头皮下组织的浸润。具备以下两条标准之一，可以诊断为恶性脑膜瘤：

①核分裂指数 ≥ 20/10 HPF；

②肿瘤组织明显分化不良（肉瘤样、癌样或恶性黑色素瘤样组织学形态）（表 34-10）。

表 34-10　不典型脑膜瘤和恶性脑膜瘤的诊断标准

不典型脑膜瘤（Ⅱ级）（具备以下三者之一）

• 核分裂指数 ≥ 4/10 HPF

• 以下 5 个要素中至少具备 3 个：

　1．片状结构［失去漩涡状和（或）束状结构］

　2．小细胞形成（高核/质比）

　3．出现大核仁

　4．细胞密度增高

　5．地图样坏死（非栓塞性或放射性坏死）

• 脑浸润

间变型（恶性）脑膜瘤（Ⅲ级）（具备以下二者之一）

• 核分裂指数 ≥ 20/10 HPF

• 明显的分化不良（肉瘤样、癌样或恶性黑色素瘤样组织学形态）

【鉴别诊断】

1．神经鞘瘤　　见神经鞘瘤节。

2．纤维型星形细胞瘤　　细胞间为纤细的胶质纤维，GFAP（+）。

（二）脑膜的间叶组织肿瘤

常见的有：①脂肪瘤：好发于脑内中线部位及胸、腰段脊髓软脑膜下或硬膜上；②软骨瘤；③骨瘤；④横纹肌肉瘤等，其形态与身体其他部位的同种肿瘤相似。

（三）脑膜黑色素肿瘤

1．脑膜黑色素细胞瘤（melanocytoma）

好发于软脑膜，多为弥漫性沿脑膜生长或在蛛网膜下隙散布，偶可侵入脑组织。瘤细胞可梭形、多边形或怪异形，核膜及核仁清楚。胞质内多含色素。生物学行为倾向良性，一般不转移。

2．恶性黑色素瘤

（1）肉眼观：表现为脑膜外观呈黑色，尤以脑底部和外侧裂部为著。可在蛛网膜下隙形成瘤结节，压迫并浸润周围脑组织。

（2）镜下观：可见黑色素瘤细胞在脑膜及脑膜血管周围弥漫性生长，并沿血管进入脑组织内浸润。核分裂象多，坏死、出血以及脑和脊髓实质的浸润常见。

3．恶性脑膜黑色素瘤继发弥漫性脑膜播散称为脑膜黑色素瘤病（melannomatosis）

值得指出的是，原发性脑膜黑色素瘤病往往伴有皮肤的巨大黑色素痣，构成所谓"神经 - 皮肤黑变病（neurocutaneous melanosis）"。后者与神经纤维瘤病一样，是人体斑痣样错构瘤病（phacomatosis）的一种。

【鉴别诊断】

转移的黑色素瘤：从颅外转移进颅内的黑色素瘤，一般为多发的瘤块，脑实质内比脑膜多发。通过全身系统检查确诊。

（四）脑膜血管周细胞瘤

【病理诊断要点】

1．常单发，与硬脑膜相连，常在枕区的窦汇附件与静脉窦相连。为球形，分叶状，质地较硬，切面鱼肉状，灰红色，可见多个血管腔。与周围脑组织分界清楚，容易被诊断为脑膜瘤。

2．组织学改变与软组织的血管周细胞瘤相似，肿瘤细胞密集，无特定的排列方式。核卵圆形，核染色质中等，核仁不明显，可见核异型性。网状纤维染色可见丰富的网状纤维包绕每个细胞。瘤细胞弥漫生长，间质富于裂隙状血管、"鹿角状"血管。肿瘤可侵犯或破坏周围骨组织，但没有脑膜瘤骨质增生的特点。可见肿瘤侵及脑组织。易复发和转移到中枢神经系统外。如果肿瘤细胞核分裂活跃（＞5个/10HPF）、细胞密度高、核异型性明显、存在坏死或伴有出血，相当于WHO Ⅲ级。

3．免疫组化标记　Vimentin、CD34阳性表达，而与脑膜瘤不同，EMA阴性。

五、颅、脊神经的肿瘤

（一）神经鞘膜瘤（Schwannoma）也称神经膜细胞瘤（Neurilemmoma）

【病理诊断要点】

1．最常见于颅神经（尤其听神经和三叉神经），亦可发生于脊神经、马尾。多有包膜，神经不穿过瘤体，但与包膜相连。起源于胚胎期神经嵴来源的神经膜细胞。

2．瘤细胞为两型

（1）Antoni A型：细胞长梭形，突起细长，核细长可呈波浪状。密集成束地平行或编织状排列，栅栏状排列。

（2）Antoni B型：细胞呈不规则的星芒状，核卵圆形，排列疏松，间以黏液样基质。

3．电镜　见细胞表面有长的指状突起互相嵌合。每个胞体及突起外均有连续性基膜。细胞间出现纤维母细胞、胶原纤维及特征性的Lust小体，即横纹周期为120～150nm的长间距胶原。

4．免疫染色　S-100（+）。特染VG染色胶质纤维显示黄色。

【鉴别诊断】

脑膜瘤：纤维型脑膜瘤虽然也由梭形细胞构成，但常有上皮样细胞存在，构成旋涡状结构。往往有钙化，砂粒体形成。

（二）神经纤维瘤

【病理诊断要点】

1．好发于皮下及颅、脊神经。常为多发，瘤细胞浸润并包围神经干。由神经膜细胞和纤维母细胞组成的外周神经肿瘤，肿瘤内常含有有髓或无髓的神经纤维。

2．瘤细胞细梭形，突起细长互相连接，核长杆状或呈曲折波浪状。瘤细胞稀疏，呈平行或编织状排列，常见触觉小体样结构。间质富于纤维。

3．电镜见三种细胞

（1）施万细胞，结构同前。

（2）纤维母细胞，无基膜。

（3）神经束衣细胞，类似纤维母细胞，但有细胞连接及丰富的微饮泡。间质中常存在轴突结构。

4．免疫染色及特染同前。

【鉴别诊断】

1．纤维瘤　细胞间均为较粗大的胶原纤维，易玻璃样变。电镜见无细胞连接，无外板。

2．平滑肌瘤　细胞核两端平钝，胞质更为红染。电镜见细胞内有密体密斑，外板不连续。

3．神经鞘瘤　目前认为，二者均为雪旺细胞源性肿瘤，其主体细胞无差别，但好发部位、单发或是多发、细胞形态及肿瘤内其他成分稍有差别。

（三）神经束膜瘤（perineurioma）

【病理诊断要点】

1．分为神经内神经束膜瘤和软组织神经束膜瘤（与神经无关）两种。该肿瘤是完全由神经束膜构成的良性肿瘤。WHO I 级。

2．常见于年轻人。常出现进行性肌无力伴肌萎缩，四肢受累常见，颅神经罕见。

3．肉眼观　神经内束膜瘤表现为受累神经间断性、管状的增粗，大部分受累神经不足 10cm 长。

4．镜下观　神经内神经束膜瘤由于瘤性束膜细胞在神经内膜增生，构成了围绕神经纤维的同心圆层状结构，即具有诊断意义的假洋葱头结构。假洋葱头结构由肿瘤性束膜细胞增生构成，中心可有或无轴突残留。

5. 免疫组化染色　神经束膜细胞 Vim 和 EMA 阳性。残存的神经鞘显示 S-100 阳性。

（四）恶性周围神经鞘肿瘤（MPNST）

【病理诊断要点】

1. 分为上皮型、伴间叶分化、黑色素细胞型、伴腺样分化等亚型。

2. 细胞密度增加，异型性明显，瘤巨细胞，较高的增殖指数。

（五）创伤性神经瘤

【病理诊断要点】

由于神经干的创伤、引起创伤两端轴索变性消失，而鞘、膜细胞增生，进而近端的神经轴索再生。增生的细胞及纤维缠绕在一起而形成肿块。肿块发生在皮下或较深组织，与神经干相连。或在胶原纤维瘢痕中，有许多纵横交错的神经纤维束。坚牢蓝（LFB）染色（+）。

（六）Morton 神经瘤

【病理诊断要点】

为指（趾）间神经纤维变性坏死后，鞘细胞与纤维组织共同增生所形成的肿物，不是真正的肿瘤。与摩擦挤压有关。

六、其他肿瘤

（一）颅咽管瘤

【病理诊断要点】

由垂体胚胎发育过程中迷走的残留组织发生，好发于鞍区。为结节状肿物。实性或多囊性，含黄色油样液或巧克力样液。约半数有钙化。组织学形态颇似造釉细胞瘤：上皮呈复层团块，团块边缘部分似基底细胞，中央部分似棘细胞，可水肿变性呈网状星芒状。细胞具桥粒、张力细丝及指状交叉的微绒毛，无完整基膜。上皮团块间质为血管和胶原纤维，有钙化甚至骨化。上皮团可有角化。免疫染色 Keratin（+）。

（二）脊索瘤

来自脊索残留。好发于枕骨斜坡及骶尾部，易破坏骨质，低度恶性。

（1）肉眼观：为半透明分叶状肿物。

（2）镜下观：细胞大小不一致，但胞质均空泡化为大泡状。排列不规则，核不规则。细胞外间隙较宽。

（3）电镜下：见细胞糖原丰富，线粒体与粗面内质网层层交替排列形成复合体。

（三）生殖细胞肿瘤

最常发生于松果体及中线部位，可发生生殖细胞瘤、胚胎瘤、卵黄囊瘤、绒癌、畸胎瘤等多种类型。其形态与发生在性腺的同种肿瘤相同。其中最常见的是生殖细胞瘤（过去被称为松果体瘤）。形态与睾丸的精原细胞瘤相同。这类肿瘤，除畸胎瘤外，均为恶性度高的肿瘤。

（四）恶性淋巴瘤

脑的原发性恶性淋巴瘤多单发于脑实质内，其组织学类型与颅外淋巴瘤相同，但以 B 细胞源性常见。瘤细胞有围血管周生长的倾向。

第十三节　先天性囊肿及肿瘤样病变

一、胶样囊肿

多发生于第三脑室顶部，突入脑室。壁内衬单层立方或柱状上皮，部分有纤毛，可被压变扁。上皮外有基膜及薄层结缔组织、胶质成分。囊内为胶样液体。又可称"室管膜囊肿"。

二、内胚层囊肿

多位于脊髓内。分为肠源性和支气管源性 2 种，壁内面有单层、假复层立方或柱状上皮被覆。可有纤毛，AB-PAS 染色（+），说明含黏液。壁内有时可见胃肠或支气管腺体、肌等结构。

三、蛛网膜囊肿

多继发于炎症、外伤等。发生于颅底部、椎管多见，囊壁为薄层结缔组织，无上皮被覆，囊壁有淋巴、单核细胞浸润，囊内为清亮液体。

【鉴别诊断】

1. 畸胎瘤与肠源性囊肿　前者含三胚层成分，各种成分混杂存在。后者囊壁内可有少许正常腺体、肌组织等存在。

2. 胶样囊肿与肠源性囊肿　前者多发生于中年人，后者多发生于 20 岁以前，椎管内多见，常合并其他畸形。

（钟延丰）

第三十五章　肌肉疾病

第一节　正常组织结构及染色方法

（一）骨骼肌细胞（称肌纤维）平均直径 10 ~ 100μm，有多个核位于肌膜下，肌纤维成束状排列，有少量结缔组织和血管间隔。

（二）肌纤维有Ⅰ、Ⅱ两种类型及三种亚型，镶嵌排列。肌纤维由肌原纤维（含粗细两种肌丝）组成。光镜可见横纹。

（三）肌活检

1．取材应选自病变呈轻中度的部位，避开做肌电图检查的部位。

2．分别取肌束的横、纵切面做切片。

3．组织化学染色要用冰冻切片。

（四）常用染色方法见表 35-1。

表 35-1　常用肌肉染色方法及诊断意义

染色方法	肌纤维类型				其他结构	诊断意义
	Ⅰ	Ⅱa	Ⅱb	Ⅱc		
ATP 酶 pH9.6	白 （－）	黑 （+++）	黑 （+++）	黑 （+++）		区分两型纤维及数量分布异常
ATP 酶 pH4.3	黑 （+++）	白 （－）	白 （－）	灰 （+）		区分两型纤维及数量分布异常
ATP 酶 pH4.6	黑 （+++）	白 （－）	灰 （+）	黑 （+++）		区分两型纤维及数量分布异常
NADH	深蓝 （+++）	蓝 （++）	灰 （+）	蓝 （++）		线粒体肌浆网异常，"靶纤维"
SDH	深蓝 （+++）	蓝 （++）	灰 （+）	蓝 （++）	线粒体糖原	线粒体异常糖原贮积病环状纤维

续表

染色方法	肌纤维类型				其他	诊断意义
	I	IIa	IIb	IIc	结构	
PAS	浅红 (+)	深红 (+++)	深红 (+++)	深红 (+++)	线粒体 鲜红， 肌原纤 维暗绿	线粒体异常"破 碎红纤维"
					横纹	横纹变性消失
Gomori	暗绿	暗绿	暗绿	暗绿		
PTAH	紫蓝	紫蓝	紫蓝	横纹		

第二节　骨骼肌的基本病理变化

一、肌纤维肥大与萎缩

从横切面看，正常肌纤维粗细基本一致．肥大之纤维变圆，直径＞100μm。萎缩则变细并变形，肌纤维间隙增宽。

二、肌纤维排列同型化或成组化

失去 I、II 型纤维镶嵌排列，而变成同型纤维成堆排列。

三、肌纤维变性和坏死的一般性变化

光镜可见：

1．玻璃样变性。

2．絮状变性　崩解成嗜酸性小块状，似棉絮。

3．横纹消失　PTAH 等方法显示清晰。

4．颗粒变性　HE 染色呈蓝染颗粒状，Gomori 呈红色，故称"破碎红纤维"，见于各种肌病。

5．空泡变性。

6．鬼影纤维　单个肌纤维空泡化，淡淡或呈透明状，伴吞噬细胞反应，为坏死表现，多见于肌病。

7．吞噬现象　吞噬细胞进入坏变细胞内或聚集成灶。多见于肌病。神经源性病变一般不见吞噬。

8．嗜碱纤维　胞质均匀淡蓝染，见于新生肌纤维。

四、肌纤维裂解

1．在肌纤维断面上可见裂成小片或肌纤维分离。

2．肌纤维内有纤维分隔。见于慢性病变。

五、特异的肌纤维结构变化

需用特殊染色显示。

1．靶纤维　NADII 横切面肌纤维分为三带：中心不着色，其外为浓染区，含破坏的肌纤维及大量细胞器，最外是正常结构区。仅见于神经源性损害。

2．环状纤维　PAS 染色横切面见肌纤维中央区肌原纤维纵向排列，边缘区横向排列，环绕在外围。

3．虫蚀样纤维　NADH 染色见小片状空白区，常见于炎性肌病。

4．胞质小体　形状不规则的嗜酸性小体，一个或多个。

电镜对于诊断是很有价值的，尤其对原发性肌病的分型更为重要。

第三节　常见肌肉疾病

一、神经源性肌萎缩

【病理诊断要点】

1．继发于脊髓和脑干运动神经元、神经根、周围神经的损害。如脊髓灰质炎、脊髓性肌萎缩、运动神经元病、周围神经病等。

2．镜下观

（1）两型纤维均受损，小群或大片的肌纤维萎缩；

（2）同型化纤维聚集（几乎均为Ⅱ型纤维）；

（3）可见靶纤维；

（4）变性坏死及吞噬很少出现，很晚期有结缔组织和脂肪增生。

【鉴别诊断】

肌源性萎缩：

（1）萎缩的肌纤维散在分布；

（2）无同型化现象；

（3）变性坏死明显，特别是颗粒变性、絮状变性，肌核内移，吞噬反应；

（4）肥大、再生明显。

二、肌营养不良

【病理诊断要点】

1．临床均表现为进行性肌无力和萎缩，但发病年龄、部位、病程各异的一组原发性肌病（详见表35-2）。

表 35-2 肌营养不良的分型

类型	发病年龄	受累肌肉部位	疾病特点	遗传学
Duchenae 型	儿童	骨盆带，腰背下肢等	腓肠肌假肥大	X 连锁隐性遗传
良性（Becker）型	5～20 岁	骨盆带，腰背	病程长，25年±	X 连锁隐性遗传
肢带型	20～30 岁	骨盆带，肩胛带	散发多见	常染色体隐性遗传
肩肱型	5～20 岁	面，颈，肩胛	特殊苦笑面容	常染色体显性遗传
眼肌型	青壮年	眼睑，眼外肌	缓慢进展至面颈等	常染色体显性遗传

（参考 Greenfield：Neuropathology 1999；p1457）

2．镜下观

（1）坏变与再生的肌纤维并存，萎缩与肥大肌纤维混杂；

（2）各种变性均存在且较严重，肌核增多，内移。吞噬反应明显；

（3）萎缩严重者肌纤维消失，代之以脂肪结缔组织。

3．电镜下 肌丝排列紊乱，消失，z 带模糊或呈团块状，线粒体结构异常。

4．分型诊断　见表 35-2。

强直性肌营养不良

【病理诊断要点】

1．15~30 岁发病，进展缓慢，常染色体显性遗传。

2．面、颈、股四头肌等易受累。可伴心脏损害，白内障、性功能障碍。

3．光镜下肌源性改变。

【鉴别诊断】

1．先天性肌强直　出生后即发病，有全身明显肌强直，但无肌萎缩或不明显，有肌肥大。病情进展缓慢。

2．肌营养不良　无肌强直现象，肌萎缩分布于肢体的近端。

三、先天性肌病

包括许多种出生后即发病的肌病，临床情况相似，需靠组织学诊断鉴别。

【病理诊断要点】

1．婴儿早期出现肌无力、肌张力低下（称"软婴儿"），发育迟缓，但无肌萎缩。

2．组织形态各异，故分若干类型。

（1）中央轴空病：累及躯干近端肌群。NADH 染色：横切面肌纤维中央见 1～数个不着色区（轴空区）。电镜下轴空区肌原纤维散乱，z 盘宽，水波纹状改变，线粒体减少或无。

（2）杆状体肌病：光镜 Gomori 染色：肌膜下聚集多数短杆状小体，电镜下为肌丝聚成的电子致密小体。

（3）中央核肌病：主要为眼外肌，也可有面及全身肌肉受累。肌核位于纤维中央，可有数个核。核周肌原纤维消失而线粒体积聚似胚胎期肌管。

3．先天性肌病一般病变进展缓慢或不发展。

四、线粒体肌病

可为先天性，亦可成年后发病。以近端肌受累为主。

光镜下：Gomori 染色胞质内红色颗粒聚集。脂肪染色（+）。

电镜下：大量线粒体在肌膜下及纤维间聚集。有巨大线粒体及线粒体内类结晶样包含体。

五、多发性肌炎

【病理诊断要点】

1．临床表现　肢体近端及颈项肌无力，肌痛，可伴发热及胶原病。单发性肌炎常见于中老年人，常为非感染性。

2．肌活检

（1）肌源性改变：变性、萎缩和坏死、再生均存在，颗粒变性、絮状变性、坏死、吞噬现象等明显。

（2）炎细胞浸润：以淋巴细胞、浆细胞为主。

（3）慢性者伴明显间质纤维化及血管病变。

3．电镜下　类病毒样管状结构。

4．可与免疫异常相关。

六、重症肌无力

【病理诊断要点】

1．临床表现　肌无力（眼肌、面肌、颈肩为著），易疲劳，运动后加重。

2．病变

（1）肌纤维间灶状淋巴细胞浸润；

（2）特殊染色终板部膨大；

（3）电镜见突触间隙加宽，有膜样碎片；

（4）肌纤维本身病变不明显，晚期可萎缩。

3．免疫组化　终板处乙酰胆碱受体减少。

4．为自身免疫性疾病。

（钟延丰）

第三十六章　弥漫性神经内分泌或旁分泌系统

第一节　概述

除了各内分泌腺而外，人体还存在着广泛的散在于各器官组织的神经内分泌细胞，它们单个散在，弥漫性分布。故称为弥漫性或分散性神经内分泌系统（diffuse or dispersed neuroendocrinc system，DNS）。

Feyrter F 于 1969 年提出，胃肠道的透明细胞是周围性内分泌细胞或旁分泌细胞。1974 年，通过进一步的研究提出 APUD 概念，近年发现这些细胞愈来愈多，已有 60 余种，统称为弥漫性神经内分泌系统。这些细胞不一定起源于神经嵴，起源可能与各器官组织的干细胞有关。神经内分泌细胞既散在于上皮组织与上皮细胞之间，也存在于骨及各种软组织内。

一、神经内分泌细胞的特点

神经内分泌细胞最大特点是细胞质内有神经内分泌颗粒，分泌生物活性胺或肽类激素，这些物质既可以通过血液或淋巴循环长途运输作用于靶器官，也可通过旁分泌作用于局部，或单纯起旁分泌作用。各种器官及组织炎症性及肿瘤性增生时常伴有神经内分泌细胞增生。神经内分泌肿瘤是指肿瘤具有独特的神经内分泌分化特点。某些上皮性肿瘤可伴有神经内分泌细胞分化，是指细胞形态及功能上具有一般上皮性肿瘤的特点，但部分肿瘤细胞胞质内出现了神经内分泌的分化。例如肺和消化道腺癌中的腺癌细胞可具有神经内分泌分化。

二、神经内分泌系统的组成

神经内分泌系统由各种各样的内分泌细胞组成。DNS 的组成、发生的肿瘤及可能产生的激素见表 36-1。

表 36-1 DNS 的细胞、肿瘤及所产生的激素或活性物质

部位	肿瘤	激素或胺类物质
肾上腺髓质	嗜铬细胞瘤	脑啡肽，儿茶酚胺，血管活性肠多肽
肝及胆道	类癌	儿茶酚胺，5-羟色胺及其他肽类
支气管肺组织	神经内分泌癌（包括类癌）	肠多肽，ACTH，降钙素，内啡肽，儿茶酚胺，5-羟色胺
胃肠道	神经内分泌癌（包括类癌）	胃泌素，生长抑素，胃多肽，肠血管活性多肽，胰多肽，5-羟色胺，促胰肽，胰岛素，胆囊收缩素，GH，ACTH，FSH，LH，PRL，TSH，降钙素，β-内啡肽，儿茶酚胺，促黑色素生成素
胰岛	胰岛细胞瘤	胰多肽，胰岛素，胰高血糖素，肠血管活性肽，胃泌素，儿茶酚胺，5-羟色胺
皮肤	Merkel 细胞瘤或梁状癌	降钙素，儿茶酚胺，胰多肽，肠血管活性肽
副神经节	副节瘤	脑啡肽，儿茶酚胺，肠血管活性肠肽
甲状旁腺	腺瘤及腺癌	甲状旁腺激素，儿茶酚胺
甲状腺 C 细胞	甲状腺髓样癌	降钙素，生长抑素，ACTH，降钙素基因调节肽，儿胺酚胺
乳腺、宫颈、肾、咽喉、卵巢、前列腺、副鼻窦、睾丸，以及其他部位	神经内分泌肿瘤：类癌及各种肿瘤	各种肽类及其他活性物质

具有神经内分泌功能特点的肿瘤可分为如下三类：

（1）纯粹性；

（2）混合性：即神经内分泌细胞与其他组织类型癌混合分化；

（3）其他癌伴有神经内分泌分化：这些肿瘤在组织学上是腺癌、鳞癌及其他肿瘤类型，只不过伴有神经内分泌分化。

三、神经内分泌肿瘤的分类

神经内分泌肿瘤是一组异质性的肿瘤，显示了从惰性的缓慢生长、明显恶性、直至高转移性的一系列生物学行为。简单的"类癌"诊断，既不能反应肿瘤的起源和激素分泌活性，也不能提示肿瘤的生物学行为。因此在常规病理学诊断中应摒弃简单的"类癌"的诊断。胃肠胰神经内分泌肿瘤（NEN）在神经内分泌肿瘤中最常见，包括高分化的神经内分泌肿瘤（NET）、低分化的神经内分泌癌（NEC）和混合型腺神经内分泌癌。胃肠胰神经内分泌肿瘤的病理学诊断应一方面考虑到肿瘤的分化状态，另一方面考虑到肿瘤的增殖活性。胃肠胰神经内分泌肿瘤的病理组织学分级详见表36-2。

表 36-2　2010 年 WHO 胃肠胰神经内分泌肿瘤分级标准

分级	核分裂数（10HPF）[①]	Ki-67 标记率（%）[②]
G1（低级别）	< 2	≤ 2
G2（中级别）	2 ～ 20	3 ～ 20
G3（高级别）	> 20	> 20

注：①10HPF = 2 mm², 于核分裂活跃区至少计数 50 HPF。

②应用 MIB-1 抗体，于高标记区计数 500 ～ 2000 个细胞。

四、神经内分泌肿瘤的免疫组织化学标记

神经内分泌肿瘤的标记抗体常同时也可标记神经细胞肿瘤。对神经内分泌肿瘤诊断有用的标志物包括：

（一）分泌粒蛋白

类似嗜铬素，也是存在于神经内分泌颗粒内的一种酸性蛋白。故标记特异性与嗜铬素相同。国内很少用此抗体。

嗜铬素与分泌粒蛋白有三个主要成分，分别称为嗜铬素 A 或

CgA、嗜铬素 B（CgB 或分泌粒蛋白 I ）及分泌粒蛋白 II 。

（二）嗜铬素 A

是广泛存在于神经内分泌颗粒内的一种可溶性酸性糖蛋白。故只要含有神经内分泌颗粒的正常细胞或肿瘤细胞都可阳性，是一种通用的神经内分泌细胞的标志。但神经内分泌肿瘤不一定每一个细胞都有神经内分泌颗粒，含量多少也不一。故神经内分泌肿瘤绝大多数都是阳性，但细胞阳性程度不一。值得注意的是，许多直肠的神经内分泌肿瘤嗜铬素 A 阴性，而嗜铬素 B 阳性。

（三）突触素

突触素（Syn）是分子量 38000 的主要糖基化跨膜糖蛋白，也是标记神经细胞以及神经内分泌细胞及肿瘤的一种常用的标志物。但是胰腺实性假乳头状肿瘤和肾上腺皮质肿瘤等多种肿瘤也呈 Syn 阳性。

（四）其他标记抗体

Bombesin、Leu-7、CD56、胃泌素、ACTH、神经特异性烯醇化酶（NSE）、降钙素以及其他一些抗体也能标记一些神经内分泌肿瘤细胞，标记范围比较小，特异性和敏感性较差。阴性者也不能除外神经内分泌肿瘤。NSE 及 S-100 也都是非特异性的。

五、神经内分泌肿瘤细胞的超微结构

电子显微镜检查在鉴别神经内分泌及非神经内分泌肿瘤，以及神经内分泌肿瘤的分类诊断上很有帮助，但也必须认识到电镜检查的局限性。有些神经内分泌肿瘤不是所有肿瘤细胞都具有神经内分泌特点，故电镜检查阴性不能否定神经内分泌肿瘤的诊断。在神经内分泌肿瘤的诊断及鉴别诊断中必须强调常规光镜、免疫组化以及电镜检查结果综合分析。

具有神经内分泌细胞分化的细胞在电镜下最大特点是在胞质内可见神经内分泌颗粒。神经内分泌颗粒大小为 50 ~ 400nm，含有较致密的核心，外有界膜，在致密核心与界膜之间为透明晕。虽然分泌不同物质的神经内分颗粒形态上有些不同特点，但在肿瘤细胞中神经内分泌颗粒有很大变异，而且不同物质可存在于相似结构

的颗粒中。故一般不能凭颗粒的形态特点来进行肿瘤分类。类癌与小细胞癌在超微结构上有较显著差异，前者大多数肿瘤细胞都有颗粒，每个细胞颗粒较多。新鲜标本及甲醛溶液（福尔马林）固定标本，甚至石蜡块内标本都可用来检测神经内分泌颗粒。

六、功能性神经内分泌肿瘤

功能性神经内分泌肿瘤是根据临床是否有内分泌激素升高产生的相应症状来诊断的，而不是根据免疫组化染色结果诊断的。可以根据临床医生的要求做相应的免疫组化标记来证实某一神经内分泌肿瘤有功能。

七、多发性神经内分泌肿瘤综合征

许多神经内分泌器官发生多发性内分泌肿瘤或增生，常有家族史，有的伴其他畸形。称为多发性内分泌瘤综合征。此综合征可分为三型：

Ⅰ型：主要受累器官是垂体、胰腺及副甲状腺，有些患者伴有艾—卓综合征（高胃酸及多发性消化性溃疡等）。

Ⅱ型或 2a 型：一般累及甲状腺 C 细胞、肾上腺髓质以及副甲状腺等。

Ⅲ型或 2b 型：累及甲状腺 C 细胞及肾上腺髓质并伴有黏膜神经瘤。

这些多发性内分泌瘤常先有神经内分泌细胞增生。这一综合征大多为常染色体显性遗传性疾病。

八、神经内分泌肿瘤的诊断要点

1. 一般形态显示为恶性肿瘤。
2. 细胞形态大小比较一致。
3. 染色质较细，呈胡椒盐样。
4. 一般形态特点难归入低分化腺癌或鳞癌。
5. 肿瘤细胞排列成实性巢状或绶带状，间质窦样血管较丰富。
6. 免疫标记呈 CgA、Syn 阳性，或电镜下有神经内分泌颗粒。

第二节 常见神经内分泌肿瘤

一、皮肤神经内分泌肿瘤

皮肤虽然也可发生类癌及其他神经内分泌癌，如混合性或大细胞性神经内分泌癌等，但最常见的是 Merkel 细胞癌或梁状癌。

【病理诊断要点】

1．肿瘤细胞呈实性团、巢索结构。

2．癌细胞体积小或中等大小。

3．癌细胞的胞质较少，少数也可有较多的透明性胞质。

4．核为圆形或椭圆形，染色质细而均匀，也可呈泡状，可有 1～2 个小核仁。

5．可有腺样或花环状结构。

6．电镜下　有小的神经内分泌颗粒，也可有桥粒分化，细胞有棘状突起。

7．免疫组化　NSE、CgA、血管活性肠肽、降钙素、胰多肽以及其他一些多肽可阳性。

【鉴别诊断】

皮肤神经内分泌癌要与淋巴瘤、转移癌及低分化的附属器癌等鉴别。除了光镜下一些神经内分泌肿瘤的基本特征外，主要依靠免疫组织化学，如 CgA（嗜铬素）以及电镜检查进行鉴别。但转移性神经内分泌癌则不能根据此两点鉴别，要参考临床资料以进行鉴别，如其他部位有无原发癌灶、皮肤肿瘤大小以及是否多灶性等。

二、咽喉部神经内分泌肿瘤

咽及喉部都可发生类癌、非典型性类癌及小细胞癌。喉部神经内分泌癌多数为小细胞癌，相似于肺的小细胞癌，也可呈大细胞性（具有中等丰富胞质，并有巢状、索状、花环以及腺样结构的神经内分泌癌）。电镜下有内分泌颗粒。免疫组化检测 NSE、CgA、降钙素、5- 羟色胺等都可阳性。诊断中主要应与低分化鳞状细胞、淋巴瘤、转移性神经内分泌癌和甲状腺髓样癌等鉴别。

三、乳腺伴有神经内分泌特点的癌

乳腺伴有神经内分泌特点的癌很少见，在乳腺癌中所占比例< 1%。形态学与胃肠道和肺的神经内分泌肿瘤相似。可分为高分化神经内分泌肿瘤、低分化/小细胞神经内分泌癌和伴有神经内分泌分化的浸润性乳腺癌。后者是指肿瘤免疫组化表达神经内分泌标志物，相当常见（30%以上的浸润性乳腺癌），实际上不应归于神经内分泌肿瘤类别内。组织学分级对前两种肿瘤是有意义的，而对后一种肿瘤进行组织学分级可能没有临床意义。

四、卵巢及睾丸神经内分泌肿瘤

卵巢及睾丸的类癌可发生于畸胎瘤，卵巢类癌可伴发甲状腺肿，但卵巢及睾丸均可发生纯粹的类癌。卵巢的类癌要与颗粒细胞瘤鉴别（参见第二十九章"女性生殖系统"）。

五、膀胱神经内分泌肿瘤

膀胱神经内分泌癌中常见的是小细胞癌，而且常伴有移行细胞癌、鳞癌以及腺癌分化，称为混合性小细胞癌。免疫组化检测CgA 常呈小灶状阳性，NSE、CK 常为阳性。肠血管活性肽以及其他神经肽可以阳性。诊断中要注意与淋巴瘤及转移性神经内分泌癌鉴别，有移行细胞分化及常有原位小细胞癌的特点是鉴别的重要特点。

六、宫颈神经内分泌肿瘤

宫颈神经内分泌癌可以分为类癌、非典型性类癌、小细胞癌和大细胞神经内分泌癌。区分这 4 种亚型的主要依据是器官样结构的发育程度、细胞异型性、坏死和核分裂象的多寡。后者预后很差。宫颈小细胞癌也可检出 HPV。在诊断中要注意与淋巴瘤、低分化癌及转移性神经内分泌癌鉴别。

七、其他部位神经内分泌癌

随着认识的提高以及免疫组化、电镜和其他技术在诊断中日益广泛地应用，各部位的神经内分泌癌逐渐增多。类癌、非典型类癌、小细胞癌、中等细胞及大细胞性神经内分泌癌以及混合性神经内分泌癌等各器官及组织都可发生。如肺、食管、肾、副鼻窦、肝、胆囊、中耳、眼、眼眶、肠系膜、结肠、直肠、壶腹区、胆管、子宫、阴道、骨以及软组织等都可发生原发性神经内分泌癌，最常见的是小细胞癌。

（廖松林　郑　杰）

第三十七章 肉芽肿性疾病

第一节 概 念

所谓肉芽肿性疾病，是指一些病理形态上有诊断特点的炎症性或增生性疾病，可有肉芽肿形成，也可无肉芽肿形成。前者如结核和结节病等均有肉芽肿形成，但有不同的诊断要点。后者虽然无肉芽肿形成，但在病理上是具有诊断特点的炎症性或增生性疾病，如胃的嗜酸性肉芽肿和浆细胞性肉芽肿。

第二节 常见肉芽肿性疾病分类

肉芽肿性疾病前已提及分为两大类，按主要诊断要点分述如下：

一、有典型肉芽肿形成的疾病

所谓肉芽肿是指由上皮样细胞或上皮样组织细胞形成的小结节状病变，称为肉芽肿。可有少数多核巨细胞及坏死，也可无多核巨细胞或坏死，可分为非坏死性及坏死性肉芽肿。慢性炎症细胞多少不一，类型不一。

有肉芽肿形成的肉芽肿性疾病，诊断及鉴别诊断要点如下：

1．全身及局部症状适合肉芽肿性疾病。

2．注意肉芽肿的特点，特别注意肉芽肿数量、大小、有无坏死。

3．背景病变的性质及特点，特别注意有无肿瘤及较具有特点的炎症。

4．必要的免疫组化及特殊染色，如抗酸染色及霉菌染色，以及肿瘤细胞免疫标记等。

5．注意肉芽肿性病变的分布特点。

如皮肤真皮及淋巴结内的干酪性坏死性慢性炎，结核可能性大。而局限于皮下脂肪组织内肉芽肿性病变，结核的可能性很小，脂膜炎特别是血管炎性脂膜炎可能性大。在肉芽肿性疾病的病理诊断中希望注意此五个要点的结合分析诊断，注意除外一些相似疾病。

二、无肉芽肿形成的肉芽肿性疾病

这类疾病的主要特点可以是增生性疾病及炎症性疾病，虽无肉芽肿形成，但病理组织学上有诊断特点。下面举例疾病的病理诊断要点：

（一）嗜酸性肉芽肿

是朗格汉斯细胞增生性疾病，诊断要点：

1．不同程度朗格汉斯细胞组织细胞增生，组织细胞分化较好，可单发（良性或潜在恶性）或两个以上多发（低度恶性）。

2．伴不同程度的慢性炎症病变。

3．伴不同程度嗜酸性粒细胞浸润。

4．炎症细胞中淋巴、浆细胞常较明显。

此型病变的预后与年龄、侵犯部位、多发或单发、分化程度有关。

（二）嗜酸性淋巴细胞肉芽肿

此病可发生在淋巴结内及皮肤软组织等。它的诊断要点是：

1．以 B 淋巴细胞为主的淋巴组织增生，分化良好，常有滤泡形成。

2．常见少量慢性炎细胞。

3．散在多少不等的嗜酸细胞。

4．以淋巴细胞增生为主，炎症病变较轻或缺如，无小血管及内皮细胞增生，可伴有全身的免疫性疾病。

（三）炎症性疾病

这类疾病无肉芽肿形成，形态上有较为特殊的诊断要点，举例如下：

1．浆细胞肉芽肿　此病是浆细胞为主要细胞的慢性炎症。它与浆细胞瘤不同的是浆细胞分化良好，较散在、较松散，伴有较明显慢性炎症。它与一般慢性炎不同的是浆细胞较多，形成肿瘤样病变，胃、皮肤、黏膜常有溃疡形成，也可穿孔。

【病理诊断要点】

（1）慢性炎症病变；

（2）浆细胞为主要细胞，较多，较松散，较成熟；

（3）涉及范围较大，形成肿瘤样病变；

（4）各种检查及病理学上均不符合肿瘤性（浆细胞瘤）病变，也不同于一般浆细胞较多的特殊炎症，如梅毒及 IgG4 综合征。

2．炎症性嗜酸性肉芽肿

【病理诊断要点】

（1）慢性炎症病变，无其他疾病诊断特点；

（2）炎症细胞中嗜酸细胞较明显，甚至可形成嗜酸性肉芽肿；

（3）常与药物或其他物质过敏有关；

（4）无肉芽肿形成；

（5）形成结节状或肿瘤样肿块，但无肿瘤。

第三节　举　例

下面例举一些肉芽肿疾病的病理诊断及鉴别诊断要点。

一、结核

【病理诊断要点】

1．全身状况、年龄、病变部位及必要的检查符合结核。

2．病变为慢性炎，中性粒细胞很少或缺如，嗜酸性粒细胞常无，慢性炎症病变常较明显，常有严重炎症性肉芽组织形成及纤维化，也可能钙化。

3．炎症细胞主要以淋巴、浆细胞为主，伴少量单核 - 巨噬细胞及上皮样组织细胞。

4．有少数散在上皮样组织细胞聚集形成肉芽肿，肉芽肿中心可无或有大小不一的干酪性坏死灶形成。肉芽肿可多可少。

5．肉芽肿内或周围有多核巨细胞形成，多核巨细胞核常呈马蹄样或环状，称为朗汉巨细胞，不是异物型多核巨细胞。

6．有的病例无干酪性坏死，但基本病变及病变分布状况、特殊染色及全身状况符合结核者也可诊断为无干酪坏死性或增殖性结核。

【鉴别诊断】

在诊断中注意与结节病、肠克罗恩病及其他肉芽肿性疾病鉴别（见表 37-1）。

表 37-1　结核及常见相似肉芽肿疾病鉴别要点

疾病	常见部位	全身及局部症状较符合	PPT	非特异性慢性炎	纤维化	干酪性坏死性肉芽肿	抗酸染色	肉芽肿数量	其他疾病特点	裂隙状深在溃疡
结核	肺、淋巴结、胃肠	+	+	较明显	轻重不一	大部分有,少数无	大部分为阳性	少量或中等量	无	-
结节病	皮肤、肺、纵隔、肝、脾等,常为多器官分布	+	-	常无明显炎症	轻重不一	-	-	较多,大小较一致	无,常无明显慢性炎	-
克罗恩病	消化道主要在肠	+	-/+	淋巴细胞灶状增生较明显	常以黏膜下层及浆膜层为主	-	-	少、个别,可见单个多核巨细胞	慢性炎症,累及胃肠全层,常以黏膜及浆膜为主	+
脂膜炎	常局限在皮下	-/+	-/+	+	+,轻重不一	-/+	-	少	常有皮下组织血管炎	-

结核病还需与真菌感染、非典型性抗酸杆菌感染、异物性肉芽肿及结节性血管炎（硬红斑或称肉芽肿性/血管炎性脂膜炎）等鉴别。

结节性血管炎（硬红斑）的诊断要点是：

（1）是一种较少见的脂膜炎，青少年多见，主要在下肢小腿，常为双侧性；

（2）常在冬季发病，肥胖者、女性多见；

（3）皮损常为结节性，单发或多发，可有溃疡，为红斑硬结节；

（4）少数病例与结核有关，但局部无结核菌；

（5）组织学上表现为全小叶性脂膜炎，为较明显脂肪坏死，可似干酪性坏死，并有肉芽肿形成，似结核，但皮下脂肪一般无结核；

（6）有脂肪坏死的吸收性病变，及非结核性或结核样干酪性肉芽肿形成；

（7）可见增生闭塞性中等大小的动脉及静脉炎；

（8）抗酸染色阴性。

二、结节病

此为典型肉芽肿性结节，常为多器官受累、系统性病变。常累及皮肤、淋巴结（特别是肺门部、纵隔淋巴结状况）、肝、脾、肺、消化道及心脏等，也有仅累及少数器官，甚至是单发的独立组织内或器官疾病，如皮肤结节病。

【病理诊断要点】

1．常为多器官受累的肉芽肿性疾病，90%以上有肺及纵隔淋巴结累及（X线胸片显示）。

2．PPT皮试95%为阴性。

3．血清钙及外周血内血管紧张素转换酶升高。

4．病变部位取材显示为肉芽肿性炎，为非干酪性坏死肉芽肿，但可发生凝固性或纤维素样坏死。肉芽肿较多，大小较一致，可有肉芽肿融合。

5．非特异性慢性炎很轻，甚至无明显炎症。在淋巴结内肉芽肿位于残存或良性增生淋巴组织内，显示为独立性孤立的肉芽肿，较多为弥漫性分布，常有融合性肉芽肿病变。

6．肉芽肿周围，甚至肉芽肿内常有较明显纤维化，形成较早期肉芽肿纤维性包围性病变，显示为肉芽肿早期纤维化。较晚期病变可有较明显纤维化或硬化。

7．抗酸杆菌阴性，也无特殊病变及病原。

【鉴别诊断】

1．结核

（1）PPT 阳性；

（2）成人常无纵隔淋巴结肿大，疾病常较局限，很少多器官或系统性累及；

（3）血清钙及血管紧张素转化酶不高；

（4）慢性炎症病变较重，炎症细胞以淋巴、单核细胞及组织细胞为主，无或极少中性粒细胞；

（5）肉芽肿较少，常有干酪性坏死；

（6）在慢性炎症中常有炎症性肉芽组织形成及纤维化；

（7）肉芽肿中常有核呈环状及马蹄状排列的朗汉多核巨细胞；

（8）抗酸染色，常有具有结核分枝杆菌特点的阳性杆菌。

2．肠的克罗恩病（Crohn 病）

（1）此病常见于肠道，特别是回盲部多见；

（2）炎症性病变常贯通肠壁，且常有炎症性肿块形成；

（3）炎症性病变中常有灶状淋巴组织增生，常有淋巴管扩张，肉芽肿及多核巨细胞常在扩张淋巴管周围。黏膜层及浆膜层的纤维化常较明显；

（4）病变中肉芽肿常较少，可见单个多核巨细胞浸润；

（5）常有溃疡形成，且较深在，呈裂隙状溃疡。克罗恩病偶可涉及肠外，如口唇部、外生殖器，或会阴部、下肢、肛周。有涉及肠外病变为主者，有人称为转移性克罗恩病。病变诊断要点同肠病变。

3．其他肉芽肿性疾病　鉴别较为简单，常根据全身状况、背景病变特点，以及较明显肉芽肿特点，和免疫组化和特殊染色等要点即可鉴别。注意内脏癌症伴发的局部淋巴结或各处淋巴结的结节病样反应。

三、巨细胞修复性肉芽肿

此病也称为巨细胞肉芽肿，也可将此肉芽肿分为外周性或中心性。

【病理诊断要点】

1. 主要累及骨组织，特别是颌骨多见，常有局部外伤或其他损伤病史。

2. 无明显包膜，有局部骨组织的破坏性病变。

3. 主要特点是骨的纤维性修复性病变。主要成分是纤维母细胞、单核组织细胞，均较成熟，无明显吞噬性病变及黄瘤细胞，核分裂象很少。

4. 多核性巨细胞散在灶状，常以灶状聚集为主要特点，与周围细胞的关系及形态特点均不符合骨的巨细胞瘤。

5. 常无真性肉芽肿形成，但有一定的诊断性特异性病变，所谓巨细胞灶状分布的修复性肉芽肿。

6. 有一定的自限性，故不甚符合肿瘤性病变。

7. 常有出血，有一定复发潜能。

【鉴别诊断】

1. 纤维组织细胞瘤 此瘤无自限性，细胞的特殊性及巨细胞无明显灶性聚集较易鉴别。

2. 骨巨细胞瘤 此瘤无自限性，瘤细胞较为特殊，巨细胞分布较弥漫，无明显灶性聚集性，多核巨细胞核与实质细胞核较一致等特点较易鉴别。

3. 其他病变 无特殊诊断性病变，如异物、较明显出血、坏死的异物性肉芽肿、霉菌及感染性肉芽肿性及肿瘤性病变等，均较易鉴别。

四、过敏性肉芽肿或称 Churg-Strauss 综合征（简称 CSS）血管炎

此疾病的本质是特殊性的过敏性血管炎。

【病理诊断要点】

1. 以侵犯肺或呼吸系统为主的过敏性血管炎，或多器官受累的（也可以肺为主）的多结节性动脉炎，或显微镜下血管炎，受累范围不同症状表现不同。

2. 临床上有过敏性疾病，常有哮喘史或哮喘症状。

3. 组织上表现为多结节性动脉炎或中小血管炎，炎症细胞以嗜酸细胞为主。

以上三点为主要诊断依据，常有全身外周血内嗜酸细胞增高，病变除以嗜酸细胞为主的多结节性动脉炎或血管炎及常见的相关病变外，偶可见普通型或坏死性肉芽肿形成，但不是诊断要点。与一般过敏性炎症不同的是具有多动脉炎或血管炎或显微镜下血管炎的特殊病变，常伴有少数肉芽肿形成及纤维化。病变常以肺为主，常伴有肺纤维化。

五、化脓性肉芽肿

中央有小脓肿形成的肉芽肿，根据病史、病变分布、特殊染色结果、全身情况及特殊检查等可诊断如下几个疾病：

（一）猫抓病

1. 此病常有被猫抓或咬的病史，常有皮肤多发性损伤及伴有局部淋巴结肿大为特征，有的皮损不明显，仅有淋巴结肿大，常见于腋窝或颈部淋巴结，或局部淋巴结。

2. 局部淋巴结病程不同，病变特点不完全相同。较早特点是 B 细胞为主淋巴细胞增生，常有滤泡形成，成熟组织细胞增生；中期即有肉芽肿形成；稍迟病变为中性粒细胞及组织细胞浸润，并有星状坏死或小脓肿形成，形成中心有小脓肿的化脓性肉芽肿。这是具有明显提示的诊断特点的病变。要除外性病性或霉菌性肉芽肿或脂性肉芽肿等。

3．皮肤原发损伤性病变内及淋巴结病变内可查见球杆菌样细菌，尤其在伴有坏死的病例易查见。此菌细菌或嗜银染色阳性，诊断也可由血清学、免疫荧光或 PCR 查证。

【病理诊断要点】

被猫抓或咬伤病史，局部淋巴结肿大，以淋巴细胞及组织细胞增生为主，细胞成熟，有化脓性肉芽肿，无特殊病变，结合病原菌及临床检查诊断。此病少数伴有血小板减少及中枢神经系统的表现。

（二）性病性淋巴肉芽肿（lymphogranuloma venereum）

1．此病为衣原体引起的性传播疾病，初期表现：无痛性生殖器上的小水疱或溃疡（常为 2～3mm），数日内痊愈；随即出现腹股沟淋巴结肿大，有时肿大明显。

2．肿大淋巴结内淋巴细胞增生，中性粒细胞及组织细胞多少不一，有微小坏死灶及星状小脓肿形成。

3．较晚期病变，小脓肿或坏死灶形成，可有朗汉巨细胞反应，坏死灶可融合，甚至扩大穿透到皮肤。

4．较晚期疾病可有不同程度纤维化。

5．病变内及全身可用多种方法（细菌染色、免疫组化、PCR 及血清学等）检验，有利诊断，病原为衣原体。

此病根据临床资料、疾病特点及病原学和血清学检查较易与猫抓病及霉菌感染性肉芽肿鉴别。

（三）真菌感染

常见淋巴结病变，可表现为淋巴结炎症性病变，主要特点为不同程度坏死、中性粒细胞、组织细胞及肉芽肿形成，可形成小脓肿及化脓性肉芽肿，肉芽肿较少。根据病变特点及病原学的检查不难诊断。常见有组织胞浆菌病、类球孢子菌病、芽生菌病、孢子丝菌病等。病原检测有困难时，可诊断疑为真菌病，结合临床其他检查进一步诊断。

（四）脂肪或脂质坏死

如脂肪坏死或皮脂腺癌或睑板癌坏死等，也可引起中心有小脓肿形成或坏死的肉芽肿，结合其他检查不难诊断。

六、肉芽肿性细支气管炎

细支气管的有明显肉芽肿形成的炎症性病变，常见的有结节病、结核、其他细菌、真菌或霉菌等感染、异物性、药物性、肺血管炎、过敏性肺炎、克罗恩病及肿瘤等。细支气管肉芽肿与肺或肺支气管肉芽肿鉴别要点相似。在观察病变特点时强调要注意观察：

（1）病变分布；

（2）背景病变特点，特别注意炎症病变有无、炎症细胞类型、计量、分布；

（3）有无坏死及坏死类型和分布特点、有无小脓肿；

（4）肉芽肿特点、多少及分布；

（5）有无较明显及早期纤维化，特别肉芽肿周早期纤维化；

（6）肉芽肿与血管及支气管关系，有无典型血管炎及类型，血管上有无肉芽肿；

（7）有无坏死性及肉芽肿性小脓肿形成；

（8）全身状况，特别是有无药物、异物及感染性过敏及有关检查情况；

（9）适当参考年龄、性别、疾病分布、发病状况有关疾病关系和化验检查结果等因素。

综合考虑则不难诊断，实在有困难可与临床共同讨论诊断，或作病变描述诊断，并请临床结合其他检查。

七、环状肉芽肿

环状肉芽肿（granuloma annulare）是原因不清的常有肉芽肿形成的较常见皮肤疾病，临床上分为六种亚型：局限型、泛发型、穿通型、皮下型、丘疹型及线状型。

【病理诊断要点】

1. 较常见多发性皮损性皮肤病，皮损常为多种形式，较常见为丘疹样、结节样、斑片状或环状斑片等。

2. 常与 HIV 感染、霍奇金或非霍奇金淋巴瘤、硬斑病、慢性丙型肝炎、自身免疫性甲状腺炎、甲状腺功能亢进、结节病、骨髓增生性疾病和转移癌等多种疾病有关。

3．不同类型的环状肉芽肿分布不完全一样，常在四肢及关节周多见。

4．环状肉芽肿主要组织学特征是栅栏状肉芽肿，中央是胶原纤维的渐进性坏死，坏死灶内有残存或变性胶原，可有纤维素样坏死及血管炎病变，坏死周为栅栏排列的组织细胞、上皮样细胞、纤维细胞及慢性炎症细胞等混杂排列，常无多核巨细胞。

5．病灶中心弹力纤维常消失，可有吞噬弹力纤维的巨噬细胞。

6．中心渐进性坏死中可继发多少不一的黏液。

此病主要的特点是胶原纤维渐进性坏死性肉芽肿，再结合背景病变、疾病分布及全身状况等进一步诊断。

【鉴别诊断】

1．类脂质渐进性坏死（necrobiosis lipoidica）

（1）此病常与糖尿病或其他疾病有一定关系，糖尿病也仅有少数病例合并此病，少数患者合并其他内分泌疾病，确切病因尚不甚清楚，此病进展缓慢。

（2）典型的皮损，如硬皮病样的斑块，常有丘疹样坏死性和结节溃疡性皮损，可与糖尿病性血管损伤或合并共济失调性毛细血管扩张症相关。此型肉芽肿常对称分布，在胫前区较常见。

（3）有一些病例，病变似与糖尿病的微血管有一定关系，但有糖尿病微血管病变的病例不一定发生类脂质渐进性坏死。

（4）也可见渐进性坏死性肉芽肿，此类肉芽肿可见于真皮及皮下，慢性炎症细胞常较明显，常有纤维化，胶原纤维常有增生及玻变，坏死灶常有嗜酸性。

（5）肉芽肿可有炎症细胞及多核巨细胞，也可有结节病样肉芽肿形成。

（6）穿通型者坏死病变可穿通表皮。此病要根据病变分布、全身情况及肉芽肿特点诊断。

2．风湿及类风湿 此病的主要诊断要点是：

（1）全身有风湿或类风湿表现，疾病主要在关节周，但常有关节症状。

(2) 结节性或肉芽肿性病变，不同疾病分布可有别（风湿与类风湿分布不同）。

(3) 肉芽肿病变主要特点是中心有纤维素样坏死及纤维素样物沉着，其周有组织细胞、上皮样细胞及慢性炎症细胞反应，无渐进性胶原纤维坏死。

(4) 常无多核巨细胞，坏死大小、多少不一。此病皮损特点结合临床特点不难诊断。

3. 渐进坏死性黄色肉芽肿（necrobiotic xanthogranuloma） 此为皮肤少见病，诊断要点如下：

(1) 此病皮损一般较为广泛，也可较局限；皮损为斑片或红色结节，斑状病变周边也可呈红色，或红斑，也可形成环状红斑；少数也可形成溃疡。

(2) 临床上也可伴有关节炎、或累及心肌、肺、喉部、肾等，也可伴有阻塞性肺病、肾癌、高血压等，也可免疫紊乱性疾病。

(3) 病因不清，可合并糖尿病、冷球蛋白血症、低补体血症及高脂血症等。

(4) 皮损特点为结节、斑片、红斑或红色环斑、溃疡等。

(5) 皮损组织学特点是真皮、甚至达皮下慢性炎，大面积的渐进性坏死与黄色肉芽肿病灶交替分布的特点，浸润性肉芽肿除组织细胞及上皮样细胞外，常杂有泡沫状细胞或黄瘤样细胞及多核巨细胞形成黄色肉芽肿。

(6) 渐进性坏死中特征性病变是外形怪异的多角形巨细胞，其胞质丰富、嗜酸性，核不规则的似异物巨细胞。

(7) 炎症细胞有多量淋巴、浆细胞，多核巨细胞内常见星状小体，也可见胆固醇结晶。

(8) 渐进坏死性肉芽肿中有黄瘤细胞及红染小的不规则的小体等也是特征病变之一。

上述 (6)、(7) 及 (8) 是组织学主要特征性病变，这些病变结合全面组织学所见及临床特征及相关检查即可诊断。

八、光化性肉芽肿

光化性肉芽肿（actinic granuloma）可能与光化有关，皮损常在日照部位，如面部、颈部、上胸部及上肢等，也可累及结膜，一般不累及非日光照射部位。

【病理诊断要点】

1．常与日光浴有关，皮损表现为一个或多个肉色或粉红色丘疹，逐渐向外扩大成环形或弧形斑块，皮损边缘微高起，皮损可在数月或数年后自行消退，少数可合并复发性多软骨炎、皮肤淀粉样变及巨大传染性软疣等。

2．此病的发病机制尚不十分清楚，可能与光化性变性及弹力纤维灶状增生或免疫反应异常有关。

取材最好取皮损与正常交界处，皮损处的特点是：弹力纤维减少及灶状增生，弹力纤维染色形成染色阳性结节状，胶原纤维增生，可形成嗜酸性均质性带状或条索状、小片块状、结节状，少量慢性炎症细胞及组织细胞和多核细胞，并有结节状或肉芽肿形成，组织细胞胞质较宽，浅粉或透明，巨细胞内有变性或肿大弹力纤维及星状体形成。

【鉴别诊断】

1．弹力组织溶解性肉芽肿（elastolytic granulummata）　这是有争议的疾病，有人认为是属于光化性肉芽肿，可能是非典型性面部类脂质性渐进性坏死和多形性肉芽肿；也有认为是环状肉芽肿发生在不同背景病变的病例，故希注意它的临床特点和背景病变综合诊断，如有困难时可作描述报告，建议临床结合其他检查诊断。

2．面部非典型性类脂质渐进性坏死（atypical facial necrobiosis lipoidica）　此病变主要特点是：

（1）常见于面部，不伴有糖尿病，青年居多（31～40岁），一个或多个环状皮损。

（2）皮损为无鳞屑斑块，中央染色减退，边缘褐色，萎缩不明显或无萎缩，皮损偶见于面部外。

（3）组织学上较为特殊病变是真皮内有大量肉芽肿形成，可见较多的多核巨细胞，肉芽肿分布不规则，分布在单个或束状胶原之内，巨细胞内常见星状小体。

（4）典型病变肉芽肿内弹力纤维消失，可见不典型小灶状渐进性坏死，有较多巨细胞围绕。

（5）偶尔也可见到合并类脂质性渐进性坏死。

此病诊断有困难时可作描述性报告，由临床结合其他特征和全面检查诊断。

九、多形性肉芽肿

多形性肉芽肿（granuloma multiforme）原因不明，临床易与麻风相混淆，但无皮肤感觉异常是本病特征。此皮损可见于光照及非光照部位，中老年多见，皮损为小丘疹、结节、环状等丘疹及斑块。此病变的诊断要点是：

1．注意临床及皮损特点。

2．真皮内有形状不规则的渐进性坏死病灶，病变多侵犯单个胶原束，形成病变胶原纤维与未累及胶原纤维混合存在的特点。

3．受损胶原病变内有组织细胞及慢性炎症细胞和少数多核巨细胞。

4．慢性炎症细胞主要为淋巴细胞、浆细胞及多少不一的嗜酸性粒细胞，巨细胞内无星状小体。

5．炎症细胞不明显，侵犯神经周围，炎症内弹力纤维常消失。根据病变特点可与麻风、环状肉芽肿及脂质性渐进性坏死鉴别。

十、肉芽肿性唇炎

肉芽肿性唇炎（granulomatous cheilitis）的病因不甚清楚，可能是多种疾病的表现。此病又称 Meischer 唇炎、口面部肉芽肿病，也可能是 Melkersson-Roserthal（迈 - 罗）综合征（一种先天性疾病，病变累及口唇及一侧口腔黏膜）的一种表现；也可能克罗恩病的口唇部表现。它的主要诊断要点是：

1．口唇部或口唇及口腔黏膜有慢性较难治的肿胀性炎症。

2．组织学上无特殊感染及过敏病变。

3. 慢性炎症细胞以淋巴、浆细胞为主，无明显中性及嗜酸性粒细胞，有少数多核巨细胞及肉芽肿形成；肉芽肿常为非干酪性坏死性肉芽肿，常在扩张淋巴管周围（肉芽肿很少，个别）。

4. 常有不同程度淋巴管扩张、水肿及纤维化。

在诊断中结合临床及病变特点除外结核及特殊感染或特殊病因所致疾病，并注意除外迈 - 罗综合征及肠外克罗恩病。

十一、特殊原因相关的肉芽肿

这类疾病较多，常见可分为如下几类：

（一）感染性肉芽肿性疾病

这类疾病中病毒、细菌、真菌、寄生虫、衣原体感染均可引起，不同类别的感染肉芽肿的特点及背景病变均有所不同，但均有感染或病原的确定，就不难诊断。感染原可直接引起或经过一定途径引起肉芽肿，结合临床或其他检查诊断。

（二）肿瘤性肉芽肿

这类疾病可由多种肿瘤引起，较常见是霍奇金及非霍奇金淋巴瘤。肉芽肿性病变在肿瘤病变内、局部淋巴结或全身淋巴结、肿瘤外与肿瘤相关肉芽肿。如内脏肿瘤继发的局部淋巴结或较广泛淋巴结的结节病样病变，故观察到淋巴结内难以诊断肉芽肿时，要注意肿瘤的反应性病变，怀疑与肿瘤相关时要提请临床检查内脏癌瘤，或随访病人除外肿瘤相关肉芽肿。

（三）异物性肉芽肿

这类疾病的病因、发病及病变特点为异物相关或肉芽肿内或巨细胞内检测到明显异物时即可诊断。如常见有异物巨细胞反应，病变或巨细胞及组织细胞内有异物，并结合病史及临床表现和检测等较易诊断及鉴别诊断。

（四）先天性肉芽肿

这类疾病常在婴幼儿或儿童发病，发病状况、家族史、遗传状况、疾病的发生及发展状况、治疗反应及病变特点等综合分析不难诊断。这群疾病内有一种特殊疾病，称为发生在先天性免疫缺陷综合征的肉芽肿。

（五）过敏性肉芽肿

此类疾病常有多少不等的嗜酸性粒细胞。病因较多，如可能与肿瘤、药物、化妆品、食物、保健品、饮料等有关。

第四节　小　结

肉芽肿性疾病的诊断要点是：注意患者年龄、性别、发病状况、临床有关检查结果、全身病变分布状况、全身症状、肉芽肿特点（特别注意它的结构成分、排列特点、有无坏死、坏死类型及大小、中心有无脓肿及脓肿大小、有无特殊小体及病原体、有无早期纤维化及早期褪色现象等）、肉芽肿大小及形状、肉芽肿数量及密度、肉芽肿分布状况、背景病变特点、特别注意炎症特点（有无及轻重）、炎症细胞的成分（特别注意有无嗜酸性粒细胞及有无小脓肿）、有无纤维化及程度、纤维化分布状况（有无包绕肉芽肿）、有无异物及病原、背景内有无肿瘤（局部及其他部位）及治疗反应等。综合分析这些资料就不难诊断及鉴别诊断。诊断仍有困难时可做病变描述报告，但描述希望仔细和重点突出一些。并请临床医生全面检查进一步诊断。

（廖松林　朱　翔）